방사선사 국가시험(2차) 완전대비

요점 및 문제 · 해설

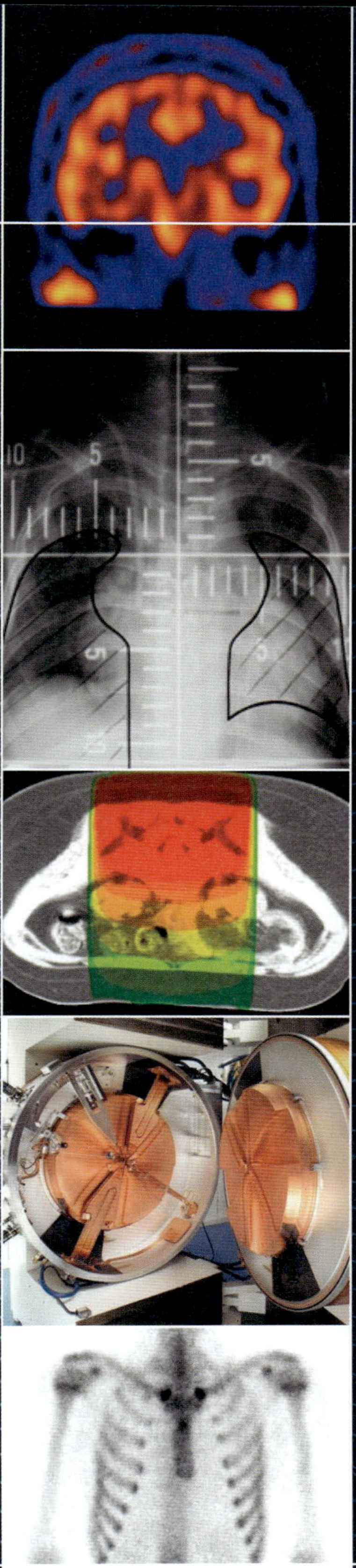

국가시험 이론 및 실기 예상문제집

방사선영상학총론 II

핵의학검사학 & 방사선치료학 편

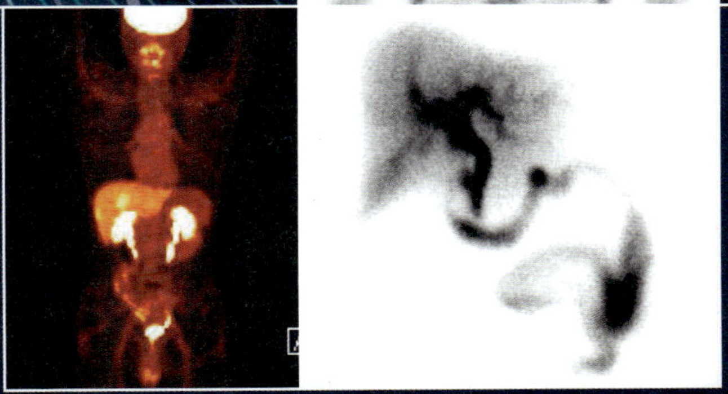

대한의료영상연구회

Chung Ku Publisher

▸ 머리말 ◂

21세기에는 의료과학기술의 눈부신 발전에 힘입어 질병을 진단하고 치료하는데 큰 성과를 내고 있다. 특히 암은 인류 역사상 가장 무서운 질환으로 이를 극복하기 위한 노력은 계속해서 진행되고 있다.

최근 노인인구 증가로 인한 암환자 비율의 증가에 따라 의료기관의 규모와 시설이 증가되고 방사성동위원소를 이용한 PET-CT나 PET-MRI 등의 최첨단 진단장비와 암 치료 장비인 True Beam의 도입으로 치료효과가 혁신적으로 높아짐에 따라 평균수명도 꾸준히 증가하고 있다.

암 치료는 1950년대 고에너지 치료장치의 도입으로 코발트 치료장치에서부터 선형가속기, 감마나이프, 사이버나이프, 단층방사선치료 및 양성자치료기에 이르기까지 첨단장비를 이용해 치료에 이용하고 있다. 최근에는 특수치료를 이용한 치료기법의 발전으로 호흡을 하면서도 치료할 수 있는 기술이 개발되었다.

방사선사국가시험도 이전의 암기형에서 해석형과 문제해결형으로 바뀌고 있으며, 이에 2014년부터 국가시험의 내용이 전면 개편됨에 따라 방사선치료임상연구회와 핵의학기술임상연구회 회원 및 실제로 임상에서 근무하시는 선생님들의 임상의 오랜 경험을 바탕으로 최근의 국가시험, 특히 실기시험의 새로운 양상에 맞추어 새로이 교재를 편찬하게 되었다. 이에 대학에서 방사선사 자격증을 취득하기 위해 공부하는 학생들에게 많은 도움이 되리라 생각된다.

2년간의 문제개발과 검증 등의 노력 끝에 출간한 이 책은 개정된 국가시험의 학습목차와 목표에 맞게 설정되었으며 시험유형도 최근유형에 맞추어 집필되었다. 그러나 만족하지 않고 앞으로도 새로 연구, 개발되는 최신 유형의 국가시험문제를 수시로 반영하여 학생들의 장래가 걸려있는 국가시험합격에 작은 보탬이 되도록 지속적으로 노력할 것을 거듭 약속하는 바이다.

본 교재가 출판되기까지 어려움 속에서도 시간을 내주어 기꺼이 도움을 주신 저자 분들에게 깊은 감사드린다. 아울러 출판을 맡아 수고하신 청구문화사 이상태 사장님과 편집부 선생님들께도 깊은 감사를 드린다.

2014년 8월
저자일동

▶ 목 차 ◀

8 핵의학검사학

- 요약
- 이론문제
- 실전문제

08 핵의학검사학

제 1 장 핵의학 개론(Introduction to Nuclear Medicine)

1. 핵의학 역사

구분	연도	내용	인물
핵종	1896	자연 방사능(Natural Radioactivity)발견	Becquerel
	1898	라듐(Radium)발견	Curie
	1911	원자핵(Atomic Nucleus)	Rutherford
	1913	원자모델	Bohr
	1923	방사성 추적자원리 개발	György Hevesy
	1931	사이클로트론을 세계 최초 개발	Lawrence
	1934	인공방사성 핵종 최초생산(사이클로트론 24Na, 32P 등)	Joliot-Curie
	1942	원자로(Nuclear Reactor) 개발	Fermi et al
	1946	I-125 발견	Reid Keston
	1957	Mo-99 → Tc-99m 개발	Strange
	1970s	F18-FDG for PET Imaging	Ido & Wolfe
치료	1936	Na-24 치료목적 사용(백혈병, leukemia)	Hamilton et al
	1936	P-32치료목적 사용(백혈병과 진성 적혈구 베라)	Lawrence
	1941	요오드 사용한 갑상샘 기능항진증 치료	Hertz et al
	1942	갑상샘 암 전이 치료에 요오드 사용한 치료	
	1945	악성 흉수의 치료에 AU-198 사용	Muller
	1958	P-32 뼈 전이의 치료	Maxfield
	1963	AU-198을 사용한 활막절제술	Ansell
진단	1927	혈액순환 연구(Bi-214), 최초 방사성 추적자원리 임상적용	Blumgart-Weiss
	1935	뼈의 신진 대사연구(P-32)	Chiewitz-de Hevesy
	1939	갑상샘 연구(I-131)	Hamilton et al
	1948	Radiocardiography(Na-24)	Prinzmetal et al
	1956	Renography(I-131)	Taplin, Winter
	1957	Liver scan(Au-198 colloid)	Friedell et al
	1961	Bone scan(Sr-85)	Fleming et al
	1962	Myocardium(Rb-86, Cs-131)	Carr et al
	1964	Lung scan	Taplin et al
	1965	Brain scan(Tc-99m pertechnetate)	Bollinger et al
	1971	Bone scan(Tc-99m complex)	Subramanian et al
	1970s	F18-FDG이용 PET영상화	Ido & Wolfe
	1908	Visual scintillation(ZnS)	Crookes
	1927	Geiger-counter	Geiger

방사선영상학총론II 정오표

번호	Page		수정 전	수정 후
1	280	문제31해설	250cm/secdml 속도로	250cm/sec의 속도로
2	282	문제31해설	(A)는 0.5cm 용 (B)는 1cm 용 MLC 모터로	(A)는 Full leaf로 1.0cm 용 (B)는 Half leaf로 0.5cm 용 MLC 모터
3	289	문제58해설	(B)는 Gamma knife Perfexion 모델이다.	(B)의 영상은 Gamma knife 초기 모델
4	290	문제61해설		영상 (B)는 Perfexion 이고 (C)는 감마나이프 4C 이므로 해설의 B와 C가 바뀐 경우임 정답 : ②, ⑤
5	290	문제62		정답 : ④, ⑤
6	298	문제81	④ (B)는 기하학적 조건이 Linac 치료기와 같다.	기하학적 조건이 다름, 정답 ④, ⑤
7	315	문제116	④ ... 차용하지 않고,	④ ... 사용하지 않고,
8	316	문제118	⑤ (D)는 kilovolatge 엑스선을 이용하여	⑤ (D)는 kilovoltage 엑스선을 이용하여
9	329	문제132해설	⑤ C128 Tomo H 시리즈 장비를 ...	⑤은 True beam 영상임, ③의 Tomo H 시리즈 장비를 제외한 나머지는 모두 정위적 치료가 가능하다.
10	330	문제133해설	표면에 올려 놓고 적괴선감지 카메라를 ..	표면에 올려 놓고 적외선감지 카메라를...
11	333	문제136해설	자궁경부암 치료를 위한 멘테스터 시스템의 모식도이다.	자궁경부암 치료를 위한 맨체스터 시스템의 모식도이다.
12	336	문제139해설	문제의 영상은 CT 모의치로기로...	문제의 영상은 CT 모의치료기로...
13	338	문제141	①과② 이미지 같은 이미지	정답 : ①, ②
14	343	문제146해설		(A) 좌측은 mouth piece, 우측은 lenz shield(전자선용)로 식도암 치료와 관련
15	344	문제147	④ (B)는 MLC(다엽콜라메터)로 (A)에 ㅂ해	④ (B)는 MLC(다엽콜리메터)로 (A)에 비해.
16	346	문제149해설	강도변조방사선치료법(IMRT)으로 알고리듬~ 침생	알고리즘 침샘
17	358	문제161	⑤ (A), (B), (C), (D) 중 가속에저지는	가속에너지
18	362	문제166	영상 96에 관한 설명으로 옳지 않은 것은?	옳은 것은? 정답 : ③
19	367	문제174해설	⑤ RTP Frontal 영상	⑤ RTP Lateral(Sagittal) 영상
20	370	문제179해설	⑤ ... 중심축에서의 일치설 확인	⑤ ... 중심축에서의 일치성 확인
21	372	문제181해설	부족 시 PAB로 boost 조사한다. 세 번째 영상은은 SCL 조사....	부족 시 PAB(post axillary boost)로 추가조사한다. 세번째 영상은 SCL..
22	380	문제195	아래 영상에 관한 설명으로 옳은 것은 ? 해설: (A),(B) 모두 폐암치료 영상	위 영상에 관한 설명으로 옳은 것은? 해설: (A),(B) 모두 식도암치료 영상
23	383	문제199	~~③Farmer chamber ④ Plane parallel chamber ⑤ TLD(열형광선량계)~~	삭제
24	384	문제200해설	②는 Gamma-Knife	②는 X-Knife 시행하는 영상
25	386	문제204	③ 발진관에 들어가는 개스 압력을 조절한다.	가스
26	391	문제211해설	kV Cone beam CT 영상로 3차원...	kV Cone beam CT 영상으로 3차원...
27	392	문제212해설	(A)... Co-60, Ir-198을 .... (B)..... Co-60, Ir-198	(A)... Co-60, Au-198을 .... (B)..... Co-60, Ir-192
28	392	문제213	④ 실제 Ir-226 선원을 폐암에 삽입해 죅내 조사하였다.	조직내

	연도	내용	개발자
장치	1944	Scintillation detector(ZnS+PM)	Curran
	1948	Sodium iodide crystal	Hofstadter
	1951	Rectilinear scanner	Benedict Cassen
	1957	Scintillation camera	Hal O. Anger
	1961	PET(head-shrinker)	Robertson
	1963	Tomography	Kuhl and Edwards
	1974	Mark II scanner	David E Kuhl
	1974	SPECT(Rotating Chair)	Tom Budinger, Gerd Muehllehner
	1975	Early PET scanner PC II	Gordon Brownell, Michael Phelps
	1975	세계최초 원형 링 검출기 PET개발	스웨덴 Stockholm대학, 미국 UCLA.
	1976	SPECT 최초 개발	W. I. Keys
	1979	뇌전용 SPECT개발	R. J. Jaszczak
	1979	다중헤드 SPECT개발	
	2000	PET-CT	Tow send

2. 핵의학 정의 및 분류

핵의학 정의	핵의학검사 분류	핵의학검사 종류별 개요
① 개봉 방사성동위원소를 추적자로 이용(1923년 에베시 추적자 원리 이용) ② 인체의 형태학적인 정보와 생물학적이고 기능적인 정보획득 ③ 인체생리와 병리현상을 탐구하여 진단 및 평가 ④ 분자수준의 정보를 생체해석에 응용 ⑤ 체내에 특이적으로 집적하는 분자에 결합한 방사성 동위원소에서 방출되는 방사선을 이용 질병 진단 및 치료에 응용하는 의학의 한 전문분야 ⑥ 핵의학 범위: 방사성의약품 개발, 영상화기술 검토 뿐만 아니라 핵물리학, 방사선생물학, 방사약학 포함	① 체외검사(in vitro test) a. 경합방사측정 • 경합단백결합측정(CPBA) • 방사면역측정법(RIA) • 방사수용체측정(RRA) b. 비 경합방사측정 • 면역방사계수측정(IRMA) • 포화분석(saturation assay) ② 체내검사(in vivo test) a. 영상검사 • Liner Scanning • 동적(Dynamic)촬영 - 연속촬영 - 경시적촬영 - 심전도 동기촬영 • 정적(Static)촬영 • 전신촬영 • 단층촬영 -단일광자방출전산화단층촬영(SPECT) - 양전자방출전산화단층촬영(PET) b. 비 영상검사 • 갑상샘 옥소 섭취율(RAIU) • 토리 여과율(GFR) c. 시료측정에 의한 검사 • 적혈구 수명측정, 철 동태 • Vitamin B_{12}흡수시험 ③ 방사성의약품 치료(therapy) • 방사성 옥소치료 등	① 체외검사(in vitro test): 시료측정 • 혈액, 소변등 소량의 검체이용 - 혈액:순환혈액량 측정, 적혈구 수명측정, 조혈기능검사 등 - 분변:소화흡수기능 측정, 단백누출 검사 등 - 뇨: Shilling test 등 - 조직 • 정량적 분석 진단정보 제공 • 항원, 항체반응의 항원정량법 • ^{125}I를 항원에 표지하여 사용 • RIA는 미량 부피 시료 이용 • 피폭이 없다(RI체내투여 없음) ② 체내검사(in vivo test): 체외계측 • 체내 방사성의약품을 투여(경구, 피하, 또는 정맥 등) 분포상태를 체외에서 검출, 영상화 또는 계수 형태학적, 기능학적 동태평가 • Scintigraphy(scan), SPECT, SPECT-CT, PET-CT, PET-MRI 등. • 피폭이 있다 (방사성의약품체내투여) ③ 생물학적 검사(Biological Study) (In-vivo Non imaging Study) • 체내 · 체외검사 혼합형으로 체액측정 또는 체표 면을 체외에서 계측 • 갑상샘 옥소섭취율검사→체외계측 토리 여과율(GFR)검사 → 채혈 ④ 치료(therapy) • 직접 암세포에 투여 조직세포 증식저지, 파괴(치료 또는 통증경감 목적) • 베타선이 직접 조직세포에 작용 • 암세포에 선택적 섭취를 이용

제 2 장 핵의학 물리(Nuclear Medicine Physics)

1. 단위와 물리량

구분	명칭	단위	SI단위로 나타 낸 값	기타
방사능	베크렐	Bq(s^{-1})	1 Ci = 3.7 × 10^{10} dps = 3.7 × 10^{10} Bq(1 Bq = s^{-1}) = 37 GBq	• SI단위로 부터 유도된 SI단위 • 붕괴율로 정의되는 방사선 물질의 양 • 매초 1개의 붕괴가 발생되는 양
	퀴리	Ci	1 Ci = 3.7 × 10^{10} Bq	SI사용과 함께 용인된 비 SI단위
에너지	칼로리	Cal	1 cal = 4.2 J	• 에너지 크기순서: cal 〉 J 〉 erg 〉 amu〉 eV.
	주울	J($kg \cdot m^2/s^2$)		
	에르그	erg($g \cdot cm^2/s^2$)	1 erg = 10−7J	
	전자볼트	eV	1 eV= 1.60×10−19J	
비방사능	• SI단위 : Bq/g, 보조단위 : Ci/g • 정의 : 원소 또는 원소화합물의 단위중량당 방사능		비방사능 $= \frac{0.693 \times N_A}{3.7 \times 10^{10} \times T \times A}$ N_A : Avogadro 수 T : 반감기, A : 질량수	• 방사성 핵종 1 g의 방사능 강도 Avogadro수 = N_0 = 6.0220 × 10^{23}($mole^{-1}$)
	• 방사능농도: 일반적으로 방사성 핵종을 포함한 용액 또는 기체의 단위 용적 당 방사능을 Bq/ml, Bq/m^3등으로 나타냄			

• 1 amu = 932 MeV = 1.49 × 10^{-10}J

2. 원자(Atom)

1) 원자의 구조(Structure of Atoms) 및 방사능과의 관계

원자의 구조	원자번호 질량수 관계	핵종(핵가족)	방사선과 방사능
① 양자(proton) ② 중성자(neutron) ③ 전자(electron) • 핵력에 의해 결합 • 원자의 전기적, 기계적, 화학적 및 열적 성질 결정 - 전자	(질량수) (원자번호) ${}^{A}_{Z}X_{N(중성자수)}$ A: 질량수 (=양자수+중성자수) Z: 원자번호 (=양자수=전자수) • 전하를 구성 • 화학적 성질 결정 N: 중성자수 (=질량수-양자수)	① 동위원소(Isotope) • 원자번호(Z)가 같음 • 화학적성질 같음 ② 동중원소(Isobar) • 질량수(A)가 같음 ③ 동중성자핵(Isotone) • 중성자수(N)가 동일 ④ 핵이성체(Isomer) • 모든 특성은 동일하나 에너지상태만 다른 핵종	1) 방사선 ① 전리방사선 ② 비 전리방사선 2) 방사능 ① 붕괴 지수법칙 ② 반감기 ③ 방사능 붕괴

반감기	방사능 강도	핵의 안정성	물질과의 상호작용
① 물리적 반감기 • $T(T_{1/2}) = \frac{0.693}{\lambda}$ ② 생물학적 반감기 • $T_b = \frac{Tp \times Teff}{Tp - Teff}$ ③ 유효반감기 • $T_{eff} = \frac{T_p \times T_b}{T_p + T_b}$	$A_t = A_0(\frac{1}{2})^{\frac{t}{T}}$ A_t: 경과된 시간 이후의 방사능 A_0: 최초 방사능	① 중성자-양자의 비 • 핵 불안정: 중성자나 양성자 과잉의 결과 ② 마법의수 • 중성자나 양성자의 수가 2, 8, 20, 28, 50, 82, 126, 184 수일 때 특히 안정	1) 하전입자와 물질의 상호작용 ① 알파선 ② 전자(or β^-) ③ 양전자(or β^+선) 2) 광자(X선, γ선)와 물질과 상호작용 ① 광전효과 ② 컴프턴산란(탄성산란) ③ 전자쌍생성

2) 동위원소, 동중원소, 동중성자 핵(핵가족, nuclear family)의 특성

구 분	원자번호 Z	질량수 A(Z+N)	중성자수 N	화학적인 성질
동위원소(isotope)	같 다	다르다	다르다	같 다
동중원소(isobar)	다르다	같 다	다르다	다르다
동중성자핵(isotone)	다르다	다르다	같 다	다르다
핵이성체(isomer)	같 다	같 다	같 다	준안정상태(m)

■ 준안정 상태(metastable state; m): 정상적인 들뜬 상태보다는 수명이 길고, 안정한 에너지 상태인 바닥상태보다는 수명이 짧은 원자, 원자핵 또는 다른 계의 독특한 들뜬 상태. 에너지 준위가 다른 2종 이상의 핵종이 존재할 때 이들은 서로 핵이성체(isomer)라하고 질량수 m을 붙여 구분.

3) 방사선종류의 분류

전리 방사선	전자파	감마(γ)선, X-선 등
	고속입자선	알파(α)선, 베타(β)선, 양성자선, 중성자선 등
비전리 방사선	적외선, 자외선, 전파, 가시광선 등	

4) 방사선의 종류별 특성

종 류	형 태	투과력	전리작용	형광작용	사진작용
α 선	알파입자의 흐름	소	대	대	대
β 선	전자의 흐름	중	중	중	중
γ선, X선	전자기파	대	소	소	소
중성자선	중성자의 흐름	대	소	소	소

5) 붕괴방식과 질량의 변화

<table>
<tr><th colspan="2">붕괴형식</th><th>질량수 변화</th><th>원자번호 변화</th><th>방출방사선 및 에너지 형태</th></tr>
<tr><td colspan="2">α 붕괴</td><td>−4</td><td>−2</td><td>α 선(선 스펙트럼)
γ 선(선 스펙트럼)</td></tr>
<tr><td rowspan="3">β
붕
괴</td><td>β^- 붕괴</td><td>0</td><td>+1</td><td>β^- 선(연속 스펙트럼)
중성미자($\bar{v}$)
γ 선(선 스펙트럼)</td></tr>
<tr><td>β^+ 붕괴</td><td>0</td><td>−1</td><td>β^+ 선(연속 스펙트럼)
중성미자($\bar{v}$)
γ 선(선 스펙트럼)
소멸복사선(0.511 MeV, γ선 2개)</td></tr>
<tr><td>궤도전자포획</td><td>0</td><td>−1</td><td>중성미자($\bar{v}$)
γ 선(선 스펙트럼)
특성 X선(선 스펙트럼)
오제전자(선 스펙트럼)</td></tr>
<tr><td colspan="2">핵이성체 전이</td><td>0</td><td>0</td><td>γ 선(선 스펙트럼)</td></tr>
<tr><td colspan="2">내부전환</td><td>0</td><td>0</td><td>K, L각 전자(선 스펙트럼)
특성 X선(선 스펙트럼)
오제전자(선 스펙트럼)</td></tr>
</table>

* $\bar{v}$: 중성미자(neutrino)로 질량과 전하가 없다.

(1) 특징

① α선 방출핵종

- α선 방출핵종은 호흡 및 섭취를 통한 내부피폭 큼
- 반감기가 길어 특수 목적 외에는 사용하지 않음
- 취급이 어렵고 의료용으로 부적당

② β선 방출핵종

- 치료(^{131}I, ^{90}Y 등)에 주로 이용
- β선 방출핵종은 방사선측정에 재현성이 낮다.
- 조직에 흡수가 많아 피부피폭의 방사선장해를 일으킬 위험 큼
- 베타계수기(β counter)를 이용한 시료측정과 치료의 특정부위 파괴목적으로 주로 사용
- β^+방출핵종은 양전자방출전산화단층촬영(PET)에 주로 이용(^{11}C, ^{13}N, ^{15}O, ^{18}F 등)
  → 붕괴조건: 1.02 MeV 이상

③ γ선 방출핵종

- 감마계수기(gamma counter)를 이용한 시료측정(^{125}I)과 체외계측 가능
- 영상획득에 주로 이용.

(2) 표준양식 및 붕괴도

① 표준양식

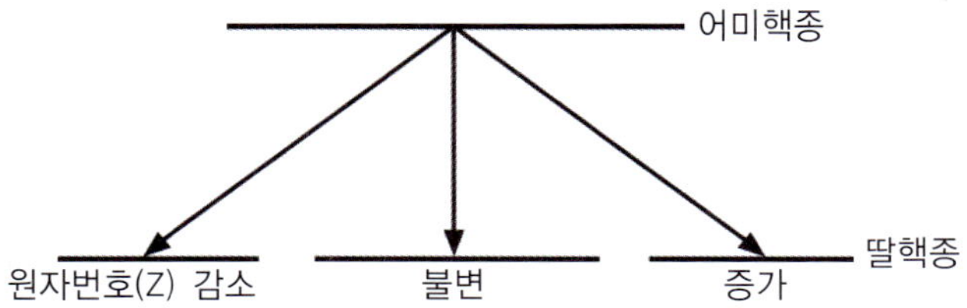

② 붕괴도

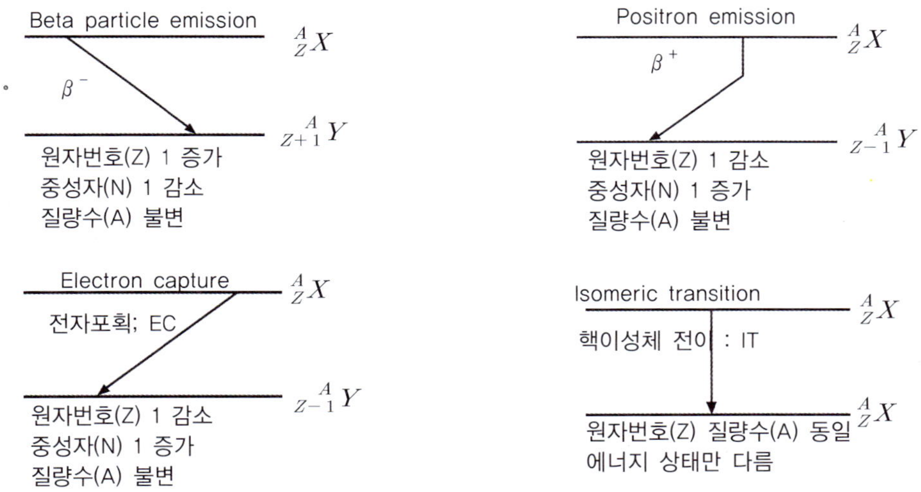

(3) 붕괴도(decay scheme)에서 알 수 있는 것

① 핵종의 종류

② 반감기

③ 핵종의 붕괴종류 및 방사선의 방출순서

④ 각종 방사선의 붕괴양식과 그 비율

⑤ 방출강도 및 에너지

제 3 장 방사성 약학(Radiopharmacy)

구분	원자로(reactor)	사이클로트론(cyclotron)	발생기(generator)
원리	핵 분열시 발생한 중성자가 원자로 내의 타켓에 충돌하여 RI생산.	α, 양자, 중양자를 가속 타켓에 충돌시켜 RI생산.	Alumina column에 흡착시킨 모 핵종을 적당한 용매를 이용 용출(milking)
예)	${}^{59}_{27}Co+{}^{1}_{0}n)={}^{60}_{27}Co+\gamma$ $\Rightarrow {}^{59}_{27}Co(n,\gamma){}^{60}_{27}Co$	${}^{65}_{29}Cu(\alpha,2n){}^{67}_{31}Ga$, ${}^{11}_{5}B(p,n){}^{11}_{6}C$	Mo → Tc generator
특징	① 원자번호 불변 (질량수 변화) ② 대부분 β^-붕괴 ③ 비방사능이 낮음 (RI/RI+담체, Bq/g) ④ 가격이 싸고 많은 양.	① 원자번호변함→무담체 핵종 얻음. • (d.p)반응 제외 ② 생산성이 낮고 가격이 비쌈. ③ 대부분 β^+붕괴 또는 EC붕괴 ④ 주로 단일선종 방출 • γ →감마카메라, SPECT • β^+→PET ⑤ 짧은 물리적 반감기 • 피폭감소 • 다른 장기 재검사가능 ⑥ 무담체 형태로 비방사능이 높다.	① 모핵종과 낭핵종의 반감기 차이가 큼. • 영속평행 ② 고순도, 무담체, 무균의 자핵종
생성 핵종	^{32}P, ^{51}Cr, ^{59}Fe, ^{60}Co, ^{75}Se, ^{133}Xe, ^{198}Au, ^{197}Hg, ^{131}I	^{11}C, ^{13}N, ^{15}O, ^{18}F, ^{52}Fe, ^{57}Co, ^{67}Ga, ^{111}In, ^{201}Tl	^{52m}Mn, ^{81m}Kr, ^{87m}Sr, ^{99m}Tc, ^{132}I, ^{62}Cu, ^{68}Ga, ^{82}Rb, ^{113m}In, ^{137m}Ba

(1) ^{99}Mo → ^{99m}Tc generator

① Mo반감기 66.02h, Tc반감기 6.02h

② 최대용출 가능시간: 용출 후 약 23h

- 친핵종 Mo의 방사능의 68 %에 해당하는 Tc(자핵종)을 얻을 수 있음
- Tc는 Mo의 86 % 일 때 평행 이룸

③ ^{99m}Tc

- 감마선 방출체
- 에너지: 140 keV
- 섬광카메라 검출효율에 좋음
- 조직 투과율이 좋음

④ 삼투율 ≒ 1

⑤ 무색, pH=4.5~7.0

(2) ^{99m}Tc의 특성

① 물리적 특성이 우수

② 발생기를 통해 쉽게 얻을 수 있다.

③ 화학적 특성이 우수 → 표지화합물과 표지가 용이

④ 산화, 환원이 용이

1. 방사성의약품(Radiopharmaceuticals)

1) 방사성의약품 정의

① 진단, 치료에 사용하는 비밀봉 방사성동위원소로 방사성동위원소를 함유하여 제조
② 질병진단, 치료목적에 사용되는 동위원소를 표지하여 사용하는 Cold Vial 및 체외진단용 방사성의약품
③ 약사법에 규정되어 있는 의약품 가운데 방사선을 방출하는 의약품
④ 넓게는 의료를 목적으로 사용하는 비 밀봉 방사성동위원소와 그 표지화합물
⑤ 방사선을 방출할 뿐 의약품과 같은 약리효과는 없다.

- 밀봉방사성동위원소는 일반적으로 방사성의약품에 포함하지 않음
- 규제: 의료법, 원자력법, 방사성의약품 제조규칙, 대한약전, 방사성의약품 기준

2) 방사성의약품이 일반의약품과 다른 특징

① 약리작용이 없음
② 방사능을 가지고 있으므로 취급에 주의를 요함(방사선 방출)
③ 붕괴에 의해 방사능이 감약 함으로 저장기간이 짧다.(반감기에 의해 감약)
④ 장기 친화성이 있다.
⑤ 추적자(Tracer)로 사용된다.
⑥ 피폭이 있다.
⑦ 방사성 의약품 중 표지화합물은 원칙적으로 냉암소에 보관해야 한다.
(차광상태에서 2~8 ℃에서 보관)
⑧ 매우 작은 규모로 제조된다.
⑨ 일반적으로 유통경로가 간단하며 사용이 규제된다(일반적인 약품규제외의 법적규제가 있다)
⑩ 특별한 설비(사용시설, 저장시설, 분배시설, 폐기시설)가 필요
⑪ 한 환자가 계속하여 사용하는 일이 많지 않다.

3) 체내 분포

약물의 물리화학적 성질, 표지의 안정성, 방사성의약품 조제의 순도, 환자의 병리학적 상태, 상호작용하는 약물의 존재 등에 의하여 결정된다.

2. 방사성의약품 분류

장기나 조직의 기능측정, 장기의 영상화, 치료, 종양제거

1) 사용목적에 따른 분류

(1) 체내진단용

① 반감기가 짧고 감마선이 나오는 방사성의약품을 인체에 투여한 후 각 장기에서 방출하는 감마선을 이용하여, 장기의 형태, 동태기능검사, 섭취율 등 영상을 주목적으로 사용되는 방사성의약품
② 피폭이 있다.

(2) 체외진단용

① 혈액이나 소변 등 검체를 채취하여 검체와 방사성동위원소를 반응시켜 검체 내의 혈중이나 뇨(urine)중에 극히 미량으로 존재하는 항체, 항원, 특이단백질 및 호르몬 등의 미량물질을 정량화할 목적으로 사용

② 피폭이 없다.

(3) 치료용

① 핵의학에 사용되는 치료용 방사성의약품은 비밀봉선원이다.
(밀봉방사성동위원소는 일반적으로 방사성의약품에 포함되지 않음)

② 체내투여 치료는 반감기가 비교적 짧은 베타선원(β) 사용

- β^-, γ 방출체: μCi 단위, γ 방출: mCi 단위

2) 표지 방사성의약품의 화학적 분류

(1) 방사성옥소 표지의약품

구분	^{123}I	^{125}I	^{131}I
장점	① 순수감마선만을 방출하는 핵종 ② 영상획득하기에 좋은 물리적 특성이 우수	감마선을 방출하며, 반감기가 60일로 너무 길고 항원 항체에 표지가 잘되며, 쉽게 방사능을 측정 할 수 있는 특성이 있어 주로 방사면역측정에 이용.	① 베타선, 감마선을 방출 ② 에너지가 커서 조직을 잘 투과하여 영상획득에 좋다.
단점	① 사이클로트론 생성핵종으로 가격이 비싸다 ② 불순물이 포함될 수 있음	에너지가 약하여 조직흡수가 많아 체내영상용 적합하지 못함.	① 차폐가 어렵고 고에너지의 조준기가 필요하다. ② 흡수선량이 높은 단점

(2) 테크네슘(Na^{99m}TcO$_4^-$) 표지의약품(Tagging Vial)

① 섬광카메라 영상용으로 99mTc은 가장 우수한 물리적 성질을 갖추고 있다.

② 순수 감마선 만을 방출

③ 140 keV의 γ선은 조직을 잘 투과하고 조준이 쉽다.

④ ^{99}Mo – ^{99m}Tc 발생기로부터 ^{99m}TcO$_4^-$용출함으로 값이 싸고, 손쉽게 구입할 수 있기 때문에 널리 이용되고 있는 방사성동위원소이다.

⑤ 테크네슘(Na^{99m}TcO$_4^-$)만을 환자에게 정맥 주사하면 타액샘(salivary gland), 갑상샘(thyroid gland) 그리고 위장관(gastrointestine) 등에 집적되기 때문에 특정 장기나 질병부위에 집적하는 여러가지 안정된 혼합물(stable compound)를 99mTcO4-에 표지(tagging)하여 다양한 검사에 이용

(3) 양전자방출 표지의약품(PET용 의약품)

① 사이클로트론(cyclotron)에서 생성

② PET에 ^{18}F-FDG(2-fluoro- 2-deoxy-D-glucose)화합물이 주로 많이 사용.

③ PET에 주로 사용되는 핵종: ^{11}C(탄소), ^{13}N(질소), ^{15}O(산소), ^{18}F(불소) 등

3. 방사성의약품의 조건

1) 영상용 방사성의약품의 필요조건

① 가능한 선종이 단일 할 것(EC, IT)
② 감마선에너지는 50~300 keV 범위 일 것
- 에너지가 100 keV 이하이면 조직투과성이 낮아 심재성 장기의 측정이 어려움
- 200 keV이상이면 조직투과성은 좋지만 차폐가 어려워 측정기 검출효율이 떨어짐

③ 6시간~10일 사이의 물리적 반감기의 감마선 방출체가 가장 적합.
- 물리적 반감기는 적어도 검사에 소요시간보다 시간 × 0.693 정도, 유효반감기는 약 1.5배 정도 길어야 한다.

④ 화학적 성질, 생물학적 작용을 알고 있어야 한다.
⑤ 인체에 무해하고 화학적 독성이 없어야 한다(빠르고 안전하게 목적장기에 집적)
⑥ 구입이 용이하고 경제적이어야 한다.
⑦ 비방사능이 높아야 한다.
⑧ Target-to-Nontarget 비가 Planar영상 5:1이상, SPECT영상은 2:1이상이여야 한다.
⑨ 여러 가지 화합물에 잘 결합해야 한다.

2) SPECT진단에 이용되는 핵종이 갖추어야 할 조건

① 감마선 방출핵종(피폭경감)
② 단일 선종과 200 keV 이하 감마선
③ 1 붕괴 당 검출대상 광자의 방출 확률이 가능한 높을 것
④ 검출 대상광자보다 높은 에너지 광자 방출이 없는 핵종
⑤ 인체 내 대량 투여가 가능한 반감기가 짧은 핵종일 것

3) 체외검사(in vitro)용 방사성의약품의 조건

① 낮은 에너지 γ방사체(emitter) 또는 β^-방사체 사용
^{125}I: 35 keV(γ선), ^{3}H: 18 keV(β^-), ^{14}C: 156 keV(β^-)
② 반감기가 비교적 긴 동위원소 사용: ^{125}I: 60.2d, ^{3}H: 12.26y
③ 피폭: 체내용 방사성의약품에 비해 취급자 피폭은 작으나 방사능오염에 주의 요함
④ 높은 검출감도: 일반 생화학검사에 비해 검출감도가 매우 높다.
⑤ 측정치: kit간 또는 batch간에 차이가 있다.
⑥ 적합조건
- 표지 및 표준물질의 순도가 높을 것
- 특이 반응을 일으키는 물질의 표지가 가능 할 것

4) 치료용 방사성의약품

(1) 조건

① 방출형태(type of emission): 베타입자 방출체 또는 전자포획 방사선 방출
② 에너지(energy): ≥ 1 MeV

③ 유효반감기(effective half-life):hours or days(^{131}I: 6 days, ^{166}Ho-FHMA: 1.2 days)
④ Target-to-nontarget ratio(높은 표적-배후방사능비)
⑤ 내부방사선량측정(internal radiation dosimetry):
허용기준(criteria of release of patient) 〈 30 mCi 또는 〈 5 mR/hr
⑥ 10% 미만의 감마선 방출
⑦ 비 특이적 결합이 없을 것
⑧ 비용이 저렴하고 쉽게 이용이 가능 할 것

(2) 핵종 선택 시 고려사항

① 경제성
② 물리적 성질: 반감기, 베타선, 감마선
③ 화학적 성질: 표지효율, 화학적 구조, 안정성, 표지의 간편성
④ 생물학적 성질: 표적 축적율, 효과, 독성, 표적 저류율, 투여경로 및 방법

(3) 치료용 방사성 핵종

① 순수 β선 방출 방사선 핵종: ^{90}Y, ^{32}P, ^{89}Sr
② 순수 β선과 γ선 방출 방사선 핵종: ^{131}I, ^{198}Au
③ 오제전자(auger electron)방출 방사성 핵종: ^{125}I
③ α선 방출 방사성 핵종: ^{211}At(astatine), ^{212}Bi(bismuth)
(^{211}At과 같이 선형 에너지 전달이 큰 α입자를 방출하는 방사성 핵종은 산소결핍이 있는 큰 종양 치료에 효과적이다.)

(4) 핵종치료의 종류

① 갑상샘: ^{131}I-ioidide
② 갈색세포종: ^{131}I-MIBG
③ 뼈 전이동통: ^{89}Sr, ^{153}Sm-EDTMP, ^{188}Re-HEDP
④ 활막 절제술: ^{198}Au-Colloid, ^{90}Y-Colloid, ^{165}Dy-Colloid
⑤ 동맥 내 투여술: ^{90}Y-Microsphere, ^{166}Ho-Chitosan

5) 물리학적 조건

(1) 방사선의 종류

① 하전입자 방출이 없을 것
② 화학적 독성이 없을 것

(2) 에너지(Energy)

체외계측용으로 50~500 keV정도의 에너지가 사용가능(영상용: 100~200 keV γ선 방출핵종이 이상적)

(3) 적당한 반감기(Half life; HL, $T_{1/2}$)

① 핵종반감기는 검사목적, 핵종특성에 따라 수분에서 수일(10일 이내)정도

② 유효반감기(effective HL)는 검사 소요시간보다 길어야(약 1.5배)한다.

③ 물리적반감기(physical HL)는 방사성의약품을 환자에게 투여하기 위하여 소요되는 시간보다 길어야한다.

6) 생물학적 조건

① 목적장기에 균등하게 분포

방사성의약품을 체내에 투여 했을 때 체내 투여된 방사성의약품은 검사하려는 특정 장기 또는 조직에 그 분포가 균등하게 분포하고 뚜렷해야 한다.

- 체내대사 방해가 없어야 한다.
- 생리적 평가가 가능

② 그 외 분포된 방사성 핵종은 신속히 배설되어야 한다(환자 피폭감소).

- RI사용 시 : 집적기전, 배설경로, 피폭정도, 최대집적시간 등을 알아야 한다.

7) 방사 화학적 조건

① 환자에게 사용하기 전 화학적 조성과 성질 그리고 체내에서의 반응에 관해서 알고 있어야한다

② 방사 화학적 순도가 높아야 한다.

③ 크로마토그래피(chromatography)에 의하여 화학적 순도측정

4. 반감기(Half life; HL, $T_{1/2}$)

1) 물리적 반감기(Physical Half-life; T_p)

① 특정 방사성물질의 원자수가 스스로 붕괴하여 최초의 반으로 줄이는데 필요한 시간

② 물리적 반감기(Physical half-life, $T_{1/2}$) $T_{1/2} = \frac{0.693}{\lambda}$으로 각각의 방사성원소 고유한 값이다.

③ 핵의학에서 사용되는 핵종은 수 시간 이내의 반감기

④ 생물학적 반감기가 짧은 핵종,

2) 생물학적 반감기(Biological Half-life; T_b)

① 투여된 방사성의약품이 생물학적 과정에서 1/2이 배출될 때까지의 시간

② 동일한 방사성 동위원소에서도 표지화합물의 물리, 화학적 특성에 따라 생체에서 다른 대사과정을 거치므로 다른 값을 나타낸다.

③ 생물학적 반감기 $T_b = \frac{Tp \times Teff}{Tp - Teff}$

3) 유효 반감기(Effective half-life; T_{eff})

① 어떤 장기에 집적된 최대허용 부하량의 절반(1/2)이 되기까지의 시간

② 물리적반감기와 생물학적 반감기를 함께 고려한 반감기로 내부피폭 평가에 중요하다.

③ 유효반감기는 $\frac{1}{T_{eff}} = \frac{1}{T_p} + \frac{1}{T_b}$ 또는 $T_{eff} = \frac{T_p \times T_b}{T_p + T_b}$

④ T_{eff}는 항상 T_p, T_b보다 짧다.

⑤ 유효반감기 〉 검사시간

5. 방사성의약품 취급

1) 방사성의약품 확인사항

핵종명, 검정일시(assay date), 용량(mℓ), 제품명, 총 방사능량(mCi), 방사능농도(Ci/mℓ), 비방사능(Ci/cc), 약품농도, 유효기간 등을 약품 입수 시 확인해야 하며, 담체유무는 필요 없다.

2) 무균조작

경구사용의 캡슐류는 필요 없지만 정맥주사용 방사성의약품은 반드시 무균조작이 필요

3) 희석

방사능농도가 높은 채로 사용하면 약간의 오차가 방사능량에 현저한 차이를 일으키게 된다. 따라서 투여방사능의 오차를 줄이기 위해서는 어느 정도 희석하는 것이 좋다. 희석액에는 멸균증류수나 멸균생리식염수(0.9 %)가 쓰인다.

4) 보관

① 방사성의약품은 제품설명서에 따라 냉암소(냉장) 또는 냉동보관
② 냉동과 해동을 반복하면 제품의 안정성에 저하되는 경우가 있으므로 주의 요함
③ 일반적으로 차광상태에서 2~8 ℃보관

6. 방사성의약품 생산(Production of Radiopharmaceuticals)

1) 인공방사성원소(단수명 방사성핵종)

의료용으로 사용되는 방사성핵종은 모두 원자로(nuclear reactor)나 사이클로트론(cyclotron)에서 생산. 이와 같이 생산된 인공방사성동위원소 중 일부는 병원에서 대량으로 쉽게 쓰기위해 발생기(generator)상태로 공급되어 사용되고 있다.

(1) 원자로(Nuclear Reactor)

① 특징

- 중성자 과잉핵종을 생성하고 β붕괴 후 γ선 방출한다.
- 비방사능이 낮음(RI/RI+담체, Bq/g).
- 원자번호 불변(질량수 변화)
- 낮은 가격, 많은 양

② 원자로(reactor) 생성핵종

Radio-nuclide	Half life ($T_{1/2}$)	Decay Mode	Production Reaction	β -ray energy keV(%)	γ -ray energy keV(%)
^{14}C	5730y	β^-	$^{14}N(n,p)^{14}C$	156(100%)	-
^{24}Na	14.95h	β^-, γ	$^{23}Na(n,\gamma)^{24}Na$	1393(99.9%)	-
^{32}P	14.29d	β^-	$^{31}P(n,\gamma)^{32}P$	1711(100%)	-
^{35}S	87.5d	β^-	$^{35}Cl(n,p)^{35}S$	167(100%)	-
^{42}K	12.4h	β^-, γ	$^{41}K(n,\gamma)^{42}K$	2000(17.6%), 3525(81.9%)	313(0.34%), 1525(18.1%)
^{51}Cr	27.70d	EC, γ	$^{50}Cr(n,\gamma)^{51}Cr$	-	320(9.8%)
^{59}Fe	44.53d	β^-, γ	$^{58}Fe(n,\gamma)^{59}Fe$	273(45.2%) 465(53.1%)	192(3%), 1099(56%), 1292(43.2%)
^{60}Co	5.27y	β^-	$^{59}Co(n,\gamma)^{60}Co$	318(99.9%)	1173(100%), 1332(100%)
^{75}Se	119.80d	EC, γ	$^{74}Se(n,\gamma)^{75}Se$	-	121(16.7%), 136(59.2%), 265(59.8%), 280(25.2%)
^{125}I	60.14d	EC, γ	$^{124}Xe(n,\gamma)^{125}Xe \rightarrow EC\ ^{125}I$	-	36(6.7%)
^{131}I	8.05d	β^-, γ	$^{130}Te(n,\gamma)^{131}Te \rightarrow \beta\ ^{131}I$	606(89.3%)	364(81.2%)
^{133}Xe	5.27d	β^-	$^{132}Xe(n,\gamma)^{133}Xe$	346(99.3%)	81(36.5%)
^{197}Hg	64.13h (2.71d)	EC	$^{197}Au(d,2n)^{197}Hg$	77(19%) 191(0.6%)	-
^{198}Au	2.69d (64.8h)	β^-	$^{197}Au(n,\gamma)^{198}Au$	961(99%)	412(96%), 676(1.1%)

(2) 사이클로트론(Cyclotron)

① 사이클로트론(Cyclotron)생성 핵종특징

- 중성자 결손핵종(양성자과잉)이며, 생성핵종의 대부분 β+붕괴 또는 EC붕괴한다.
- 단일선종을 방출하며 γ선을 방출하는 것은 카메라(SPECT포함)에 주로 이용하고, β+을 방출하는 핵종은 양전자단층촬영(PET)장치를 이용한 진단에 이용한다.
- 비교적 물리적 반감기가 짧기 때문에 환자의 방사선피폭을 줄일 수 있고, 짧은 간격으로 다른 장기의 재검사가 가능하다(짧은 물리적 반감기, 환자피폭감소)
- 무담체 형태로 비방사능이 높다.
- 생성이 낮고 중성자충격방법(neutron bombardment)나 분열생성물(fission product)에 의해 생성되는 방사성핵종보다 가격이 비싸다.

② 사이클로트론(Cyclotron)생성 핵종

β, γ-ray		방사성핵종	물리적 반감기($T_{1/2}$)	Decay mode	γ 방출에너지 keV(%)
진단목적	β+	^{11}C	20.38m	β^+	511(199.5%)
		^{13}N	9.965m		511(200%)
		^{15}O	2.07m(122.24s)		511(199.8%)
		^{18}F	109.77m	β^+, EC	511(194%)
	γ	^{22}Na	2.6y		511(180.7%)
		^{57}Co	270.9d	EC	122(85.5%), 136(10.6%)
		^{67}Ga	78.27h(3.26d)	EC, γ	93(39%)185(19.7%),300(15.9%)394(4.5%)
		^{75}Br	57.0h	β^+, EC	240(30%), 521
		^{111}In	67.9h(2.83d)	EC, γ	171(90.2%) 245(94%)
		^{123}I	13.3h		159(83%)
	X선,γ	^{201}Tl	73.5h(3.04d)		135(2%),167(8%) X-rays:69(27.4%)71(46.5%)80(20.5%)

(3) 발생기(Cow & Milking System)

① 단 반감기의 핵종을 용출하기 위해 비교적 긴 반감기를 가진 어미 핵종을 알루미나 컬럼에 흡착시켜서 생리식염수를 유입하여 자핵종을 얻는 장치

② Mo은 물에 불용성, ^{99m}Tc는 수용성

③ 핵의학 체내 검사실에서 주로 사용되는 방사성핵종은 단일감마선을 방사하고 핵이성체전이에 의해 붕괴되는 단 수명 핵종

④ 대표적인 예가 ^{99}Mo–^{99m}Tc발생기

※ 제너레이터 생산핵종의 특징

① 모핵종과 낭핵종의 반감기 차이가 큼

a. 영속 평행관계

b. 과도(일시)평행관계(Mo → Tc generator)

② 고순도, 무담체, 무균의 자핵종

※ ^{99}Mo → ^{99m}Tc generator

① Mo의 반감기 66.02시간 Tc 반감기 6.02시간

② 약 23시간에 Tc의 방사능 최대

a. 친핵종의 Mo 방사능의 68 %에 해당하는 Tc(자핵종)을 얻을 수 있음

b. Tc는 Mo의 86 % 일 때 평행

③ ^{99m}Tc

a. 감마 방출체

b. 140 keV(※ 형광체 감마카메라효율에 좋음, 조직 투과율이 높음)

c. 삼투율≒1

d. 무색, pH=4.5~7.0

e. 과도평행

※ Generator에서 생성된 단 수명 방사성핵종

Parent	Parent half-life (T1/2)		Daughter	Daughter half-life (T1/2)	Main emission	γ energy from daughter keV(%)	Eluent	방사평형
^{52}Fe	8.28h	β^+ EC	^{52m}Mn	21.1m	β^+	511(194%) 1434(98%)	8N HCl	일시·과도평형
^{81}Rb	4.58h	EC	^{81m}Kr	13.1s	γ	190(67%)	Humidified air/oxygen OR saline OR 5% dextrose-water	
^{87}Y	80.4h (3.35d)	EC	^{87m}Sr	2.80h	γ	388(80%)	0.15N $NaHCO_3$	
^{99}Mo	66.02h (2.75d)	β^-	^{99m}Tc	6.01h	γ	140(87.2%)	0.9% saline solution	
^{132}Te	78.24h (3.26d)	β^-	^{132}I	2.284h	γ, β^-	773	Saline solution	
^{62}Zn	9.26h	β^+ EC	^{62}Cu	9.74min	β^+	511 (195.6%)	glycine	영구·영속평형
^{68}Ge	270.8d	EC	^{68}Ga	68.1min	β^+	511(180%) 1077(3%)	0.05M EDTA	
^{82}Sr	25.6d	EC	^{82}Rb	1.27min	β^+	511(192%) 776(192%)	0.15M $NaHCO_3$ OR pH8 saline OR 2%NaCl at pH8/0.1M NH4OH + 0.1M NH4Cl at pH9.3 OR 3M $NH_4C_2H_3O_2$	
^{90}Sr	28.5y	β^-	^{90}Y	2.67d	β^-	2284(100%)	–	
^{113}Sn	115.1d	EC	^{113m}In	99.48m	γ	391.7 (64.2%)	0.05N HCl or HNO_3 1.10	
^{137}Cs	30.0y	β^-	^{137m}Ba	2.55m	γ	662(89%)	0.1N NH_4Cl in 0.1N HCl	

- ^{113}Sn(115.1d) → ^{113m}In(99.5min,(1.7h)):(IT)milking time 6.5h (하루 2~3회)

※ ^{99m}Tc의 'm'의 의미

① 모핵종과의 관계

② 핵이성체 관계

③ 중간 안정체의 핵종

④ milking system

2) 자연계에 존재하는 원소 중 불활성인 것

- He, Ne, Ar, Kr, Xe, Rn(총 6개, gas 상태)

3) 핵의학검사에 주로 사용되는 핵종의 물리적 특성

Radionuclide	Half life ($T_{1/2}$)	Decay Mode	β, γ-ray	β-ray energy (keV %)	γ-ray energy (keV % per decay)
^{3}H(reactor)	12.35y	β^-	β^-	19(100%)	–
^{11}C(Cyclotron)	20.38m	β^+, EC	β^+	Positrons:960(99.7%)	511(199.5%)
^{13}N(cyclotron)	9.965m	β^+	β^+	Positrons:1199(99.8%)	511(199.6%)
^{14}C(reactor)	5730y	β^-	β^-	156(100%)	–
^{15}O(cyclotron)	2.07m (122.24s)	β^+	β^+	Positrons:1732(99.9%)	511(199.8%)
^{18}F(cyclotron)	109.77m (1.83h)	β^+	β^+	634(96.7%)	511(193.4%)
^{32}P(reactor)	14.29d	β^-	β^-	1710(100%)	–
^{51}Cr(reactor)	27.7d	EC	γ	–	320(9.8%)
^{52}Fe(cyclotron)	8.28h	β^+	β^+	–	169(99%)511(113%)
^{57}Co(cyclotron)	270.9d	EC	γ	–	122(85.5%),136(10.6%)
^{59}Fe(reactor)	44.53d	β^-	β^-,γ	273(45.2%),465(53.1%)	192(3.0%),1099(56.5%), 1292(43.2%)
^{60}Co(reactor)	5.27y	β^-	β^-	318(99.9%)	1173(100%),1332(100%)
^{67}Ga(cyclotron)	78.27h (3.26d)	EC	γ	Electrons:84(26.8%)	93(36%),185(19.7%), 300(15.9%),394(4.5%)
^{68}Ga (generator←Ge-68)	68.1m (1.13h)	β^+, EC	β^+, γ	–	511(178%), 1077(3%)
^{68}Ge	270.8d	EC	β^+, γ	Positrons:836(84%)	511(180%), 1077(3.3%), 1883(0.1), x-ray: 9(39%), 10(5.5%)
^{75}Se(reactor)	119.8d	EC	γ	–	121(16.7%),136(59.2%), 265(59.8%),280(25.2%), 401(11.6%)
^{81m}Kr(gas) (generator←Rb-81)	13.1s	IT	γ	–	190(67%)
^{82}Rb (generator←Sr-82)	75s	β^+	β^+	–	511(190%)
^{89}Sr(reactor)	50.5d	β^-	β^-	1491(100%)	–
^{90}Y(reactor)	2.67d (64h)	β^-	β^-	2284(100%)	–
^{99}Mo(reactor)	2.75d (66.02h)	β^-	γ	436(17.3%),1240(82.7%)	181(6.2%), 740(13.7%) 780(4%)
^{99m}Tc (generator←Mo-99)	6.01h	IT	γ	Electrons: 119(8.8%), 137(1.1%)	140(87.2%)
^{111}In(cyclotron)	2.83d (67.9h)	EC	γ	Electrons: 145(8.4%)219(4.9%)	171(90.2%),245(94%) X-rays:23(68%)26(15%)
^{113m}In (generator←Sn-113)	1.67h	IT	γ	–	393(64%)

^{123}I(cyclotron)	13.3h	EC	γ	Electrons:127(13.6%)	159(83%) X-rays:27(70.6%)31(16%)
^{125}I(reactor)	60.14d	EC	γ	Electrons: 23(19.7%),31(12.3%)	35(6.5%)X-rays:27(112%)31 (25.4%)
^{131}I(reactor)	8.05d	β^-	β^-, γ	334(7 4%)606(89.3%)	284(6.2%),364(81.2%), 637(7.3%)
^{133}Xe(gas) (reactor)	5.27d	β^-	β^-, γ	346(99.3%) Electrons:45(53.3%)	81(36.5%) X-rays:31(38.9%)
^{137}Cs(reactor)	30.0y	β^-	β^-, γ	512(94.6%) 1173(5.4%) Electrons:624(8.1%)	662(90%)
^{201}Tl(cyclotron)	3.04d (73.5h)	EC	특성X선, γ	Electrons:84(15.4%)	135(2%),167(8%) X-rays:69(27.4%)71(46.5%) 80(20.5%)

4) 방출 방사선별 핵종

① 순수 γ선을 방출하는 핵종

핵종	에너지(keV)	반감기($T_{1/2}$)	핵종	에너지(keV)	반감기($T_{1/2}$)
^{51}Cr	320	27.70d	^{111}In	173, 247	2.83d
^{57}Co	122	272.11d	^{113m}In	393	1.67h
^{67}Ga	91, 185	78.27h	^{123}I	159	13.22h
^{75}Se	270	119.8d	^{125}I	35	60.14d
^{81m}Kr	191	13s	^{197}Hg	77.4, 191	64.13h
^{87m}Sr	390	2.8h	^{201}Tl	135, 167	73.09h(3.05d)
^{99m}Tc	140	6.01h	^{127}Xe	203	36.34d

② 순수 β선을 방출하는 핵종

순수 β방출핵종			순수 β^+방출핵종		
핵종	에너지(keV)	반감기($T_{1/2}$)	핵종	에너지(keV)	반감기($T_{1/2}$)
^{3}H	19	12.35y	^{11}C	970	20m
^{14}C	156	5730y(5530y)	^{13}N	1190	10m
^{32}P	1710	14.29d(12d)	^{15}O	1720	122sec
^{35}S	167	87.5d	^{18}F	650	109.77m (1.80h)
^{45}Ca	254	164d			
^{90}Y	260	64h			
^{85}Kr	687	10.7y			

③ γ,β선을 동시 방출하는 핵종

핵종	β 에너지(keV)	γ 에너지(keV)	반감기($T_{1/2}$)
^{59}Fe	273, 465	1099, 1292	44.53d
^{99}Mo	1240	181, 740	66.02h
^{131}I	606	364	8.05d
^{133}Xe	346	81	5.27d
^{198}Au	961	412	2.69d
^{203}Hg	210	279	46.61d

5) Counter로 측정 할 수 있는 방사성핵종

Radionuclide	Half-life ($T_{1/2}$)	β-ray energy(keV)	Radionuclide	Half-life ($T_{1/2}$)	β-ray energy(keV)
^{3}H	12.35y	19	^{36}Cl	3×105y	714
^{14}C	5730y	156	^{40}K	1.3×109y	1300
^{22}Na	2.61y	456	^{45}Ca	163d	257
^{24}Na	14.95h	1392	^{59}Fe	44.53d	465
^{32}P	14.29d	1710	^{65}Zn	244.16d	325
^{35}S	87.5d	167	^{131}I	8.05d	606

7. 발생기(Cow & Milking System)

1) Molybdenum(^{99}Mo) → Technetium(^{99m}Tc)발생기(Generator System)구조

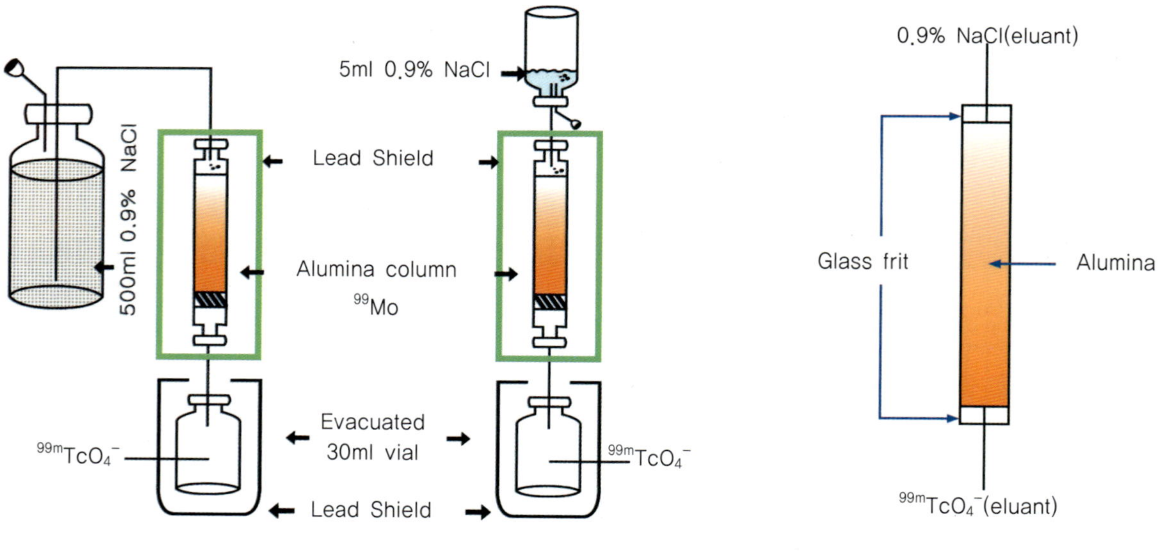

a. 습식　　b. 건식　　c. Alumina column

Wet $^{99}Mo-^{99m}Tc$ Generator System과 Dry $^{99}Mo-^{99m}Tc$ Generator System

2) Molybdenum, ^{99}Mo → Technetium발생기 시스템 용출

① ^{99}Mo를 알미늄과 흡착시킨 칼럼크로마토그래피를 발생기 내에 장착시키면 ^{99}Mo는 생리적 식염수에 불용성이고, ^{99m}Tc만을 쉽게 용출

② 발생기 내에 남아 있는 ^{99}Mo는 66시간 반감기를 갖고 ^{99m}Tc로 붕괴되기 때문에 23시간 후에 생리적 식염수로 다시 용출시키면 ^{99m}Tc를 분리해 낼 수 있다(1일 1회 용출)

③ 수명(반감기)이 짧은 자핵종을 방사평형이 있는 친핵종에서 분리하는 조작(밀킹)

④ 목적에 맞도록 사용하기에 용이하게 제작된 키트로 Cow system, Milking system또는 Generator 이라 함.

⑤ 방사평행을 이용(최대용출은 4 반감기 후)

⑥ 의료용으로 가장 많이 이용 ^{99}Mo(반감기 66시간) → ^{99m}Tc(반감기 6시간) 발생기

⑦ 용출위한 모든 과정은 무균 조작한다.

3) ^{99}Mo 과 $Na^{99m}TcO_4^-$의 물리적 특성비교

① 과테크네슘-99m(technetium-99m, $^{99m}TcO_4^-$)의 물리 화학적 성질

- ^{99m}Tc는 -1에서 +7범위의 여러 원자(valence)가 존재
- 발생기에서 용출될 때 ^{99m}Tc은 기본적으로 7원자가(heptavalent; +7)의 과테크네슘산(pertechnetate; $^{99m}TcO_4^-$)
- ^{99m}Tc-pertechnetate는 +7에서 여러 화합물의 표지(labeling)를 허용하기 위해서는 더 낮은 원자가로(보통 +4)감소(일반적으로 주석(stannous)이온으로 가능)
- 방사성핵종으로 동위원소를 이용한 영상의 80~90 % 이상에서 사용
- 비 입자방사(no particulate emission)하고 6시간 물리적 반감기와 140 keV 광자에너지
- ^{99m}Tc-pertechnetate는 천천히 단백질(protein)과 결합
- 혈장구획(plasma compartment)에서 빠르게 빠져나간다. 반(1/2)이상이 몇분 안에 혈장을 떠나 세포외액(extracellular fluid)에 분포
- 주사된 $^{99m}TcO_4^-$는 타액선(salivaly gland), 맥락총(chroid plexus), 갑상샘(thyroid gland), 위점막(gastric mucosa)에 농축
- 위장관(gastrointestine)과 콩팥(신장, renal)을 통해 배설(excretion)
- ^{99m}Tc-pertechnetate의 생물학적 분포는 차단제(blocker)인 과염소산칼륨($KClO_4^-$) 혹은 요드화칼륨(potassum iodide; KI)에 의해 두드러지게 영향을 받음

② 밀킹으로 얻어진 $^{99m}TcO_4^-$의 특징

- 단 반감기핵종→ 물리적 반감기 6시간
- 순수 감마선 방출
- 피폭이 작아 대량 투여 가능
- 방출 감마선 에너지가 140 keV로 낮아 조준과 차폐가 용이
- 여러 종류의 방사성 표지화합물과 표지가 용이 많은 장기의 검사가 가능
- 테크네슘(Tc)은 주기율표 7족에 속하는 인공으로 만들어진 최초 합성방사성 원소

4) 방사평형(Radioactive Equilibrium)

① 방사성붕괴가 계열을 이룰 때 친 핵종의 반감기(T_1)가 자핵종의 반감기(T_2)보다 길면 방사평형이 가능

② 친 핵종의 반감기(T_1)가 자핵종의 반감기(T_2)보다 길 때의 과도평형과 영속평형 두 가지 가 있으며 이를 합쳐서 방사평형이라 한다.

- 일시(과도)평형(transient equilibrium) : Parent(T_1) 〉 Daughter(T_2)
  성립조건 : 친핵종의 반감기(T_1)가 딸핵종의 반감기(T_2)보다 길지만 관측하는 동안 알아보기 힘들만큼 길지 않은 경우
- 영구(영속)평형(secular equilibrium) : Parent(T_1)〉〉〉 Daughter(T_2)
  성립조건 : 모핵종의 반감기(T_1)가 매우 길고 딸핵종의 반감기(T_2)가 매우 짧을 때
- 평형 일어나지 않음(non equilibrium) : Parent(T_1) 〈 Daughter(T_2)
  친핵종의 반감기(T_1)가 낭핵종의 반감기(T_2)보다 극히 짧은 경우에는 친핵종에 의한 방사능은 급격히 감소하여 낭핵종에 의한 방사능은 증가하다가 감소한다. 충분히 시간이 흐르면 친핵종의 방사능은 거의 나타나지 않음으로 방사평행은 일어나지 않는다.

8. ^{99m}Tc표지 방사성의약품 정도관리(Quality Control of Radiopharmaceuticals)

1) 물리화학적 검사(Physicochemical Tests)

(1) 물리적 특성 (physical characteristics)

① 색깔과 성상(육안검사)

② 입자의 크기: 목적에 적합한 수집가능 입자의 크기 유지

액체로 조제된 방사성의약품의 색깔과 성상

^{99m}Tc-MAA 또는 microsphere	white	turbid(약간 탁한색)
^{99m}Tc-sulfur colloid	amber(황색)	sl. turbid
^{99m}Tc-compounds(DTPA, MDP, GH 등)	colorless	clear
^{131}I-NaI	colorless	clear
^{131}I-HSA	sl. yellow	clear
^{131}I-orthoiodohippurate(OIH)	colorless	clear

(2) 수소이온농도지수 (Power of Hydrogen Ion Concentration; pH)

① 방사성의약품의 pH 허용범위는 5.5~8

② 방사성옥소 용액은 옥소의 승화를 방지하기 위하여 알칼리성을 유지

③ 염화인듐은 indium hydroxide의 교질생성을 방지하기 위하여 산성을 유지

(3) 등장성(Isotonicity)과 이온강도(Ionic Strength), 몰랄삼투압농도(osmolality)

① 인체에 적용하기 위해서는 적절한 이온강도, 등장성과 몰랄삼투압을 가져야한다.

② 방사성의약품의 등장성은 적절한 정제과정과 제제과정에 의해 얻어진다.

③ 적절한 이온강도는 산, 알칼리나 전해질을 가하여 얻어지는데 가해진 전해질의 농도로부터 계산되어 질 수 있다.

(4) 방사 화학적 순도(Radiochemical Purity)

① 방사성의약품에서 원하는 화학적 형태로 존재하는 방사능의 총 방사능에 대한 백분율

② $\text{방사화학적 순도} = \frac{\text{필요한 화학적 방사능}}{\text{총방사능}}$

③ 조직내 분포와 흡수선량에 관계한다.

④ 순도가 낮을 경우 영상의 질 저하, 흡수선량증가

⑤ 방사 화학적 순도는 각 표지물마다 규정이 다르며, 보통 85~90 % 이상의 표지율을 갖고 있어야 임상에 이용이 가능

⑥ 측정방법

- Gas, Gel, Paper chromatography
- Thin Layer Chromatography(TLC)

※ 순도측정에 가장 많이 이용되는 방법: 박층크로마토그라피(TLC)

- 고정상(stationary phase): 종이 크로마토그라피
- 이동상(mobile phase): 용매(생리식염수, Acetone 등)

※ 방사성 물질의 성분에 따라 이동거리 측정이 중요

- 온도, 지지체의 질, 용액의 평행상대에 좌우 됨

(5) 방사성핵종 순도(Radionuclide Purity)

① 방사성의약품 속에 원하는 핵종으로 존재하는 방사능의 총 방사능에 대한 백분율

② 환자에게 불필요한 방사능 감소, 영상의 질 저하를 막고 체내 측정에서의 오차를 제한하기 위하여 필요

③ $RI\text{순도} = \frac{\text{필요한 핵종의 방사능}(^{99m}Tc)}{\text{총방사능}(^{99}Mo + ^{99m}Tc)}$

④ 허용범위

핵 종	허용범위
^{202}Tl : ^{201}Tl	0.5 % 미만
^{124}I : ^{123}I	1 % 미만
^{68}Ga : ^{67}Ga	1 % 미만
^{99}Mo : ^{99m}Tc	0.015 % 미만

⑤ 성분

- ^{99m}Tc-표지화합물
- 불순물: $^{99m}TcO_4^-$, ^{99}Mo, 환원제, 미세균, 발열성 물질, 무기질 이온

⑥ 순도저하요인

- 핵종의 생성방법
- 방사화학적 처리과정에서 불완전한 분리

⑦ 순도측정

- MCA이용
- ^{99}Mo(720~740 keV) 돌파(breakthrough)시험(검량기, 납용기 이용)

⑧ 미국약전(United states Phamacopeia 20th edition; USP XX)에 의하면 ^{99m}Tc발생기의 정도관리는 환자 주사 시 1 mCi의 $^{99m}TcO4^-$에 대하여 0.15 μCi 이하의 ^{99}Mo까지 허용된다. 즉 순도 99.985 %이상 이여야 한다.

(6) 화학적 순도시험(Chemical Purity Test)

① ^{99m}Tc발생기의 과테크네슘산($^{99m}TcO_4^-$) 속에 알미늄이온의 오염여부를 시험하는 것

② 색을 비교하는 방법으로 과테크네슘산($^{99m}TcO_4^-$)용액 색깔이 표준액에 보이는 적색보다 약해야 한다.

(7) 비방사능(Specific Activity)

① 방사성핵종이나 표지화합물 방사성의약품의 단위질량당 방사능의 양(Ci/g, mCi/g, mCi/mole)

② 체내유사물질이 풍부한 경우에는 비방사능은 고려되지 않는다.

③ 수용체 리간드는 비방사능이 높은 방사성추적자가 필요

④ 생리활성이 유사한 화합물(전구물질, 유사체, 그리고 유도체)은 수용체에 대하여 경쟁적으로 결합, 비방사능이 높은 리간드가 필요하다.

※ 의약품 측면 정도관리 : ① 육안관리 ② PH검사 ③ 화학적 순도검사

2) 생물학적 검사(Biological Test)

① 무균성(Sterility)

② 비발열성(Apyrogenicity)

③ 안정성(Stability)

④ 독성(Toxicity)

3) 기록보존(Record Keeping)

어떤 방사성의약품을 인체내 투여하여 얻은 영상의 질이 나쁠 경우나, 환자에게서 원하지 않는 효과가 발생했을 때, 방사성의약품의 제조시의 문제점을 파악하는데 도움

① 모든 방사성의약품의 수령, 사용, 복용 및 폐기에 관한 기록

② 사용하는 장소에서 제조된 모든 방사성의약품. 제조일 및 시간, 사용된 방사능의 양, 부피와 농도, 시약의 로트번호(Lot. No), 품질관리 데이터, 유효기간 및 폐기물 처리에 관한 정보

③ 모든 방사성의약품에서 방사성의약품의 명칭, 복용된 방사능의 양, 환자이름, 복용(주사)하는 사람의 이름, 복용경로, 사용일 및 시간

9. 방사성의약품 사용 예

방사성의약품	사용량	기 타
^{99m}Tc-DMSA	1~6 mCi	① 콩팥겉질(renal cortex) 친화성 → 정적영상 ② 정맥주사 후 2~3 시간 최대집적
^{99m}Tc-HSA	10~20 mCi	① 혈관계 영상화 • 혈관 내에서 빠르게 배설되지 않아야함. ② 심장검사(혈관):심장순환계, 심막삼출액, 동맥류
^{99m}Tc-MAA	2~6 mCi	① 허파(폐)동댁과 허파 모세혈관에 분포 ② 허파 내에서의 분포는 허파 혈류량에 의존 → 주입 1~2 분 후 허파에 분포(10~40μm)
^{99m}Tc-phytate	5 mCi	간, 지라, 골수의 망상내피계 집적
^{99m}Tc-DTPA	10~15 mCi	콩팥혈류검사에 이용
^{99m}Tc-MDP	20~30 mCi	뼈 영상진단에 이용
^{99m}Tc-PYP	15~20 mCi	① alkaline phosphate수준이 높은 경우나 calcium대사가 촉진된 골격조직에 많이 집적(3시간 뼈 최대집적) ② 급성심근경색
^{99m}Tc-tin colloid	5~10 mCi	① 간 영상화, kupffer cell에 의해 집적. ② 5~10 % 지라 골 수에 집적
^{99m}Tc-HMPAO	20 mCi	① 뇌의 국소 혈류이상 영상화 • 20분 이내 뇌혈류분포 • 뇌 단층촬영 • 알츠하이머, 간질, 뇌혈관질환, 뇌종양 ② 백혈구와 표지 → 염증부위영상화
^{133}Xe	10~20 mCi	① 가스형태 ② 뇌혈류검사, 허파기능.환기 검사
^{67}Ga-citrate	염증: 3~6 mCi 종양: 8~10 mCi	① 감염, 종양검사 ② 감염조직, 연부조직, 종양
^{201}Tl	심근: 2~5 mCi 종양: 3~5 mCi	① 심근검사, 경색과 허혈 ② 종양
^{99m}Tc-HIG	14~15 mCi	염증성병소
^{99m}Tc-sestaMIBI ^{99m}Tc-tetrofosmin	7~30 mCi • 안정시:7~10 mCi • 부하시:20~30 mCi	① 심근관류, 심근 간, 쓸개(지방식) ② 간담도를 통한배설 ③ 부갑상샘종 집적 ④ 부갑상샘 영상소거법
^{195}Au		어린이 심장영상
^{131}I-MIBG	0.5~1 mCi	① 갈색세포종, 신경아세포종에 친화력 ② 부신경절, 수질성 갑상샘암, 악성종양 ③ 콩팥위샘(부신)스캔
^{99m}Tc		① 물리적 특성이 우수 ② generator를 이용해 쉽게 얻을 수 있다. ③ 화학적 특성이 우수 → 표지화합물과 표지가 용이 ④ 산화, 환원반응이 용이

10. 양전자방출 방사성의약품 정도관리

1) 무균성(Sterility)

양전자방출 방사성동위원소로 표지 된 방사성의약품은 반감기가 짧고 대부분이 열에 불안정하므로 무균화는 일반적으로 무균막 여과(공기 air 여과 세공의 크기 : 0.22 ㎛)에 의해 얻어진다.

2) 비발열성(Apyrogenicity)

발열물질은 용액을 단순히 가열하거나 막 여과에 의해 제거되는 것이 아니므로, 방사성의약품을 제제조하는 과정에서 세균이 들어가지 않도록 각별히 주의

11. 체내진단용 방사성 의약품의 집적기전(Mechanism of Localization)

집적기전		방사성의약품	집적장기(부위)
비특이적 집적(생리적 기능에 의한 것)	능동적 이동 /친화성 (active transport)	$^{99m}TcO_4^-$	침샘(salivary gland), 위(stomach), 맥락총(choroid plexus) Meckel's diverticulum
		Iodine, $^{99m}TcO_4^-$	갑상샘 여포성세포
		Hippuran/ MAG_3/ GH/ DMSA	세뇨관(kidney)
		IDA계통(imminodiacetic acid 유사물질)	간(liver), 간담도
		Selenomethionine	이자(췌장, pancreas)
		^{201}Tl-chloride심근관류	심근
		MIBG	콩팥위샘 속질(수질)
		^{131}I-NP-59	콩팥위샘 겉질(피질)
	식균작용 (phagocytosis)	colloid phytate	간(liver), 골수(bone marrow), 지라(spleen), 림프절(lymph node)등
	세포격절 (cell sequestration)	열 손상RBC	지라(spleen)
	모세혈관 차단 (capillary block)	MAA(macroaggreated albumin) HAM	허파(폐, Lung)
	확산(diffusion)	^{133}Xe-gas, ^{81m}Kr, $^{11}CO_2$	허파(폐, Lung)(환기)
		DTPA	토리(사구체)
		$^{99m}TcO_4^-$,DTPA, GH	뇌의 병소
		$^{99m}TcO_4^-$	음낭(Scrotal sac)
		HMPAO, ECD, IMP, HIPDM, ^{133}Xe(gas)	뇌
	화학적흡착 (physiochemical adsorption)	MDP	뼈(Bone)조직
		PYP(Pyrophosphate)	심근
	구획구분 (compartmental localization)	DTPA	뇌수조(뇌조, cistern)
		RBC HSA	심장(Blood pool), 출혈부위(소화관), 혈관계, 혈액풀
		$^{99m}TcO_4^-$	혈관계
	이온교환	^{201}Tl	심근
특이적 집적	생합성반응	^{11}C-amino acid ^{18}F-fluorouracil	뇌, 심근 종양
	에너지 대사반응	^{11}C-glucose	당대사
	면역반응	^{131}I, ^{111}In, ^{99m}Tc항종양항체: 종양 ^{111}In, ^{99m}Tc항미오신항체: 심근파괴	항종양 항체반응
	PH변화 (PH shift accumlation)	^{123}I-IMP, ^{123}I-HIPDM → 뇌 SPECT에 이용	뇌

8

12. 방사성 추적자에 의한 생물학적 검사

Studu type	Tracer	Samples	Defects detected
^{14}C 호흡분석법	^{14}C-glycocholic acid (글리코콜산) ^{14}C-Xylose (자일로오스) ^{14}C-Triolein ^{14}C-Urea	Breath	막힌고리증후군 (맹관증후군, Blind loop syndrome), 돌창자기능장애 (회장기능장애, ileal dysfunction) Blind loop syndrome 지방흡수장애(Fat malabsorption) H-pylori(유문, 날문)
혈장량 측정	^{131}I-HSA	Blood	
적혈구량 측정	^{51}Cr-RBC	Blood	다혈구증(Polycythaemia), 거짓빈혈(Pseudoanemia) Acute blood loss
적혈구 수명측정	^{51}Cr-RBC	Blood	용혈빈혈(Hemolytic anemia) Determaine for plenectomy
철동태검사 (혈장청소율, 적혈구철이용율)	^{59}Fe-chloride	체표면측정	비정상 철 동태(Abnormal ferrokinetics)
Platelet survival	^{111}In-platelet	Blood	Abnormal platelet loss
Schilling test	^{57}Co-vitamain	Urine	악성빈혈(Pernicious anemia) 흡수장애증후군(malabsorption syndrome)
토리여과율측정	^{51}Cr-EDTA ^{99m}Tc-DTPA	Blood and/ or urine	Abnormal renal function
콩팥혈류량 측정	^{131}I-hippuran ^{99m}Tc-MAG_3	Blood and/ or urine	Abnormal renal function
Splenic sequestration	^{51}Cr-RBC	Spleen	지라기능항진증(Hypersplenism)
RIA uptake test	^{131}I-Nal, ^{125}I-Nal	Thyroid	Abnormal uptake 갑상샘기능항진증(Hyperthyroidism)

제 4 장 핵의학 기기 및 측정 (NM Instrument and Quantitative Analysis)

1. 감마카메라(Gamma Scintillation Camera) 구성

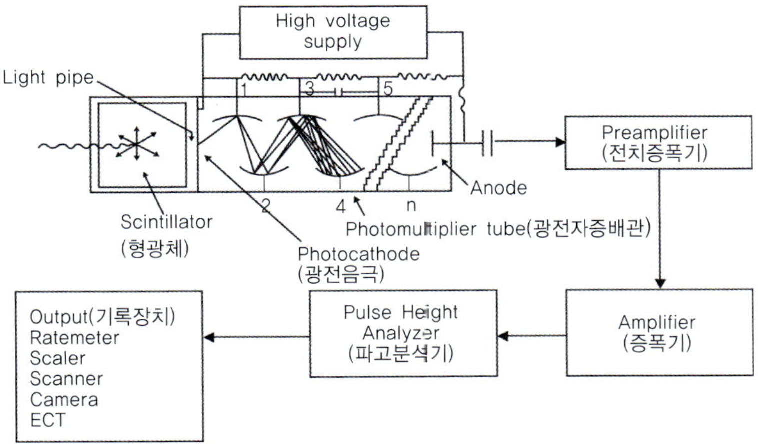

① 조준기(collimator)
② NaI(Tl)결정(crystal), 광전자증배관(PMT), 전치증폭기(Preamplifier) 그리고 증폭기
③ 파고분석기와 마이크로프로세서
④ 영상기록장치(image recording unit)와 영상표시장치(image display unit)
⑤ 전신스캔보조장치(whole body scan support unit)
⑥ 컴퓨터 시스템(computer system)

2. 조준기(collimator)

1) 역할

① 스캔부위에서 방출되는 감마선을 기하학적으로 제한 → 지향성과 영상의 기록범위설정
② 섬광카메라에서 접속렌즈의 역할
③ 산란된 방사능을 격벽에서 흡수(체내 산란선 차단) → 공간분해능 향상
④ 배후방사능 차단(형광체로 진입방지) → 영상의 질 향상

2) 형태 및 특징

형 태	조준기 명칭 및 특징
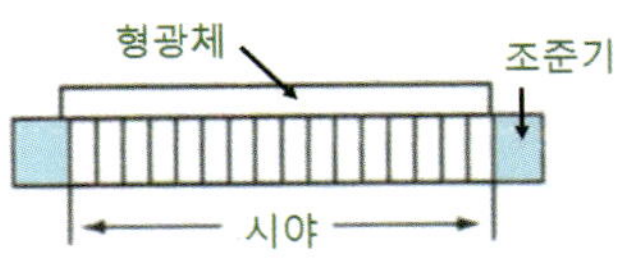	① 평행다공형 조준기(Parallel multihole collimator) • 영상은 거리에 무관하게 일정 • 분해능 및 감도: 홀의 크기, 길이, 격벽에 따라 다름 • 고감도 고분해능을 우해 조준기면 밀착유지
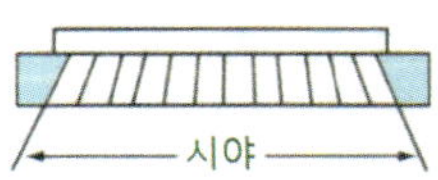	② 확산형 조준기(Diverging collimator) • 영상의 크기 축소-시야 확대 • 주변부 분해능 저하

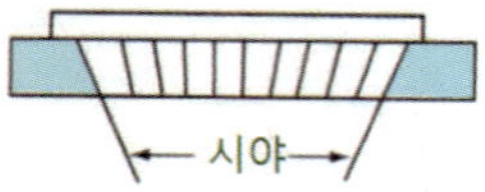	③ 집속형 조준기(Converging collimator) • 바늘구멍조준기와 평행다공조준기 혼합형태 • 영상크기 확대-시야 축소 • 분해능이 우수하나 장기깊이에 따라 분해능 변화됨
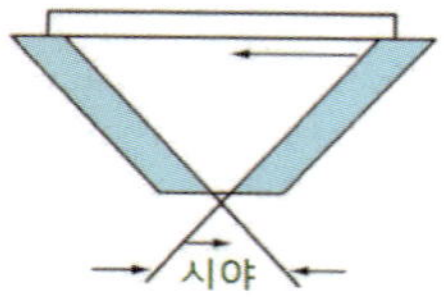	④ 바늘구멍조준기(Pin-hole collimator) • 역상 • 영상은 일반적으로 확대 • 분해능이 좋아 갑상샘등 작은 장기 촬영에 주로 사용 • 감도 낮음
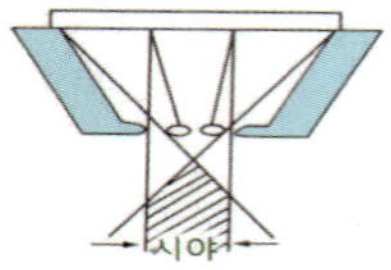	⑤ 7-pinhole collimator • Pin-hole이 7개 배열된 형식 • 주로 심장 단층촬영에 이용
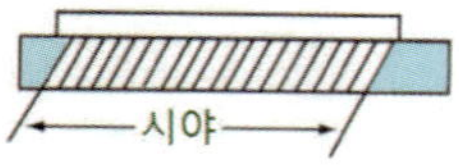	⑥ Slant hole collimator • 영상의 크기, 분해능은 평행다공형과 유사 • 심장검사의 위치결정이 용이함
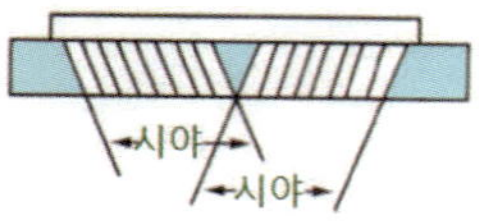	⑦ Bilateral collimator • 심장검사용 • 조준기 경사각이 30도 일 때 RAO 30 및 LAO 30의 영상이 동시 획득

3) 조준기 구조와 사용에너지에 따른 분류

구멍 수	격자각도	사용에너지	분해능(홀 크기, 길이) 및 감도
① Pin-hole • 작은 장기, 감도낮음 • 확대, 고 분해능 • 홀과선원간거리감소 → 공간분해능↑ ② 다공형 • 일반적인 스캔 • Whole body스캔 • 이소성 갑상샘 촬영시 ■ 감마카메라 조준기 - 평행다공형 (parallel mul.) - 확산형(diverging) - 집속형(converging) - Slant hole - Bilateral - 7-pinhole ■ SPECT카메라조준기 - 집속형(converging) - fan beam ③ Flat field, Taper형 - uptake system ④ 직선원통형 - 동태기능검사 측정기기	① 평행형 • 투과방사선방향과 입사방사선의 방향 일치 • 거리 변화에 따른 검출효율일정 ② 확산형 • 큰 장기 → 축소 • 영상의 크기: 거리↑ → 영상 축소 ③ 집속형 • 작은 장기 → 확대 • 영상의 크기: 시야축소 → 영상 확대 ④ Fan beam형 • 한쪽방향으로만 집속, 확산 • Brain SPECT사용 ⑤ Slant hole • 격자각도 일정 방향으로 기울림, 사위상 • 환자와 검출기사이 밀착가능 • 심장 SPECT사용 ⑥ 초점 다공형(초점형) • 영상의 크기: 초점 길이가 일정하면 변화 없음 • 초점 부위에서 반치폭이적다 • 직선 이동형 스캐너	① 저 에너지(low) • ~150 keV • 격벽두께 : 0.2~0.3 mm • ^{99m}Tc, ^{201}Tl 등 ② 중에너지(medium) • 150~300 keV • 격벽두께: 1.1~1.4 mm • ^{67}Ga, ^{111}In, ^{123}I 등 • 해상도↓ ③ 고에너지(high) • 300~400 keV • 격벽두께: 1.3~3.0 mm • ^{131}I ④ 초고에너지(ultra) • 500 keV이상 • 격벽두께: 3.0~4.0mm • PET camera(511 keV) • ^{18}F ■ 핵의학 영상 검사 시 주로 사용되는 조준기: 저 에너지 범용 조준기 (LEAP)	① 초고감도(ultra high) • angiography, 동적심장영상 ② 고감도(high) • 게이트혈액풀 스캔 • 격자밀도↓↓ ③ 범용(general purpose) • 간, 뼈스캔 • 격자밀도 중간 • 일반적 화질 • 분해능감도 중간 ④ 고분해능(high reso.) • 간, 뼈, 콩팥스캔 • 높은 화질영상 • 격자밀도↑, 분해능↑ ⑤ 초 고분해능 (ultra high reso.) • 뇌 단층(fan beam) ■ 등반응 곡선: 조준기의 감도분포

4) 분해능(Resolution)

(1) 종합분해능:

- 영상전반 각 구성요소의 해상력 조합으로서 종합분해능이 영상의 질을 결정
- 조준기(collimator)해상력, Septal투과, 그리고 산란탕사선과 같은 요소를 포함하는 전 카메라시스템의 해상능력
- $R_s = \sqrt{Ri^2 + Rc^2}$

  Rs : Overall system resolution(종합 시스템해상력)

  Ri : Inherent resolution(고유해상력)

  Rc : 조준기(collimator) resolution

(2) 에너지 분해능(Energy Resolution)

- 섬광카메라에 입사되는 감마선을 각 에너지별로 구별해 내는 능력
- 감마선스펙트럼에서 연속 컴퓨턴 스펙트럼의 배후방사능을 제외한 광전피크에서 최대계수 값의 1/2이 되는 지점에서의 분광상 폭으로 FWHM으로 표시
- 감마카메라의 에너지 분해능: 8 ~ 10 %
- $\%\text{분해능} = \dfrac{FWHM = \Delta E}{\text{광절정에너지}} \times 100$
- FWHM의 폭이 좁을수록 에너지 분해능이 좋음

※ 감마선의 광전흡수에 의해 생기는 광절정은 높이가 높고 폭이 좁을수록 좋음(FWHM이 작을수록 분광계의 에너지 분해능이 우수)

5) 평형 다공구멍 조준기(parallel multihole collimator)의 성능평가

구 분	해상력(resolution)	감 도(sensitivity)
구멍크기(hole size) 클수록(↑)	감소(wcrsens; ↓)	증가(increase; ↑)
구멍길이(hole length) 길수록(↑)	개선(improves; ↑)	감소(decrease; ↓) 제곱에 역비례
격벽두께(septum thickness)가 두꺼울수록(↑)	무변화(no change)	감소(decrease; ↓)
조준기와 피사체 거리(distance of object from collimator) 멀면(↑)	감소(worsens; ↓)	무변화(no change)
광전자증배관(PM tube)수가 많으면(↑)	감소(degrades; ↓)(검출기크기 일정하게하고 수 늘리면↑)	증가(increase; ↑)
결정체 두께가 두꺼우면(↑)	감소(degrades; ↓)	증가(increase; ↑)

■ 영상의 크기와 계수율은 조준기와 물체간의 거리에 따라 심각하게 변화하지 않는다(물체가 crystal로부터 거리가 멀어짐에 따라 계수율(count rate)은 역자승 법칙에 의해 감소하지만 조준기가 viewing area를 증가시킴으로서 보상)

※ 홀(hole)수가 많은 것-고 분해능

※ 해상력을 높이기 위해서는 피사체와 조준기 거리는 가능한 가깝게 한다.

6) 직선이동형스캐너(Rectiliner Scanner)와 섬광카메라(Scintillation Camera)의 비교

비교	직선이동형스케너 (Rectilinear Scanner)	감마카메라 (Scintilation Camera)
이동	이동형 장치	고 정 형 장치
해상력	나쁘다	좋다
영상기록	Point by Point Recording	Whole Recording
시간	Time Consuming	Time Saving
가격	싸다	비싸다
영상크기	1:1 영상	축소된 영상
에너지	High 에너지에 적당(131I)	Lower(150 keV이하)에너지에 적당(99mTc)
가능한 영상	정적 영상	정적 그리고 동적영상
감지효율	낮음	높음
단층스캔	가능, 연속촬영불가	불가능(SPECT, PET에서 가능) 연속촬영가능

3. 단일광자 전산화 단층촬영(SPECT)

1) 재구성 전 처리

스캔상의 전처리 과정은 보통 관찰하고자하는 장기이외의 부위에서 방출되는 배후방사능(background noise) 또는 기기의 내부에서 발생하는 전기잡음 등을 가능한 한 제거하여 대조도(contrast)를 높이기 위한 처리과정

① 필터 ② 감약보정 ③ 균일도 보정 ④ 회전중심축보정

2) 영상획득 과정 및 고려사항

영상획득 과정	스캔영상 획득 전 고려사항	스캔영상 획득 시 고려사항
① 스캔영상 획득(acquisition) ② 스캔영상 전송(inteface) ③ 재구성 전처리(preprocessing) ④ 재구성(reconstruction) ⑤ 재구성 후처리(post processiong) ⑥ 단층영상 표시(tomographic display)	① 플러드 수정(flood correction) ② 검출기 정렬 ③ 회전중심 보정 ④ 예민도변화 보정 ⑤ 지지대 안정성	① 영상수집시간 ② 에너지선택 ③ 매트릭스의 선택 ④ 영상 확대여부 ⑤ 투영상의 수 ⑥ 회전반경 ⑦ 영속회전법과 단계적회전법 ⑧ 180° 혹은 360° 데이터 수집 ⑨ 조준기 선택

4. 양전자 전산화 단층촬영(PET)

1) PET의 특징

① 조직으로 부터의 감마선 감쇄를 없앰
방사성의약품의 정확한 지역분포를 측정 영상화할 수 있다.

② 조준기를 사용하지 않는다.

- 조준기를 사용하지 않으므로 SPECT보다 검출효율이 더 높다.
- BGO(Bithmuth Germanate Oxide)결정을 결정체(scintilator)로 이용
- BGO는NaI(Tl)보다 원자번호, 밀도가 높기 때문에 511 keV 감마선에 대한 저지능이 높다.
- BGO는 비 침습성이기 때문에 검출기의 수명이 길으나 섬광 추출율이 다소 낮고, 붕괴시간(decay time)이 길다.

③ 해상력, 예민도가 우수하다.

④ 해부구조, 생리 대사를 동시에 진단

⑤ S/N ratio가 우수하다.

⑥ 정량분석이 우수하다.

- Tc경우 심부의 감마선 흡수나 산란에 의해 검출이 어렵다 그러나 PET은 에너지가 크기 때문에 검출이 쉽다.

⑦ 인체 대부분의 구성 유기화합물

- ^{11}C, ^{15}O, ^{13}N, Hydrogen(^{18}F로 대체)등으로 생리적인 검사를 수행 할 수 있다.

2) PET와 SPECT 비교

구 분	PET	SPECT
방사선	소멸방사선(11C, 13N, 15O, 18F)	감마선(^{99m}Tc, ^{123}I등)
장치	양전자방출카메라	감마카메라
공간분해능	4 ㎜	8 ㎜
정량성	높음	낮음
방사성약품 조제	사이클로트론 필요	외부공급시스템
유지	많은 인력필요	용이
감도와 해상도	동시향상 가능	동시향상 불가능
흡수보정인자	측정가능	불가능
영상	대사, 수용체영상	기능, 혈류영상
예)	^{18}F-FDG(당대사)	^{123}I-IMP(뇌혈류)
	^{11}C-methionine(아미노산)	^{201}Tl(심근혈류)
	^{18}F-spiperone(수용체)	^{99m}Tc-MAG_3(콩팥기능)

3) 2차원수집(2D)과 3차원 수집(3D)

① 2차원 수집(2D)과 3차원 수집(3D) 구분: 슬라이스 셉터 유무

② 2D 수집법: PET에 의한 심근이나 뇌의 혈류, 대사계측법에는 정량성이 뛰어난 수집법

③ 3D 수집법: 종양진단을 위한 전신촬영에는 단시간 촬영이 가능한 수집법

4) 검출기의 특징

① PET검출에 필요한 기능
- 감마선 입사위치의 정밀도를 높이기 위해서 원소번호가 커야한다(고밀도).
- 형광감소 시간이 짧고, 형광출력이 크며, 무색투명
- 511 keV 감마선을 정확하게 검출하기 위해서 에너지 분해능이 좋아야 한다.
- 특성이 균일하고 안정되어야 한다.

② 검출기에는 시간응답이 빠른 검출기 결정이 사용된다.

③ PET검출기는 BGO($Bi_4Ge_3O_{12}$)를 이용하며, NaI(Tl)에 비해 검출효율 3배 정도 높고, 동시계측의 검출효율은 약 10배 높다.

④ BGO는 511 keV의 감마선에 대한 저지 능력이 크지만 발광 양이 적고 발광감쇠 시간이 길다.

⑤ 새로운 검출기로 GSO(Gd_2SiO_{12})나 LSO(Lu_2SiO_5) 등이 이용(GSO는 발광 양이 많고 위치변별능이 뛰어남)

5) PET 검출기의 특성비교

검출기	BGO ($Bi_4Ge_3O_{12}$)	NaI(Tl)	GSO (Gd_2SiO_{12})	LSO (Lu_2SiO_5)
발광감쇠시간(nsec)	300	230	43	47
NaI에 상대적인형광출력효율(%)	15	100	25	75
밀도(g/㎤)	7.13	3.67	6.71	7.4
최대파장(nm)	460	415	430	420
원자번호(Z)	75	51	59	66
감약계수 511 keV(cm^{-1})	0.964	0.343	0.704	0.870
감쇠길이(mm)	11	30	15	12

5. Positron Emission Tomography-Computed Tomography(PET/CT)

1) PET-CT에 의한 종양 진단의 주요 장점

① PET 단독에 비해 병소에 의한 이상 섭취와 정상 장기의 섭취를 쉽게 구별

② 종양 여부에 대한 진단능이 향상

③ 병소의 위치를 정확하게 평가할 수 있어서 병기 진단이 보다 정확

④ 판독자 간의 판독 결과의 차이가 PET 단독보다 감소

⑤ 종양의 넓이를 보다 정확하게 평가할 수 있고 방사선 치료계획의 정밀도가 향상

⑥ CT를 이용 우수한 흡수 보정 영상에 의해 PET 영상의 고화질화가 가능

⑦ 검사시간 단축

2) PET의 물리학적 정량성에 영향을 미치는 인자

① 흡수 ② 산란선 ③ 계수손실 ④ 우발동시계수 ⑤ 부분용적효과 ⑥ 통계 잡음
⑦ 감도변동

제 5 장 성능평가 및 정도관리 (NM Calibration and Quality Control)

1. 성능관리(Q.C)에 사용되는 방사선원 및 Phantom

1) 정도관리의 필요성

- 균등한 질 영상을 재현
- 장비의 기능저하 조기발견과 정기적인 대책수립→정확한 영상 획득

※ 화질을 구성하는 요인

- 해상력을 나타내는 공간분해능
- 영상의 강도 차이를 나타내는 대조도
- 입상성을 나타내는 장치적인 artifact인 잡음(noise)

2) Calibration 방사선원(source)별 종류

방사성핵종	에너지	반감기	방사능(SI단위)
^{57}Co	122 keV	271일	185 MBq(5 mCi)
^{60}Co	1173/1332 keV	5.3년	1.9 MBq(50 μCi)
^{137}Cs	662 keV	30년	7.4 MBq(200 μCi)
^{133}Ba	81/356 keV	10.7년	9.3 MBq(250 μCi)

- Gamma camera에서 주로 사용되는 QC용 방사성핵종: ^{99m}Tc, ^{57}Co

3) 방사선원

① Flood source: 가운데 부분이 루사이트(Lucite; (반)투명 아크릴 합성수지)나 플라스틱유리(plexiglas)로 만들어져 방사성 액체로 채워진다.

② 평판선원(sheet source): ^{57}Co로 균등하게 퍼져있는 고체판(solid disk)

③ Point source: Syringe Cap 안에 넣은 $^{99m}TcO_4^-$ 점 선원

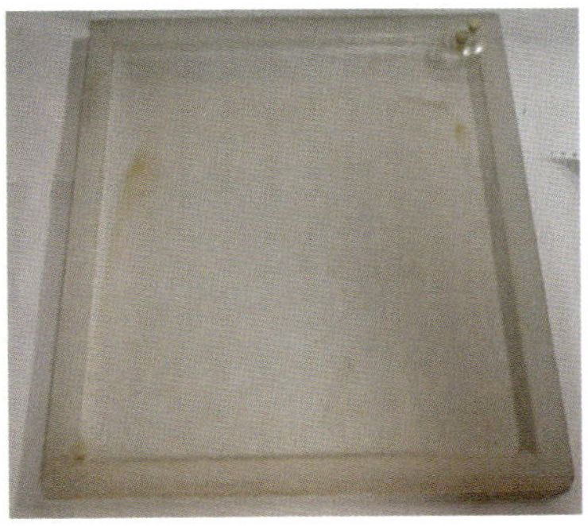

a. Flood Phantom (사각형)

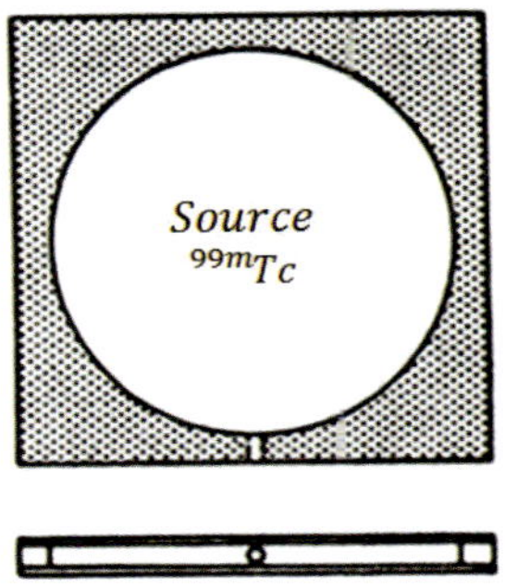

b. Liquid-filled Planar Source (flood phantom)

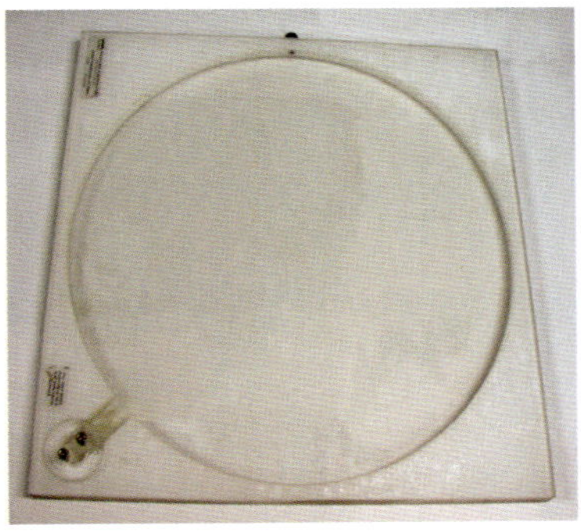

c. Flood Phantom (원형)

Liquid-filled Planar Source

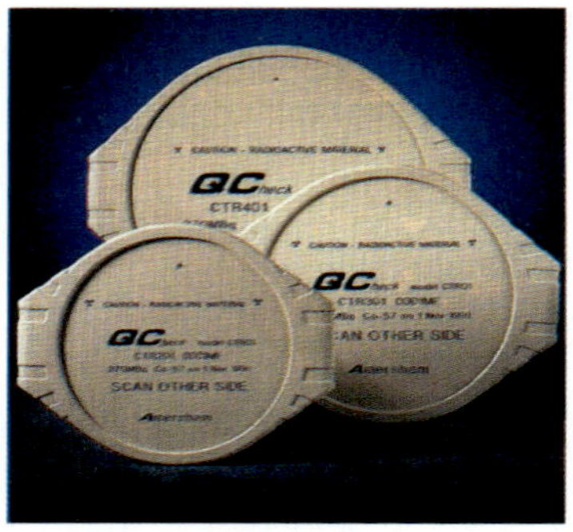

a. ^{57}Co sheet source(원형)

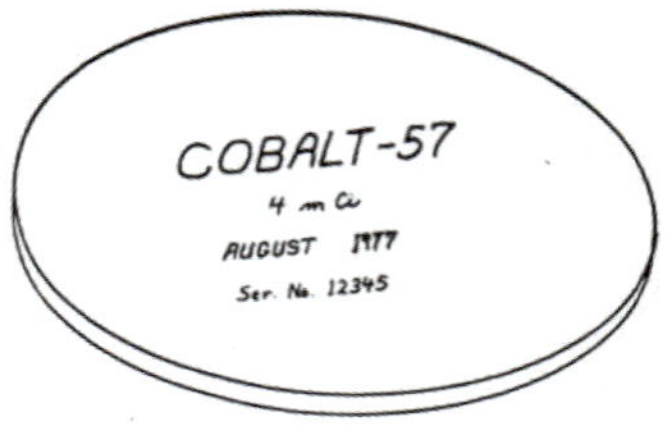

b. ^{57}Co Solid-disk flood source

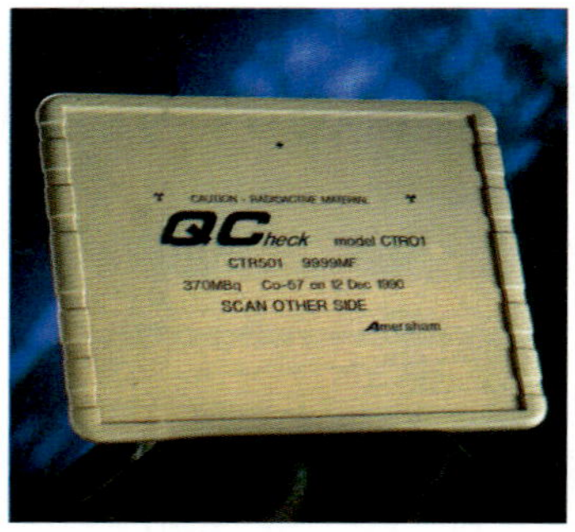

c. ^{57}Co sheet source(사각형)

Solid-disk Flood Source(평판선원)

4) 방사성 핵종

주로 ^{99m}Tc 혹은 ^{57}Co이 사용된다.

5) $^{99m}TcO_4^-$의 장단점

① 장점

- 값이 싸다.
- 대부분 영상과정에 사용되는 ^{99m}Tc의 광절정(photopeak)에 대한 전자공학적 검사

② 단점

- 반감기 6시간
- Flood Phantom을 매일 준비해야 한다.
- $^{99m}TcO_4^-$액체의 혼합이 철저하지 않으면 균일하게 되지 않는다(nonuniformity).
- 액체선원이 흘러나오면 방사성오염 가능성이 있다.

6) ^{57}Co의 장단점

① 장점

- 반감기 270일로 매일 만들지 않아도 된다.
- 장비의 감도(sensitivity) check에 사용 할 수 있다.

② 단점

- 가격이 비싸다.
- ^{99m}Tc에 대한 광절정(photopeak)이 전자공학을 정확하게 검사 할 수 없다.
- 구입 초기에 방사능이 너무 높다.

7) 투과팬텀(Transmission Phantom)

(1) 종류

① Hine Duley Phantom: 공간분해능, 왜곡도, 균등도, 직선성 측정

② PLES Phantom: 공간분해능, 왜곡도, 균등도, 직선성 측정

③ Four-quadrant bar phantom.: 공간분해능 측정(직선성, 왜곡도 측정 부적당)

④ Smith orthogonal hole phantom: 균등도, 감도측정

⑤ Anger와 Star 팬텀: 분해능측정

⑥ Solid disk flood source, Flood phantom: 균등도 측정에 적합

(2) 균일도, 직진성, 공간분해능을 동시에 관찰할 수 있는 팬텀

① Hine Duley Phantom

② Four-quadrant bar phantom(중앙부분의 분해능 측정이 어렵다)

③ Hine Duley와 Four-quadrant phanton(Bar의 굵기가 다르기 때문에 감도측정이 불가능)

a. Hine-Duley Bar Phantom　b. Four-quadrant Bar Phantoms　c. PLES(parallel-line equal space) phantom

Bar Phantoms

(3) 사분막대 팬텀(four quadrant bar phantoms)

① 공간분해능 측정에 주로 사용(직진성, 왜곡도의 측정은 부적당)

② 팬텀을 90° 회전시켜 3번 이상 검사해야한다.

③ 중앙부분의 분해능 측정이 어렵다는 단점이 있다.

(4) 균등도, 감도측정용

① Smith orthogonal hole phantom

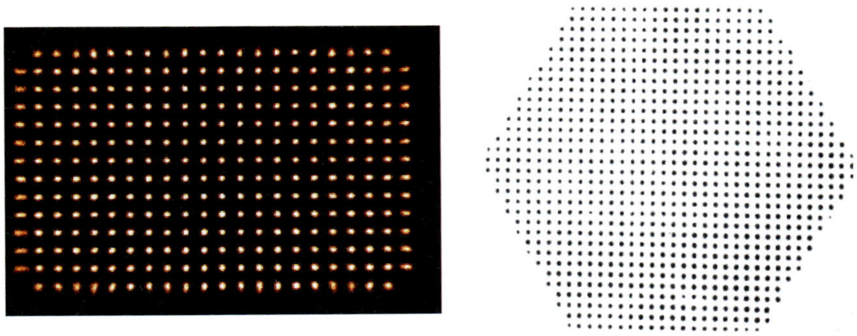

Smith orthogonal hole phantom

- 직진성(linearity)을 측정하는 팬텀은 bar 팬텀 들이다.

(5) 분해능은 각 바를 구성하는 바의 크기가 다른 여러 개로 구성되어 있는 팬텀 들이다. 예로 Hine Duley와 같은 팬텀이다. 따라서 PLES 팬텀은 분해능을 측정하지 못함.

(6) anger와 star 팬텀

① Star는 선선원

② Anger와 Star 팬텀 모두 분해능 측정에 사용

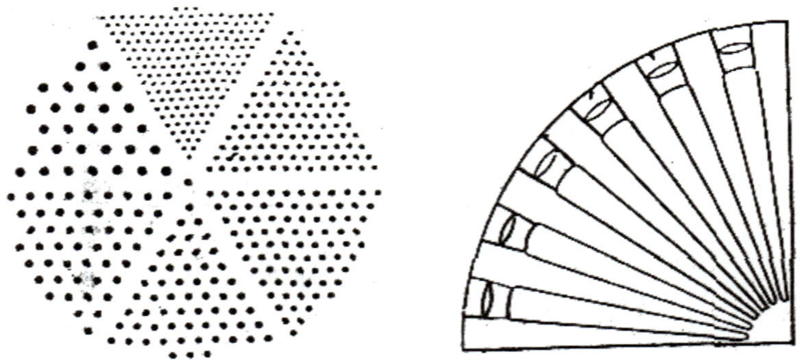

Anger Phantom　　　Star Phantom

Anger, Star 팬텀

2. 섬광카메라(감마카메라) 성능평가 및 정도관리 항목

① 육안적 검사(Physical Inspection)

② 파고분석기의 자동과 수동설정(Preset & Manual PHA Window Setting)

③ 균일도(Uniformity)

④ 파고분석의 입력폭의 변화에 따른 고유균일도

⑤ 공간 분해능(Spatial Resolution)

⑥ 공간적 직선성(Spatial Linerity)

⑦ 계수율(Count-Rate Performance)

⑧ 최대 계수율(Maximum Count Rate)

⑨ 시스템 계수율(System Count-Rate Performance)

⑩ 시스템 감도 측정(System Plane Sensitivity)

⑪ 에너지 분해능(Energy Resolution)

⑫ 다수 입력폭의 공간적 좌표 일치성 측정

⑬ 전신영상장치의 성능평가

⑭ 총체적 성능평가

※ 재구성 공간분해능 평가: Hoffman phantom

※ 감쇠 보정법: Sorenson, Chang보정

※ 여현곡선: 검출기의 회전중심 불일치에 의한 영상의 왜곡 확인

• SPECT전체성능 시험용 팬텀: SPECT Phantom(Jaszczak, Derenzo팬텀 등)

• SPECT장기 모형 팬텀 : Hoffman 팬텀, Heart 팬텀 등

3. 섬광카메라(감마카메라) 성능평가 조건설정

1) 공간분해능(Spatial resolution)

① 영상의 미세부분의 재현능력 정도

② 선예도에 영향을 갖는 요인

- 고유분해능: 내인성 해상력(intrinsic resolution)
  - 조준기 제거상태에서 검사
  - 광전자 분해능에서 섬광의 분포에 따른 장비적인 변화
  - 검출기 만에 의해 표시되는 해상력
  - 조준기자체공간해상력
  - 조준기 표면에 선원이 있을 때 가장 우수하고 멀어질수록 저하된다.
- 시스템분해능: 기기해상력(system resolution)
  - 조준기를 장착한 상태 검사
  - 조준기로부터 일정거리의 선원으로부터 측정

③ 평가방법

- 두 개의 점 선원 또는 선 선원을 식별할 수 있는 최소의 거리나 반치폭(FWHM), MTF 등
- 또 다른 고유 공간분해능 측정방법
  - 막대 팬텀영상을 조사하고 눈으로 확인 가능한 막대 간격의 최소간격을 육안적으로 확인하는 방법
  - 막대간격에서 1.75를 곱하면(× 1.75) NEMA에서 지정한 지표인 선 확장 함수(LSF)의 반치폭에 대한 합리적인 추정치를 구한다.

④ 분해능(resolution)

내인성 공간분해능 증가(↑)	내인성 공간분해능 저하요인(↓)
• 광전자 증배관 배열이 많을수록(↑) 즉, 광전자 직격이 작아지면(↓) • 입사 광자의 에너지가 높을 수록(↑) • 결정체의 두께(light guide)가 얇아질수록(↓) • 계수율이 적어질수록(↓)	• 전기부분의 부전 • 광전자증배관 전압(gain)의 부적절 • 결정체의 균열 또는 품질저하(deterioration) • 고계수율

조준기 해상력 증가(↑)	기기 해상력(system resolution)저하요인(↓)
• 조준기 구멍수가 많아질수록(↑) • 길이가 길수록(↑) • 구멍의 직경이 작아질수록(↓) • 격자의 두께가 작아질수록(↓)	• 조준기 선택의 부적절 • 선원과 조준기간의 거리 증가

2) 균일도(Field uniformity)

- 장 균일도(flood-field uniformity): 방사능 선원으로부터 검출기에 대하여 균일하게 입사되는 감마선 계수 밀도의 균일성 정도를 나타내는 신틸레이션 카메라의 성능특성

① 균일도 측정

- 조준기 부착 시와 제거 시 측정

- 유효시야와 중심시야에 대한 화소(pixel) 계수 값의 평균과 표준편차를 측정하여 비교 – 적분균일도(integral uniformity; I.U)
- 유효시야와 중심시야의 횡축(X축)과 종축(Y축)으로 각각 인접된 5개 화소에서 최대계수 값을 구한다 – 미분균일도(differential uniformity: I.U)←고유 균일도(intrinsic uniformity)평가
- 조준기 제거상태에서 1.5~2m 또는 검출기 직경의 5배 이상거리 점선원으로 평가 – 고유 균일도(intrinsic uniformity)평가
- 평가: 제조회사 참고 값의 10% 이내(적분, 미분 균일도)←장비인수시, 정기점검시 실시

② 장균일도 정성적 평가: 매일 검사 전 실시←저에너지 조준기 장착 후 평판선원 또는 플러드 선원 이용(육안 평가)

③ 균일도를 좌우하는 요인
- 광전자증배관의 전압(gain)조절이 잘 안되었을 경우
- 광전자증배관의 진공관 이상
- 조준기의 이상
- Light pipe가 떨어져 있는 경우
- 파고분석기의 식별영역이 잘못되었을 경우
- 교계수율

3) 공간적 왜곡(Spatial distortion)

- 시스템오차나 확률오차(random error)로 인해 검출되어진 감마선으로 인해 왜곡된 영상을 획득하는 현상
- 대상을 기준으로 영상의 공간적 왜곡정도를 나타내는 감마카메라의 성능 특성
- 공간 왜곡도를 저하시키는 요인은 장균일도의 균일도 좌우요인과 동일하다.

① 공간적 왜곡 평가(직선성, linearity)
- 배열의 모든 공간적, 기하학적 관계유지

② 동일간격의 선 선원 또는 격자를 이용한 평가

③ 공간 직진성 측정
- slit이 여러 개 뚫린 팬텀: 직선의 위치를 검출기상에서 위치를 관찰하고 직선으로부터 벗어나는 정도를 측정하는 것
- Phantom 이용하는 방법
  - 동일간격 홀 배열 팬텀(orthogonal hole phantom), 등간격 선 배열 팬텀(parallel-line equal space phantom) 사등분막대팬텀(four-quadrant bar phantoms)을 이용 주관적으로 비직전성 평가.
  - X와 Y축, 검출기 전체에 대해 측정되도록 한다.

④ 평가지표
- 선 선원 영상의 선간격의 변화를 계산하여 평가
- 인접화소간의 최대계수변화 측정한 배열의 변화로 인한 왜곡평가

4) 감도(Sensitivity)

- 감마카메라의 검출효율을 나타내는 지표로 표준위치에서 선원의 단위방사능당 계수율
- 감도에 영향을 주는 인자
  - 1차적 인자: 감마카메라의 고유효율
  - 2차적 인자: 조준기 종류

① 고유감도(intrinsic sensitivity)

- 조준기 제거상태 측정
- 신호처리과정과 전기적 설계에 의해 다소 변화하거나 증가 될 수도 있다.
- 감도저하의 원인
  - 고계수율(high count rate)로 인한 계수손실(count loss)
  - 광전자증배관의 전압(gain)의 부적절
  - 파고분석기의 식별영역 폭(window width) 고정이 부정확할 경우

② 시스템감도(system sensitivity)

- 조준기 장착상태 측정
- 해상력이 높아지면 감도는 반비례하여 감소
- 감도저하의 원인
  - 결점이 있거나 손상된 조준기 사용할 경우
- 계수율 기준
  - 계수율은 제작사가 제시하며 보통 20% 손실계수율
  - 최대계수율 또는 분해시간
  - 불감시간

※ 계수율 특성(count rate characteristic) :

특정 방사능 이상에서 측정계수 율이 실계수율을 따라가지 못하는 현상
(검출기의 분해시간에 의한 높은 계수효율영역에서 계수손실이 생기기 때문)

5) 에너지 분해능(Energy Resolution)

- 감마카메라에 입사되는 감마선을 각 에너지 별 특정범위 에너지만 선택적으로 검출하는 성능을 평가하는 지표(서로 다른 에너지의 광자를 구별해 내는 신틸레이터 카메라 성능특성)
- 산란되어 입사하는 감마선을 억제하는 기능을 함
- 표시: %FWHM
- %FWHM이 작을수록 높은 에너지 분해능이다.

① 에너지 분해능 평가

- 다중채널 분석기(MCA)이용하여 나타냄
- $\text{에너지분해능}(\%) = \frac{\text{광절정 반치폭}(FWHM)}{\text{에너지}(keV)} \times 100$

② 에너지 분해능 저하원인

- 광전자 증배관의 전압(gain)이 적절하지 못할 경으
- 한 개 또는 그이상의 광전자 증배관 기능 상실

- 결정체 균열 또는 손상
- 결정체로부터 light pipe 부분의 분해
- 고계수율

③ 보정 및 교체
- 제조회사의 참고 값과 비교하여 10 % 이상 차이가 발생 할 경우

6) 계수율 성능(Count-rate performance)

- 계수율과 입사방사선의 강도(intensity)간의 관계에 있어 비-직진성을 나타낸다.

※ 섬광카메라(감마카메라) 성능평가 조건

검사항목		조준기	파고분석 Window	사용선원	측정계수율
공간 분해능 (spatial resolution)	고유 분해능 (intrinsic resolution)	제거	광절정(peak) 중심의 ±10%	^{99m}Tc(필요에 의해 각 사용 핵종)	10,000count/sec이하 (30,000 count/sec 이하←시간분해능이 좋은 카메라경우)
	종합 분해능	각각의 사용 조준기 장착			
감도 균일성	고유 균일성	제거		^{99m}Tc	
	종합 균일성	각각의 사용 조준기 장착			
공간적 왜곡 (spatial distortion)	고유 직선성	제거			
	종합 직선성	각각의 사용 조준기 장착			
감도(sensitivity)		각각의 사용 조준기 장착	광절정(peak) 중심의 ±10%		
계수율 특성 (count-rate performance)		각각의 사용 조준기 장착		변화	
에너지분해능 (energy resolution)		제거	-	^{99m}Tc(필요에 의해 각 사용 핵종)	
유효시야			광절정(peak) 중심의 ±10%	^{99m}Tc	
영상 축소율		목적에 따라 각 사용하는 조준기 장착			

제6장. 내분비계(Endocrine System)

Ⅰ. 체외계측 검사(In-vivo Test)

갑상샘 기능검사(^{131}I, ^{125}I, $^{99m}TcO_4^-$)

검사종류	의약품	투여방법/ 집적기전	전 처 치	검 사
갑상샘 섭취율 (RAIU)	^{131}I (5~20 μCi)	경구투여 능동이동	최소6시간(24)금식 2주간옥소섭취금지	투여 24시간 섭취율 측정
	$^{99m}TcO_4^-$ (500 μCi)	정맥주사 능동이동	없음	주사 20분 후 섭취율 측정
과염소산 방출시험	^{131}I (10~30μCi)	경구투여	4시간 금식 2주간옥소섭취금지	㉠ ^{131}I 투여 2시간 섭취율 측정하고 ㉡ 곧바로 $KClO_4^-$ 1 mg 투여 이후 30, 60, 90, 120 측정
T_3 억제시험				㉠ T_3(cytomel) 투여 전.후 2회 실시 ㉡ ^{131}I투여 24시간 섭취율 측정(Basal uptake -UI). ㉢ Basal uptake후 T_3 75~100μg/일을 7~10일간 경구 투여 후 ^{131}I경구 투여 24시간 섭취율 측정(Secondary uptake: 1시간 후 Us).
TSH 억제시험				㉠ ^{131}I을 경구 투여 24시간 섭취율 측정(Basal uptake). ㉡ Bovine TSH 10단위를 3일간 매일 근육주사, 4일째 다시 ^{131}I 경구 투여 후 24시간 섭취율 측정.

검사종류		결 과		기 타
갑 상 샘 섭 취 율	^{131}I	Normal · 2 시간 : 6~12 % · 6 시간 : 8~25 % · 24시간 : 15~40 %	Abnormal ·기능저하 : 10 % 미만 ·기능항진 : 45 % 이상	섭취율(%) = $\frac{\text{갑상샘분당계수} - \text{배후방사능계수}}{\text{투여량계수}} \times 100$
	^{99m}Tc	정상범위 : 1.7~4%		섭취율(%) = $\frac{\text{목 } cpm - \text{무릎 } cpm}{\text{투여할주사기의 계수} - \text{투여후 잔량계수}} \times 100$
과염소산 방출시험		$KClO_4^-$ 1mg 복용후 섭취율 15~20%이상 감소면 양성		방출율(%) = $\frac{U_I - U_S}{U_I} \times 100$
T_3 억제시험		정 상 : T_3투여 후가 투여 전에 비해 50~60 % 감소		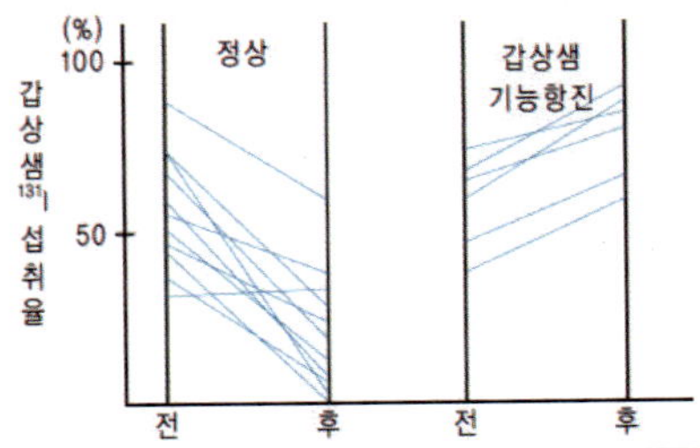
TSH 억제시험		정 상: TSH투여 후 옥소섭취율이 투여 전어 비하여 50%이상 증가.		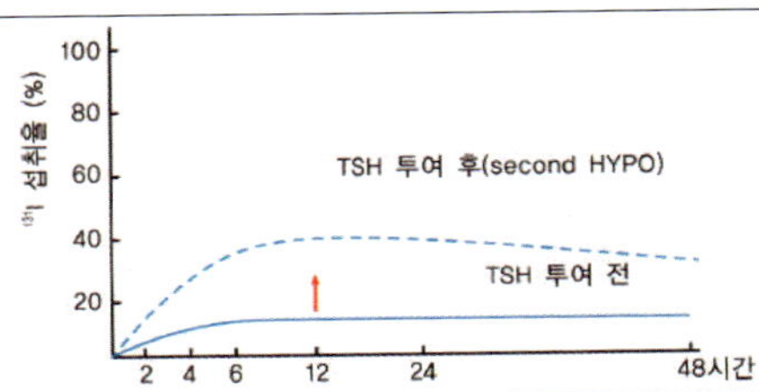

II. 영상검사(Imaging Procedure)

검사종류		의약품	투여방법/집적기전		집적부위	전처치
갑상샘 스캔 (Thyroid scan)		$^{99m}TcO_4^-$ (3~5 mCi)	정맥	능동이동	여포성 세포	없음
		$Na^{123}I$ (100~400 μCi)	경구 (oral)			1주일간 옥소섭취를 금함(옥소가 많이 들어있는 해초류, 비타민제, 항갑상샘제, Salicylate제, ACTH, Steroid, Sulfa제, 갑상샘말, T_3와 T_4 그리고 옥소조영제 검사를 피한다) • ^{131}I: 특별한 경우 제외 현재 영상용으로 이용되지 않음
		$Na^{131}I$ (2~5 mCi)				
부갑상샘 스캔 (Parathyroid scan)		$^{99m}TcO_4^-$ (5~10 mCi)	정맥 (발)		갑상샘	없음 • ^{99m}Tc-selenomethionine-$^{99m}TcO_4^-$ → parathyroid image (현재 영상용으로 이용되지 않음)
		^{99m}Tc-MIBI/ tetrofosmin (16~30 mCi)			갑상샘과 부갑상샘	
		^{201}Tl-cholide (2~3 mCi)				
		^{123}I-sodium iodide (200~300 μCi)	경구		여포성 세포	
콩팥위샘 스캔	속질	^{123}I-MIBG (3~10 mCi)	정맥 주사 2~3분에 걸쳐 천천히 투여		콩팥위샘 속질	① 유리방사성 유리옥소가 갑상샘에 섭취되는 것을 차단하기 위해 루골용액 투여 • ^{131}I-MIBG : 주사 1~2일 전부터 시작하여 주사 후까지 2주(14일)간 투여 • ^{123}I-MIBG : 주사 전 3일간 하루 2번, 3방울씩 루골용액 투여 ② 루골용액을 대신하여 KI 복용 가능 (Potassium Iodide ; 요오드화칼륨) 120~150 mg/일
		^{131}I-MIBG (0.5~1 mCi)				
	겉질	^{131}I-NP-59 1 mCi (1 mCi)/ 체표면적1.7m^2) ^{75}Se-scintadren 200μCi			콩팥위샘 겉질	① 방사성의약품 주사 전 1~2일 동안 그리고 주사 후 10~14일 동안 하루 2번, 3방울씩 복용하여 유리방사성옥소의 갑상샘 섭취차단 ② 루골용액(Lugol solution) : KI(차단제)가 함유되어 있는 용액으로, 갑상샘 또는 침샘으로 가는 것을 차단(갑상샘을 보호).
이자 스캔		^{75}Se-셀레노메티오닌 (250~300 μCi)	정맥		이자	① 검사 전 최소 6시간 이상 금식 ② 주사 30분 전에 고단백식사(high-protein diet)(이자 효소를 촉진하기 위해서) ③ ^{131}I-HIPDM : 루골용액(lugol's solution) 5 방울을 검사 전 경구 투여하고 검사 후에도 5방울 정도 투여하여 갑상샘 섭취 차단 ④ ^{99m}Tc-sestaMIBI : 전처치는 없음 ⑤ 이자이식환자 : 이자이식(췌장이식, pancreas transplantation)이라고 기록
		^{131}I-HIPDM (3 mCi)				
		^{99m}Tc-MIBI (20 mCi)				

원리	검사방법	기타
① 옥소와 갑상샘호르몬 합성물 및 기타 호르몬저장과 순환계 방출 ② 방사성옥소와 유사하게 작용하는 $^{99m}TcO_4^-$투여하여 갑상샘 영상화 ③ Iodine계통(^{123}I, ^{131}I): 포획과 유기화로 갑상샘세포에 능동적으로 운반. ④ ^{99m}Tc-pertechnetate($^{99m}TcO_4^-$) : 포획과 농축으로 갑상샘에 모임	① $^{99m}TcO_4^-$: 주사 15~20분 후 영상획득(크기를 알기위해 10cm표시선원 투영영상획득) ② Na^{123}I:투여 6, 24시간 후① 조건으로 촬영 ③ Na^{131}I:투여 24, 48, 72시간 후① 조건으로 촬영 ④ 촬영 중 가능한 침을 삼키지 않도록 주의 ⑤ 물을 마시게 하여 식도 음영 제거	임상적 적용 : 갑상샘 형상, 위치, 크기, 기능평가 및 결절(noudule), 염증 등 진단 조준기: Pin-hole(이소성관찰: 평행다공형)
정상 부갑상샘은 크기가 작으나 부갑상샘 선종이나 부갑상샘 과형성과 같은 이상이 생기면 크기가 커져서 부갑상샘 신티그라피로 발견	① ^{99m}Tc-MIBI 또는 Tetrofosmin를 이용 a. 조기영상(20분 영상, Thyroid Phase) b. 지연영상(2시간 영상, Parathyroid Phase) ① ^{99m}Tc와 ^{99m}Tc-sestaMIBI 감영영상법 2시간 ^{99m}Tc-MIBI촬영/ 20분 $^{99m}TcO_4^-$ 갑상샘영상/ ^{99m}Tc-MIBI - $^{99m}TcO_4^-$ 소거 ② $^{99m}TcO_4^-$와 ^{201}Tl-cholide 감영영상법 ㉠ ^{201}Tl-cholide 주사 10분 영상획득(갑상샘과 부갑상샘 집적) ㉡ $^{99m}TcO_4^-$ 주사 20분 영상획득(갑상샘 집적) ㉢ ^{201}Tl-cholide에서 $^{99m}TcO_4^-$ 감산	임상적적응증 : 부갑상샘 선종, 부갑상샘 과형성 기타 ㉠ 환자는 검사가 계속되는 동안 조금이라도 움직여서는 안된다. ㉡ 목 부위의 잔류방사능을 피하기 위해 주사는 발쪽에 시행
① 콜레스테롤은 콩팥위샘 겉질(피질) 스테로이드를 합성하는 주요 전구물질 ② 콩팥위샘 겉질에 방사성 콜레테롤이 섭취되고 대사되는 것을 이용	① 주사 5, 7일 복부후면과 양측면상 영상획득(측면영상: 콩팥위샘 깊이결정, 콩팥위샘과 방광의 방사능 구별 용이함) ② 필요시 정면상과 사위상 촬영 ③ 기 타 ㉠ 촬영전날 설사제 투여하는 것이 좋다. ㉡ 콩팥위샘 크기, 위치결정을 위해 검상돌기와 갈비모서리 표시 ㉢ 정상인 경우 콩팥위샘, 간, 쓸개, 대장에 방사능 집적. 후면영상에서 우측 콩팥위샘이 좌측보다 높게 나타남 ㉣ 덱사메타손 투여하는 환자 경우 3, 4, 5일 영상획득	임상적 적용 ① 쿠싱증후군감별진단 ② 원발알도스테론증 ③ 콩팥위샘안드로겐과잉증과 다모증 ④ 생식선 기능항진증
요오드표지 메타요오드 벤질구아니딘(MIBG)은 노르에피네프린과 같은 재흡수 기전으로 교감신경 말단이나 콩팥위샘속질에 섭취	a. ^{131}I-MIBG를 이용한 검사방법 ㉠ 주사 24, 48, 72시간후(주로 72시간 영상획득)전신영상 획득 ㉡ 검사시간이 가장 많이 걸림 ㉢ 위치를 알기위해 Making ㉣ 고에너지 평행구멍형 조준기사용 b. ^{123}I-MIBG ㉠ 중 에너지 평행구멍형 조준기을 사용 ㉡ 주사 24, 48시간 후(주로 24시간 영상획득) ^{131}I와 동일한 방법으로 영상화	임상적 적용 ① 악성 갈색세포종 ② 신경모세포종 진단 및 치료 ③ 다발성 신생물(종양) ④ 콩팥위샘 질환과 콩팥위샘 외 또는 재발종양의 발견
아미노산(aminoacid)과 비슷한 생물학적 성질을 가진 ^{75}Se-selenomethionine (셀레노메티오닌)을 투여하면 이는 이자의 단백생산에 기질(substrate)로 사용되므로 결과적으로 이자(췌장) 내에 머무르게 된다.	① ^{75}Se-selenomethionine ㉠ 주사 30분전 고단백섭취 후 ^{75}Se-셀레노메티오닌 3 μCi/kg 정맥주사. ㉡ 중 에너지 평행구멍형 조준기를 이용하여 앙와위로 상복부를 즉시 촬영하고 이후 10분 간격으로 60분간 경시적 촬영 ② ^{131}I-HIPDM 사용 시 정맥주사 8시간, 24시간 촬영 ③ ^{99m}Tc-MIBI Pancreas Scan & SPECT	임상적 적용 ① 지라의 크기, 형태 및 위치 판단 ② 좌상복부 종괴의 감별진단 ③ 지라의 외상이 진단될 때 ④ 악성종양의 진전도 판별 ⑤ 부비나 비증 진단 ⑥ 무비증 진단 ⑦ ^{99m}Tc-MIBI Pancreas Scan & SPECT의 이자 이식 진단

제7장. 중추신경계(Central Nervous System)

검사종류		의약품	투여방법/집적기전			집적부위	전처치
뇌 Scan		$^{99m}TcO_4^-$ (20 mCi)	순간정맥주사		확산(BBB)	뇌병소	① $^{99m}TcO_4^-$사용: 소디움 혹은 과염화칼륨 200~1,000 mg(보통 600 mg)을 차단제 30~1시간 전 경구투여(맥락얼기, 침샘 등 주변조직 축적차단) ② 소아 경구투여 투여량 : 50 mg/나이
		^{99m}Tc-DTPA (15 mCi)					없음 • ^{99m}Tc-DTPA, ^{99m}Tc-HSA, ^{197}Hg, ^{203}Hg-chlormerodrin은 현재 이용되지 않음
		^{99m}Tc-GHA (15 mCi)					
뇌 SPECT	국소뇌혈류	^{99m}Tc-HMPAO (10 ~ 20mCi)	5분~1hr	정맥주사	확산	뇌	① ^{99m}Tc-HMPAO를 조제 후 30분~5시간 사이에 투여하도록 한다. ② 검사실은 조용하게 하고 빛의 자극을 피하기 위해 조명을 낮춘다. ③ 방사성 의약품 주사시 통증을 느끼지 않도록 미리 정맥 주사선을 확보한다. ④ ^{99m}Tc-HMPAO, ^{99m}Tc-ECD에 사용하는 ^{99m}Tc는 발생기에서 처음 용출한 것은 사용하지 말아야 한다. ⑤ ^{123}I-IMP, ^{123}I-HIPDM으로 촬영을 하는 경우 주사 3시간 전에 Lugol용액 3방울을 투여하거나 과염소산칼륨($KClO_4^-$) 750 mg을 투여한다.
		^{99m}Tc-ECD (10~30 mCi)	10분				
		^{123}I-IMP (3~5 mCi)	20분				
		^{123}I-HIPDM (3~5 mCi)					
		^{133}Xe, ^{81m}Kr (GAS) (15 mCi)	즉시	흡입			
	뇌종양	^{201}Tl 2~3 mCi	15분	정맥주사	능동이동	뇌종양	전처치나 준비사항 없음
		^{99m}Tc-MIBI (20 mCi)			수동확산		
뇌척수액영상법	뇌수조	^{99m}Tc-DTPA ^{99m}Tc-HSA (2 mCi) ^{111}In-DTPA (1 mCi)	허리천자		구획구분	뇌수조	① 척추천자 세트를 준비 ② 방사성의약품은 무균된 상태와 발열인자가 없는 상태로 주입되어야 하므로 약품의 제조에서 투여 될 때까지 무균상태를 유지 ③ 의사가요추천자를 시행(지주막하강에 주입) • ^{167}Yb-DTPA, ^{131}I-HSA은 뇌수조(뇌조) 검사에 현재 이용되지 않음
	뇌척수액루	^{99m}Tc-DTPA (5 mCi) ^{111}In-DTPA (1 mCi)			확산		
	뇌실단락	^{99m}Tc-DTPA (0.5~1 mCi) ^{111}In-DTPA (0.3mCi)	저장소 주입		구획구분	뇌실/복막유출	① 소독 Set준비 ② 주사할 저장소주위 머리카락 제거

원리	검사방법	기타
① 뇌혈류장벽(BBB)이 혈액과 뇌 사이에 물질교환이 자유로이 일어나는 것을 제한 ② 혈뇌장벽이 손상되면 비 확산성 방사성의약품이 뇌혈류장벽을 통과하게 됨으로서 뇌조직에 섭취	① 순간주사로 동적영상 2 sec/frame 간격으로 20화면을 촬영(동적 스캔) - 뇌혈관 촬영 ② 정맥주사 2시간에 전면, 양측면, 후면를 각각 40만 계수 영상획득 - 정적영상(static image) ③ 필요시 두정상(vertex view)을 획득 ④ 소아 - 30분 정적영상획득 후 필요시 2~4시간 영상획득	임상적 적용 ① 뇌종양, 농양, 뇌졸중, 수막염의 검출 ② 뇌혈관질환 ③ 염증성질환 •병소의 위치와 모양을영상화 (뇌스캔상:양성)
기존의 평면영상과 비교하여 ① 후두개(epiglottis) 및 기저부의 병소검출과 병소위치 감별이 우수 ② 병소의 형태나 집적양식의 평가용이 ③ 병소가 정중을 초월하였는가의 판정 등 깊이방향의 위치평가 우수 ④ 수술 후 재발이나 잔존병소의 검출에 우수 • Diamox부하를 이용한 뇌 SPECT검사-2회 주사 • Brain SPECT 전용으로 원형검출기인 CELAR SPECT 카메라(원형 검출기를 가진 카메라)를 이용하면 해상력이 뛰어난 영상을 얻을 수 있음. • Fan beam형을 쓰면 더 좋은 영상획득 가능.	^{99m}Tc-HMPAO/^{99m}Tc-ECD ㉠ 환자의 뇌실질 부위가 검출기의 중심 중앙에 있는지를 0°와 90°에서 확인 조정한 후에 환자의 머리를 움직이지 않게 고정 ㉡ 컴퓨터 입력 • 회전각도: 6° 간격 60 frame으로 360°(또는 3° 간격 120 frame) • 투영수 : 60 투사면(projections) • 계수 및 시간: 한 화면 당 7만 계수 기준 하여 30초가 넘지 않게 한다. • Matrix : 64×64 또는 128×128 Diamox부하를 이용한 뇌 SPECT검사 ㉠ 환자를 검사 Table에 눕히고 조명을 어둡게 한 후 눈을 감고 있는 상태에서 5분간 안정을 취한다. ㉡ 방사성의약품 ^{99m}Tc-ECD혹은 ^{99m}Tc-HMPAO 20 mCi를 정맥주사하고 10분 후에 Basal 영상으로 30 sec/frame Brain SPECT 2nd 영상획득 15분 전에 Diamox 1 g을 2분에 걸쳐 정맥주사 ㉢ First 영상획득 직후 눈을 감고 있는 상태에서 방사성의약품 40 mCi를 정맥주사하고 움직임이 없도록 유지 10분 후에 2nd 영상획득은 15 sec/frame Diamox Brain SPECT실시	임상적 적용 ① 뇌 혈관질환 ② 간질(epilepsy) ③ 알쯔하이머병과치매 ④ 뇌종양 ⑤ 뇌사(brain death) 재구성 분석 방법 ① 장기흡수차 감쇄보정 Chang 또는 Sorenson의방법 이용. • 재구성전-Chang • 재구성후-Sorenson ② 영상구성: 횡단면, 시상면, 관상면을 구성 분석 아세타졸아마이드: 정맥주사 후 10분 이내에 뇌혈관 확장작용 및 뇌혈류의 증가, 주사 후 25분경에 최대반응, 작용반감기는 90분. 어른: 1 g을 정맥주사. 대체로 아세타졸아마이드 투여 전에 비해 약 30%의 균등한 혈류증가를 보인다.
① ^{201}Tl, ^{99m}Tc-MIBI: 뇌종양의 진단 및 등급 결정하는데 사용 ② 종양부위가 양성상	① 탈륨(^{201}Tl) ㉠ 섭취정도는 악성도를 반영 ㉡ ^{99m}Tc-HMPAO사용과 같은 방법으로 주사후 15분에 SPECT를 실시 ㉢ 필요에 따라 3시간 지영영상 획득하고 SPECT를 실시하기도 한다. ② ^{99m}Tc-MIBI: ㉠ 탈륨(^{201}Tl)영상에 비해 종양섭취가 높아 병변을 더 잘 관찰할 수는 있으나 정상적으로 맥락총 섭취로 뇌실주변의 종양 관찰이 어렵다. ㉡ 통상촬영은 ^{201}Tl Brain SPECT시행 후 ^{99m}Tc-MIBI 20 mCi를 정맥주사하고 15분 후에 시행	임상적 적용 ① 악성조직의 규명 ② 신경교종의 등급 결정 ③ 종양재발과 종양괴사의 감별 ④ 종양 성상의 변화 및 진행추적 ⑤ 예후 평가 뇌종양의 진단 및 등급결정 - 종양부위 양성상(hot spot)
Cisternography 비확산 방사성 의약품을 수막강내에 투여하여 뇌척수액의 흐르는 양의 측정과 해부학적인 구조를 보는데 이용	① 두부의 전면, 우측면, 좌측면촬영 ② 주입 2, 4, 6시간 촬영 ③ 필요시 24시간의 지연영상획득 (^{111}In-DTPA: 48시간 지연영상 획득에 유리) •정상경우: 60~90분 머리에 방사능 도달, 대조, 뇌저조에 방사능 보임	임상적 적용 ① 뇌수두종과 뇌척수액강 협착 감별진단 ② 뇌척수액 누출검출
CSF Fistular scintigraphy ① 두개골 내의 거미막밑공간과 중이가 뇌척수액류에 의하여 연결되었을때 나타남. ② 위치는 전두동, 사골동, 추체골이며 전두동과 사골판이 가장 흔하다.	① 업드리거나 누운상태로 4~6시간 경과 후 세운상태에서 고개를 앞으로 뇌척수액 유도후 촬영 ② 비루나 이루에 넣어둔 거즈의 방사능 측정 ③ 그 당시 혈청내의 방사능치 보다 1.5배 이상 높으면 뇌척수액(CSF) 비루 또는 이루를 의심	
수두증을 단락(shunt)수술로 치료하게 됨에 따라, 수술 후 단락(shunt)이 제대로 기능을 하는지 알아 볼 필요가 생김	㉠ Reservior 직접 Injection ㉡ Injection과 동시Data획득 ㉢ 20분후 Marking Abdomen영상획득 ㉣ Washout 안될 경우 Erect Position 5분 Head/Neck, Abdomen 영상획득 ㉤ Reservior에 ROI를 설정하여 $T_{1/2}$구한다.	뇌수두증의 단락 수술 후 기능평가

8

제8장. 호흡기계(Respiratory System)

검사 종류	의약품	투여방법/ 집적기전		집적 부위	전처치 검사개시시간
허파관류	^{99m}Tc-MAA ^{99m}Tc-HAM 74~222 MBq (2~6 mCi)	정맥주사	모세혈관차단	허파모세혈관	전처치 없음. • ^{131}I-MAA 현재 이용하지 않음 검사개시시간: 2~3분 후 입자직경(number) ^{99m}Tc-MAA: 10~60 μm(400,000) ^{99m}Tc-HAM: 20~45 μm(100,000)
허파환기	^{133}Xe(gas) ^{127}Xe(gas) ^{81m}Kr(gas) 370~740 MBq (10~20 mCi)	허파흡입	단순확산	폐포	전처치 없음. 검사개시시간: 즉시 (아래 표 참조)
	$^{99m}TcO_4^-$(gas) 259~370 MBq (7~10 mCi)	허파흡입	침착	폐포	

핵종	반감기($T_{1/2}$), 에너지(keV), Type
^{133}Xe (gas)	5.25 days 80 β^-, γ, fission product
^{127}Xe (gas)	36.4 days 375,203,172 accelerator
^{81m}Kr (gas)	13 sec 190 generator
$^{99m}TcO_4^-$	6 hours 140 generator

① ^{133}Xe
② ^{81m}Kr
③ $^{99m}TcO_4^-$

(1) 제논(^{133}Xe) 허파(폐)환기스캔(Xenon Lung Ventilation Scan)

① 환기검사 장치에서 후면상 영상 획득할 수 있도록 준비, 호기시에 공기 중 내보내지는 것을 방지한다.
② 힘껏 숨을 내쉬게 하고 방사성 기체를 투여한 후 총허파용적으로 1회 깊게 흡입(산소유입속도: 6~8 liter/min)시키고 호흡을 정지시킨 채 단회 호흡영상을 15초간 10만 계수를 획득
③ 64 × 64 Matrix, 5 sec/frame 영상으로 20개의 영상을 획득
④ 흡입영상(first breath image; wash-in image): 세기관지가 막힐 경우 폐엽이 냉소(cold)
⑤ 평형상태영상: 흡입영상(first breath image)기록 후 폐쇄식 장치 내에서 산소와 방사성 의약품을 2~3 분 재 호흡 후 영상획득(허파의 방사능 농도는 환기기능 정도와 관계없음)
⑥ 평형영상(equilibrium image): 120초 후면 상 획득
⑦ 제거(wash-out)영상: 평형상태영상(equilibrium image)기록 후 다시 실내공기를 오염시키지 않도록 폐쇄회로를 통하여 외기를 호흡하면서 영상 획득(이때 호기되는 공기는 실내공기여야 하며 실내가 오염되지 않도록 주의한다)
⑧ 제거(wash-out)영상으로 15초 간격으로 20개 영상을 64 × 64 Matrix 기록 또는 3개의 45초 후면상(post view)과 우 후사위상(RPO 45°)과 좌 후사위상(LPO 45°)얻고 마지막에 전면상(ant view)을 얻는다.
⑨ 제거(wash-out)영상은 환기장애가 있는 경우 장애부분은 방사능소멸이 늦다.

(3) 테크가스 허파흡입 신티그라피

검사 종류	의약품	투여방법/ 집적기전		집적 부위	전처치 검사개시시간
허파환기	260~370 MBq (7~10 mCi)	허파흡입	침착	폐포	테크가스는 비방사능이 높아 1~2회 흡입만으로 동적인 영상을 획득할 수 있다.
허파연무	^{99m}Tc-DTPA ^{99m}Tc-phytate 925~1480 MBq (25~40 mCi)	허파흡입	침강 및 확산	폐포	전처치 없음. • 입자크기: 0.25~2.0 μm • 에어졸 입자: 0.5 μm유지 • 약 2~3 mCi 허파에 집적

원리	검사방법	기타
① 모세혈관 차단을 일으켜 종말 허파세동맥을 막음 ② 전 모세혈관에서 제거 ③ 허파 스캔의 적당한 입자의 갯수 20~40만개가 적당, 적어도 10만개 이상을 투여	① 앙와위에서 MAA 주사 2~3분 후 HAM은 5분 후 영상획득 ② 후면상(Post) 50만 계수로 영상을 시간 설정하여 전면, 양측면, 좌측후사위, 우측후사위 촬영 ③ 후면상의 관심영역을 6개(양쪽,상, 중, 하엽)로 분할하여 각 부위별로 백분율비를 구함 ④ 동시검사시 환기스캔 먼저 시행후 관류스캔.	임상적 적용 ① 허파(폐)전색증의 진단 ② 국소 허파 관류의 평가
① 환기를 평가, 관류의 특이도 보완개선 목적으로 시행 ② ^{133}Xe이 가장 흔히 사용 ③ 수거하기 위한 특별한 장치가 필요 ④ 방사성 Xenon 단회 호흡: 허파 환기 ⑤ 평형상태 허파 방사능분포: 국소환기와는 관계없이 허파 용적에 비례 ⑥ Wash-out영상에서 폐쇄성허파질환이 있는 부위: 방사능이 제거되지 않은 상태로 나타나게 된다(열소)	① 후면상으로 Table아래 검출기 위치. ② 환자를 앙와위 또는 좌의로 양측 허파가 검출기 내에 포함 되도록 ③ 입에 분배장치의 입마개를 물게 한 후 코에 집게를 부착 ④ 환껏 숨을 내쉬게 한 후, 기체를 투여한 후 총허파용적으로 1회 깊게 흡입시키고 호흡을 정지시킨 채 단회 호흡영상을 15초간 10만 계수 얻는다(흡입 영상, wash-in image)-세기관지가 막힐 경우 폐엽이 냉소(cold)부위로 나타남 ⓜ 폐쇄식 장치 내에서 방사성 의약품을 재 호흡 시키면서 두개의 120초 후면상을 얻는다.(평형 영상) ⓑ 다시 외기를 호흡하면서 Wash-out 영상을 얻는다.(3개의 45초 후권상(Post)과 우후사위상(RPO 45°)과 좌후사위상(LPO 45°)얻고 마지막에 전면상(Ant.)획득	임상적 적용 ① 만성 기관지염 ② 폐기종 ③ 기관지 천식 ④ 기타 기관지 확장증, 낭포성 섬유종, 폐렴, 폐부종 ⑤ 폐암의 일부 ⑥ 간질성 허파 질환 ⑦ 허파전색증 ⑧ 만성폐쇄성허파질환
(2) 크립톤 허파환기스캔(Kryton-81m Lung Ventilation Scan) ① 검사 전 특별한 준비사항 없다. ② 습도를 알맞게 유지한 산소를 Face Mask나 Mouth Piece를 통하여 3 liter/min의 속도로 유입시켜 정상적으로 환자가 호흡하게 한다. ③ 환자는 앉은 자세에서 움직이지 않게 하고 호흡을 통하여 370~740 MBq(10~20 mCi)를 산소와 함께 크립톤(kryton: ^{81m}Kr)을 투여한다. ④ 영상획득은 ^{133}Xe을 이용한 환기영상획득 ⑧과 동일하게 획득한다. ⑤ 영상획득이 끝나면 방사성 가스의 유입을 차단한다.		
① $^{99m}TcO_4^-$표지 탄소구조물 ② 입자는 20 nm이하, 담체가스로 아르곤 사용 ③ 2500°로 가열 ④ 허파심부 깊숙이 폐포벽 침착	① Graphite Crucible안에 $^{99m}TcO_4^-$ 370 MBq를 넣고 아르곤 가스 속에서 2,500°로 15초간 가열 ② 이때 생기는 증기와 아르곤 가스와의 혼합물을 입마개를 통하여 환자가 1~3회 깊게 흡입한 후 촬영	임상적 이용 ① 폐전색증 ② 만성폐쇄성허파질환
① 양압분무기, 초음파로 만들어지며 호흡하면 기류속도 및 와류에 따라 기관지에 침착 ② 입자의 크기에 따라 매복(impaction): 10μm이상, 침강(sedimentation):1~5μm, 확산(diffusion):1μm이하는 침착된다.	㉠ 연무흡입장치에 분당 5ℓ 산소를 통과시켜 환자가 흡입하게 한다(모의 시행) ㉡ 흡입하면 연무흡입장치의 분무기 속에 방사성 의약품을 투입 흡입하도록 유도하며 상태 관찰 ㉢ 연무흡입장치를 입에 물고 10~15분간 호흡시킨다.(평상시 호흡보다는 느린 횟수로 1분에 10~12회 정도로 10~15분간 호흡(3~5 mCi정도의 방사성 의약품이 허파에 침착). 연무기에 투입되는 산소의 양은 5,000(5ℓ)㎖/분을 유지) ㉣ 흉부를 30만 계수 이상 전후면, 양측면, 좌-우후사위 촬영한다. ⑤ 흡입기로 흡입하는 동안에 침을 삼키지 말도록 주의	임상적 이용 ① 폐쇄성 허파질환의 진단에 유용 ② 실질성 허파질환을 가진 환자의 국소적인 허파환기 기능의 평가 • 허파의 진정한 환기 상태를 반영하지 못한다는 제한점이 있다.

제9장. 심혈관계(Cardiovascular System)

검사종류	의약품	투여방법/집적기전		집적 부위	전처치
심혈관촬영술 방사성동위원소	$^{99m}TcO_4^-$ ^{99m}Tc-DTPA (15~20 mCi) • ^{99m}Tc-RBC, HSA 게이트검사와 동시검사시	순간 주사	구획구분	혈관계	없음 주사선 미리 확보 ※ Camera Head의 위치 ㉠ 우심실 기능만 평가 : RAO ㉡ 우심실과 좌심실 분리 및 대동맥궁을 잘 보려면 : LAO ㉢ 순수한 단락 검사 시 : ANT
게이트 심장혈액 풀 신티그라피	^{99m}Tc-RBC ^{99m}Tc-HSA (20~30 mCi) • ^{131}I-HSA은 현재 사용되지 않음.	정맥주사	구획구분	혈관계	안정시: 전처치 없음 심전도 유도(EKG Leads)가 잘 접촉되도록 준비 ※ RBC 표지방법 (1) 체내표지법(invivo method) (2) 변형 체내표지법(modified invivo method) (3) 체외 표지법(invivo method) ① 체외 표지법(invivo method)가 표지율이 좋으며 따라서 영상이 좋다. ② 표지가 잘되는 순서 체내표지법<변형 체내표지법<< 체외 표지법
게이트 심장혈액 풀 신티그라피	^{99m}Tc-RBC ^{99m}Tc-HSA (20~30 mCi) • ^{131}I-HSA은 현재 사용되지 않음.	정맥주사	구획구분	혈관계	부하시: ① 4시간 이상 금식, 심장에 관계되는 약은 가능하면 24시간 전부터 끊는다. ② 부하를 위한 자전거 운동기(bicycle ergometer)필요 ③ 운동부하시 심전도를 이용 환자를 monitor하며 만일 경우에 대비하여 응급 세트 준비
심근경색 신티그라피	^{99m}Tc-PYP ^{99m}Tc-항미오신항체 (15~20 mCi)	정맥주사	화학적흡착	심근	없음
심근경색 신티그라피	^{111}In-항미오신항체 2 mCi	정맥주사	화학적흡착	심근	없음
심근관류스캔 & SPECT	^{201}Tl-chloride (2~3 mCi)	정맥주사	능동이동	심근	① 카페인이 함유된 음식은 검사당일 금지한다(커피, 콜라, 초콜릿, 차) ② 흡연은 검사 하루 전부터 금지한다. ③ 심장 약제는 검사 2일 전에 투약을 중지한다. ④ 검사 4시간 전부터 금식한다(음식물을 섭취하면 장내 혈류를 증가시켜 간이나 소장에 탈륨의 집적을 높이고 심근의 집적이 낮아지기 때문) ⑤ 운동부하시 움직이는 중에 주사하여야 하므로, 운동시작 전에 주사선을 확보 ⑥ 심장 검사시의 안전장치를 확보한다(심세동제거기(defibrillator), 응급조치 Set, 약제준비, 산소호흡기 등) ⑦ 여자환자는 유방을 좌심실로부터 멀리 위쪽으로 테이프로 붙인다. • ^{131}Cs Cesium chloride는 현재 사용되지 않음
심근관류스캔 & SPECT	^{99m}Tc-tetrofosmin ^{99m}Tc-MIBI 안정: 8~10 mCi 부하: 24~30 mCi	정맥주사	단순확산	심근	① 카페인이 함유된 음식은 검사당일 금지한다(커피, 콜라, 초콜릿, 차) ② 흡연은 검사 하루 전부터 금지한다. ③ 심장 약제는 검사 2일 전에 투약을 중지한다. ④ 검사 4시간 전부터 금식한다(음식물을 섭취하면 장내 혈류를 증가시켜 간이나 소장에 탈륨의 집적을 높이고 심근의 집적이 낮아지기 때문) ⑤ 운동부하시 움직이는 중에 주사하여야 하므로, 운동시작 전에 주사선을 확보 ⑥ 심장 검사시의 안전장치를 확보한다(심세동제거기(defibrillator), 응급조치 Set, 약제준비, 산소호흡기 등) ⑦ 여자환자는 유방을 좌심실로부터 멀리 위쪽으로 테이프로 붙인다. • ^{131}Cs Cesium chloride는 현재 사용되지 않음

원리	검사방법	기타
방사성의약품을 추적자(tracer)로 1회 순간 주사하여 방사성의약품이 심허파계통을 1회 심혈관계를 순환하는 동안 흐름의 형태를 시간에 따라 연속적인 영상을 획득하여 순환시간 등을 평가하는 비침습적 방법 •일회통과심장스캔	① 순간주사로 성인 1초/frame 16 frames, 어린이 0.5초/frame 16 frames를 획득(10세 이하: 0.25초/frame) ② 64×64 또는 128×128 Matrix로 0.2~ 0.25초/frame간격 120~140 frames를 입력 ③ 심박출계수를 계산 할 때에는 목록방식으로 입력	임상적 적용 ① 심장내 단락의 유무와 단락량 측정 ② 우심실 기능의 평가 ③ 심장박출량, 심박출계수, 심실기능측정 ④ 대동맥, 대정맥 등 큰 혈관의 혈류이상, 폐쇄유무 검사
혈액 풀을 유지 할 수 있는 약제를 표지시켜 체내투여하고 심장 움직임을 8~32 frame정도로 R파를 트리거하는 원리를 이용 심장박동주기를 구분된 동작으로 획득. 즉 심전도를 심장수축과 이완의 지표로 사용하여 한 심박주기 내 일정기간 동안의 혈액 풀 영상을 반복하여 모아서 심박주기 동안 심장내의 혈액 풀의 변화를 영상화하는 방법(좌심실을 평가하는데 유용)	안정시 ① 주사 10분 후 평형상태가 되면 촬영 시작 ② 심전도를 가슴오른쪽, 왼쪽 2개 전극 연결 ③ 64×64 Matrix로 R-R간격 당 16~24화면을 총 600만 계수 또는 600 Cycles 입력	임상적적응증 ① 심실 심박출운동과 기능의 정량적 분석(좌심실기능평가) ② 심실의 국소 벽운동 평가
	부하시 ① 누운 상태로 자전거를 25 watts 혹은 50 watts에서 시작해서 3분마다 25 watts씩 점차 증가시켜간다. ② 다음 지표가 발생할 때 운동을 중지 a. 연령별 예상 최대 심박수의 80 %도달 b. 협심증 발생 c. 심전도 상의 1mm이상 허혈성 S-T저하 d. 피로감 등	① 관상동맥 질환 평가 ② 운동부하시 심실 기능 평가
급성 심근 경색 후에는 심근세포 내에 세포막이 파괴되고 세포 외 체액에 고농도로 존재하고 있는 칼슘이온이 세포 내로 다량 유입되어 미토콘드리아 등에 칼슘이 침착 되어 무정형 인산칼슘이나 칼슘인회석결정 등을 형성하게 되고 ^{99m}Tc-피로인산은 이러한 화합물이나 유기성 고분자 등에 흡착되게 된다. ^{99m}Tc-피로인산 심근스캔은 혈류차단으로 손상된 심근의 경색부위에 ^{99m}Tc-피로인산이 선택적으로 심근경색부위에 침착되어 경색부위가 열소(hot area)로 나타나는 검사법	① ^{99m}Tc-PYP 주사 2~3시간 후 한 화면당 40만 계수로 전면(ANT), 좌전사위(LAO 30°), 좌전사위(LAO 60°), 좌측면상(LT LAT)을 각각 획득. ② ^{111}In-항미오신항체 주사 6, 24, 48시간, ^{99m}Tc은 4시간 또는 6시간사이 영상 획득. ③ 필요시에 SPECT상을 얻는다. • 심근경색 발생 후 12시간 이후에 ^{99m}Tc-피로인산 섭취가 보이기 시작하여 48~72시간째에 전형적으로 보이고 2주 후에는 사라진다.	임상적 적용 ① 급성심근경색의 존재 및 부위진단 ② 심근손상의 평가 ③ 심근손상이나 경색 위치, 크기분석
① ^{201}Tl : 사이클로트론 생성 핵종 ② Na^+-K^+ 펌프작용에 의하여 심근의 혈류량과 심근 세포막을 통과하여 심근내로 추출(extraxtion)되어 심근에 섭취	• 평면(planar)영상 촬영법 a. Stress 영상: 운동 또는 약제부하로 심근에 스트레스를 준 후 ^{201}Tl 2~3 mCi 정맥주사. ^{201}Tl은 재분포가 급속히 일어나 주사 5~10분 후 ANT, LAO30°, LAO45°, LT-LAT(혹은 LAO70°)을 촬영 b. 3~4시간동안 안정을 취한 후 a.와 같은 방법으로 재분포(redistribution) 영상 획득	임상적 적용 ① 관상동맥 질환의 검출 ② 관상동맥 질환에서 심근 관류의 평가 ③ 생존능력이 있는 심근허혈의 진단 ④ 관상동맥 질환 이외의 심근관류의 평가 ⑤ 약제 또는 중재적 치료 전후의 반응평가 정량적분석 ① 수평 윤곽법 ② 환상윤곽법 ③ 제거율 ④ 극성지 도분석 법
	• 단일광자방출전산화단층촬영(SPECT)법 a. 스트레스 후 탈륨 주사 5~10분 후 RAO 45°~LPO 45°까지 180°영상을 약 5~6° 32화면 영상수록.(64×64 Matrix) b. 안정 3~4시간 후에 a.와 같은 방법으로 재분포(redistribution) 영상 획득	
• SPECT후 역투사의 방법으로 영상을 재구성하여 Vertical Long Axis, Horizontal Long Axis, Short Axis의 새면의 단층영상을 얻어 분석 • 만일 ^{99m}Tc-sestamibi 부하검사가 있으면 휴식촬영 3시간 후에 부하검사	• ^{99m}Tc-sestamibi 심근관류 SPECT ⓐ 휴식시 촬영법 ㄱ. 정맥주사 30분 후 지방식 ㄴ. 60분에 RAO45°~LPO45°까지 180°에 걸쳐 6° 간격으로 투사(projection)당 20~30초씩 64×64 Matrix로 촬영 ⓑ 부하시 촬영법 ㄱ. 정맥주사선 확보와 심전도 연결 ㄴ. 휴식촬영 3시간 후 부하 시행(일일 검사) ㄷ. 부하법의 시간에 따라 ^{99m}Tc-MIBI 주사 ㄹ. 주사 30분 지방식 60분에 SPECT촬영	

■ 심혈관촬영에 사용되는 방사성 의약품 분류 및 특징

<table>
<tr><th>방사성 의약품</th><th>특 징</th><th colspan="2">Single-pass & Single-pass함께 스캔 및 심박출량을 측정 시 사용여부</th></tr>
<tr><td>^{99m}Tc-MAA</td><td>심혈관촬영술에 적합지 않음</td><td colspan="2">사용하지 않음</td></tr>
<tr><td>$^{99m}TcO_4^-$</td><td>① 높은 비방사능을 유지 할 수 있는 장점.
② 연속검사 시 배후방사능이 높아 적절한 검사가 불가능</td><td rowspan="3">간과 콩팥으로 제거가 빠르기 때문에 Single-pass에 주로 이용
550~740 MBq
(15~20 mCi)
순간주사</td><td rowspan="3">Single-pass 이용</td></tr>
<tr><td>^{99m}Tc-황화교질 (sulfur colloid)</td><td>망상내피계에 의하여 제거됨으로 연속검사가 가능하지만 간과 지라의 산란방사선에 의해 오류가 발생할 수 있다.</td></tr>
<tr><td>^{99m}Tc-DTPA</td><td>콩팥을 통해 신속히 배출되어 콩팥방사능에 의한 산란 방사선의 영향이 매우 작아 연속검사가 필요할 때 우선적으로 적용되는 방사성의약품</td></tr>
<tr><td>^{99m}Tc-HSA</td><td>게이트 혈액 풀 스캔도 함께 시행 시 이용</td><td rowspan="2">① 555~740 MBq(15~20 mCi)을 용적 1 mℓ 이내로 하여 이용
② 소아 경우 20~300 μCi/kg 사용</td><td rowspan="2">Single-pass와 스캔 등 동시 이용</td></tr>
<tr><td>^{99m}Tc-RBC</td><td>제조과정 특성상 수 mℓ 이상으로 순간주사에 부적합하여 거의 사용되지 않음</td></tr>
</table>

① 연속검사는 두 검사 간격은 5분이내도 가능하지만 10~15분 정도가 적당하다.
② 급성 심근경색증 의심 환자의 경우 ^{99m}Tc-pyrophosphate(피로인산, PYP)을 이용하면 방사성 동위원소 심혈관 촬영술과 심근스캔을 동시에 시행할 수 있다.
③ 심근관류 신티그라피용 방사성의약품인 ^{99m}Tc-sestaMIBI, ^{99m}Tc-teboroxime을 이용할 수 있다.

※ 기 타

1) 탈륨 SPECT

① SPECT 촬영 후 가슴전면상 획득. 이는 SPECT의 인공산물을 식별하는데 도움을 줄 뿐만 아니라(여자환자의 유방에 의한 감쇠 등) 심한 관상동맥질환 시 허파 방사능이 증가하는 것을 보아 진단에 도움을 줄 수 있다.
② 부하 및 휴식 시 재 주사 영상에서 고정관류결손이 있는 경우 또 한 번의 재 주사를 하거나 하지 않고 4시간 또는 18~24시간 후에 지연영상을 얻어 참고할 수 있다.

■ 목록방식(List Mode)

모든 계수치를 화면상의 x, y축에 대한 시간과 함께 저장하였다가 자료수집이 끝난 다음에 화상을 재구성 처리하는데 기억용량이 너무 많이 필요하기 때문에 잘 사용하지 않는다.
① 장점: 검사시간이 짧다.(약 8초)
② 단점: Memory가 많이 든다.(어린이 Gate Blood Pool Scan을 위해 사용)

2) 심근 Stress 부하법

나이에 따른 목표 심박수 85%에 도달하지 못할 경우 진단율이 낮아짐

(1) 운동부하법

① Treadmill 운동부하법
심전도법에서 쓰는 변형 Bruce방법 그대로 이용하여 3분 간격으로 운동량을 증가시킨다. 나이에 따른 최대맥

박수가 85 %에 달했을 때 방사성의약품을 주입하고 1분간 더 은동을 시킨 후 운동을 중지

② 자전거 운동부하법

25 watt에서 운동을 시작한 후 3분 간격으로 25 watts씩 증가. 나이에 따른 최대맥박수가 85 %에 달했을 때 방사성의약품을 주입하고 1분간 더 운동 시킨 후 운동중지

③ 손잡이 운동부하법

말초혈관 질환이나 하지 근골격계 질환이 있는 환자에게 쉽고 안전하게 운동시키는 장점이 있고 심박동수를 20~30 %정도만 증가시키는 방법

(2) 약물부하법

운동을 못하는 환자에게 약물부하법 이용(관절염, 하지절단, 심한 말초혈관 질환, 뇌졸중, 당뇨병 등).

① 디피리다몰(Dipyridamole) -- 관상동맥 확장시킴

a. 디피리다몰을 0.142 mg/kg를 4분에 걸쳐 천천이 정맥주사

b. 7분 째에 ^{201}Tl이나 ^{99m}Tc-MIBI 등 주사

c. ^{201}Tl 주사한 경우 10분 후/ ^{99m}Tc-MIBI 주사한 경우 30분 지방식 후 1시간에 촬영

d. 부작용 있으면 Aminophyrine 125~250 mg 서서히 정맥주사

② 아데노신(Adenosine)--관상동맥 확장시킴

a. 0.142 mg/kg 6분 동안 천천히 정맥주사하고 3분 뒤에 ^{201}Tl 또는 ^{99m}Tc-MIBI 주사

b. 아데노신은 반감기가 수초로 짧아 부작용 발생 시 투여중지하면 즉시 회복

③ 도뷰타민(Doubutamine)

베타-1 수용체에 작용하여 심장의 수축을 촉진함으로써 심근의 산소요구량을 증가시키며 결과적으로 심근관류를 증가시킨다.

a. 10 μg/kg부터 시작하여 3분 간격으로 10 μg/kg씩 증가시켜 40 μg/kg까지 올려 주사

b. 심근관류 영상제제 주사 후 3분간은 최대용량을 계속 주사한다.

3) ^{99m}Tc표지화합물의 장단점

^{99m}Tc표지화합물 영상제제는 ^{201}Tl 재주사법에 비해 심근 생존능 진단의 예민도가 낮지만 ^{99m}Tc표지 방사성 의약품은 ^{201}Tl이 에너지가 낮아 영상이 선명하지 못하고 조직에서의 감쇄효과가 크다는 것에 반하여 선명한 영상을 얻을 수 있고 항상 쉽게 이용 할 수 있다는 장점이 있다.

① 장점

a. ^{99m}Tc는 140 keV로 감마 카메라로 영상을 얻기에 적합

b. 6시간의 짧은 반감기로 탈륨보다 10~15배의 방사능량을 투여 할 수 있다.

② 단점

심근에 있는 단백질에 결합되어 재분포 현상이 일어나지 않으므로 운동부하 시와 안정시에 각각 방사성 의약품을 정맥주사 한다(2번 주사).

4) 약리작용 및 동태

① ^{99m}Tc-sestaMIBI

지방 친화성 양이온 화합물로 심근세포벽과 미토콘드리아 막을 통과하여 음성 막전하에 의하여 미토콘드리아 내에 포획된다. 세스타미비의 심근세포 내 축적 및 제거는 주로 세포의 생존능력(viability)과 심근세포막의 온전성 여부에 따라서 결정된다.

② ^{99m}Tc-tetrofosmin

^{99m}Tc-MIBI와 비슷한 성질을 가진 지방친화성 양이온 화합물로서 ^{99m}Tc-tetrofosmin이 심근조직에 섭취되는 기전은 ^{99m}Tc-MIBI와 비슷하고 2 %이하가 심근에 섭취된다. 재분포 현상은 없고 간에서 배설되는 시간이 ^{99m}Tc-MIBI보다 짧다.

제10장. 소화기계(Cardiovascular System)_1

검사 종류	의약품	투여방법/ 집적기전		집적 부위	전처치
침샘스캔	$^{99m}TcO_4^-$ (5~10 mCi)	정맥 or 순간 주사	능동 이동	침샘	① 전처치 없음 ② 최타제(sailogue)준비 ③ X선 조영술 전에 시행 ④ 침샘분비상태를 효과적 관찰하기 위해서 2~4시간 공복상태가 이상적 • ^{131}I-Sodium iodine은 현재 사용되지 않음.
식도통과 검사	Tolin 방법 ^{99m}Tc-DTPA ^{99m}Tc-S. colloid (300~500μCi) Taillefer 방법 ^{99m}Tc-DTPA ^{99m}Tc-S colloid (0.5~1 mCi)	경구투여	구획구분	식도, 위	검사 전 하룻밤 금식(최소 6시간 이상 금식)
위 배출시간	유동식 ^{111}In-DTPA ^{99m}Tc-DTPA $^{99m}TcO_4^-$ 고형식 ^{99m}Tc-phytate ^{99m}Tc-S colloid (0.5~1 mCi)			위	① 음식물이 한번에 소화되는 것을 보기 위해서는 최소 6시간 이상 금식 ② 검사 전 최소 4~6시간 동안 담배와 술을 금함 •유동식 ^{111}In-DTPA 500μCi
위식도 역류검사	$^{99m}TcO_4^-$ ^{99m}Tc-DTPA, ^{111}In-DTPA ^{99m}Tc-colloid ^{99m}Tc-phytate (100~300 μCi)			식도 위	검사 전 하룻밤 금식(최소 6시간 이상 금식) ▷ 위나 샘창자에서 흡수되지 않는 ^{99m}Tc-sulfur colloid(황교질)을 많이 사용 ▷ ^{99m}Tc-sulfur(tin)colloid을 150 ㎖ 오렌지 쥬스와 150 ㎖ 생리적 식염수 또는 물 300 ㎖에 섞인 혼합액을 사용
위장관출혈 스캔	^{99m}Tc-RBC ^{99m}Tc-colloid ^{99m}Tc-HSA ^{99m}Tc-DTPA ^{99m}Tc-MAG_3, ^{99m}Tc-Phytate ^{99m}Tc-PYP (10~30 mCi)	순간정맥주사		출혈부위 (소화관)	① 금식 없음 ② 수혈은 촬영 동안 중지 ③ 헤파린 투여, 메틸도파, 프로프라놀롤, 시클로스포린 등은 적혈구 표지를 방해하는 것으로 알려져 있어 주의를 요함
위점막 스캔	$^{99m}TcO_4^-$ 소아: 7.4 MBq/kg (200 μCi/kg) 성인: 370~555 MBq (10~15 mCi)		능동 이동	위 점막	① 최소 4~12시간 금식 ② 위점막의 $^{99m}TcO_4^-$의 농도를 증가시키기 위해 Cimetidine(검사 1~2일 전 20 mg/kg/일 경구투여), Pentagastrin을 스캔 15분 전 6 μg/kg 피하주사 할 수도 있다.(Pentagastrin : 위점막에 과산화 테크네슘의 섭취를 증가시킴)
복막정맥 단락개존	^{99m}Tc-colloid 100~150μCi	단락 저장고	구획구분	허파, 간	없음
	^{99m}Tc-MAA 1~2 mCi	복막강내			

원리	검사방법	기타
① 소엽내관에 농축 ② $^{99m}TcO_4^-$가 침샘에 능동적으로 섭취 ③ 경시적으로 검사	① 전면 관류(perfusion)영상 획득(동적영상) ② 주사 후 5, 10분 전면상, 20분에 전면상과 좌우측면상 획득 ③ 30분(자극영상: stimulation image) ④ 쥬스 제거 입안 세척 후 40분 전면상, 좌우측면상 획득(제거영상:washout image)	임상적 적응증 ① 침샘위치, 크기 & 기능 검사 ② 침샘을 침범한 종양 진단 및 분류.
방사성 의약품을 유동식 또는 고형식에 혼합 복용 후 식도통과 영상을 연속적 수록. ※ 식도점막에 부착되거나 흡수되기 어려운 DTPA나 sulfur(tin) colloid 이용	① 유동식 ㉠ 톨린(Tolin) 방법 ㉡ Taillefer 방법 ② 고형식 ※ 정상인 경우 1회식도 통과율은 70~80% ※ 정상인은 인두부에서 식도까지 0.5~1초 이하	임상적 적응증 식도운동의 분석과 정량적인 평가에 이용
① 위안뜰부위와 샘창자근육과 힘의 조화 ② 액체 성분은 위와 장의 압력차에 의하여 배출이 결정되고 중력에 의하여 영향을 받음	① 유동식: ^{99m}Tc-DTPA, ^{111}In-DTPA를 액체 300 ㎖에 혼합하여 단시간에 마신 후 검사 ② 고형식: 달걀 1개에 ^{99m}Tc-colloid를 잘 섞어 10분 정도 둔 후 계란 후라이하여 식빵에 넣어 물(100 ㎖)과 함께 10분 내에 먹은 후 검사 ③ 최대 2~3시간동안 15분 간격으로 1(직후), 15, 30, 45, 60, 75, 90, 105, 120분 Ant, Post 영상을 획득	임상적 적응증 위 연동 운동기능 부전이나 폐쇄 진단
체위변동에 따른 위식도 역류의 변화, 약물 투여가 위식도 역류에 미치는 효과 및 수술 후 치료여부를 판정을 위해 간편하게 검사	① 방사성의약품 혼합액을 마시고 15분경과 후 복부 압력을 0에서브터 100 mmHg까지 20 mmHg 간격으로 0, 20, 40, 60, 80, 100 ㎜Hg 촬영 ② 3시간 후 허파 부위 지연영상 획득 ③ 각각의 압력에서 촬영과 동시에 컴퓨터 수록하여 관심영역 방법으로 분석	임상적 적응증 위식도역류의 진단 및 정량적 분석
① 특정 장기에서만 선택적으로 제거되는 성질을 가진 방사성 의약품을 출혈중인 환자에게 투여하면 출혈 주위로 일부분은 새어 나가고 나머지는 특정장기에서 제거 ② 재순환 할 때마다 일어나고 적은 양의 방사능이지만 점차 축적되어 출혈부위 방사능과 배후방사능의 차이가 나타나서 영상 획득	① 동적영상을 3초/frame으로 20화면 촬영. ② 정적영상 60만 계수 5분, 15분, 30분, 60분 영상획득 ③ 필요에 의해 2, 4, 24시간 지연영상 획득. • 표지율 확인-갑상샘 영상 확인 • 초기영상: 골반과 복부 중앙 포함(간의 하단만 이 포함) • 출혈병소가 발견되면 병변부위에 국한촬영 • 출혈부위가 발견되지 않으면 상복부도촬영	임상적 적응증 위장관 출혈 및 위치 파악
① Meckel's 게실은 회장에 위치 ② 소아 위장관 출혈 원인 중 하나 ③ 위벽측세포를 포함, 산분비로 궤양초래 ④ $^{99m}TcO_4^-$는 옥소처럼 위점막의 점액 생산세포에 농축되어 분비되는 성질을 갖고 있어 위점막 스캔 이용 ⑤ 병소는 양성상	① 동적영상을 3초/frame으로 20화면 촬영 ② 정적영상은 50만 계수로 5, 15, 30, 45, 60분 영상 획득(시간설정) ③ 지연영상은 방광을 비운 후 ANT, RAO, LAO 영상획득	임상적 적응증 ① 게실 위치 검출 ② Meckel's 게실출혈
난치성의 복수 치료를 위하여 연결한 통로로 흡기 시에 배막안의 압력이 가슴우리의 정맥압보다 높아서 복수가 정맥계로 흘러들어 가지만, 반대의 경우는 정맥 계에서 배막안쪽으로 역류하지 못하도록 일방 판막이다. 이 단락의 흔한 작동 실패의 요인은 섬유소양 물질에 의한 배막 안 말단 쪽 폐쇄이고, Leveen Shunt는 복막정맥 단락 개존을 검사하는 것	① ^{99m}Tc-colloid나 ^{99m}Tc-MAA를 단락저장고(reservior)에 25게이지 바늘로 무균적으로 주사 - 복수가 역류되는지 확인 ② ^{99m}Tc-colloid나 ^{99m}Tc-MAA와 같은 비 확산성 표식자를 복막강내로 3~5 ㎖ 생리적 식염수와 함께 직접주사 • 단락정상기능: 정맥에 들어가 허파나 간에 방사능이 섭취됨 • 단락폐쇄: 허파나 간에 방사능 섭취되지 않음	임상적 적응증 복막정맥 단락 개존

8

제10장. 소화기계(Cardiovascular System)_2

검사종류	의약품	투여방법/	집적기전	집적부위	전처치
간 스캔	^{99m}Tc-(S,T) colloid ^{99m}Tc-Phytate (2~6mCi) ^{198}Au-colloid (160~200 μCi)	정맥	탐식작용	간 지라 (비장)	없음 • 스캔 전에 바륨검사를 시행하면 장기내의 조영제가 감마선을 흡수 또는 차단함으로 이상소견처럼 보일 수 있어 바륨검사와 일정기간 피해야 하므로 주의 • ^{198}Au-colloid은 현재 사용하지 않음
간 혈관종 스캔	^{99m}Tc-RBC ^{99m}Tc-HSA ^{99m}Tc-PYP (20 mCi)	순간정맥주사	구획구분	혈관종 혈관계	없음 ① 혈관종: 지연영상과 SPECT영상에서는 방사능 집적이 점점증가 ② 5분 내지 2시간 지연혈액 풀에서 열소보임 ③ 간암이나 전이된 암의 경우: 지연영상에서 방사능 분포가 감소로 나타남
간담도 스캔	^{99m}Tc-DISIDA ^{99m}Tc-HIDA ^{99m}Tc-BrIDA ^{99m}Tc-PMT (3~10 mCi) ^{131}I-Rosebengal (2 mCi)	정맥	능동이동	간담도	① 검사 전 6시간 공복상태 유지(소아 2시간이상) ② 절재술 환자 경우 공복유지 필요 없음 ② 지방식 - 계란 1개 혹은 우유 250 mℓ 1개 준비 • 1~3분: 간세포에 IDA계통 섭취. • 10~30분: Intra Hepatic Duct, Common Bile Duct, 간내 담관이 잘 보임 • 30~60분: 쓸개가 나타남(1시간 내 쓸개가 나타나지 않으면 cystic duct 폐쇄 의심)
지라신티그라피	^{99m}Tc-colloid ^{99m}Tc-PYP (5 mCi) ^{99m}Tc-장해RBC (10 mCi) ^{51}Cr-장해RBC (200 μCi)	정맥	탐식 세포격리	지라	없음 • 장애적혈구를 이용한 영상 : 황 교질스캔 진단이 불확실 할 경우, 지라 적출술 후 잔류지라, 지라위치 정확히 하고자 할 때 이용

- 현재 이용되지 않는 방사성의약품

• ^{131}I-Rosebengal ^{131}I-BSP 현재 간 신티그라피에 이용되지 않음

• ^{51}Cr-장해RBC ^{203}Hg-MHP 현재 지라신티그라피에 이용되지 않음

원리	검사방법	기타
그물내피세포(kupffer cell)에서 교질입자를 식작용(phagocytosis)	① 정맥주사 5~30분 후 간 전체가 포함 ANT, RT-LAT, POST로 50~10만 계수 ② 납 표지자 이용, 위치와 크기 ③ 주사 30분 후 SPECT 검사 ④ 여자의 경우 유방을 위로 올리고 촬영(방사능 감소로 인한 공간점유병소로 보일 원인 제거)	임상적 적응증 ① 간,지라의 크기,모양,위치평가 ② 원발성 간암, 전이성 간암, 기타국소병변진단 ③ 미만성 간질환평가 ④ 횡경막 헤르니아, 횡경막하 농양, 복외상
해부학적 영상에서 혈관종이 의심되는 경우 ^{99m}Tc-RBC가 혈액 풀을 만드는 원리를 이용	① 동적영상: 3 sec/frame 20화면 촬영 ② 정적영상: 전면상 70만 계수획득, 동일시간 설정 5, 10, 15, 20, 30분, 1시간, 2시간에 촬영. 필요시 우측면, 후면, 지연영상 획득 ③ 지연영상: 주사 2~4시간영상 획득 필요에 따라 LAO 도는 Lt lat영상 기록 ④ SPECT영상: 30분 평면영상 후 주사 1시간에 20sec/frame 60화면 360o SPECT	임상적 적응증 간내 공간점유병소
① 간세포에 섭취된 후 담즙과 함께 분비되는 방사성 의약품을 추적자를 사용 간, 담낭 및 담도를 연속적으로 촬영 ② IDA계통의 유도체가 정맥 주입되면 혈청알부민과 결합하고 빌리루빈과 비슷한 기전으로 음이온 운반체에 의해 간세포에 섭취되나 빌리루빈과 달리 담세관으로 분비 ③ 경시적으로 검사	① 정맥 주사 5분 후 10분, 20분, 30분, 60분, 90분, 120분 영상획득 ② 60분 영상 후 쓸개가 보일 경우 지방식 후 90분에 영상획득 ③ 60분이나 120분에 쓸개가 불분명할 때 RT-LAT 획득. 겹쳐 보일 때 사위상 ④ 60분까지 쓸개나 장내에 방사능이 나타나지 않으면 4시간에 지연영상을 얻으며, 24시간까지 영상을 얻을 수 있다.	임상적 적응증 ① 급성담낭염진단 ② 담도폐쇄 평가 ③ 황달감별진단 ④ 담도계수술후평가 ⑤ 만성담낭염진단, 담낭기능 평가 ⑥ 담즙누출진단
① 수명을 다하거나 변형된 적혈구를 지라에서 포획되는 원리를 이용 ② 입자식작용 하며 좌상복부에 위치 ③ 망상내피세포와 임파구로 구성	① 방사성교질을 이용한 영상 • 주사 15분 후 전면, 좌측면, 후면상 촬영 • 지라와 겹쳐진 간좌엽 분리위해 좌전위상 ② 장애적혈구를 이용한 영상 • 정맥주사 30분(30~45분) 후 전면상(ANT), POST, LPO 30o, Lt-LAT 영상 획득 • 지라스캔에는 Anterior, Posterior가 주로 이용. 외상 의심경우 LAO와 LPO 촬영	임상적 적응증 ① 지라크기, 위치의 평가 ② 장국소병변 ③ 덧지라, 기능무비증진단 ④ 좌상복부종괴감별진단

■ 위 배출시간(G.E.T: Gastric Emptying Time)

① 위배출시간의 측정은 사용한 음식물 종류, 핵종에 따라 차이가 많음

② 위에서 액체 또는 고체상의 음식물이 제거되는 시간을 알기 위한 검사로 위장의 모양을 보기 위한 검사가 아님에 유의

③ 일반적인 위 배출시간의 반감기는 유동식 약 12분, 고형식 약 50분(normal : 60 ±20분 Abnormal 〉 90분) 내외

④ 정상인에서의 유동식과 고형식의 위 배출양상은 고형식은 S자형, 유동식은 지수적 배출양상을 보임

■ 위식도 역류검사(Castro-Esophageal Reflux Study)

정상인의 역류지표(reflux index): 평균 2.7 ±0.3%, 식도 내 방사능의 최대치: 3~4%

■ 위장관출혈 신티그라피(G-I Bleeding Scintigraphy)

1) ^{99m}Tc-sulfur(tin)colloid

① 급성 출혈에 주로 사용

② 1시간 이상 지연영상을 촬영하기 어렵다.

③ 하부위장출혈(Lower Gl Bleeding) 검출에 우수

④ 상부위장관과 대장의 간결장곡, 비결장곡 등의 출혈 병소는 찾기 곤란.(간과 지라에 섭취되므로)

⑤ 좌상복부를 잘 보기위하여 좌전사위(LAO)를 촬영

2) ^{99m}Tc-RBC

① 출혈부위 주위 배후방사능이 Colloid에 비해 높음

② 상부위장출혈과 간헐적 출혈에 우수

③ 체내 표지법 사용시 RBC를 다시 주사하지 않고 36시간까지 검사가능

■ 간 신티그라피(Liver Scintigraphy)

1) 간 스캔획득 시 주의 사항

① ^{99m}Tc-colloid 입자의 크기: 100~300 μm(간: 80 %, 지라(비장): 5~10 %, 나머지 골수에 집적)

② ^{99m}Tc-phytate

- 인체 내에서 Ca^{2+}와 결합, 일종의 입자를 형성하여 간 스캔에 이용
- ^{99m}Tc-colloid보다 입자가 작아 지라분포가 상대적으로 적음

③ 움직임 보조 장치를 이용하면 간의 움직임으로 인한 해상력 저하를 줄일 수 있음

④ 간 스캔검사 전에 위장관, 대장 조영촬영 등을 시행했을 경우 일정기간동안 검사를 피한다(조영제로 인한 감마선 흡수)

⑤ 유방으로 인한 간의 공간점유병소처럼 보일 수 있을 경우 유방을 위로 하고 촬영(유방으로인한 우측상부가 방사능이 감소된 영상) → 유방하연에 일치하여 Arc모양의 방사능 증가(stripe sign)은 유방으로부터 광자산란결과

⑥ 바클, 동전, 단추 등 금속으로 인한 감마선 흡수는 냉소

⑦ 심한 간 기능 저하의 경우 간 섭취불량으로 주사 후 30~60분에 영상의 농도를 높여 촬영

2) Rt Lower costal margin에 marking

간의 크기, 지라와 간과의 관계, 간의 정확한 위치, 모양파악.

■ 간 혈관종 신티그라피(Hepatic Hemangioma Scintigraphy)

① 혈관종(hemangioma)의 경우 초기 동적 관류영상과 혈액 풀(blood pool)영상에서 방사능의 집적이 나타나지 않으나 시간이 경과함에 따라 지연영상(delayed image)과 SPECT영상에서는 방사능 집적이 점점증가 한다(혈관내부의 공간이 크고 혈류가 천천히 흘러들어 감)

② 5분 내지 2시간 지연혈액 풀(delayed blood pool image)에서 열소로 나타난다

③ 간암(hepatoma)이나 전이된 암(metastatic cancer)의 경우 지연영상(delayed image)에서 방사능 분포가 감소되어 나타난다.

■ 간담도 신티그라피(Hepatobiliary Scintigraphy)

① ^{99m}Tc-DISIDA: bilirubin치가 30 mg/d1 까지 담도계 영상이 가능

② ^{99m}Tc-HIDA: bilirubin치가 5~8 mg/dl 이상이면 간 섭취 불량으로 영상이 어려움

③ ^{131}I-Rosebengal: 반감기가 8일로 길고 에너지(364 keV)가 높아 환자에게 방사능 피해가 크고 영상의 질이 떨어져 잘 이용하지 않으나 소아에서 담즙폐쇄(biliary atresia)와 간염을 감별위해 24~48시간 모은 대변의 방사능을 측정 할 때 반감기가 길기 때문에 이용

④ 신생아간염과 쓸개 폐쇄증의 감별시 진단율을 높이기 위하여 페노바비탈을 사용. 페노바비탈 5 mg/kg을 반복하여 5일간 계속하여 경구투여한 후 간담도 스캔 시행

⑤ 1시간까지 쓸개가 보이지 않을 경우 급성 쓸개염을 빠른 시간 내에 진단하기 위해 0.04 mg/kg의 Morphine을 10 ㎖의 생리적 식염수에 희석하여 3븐 이상 천천히 정맥주사 한 후 전면상, 우측면상을 15분 간격으로 60분간 촬영

■ 지라 신티그라피(Spleen Scintigraphy)

① 정상적인 지라영상은 간의 방사능 농도와 비슷하나 약간 적게 균등한 분포를 나타내며 전면상에서 약간 얇은 형태를 나타낸다. 후면상(post view)에서 Spleen의 크기를 구함

② 지라(비장, spleen)신티그라피에는 주로 교질의 방사성의약품과 방사성표지 가열처리적혈구를 주로 이용

③ 지라의 혈류평가, 농양검사, 조혈기능평가는 방사성동위원소 표지적혈구, ^{67}Ga, ^{52}Fe을 이용할 수도 있다.

④ 교질은 매질에 부유 상태로 있는 입자로 망상내피계 탐식작용에 의해 제거

⑤ 교질입자의 크기에 따라 100 ㎚이하: 골수섭취, 300~1,000 ㎚ 중간: 간, 1,000 ㎚이상: 지라에서 제거됨으로 입자에 따라 상대적 섭취분포가 달라짐

⑤ ^{99m}Tc-sulfer colloid : Liver와 Spleen이 동시에 나타남(Lt lateral이나 Post view에서 잘 보임)

제11장. 비뇨생식기계(Genitourinary System)

<table>
<tr><th colspan="2">검사 종류</th><th>의약품</th><th colspan="2">투여방법/ 집적기전</th><th>집적 부위</th><th>전처치</th></tr>
<tr><td colspan="2" rowspan="5">동적콩팥신티그라피</td><td>^{99m}Tc-DTPA
(10~15 mCi)</td><td rowspan="5">순간정맥주사</td><td>확산</td><td>토리</td><td rowspan="5">① 검사 30~60분 전에 약 300~500 ml(10ml/kg)정도 물을 섭취(요량을 2~3 ml/min이상 되게 유지)→ 콩팥의 배설 기능촉진하기 위해서
② 검사 직전 반드시 방광을 비워 방광 내 압력을 줄인다(검사 전후의 배뇨를 자주 함으로 방광 피폭 감소)
③ 이뇨제는 검사 전 일주일, 캡토프릴은 2일 전에 투여를 중단
④ 조영제를 사용한 검사를 시행하였을 경우에는 최소 일주일 가능하면 2주 후 실시</td></tr>
<tr><td>^{99m}Tc-MAG_3
(8~10 mCi)</td><td rowspan="4">능동이동</td><td rowspan="4">세뇨관</td></tr>
<tr><td>^{99m}Tc-GHA
(10~15 mCi)</td></tr>
<tr><td>^{123}I-OIH(3 mCi)</td></tr>
<tr><td>^{131}I-OIH
(500 μCi)</td></tr>
<tr><td colspan="2">정적콩팥신티그라피</td><td>^{99m}Tc-DMSA
(1~6 mCi)
^{99m}Tc-GHA
(10~20 mCi)
^{197}Hg-chlormerodrin
(200 μCi)</td><td>정맥</td><td>능동이동</td><td>세뇨관
(콩팔겉질)</td><td>없음
• ^{197}Hg, ^{203}Hg-chlormerodrin은 현재 사용하지 않음</td></tr>
<tr><td rowspan="2">방사성동위원소</td><td rowspan="2">방광 촬영술</td><td>직접법
^{99m}TcO_4^-(1~3 mCi)
^{99m}Tc-S colloid(1 mCi)</td><td>직접투입</td><td>–</td><td rowspan="2">–</td><td rowspan="2">간접법 : 검사시작 직전 배뇨. 변기 준비
• 콩팥 동적스캔과 함께 시행할 수 있고 방광 내에 Foley 도관을 삽입할 필요가 없는 장점이 있으나 주로 배뇨 중이나 배뇨 후의 역류상태만 관찰 할 수 있다.
• 목적장기 이외의 방사능이 높고, 직접법에서만 진단되는 20 %의 방광 충만 시기에 발생되는 정확한 역류 량을 알기 어려운 문제점이 있다.</td></tr>
<tr><td>간접법
^{99m}Tc-DTPA
^{99m}Tc-MAG_3
^{99m}Tc-GHA
(10~15 mCi)
^{131}I-hippuran(3 mCi)
^{123}I-hippuran(500μCi)</td><td>정맥</td><td>능동이동</td></tr>
<tr><td colspan="2">난관 신티그라피</td><td>^{99m}Tc-HAM
(1~3 mCi)</td><td>살포</td><td>섬모운동</td><td>나팔관</td><td>없음</td></tr>
<tr><td colspan="2">고환 신티그라피</td><td>^{99m}TcO_4^-
(10~20 mCi)</td><td>순간정맥주사</td><td>확산</td><td>음낭</td><td>없음
음경(penis)을 위하여 테이프로 고정하고 음낭부분이 아래로 처지게 한다.</td></tr>
<tr><td rowspan="2">음경 신티그라피</td><td>Penog</td><td rowspan="2">^{99m}Tc-RBC
^{99m}Tc-HSA
(15~20 mCi)</td><td rowspan="2">정맥주사</td><td rowspan="2">단순확산</td><td rowspan="2">음경</td><td>없음
※정상인 경우 발기 유발시간: 1~6분</td></tr>
<tr><td>SS-Penogr</td><td>없음</td></tr>
</table>

원리	검사방법	기타
① ^{99m}Tc-DTPA, MAG_3, ^{131}I 또는 ^{123}I-iodohippurate순간정맥주사 후 콩팥과 비뇨기관을 동적영상화 방법 ② 후면상에서 콩팥과 방광이 포함되도록 하여 경시적으로 검사 ③ 역중첩을 시행 할 경우 심장 포함하여 5초 이내 단위 영상획득	① 전면 관류(perfusion)영상 획득(동적영상) ② 주사 후 5, 10분 전면상, 20분에 전면상과 좌우측면상 획득 ③ 30분(자극영상: stimulation image) ④ 쥬스 제거 입안 세척 후 40분 전면상, 좌우측면상 획득(제거영상:washout image)	임상적 적응증 ① **관류 및 기능평가 ② 신혈관성 고혈압 진단 ③ 요로폐쇄의 진단 ④ 콩팥외상 평가 ⑤ 신세뇨관의 기능진단 ⑥ 급성 세뇨관 괴사의 진단
방사성 의약품을 유동식 또는 고형식에 혼합 복용 후 식도통과 영상을 연속적 수록 ※ 식도점막에 부착되거나 흡수되기 어려운 DTPA나 sulfur(tin) colloid 이용		임상적 적응증 ① 급만성 신우신염 진단 ② 국소콩팥기능의 정량적평가 ③ 병변치유 확인과 반흔 진행추적.
방광을 충만시키고 배뇨 중, 배뇨 후의 동적 혹은 정적인 영상을 얻어 방광, 요도 및 역류의 상태를 알아보는 방법	① 직접법(DRNC) • Foley도관이용 무균적 방광도자 시행 • 방광이 충분히 확장된 후 1초 간격으로 배뇨 직전부터 동적영상 획득 • Foley를 제거하기 직전, 소변을 보면서, 배뇨후의 후면상을 각각 촬영 ② 간접법(IRC) • ^{99m}Tc-DTPA 또는 MAG3 콩팥스캔 시행 후 실시 • 배뇨 전, 배뇨중, 배뇨후 후면 영상획득	임상적 적응증 방광요판역류 평가
정자는 자궁 및 난관근육 수축, 골반강내 압력 변화 또는 난관내 섬모운동에 의하여 이동되기 때문에 높은 압력으로 조영제를 주사해야하는 X-선 난관조영술에 비하여 좀더 생리적인 난관의 소통성을 평가 할 수 있는 검사법		임상적 적응증 ① 결핵, 염증으로 인한 나팔관 폐쇄 ② 자궁 경관 무력증 유무평가
① 고환(testis)은 발달과정에서 고환이 부고환이나 정삭에 잘 부착되지 않을 경우에 발생 ② 고환염전이 발생하면 고환의 허혈이 발생하고 이는 비틀림(염전, torsion)의 정도와 그 내용물에 의해서 그 정도가 결정 ③ 고환 및 음낭내의 혈류변화를 혈관조영술과 혈액 풀 스캔으로 쉽게 파악	① 동적영상: 순간주사 2~5초 간격 1분간 영상획득 ② 정적영상: 동적영상 후 양쪽 고환 납줄 분리 후 5, 10, 15, 20, 30분 획득 또는 1분 immed, 방광차폐 후 20분 delay, 양쪽고환 납줄 분리 후 20분 separation image 영상을 획득할 수도 있다(50만 계수).	① 농양 판별 ② 음낭종 평가 ③ 염전과 부고환염의 감별
남성 발기원인이 될 수 있는 음경 내 혈류상태를 검사하는 방법	① 안정상태에서 시청각을 통해 발기유도 ② ^{99m}Tc-RBC 15~20 mCi, ^{99m}Tc-HSA를 정맥내 주사 1 frame/15초 30분 동안 영상 기록 하거나 T-A Curve를 기록	음경 내 혈류상태를 검사
성적자극과 비아그라 복용후의 발기반응을 가장 알기 쉽게 볼 수 있는 검사	① 1차 검사로 99mTc-RBC 주사 후 성적자극을 줄 수 있는 시청각자료를 30분간 성적자극으로 자연발기 유도 ② 음경발기시의 모양을 15초 간격으로 촬영 음경 혈류역동학적인 변화 획득 ③ 1차 검사 후 Viagra 50㎎을 복용시킨 후 최대효과가 나타나는 40분 후에 똑같은 검사를 반복	발기부전 환자의 비아그라 약물요법의 예후를 정확히 예측 ※획득한 두개의 영상을 비교

제12장. 근골격계(Musculoskeletal System)

<table>
<tr><th>검사 종류</th><th>의약품</th><th colspan="2">투여방법/ 집적기전</th><th>집적 부위</th><th>전처치</th></tr>
<tr><td>뼈 신티그라피</td><td>^{99m}Tc-MDP
^{99m}Tc-HMDP
EHDP
^{99m}Tc-PYP
(20~30 mCi)

소아:
(250 μCi/kg)
최소: 2 mCi</td><td>정맥주사</td><td>화학적 흡착</td><td>뼈 조직</td><td>① 특별한 전처치는 없다(단, 바륨 검사와 중복은 피 한다.
- γ 선이 바륨에 흡수되어 영상의 질 저하 또는 불필요한 음영을 만들 수 있음)
② 정맥주사 후 충분히 수분을(200~400㎖) 섭취.(검사 시 연부조직 내의 배후방사능을 최소화하여 좋은 영상의 질을 얻기 위함)
③ 정맥 주사 후 소변을 자주 보도록 한다(방광 피폭선량 경감)
④ 정맥주사 후 소변이 옷이나 몸에 묻지 않도록 각별히 주의시키고 검사 시작 전에 반드시 소변을 보도록 한다(소변으로 인한 골반부위 불필요한 영상제거)
⑤ 동전이나 목걸이 등 방사선 감쇄시키는 금속물질 등은 제거하도록 한 후 촬영을 실시(금속물질에 의한 artifact 원인제거)</td></tr>
<tr><td>SIS index</td><td colspan="5">① 류마티스 관절염, 강직성척추염, 천장골염 등인 경우 골반 후면을50만 계수 입력으로 영상획득 후, 좌측장골,우측장골, 천골에 관심영역(ROI: Ression of Interest)을 그려 SIS비를 구함.
② SIS비는 pelvis posterior view에서 좌측장골, 우측장골, 천골에 관심영역(ression of interest; ROI)을 그려 Lt. SI와 Rt. SI joint의 Sacrum에 대한 ratio를 측정</td></tr>
<tr><td rowspan="2">3 상 스 캔</td><td colspan="4">순간정맥주사
(기타 사항은 뼈 스캔과 동일)</td><td>없음</td></tr>
<tr><td colspan="5">① 1 Phase에서 3 Phase까지 관심부위의 방사능이 집적되는 정도에 따라 염증성 질환의 종류(osteroyelitis, cellulitis, septic arthritis)를 평가
② 3 Phase - 동적영상, 혈액풀영상, 지연영상의 3가지의 Phase영상
③ 삼상 뼈 스캔에 병변이 있을 경우 24시간 지연영상(the fourth phase)을 시행하면 골수염에서는 뼈 섭취가 증가됨으로서 점차 뼈 섭취가 감소하는 골종양이나 관절염과의 감별이 용이하다.</td></tr>
<tr><td>뼈 SPECT</td><td colspan="4">뼈 스캔과 동일</td><td>뼈 스캔과 동일</td></tr>
<tr><td></td><td colspan="4">(1) Bone scan의 평면영상에 비하여 SPECT영상의 장점
① 병변발견능력이 높다.
② 해부학적 국소화가 용이하다.
③ 수술후 이식골 기능평가가 유용하다.
④ 대사성 골질환 추적검사에 도움이 된다.
⑤ 영상의 대조도가 좋다.</td><td>(2) 기술적 오류 Bone 영상
① 부적절한 정맥주사, I.V line를 통해 주사된 Tracer
② 소변으로 인한 Artifact
③ 금속물에 의한 Artifact
④ 부적절한 방사성의약품 제조
⑤ 환자와 검출기 거리에 따른 영상의 차이
⑥ 방광내 소변으로 인한 Artifact
⑦ 영상왜곡방지 : 뼈의 구조상 대칭성이 있는 면 Wrist, Shoulder, Knee, Ankle은 동시에 같은 각도로 같은 거리에서 검출기가 위치해야만 양쪽면의 왜곡을 방지할 수 있다.
⑧ 몸의 좌우가 대칭 Position: 환자는 촬영 시 촬영내의 중심선이 일치되도록 눕고 몸의 좌우가 대칭되도록 한다.</td></tr>
</table>

원리	검사방법	기타
① 뼈 모세포의 생리적인 변화를 영상 기전으로 이용 ② 3~5 % 뼈의 무기질 변화에도 뼈 병소의 전신분포 및 섭취형태를 관찰(단순방사선 촬영은 무기질변화가 30~50 % 정도 있어야 가능) ③ 인산염화합물은 수산화인회석 결정 이온 표면에 화학적 흡수로 집적	① 주사후 2~3시간에 방광을 비우고 검사 ② 흉부(chest) 전면상을 기준으로 속도(100만 계수 이상되도록)를 결정하여 전신을 촬영(전신 스캔) ③ 흉부 전면상을 50만 계수로 하고 시간설정을 하여 관심부위를 촬영(정적 스캔) • ^{85}Sr–Strontium chloride, ^{99m}Tc–Polyphosphate등은 현재 사용되지 않음	임상적 적응증 ① 악성종양의 골전이여부 평가 ② 골격의 염증성질환의 판별 ③ 골절 및 외상 ④ 방사선치료예후평가 및 관찰 ⑤ 그외 골격과 관련된 각종 질환의 평가
RtSI= $\frac{RtSI(mean\ value)}{Sacrum(mean\ value)}$	LtSI= $\frac{LtSI(mean\ value)}{Sacrum(mean\ value)}$	
작은 골격을 해상력이 좋게 확대하여 보고자 할 때 Pinhole 조준기 이용한다. 관심부위는 10만 계수로 영상을 얻는다.		
① 골수염, 잠복골절, 관절질환 등의 뼈 상태와 연부조직 혈관분포를 분석해야 하는 경우 ② 순간정맥주사와 동시에 2 ~ 5 sec/frame으로 30 Frame을 60 sec동안 얻은 혈류영상(flow image)과 그 상태에서 주사 10분 이내(통상 5분 영상)에 3 ~ 5분간 얻는 50만 계수의 혈액풀 영상(blood pool image)이 필요하다. ③ 혈류영상과 혈액 풀 영상에서는 각 부위에 대한 상대적 혈관분포 변화를 관찰	① 순간주사로 1화면 당2~5초 간격 60초 동안 영상획득.(동적 영상: dynamic image) ② 5분 후 혈액 풀 스캔(blood pool scan)영상 획득(혈액풀 영상: blood pool image) ③ 2~4시간에 보통 글 스캔을 실시(지연영상: delayed image)	임상적 적응증 ① 골수염, 교체관절등 염증성 질환을 평가 ② 골수염과 봉화직염 감별진단
목적: 평면영상에서 관찰이 어려운 골격 경계부분 영역을 잘 묘출하기 위해서 또한 3D영상을 만들기 위해 이용	① 주사 3시간 후 환자를 SPECT ② 병변부위가 포함되도록 시야 설정 ③ 검사 중 촬영부위가 움직이지 않도록 유의하고 필요하면 미리 고정 ④ 128×128 혹은 64×64 Matrix로 검출기를 360° 회전 ⑤ 64 또는 128 영상을 20초 간격으로 획득 ⑥ 데이터분석: Transverse, Sagittal, Coronal 영상 재구성 ⑧ 고관절 SPECT의 경우 촬영 직전 반드시 배뇨	임상적 적응증 ① 척 추 ■ 요추동통 감별진단 ■ 기타 척추질환 감별진단 ② 고관절 질환감별진단 ③ 슬관절 질환감별진단 ④ 두개골 및 측두하악골 관절 질환 감별진단

※ 기술적 고려사항

① 정맥주사 시 분출물이 튀지 않게 하고 정맥 이외 부분으로 누출되지 않도록 한다. 이는 전체 계수에 영향을 미치게 하고 병변으로 해석되어 질 수 있다.

② 방사능은 요로 시스템을 통하여 몸 밖으로 배출되기 때문에 소변이 옷이나 몸에 묻지 않도록 하여 판독 시 오류가 없도록 하여야 하며 방사능이 있는 소변으로 인한 장비의 오염도 각별히 신경 써야한다.

③ 옷이나 주머니 속의 금속물(단추, 동전, 버클, 그외 금속물)등은 검사 시작 전 몸 밖으로 제거한다.

④ 부적절한 방사성의약품 제조는 99mTc–pertechnetate를 유발시켜 위점막, 갑상샘, 침샘 등에 방사능의 집적이 보이게 되어 영상의 질을 저하시킨다.

⑤ 환자와 검출기 간격은 최대한 가깝게 하여 공간분해능을 좋게 한다.

⑥ 뼈의 구조상 대칭성이 있는 면(wrist, shoulder, knee, ankle)은 동시에 같은 각도로 같은 거리에 검출기가 위치해야만 양쪽면의 영상에 왜곡을 방지할 수 있다.

⑦ 환자는 촬영 시 촬영내의 중심선에 일치하도록 눕고 몸의 좌우가 대칭이 되도록 한다. 특히 다리는 외전된 상태에서 좌우가 통일 되도록 한다.

⑧ 검사시작 직전 환자는 반드시 소변을 보도록 하여야한다. 방광 내에 소변이 충만해 있으면 골반부위의 골격을 정확히 묘사할 수가 없다.

▷ MDP : Methylene Dihosphonate

① 혈중제거율이 우수하며 배후 방사능이 적다.
② Bone agent는 산소에 민감하게 반응하여 ^{99m}Tc와의 결합을 방해함으로 제조시 바이알에 공기가 들어가지 않도록 주의한다.
③ 표지 후 3시간 이내 사용

▷ HDP : Hydroxymethylene Diphophonate

① 뼈의 섭취가 우수
② 스캔시간이 빠름

▷ PYP : Pyrophosphate

① 배후방사능이 많아 거의 사용하지 않음
② 주로 심근에 이용

■ 뼈 스캔에 영향을 줄 수 있는 인자

동일한 방사성의약품을 사용하여 뼈스캔을 시행할지라도 영상획득에 영향이 미칠 수 있는 요인으로는 다음과 같은 것을 들 수 있다.

① 수분 공급 상태(State of Hydration) : 탈수는 콩팥제거율을 줄이므로 배후방사능이 높아지고 결과적으로 병소와 배후방사능 비가 감소하게 되는 원인으로 작용
② 콩팥기능(Renal Function) : 감소된 콩팥기능은 탈수상태와 같은 영향을 줄 수 있다.
③ 산란물질(Scatter Material)의 양 : 비만(obesity)이나 복수(ascites)에 의한 복부둘레의 증가는 산란을 증가시키고 표적과 검출기사이의 거리를 증가시키고 조직흡수를 증가시켜 뼈 영상의 질을 저하시킴
④ 방사성의약품의 질(Radiopharmaceutical Quality) : $^{99m}Tc^{-}$인산염 형성 시 유리 ^{99m}Tc의 양이 적어야 좋은 영상을 얻을 수 있다. ^{99m}Tc-MDP 제조 후 될 수 있는 한 3시간 이내에 사용하는 것이 좋다.
⑤ 환자의 연령(Patient Age) : 30대 이후에는 나이와 뼈 스캔의 질과는 반비례 선형관계를 갖는다.
⑥ 주사 후 스캔시간(Scan Interval) : 최대 대조도 영상을 획득하기 위해서는 주사 후 4~6시간이 좋으나 촬영시간이 길어진다. 이처럼 뼈 스캔 방사성의약품을 주사하고 영상화하는 시간의 간격도 영상소견에 영향을 준다.
⑦ 전신치료(Systemic Therapy) : 화학요법이나 콩팥위샘 겉질(피질) 호르몬제는 ^{99m}Tc-인산염화합물의 전체적인 섭취를 감소한다. 또한 이러한 화학요법시작 후 조기 치유과정 6개월 이내에 병변에 증가된 방사능을 나타낼 수도 있다(발적확장현상; flare phenomenon). 뼈 스캔 방사성의약품의 생물학적 분포를 변화시킬 수 있다.

■ 기술적 오류 Bone 영상

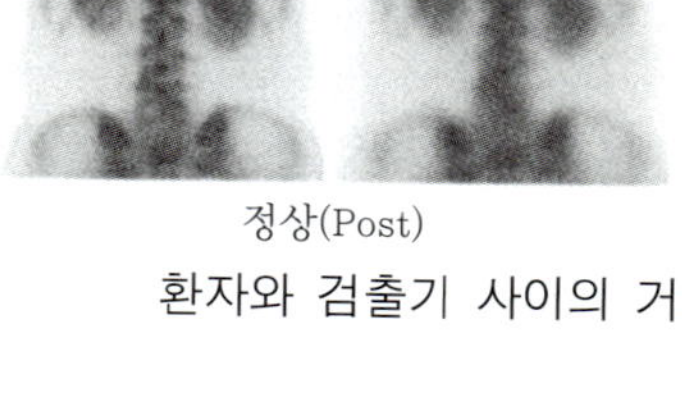
정상(Post)

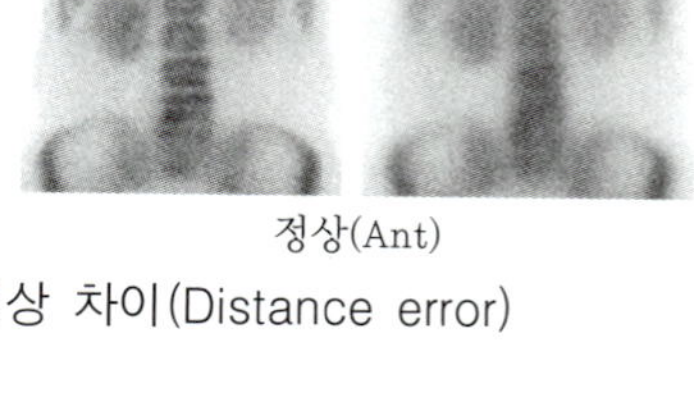
정상(Ant)

환자와 검출기 사이의 거리에 따른 영상 차이(Distance error)

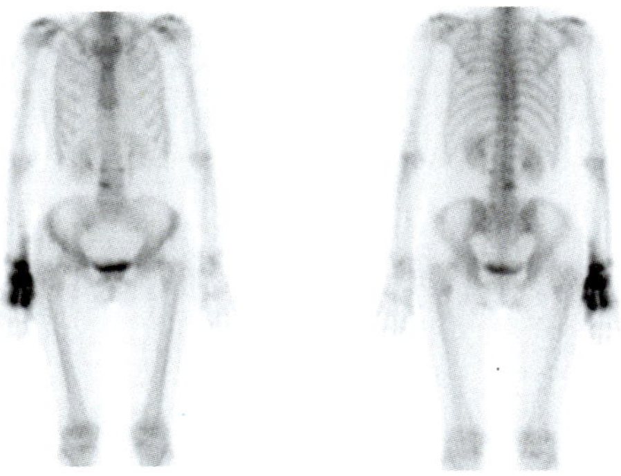

부적절한 정맥주사

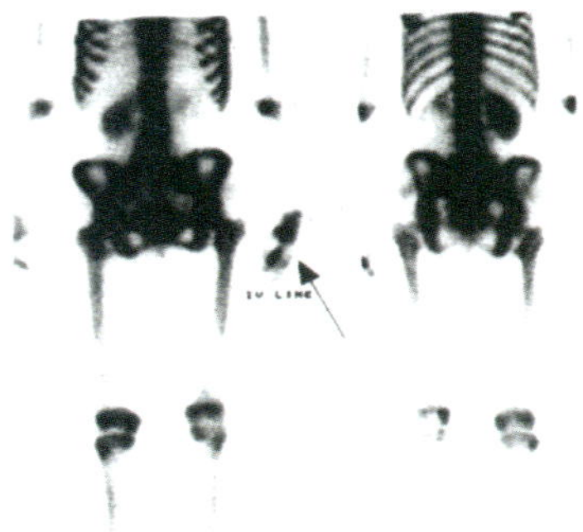

I.V line을 통해 주사된 방사성의약품

부적절한 정맥주사

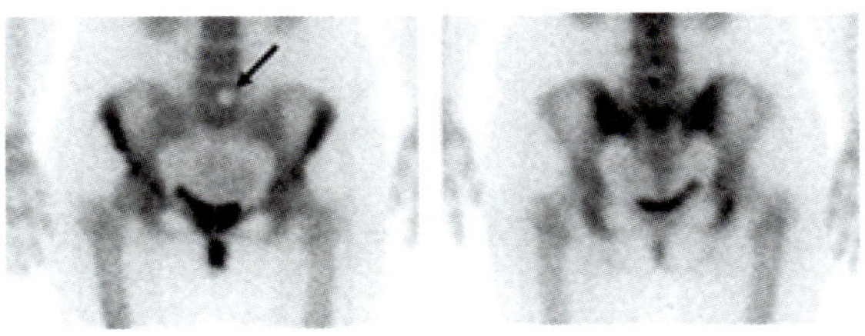

Metal Artifact

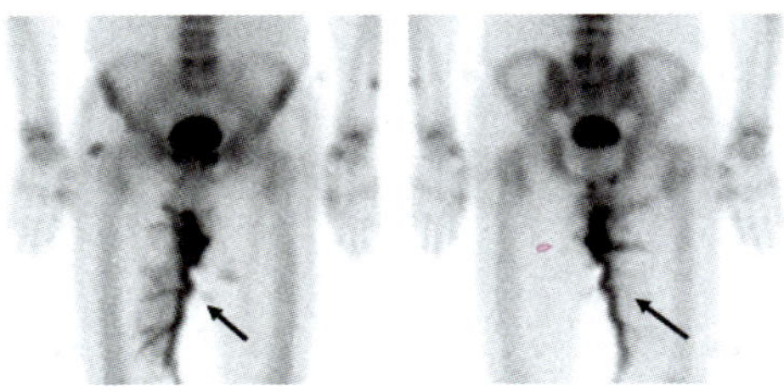

소변으로 인한 Artifact

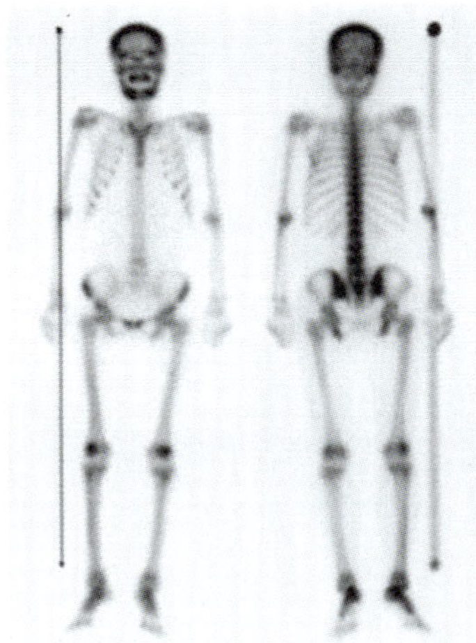

검출기 오염

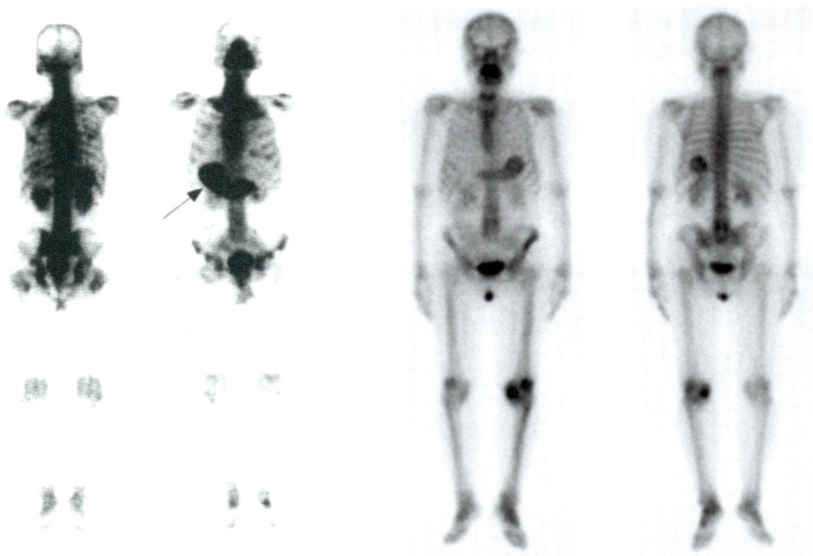

표지가 잘못된 방사성 의약품

제13장. 골수 및 면역계

검사종류	의약품	투여방법	집적기전	집적부위	전처치
골수 신티그라피	^{99m}Tc-S(T) colloid (10~15 mCi)	정맥주사	탐식	골수·간	① 전처치 없음 ② 검사 직전 배뇨 기 타 ① 입자의 직경에 따라 골수에 집적되는 정도에 차이가 있다. ② 입자의 직경이 작을수록 골수에 더 많이 집적 • 입자 직경이 100 ㎚보다 적을 때 골수에 잘 집적. • ^{99m}Tc로 표지한 황교질(s colloid)를 티오설페이트 나트륨(sodium thiosulfate)에 처리된 것은 200~1,000 ㎚직경 • 황화수소로 처리된 것은 10~50 ㎚ 직경 • ^{99m}Tc-minimicroaggregated albumin colloid는 1~3 ㎚로 그 직경이 아주 작다.
골수 신티그라피	^{111}In-chloride (2~5 mCi)	정맥주사	탐식	골수·간	
골수 신티그라피	^{99m}Tc-NCAA (10 mCi)	정맥주사	면역반응	골수·간	
림프 신티그라피	^{99m}Tc-Sb2S3(ASC) ^{99m}Tc-sulfur colloid ^{99m}Tc-phytate (4~7 mCi) ^{99m}Tc-HSA ^{99m}Tc-renium colloid	피부밑주사	탐식	림프관·림프절	없음 •^{198}Au-colloid은 현재 사용되지 않음
엉덩골반림프 신티그라피	^{99m}Tc-antimony trisulfide colloid(A.S.C) ^{99m}Tc-phytate (1~2 mCi × 2) 0.2 mℓ	피부밑주사	탐식	림프관·림프절	없음 ^{99m}Tc-antimony trisulfide colloid를 양쪽 항문주위 궁둥창자오목(ischiorectal fossa)에 도달하도록 주사
전초림프절 신티그라피	^{99m}Tc-sulfur colloid ^{99m}Tc-phytate (1 mCi 약 0.8 cc)	피부밑주사	탐식	림프관·림프절	없음 ※ 주사부위: 종양주위 또는 유륜(areolar) • 피부밑주사를 기본으로 종양주위 2~3 ㎜지점 또는 유두주위에 주사(주사방법이 다르더라도 결과는 동일) • 신티그램 이후 수술시 감마프르브 감별가능 최대시간은 48시간 이내면 가능 • 체간부 병변은 양측 액와부와 서혜부 영상을 획득. 측면 또는 사위상은 단일 투사상에 서로 엉켜있거나 꼬여있는 멀티플노드를 찾는데 도움이 된다.
					• 투과영상은 ^{57}Co-flood Source를 사용하여 환자를 카메라와 선원 사이에 위치시켜 약10~15초 동안 동적영상과 정적영상(Head 와 Neck 영상은 외부선원을 사용하여 영상위에 표시됨으로 다른 해부학구조에 유용)

원리	검사방법	기타
① 골수 동양구조(sinusoid)를 싸고 있는 망상내피계(RES)의 탐식작용을 이용하거나 골수의 활동성 적혈구전구세포에 트란스페린 결합 방사성철이나 또는 그 유사물질이 결합하는 것을 이용 ② 과립구와 비특이적 또는 특이적 결합하는 항체를 이용한 면역골수스캔이 이용 ③ 정상에서는 적혈구계 세포와 망상내피계가 항상 같이 존재하며, 골수스캔에 이용되는 모든 동위원소 제재는 같은 분포를 보인다.	① 천천히 5분 이상 정맥주사하면서 활력징후(vital sign)를 측정 ② 촬영 직전 반드시 배뇨 후 99mTc 140 keV 20 % 또는 111In 390 keV 에너지폭 설정 ③ 골수조직 전체를 포함한 전신 또는 국소영상을 교질은 의약품 투여 후 약 1시간, ^{111}In-chloride는 48~72시간 후에 획득 ④ 정적영상은 흉부 전면에서 30만계수를 획득한 후 시간설정으로 하여 국소상은 두경부 전면, 흉부 전후면, 복부 후면, 골반후면, 슬관절 전면 영상 획득 ⑤ 필요시에 골수단층촬영 스펙트(SPECT)를 실시	임상적 적응증 ① 골수조직검사와 임상과 불일치(부적절한 골수 채취) ② 골수 외 조혈기능 평가 ③ 방사선 항암제 치료 후 잔류 골수 기능평가 ④ 정확한 골수 생검 위치결정 ⑤ 미만성 혈액질환의 진단 및 병기결정 ⑥ 종양의 골수 전이 유무 ⑦ 골수 및 대퇴골단 경색진단
임파절을 통과 할 수 있는 크기의 입자에 방사성 동위원소를 표지시켜 피하에 주입하여 임파관과 임파절의 형태와 기능을 시간경과에 따라 관찰 • 촬영 시 점 선원을 이용하여 좌.우 부위를 표시하거나 ^{57}Co 평판선원을 이용하여 환자의 윤곽을 나타 내기위해 검사하는 동안 환자 뒷면에 놓고 투과영상 획득	① 팔 림프신티그라피 • 양쪽 손 제1,2지간에 각각 1~2 mCi씩 0.1 cc, 26게이지로 정맥내 주입되지 않도록 확인 후 피부밑주사. • 10분, 공 주무르기 후 30분, 60분, 120분에 각각 정적영상 획득 • 운동부하: 10분 영상이후부터 30분 영상얻기 전까지 준비된 공 주무르게 한다.	임상적 적응증 ① 림프관 폐쇄 유무 ② 1, 2차 림프부종의 평가 • 주사부위부터 양쪽어깨의 겨드랑이가 완전히 포함하여 10만 계수 촬영. • 점 선원 이용 좌.우를 표시. • 림프부종의 경우 탄성양말을 착용할 경우 검사 4시간 전 제거하고 검사하도록 한다.
	② 다리 림프신티그라피 •양쪽발의 제1,2지간에 각각 1~2 mCi씩 양측 동일용량 피하주사 •5, 10분, walking(stress), 30, 60분에 샅굴부위, 골반, 복부 전면상획득, 120분에 간 포함한 다리 전체영상 촬영(Stress부하: 10분 영상후 30분 영상촬영 전까지 걷기운동) •^{99m}Tc-phytate이용 림프스캔은 간을 포함하지전체영상을 주사후 10분 조기영상과 30분 지연영상을 전신촬영으로 획득하기도 한다.	① 주사부위부터 양쪽 발이 완전히 포함 부위까지 촬영 ② 점 선원을 이용하여 좌.우 및 무릎위치 표시 ③ 서혜부, 복부, 간부위의 충분한 방사능이 보이지 않는 림프계 지연이 있을 때 2, 4, 24시간 추가영상 획득할 수도 있다. ④ 검사 10분 영상 직후 이상소견 발견시 림프순환을 촉진을 위해 자극을 주는 방법으로 걷기나 마사지 등을 시행하고 30분 촬영
자궁경부암세포의 전이가 빈번한 엉덩골반 임파성및 대동맥주위 림프절을 비관혈적으로 검사하여 수술이나 치료 전 림프절 전이 여부 판단에 이용	① 양쪽 다리를 벌리고 눕는 자세에서 10% 포비돈용액으로 항문주위 소독 ② 3시와 9시 방향의 항문주위에 2~4 ㎝ 깊이에 위치시켜 22게이지를 이용 주사 ③ 주사 전 음압을 주어 혈관에 주사되지 않음을 확인 ④ 주사후 즉시 촬영 주사위치 확인 ⑤ 조직 내 타원형의 방사능이 좌우 대칭으로 관찰되는지를 확인 ⑥ 주사 3시간 후 간을 포함한 복부와 골반부 전면, 좌측 및 우측 후사위 복부 전.후면을 450초, 측면상은 200초 주사부위를 포함되지 않는 영상 획득시 100,000계수	임상적 적응증 비뇨생식기 악성종양림프절 전이평가 주사부위를 납으로 차폐한 후 ANT, POST, RPO, LPO를 10만 계수로 획득
종양으로부터 처음 배액되는 림프절로 림프절 신티그램상 종양주위에 처음으로 나타나는 림프다. 유방암환자에서 림프절신티그라피는 종양주위나 유두주위에 방사성의약품 주입 후 림프관들에 의해 흡수된 림프절의 경로를 영상화하는 것	① 12, 3, 6, 9시 4방향을 나눠 종양주위 또는 유륜에 주사(12시와 액와부 쪽에 더 많이 주입) ② 주사 10~20분 후 전면상과 측면상을 300,000 counts로 획득(가능한 20분 이내 촬영하도록 한다)	임상적 적응증 감시림프절 유무 • 연속적영상은 프레임 당 30초로 2~30분 동안 최고 1시간까지 혹은 림프마디가 확인될 때까지 매 5분 순차적인 정지영상이 포함한다(이때 조기동적영상은 림프절로 유입되는 림프경로관찰에 용이)

8

제14장. 말초혈관계(Peripheral Vascular System)

검사종류	의약품	투여방법/집적기전		집적부위	전처치
방사성핵종 혈관촬영술	$^{99m}TcO_4^-$ ^{99m}Tc-DTPA ^{99m}Tc-RBC ^{99m}Tc-HSA (10~20 mCi)	순간정맥주사	구획구분	혈관계	① $^{99m}TcO_4^-$사용 시 검사 30분전 과염소산 200 ~400 mg을 경구 투여하여 관심영역의 갑상샘 흡수를 차단(침샘의 자극과 집적감소를 위해 레몬 사용) ② 기타 특별한 전처치 없음
방사성핵종 정맥촬영술	$^{99m}TcO_4^-$ (10 mCi) 5 mCi × 2개 ^{99m}Tc-MAA ^{99m}Tc-DTPA ^{99m}Tc-RBC ^{99m}Tc-HAM ^{99m}Tc-sulfur colloid (6 mCi) 3 mCi × 2개	정맥주사			없음
누관 신티그라피	$^{99m}TcO_4^-$ ^{99m}Tc-colloid (20 ~ 100 μCi)	점적투여		비루관	없음 정상인 경우 5분 영상에서 눈물주머니을 통해 코 눈물관이 나타나고, 10~15분에 코 부분에 방사능이 보이며 폐쇄여부를 관찰할 수 있다.
레이노이드 신티그라피	^{99m}Tc-RBC ^{99m}Tc-PYP ^{99m}Tc-HSA (15~20 mCi)	순간정맥주사		-	없음 ① 순간주사를 위한 주사선을 확보 ② 찬물(4℃) 준비

원리	검사방법	기타
혈관 내에서 방사능 추적자의 통과상태를 연속적으로 촬영하여 동맥의 협착이나 개폐여부평가 • 심장(heart) - 1초 간격 • 뇌(brain) -2초 간격 • 콩팥(kidney) -3초 간격 • 사지(extremities) - 5초 간격으로 30~60 sec 촬영	① 동적영상 : 관심부위에 검출기를 위치하고 방사성 의약품을 순간주사(bolus injection)하여 1~5 sec/frame 30~60 sec ② 정적영상 : 10~15분 후 관심부위 40만 계수 촬영	임상적 적응증 ① 큰 혈관의 혈류이상 및 폐쇄를 평가 ② 말단부위 및 장기의 국소 관류상 평가
팔(상지)와 다리(하지) 정맥에 방사성 의약품을 주사하면 혈류를 따라 상부로 올라가며 정맥폐쇄가 있으면 정체(stasis)나 측부순환 등의 현상이 나타나는 것을 영상화. 기 타 ① ^{99m}Tc-MAA 사용 시에는 방사성 핵종 다리 정맥촬영 후 허파관류 영상을 얻을 수 있다. ② 팔 정맥촬영 시 ^{99m}Tc-MAA를 사용하면 허파 방사능에 의해 상대 정맥을 보기가 어렵다.(^{99m}Tc-DTPA가 적당) ③ 팔 정맥촬영 시와 다리 정맥촬영 시의 방사성의약품 선택에 주의해야 한다. ④ 허파 관류영상(perfusion lung image)은 정맥촬영과 함께 시행할 수 있다. 허파 환기검사(ventilation lung study)가 있으면 정맥촬영 전에 실시한다.	① 상지촬영법 •바로 누운 상태에서 양쪽팔고 위대정맥이 검출기 중심에 위치 •양쪽 팔 자족피부정맥에 99mTc-DTPA 혹은 99mTcO4-를 주사 후 1~3초 간격으로 40화면을 촬영 •양측을 동시 시행하지 않을 경우 한쪽 어깨가 중심이 되게 한 후 한쪽 시행 흐 다른 쪽을 같은 방법으로 20~30분 후 시행	임상적 적응증 ① 깊은(심부)정맥 혈전증 ② 허파 전색증 ③ 위대(상대)정맥, 아래(하대) 정맥 폐색 • 해부학적 위치 확인을 위해 점 선원으로 팔꿉관절 표시
	② 하지촬영법 • 바로 누운 상태에서 양쪽 발목 위 5 cm 또는 무릎 위 3 cm되는 지점 울혈대를 묶는다 • 양측 발등의 정맥에 0.2~0.3 mℓ 이내로 준비하여 동시에 주사 • 그 후 10 mℓ의 생리식염수를 천천히 주입하면서 동시에 카메라를 발목 우부터 아래대정맥까지 이동 2초 간격으로 16화면 촬영 • 동적영상이 끝나면 곧바로 정적영상을 실시한다. 정적영상은 골반, 넓적다리(대퇴부), 다리의 전면을 10만 계수로 각각 촬영, 병소 부위는 정적영상을 촬영한 후 걷게 하거나 다리운동을 시킨 후에 추가 촬영	• 얕은 정맥 대신에 깊은 정맥을 통해서 방사성핵종의 흐름을 증가시키기 위함 • 양쪽 무릎 사이 점 선원으로 위치 표시 • 정체부위가 있으면 울혈대를 푼다.
누액 배출기관의 기능과 형태를 검사하여 누루의 개폐여부를 판단하고 누낭의 이상유무 및 누액배출기관의 생리적 조건을 검사	① 양측 눈 외안각에 방사성핵종 2방울씩 떨어뜨린다. ② 조준기의 중심이 코뿌리점(비근점)에 맞추고 5, 10, 15, 20, 25, 30분 경적영상을 촬영 ③ 30분 영상 후 눈 주위를 가볍게 마사지후 운동영상을 획득할 수 있으며, 30분 획득영상에서 코 눈물관폐쇄가 의심되면 1시간 지연영상획득	임상적 적응증 ① 눈물흘림증(유루)을 호소하는 환자 ② 눈물흘림증 개폐여부 ③ 눈물관의 생리적 이상 유무 확인 ④ 눈물관 수술 후 효과판정 및 비루관(NLD)의 폐쇄여부의 평가
전체적인 혈액풀이 보이므로 통상적인 방사성핵종 정맥촬영술보다 더 많은 혈관 구조들을 관찰 할 수 있으며 의심이 가는 부위는 SPECT영상을 얻을 수 있다.	① 주사 15분 후 전신스캔 시행 ② 필요시 전신스캔 시행 후 50만 계수의 정적촬영이나 관심부위 SPECT 시행	임상적 적응증 ① 선천성 혈관기형의 진단과 다수 병변의 확인 ② 태생기 혈관의 생성단계에서의 발달부전 ③ 색전 및 경화치료반응평가
말초혈관은 추위에 노출될 경우 수축을 일으켜, 해당부위의 혈류를 줄이는 생리적 반응 반응이 과장되어, 한랭자극 노출 시 과도하게 혈관수축이 일어나고 피부색깔의 변화, 이상감각, 통증이 유발되는 것	• 한쪽 손 부하방법(Stress Method) 주사 전 질환이 의심되는 손 또는 발을 찬물 4 ℃에 5분간 자극 반대쪽 손은 실온에 놓는다. • 양손 부하방법(Stress Method) ① 양손을 찬물(4 ℃)에 5분간 자극 ② PYP주사 25분 후, 99mTcO4- 20 mCi를 순간주사로 동적영상 획득 ③ 동적영상 획득이후 다시 양손을 찬물에 1분 유지 후 5분 정적영상을 획득. 필요하면 5분 영상 이후 실온에서 10분유지 후 15분 지연영상 획득 ④ 지연영상 획득 후 온수 약 20 ℃에 5분간 유지 후 정적영상으로15 ~ 20분 온수자극영상을 획득	임상적 적응증 공피증 질환 진단 • 2 sec/frame 60 sec 으로 영상을 획득한다. • 컴퓨터분석을 위하여 양쪽 손 전체에 관심영역을 그린 후 각 관심영역에서 시간방사능곡선을 그리고 양쪽의 계수를 비교한다.

제15장. 염증/종양학(Oncology)

<table>
<tr><th colspan="2">검사
종류</th><th>의약품</th><th colspan="2">투여방법/
집적기전</th><th>집적
부위</th><th>전처치</th></tr>
<tr><td>염증 종양</td><td>^{67}Ga 신티그라피</td><td>^{67}Ga-citrate
염증:(3~6mCi)
종양:(6~10mCi)</td><td rowspan="5">정맥주사</td><td>능동이동</td><td>종양·염증병소</td><td>전신, 복부병소 의심 경우 촬영 전 필요시 관장하거나 설사제 투여하여 관장실시
기 타
㉠ 갈륨(^{67}Ga) : 악성종양진단과 염증성질환병변 진단 모두 이용
㉡ ^{67}Ga은 투여 3시간이 경과 혈관계에 25%만 잔존, 24시간 후 7% 만이 남는다. 24시간 내에 15~20%가 콩팥을 통해 배설되고 24시간 이후에는 대장을 통해 배설되므로 복부의 병소 관찰을 위해 관장을 시키는 것이 좋다.
㉢ 정상적으로 침샘, 눈물샘, 간, 지라, 유방의 방사능 섭취의 증가, 대장의 운동은 연동운동으로 인해 위치변화</td></tr>
<tr><td rowspan="3">염증성질환</td><td>백혈구 스캔</td><td>^{111}In-oxine leukocyte
^{111}In-tropolone
(0.5~1 mCi)
^{99m}Tc-HMPAO
(20 mCi)</td><td>세포격리</td><td>염증</td><td>없음</td></tr>
<tr><td>항과립구항체스캔</td><td>^{99m}Tc-항과립구
(20 mCi)</td><td>–</td><td>–</td><td>없음</td></tr>
<tr><td>Tc-99m HIG</td><td>^{99m}Tc-HIG
(14~15 mCi)</td><td>–</td><td>–</td><td>없음</td></tr>
<tr><td rowspan="4">종양</td><td>^{201}Tl 신티그라피</td><td>^{201}Tl-chloride
(3~5 mCi)</td><td>능동이동</td><td rowspan="2">종양·염증병소</td><td>없 음
• 영상의 질을 좋게 하기위해 70 keV(20~25 %)만 사용하고, SPECT 사용 시에는 70 keV(20 %), 167 keV(15 %) 두 개의 에너지 폭을 사용한다(^{201}Tl의 에너지는 70 keV(25 %), 167 keV(20 %), 135 keV(20 %)
• 탈륨은 정상적으로 눈물샘, 침샘, 갑상샘, 심근, 간, 지라, 콩팥, splanchnic area, 근육 섭취.
• 종양조직에 탈륨의 섭취는 조직학적 분화도의 정도에 비례한다.</td></tr>
<tr><td>유방촬영 ^{99m}Tc-MIBI</td><td>^{99m}Tc-mibi
(20~25 mCi)</td><td>하지정맥주사</td><td>단순확산</td><td>없 음</td></tr>
<tr><td rowspan="2">^{201}Tl/^{99m}Tc-MIBI 뇌 종양 SPECT</td><td>^{201}Tl-chloride
(3~5 mCi)</td><td rowspan="2">정맥주사</td><td>능동이동</td><td rowspan="2">뇌종양</td><td rowspan="2">없 음</td></tr>
<tr><td>^{99m}Tc-mibi
(20~25 mCi)</td><td>수동확산</td></tr>
</table>

원리	검사방법	기타
종양친화성 방사성동위원소가 종양병소 부위에 집적하는 기전에 염증병소부위에서 ^{67}Ga이 염증세포와 세균에 의해 비기역적으로 포획되는 원리를 이용 (^{67}Ga이온이 종양내의 단백질에 결합)	㉠ 93keV, 185keV의 에너지 폭을 설정 후 •염증진단 – 투여 후 6, 24, 48시간 촬영 •종양진단 – 투여후 24, 48, 72시간 촬영 ㉡ 전신영상 획득 후에 흉부전면을 50만계수로 촬영한 후 시간설정을 하여 두부, 흉부, 복부, 골반의 전후면 영상 획득 ㉢ SPECT의 영상은 심부촬영을 위해 185 keV(15%), 296keV(15%)의 에너지 폭을 설정하고 64×64 매트릭스로 투영상당 40초로 90개의 투영상 획득	임상적 적응증 ① 복부, 뼈, 허파의 염증병소 진단 ② 콩팥 염증성 질환 ③ 후천성 면역결핍증(AIDS)환자의 평가
백혈구가 염증이 있는 곳에 모이는 것을 이용하여 감마선을 방출하는 방사성동위원소를 표지하여 이용하는 방법	(1) ^{111}In-WBCScan (2) ^{99m}Tc-HMPAO WBC scan	임상적 적응증 ① 농양진단과 감염병소의 감별 ② 장의 염증성 평가
단일항체는 항원결정인자(에피토프, epitope)를 가지고 있어 과립구 당단백(plycoprotein)에도 선택적으로 결합하기 때문에 과립구 분포영상을 얻을 수 있다.	① 정맥주사 30분~1시간 후 혈액 풀 스캔(blood pool scan)을 촬영 ② 4~6시간과 24시간 전신 평면상을 촬영(이때 이상소견이 의심되면 SPECT를 시행하기도 한다)	임상적 적응증 ① 농양진단과 감염병소의 감별 ② 골수침윤 질환의 감별(악성 골전이 또는 혈액질환) ③ 급성뇌경색부위
	① ^{99m}Tc-HIG를 정맥주사 4시간 전신 전.후면 촬영(영상획득 후 관심부위영상획득) ② 필요할 경우 24시간 지연영상 획득	임상적 적응증 ① 염증병소의 진단 ② 염증성 관절염 환자에게 염증관절부위의 진단
① ^{201}Tl은 심근관류 및 악성종양에도 섭취되는 성질이 있다(장기 내 섭취는 혈류분포에 비례하며, 종양 내 탈륨섭취에 혈류가 영향을 미친다) ② 탈륨은 생존능이 있는 종양에 섭취되며 괴사조직에는 거의 섭취되지 않는다.	① 정맥주사 15분 후 70keV 광절정 에너지 중심으로 약 7㎝/분 speed로 전후면 전신상 및 국소 관심부위의 정적영상 획득 ② 관심 부위 정적영상은 주사 20~60분에 촬영 또는 혈액풀의 방사능 농도를 낮추기 위해서 3시간 뒤 촬영할 수도 있다. ③ 필요에 따라 3시간 지연영상 획득 후, SPECT는 64 × 64 matrix로 투영상당 40초로 90개의 투영상 획득	임상적 적응증 ① 기관지암, 간세포암, 갑상샘암, 호지킨림프종, 골육종, 뇌암등 분화정도, 치료효과 판정 ② 뇌종양의 방사선괴사와 재발 감별
•^{99m}Tc-sestaMIBI와 Tetrofosmin은 심장검사 외의 비종양성폐질환, 종양영상, 다약제 내성(MDR: MultiDrug Resistance)측정, 고용량 화학치료 추적검사에 사용	① 주사 5~10분 후 양쪽유방이 아래로 향하게 하고 10분간 좌-우측면상 획득(좌우측 유방에 의한 방사선 간섭을 피하기 위해 4 mm두께의 납판을 유방 중간에 두고 촬영, 80만~100만 계수. SPECT 촬영 시는 납판 제거) ② 환자의 머리는 병변이 의심되는 유방반대편으로 돌리고, 겨드랑이가 포함되게 하여 양팔을 머리위쪽으로 올린다.	임상적 적응증 Breast Mass의 평가
① ^{201}Tl a. 뇌종양에 섭취되는 기전에는 종양혈류, 혈뇌장벽의 투과성, 종양세포의 생존력과 성장속도에 복합적으로 작용 b. ^{201}Tl의 뇌종양섭취정도는 종양의 악성도를 반영하고, 추적검사를 해서 종양성상의 변화를 파악 할 수 있다.	① ^{201}Tl주사 15분 후 ^{201}Tl 뇌 SPECT 64×64 matrix, 투영상당 45초 64개 촬영 ② ^{99m}Tc-MIBI를 다시 주사하고 15분 후 ^{99m}Tc-MIBI 뇌 SPECT 64×64 matrix, 투영상당 30초 64개 촬영 ② ^{99m}Tc-sestaMIBI a. 능동이동을 통하여 섭취되는 201Tl과 달리 지용성양이온 복합체인 99mTc-MIBI는 세포막 전위와 미토콘드리아 전위에 의존하여 수동확산에 의하여 섭취된다. b. 종양의 혈류, 막전위차, 미토콘드리아 밀도가 관련되어진다.	임상적 적응증 ① 악성종양의 규명 ② 신경교종(glioma)의 등급결정 ③ 종양재발과 종양괴사의 감별 ④ 종양성상의 변화 및 진행추적, 예후평가 ⑤ 종양의 다약물 내성(MUR) 평가

제15장. 종양학(PET)

검사 종류		의약품	투여방법/ 집적기전		집적 부위	전처치
종양	단세포군 항체	^{131}I, ^{123}I, ^{111}In 또는 ^{99m}Tc으로 표지된 각종 종양관련항원 단세포항체 (2~5 mCi)	정맥주사	면역반응	종양 · 염증세포	① 검사 전 배뇨 ② ^{131}I 또는 ^{123}I표지 경우 갑상샘 차단제 복용 a. Kl 250 mg + $KClO_4^-$ 1 mg 전날, 검사 1일전 복용 b. Kl 180 mg + $KClO_4^-$ 4 mg 저녁부터 일주간 하루 2회 복용
	^{131}I 스캔	$Na^{131}I$ (0.5~5 mCi)	경구투여	능동이동	여포성세포	① 최소 4시간 NPO ② 옥소가 포함된 약제(비타민, 거담제, 영양제)나 음식(미역, 김, 다시마) 금함 ③ 갑상샘 호르몬제 투여는 검사 전 T_3는 2주, T_4는 4주 동안 복용금지 ④ 적어도 2주 정도는 옥소 섭취나 조영제 투여 금지 일반적으로 절제수술 후 4~6주 동안 TSH가 30 μU/mℓ 이상 증가하면 0.5~3 mCi의 ^{131}I으로 전신스캔을 시행한다. TSH가 이 정도까지 증가하지 않으면 TSH를 주사하고 스캔하기도 한다.
	PET	^{18}F-FDG (7~10 mCi) ^{11}C-Methionine (10~30 mCi) ^{18}F-NaF (10~15 mCi)	정맥주사	촉진확산	종양 · 염증세포	① 검사 전 6시간이상)(생수 섭취가능) ② 검사 전날과 당일은 심한운동 금함 ③ 검사 2시간 전부터 물을 충분히 섭취(원활한 소변배출을 위해 단. 커피, 청량음료 등 당분이 들어있는 음료금지) ④ 촬영 직전 반드시 배뇨

■ ^{18}F-FDG

① 종양의 FDG섭취를 결정하는 인자(FDG섭취 증가)
- 종양세포의 밀도가 높고 많을수록
- 분화도가 낮을수록
- 증식속도가 빠를수록
- 악성도가 높을수록

② 종양에서 종양대사 외 FDG 섭취 결정인자.
- 치료 후 변성된 세포
- 괴사에 빠지려는 세포
- 종양세포 주위에 대식세포 및 육아조직

■ ^{11}C-아세트산

① ^{11}C-아세트산 양전자단층촬영은 18F-FDG PET보다 유효선량이 낮다.

② ^{11}C-아세트산 양전자단층촬영의 일차성 간세포암종 병변 추가발견율은 52.0~52.7 %로 ^{18}F-FDG PET (12.6~16.0 %)보다 높다.

■ ^{18}F-플루오리드

① ^{18}F-플루오리드 뼈 양전자단층촬영은 뼈 스캔이나 뼈 단일광자 전산화단층촬영보다 방사선 유효선량이 높다.

② 악성 종양의 뼈 전이의 평가나 진단에 있어서 뼈 스캔이나 뼈 단일광자 전산화단층촬영과 비교 시 더 우수

원리	검사방법	기타
단세포군 항체를 방사성핵종에 접합시키면 종양의 항원(Antigen)에 결합하므로 특정 종야의 위치 진단	① 20 ㎖ 생리식염수에 희석하여 5~30분간 서서히 정맥주사 ② ^{131}I 표지항체는 3, 5, 7일 ③ ^{123}I, ^{111}In 표지항체는 6, 12, 24, 48, 72시간 ④ ^{99m}Tc 표지항체는 6, 12, 24시간에 흉부, 복부, 골반부위의 전.후면을 10분간 촬영	임상적 적응증 각종악성 종양의 국소 결정 및 전이여부 진단
전이된 여포성 요소가 옥소를 섭취하는 기능이 남아있는 것을 이용하여 시행하고 분화형 선암은 일반적으로 옥소를 섭취하지 않지만 갑상샘 적출 후 기능저하 상태에서는 전이부가 옥소를 섭취 ① 일반적 옥소스캔 2 mCi 옥소 복용 24~72시간 후(보통 48시간 후)에 영상 획득 ② 치료 후 스캔 입원치료(30 mCi이상) 또는 치료 후(10~30 mCi)옥소 복용 24~72시간 후(보통 48시간 후)에 영상 획득	① 방사성 의약품 경구투여 24~72시간 후(보통 48시간 후)에 영상 획득한다.(배후의 방사성옥소의 소실을 기다리기 위해서) ② 목이 중심이 되게 하여 흉골절흔에 표시를 하고 10만 계수로 촬영(이때 남아있는 갑상샘의 방사능이 클 경우 B Filter를 사용하여 목을 가리고 촬영) ③ 흉부는 흉골절흔(manubrium notch)과 검상돌기(xiphoid)에 표시하고 촬영 ④ 복부는 검상돌기와 배꼽에 표시를 하고 촬영	임상적 적응증 갑상샘암 수술 후 잔존조직 및 전이유무의 평가 ① 여포성암- 허파, 뇌전이 ② 유두상암- 임파선전이
① 몸 안에 투여된 양전자는 방출 후 1 mm 이내에서 주위 전자와 만나 소멸하면서 서로 반대방향의 511 keV 에너지를 가진 2개의 광자를 만든다. ② 이때 정맥 주사된 ^{18}F-FDG가 조직에 충분히 섭취될 때 체내에서 일어나는 생화학적 대사 상태와 기능적 변화를 스캐너를 이용한 영상화로 질병의 진단과 각 장기의 생화학적 또는 생리적 반응을 정량화	① 정맥주사 후 45~60분(약 1시간)정도 ^{18}F-FDG가 세포 안으로 충분히 대사되고 분포할 수 있도록 휴식을 취한 후 약 15~20분간 촬영 ② Whole Body PET는 전신, Torso는 눈썹에서 넓적다리(thigh)위까지 촬영 ③ 추가촬영이 필요할 경우 주사 후 2시간 추가 주사없이 관심부위 지연영상 획득	각종 암 진단과 병기결정, 치료 후 재발 및 잔여 암의 검출
	① 양성자입자가속기(cyclotron)에서 생산된 ^{11}C-아세트산 555~1,110 MBq 정맥주사 ② 주사 10~30분 후 PET 또는 PET-CT 스캐너를 이용하여 관심 부위 또는 전신의 영상획득	
	① 1~1.5시간 후 PET 또는 PET-CT를 이용하여 관심부위 또는 전신 영상획득	

■ 영상의 평가

① 조기영상(Early Image, 60분 영상)

FDG를 이용하여 종양위한 전신양전자방출 단층촬영은 FDG가 충분히 섭취되는 주사 후 45~60(주사 후 약 60분)에 영상을 획득

② 후기영상(Delayed Image, 2~3시간 영상)

조기영상획득에서 이상섭취와 쉽게 구분되지 않는 경우 2~3시간 지연영상은 생리적 섭취와 병적섭취의 감별에 도움을 줄 수 있다.

- 정상조직: 1시간 이내 FDG섭취가 최대
- 종양 경우: 1시간 영상보다 1.5 ~ 3시간 지연영상섭취에서 증가

③ 후기영상 장단점

- 장점: 종양병소의 양성, 악성병소 및 생리적 섭취 감별을 명확히 할 수 있다.
- 단점: 환자 대기시간 증가. 대기환자 증가로 대기실 증설 필요. 방사능의 감쇠로 인한 영상 잡음(noise) 증가

■ FDG-PET의 양성과 악성 감별

	악성 소견	양성 소견
섭취정도	강한섭취, SUV 〉 3	약한섭취, SUV 〈 2
섭취형태	내부 섭취가 균일하지 않는 큰 섭취	크기에 비해 엷은 섭취
경과시간	시간에 따라 섭취증가	섭취 피크 1시간 전후 이내

제16장. 방사성동위원소 치료

검사 종류	의약품/ 용량/ 투여방법	전처치
방사성옥소 치료	① 갑상샘기능 항진: 2~10 mCi ② 독성결절성 갑상샘종: 10~15 mCi ③ 갑상샘암 수술 후 잔여조직 파괴(30~150 mCi) 혹은 전이의 치료(100~200 mCi)	① 치료를 시행하기 전에 갑상샘 호르몬제 투여(T_3는 2주, T_4는 4주)를 금지. 요오드 치료 4주전부터 신지로이드 복용을 중단하고 대신 테트로닌을 2주간 복용하며 치료한다. ② 적어도 2주 정도는 요오드가 들어 있는 음식섭취나 조영제 투여를 금지 한다. 즉 2주 전부터 테트로닌 복용을 중단하고 요오드 제한식을 한다. 또한 치료 후 3일까지 식사 중 요오드 제한식을 지켜야 한다. ③ 약물 복용 당일아침은 소식 점심은 금식(적어도 6시간이상 금식)한다.
^{32}P 치료	① 진성적혈구 증다증(Polycythemia Vera) • 111~185 MBq(3~5 mCi) 정맥주사 ② 통증이 있는 뼈 전이의 치료 • ^{32}P 111~185 MBq(3~5 mCi) 정맥주사 ③ 만성 백혈병(Chronic Leukemia) 37~444 MBq(1~12 mCi) 정맥주사 ④ 악성삼출액 저류 • 185~370 MBq(5~10 mCi) 체강 내 주사	
방사성교질 치료	① ^{198}Au-colloid ② $^{90}Y-Cl_3$-colloid ③ $^{32}P-Cr_2PO_4$-colloid ④ $^{177}Lu-LuC1_3$-colloid	방사성교질의 조건 ① 인체에 무해한 물질 ② 주입부위에서의 유출이 거의 없는 크기 ③ 침강 등을 일으키지 않음 ④ 반감기가 적당히 짧아야 한다.
^{131}I-MIBG치료	① 악성 갈색세포종 ② 다발성 신경아세포종	검사시작 1일 전부터 감상샘 섭취를 막기 위해 옥소화칼륨(Kl)을 하루 600 mg씩 투여하며 치료 후 3~4주까지 계속한다.
뼈 전이 통증치료	① ^{89}Sr염화물(상품명:메타스트론)(반감기 50.5일, 1.463 MeV, 최대비정 8 ㎜) ② ^{153}Sm-EDTMP 반감기 46 시간 810 keV(20 %), 710 keV(50 %), 640 keV(30 %)의 베타선을 가지고 있다. ③ ^{186}Re-HEDP ④ ^{32}P	
^{166}HoChitosan	① 난소암 및 위암의 복강 내 전이치료 ② 낭종성 뇌종양치료 ③ 간암치료 ④ 방사선 활액막 절제술	① ^{166}Ho(홀뮴-166)은 반감기 27시간으로 안정성이 높다. ② 전신흡수가 거의 없고, 국소부위에 안정적으로 투여할 수 있다. ③ 방사선조사범위가 최대 8~8.5 ㎜로 정상조직에 미치는 영향을 최소화 할 수 있다.
활액막 절제술	^{90}Y, ^{32}P, ^{162}Re등의 방사성 교질, ^{165}Dy(Dysprosium)-macroaggregate, ^{166}H	베타선 방출핵종을 관절 내에 주사함으로써 활액막을 절제하여 활액막염을 치료(활액막 세포에 의해 탐식되어 염증상태의 활액막이 파괴, 제거)

원리	투여방법 및 기타
갑상샘이 혈중으로부터 요오드를 선택적으로 섭취하여 호르몬에 합성하는 원리	① 약2주간 요오드섭취 제한 후 공복상태에서 경구투여 ② 오심, 구토가 있는 환자는 정맥주사를 할 수도 있다. • 입원치료 환자의 퇴원가능 잔량선량 1 m거리에서 환자 복부를 기준 5 mR/h이하 • 방사성 요오드 투여 금기사항 ① 임신 12~16주 태아 갑상샘이 방사성요오드를 섭취하기 때문에 임신(3개월 이후)중 치료 절대금기 ② 수유중인 경우 유즙 중에 방사성 요오드가 대량 분비되므로 절대금기(신생아에 장애를 줄 수가 있음) ③ ^{131}I 방사성요오드 치료 후 1년간 임신을 피 한다.
① ^{32}P는 $Na_2H_2PO_4$ 또는 Na_2HPO_4 형태로 투여 ② 골수, 간, 지라에서 다른 조직의 10배 가량 선택적으로 침착 ③ 핵산대사가 왕성한 조직(세포분열이 현저한 장기일수록, 또 조혈장기의 병적 이상 증식 부위)에 더욱 많이 축적	① 진성적혈구 증다증(Polycythemia Vera) • 적혈구 수가 600만 내외 또는 헤마토크리트 값을 55 %내외 까지 내린 후 치료 실시 • 2.3 mCi/m^2 체표면적의 ^{32}P를 정맥내 또는 경구투여 ② 만성 백혈병(Chronic Leukemia) • ^{32}P 111~185 MBq(3~5 mCi) 정맥주사 4주후 효과에 따라 재 투여검토 • 37~74 MBq(1~2 mCi) 매주 투여하여 백혈구의 감소상태를 보면서 백혈구수가 21,000~30,000/mm^2 정도가 되도록 계속 투여 • 111~444 MBq(3~12 mCi)/6개월에 완전관해 도달
체강 내에 주입된 방사성교질은 주입한 국소에 머물고 대식세포로 둘러싸여 장막 면에 침착하고 일부는 국소 림프절에 도달하나 혈류 속에는 거의 없어 선택적인 국소조사를 시킬 수 있다. 목적: 악성삼출액의 저류를 감소시키고 천자의 횟수를 줄이는데 있으며 흉통, 복통의 경감 또는 연명효과 기대	① 미리 0.5~1 mCi의 ^{198}Au-colloid를 주입하여 체위변동 한다. ② 복수와 흉수 천자 시 수백 ㎖를 남기고 배출시킨 다음 방사성 교질을 주입 ③ 주입량은 한쪽 흉강에 ^{198}Au(50~100 mCi), ^{90}Y(10~30 mCi), ^{32}P(7~10 mCi), ^{177}Lu(10~30 mCi), 복강 내 전체량은 상기 기술한 양의 2배를 필요 ③ 주입 후 체위를 바꾸면서 균등하게 강 내에 분포하도록 한다.
노르에피네프린 유도체인 MIBG는 에피네프린, 노르에피네프린을 분비하는 크롬친화세포종과 카테콜아민을 분비하는 신경 아세포종에 집적되므로 악성종양인 경우 ^{131}I-MIBG를 다량 사용하여 치료	① ^{131}I-MIBG 0.5 mCi 주사 24, 48, 72시간 후 고에너지 조준기 사용하여 거리부터 방광까지 스캔 ② ^{131}I-MIBG 섭취가 콩팥위샘 쪽에 있으면 ^{131}I-MIBG 100~200 mCi(3~6 mg MIBG)를 30 ㎖ 주사기로 주입한다. 카테콜아민 위기를 피하기 위하여 90분간 환자의 심전도를 감지하여 심박수, 혈압 등 관찰 ③ 환자상태에 따라 필요하면 수술 후 치료 반복한다.
전립선암이나 유방암, 소화기암 등은 뼈 전이가 잘되며 이들 환자에서 뼈 전이에 의한 심한 동통이 문제가 된다. Sr(strontium)은 뼈 전이 부위에 선택적으로 섭취가 된다.	

※ ^{131}I 갑상샘 치료에 쓰이는 이유
① 표적장기인 갑상샘에 옥소 섭취율이 타 장기에 비해 4,000~5,000배 높다.
② 투여된 옥소가 모든 갑상샘 조직에 균등분포
③ 베타선 치료효과(0.5 ㎜범위 장기)가 나타나므로 주위조직에 거의 영향 없다.
④ 미 섭취 옥소는 대부분 콩팥 배설
⑤ 붕괴산물은 해가 없는 제논(^{133}Xe)가스
⑥ 비방사능이 높아 미량으로 충분하며 대량 생산이 가능하여 비교적 값이 싸다.
⑦ 물리적반감기가 8일로 임상적 이용에 적당
⑧ 단점: 피폭이 많다.

Ⅰ. 체내 대사검사

1. 체내대사검사의 종류 및 사용동위원소

검 사 명	동 위 원 소		HL, Energy(keV)	용 량	시 료
혈장량 측정(희석법)	^{131}I-HSA	정맥	8일, 364	5 μCi	혈액
적혈구량 측정(희석법)	$^{51}CrNa_2O_4$	정맥	27.8일, 320	20~40 μCi	혈액
적혈구수명 측정	$^{51}CrNa_2O_4$	정맥	27.8일, 320	100~200 μCi	혈액
철대사측정 (Ferrokinetic Study)	^{59}Fe-citrate	정맥	45일, 1.10~1.29	5~10 μCi	혈액
Schilling test (비타민 B12)	^{57}Co표지B_{12}	경구	270.9일 122	0.5 μCi	뇨
지방흡수검사 (Triolein-Olein Absorption Test)	지방: ^{131}I-Triolein (췌장 기능검사) 지방산: ^{131}I-Oleic acid (장 흡수기능)	경구	8일, 364	각 50 μCi	혈액
장 단백소실 측정 (Albumin Excretion Test)	^{125}I-HSA 혹은 ^{99m}I-PVP	정맥	60일	5 μCi	혈액, 분변
뇌 혈류량 측정	^{133}Xe		5.3일, 80		–
	^{85}Kr		10.8일, 520		
	^{131}I-HSA		8일, 364		
간 혈류량	^{198}Au		2.7일, 412		
Ca 대사 시험	^{47}Ca		4.7일		혈액, 뇨
	^{45}Ca		165일		–
Na 대사 시험	22Na		2.6일		뇨, 객담
K 대사 시험	^{42}K		12.4년		전신 counter로 전신 K량 측정
	^{86}Rb		18.7일		
	^{40}K		1.28×10^9년		

2. 시료계측

1) 혈액: 순환혈액량측정, 적혈구수명측정, 조혈기능검사
2) 요 : Schilling test(비타민 B_{12})
3) 분변: 소화흡수 기능 측정, 단백누출검사

Ⅱ. 체외검사(Invitro Test)

환자에게 직접 주사하지 않고, 환자의 체액을 이용하여 시험관 조작으로 혈액내의 미량 존재하는 호르몬, 약제 등을 방사성동위원소 추적자를 이용하여 측정하는 검사법(방사측정법, radioassay) 피검자가 피폭 위험이 없으며, 감도와 특이성이 우수하다.

1. 경쟁적방사측정법(Competitive Radioassay)

1) 방사면역측정법(Radioimmunoassay: RIA)

① 방사성 물질로 표지한 항원과 그에 대해 만들어진 항체와의 결합이 비표지 항원의 첨가에 의해 경쟁적으로 결합되는 원리에 따라 그 항원 농도를 측정하는 검사법
② 항원-항체간의 결합반응 성질을 이용한 In-vitro test
③ 주 사용핵종: ^{125}I, ^{14}C, ^{3}H

※ invitro 용 방사성의약품

Non-peptide: ^{14}C, $^{3}H \rightarrow \beta$ 선 ⇒ Liquid S.C
Peptide : $^{125}I \rightarrow \gamma$ 선 ⇒ Well type S.C

(1) 방사면역측정법의 특징

① 방사능측정의 예민성과 항원-항체의 특이성을 조합한 측정법이다.(예민성, 특이성, 교차반응, 재현성, 회수율)
② 다른 화학적 측정방법에 비하여 예민도가 현저히 높아서 측정범위가 10^{-9}~10^{-12} mol/L(최소검출한계: 400 amol)이다.
③ 방사면역측정법에 주로 사용되는 핵종인 ^{125}I은 미량도 정밀하게 측정할 수 있다.
④ 소량의 혈액, 소변 등의 검체를 추출, 정제, 농축 등 전처치를 하지 않고 직접 검사할 수 있다.
⑤ 조작이 간편하고 많은 검체를 한번에 처리할 수 있다.
⑥ 거의 모든 물질을 측정할 수 있을 만큼 다양하다.

(2) RIA를 시행하기 위한 필요조건

① 순수한 항원을 얻을 수 있을 것
② 항체를 생산할 수 있을 것
③ 동위원소 표지가 가능할 것
④ BF분리가 정확하게 이루어 질 것

(3) RIA 중요 요소

표준액, 항체, 표지항원, B/F분리시약이 필수적이다.

(4) BF 분리법(Separation of Bound from Free Form of Antigen)

① 흡착법(Absorption Method)
② 이중항체법(Double Antibody Method)
③ 염색법(Salt Precipition)
④ 고상법(Solid Phase Method)
⑤ 전기영동법(Electrophoresis)

(5) B/F분리조건 : 정확, 간단, 경제, 그대로 원심분리 하지 않는다.

2) 단백결합 측정법

① 비타민 B_{12}
② 성호르몬

3) 방사수용체 측정법

① 성장 호르몬
② 부갑상샘 호르몬

4) 방사면역측정법(Radioimmunoassay: RIA)의 장점

① 높은 예민성
② 극히 미량사용
③ 다수 시료를 동시 측정
④ 환자에게 피폭이 없다.

2. 비경쟁적방사측정법(Noncompetitive Radioassay)

1) 면역방사계수 측정법(Immunoradiometric Assay: IRMA)

다량의 항체로 항원을 결합시킨 후 다시 이 항원에 표지항체를 결합하도록 하여 표지항체의 분포를 측정

(1) IRMA의 장점

① 넓은 측정범위
② 우수한 재현성
③ 용이한 표지항체 작성
④ 고감도
⑤ 간편한 조작 등이 있다.

2) 포화분석법

3. 동위원소를 이용한 체외검사법의 종류

경쟁적방사측정법 (competitive radioassay)	방사면역측정법(radioimmunoassy; RIA)
	방사수용체측정법(radioeceptor assay; RRA)
	경쟁적단백결합측정법 (competitve protein binding assay; CPBA)
비경쟁적방사측정법 (noncompetitive radioassay)	면역방사계측법(immunoradiometric assay; IRIA)
	직접포화분석법(diret saturated analysis; DSA)

4. 방사면역측정법(RIA)과 면역방사계수측정법의 비교

구분 / 비교	방사면역측정법(RIA)	면역방사계수측정법(IRMA)
항 체 량	소량	다량
측 정 자	표지항원	표지항체
검 사 과 정	다양함	고형상 샌드위치법
장 점	경제적, 간편	높은 특이도, 예민도

5. 측정 물질

1) 단백호르몬

① 뇌하수체: ACTH, ADH, FSH, LH, GH, Prolactin, TSH
② 칼슘대사조절: Calcitonin, PTH
③ 췌장: Insulin, C-peptide, Glucagon
④ 소화관: Gastrin, Secretin
⑤ 혈관: Angiotensin Ⅰ, Angiotensin Ⅱ
⑥ 태반: β -HCG, hPL

2) 비단백호르몬

① 스테로이드: Aldosterone, Androsterone, Androstenedione, Cortisol, DHEA, DHEA-S, Estradiol, Estriol, Testosterone
② 갑상샘: Thyroxine, Triiodothyroxine

3) 호르몬 이외의 물질

① 약제: Cyclosporin, Digoxin, Digitoxin, Gentamycin
② Cyclic핵: cyclic-AMP, Cyclic-GMP
③ 효소: Elastase 1, PAP, pepsinogen
④ Virus 특이 항원, 항체: HBs-Ag,Ab, HBe-Ag,Ab, HBc-Ab(IgG, IgM), HAV Ab(IgG, IgM), HDV Ab
⑤ 종양관련 물질: AFP, CA-19-9, CA-125, CEA, NSE, TA-4(SCC Ag), TPA
⑥ protein 성분: IgE, IgE-RAST, TG, TBG, β_2-microglobulin, β -TG, Ferritin, Myoglobin, PF_4
⑦ 항체: anti-ds-DNA, TG-Ab
⑧ 기타: Vit-B_{12}, Folate, SLCG

6. 기타

1) ^{125}I이 많이 쓰이는 이유

① 반감기가 60일로 사용하는데 적당하고, 비교적 장기간 저장할 수 있다.
② 35 keV의 γ선이 낮은 에너지를 나타내어 높은 계측 효율을 얻을 수 있다.
③ 비교적 적은 차폐(shield)만으로도 이용할 수 있다.
④ ^{131}I에 비하여 ^{125}I는 거의 순수하게 불순물 없이 얻을 수 있다.

2) 방사면역측정법의 정도관리(QC)

① 정밀도 ② 예민도 ③ 특이도 ④ 정확도

02 실전문제

【문제 1】 B-filter를 사용한 영상으로 옳은 것은 ?

①

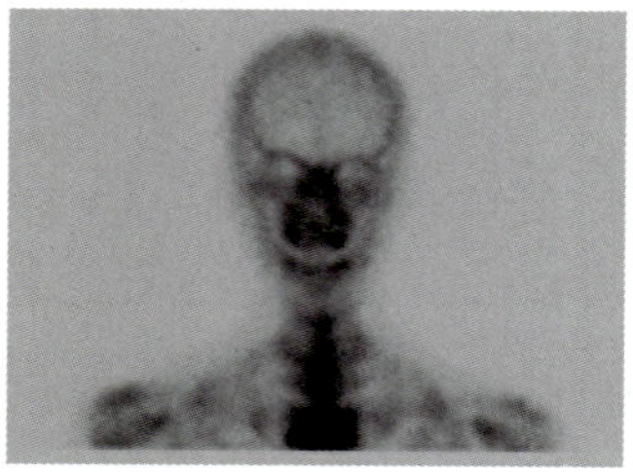

②

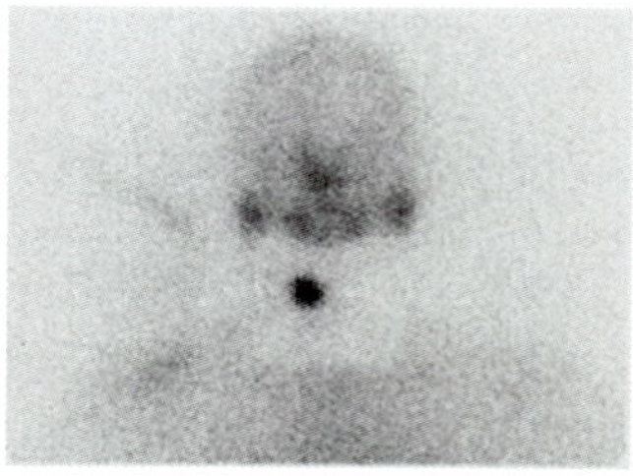

③

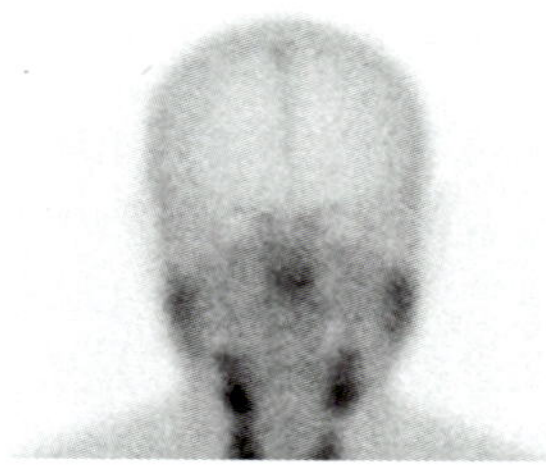

④

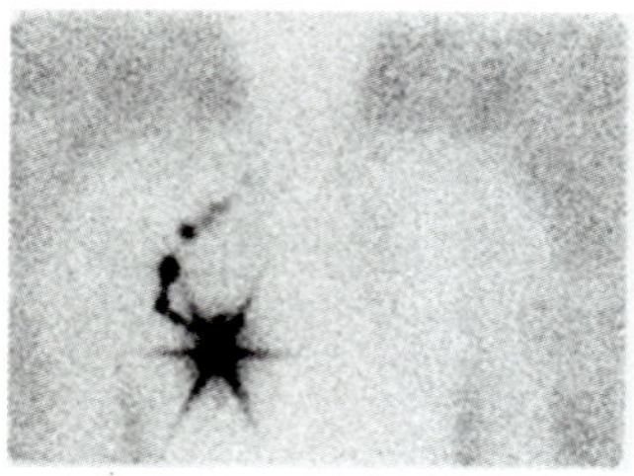

⑤

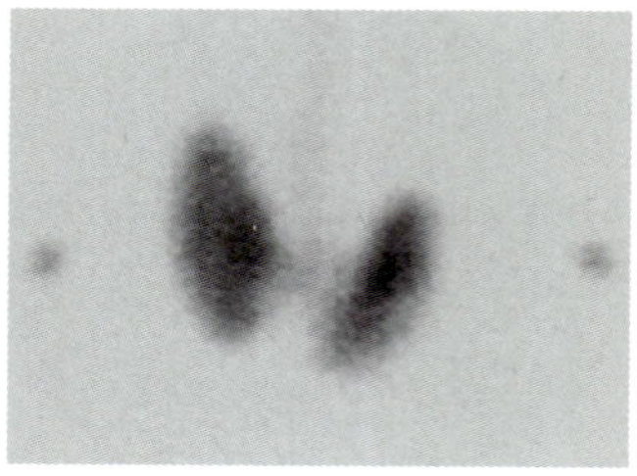

해 설

해설 : [131]I whole body scan 시행한 후 thyroid uptake가 심하면 B-filter를 위치시키고 static image를 획득한다.

① ^{99m}Tc-MDP bone scan ② ^{131}I whole body scan (thyroid B-filter scan)

③ $^{99m}TcO_4^-$ salivary scan ④ ^{99m}Tc-phytate breast lymphangiography

⑤ $^{99m}TcO_4^-$ thyroid scan

【문제 2】 ^{131}I-MIBG 영상으로 옳은 것은 ?

①

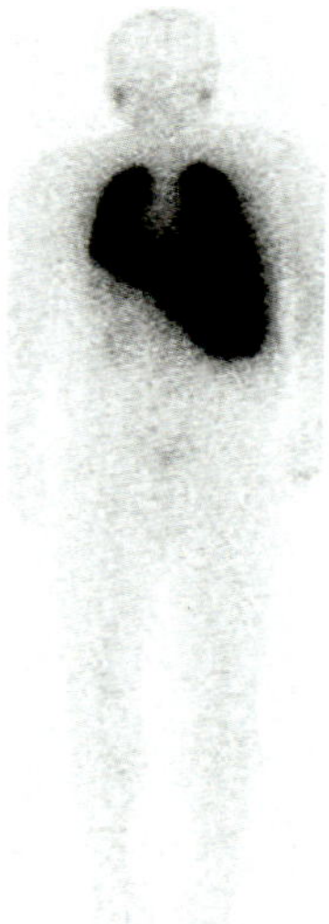

②

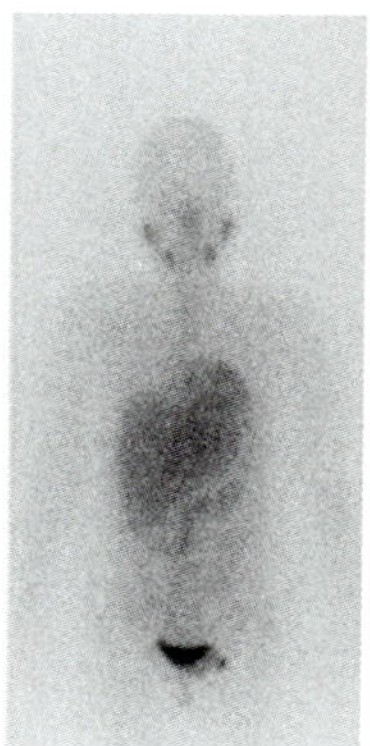

③

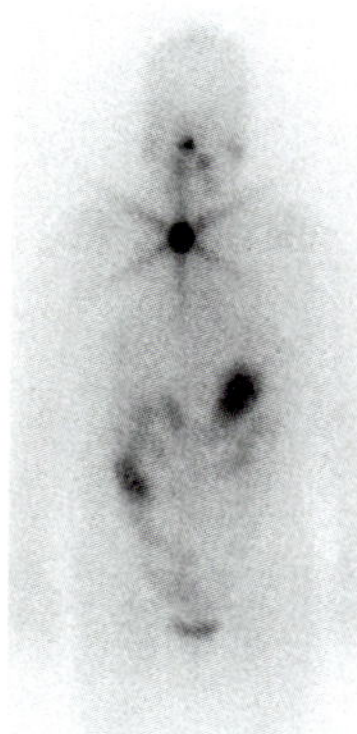

④

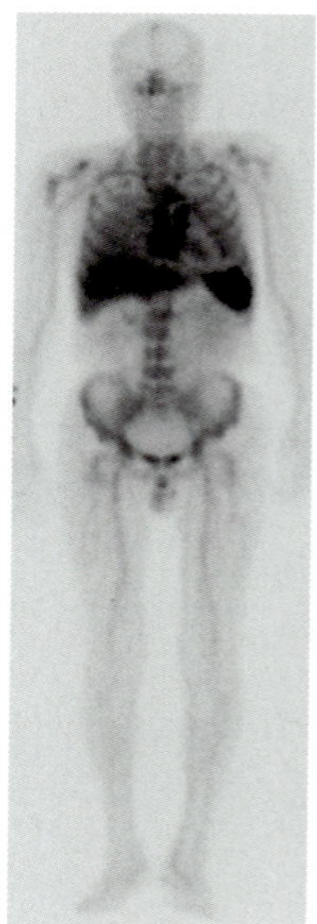

⑤

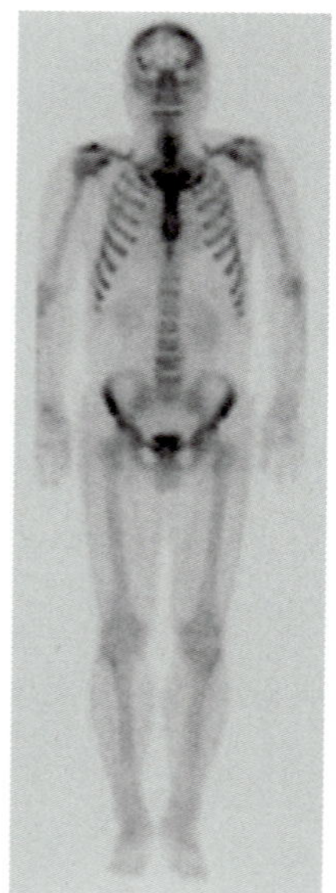

정답

1. ② 2. ②

해 설

MIBG를 주사하면 심근, 타액선, 부신수질 등 아드레날린성 신경지배가 풍부한 부위, 이화작용이 활발한 장기(간, 갑상선)와 신장, 방광, 위장관에 방사능이 집적된다. 정상인에서도 비인두, 누선, 폐, 뇌에 방사능섭취를 보이기도 하며, 여성에서는 월경주기에 따라 자궁이 관찰되기도 한다. 이외 부위의 방사능 섭취는 비정상이다.

① ^{99m}Tc-MAA lung shunt scan : ^{90}Y를 이용한 간암치료 여부를 판단하기 위해 lung shunt 량을 확인하기 위하여 검사를 시행한다. 영상의학과 혈관조영실에서 transfemoral catheter를 이용하여 liver cancer 부위에 ^{99m}Tc-MAA를 주입하여 1시간이내에 검사하며 검사 후 lung shunt 량을 구하여 의사에게 전달하고 shunt 량이 20%를 넘지 않으면 ^{90}Y-therapy를 시행한다.

② ^{131}I-MIBG scan ③ ^{131}I whole body scan ④ WBC scan ⑤ bone whole body scan

【문제 3】 Pin-hole collimator를 사용한 검사는 ?

①

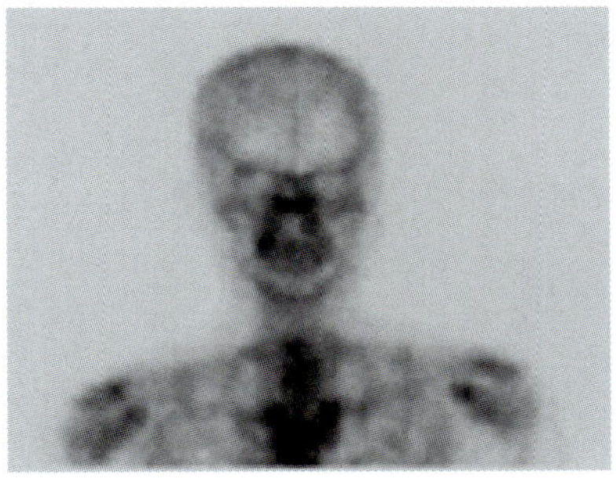

②

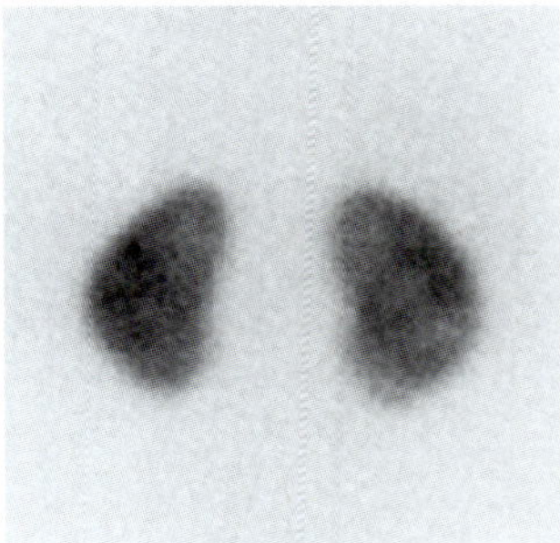

③

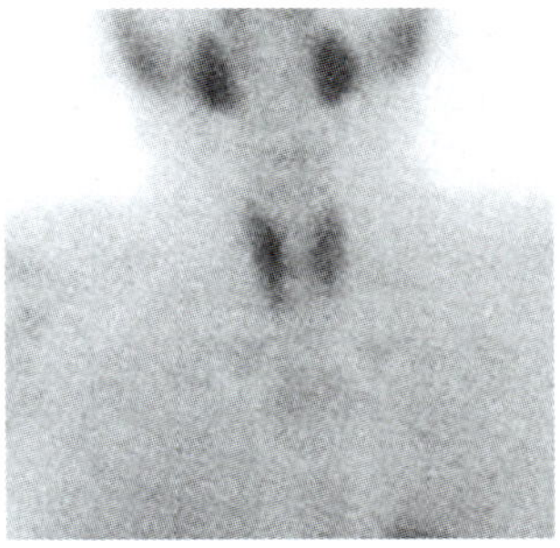

④

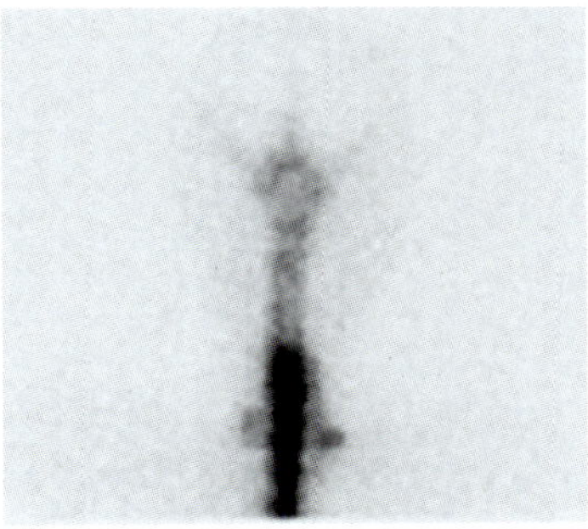

⑤

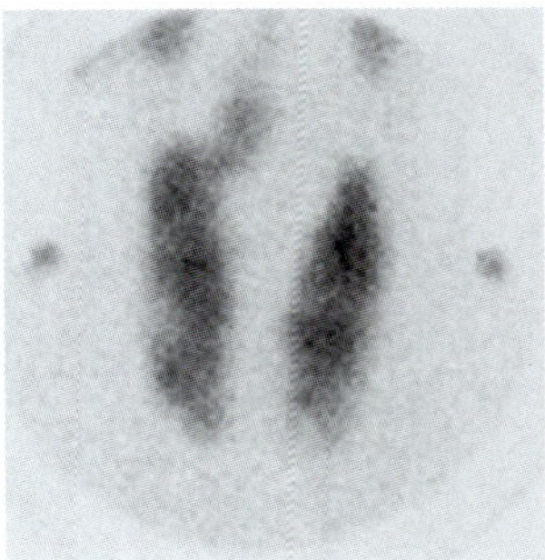

해 설

한 개의 작은 구멍만 있는 형태로 바늘구멍 사진기와 같은 원리로 스캔부위에서 나온 감마선은 바늘구멍을 통과하여 섬광결정체에 상이 거꾸로 묘사된다. 가까운 거리에서는 유효시야가 좁으므로 갑상선 등과 같이 작은 장기의 촬영에 사용한다.

① bone scan ② ^{99m}Tc-DMSA renal static scan ③ ^{99m}Tc-MIBI parathyroid scan

④ ^{99m}Tc-DTPA cisternography ⑤ $^{99m}TcO_4^-$ thyroid scan

정답

3. ⑤

【문제 4】 ^{99m}Tc-MIBI를 투여하여 검사가 가능한 것은 ?

①

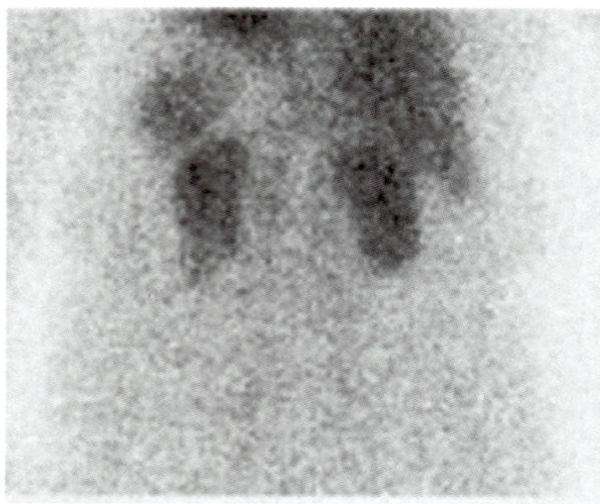

②

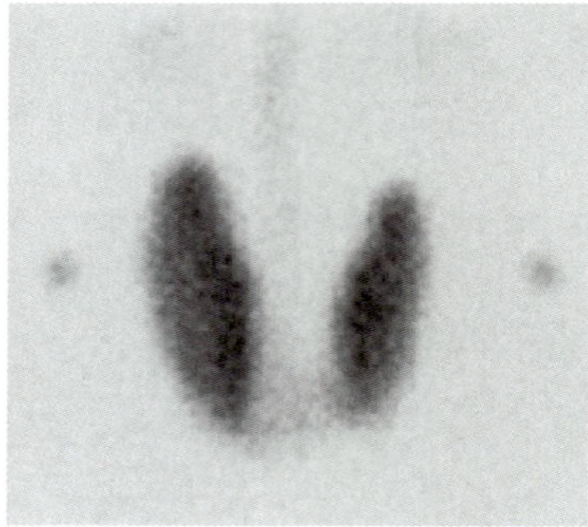

③

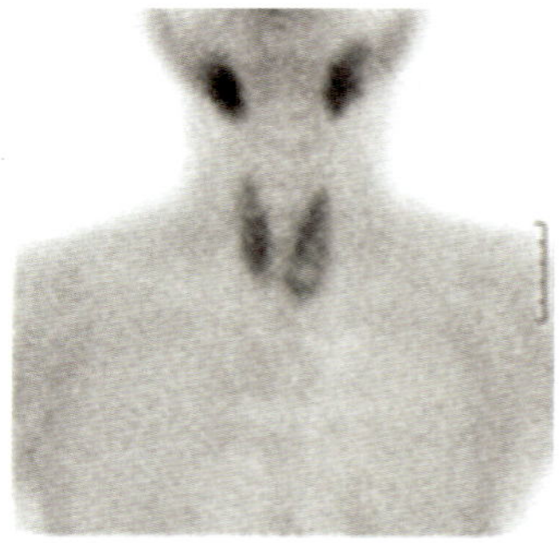

④

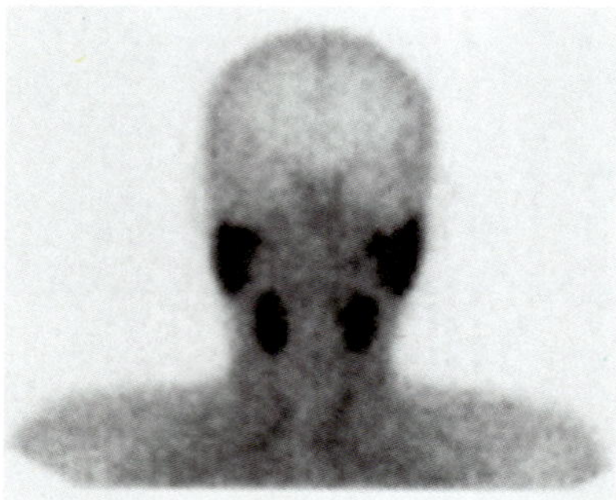

⑤

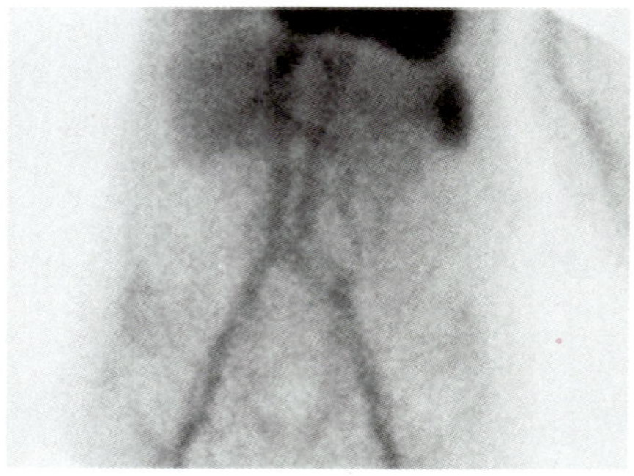

해 설

^{99m}Tc-MIBI를 투여 후 부갑상선 스캔하여 부갑상선종의 발견, 부갑상선 기능항진증의 평가에 이용 된다

① ^{99m}Tc-DTPA renal dynamic scan ② thyroid scan ③ parathyroid scan

④ salivary scan ⑤ ^{99m}Tc-PYP GI-bleeding scan

정답 4. ③

【문제 5】 갑상선 암 치료 후 평가를 위해 방사성요오드를 이용한 검사로 옳은 것은 ?

①

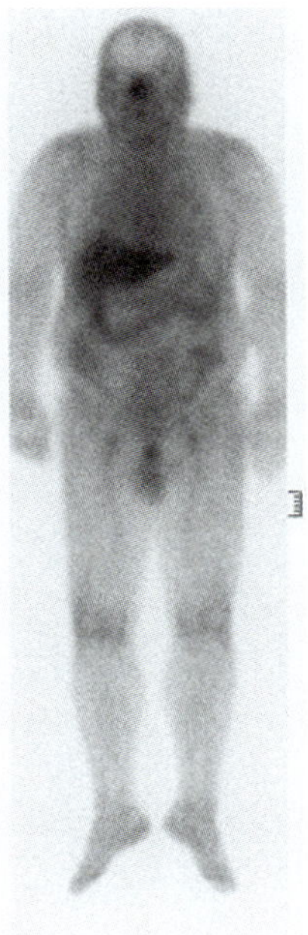

②

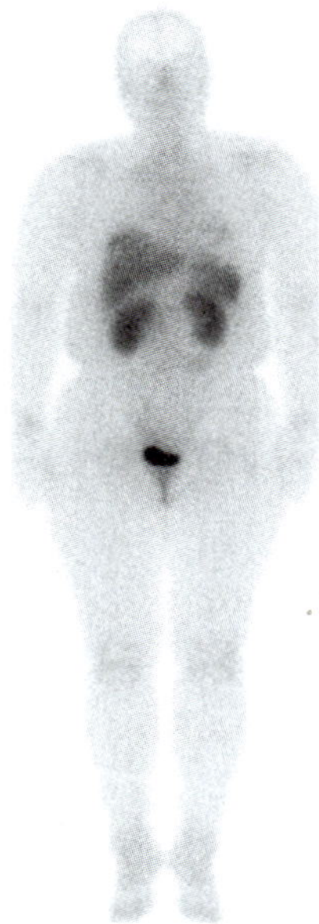

③

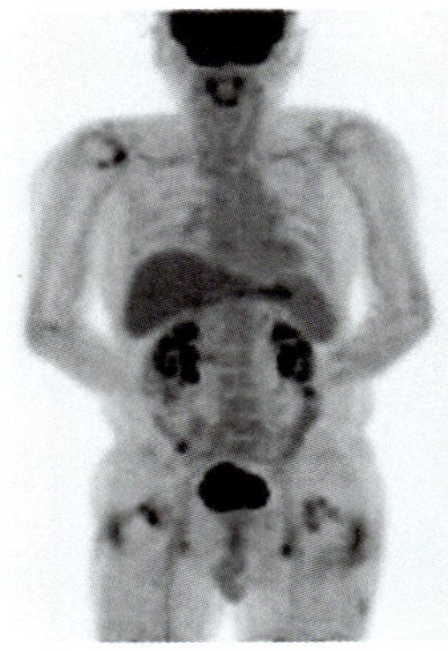

④

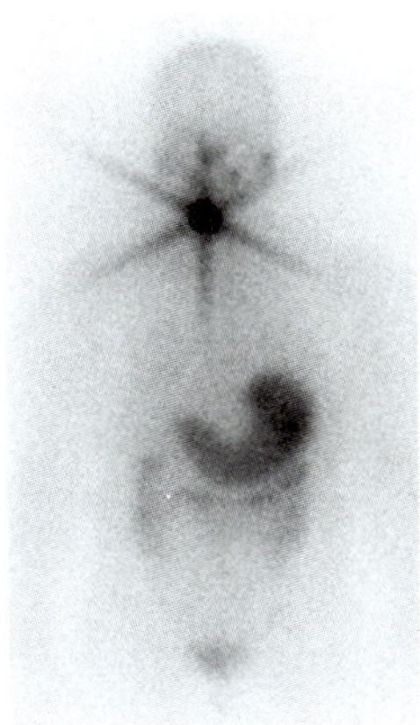

⑤

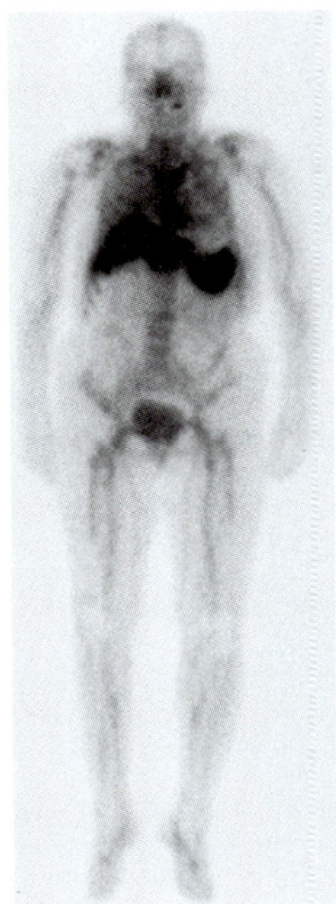

해 설

^{131}I-whole body scan은 갑상선암 중 미분화암, 수양암, 여포성암, 유두상암에서 분화가 잘된 여포성암이나 유두상암과 같은 악성종양의 절제수술 후 갑상선에 잔존한 종양조직이나 전이 되어있는 종양의 위치를 찾기 위해 이용된다.

① ^{67}Ga scan ② ^{111}In-octreotide scan ③ ^{18}F-FDG whole body PET

④ ^{131}I whole body scan ⑤ WBC scan

정답 5. ④

【문제 6】 전처치로 요오드 제한식이 필요한 검사는 ?

①

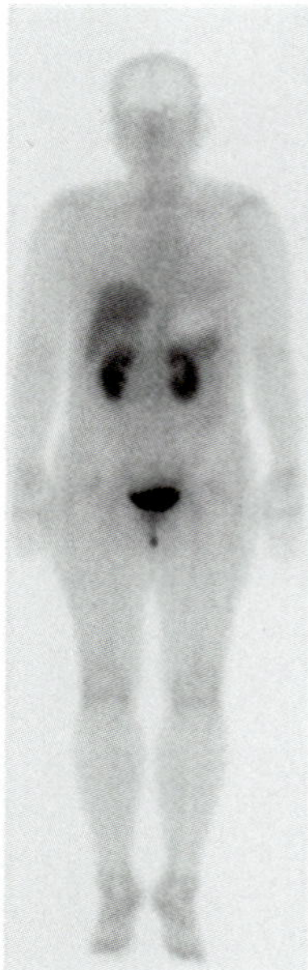

②

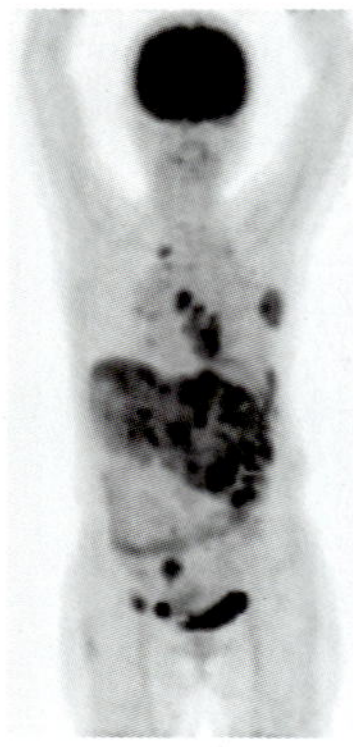

③

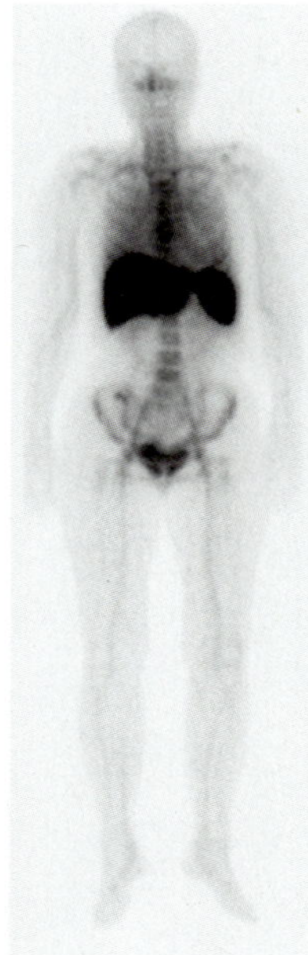

④

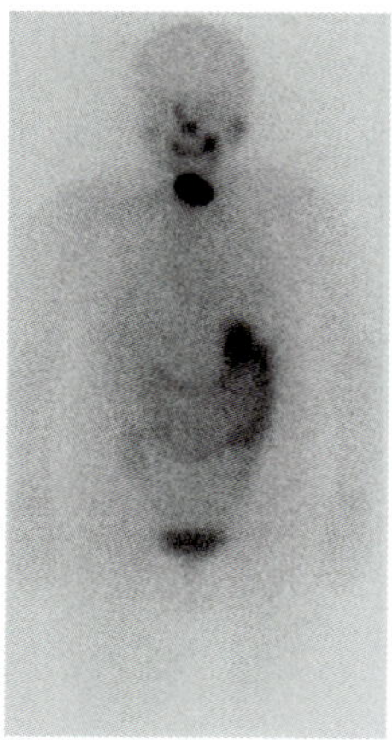

⑤

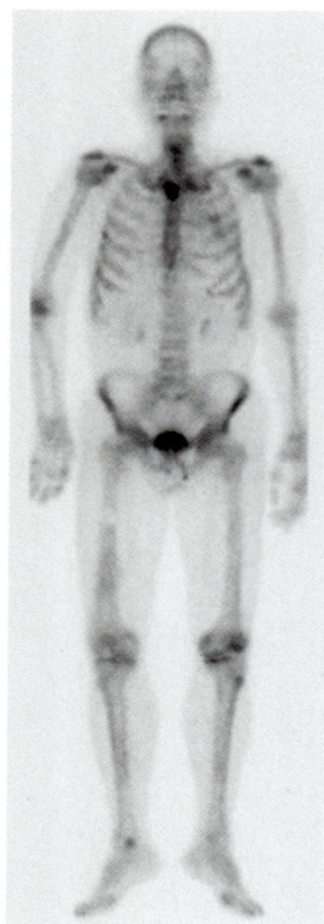

해 설

갑상선에 요오드 섭취를 저해하는 음식물(미역, 다시마, 김)이나 약제(비타민, 거담제, 영양제)를 금한다.
① ^{111}In-octreotide scan ② ^{18}F-FDG whole body PET ③ WBC scan
④ ^{131}I whole body scan ⑤ bone whole body scan

6. ④

【문제 7】 전이된 암의 치료와 평가를 위해 방사성의약품을 경구투여 하는 검사로 옳은 것은 ?

①

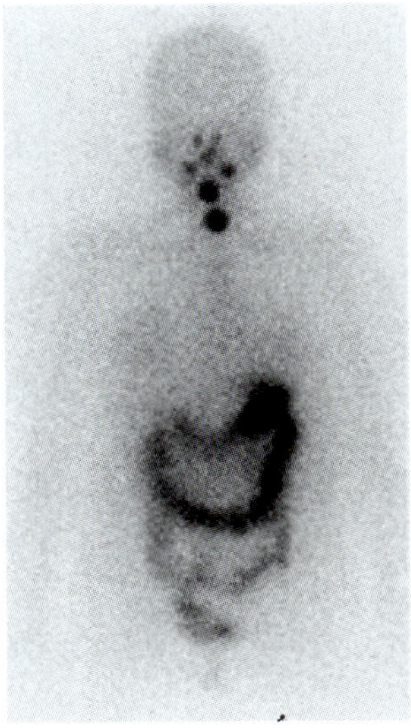

②

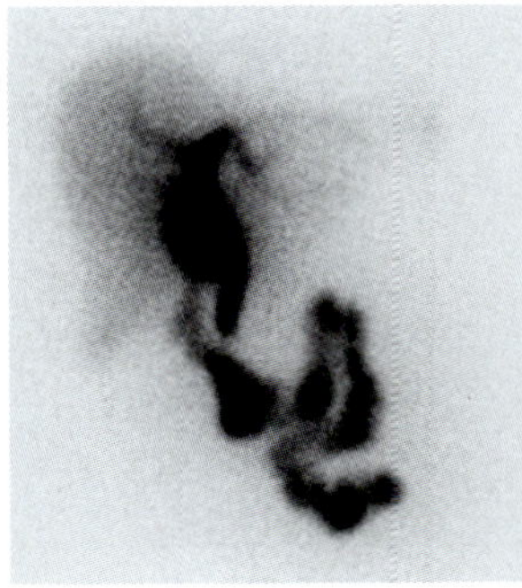

③

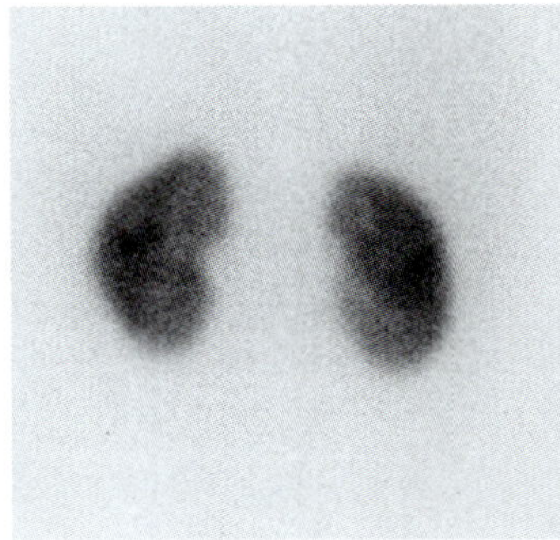

④

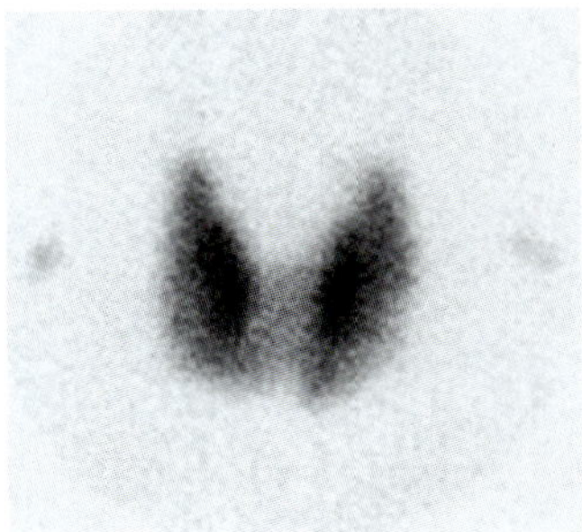

⑤

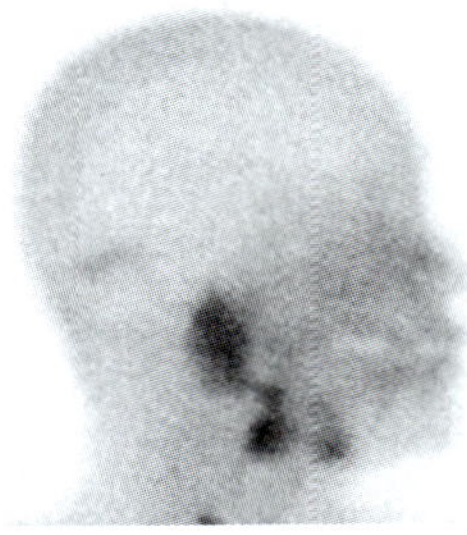

해 설

환자는 약 3주간 요오드 섭취를 제한한 후 방사성요오드를 경구투여한다.
① ^{131}I whole body scan(경구투여) ② ^{99m}Tc-mebrofenin hepatobiliary scan(정맥주사) ③ ^{99m}Tc-DMSA renal static scan(정맥주사) ④ $^{99m}TcO_4^-$ thyroid scan(정맥주사)
⑤ salivary scan(정맥주사)

정답

7. ①

【문제 8】 방사성의약품을 정맥주사하여 시행하는 검사는 ?

①

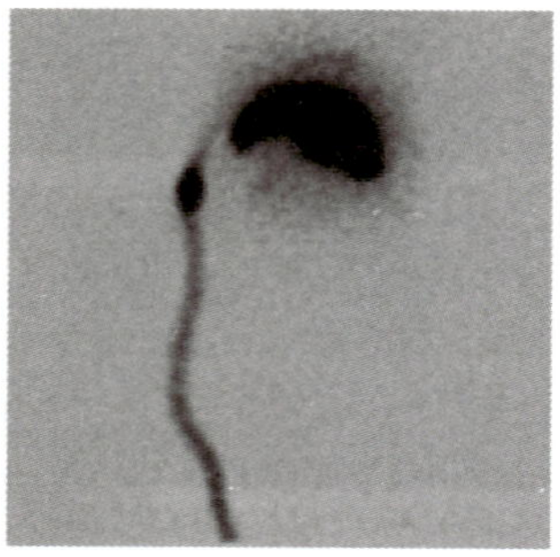

②

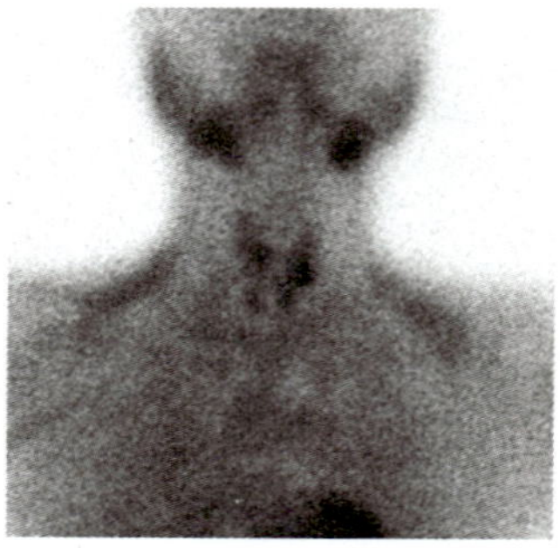

③

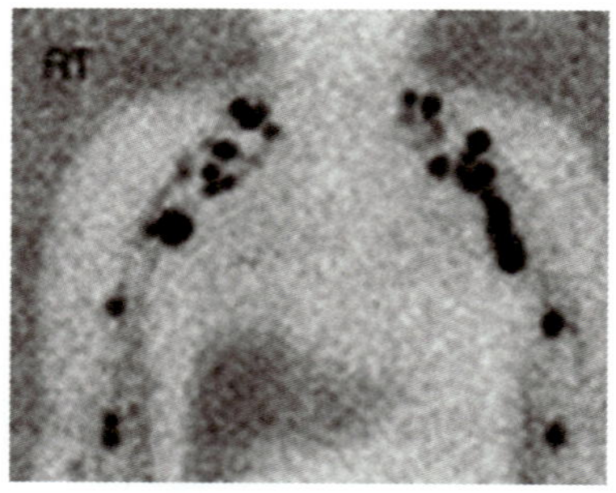

④

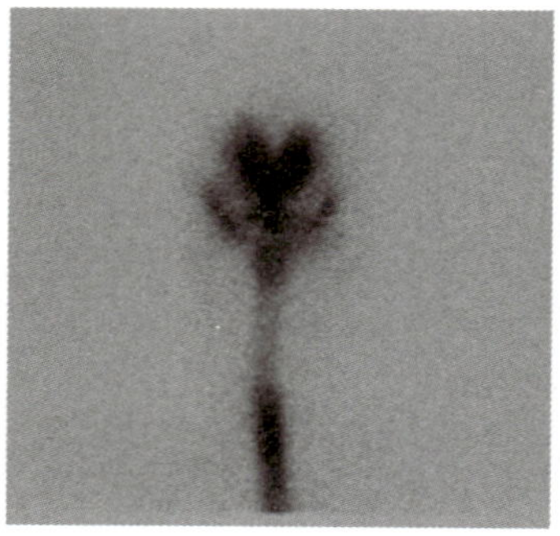

⑤

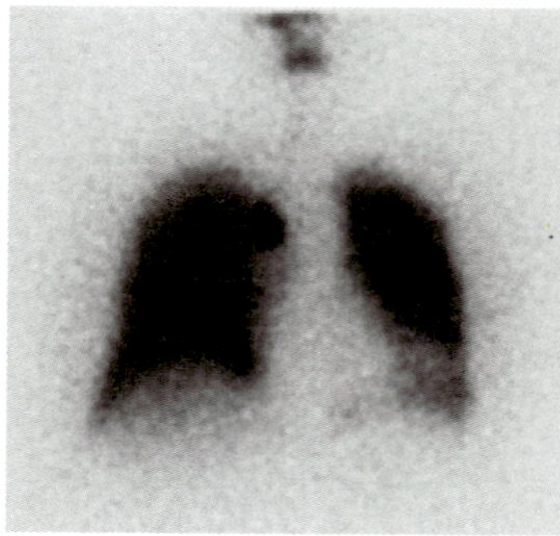

해 설

parathyroid scan을 위하여 ^{99m}Tc-MIBI를 정맥주사한다.
① shunt function test(reservoir에 직접 주사)
② parathyroid scan(정맥주사) ③ upper extremity lymphangiography(피하주사)
④ cisternography(요추천자) ⑤ lung ventilation scan(흡입)

8. ②

【문제 9】 검사에 사용한 방사성의약품 중 물리적반감기가 가장 긴 것은 ?

①

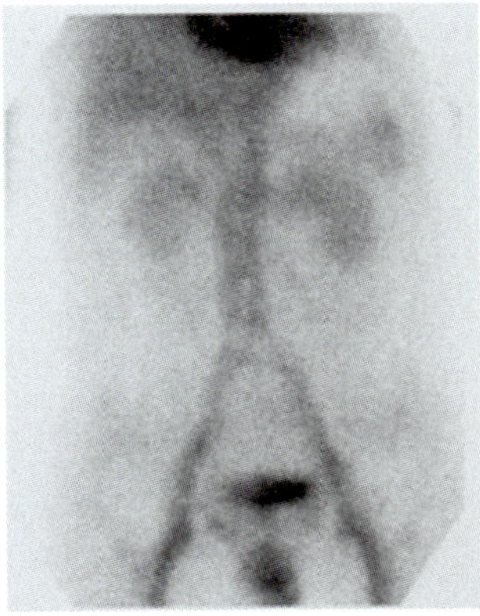

②

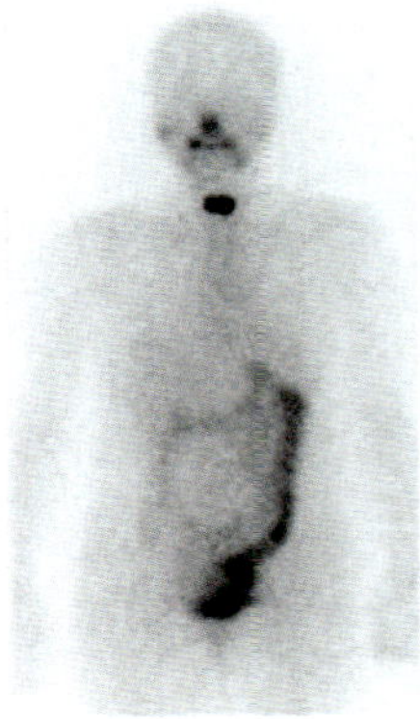

③

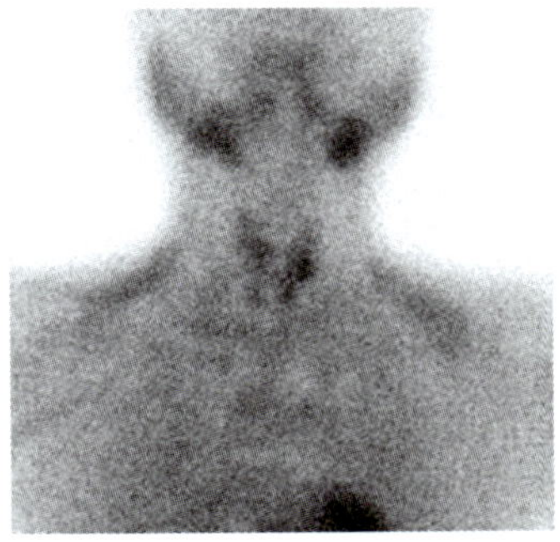

④

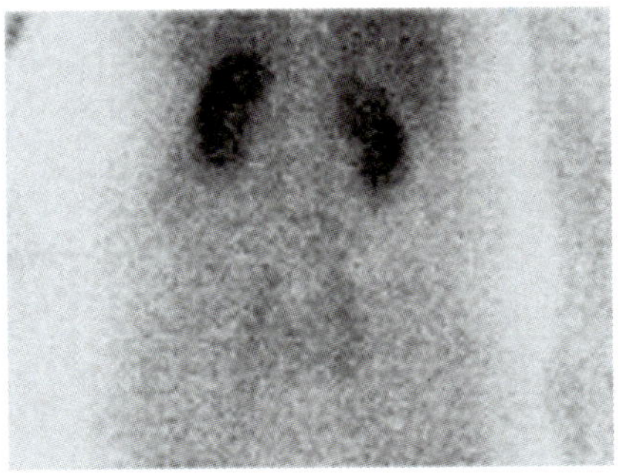

⑤

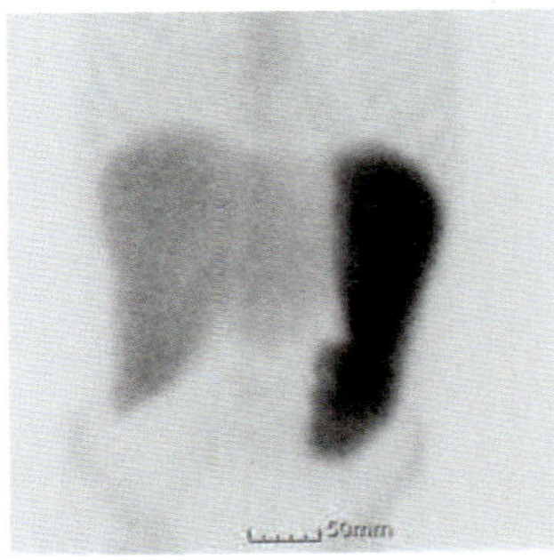

해 설

^{131}I를 경구 투여 후 48시간 혹은 72시간 후 검사를 실시하며 물리적 반감기는 약 8일이다.
① GI-bleeding scan ③ parathyroid scan ④ ^{99m}Tc-DTPA renal dynamic scan
⑤ spleen scan ①,③,④,⑤ 모두 물리적 반감기는 6시간이다.
② ^{131}I whole body scan 이므로 물리적 반감기는 약 8일이다.

9. ②

【문제 10】 고에너지 collimator를 사용하는 검사로 옳은 것은 ?

①

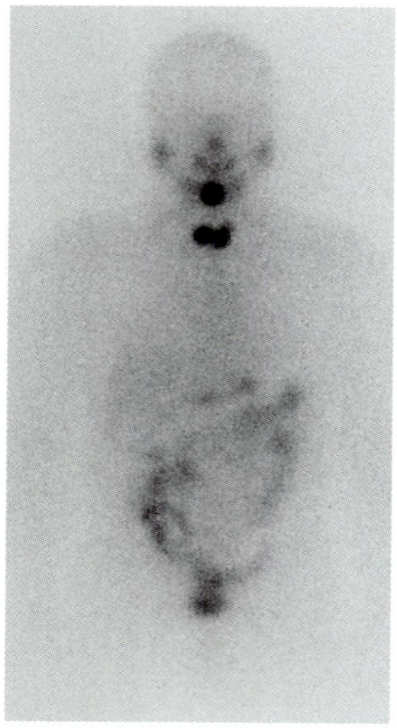

②

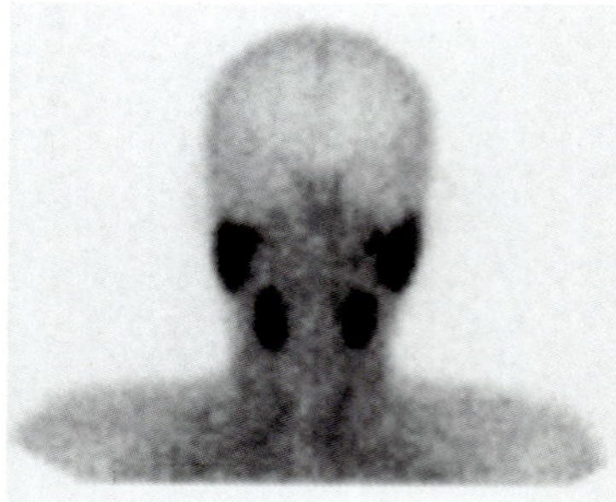

③

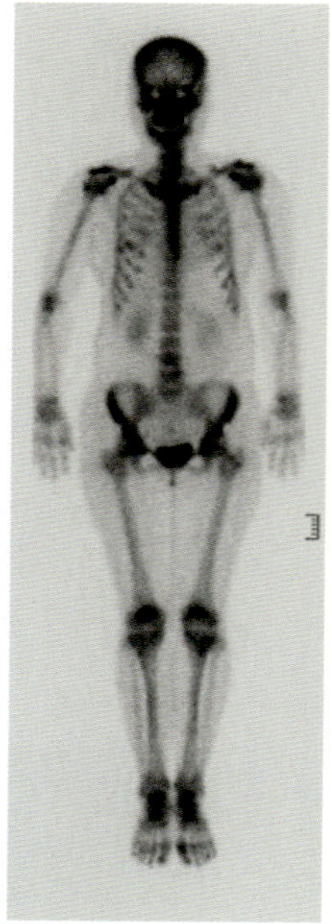

④

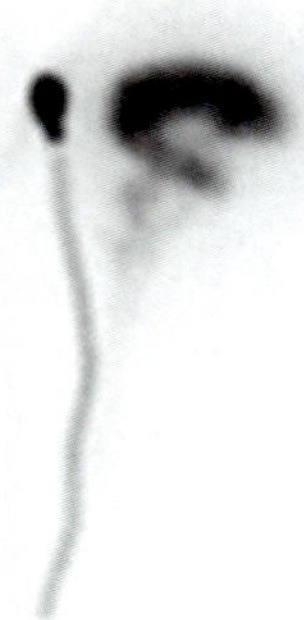

⑤

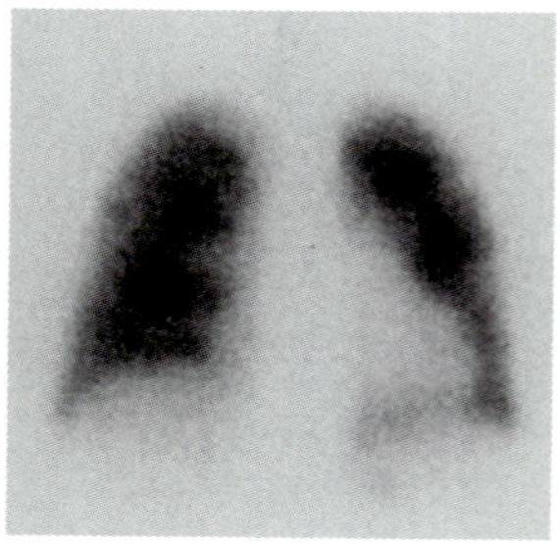

해 설

collimator는 사용한 핵종의 방출 에너지에 적합한 것을 선택하여 사용한다. 고에너지 collimator는 300~420 keV 범위의 에너지를 방출하는 핵종을 대상으로 검사에 적절하다. ^{131}I은 에너지가 364 keV로 고에너지 영역에 속한다.

① ^{131}I whole body scan, 고에너지 ② $^{99m}TcO_4^-$ salivary scan, 저에너지
③ ^{99m}Tc–MDP bone scan, 저에너지 ④ ^{99m}Tc–DTPA shunt function test, 저에너지
⑤ ^{99m}Tc–MAA lung perfusion scan, 저에너지

10. ①

【문제 11】 간질(epilepsy)을 진단하기 위한 검사로 옳은 것은 ?

①

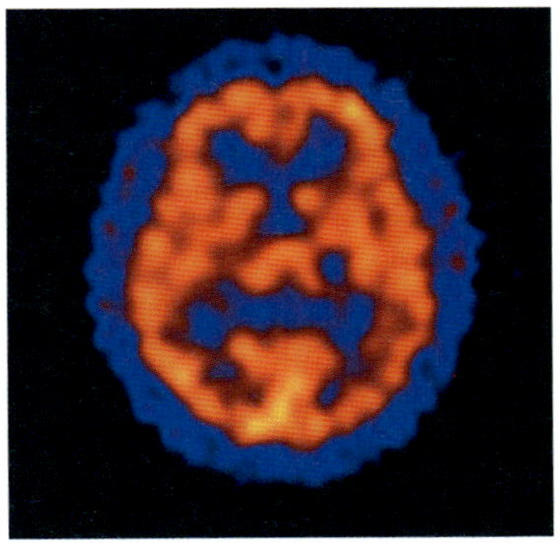

②

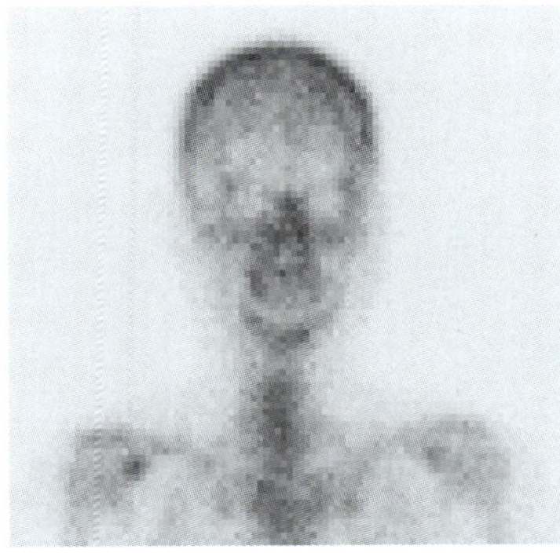

③

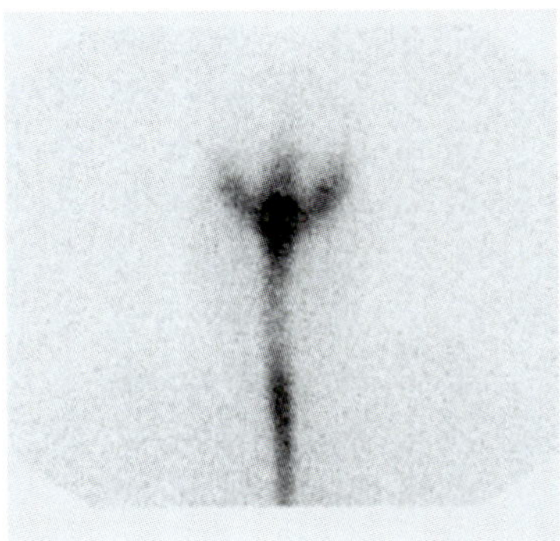

④

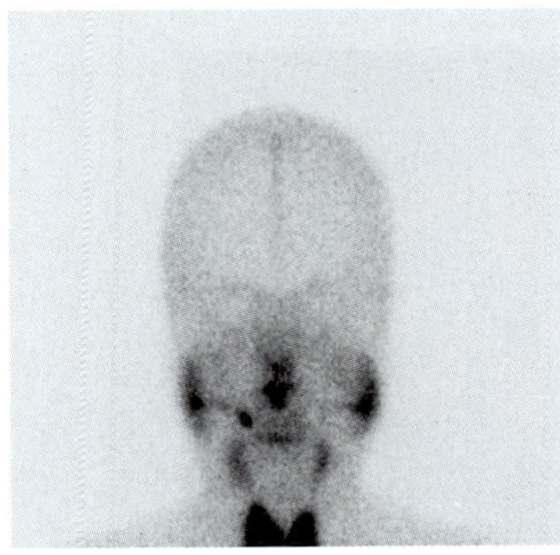

⑤

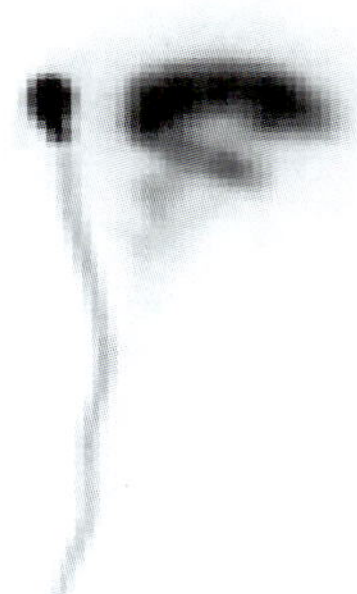

해 설

① brain perfusion SPECT (뇌혈관 질환의 진단 및 평가, 간질의 병소 위치확인, 치매 및 정신분열증진단) ② bone scan ③ cisternography ④ salivary scan ⑤ shunt function test

정답 11. ①

【문제 12】 최적의 방사성의약품 표지효율을 위해 generator 구입 후 최초 용출한 $^{99m}TcO_4^-$를 사용하면 안 되는 검사로 옳은 것은?

①

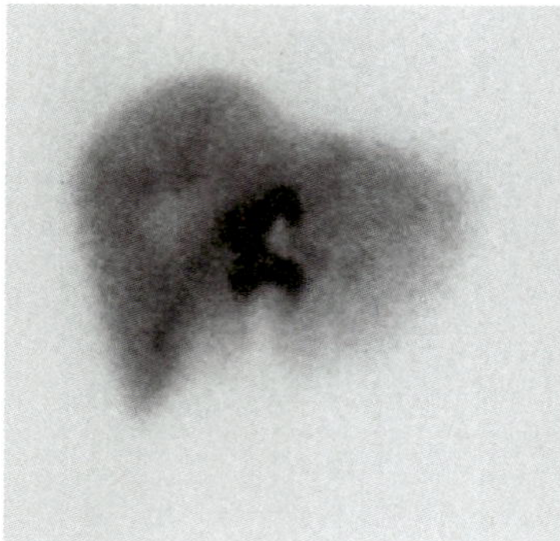

②

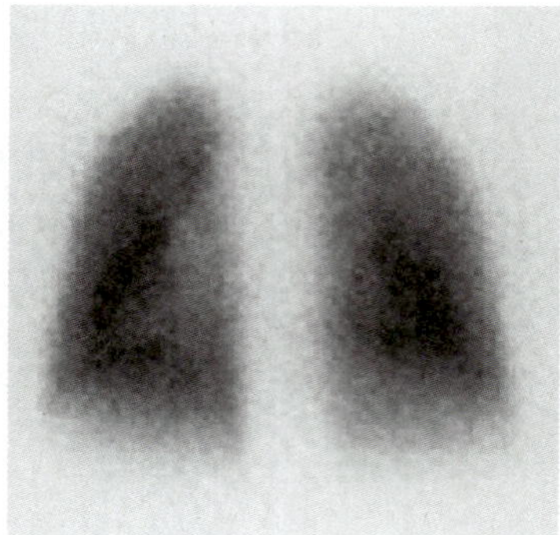

③

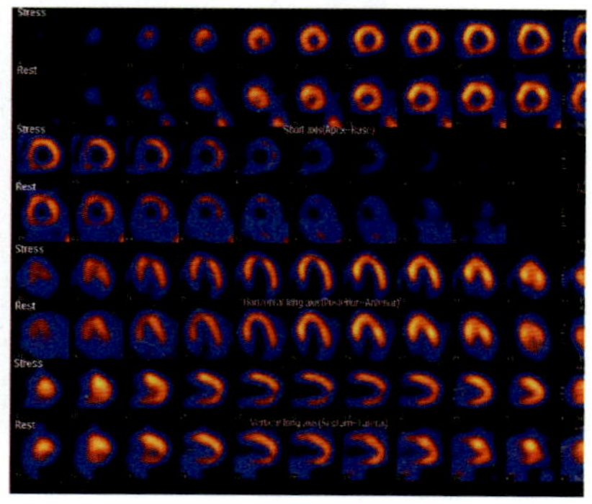

④

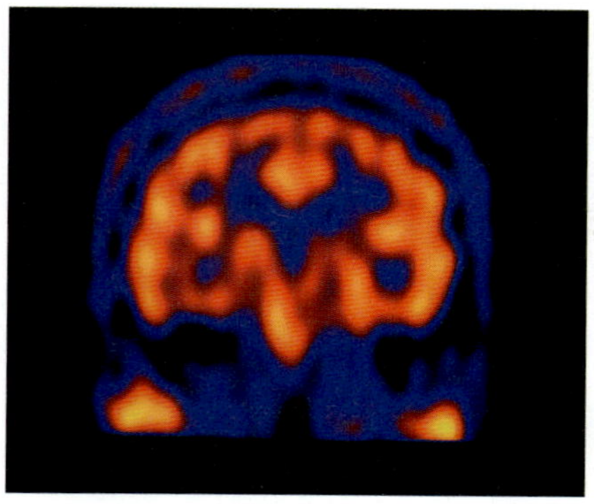

⑤

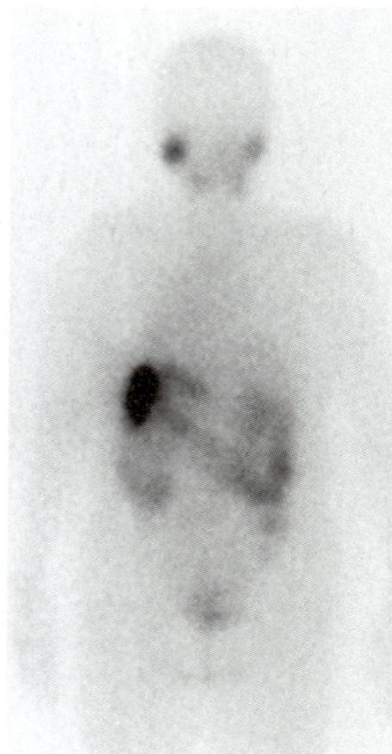

해 설

① hepatobiliary scan ② lung perfusion scan ③ myocardial perfusion SPECT
④ brain perfusion SPECT : 최적의 표지효율을 위해 generator로부터 용출한지 1시간이내의 $^{99m}TcO_4^-$을 사용해야 하며, 구입 후 최초 용출한 $^{99m}TcO_4^-$와 generator에서 용출 후 24시간이 지난 다음 용출한 $^{99m}TcO_4^-$을 사용해서는 안된다. ⑤ ^{131}I whole body scan

정답

12. ④

【문제 13】 두통 및 기타 부작용 혹은 정상적인 방사성의약품의 이동 경로를 위해 투여 후 2시간 정도 누운자세를 유지해야 하는 검사는 ?

①

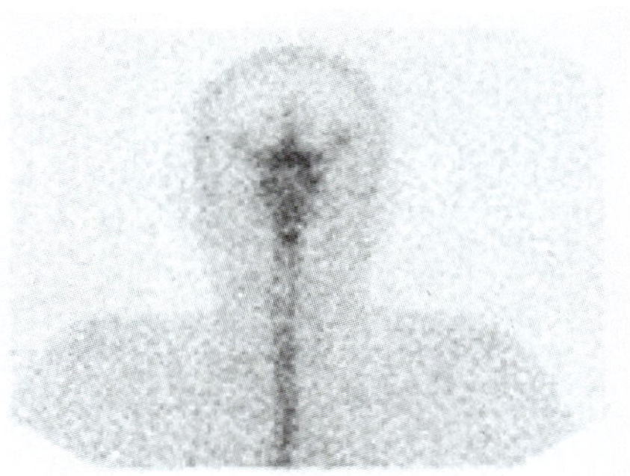

②

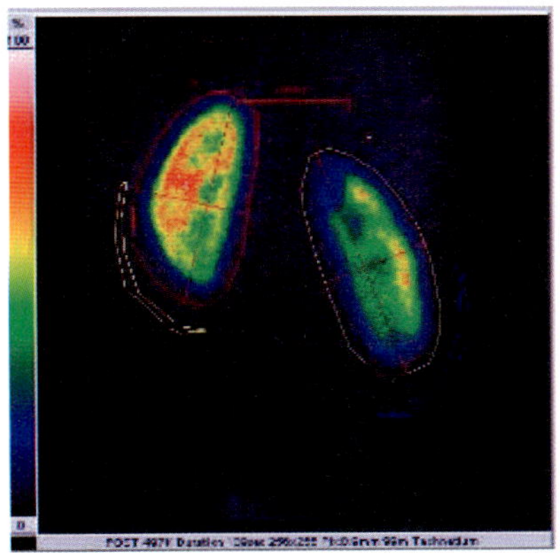

③

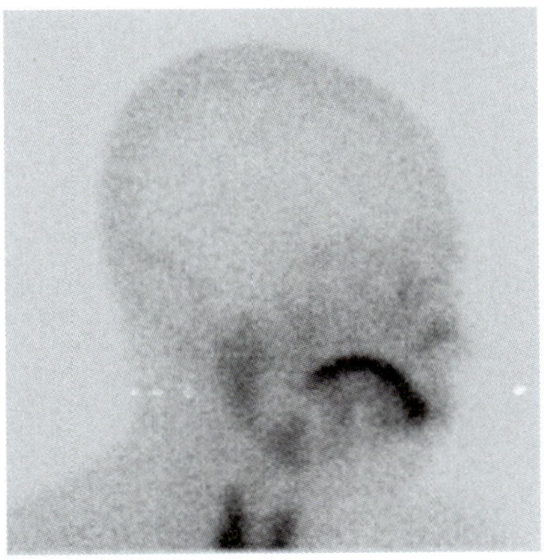

④

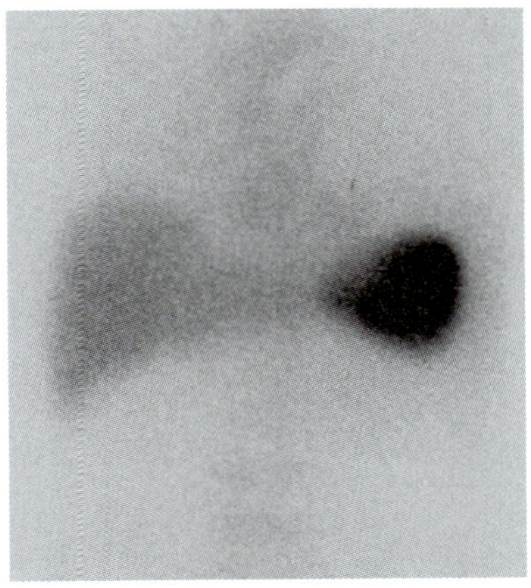

⑤

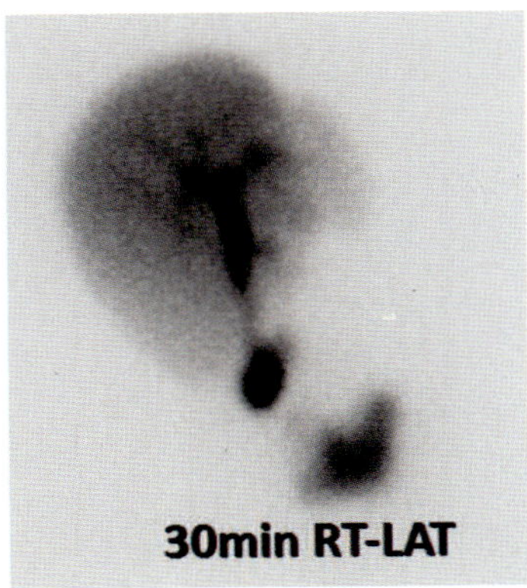

해 설

① cisternography(일시적인 뇌척수액의 불균형으로 인한 두통 및 기타 부작용 방지위해 2시간정도 누운자세 유지)
② renal static scan ③ salivary scan ④ spleen scan ⑤ hepatobiliary scan

정답 13. ①

【문제 14】 요추강을 천자하여 지주막 하강에 방사성의약품을 주입한 후 얻은 영상은 ?

①

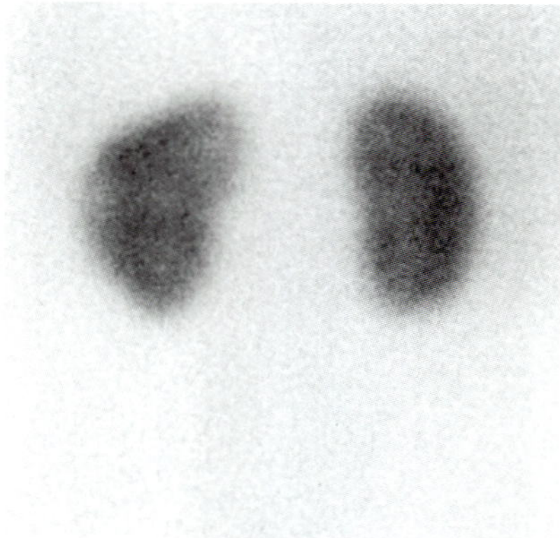

②

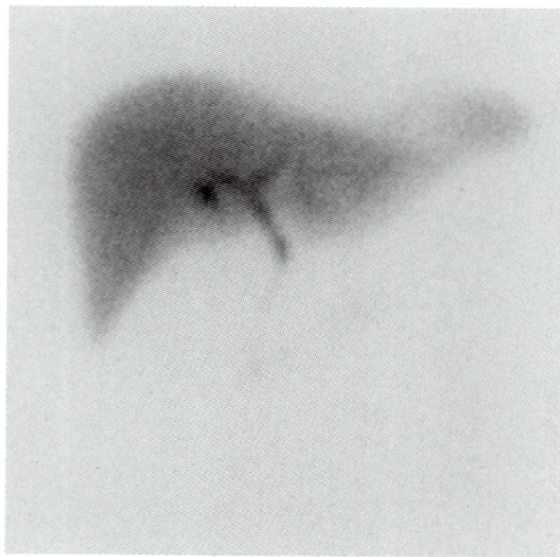

③

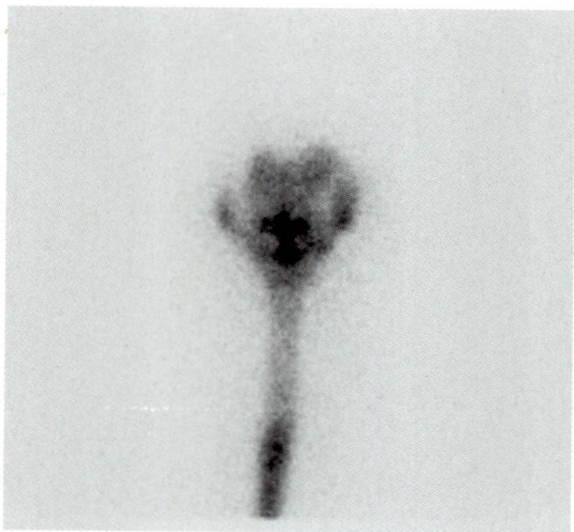

④

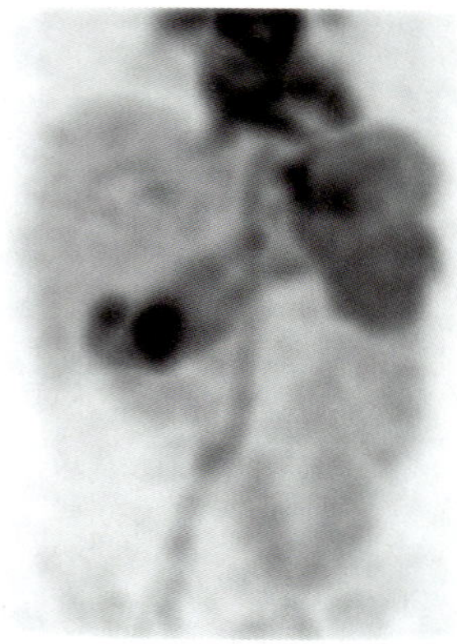

⑤

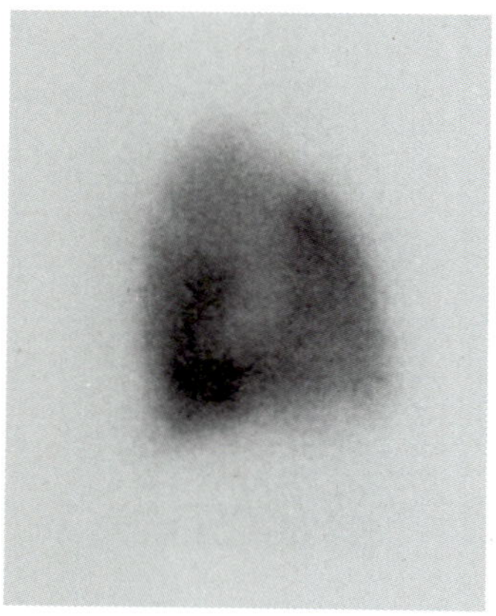

해 설

① renal static scan ② hepatobiliary scan ③ cisternography ④ GI-bleeding scan ⑤ lung perfusion scan

14. ③

【문제 15】 뇌혈류장벽(blood brain barrier)을 자유롭게 통과할 수 있는 방사성의약품으로 사용한 검사는 ?

①

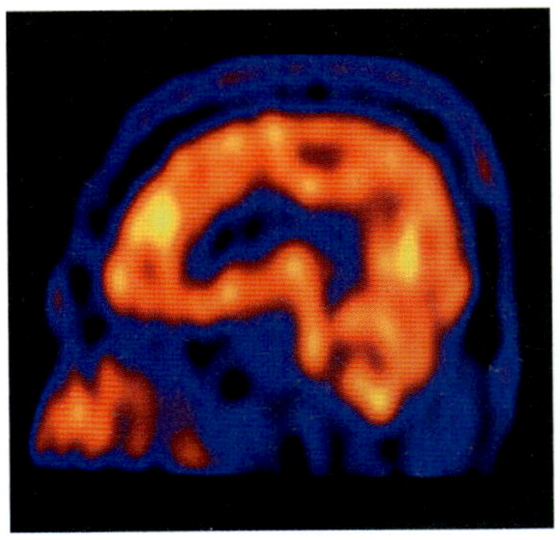

②

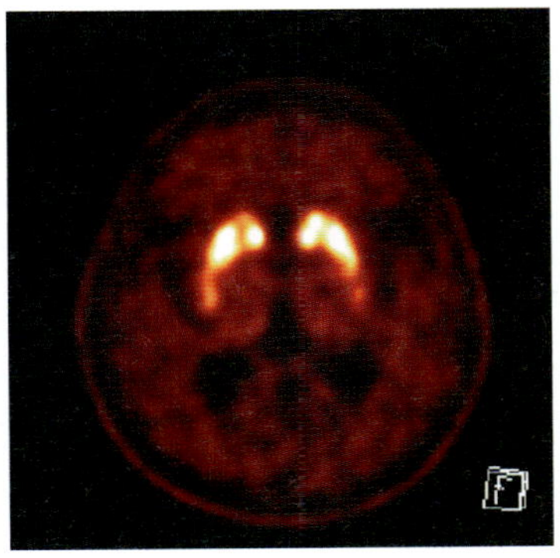

③

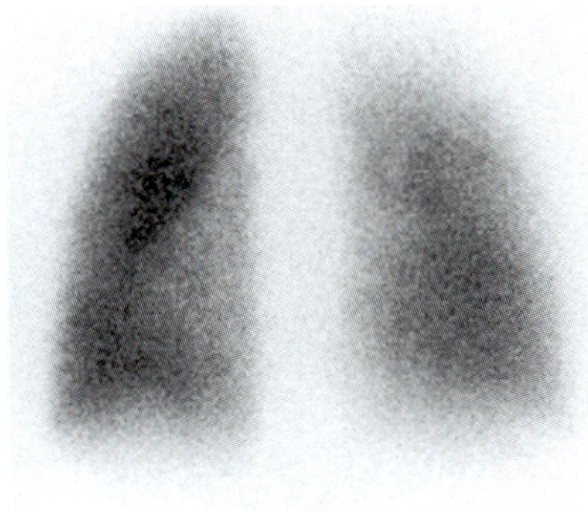

④

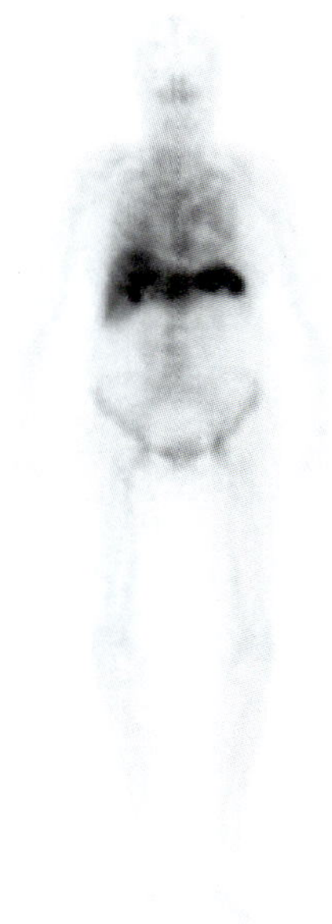

⑤

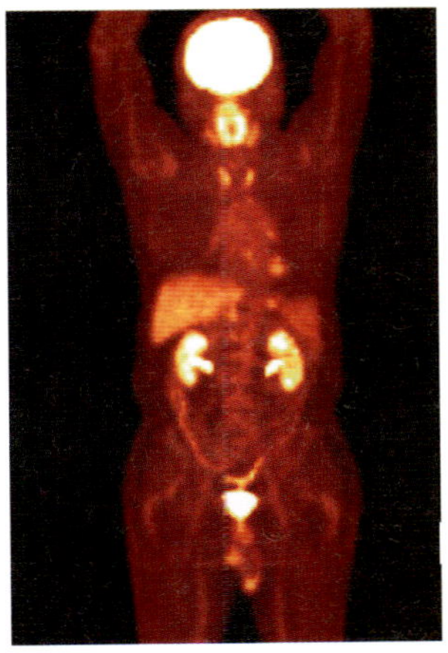

해 설

① brain perfusion SPECT(뇌혈류영상 방사성의약품은 뇌혈류장벽을 자유로이 통과하는 지방친화성) ② FP-CIT brain PET
③ lung perfusion scan ④ WBC scan
⑤ ^{18}F-FDG whole body PET

15. ①

【문제 16】 뇌 단일광자단층촬영 (brain SPECT) 검사와 관련이 있는 것은 ?

①

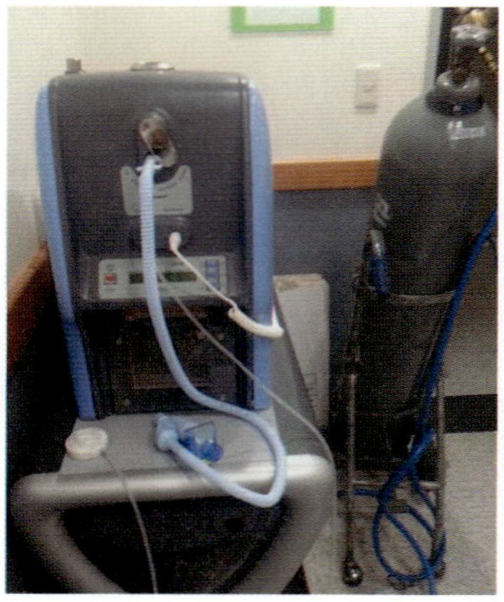

②

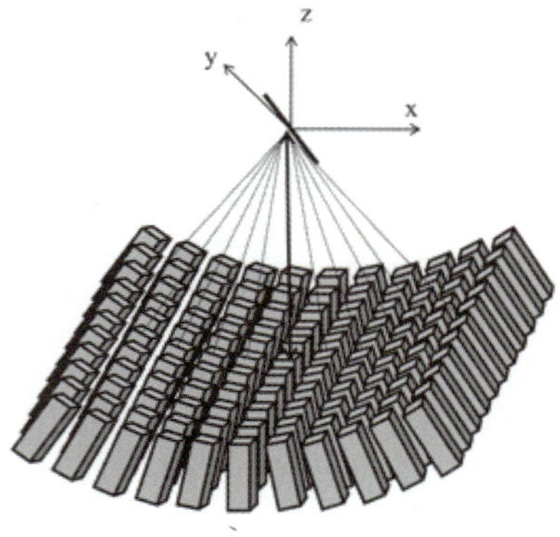

③

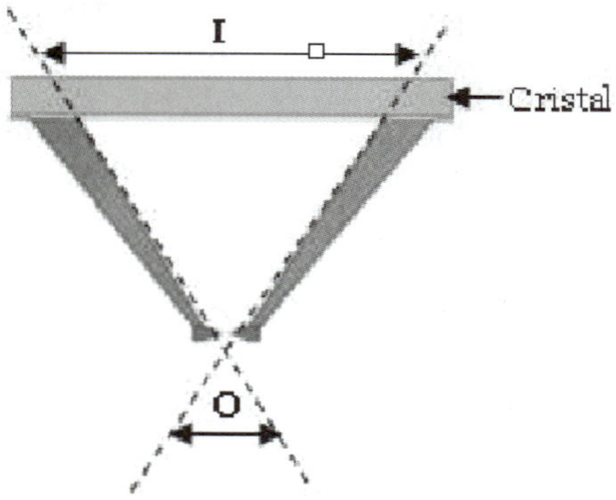

④

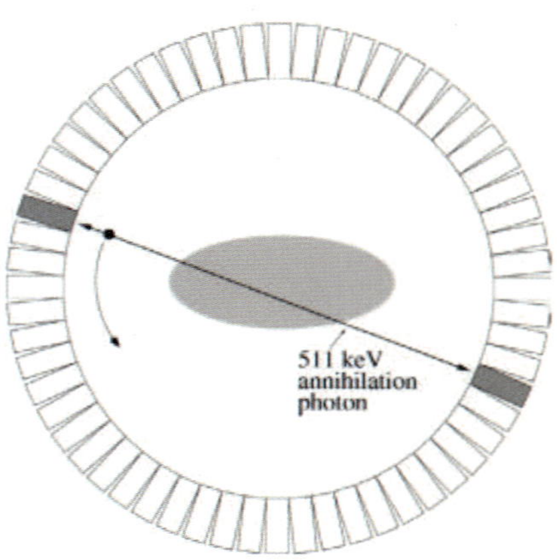

⑤

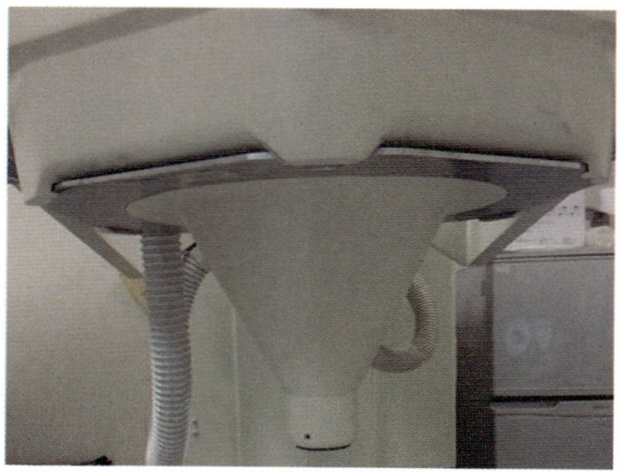

해 설

① ventilator (lung ventilation scan) ② fan beam collimator(분해능이 우수하고 심부에 대한 감도가 좋은 것이 특징으로 뇌영상촬영에 적합) ③ pin hole collimator(단면도) ④ PET scanner(검출원리) ⑤ pin hole collimator

16. ②

【문제 17】 뇌수두증(hydrocephalus)과 관련 있는 검사는 ?

①

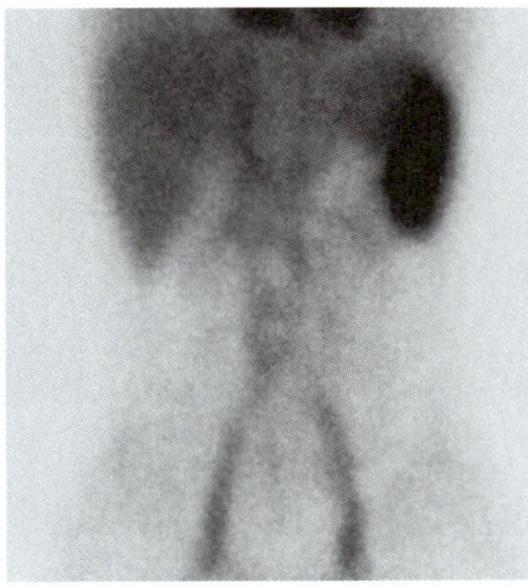

②

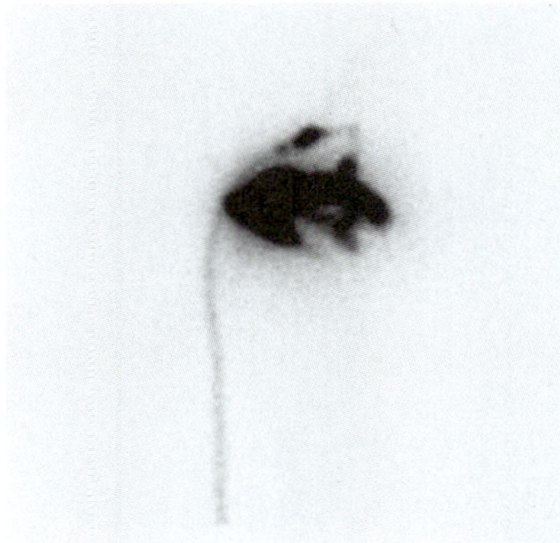

③

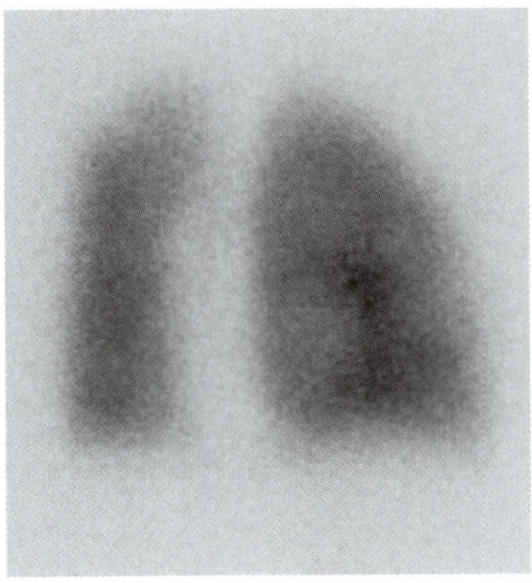

④

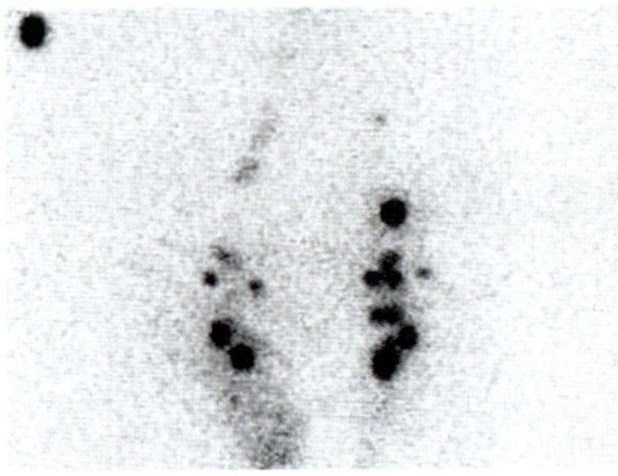

⑤

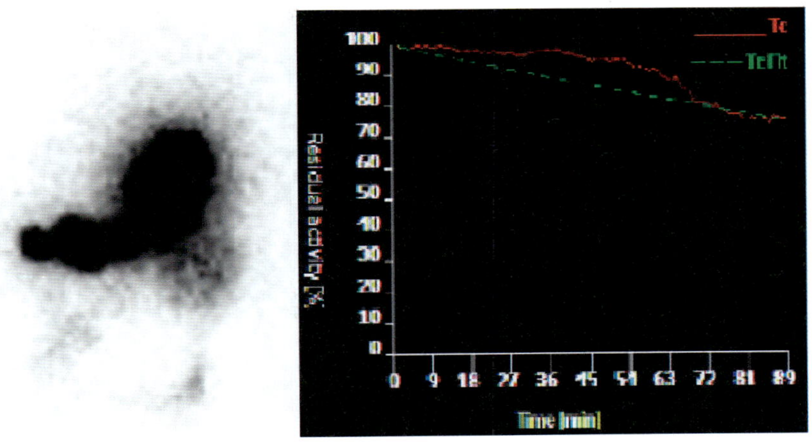

해 설

① GI-bleeding scan ② shunt function test ③ lung perfusion scan ④ lower extremity lymphangiography ⑤ GET(gastric emptying time) scan

17. ②

【문제 18】 혈관을 확장시킬 수 있는 약제인 아세타졸아미드(acetazolamide)를 사용하는 검사로 옳은 것은 ?

①

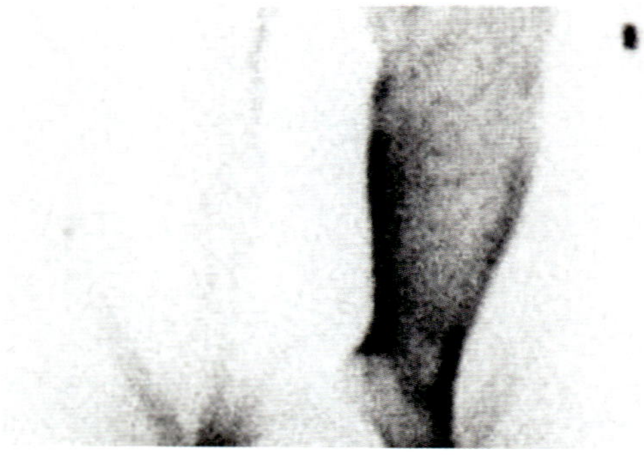

②

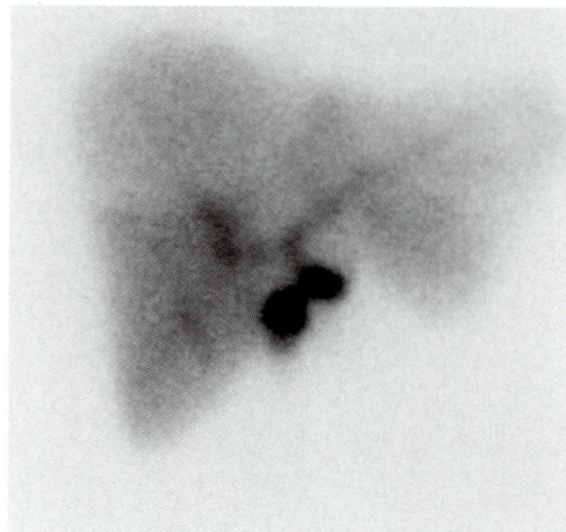

③

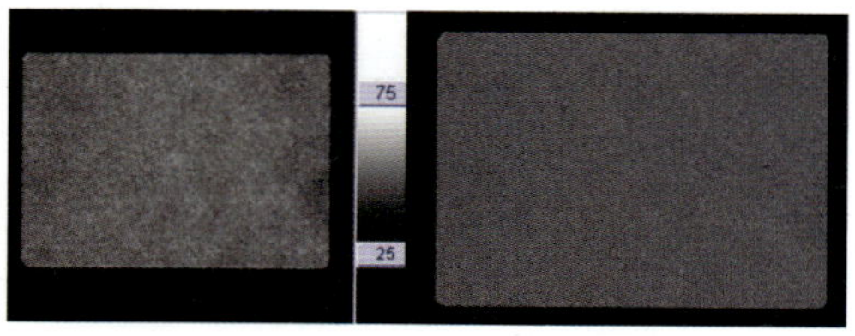

④

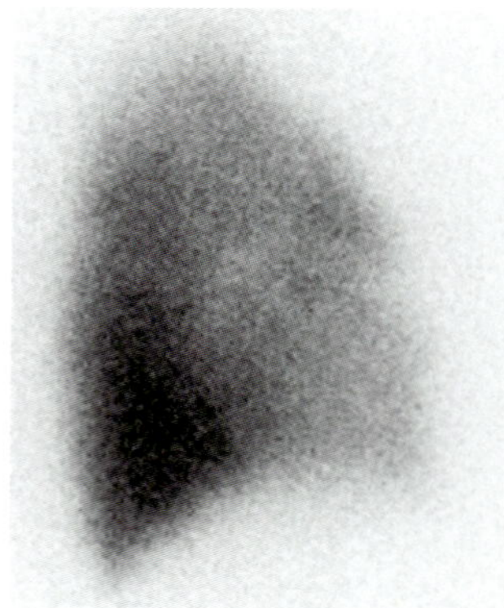

⑤

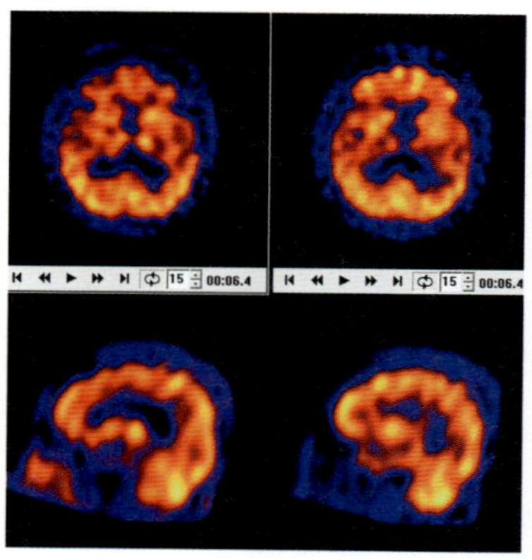

해 설

① lower extremity lymphangiography ② hepatobiliary scan ③ extrinsic uniformity test ④ lung perfusion scan ⑤ brain perfusion SPECT(뇌혈관 질환 의심 또는 진단된 환자인 경우 acetazolamide를 정맥주사하고 brain perfusion DIAMOX SPECT를 할 수 있다)

정답 18. ⑤

【문제 19】 Hoffman 2D brain phantom 으로 옳은 것은 ?

①

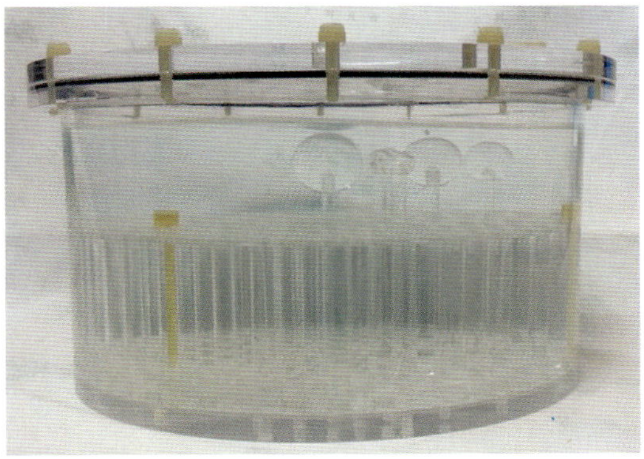

②

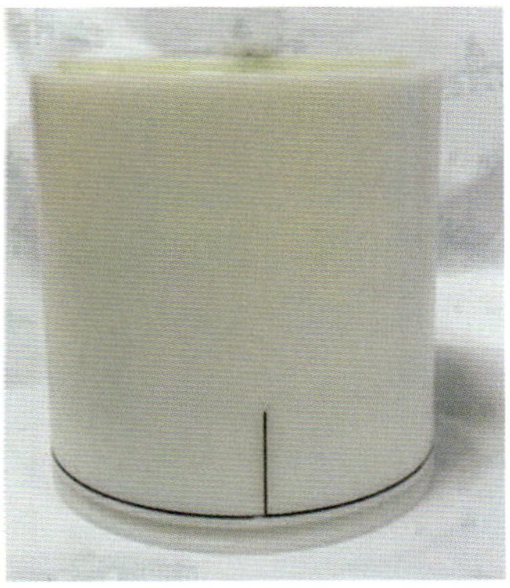

③

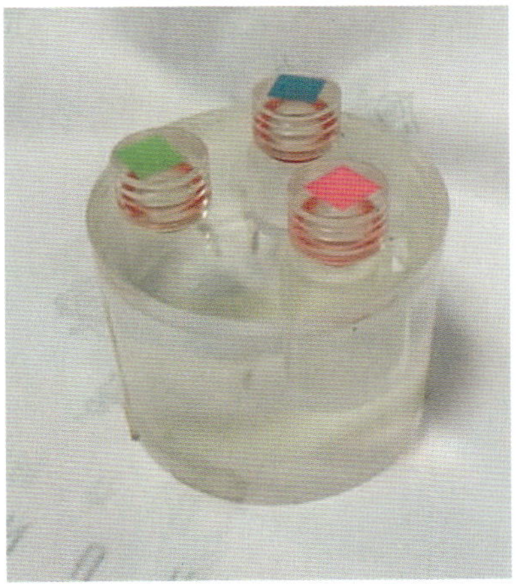

④

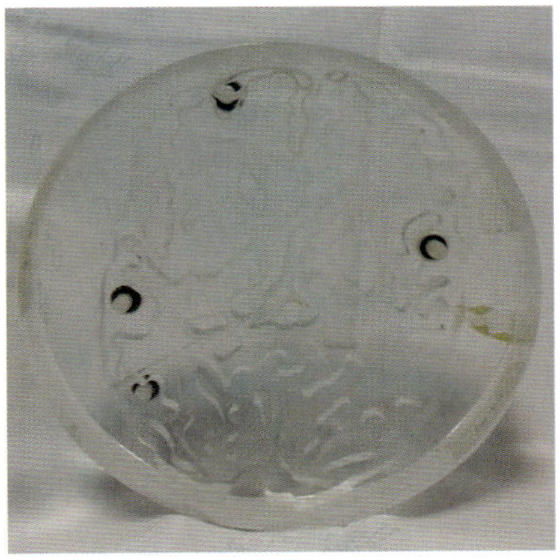

⑤

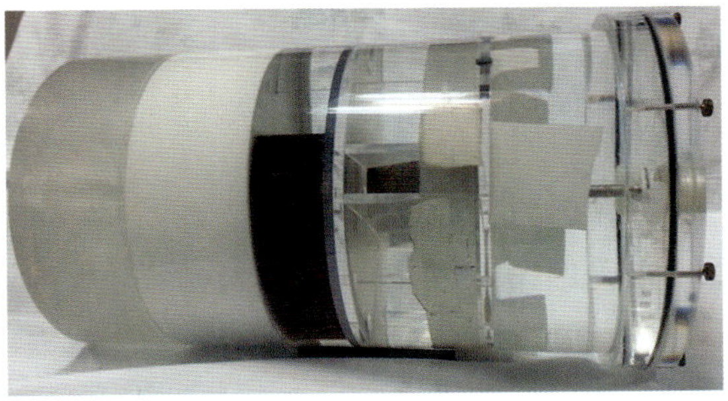

해 설

① elliptical jaszczak phantom ② cylinder phantom ③ micro phantom ⑤ CT performance phantom

19. ④

【문제 20】 뇌수두증(hydrocephalus) 감별을 진단하는 뇌조촬영술(cisternography)과 관련이 있는 것은?

①

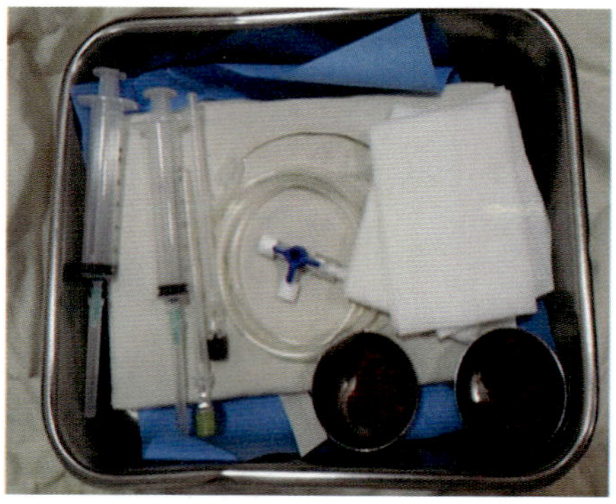

②

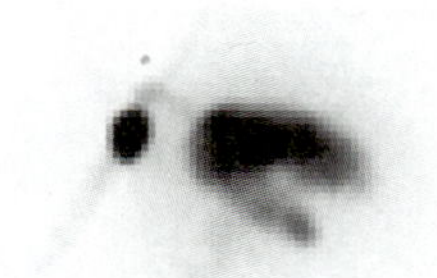

③

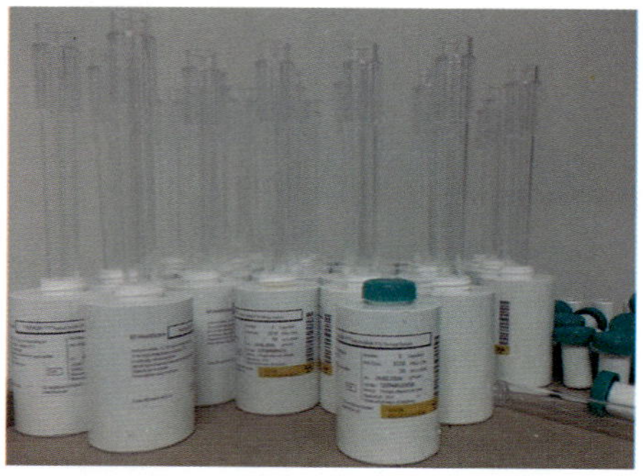

④

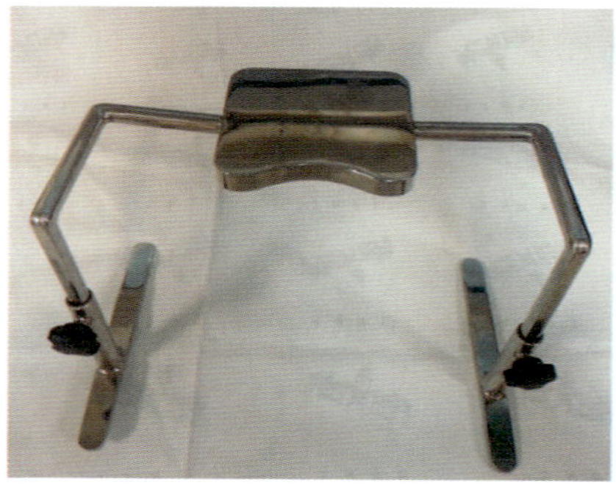

⑤

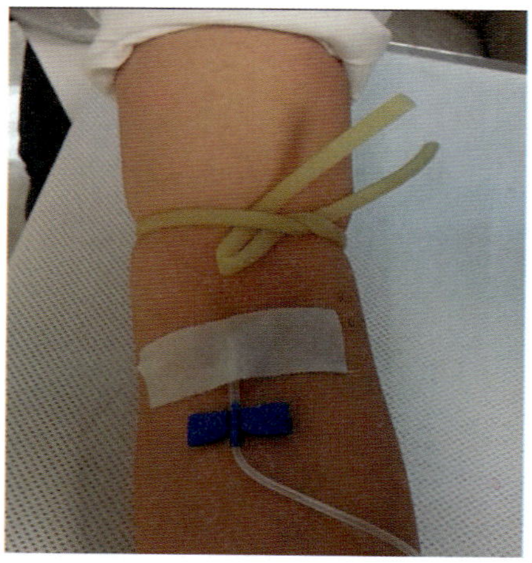

해 설

① 멸균세트(핵종은 무균된 상태와 발열인자가 없는 상태로 주입되어야 하므로 약품의 제조에서 투여될때까지 반드시 무균상태를 유지하야여함) ② shunt function test ③ ^{131}I therapy capsules ④ B-filer ⑤ IV (intra-venous) injection

20. ①

【문제 21】 집적기전이 모세혈관 차단인 영상은?

①
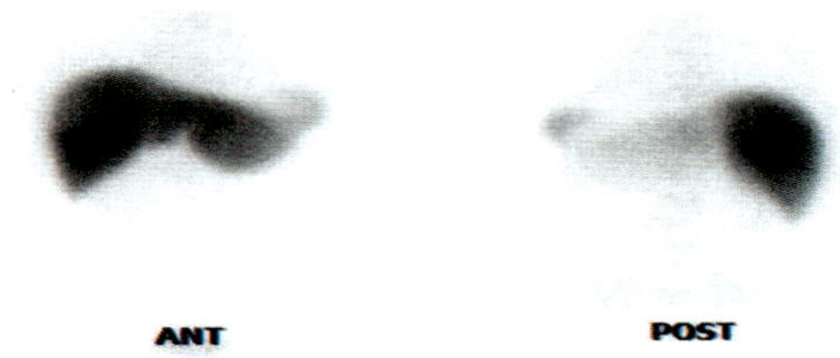

②
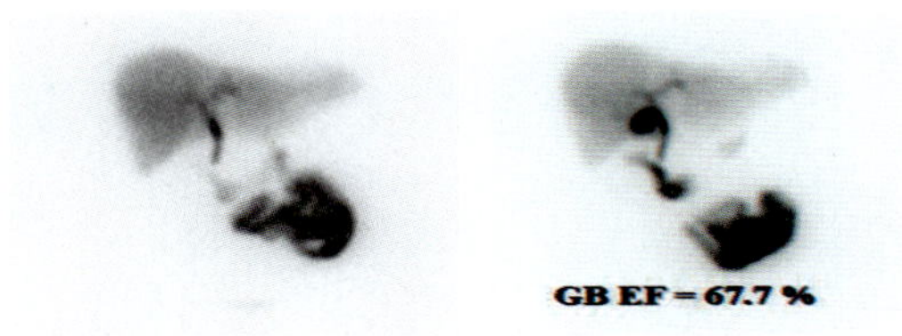

③
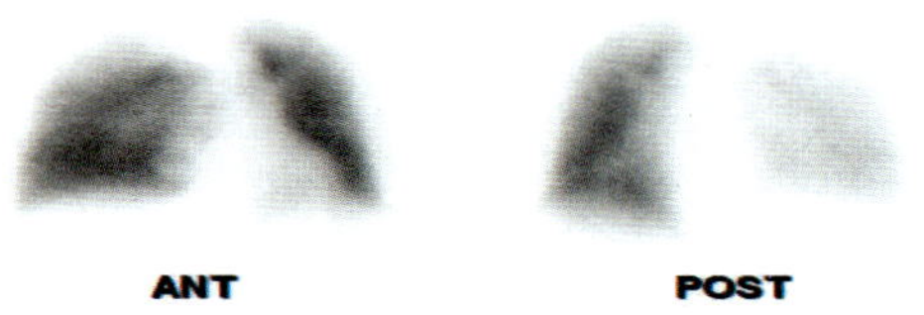

④
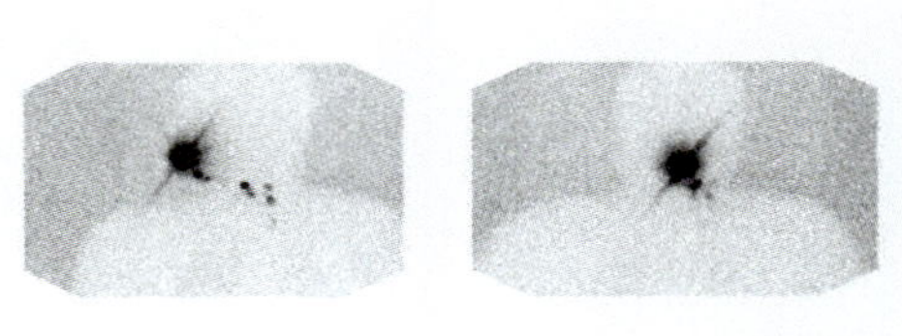

⑤
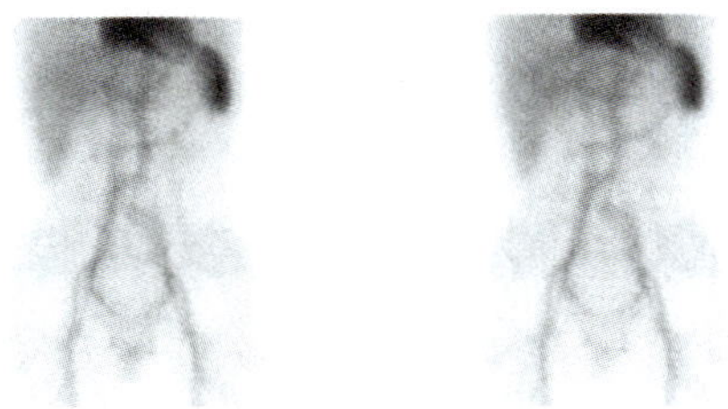

해 설

lung perfusion scan 은 직접기전이 모세혈관 차단이다.

① spleen scan ② hepatobiliary scan ③ lung perfusion scan ④ lymphangiography (tongue region) ⑤ GI-bleeding scan

21. ③

【문제 22】 폐 환기 스캔(lung ventilation scan) 영상으로 옳은 것은 ?

①

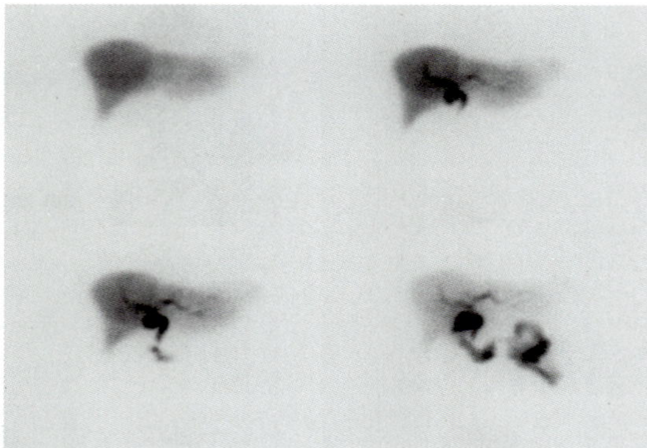

②

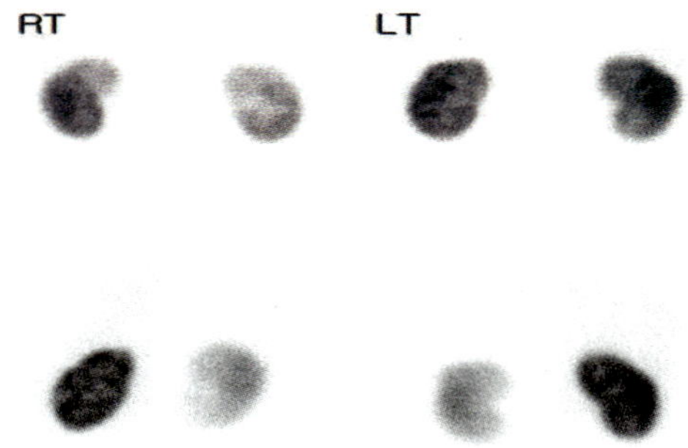

③

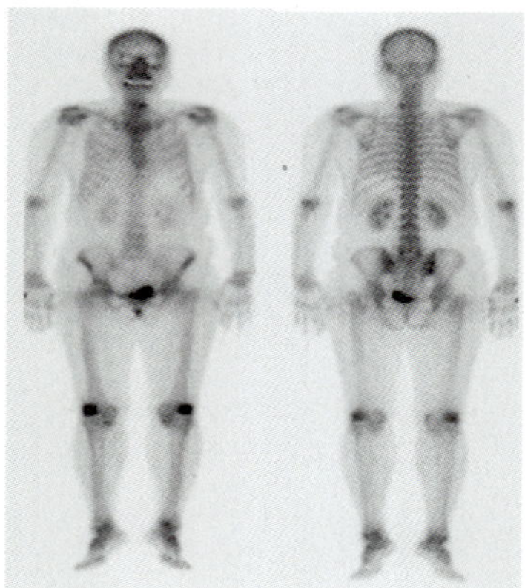

④

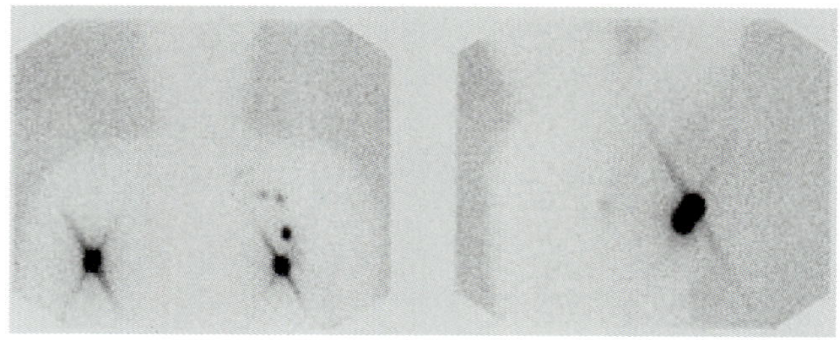

⑤

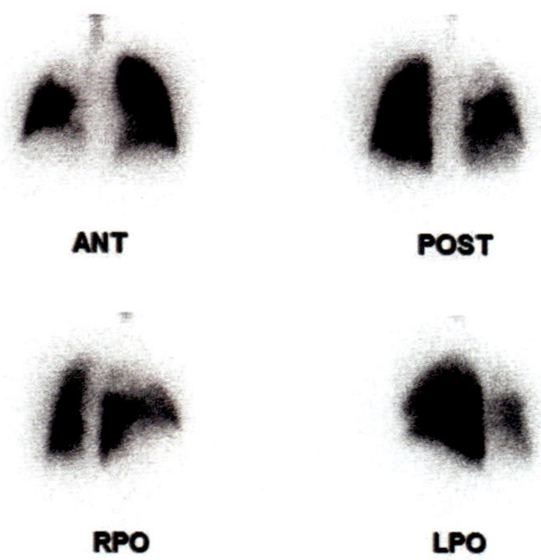

해 설

lung ventilation scan은 기관, 식도, 위에 방사성의약품의 흔적이 나타날 수 있다.
① hepatobiliary scan ② renal static scan ③ bone whole body scan
④ breast lymphangiography ⑤ lung ventilation scan

22. ⑤

【문제 23】 [보기]의 조건을 만족시키는 영상으로 옳은 것은 ?

[보기]

- 입자를 가진 약품에 방사성 동위원소를 표지하여 3 ~ 5 mCi로 검사를 진행한다.
- 모세혈관 차단에 의해 방사성의약품이 장기에 분포된다.

①

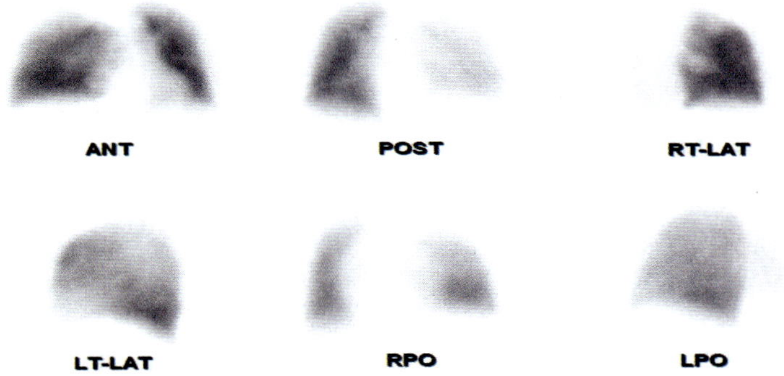

②

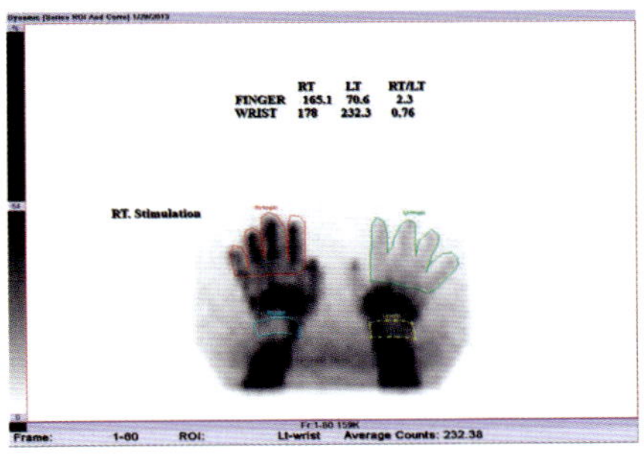

③

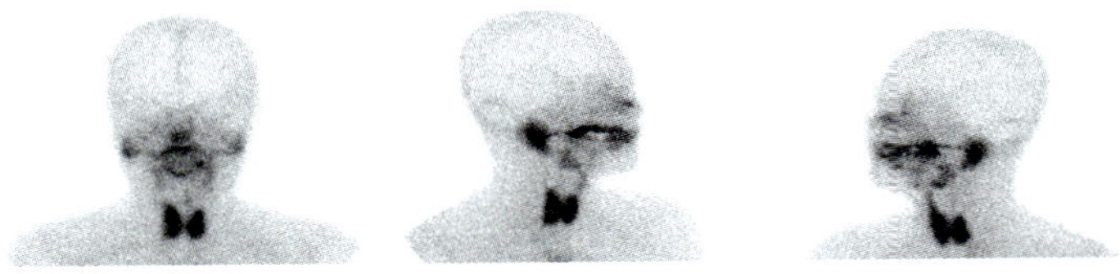

④

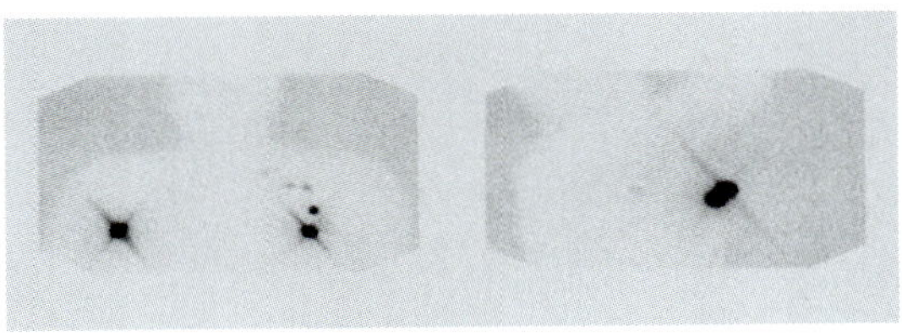

⑤

해 설

[보기]의 내용은 lung perfusion scan에 대한 설명이다.

① lung perfusion scan ② raynaud's scan ③ salivary scan ④ breast lymphangiography ⑤ cisternography

23. ①

【문제 24】 정맥주사로 검사를 시행한 것은 ?

①

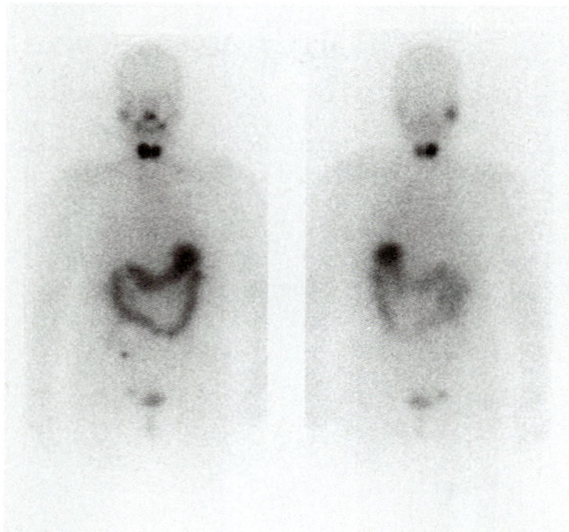

②

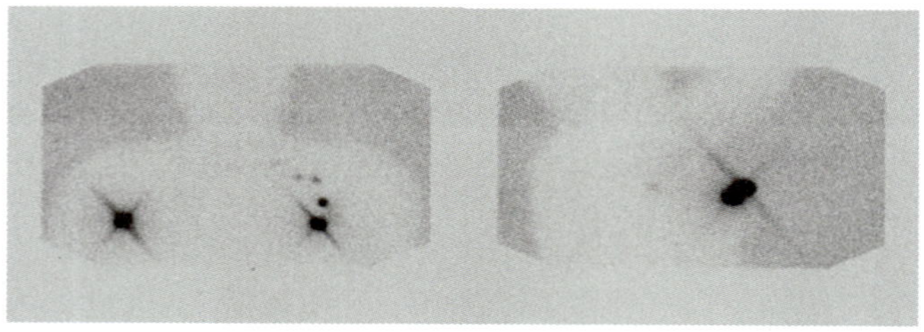

③

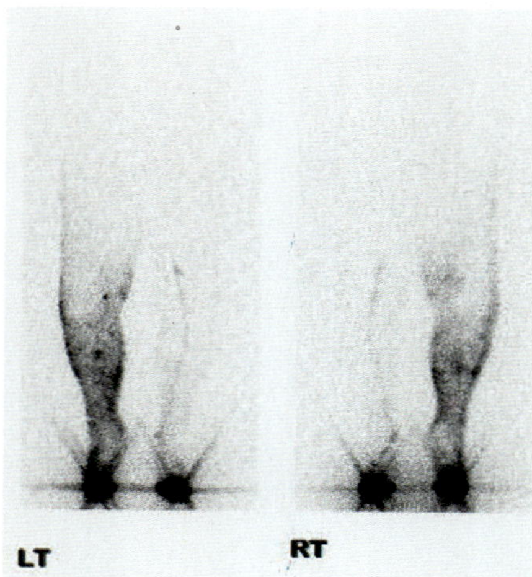

④

⑤

해 설

① ^{131}I whole body scan(경구투여) ② breast lymphangiography(피하주사) ③ lower extremity lymphangiography(피하주사) ④ lung perfusion scan(정맥주사) ⑤ cisternography(요추천자)

24. ④

【문제 25】 전처치로 금식과 무관한 검사는 ?

①

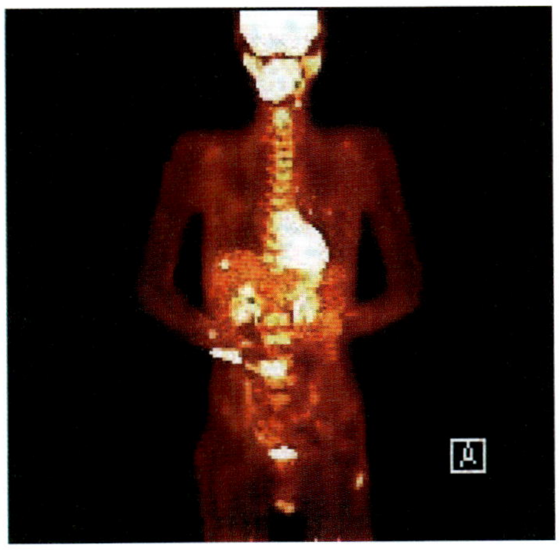

②

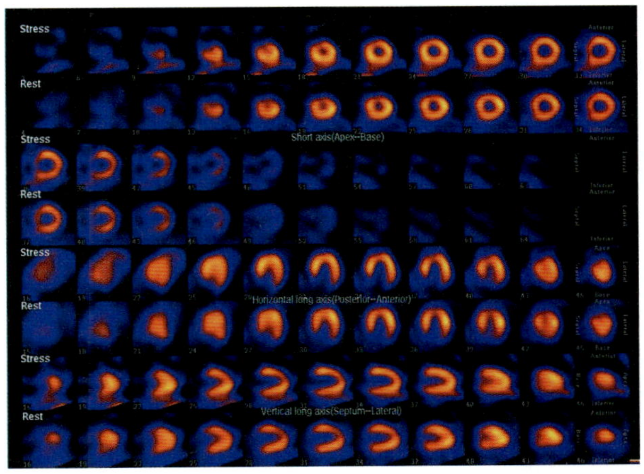

③

④

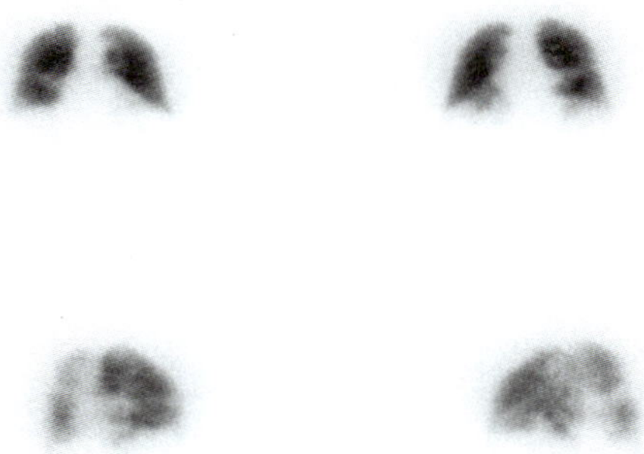

⑤

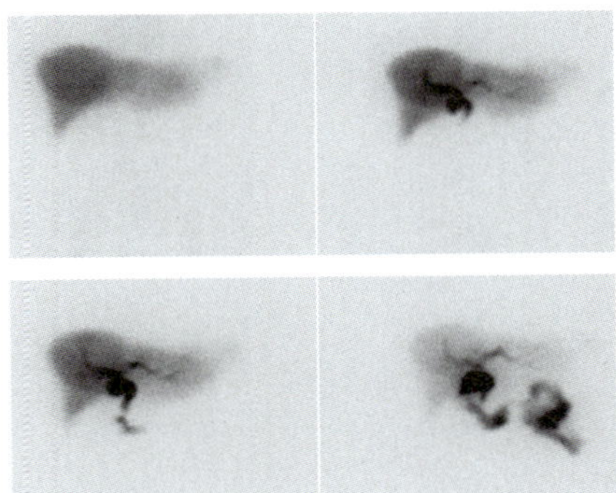

해 설

금식이 필요한 검사 : ① 18F-FDG whole body PET ② myocardial perfusion SPECT ③ GET(gastric emptying time) scan ⑤ hepatobiliary scan 금식이 필요 없는 검사 : lung perfusion scan

25. ④

【문제 26】 폐 관류 스캔(lung perfusion scan)시 사용하는 약품은 ?

①
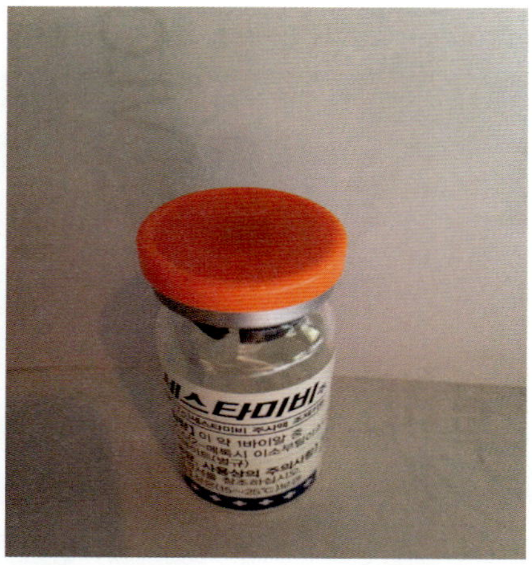

②
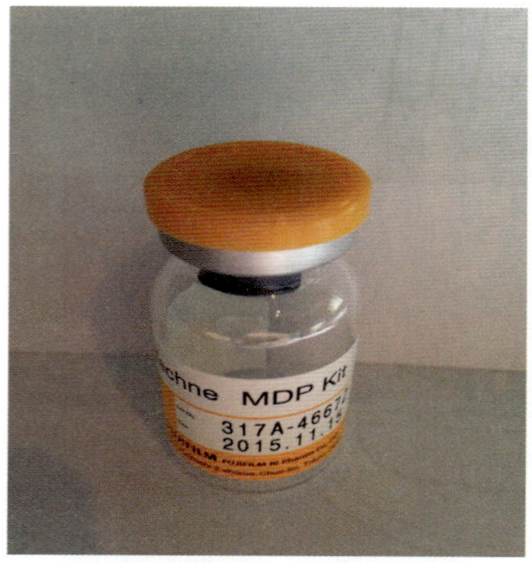

③
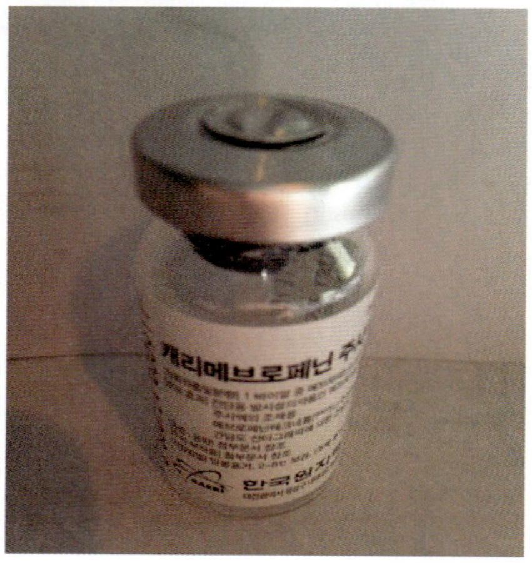

④
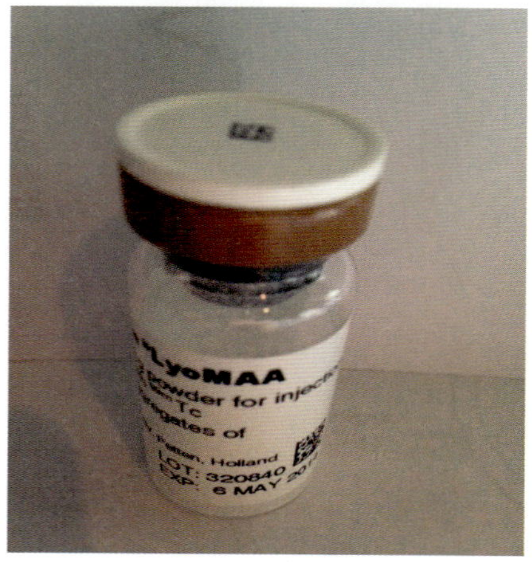

⑤
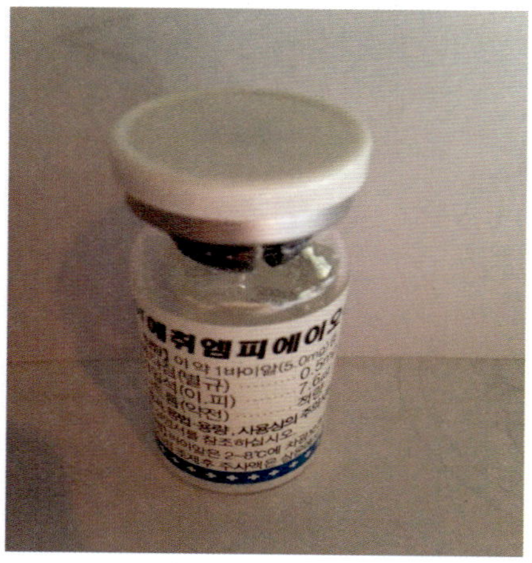

해 설

① MIBI - myocardial perfusion SPECT, parathyroid scan, breast tumor scan
② MDP - bone scan, 3-phase scan
③ mebrofenin - hepatobiliary scan
④ MAA - lung perfusion scan
⑤ HMPAO - brain perfusion SPECT

26. ④

【문제 27】 폐 환기 검사 (lung ventilation scan)와 관련 있는 것은?

①
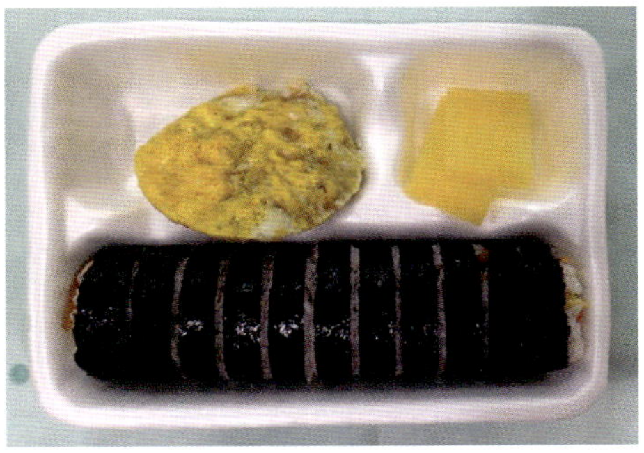

②
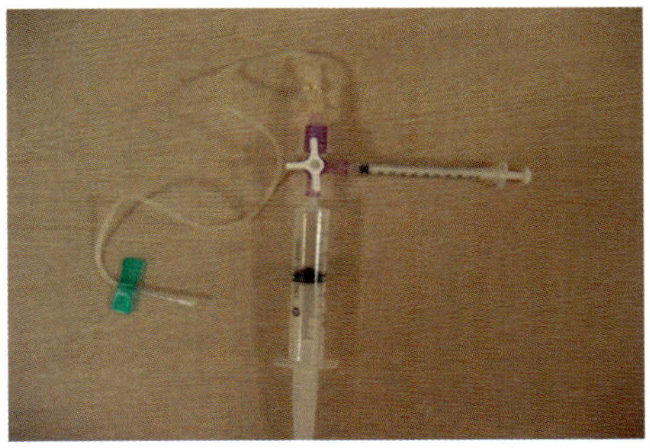

③
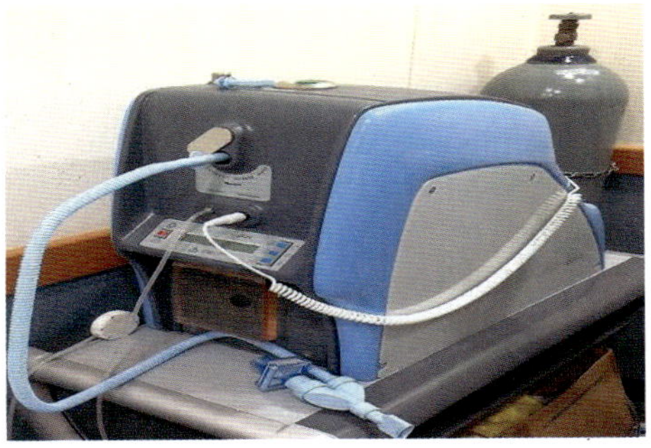

④
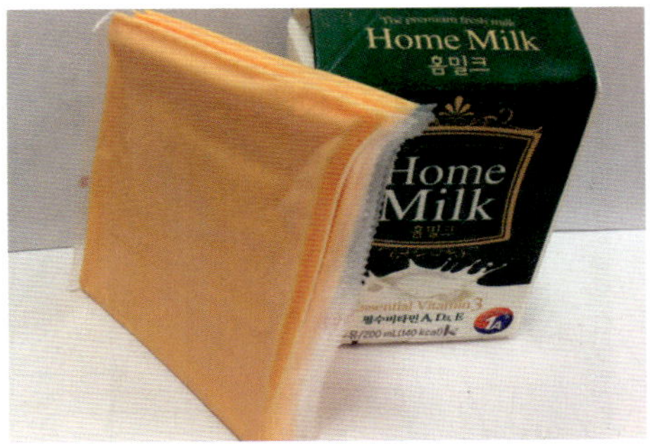

⑤
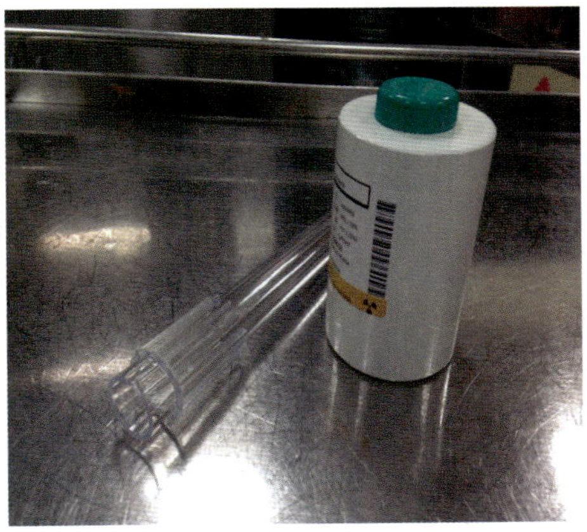

해설

① GET (gastric emptying time) scan을 하기 위한 고형식(계란찜) ② 핵의학 검사에서 dymamic scan을 하기 위해 사용하는 3-way syringe이지만 lung ventilation scan은 정적검사 (static image) 이므로 이와는 관계 없음 ③ lung ventilation scan 을 위한 장비 ④ hepatobiliary scan을 위한 지방식 (fatty meal) ⑤ ^{131}I captsule straw로 외과적 수술로 절제한 갑상선암의 잔여조직을 치료하기 위해 사용

정답 27. ③

【문제 28】 병변이 음성상(cold lesion)으로 나오는 영상은 ?

①
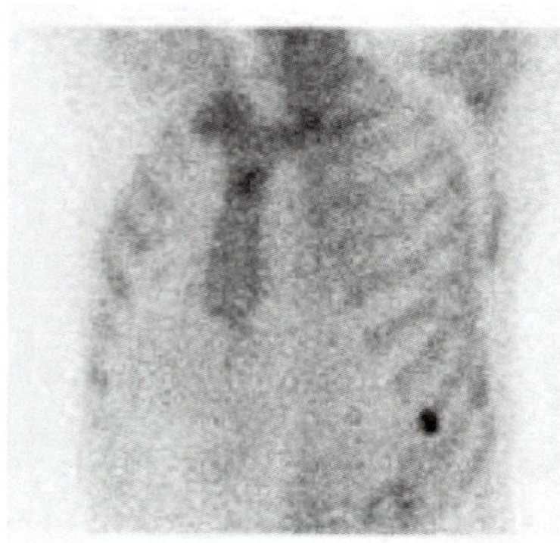

②
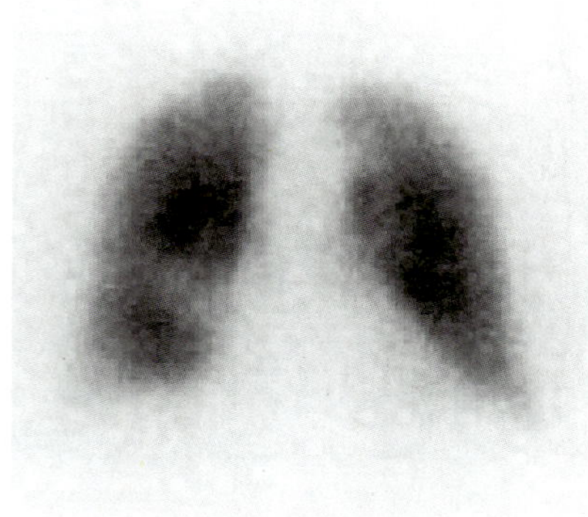

③
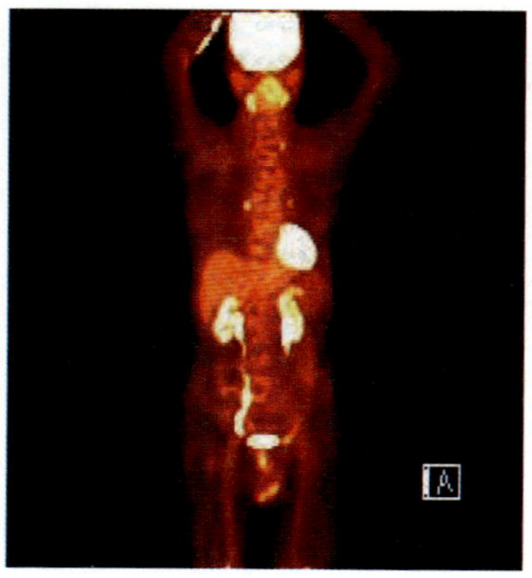

④
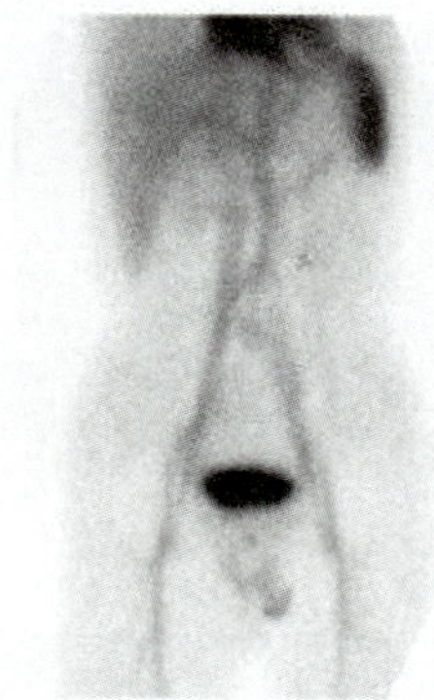

⑤
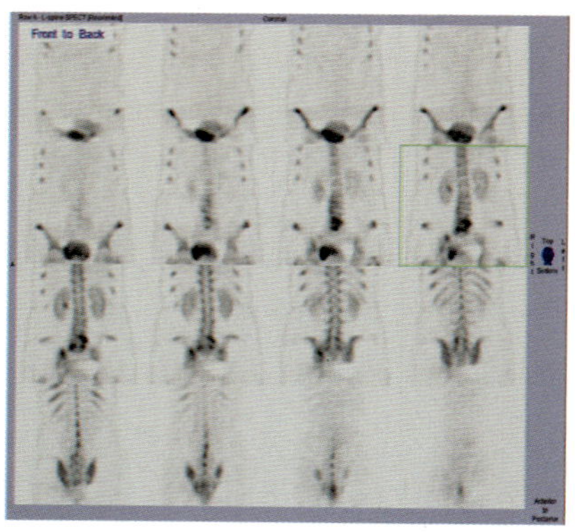

해 설

① bone scan에서는 병변이 양성(hot lesion)으로 영상에 표현된다. ② lung perfusion scan 은 병변이 음성(cold lesion)으로 영상에 표시된다. ③ PET은 병소가 양성(hot lesion)으로 영상에 표현된다. ④ GI-bleeding scan은 출혈 소견이 양성(hot lesion)으로 영상에 표시된다. ⑤ bone SPECT는 병변이 양성(hot lesion)으로 표현이 된다.

28. ②

【문제 29】 정맥주사 10분 경과 후 정적영상(static image)을 얻는 검사는 ?

①

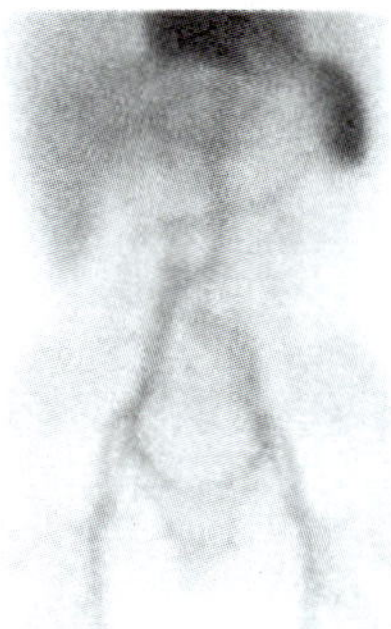

②

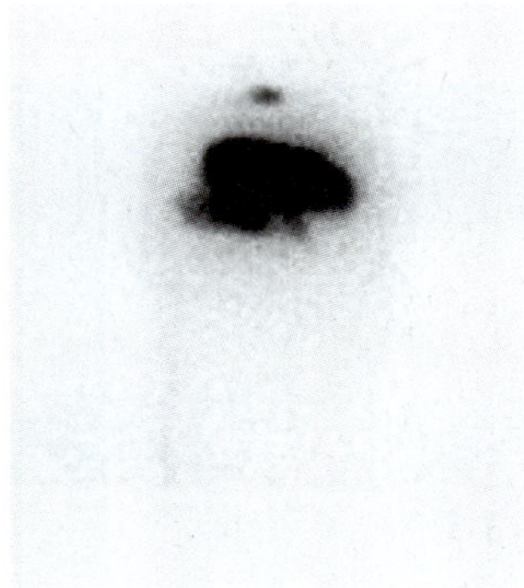

③

④

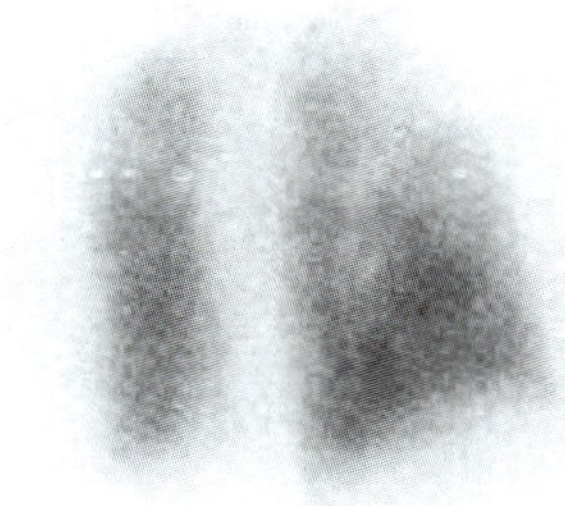

⑤

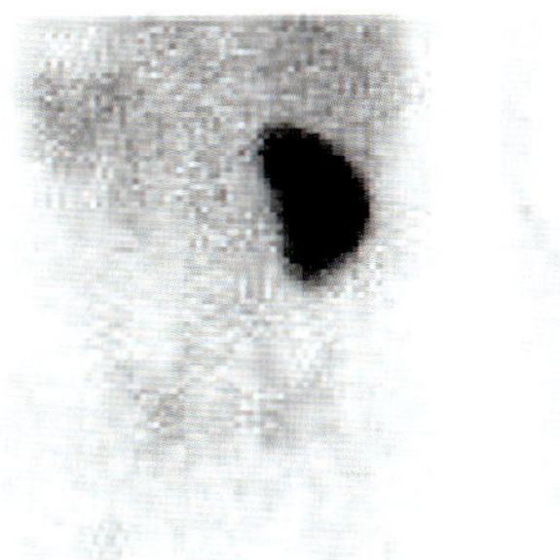

MAG3

해 설

① GI-bledding scan 로 동적영상(dynamic image)을 얻은 후, 정적영상(static image)을 얻으므로 정적영상만 필요한 검사는 아니다. ② shunt function test로 검사 시작 약 1분간 동적영상(dynamic image)으로 검사를 진행한다. ③ 3-phase scan에서 첫 번째 단계인 동적영상(dynamic image)이다 . 동적영상(dynamic image), 혈액풀영상(blood pool image), 지연영상(delayed image)의 단계를 거치므로, 3-phase scan에서도 동적영상이 필요하다. ④ lung perfusion scan으로 정적검사로만 검사를 진행한다. ⑤ renal MAG_3 dynamic scan이다. 신장검사는 약 30분간 동적검사로 진행된다.

29. ④

【문제 30】 140 keV의 에너지를 이용한 검사는 ?

①

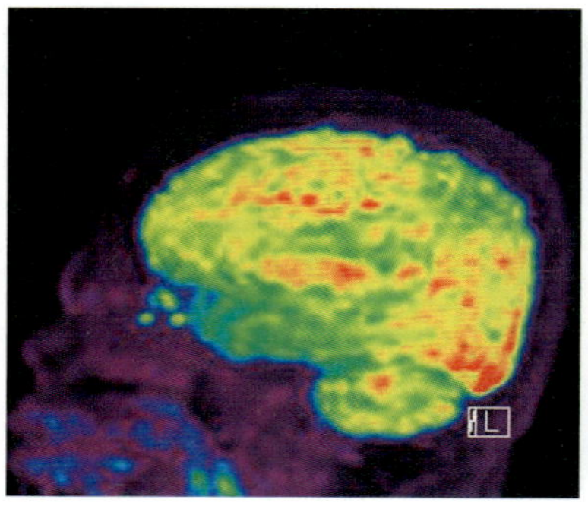

②

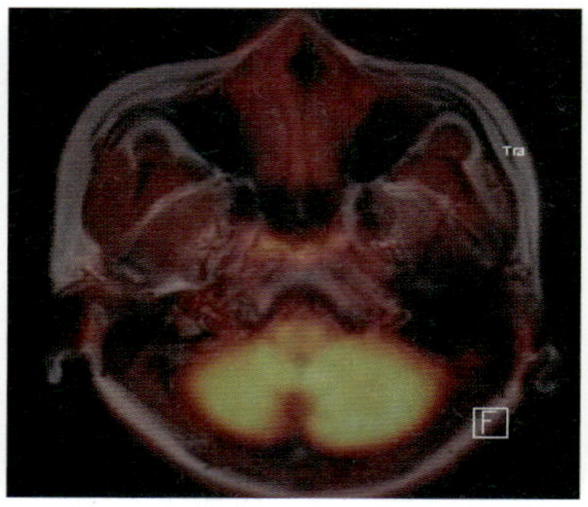

③

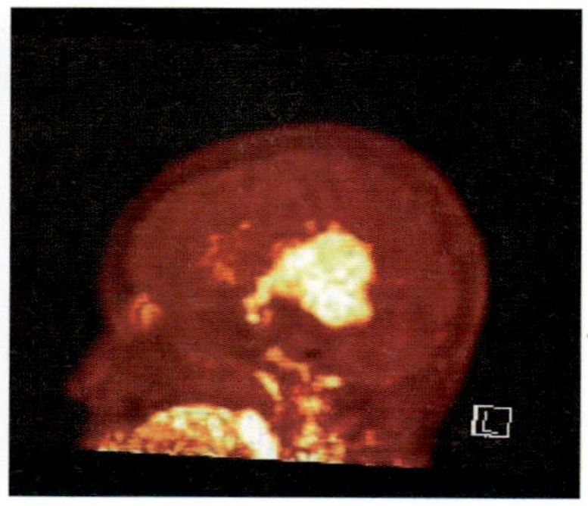

④

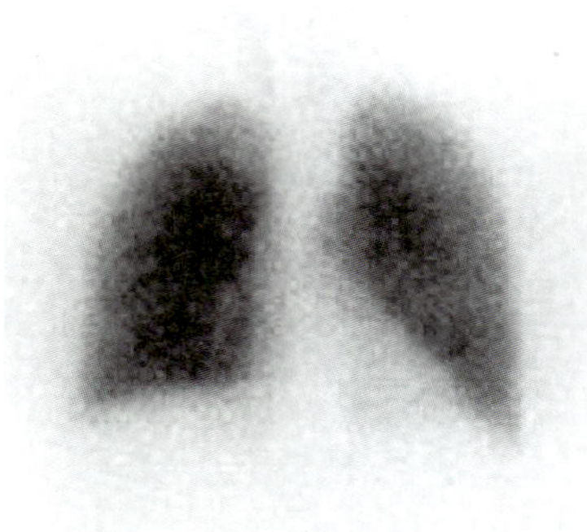

⑤

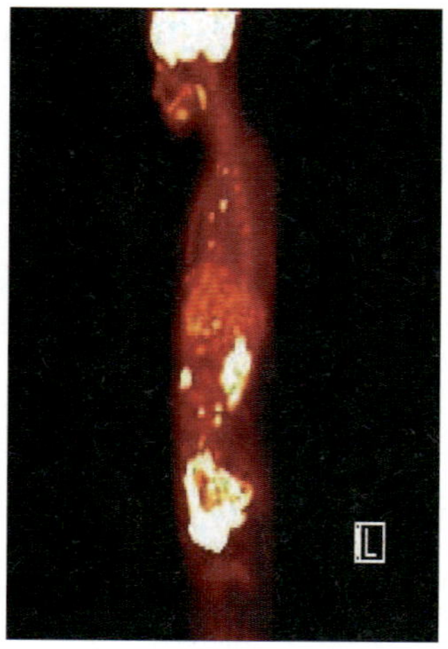

해 설

^{99m}Tc은 140 keV의 에너지를 가지고 있다. 반면에 양전자방출단층촬영(positron emission tomography, PET)은 소멸복사를 통한 511 keV의 감마선을 사용한다.

① ^{18}F-FDG brain PET ② PET-MRI fusion image ③ ^{11}C-methionine brain PET ④ lung perfusion scan으로 ^{99m}Tc-MAA를 이용한다. ⑤ ^{18}F-FDG whole body PET

30. ④

【문제 31】 [보기] 사진과 관련이 있는 검사는 ?

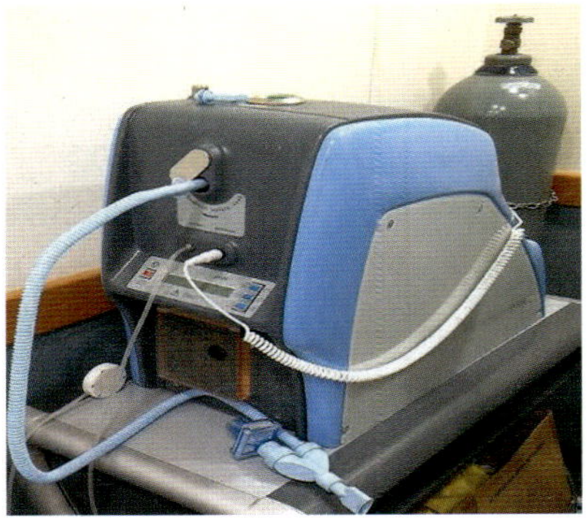

[보기]

①

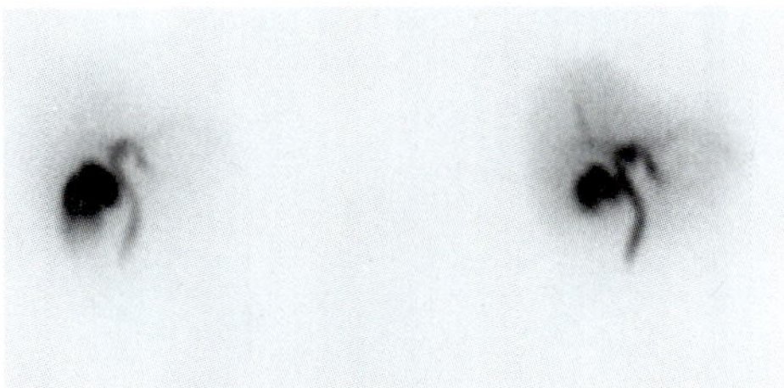

②

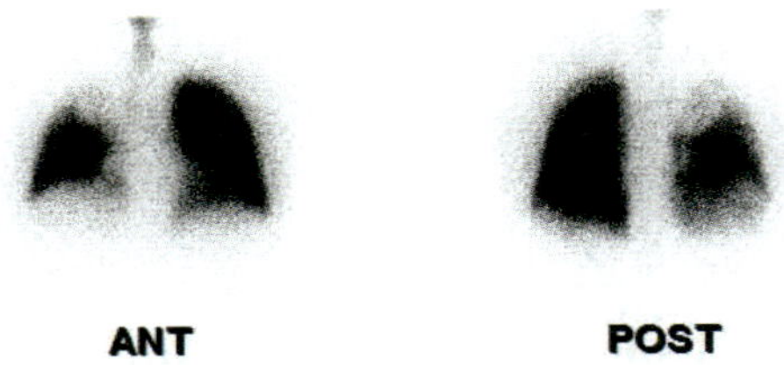

③

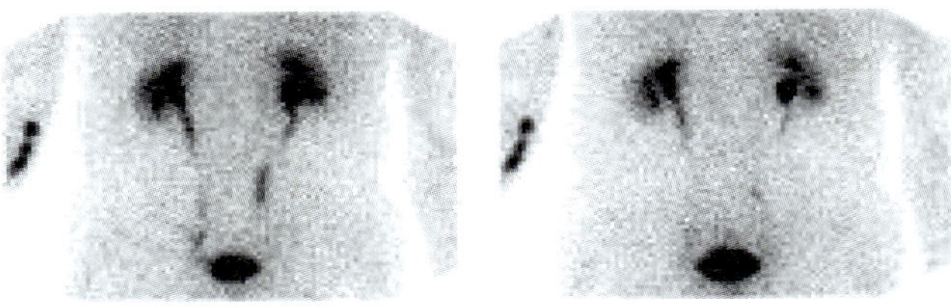

④

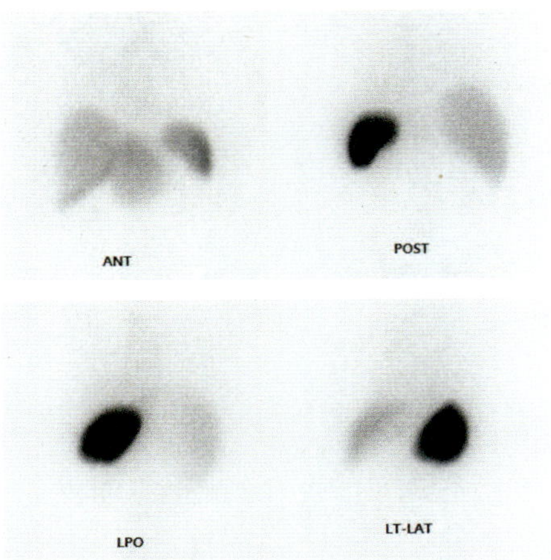

⑤

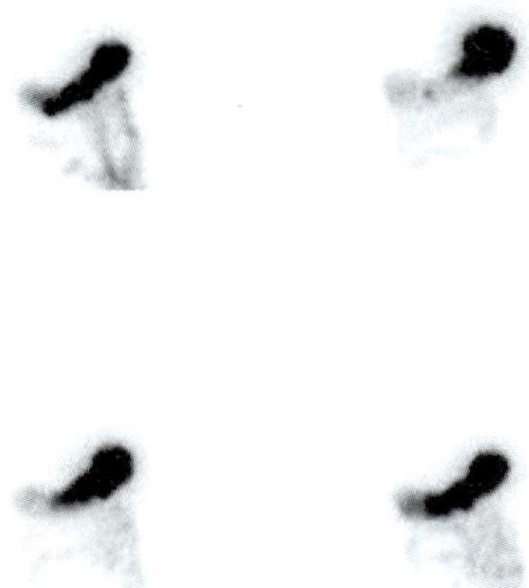

해 설

[보기] 사진은 lung ventilation scan을 위한 technegas generator 이다.
① hepatobiliary scan ② lung ventilation scan ③ renal dynamic scan ④ spleen scan
⑤ GET (gastric emptying time) scan

정답

31. ②

【문제 32】 방사성의약품이 장기에 균일한 분포가 되도록 앙와위 자세를 취해야하는 검사는 ?

①
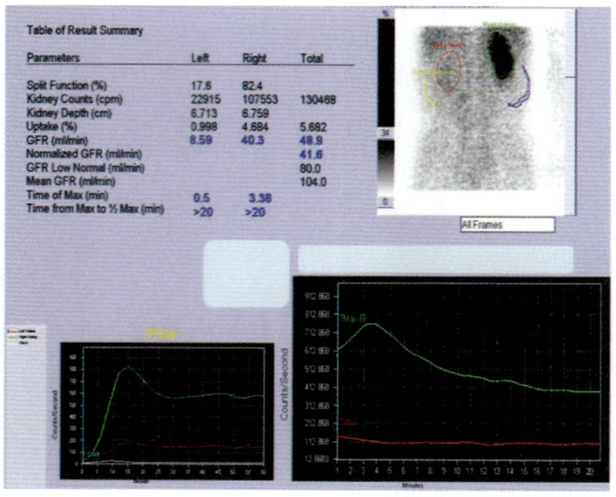

②
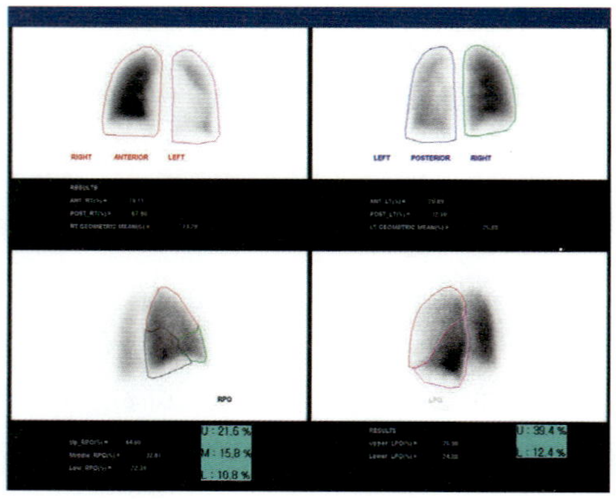

③
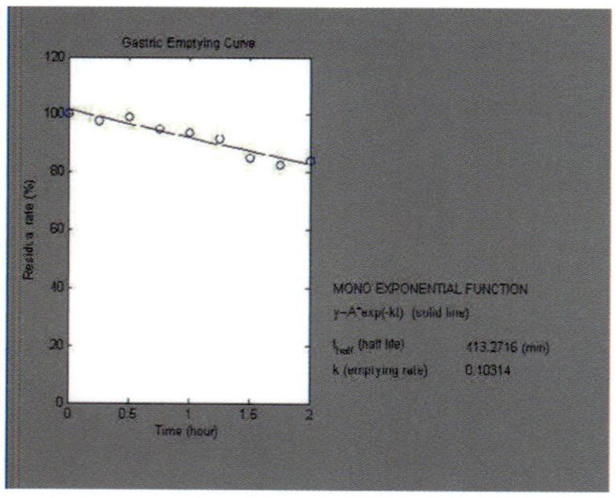

④
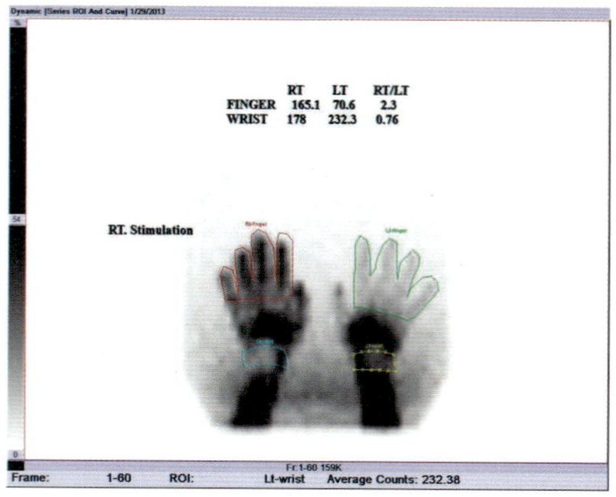

⑤
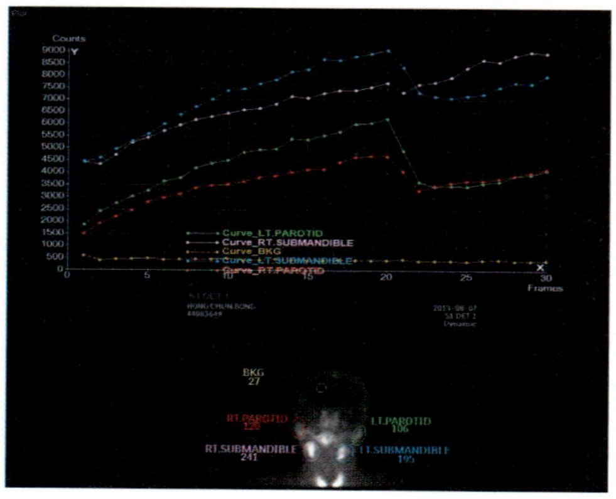

해 설

lung perfusion scan시 주사 전 앙와위 자세로 누워 폐가 골고루 펴지도록 하며 주사 후 5~10분 동안 계속하여 앙와위 자세를 유지하여 방사성의약품의 균일한 분포가 장기에 이루어지도록 한 후 scan을 실시한다.

① renal dynamic scan ② lung perfusion scan ③ GET (gastric emptying time) scan 결과 ④ raynaud' s scan ⑤ salivary dynamic scan

32. ②

【문제 33】 관심영역(ROI : region of interest) 설정 후 정량적 분석값을 도출하는 검사는 ?

①

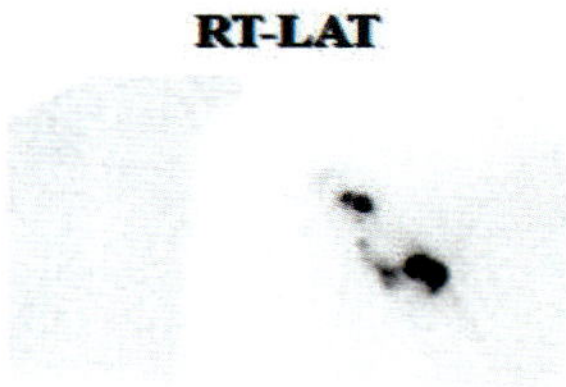

②

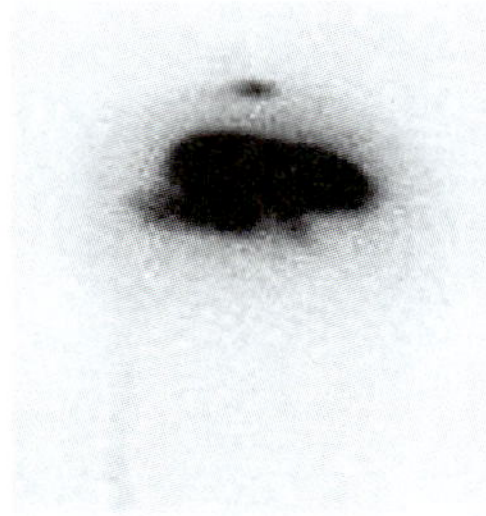

③

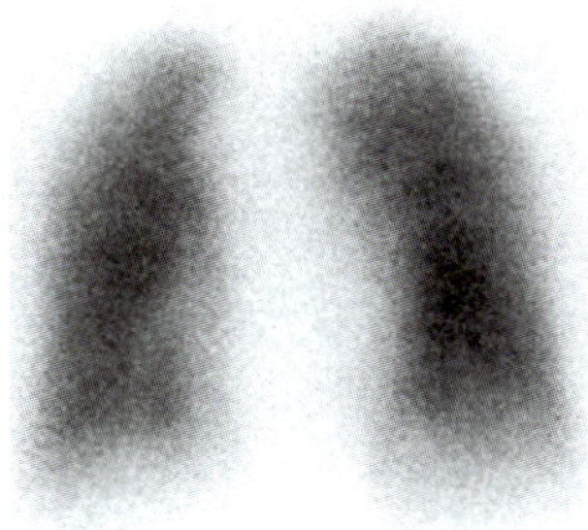

④

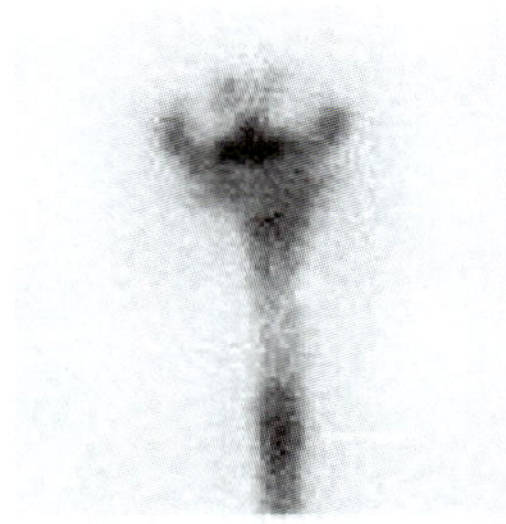

⑤

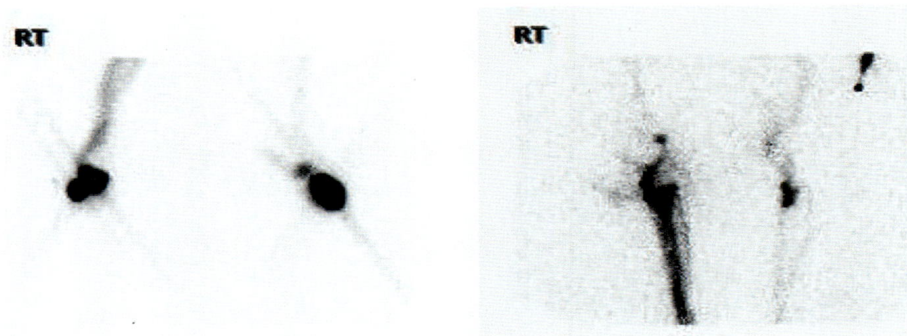

해 설

lung perfusion scan 은 아래 그림과 같이 ROI를 설정하여 그에 따른 정량적인 분석값을 얻을 수 있다.

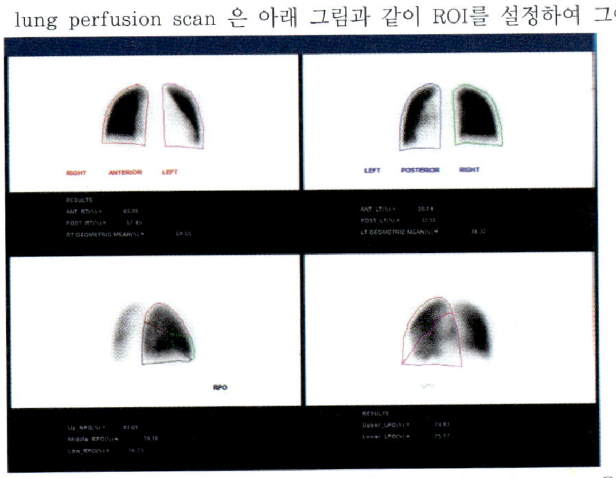

① breast lymphangiography scan ② shunt function test ③ lung perfusion scan ④ cisternography
⑤ lower extremity lymphangiography

33. ③

【문제 34】 폐 관류 스캔(lung perfusion scan)으로 옳은 것은 ?

①

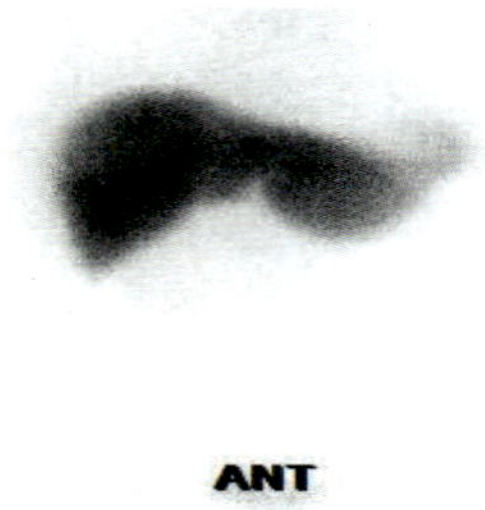

②

③

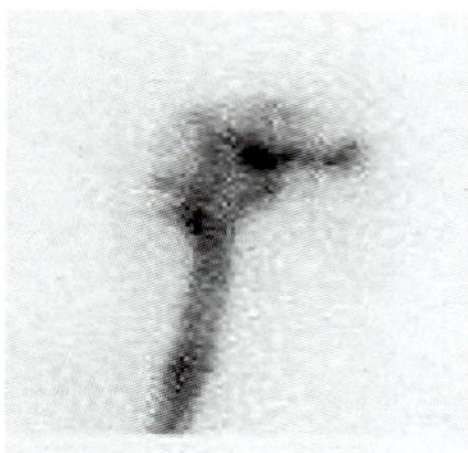

④

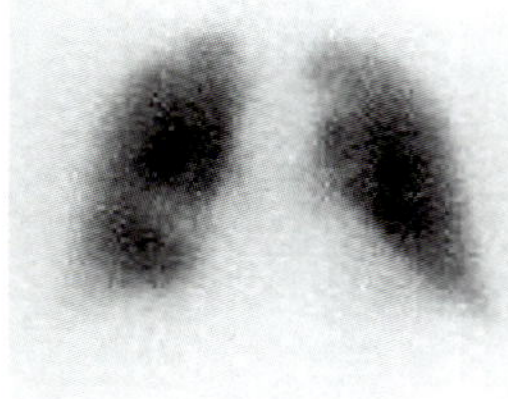

⑤

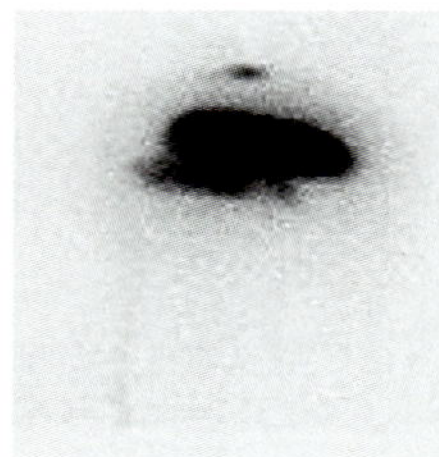

해 설

① spleen scan ② renal static scan ③ cisternography ④ lung perfusion scan ⑤ shunt function test

34. ④

【문제 35】 혈관 확장제인 아데노신, 도부타민, 디피리다몰 등을 부하약제로 사용하는 검사는 ?

①
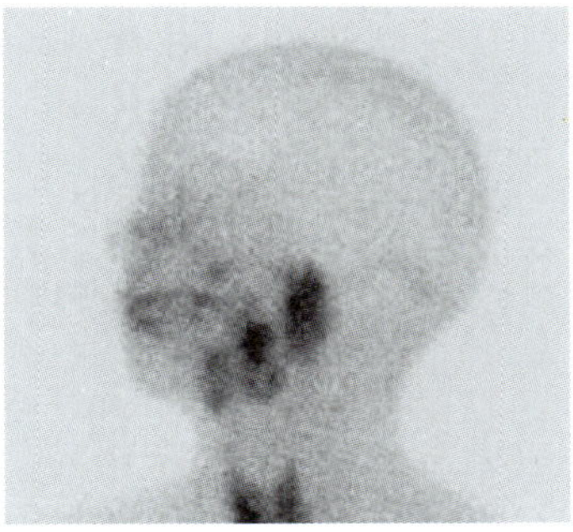

②
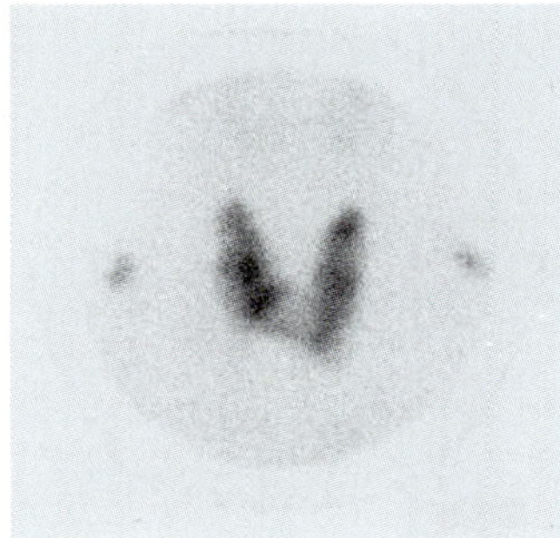

③
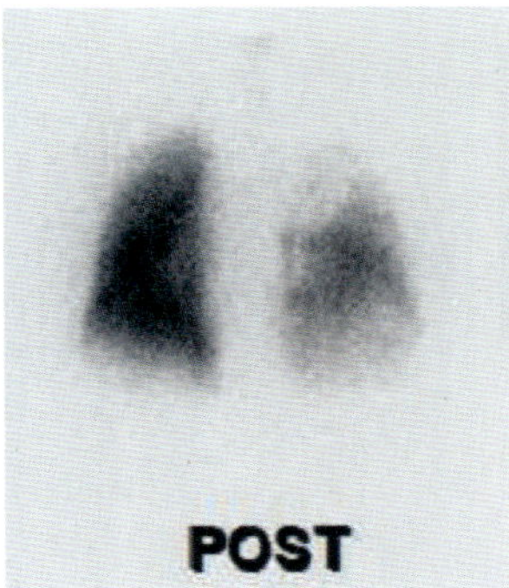

④
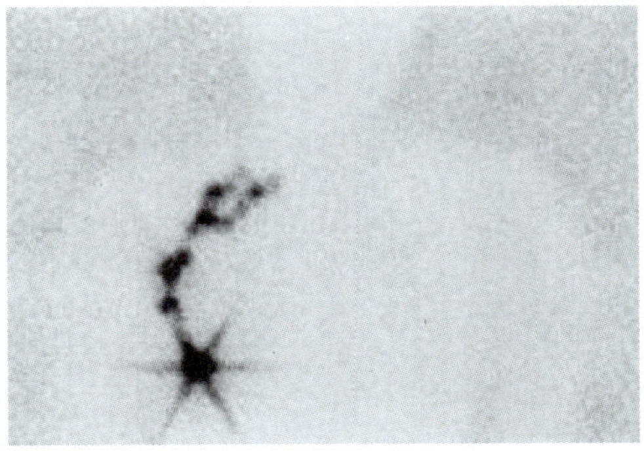

⑤
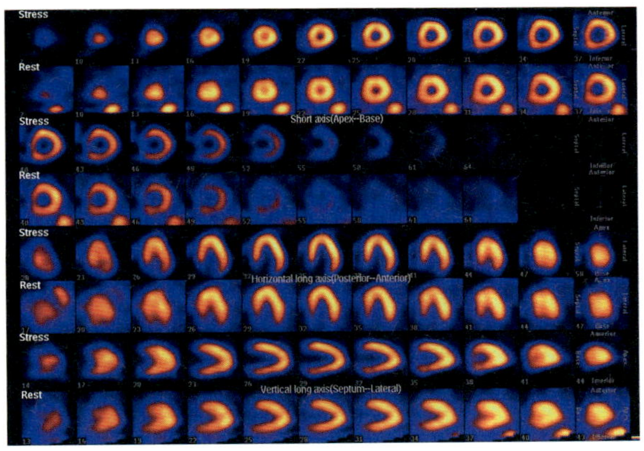

해 설

혈관 확장제인 아데노신, 도부타민, 디피리다몰 등은 심근관류 검사(myocardial perfusion SPECT) 검사에서 심근의 부하를 위한 약제로 사용하고 있다.

① salivary scan ② thyroid scan ③ lung perfusion scan
④ breast lymphangiography ⑤ myocardial perfusion SPECT

정답

35. ⑤

【문제 36】 외경정맥에 순간주사(bolus injection)의 정확도가 가장 중요한 검사는 ?

①
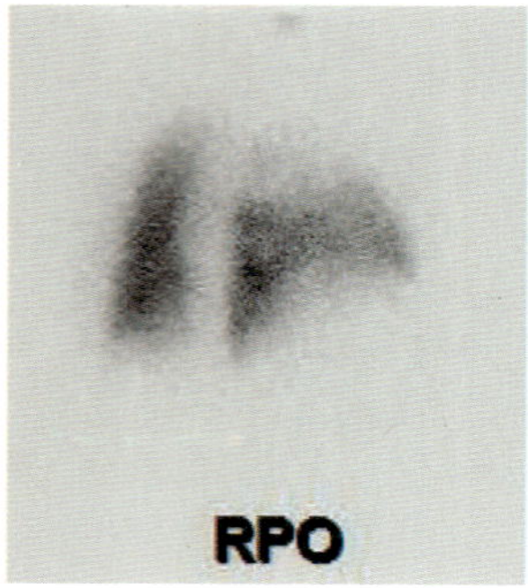

②
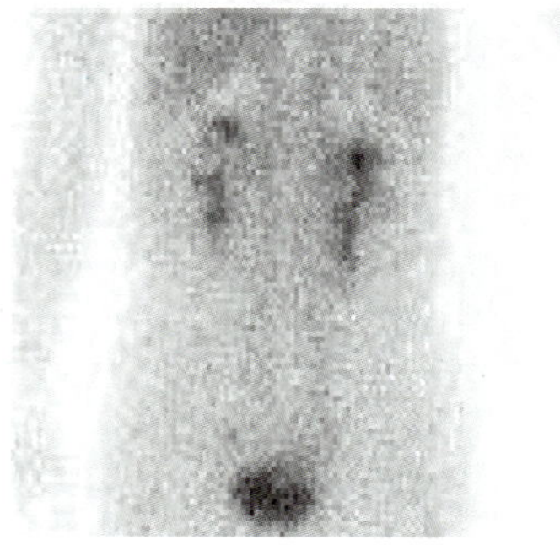

③
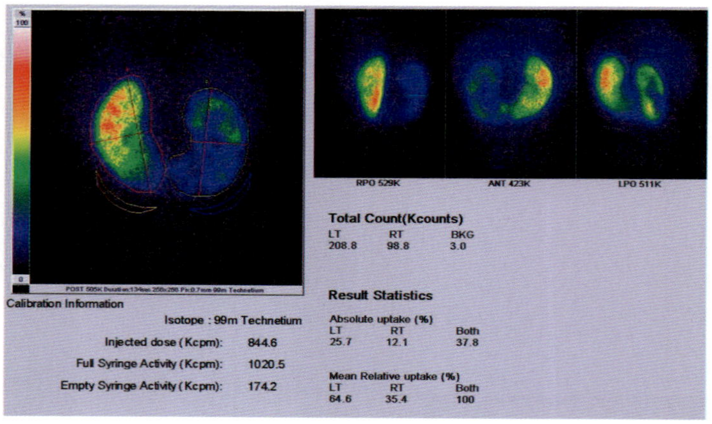

④
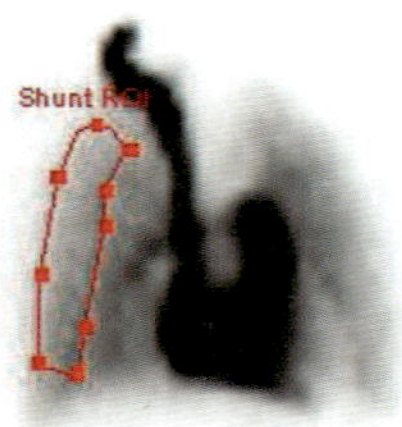

⑤
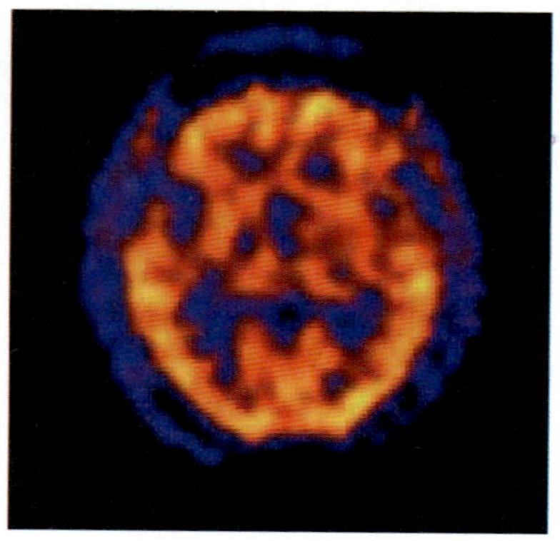

해 설

Heart single pass scan에서는 상대정맥에서 가장 가까운 외경정맥에 방사성동위원소를 순간주사(bolus injection) 함으로써 방사성동위원소의 연장(prolongation) 및 분절(fragmentation)이 발생하는 것을 예방하는 것이 중요하다.

① lung perfusion scan ② renal dynamic scan ③ renal static scan ④ heart single pass scan ⑤ brain perfusion SPECT

36. ④

【문제 37】 심장 내의 단락의 유무를 측정하는 검사는 ?

①
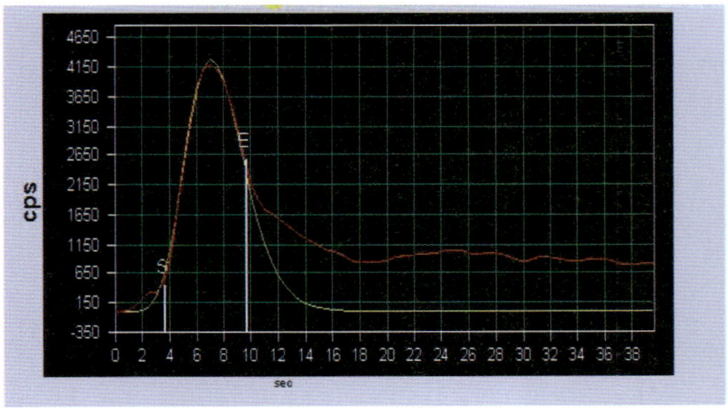

②
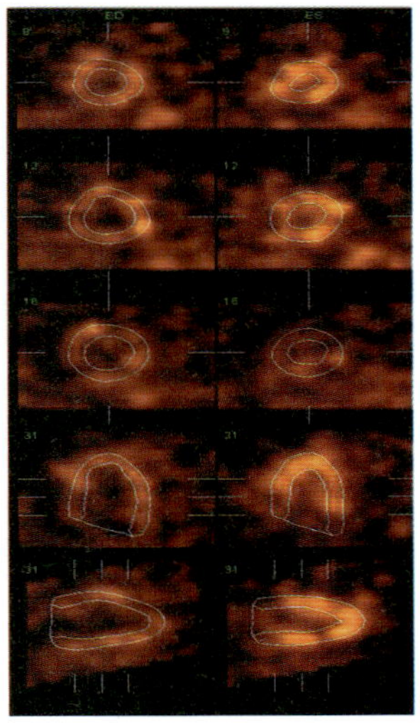

③
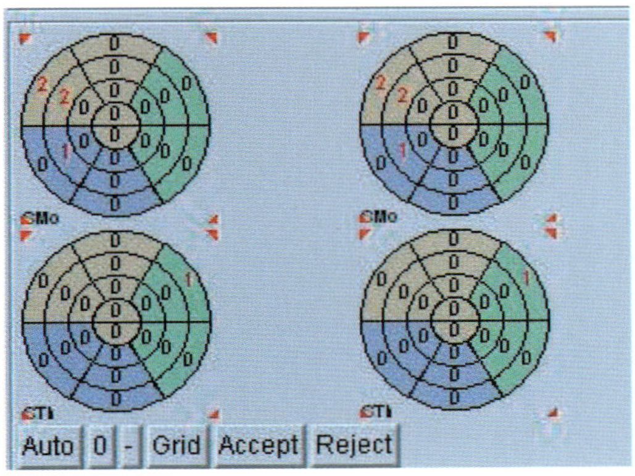

④
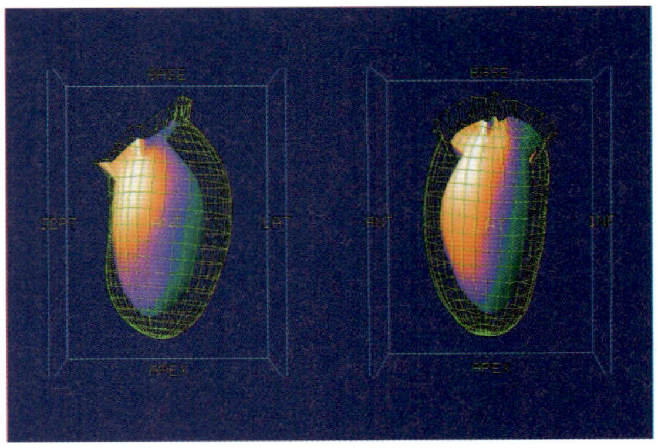

⑤
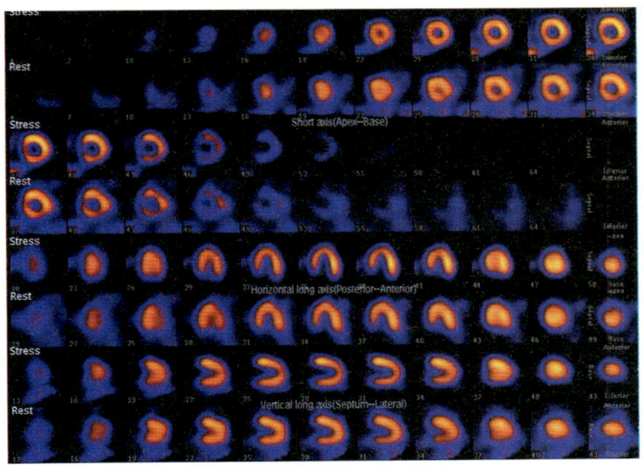

해 설

심장 내 혈류량을 Time-Activity 곡선을 통해 나타내어 심장 내 단락 유무의 추정할 수 있다.
① heart single pass scan ②, ③, ④, ⑤는 모두 myocardial perfusion SPECT

37. ①

【문제 38】 Myocardial ischaemia(허혈성 심근경색), infarction(심근경색) 등을 진단하고자 한다. 다음 영상 중 가장 연관이 깊은 검사는?

①
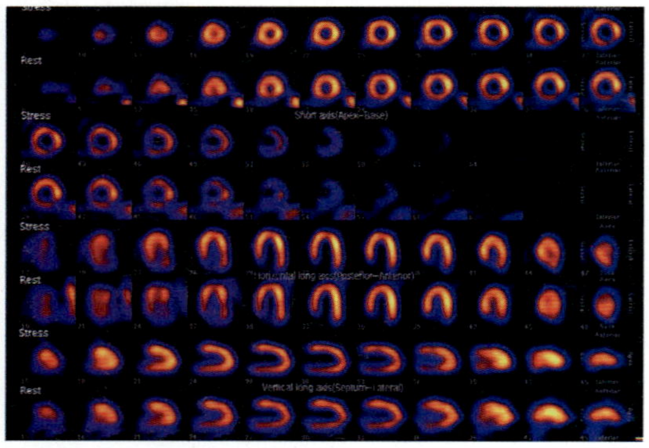

②
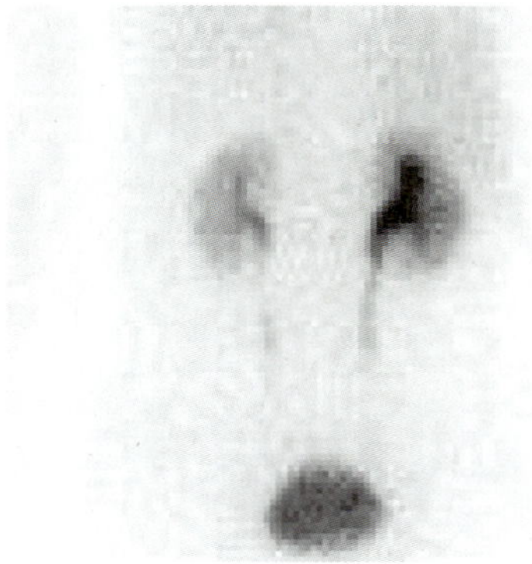

③
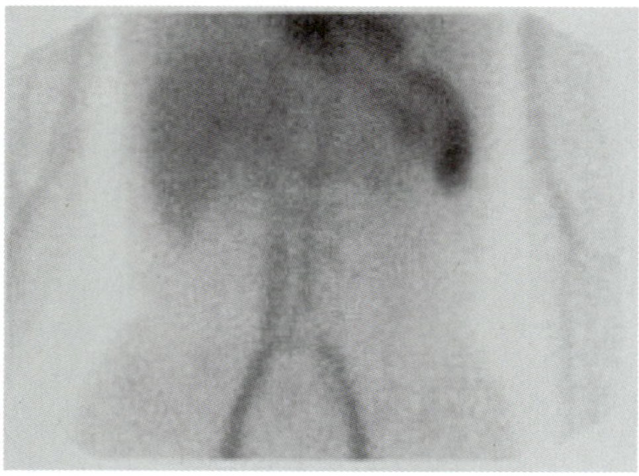

④
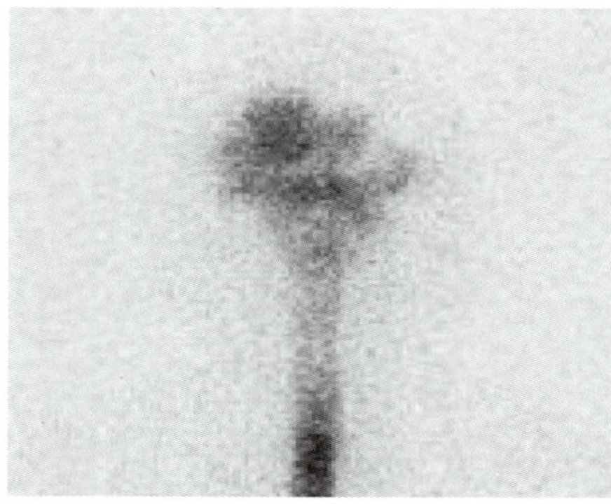

⑤
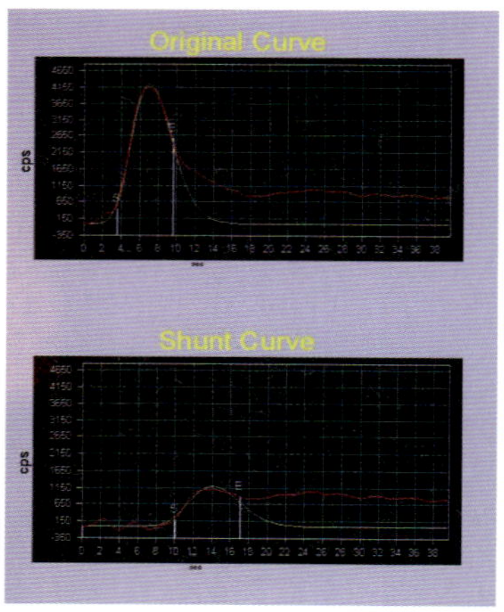

해 설

Myocardial ischaemia(허혈성 심근경색), infarction(심근경색) 등의 ischemic heart disease는 심근관류 SPECT 검사를 통하여 진단할 수 있다.

① myocardial perfusion SPECT ② renal dynamic scan ③ GI-bleeding scan
④ cisternography ⑤ heart single pass scan

38. ①

【문제 39】 좌심실의 기능을 평가하는데 가장 유용한 검사는 ?

①

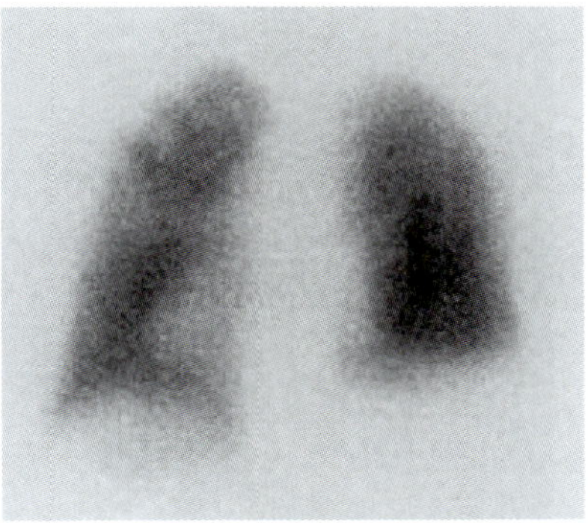

②

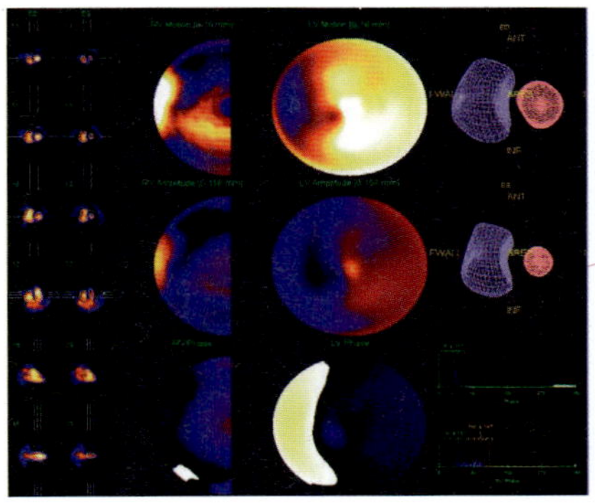

③

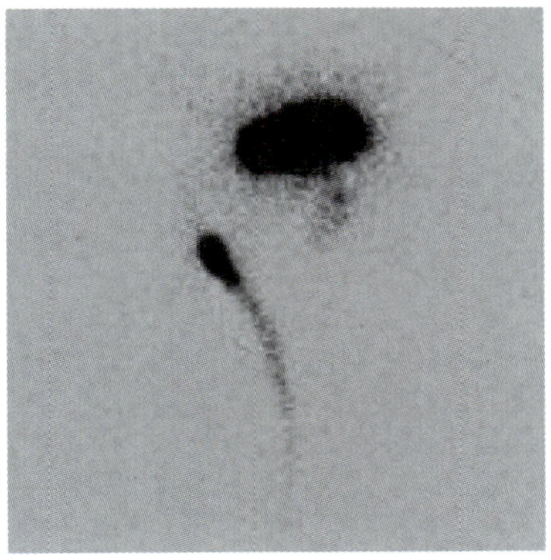

④

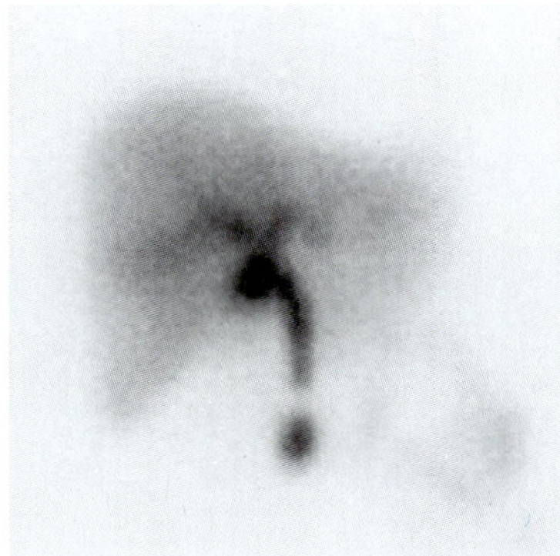

⑤

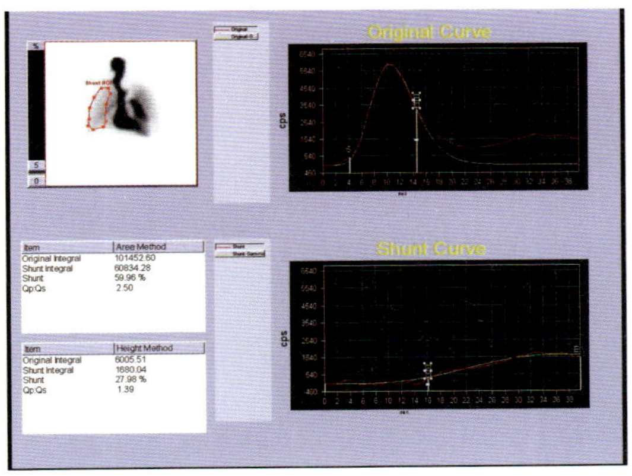

해 설

좌심실의 기능을 평가하는데 유용한 검사는 GBP검사이다.

① lung perfusion scan ② GBP (gated blood pool) SPECT ③ shunt function test ④ hepatobiliary scan ⑤ heart single pass scan

39. ②

【문제 40】 심장 내 단락 유무 평가하는 검사는 ?

①
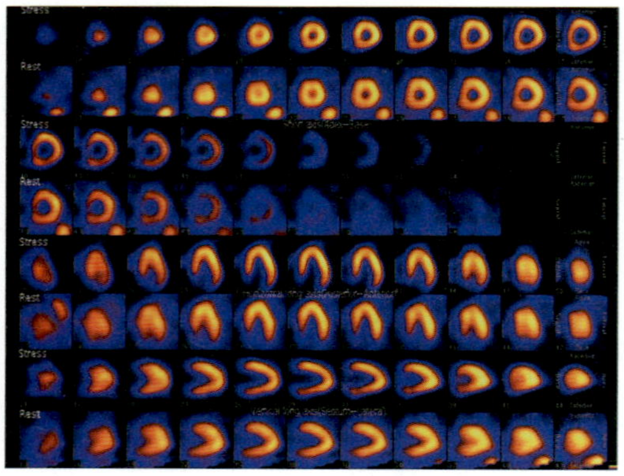

②
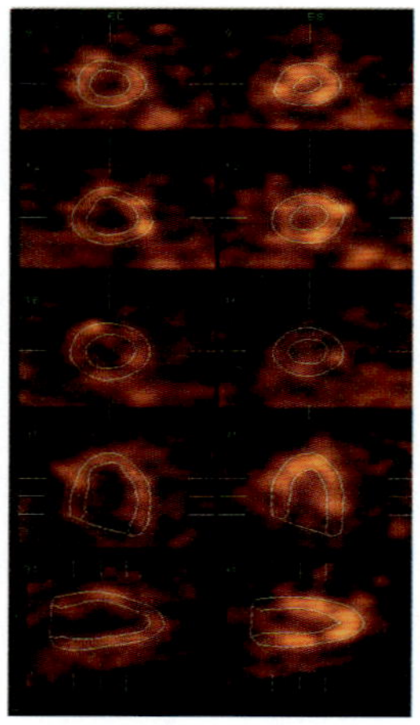

③
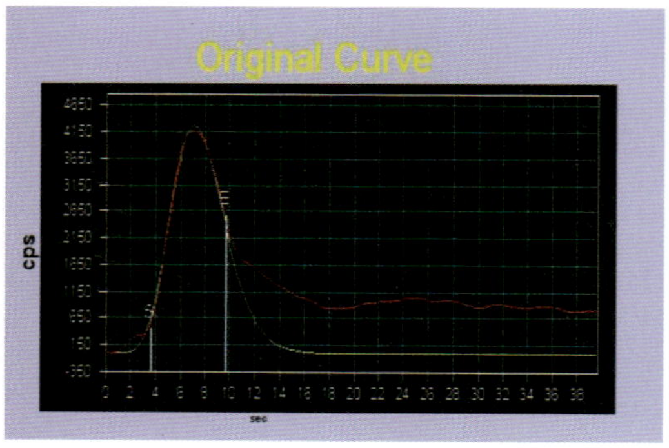

④
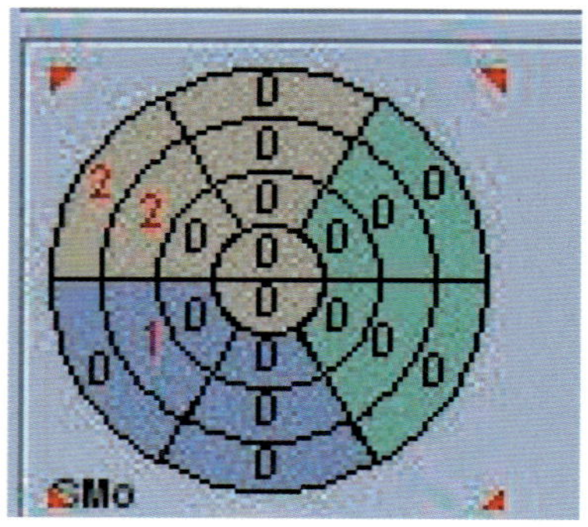

⑤
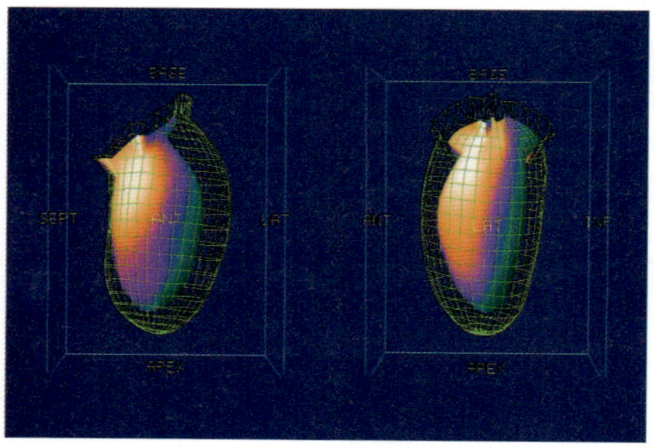

해 설

③ heart single pass scan 영상을 제외하고, ①, ②, ④, ⑤는 모두 myocardial perfusion SPECT 관련 영상이다.

정답 40. ③

【문제 41】 전처치로 금식이 필요한 검사는 ?

①
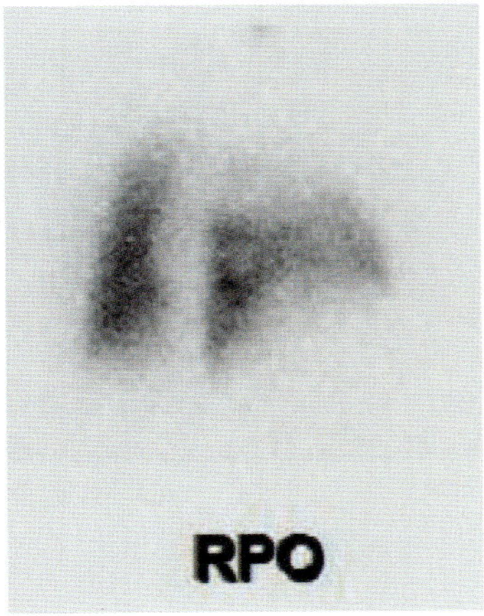

②
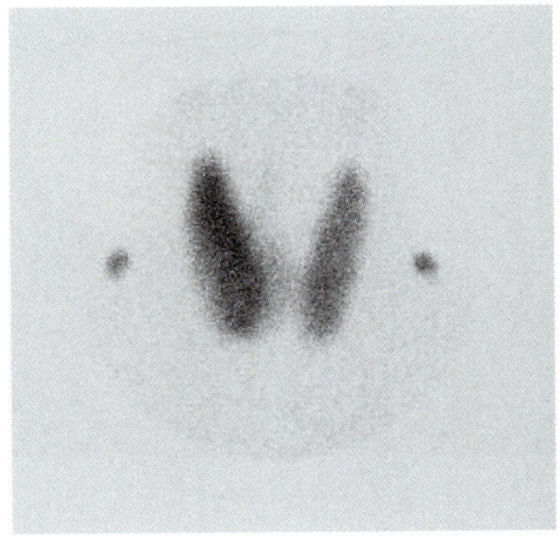

③
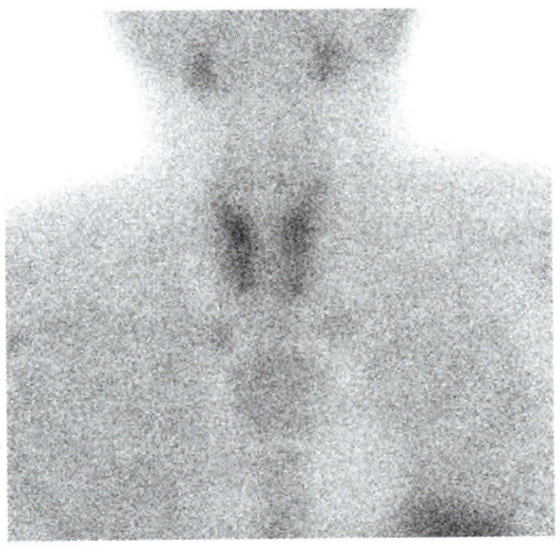

④
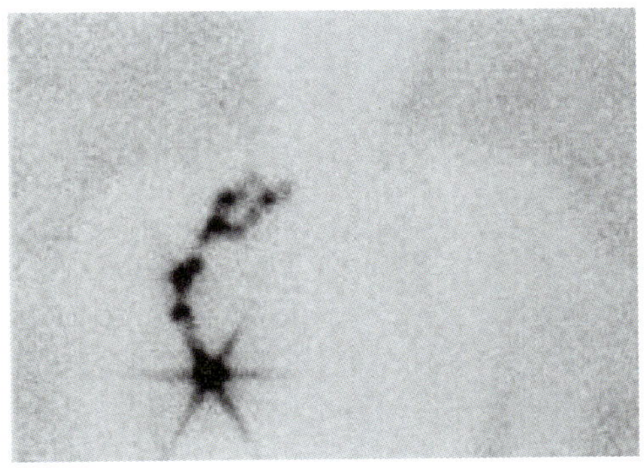

⑤
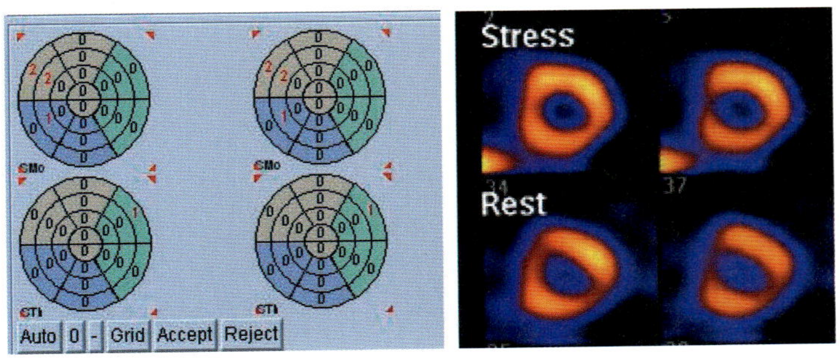

해 설

③ 촬영 4-6시간 전에 금식하여야 하며 특히 카페인이 함유되어 있는 식품을 제한해야 한다.
① lung perfusion scan ② thyroid scan ③ parathyroid scan ④ breast lymphangiography ⑤ myocardial perfusion SPECT stress & rest와 극성지도 분석영상

41. ⑤

【문제 42】 ^{201}Tl을 이용해서 24시간이 지난 후 심근의 생존능을 알 수 있는 검사 영상은 ?

①

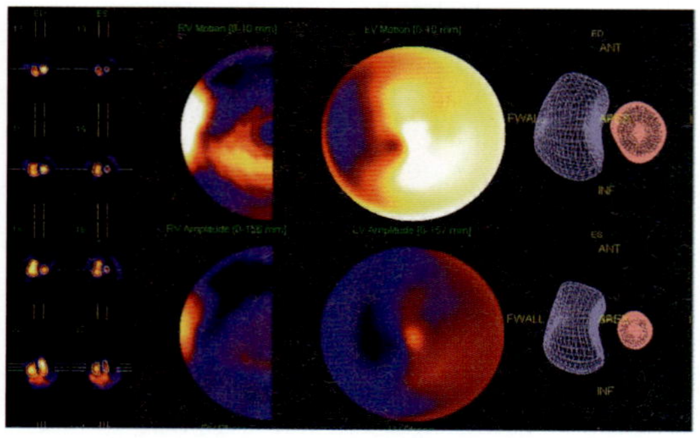

②

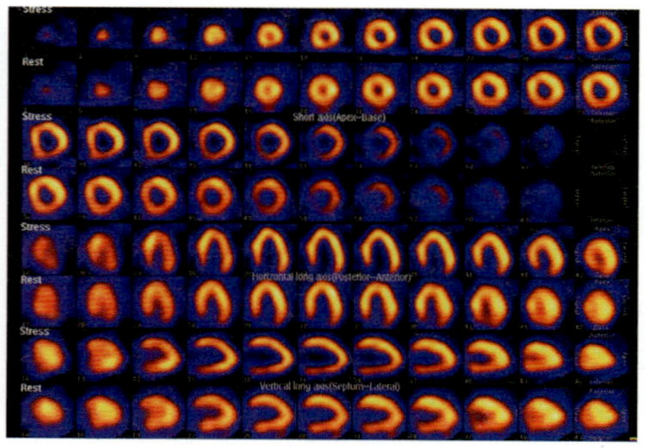

③

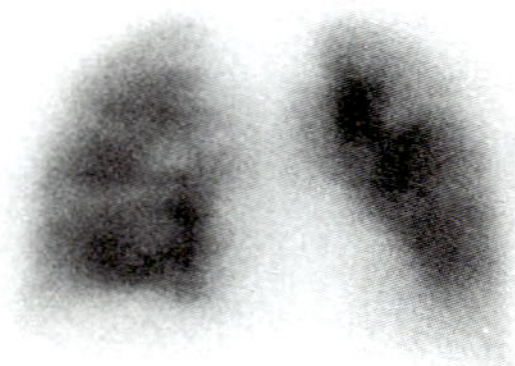

④

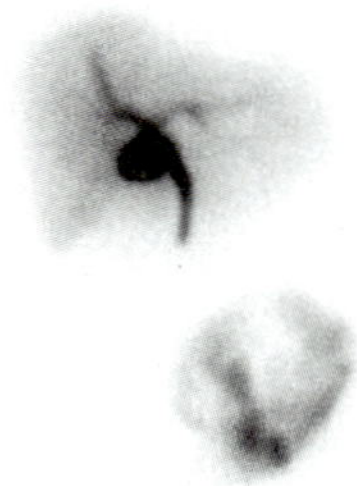

⑤

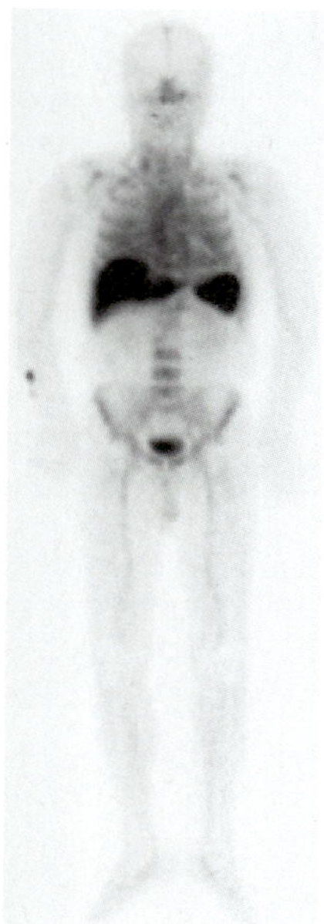

해설

Myocardial perfusion SPECT에서 ^{201}Tl이 2~24시간 이후에 재섭취되는 특성을 이용해 24시간 지연영상에서 ^{201}Tl의 재분포 영상을 얻어 생존심근을 평가한다.

① GBP(gated blood pool) SPECT ② myocardial perfusion SPECT ③ lung perfusion scan ④ hepatobiliary scan ⑤ WBC scan

정답

42. ②

【문제 43】 Myocardial perfusion SPECT 검사에 사용되는 방사성의약품은 ?

①

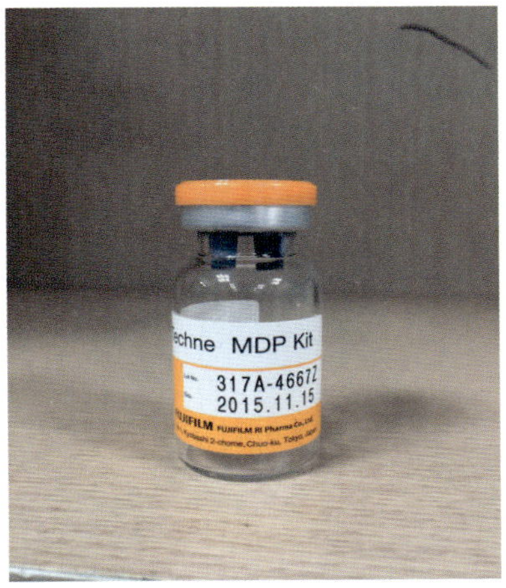

②

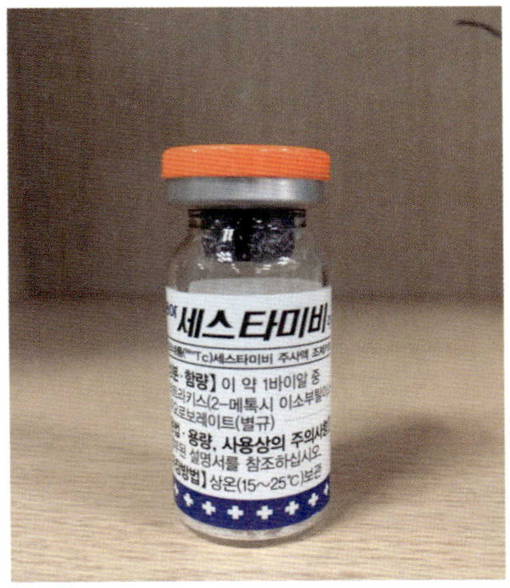

③

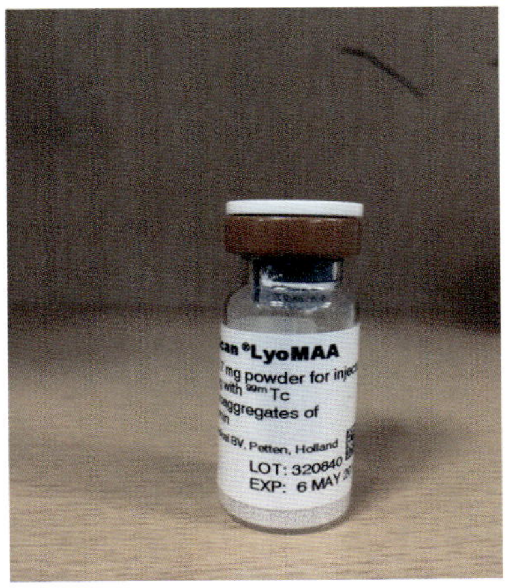

④

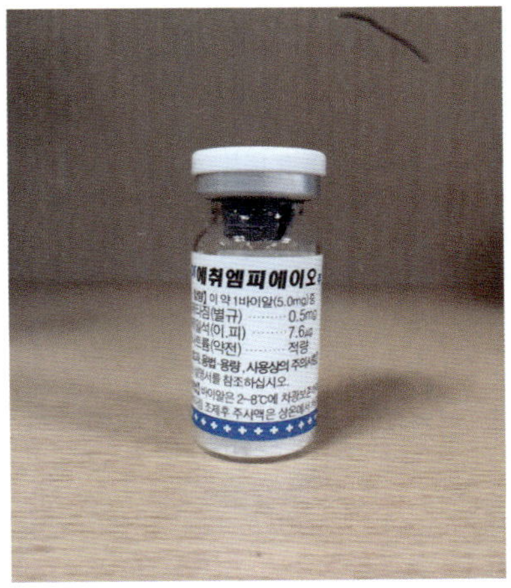

⑤

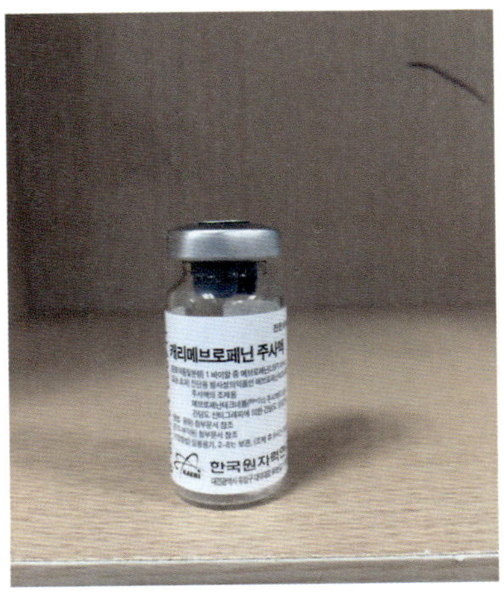

해설

① MDP - bone scan ② MIBI - myocardial perfusion SPECT ③ MAA - lung perfusion scan ④ HMPAO - brain perfusion SPECT ⑤ mebrofenin - hepatobiliary Scan

정답

43. ②

【문제 44】 체내, 체외표지법 등을 이용해서 방사성의약품을 표지하는 검사의 영상은 ?

①

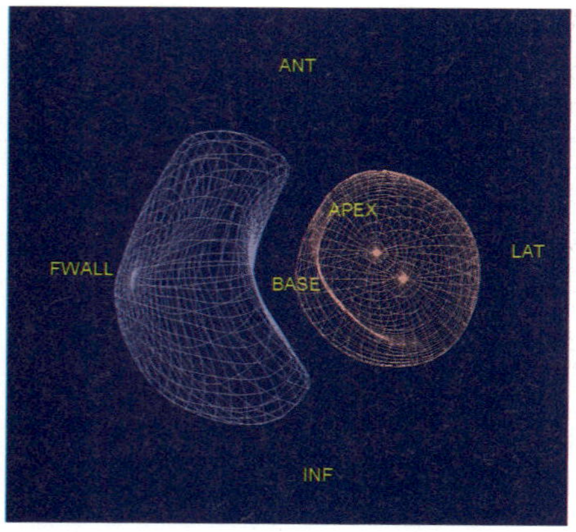

②

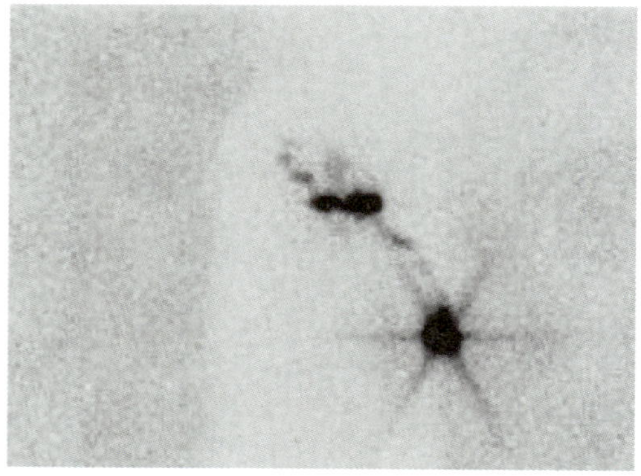

③

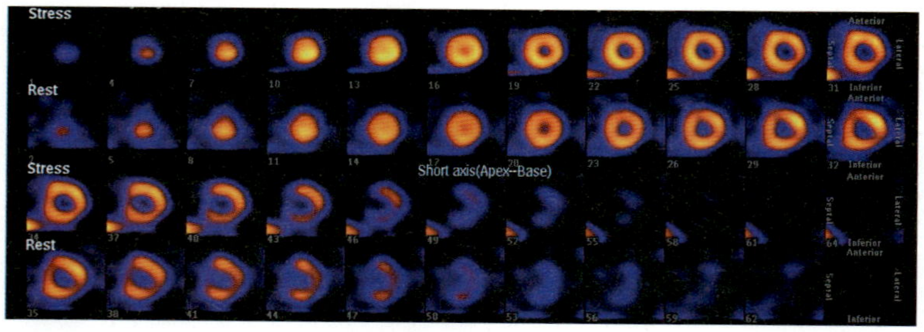

④

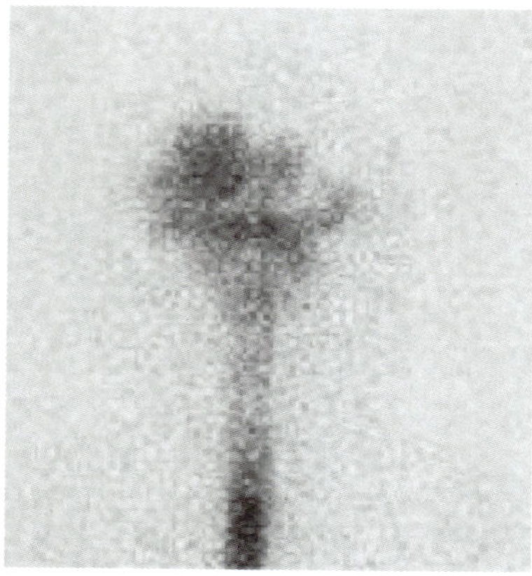

⑤

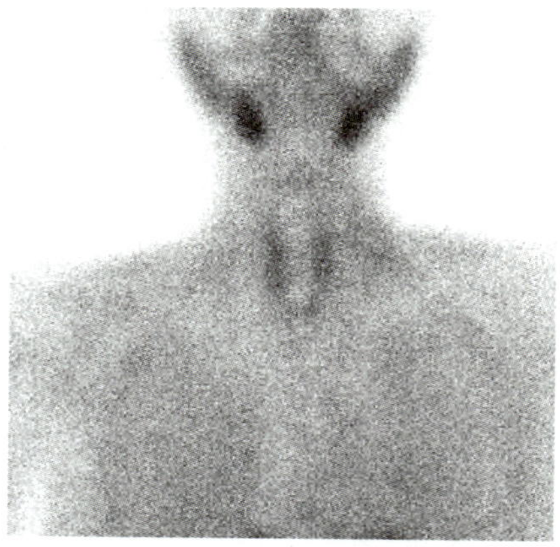

해 설

① blood pool을 형성을 위해서 GBP (gated blood pool) scan에서는 체내표지법, 변형체내표지법, 체외표지법 등의 방법을 이용한다.

정답

44. ①

【문제 45】 극성지도(polar map) 혹은 Bull' s eye와 관련있는 것은?

①

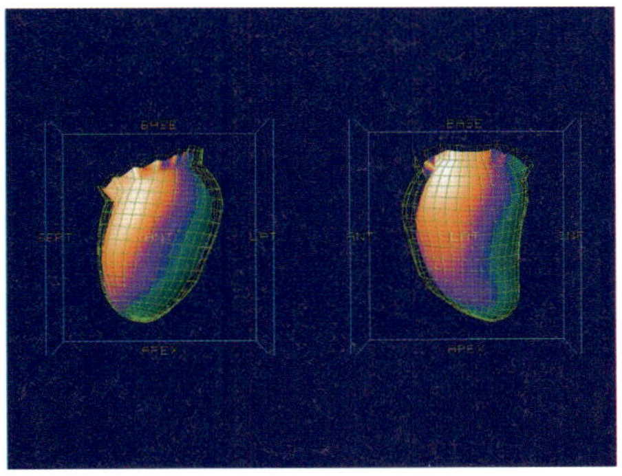

②

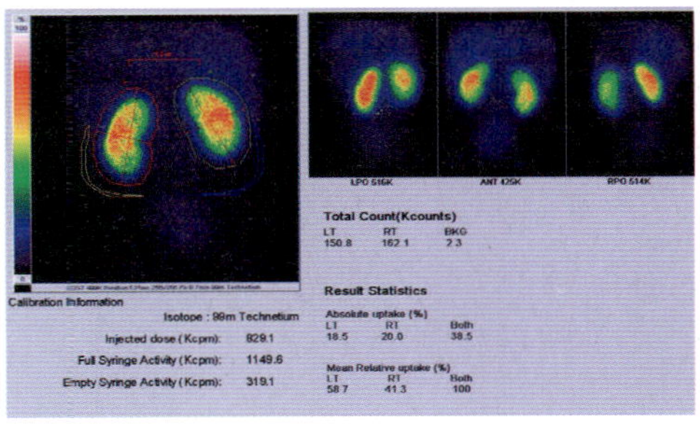

③

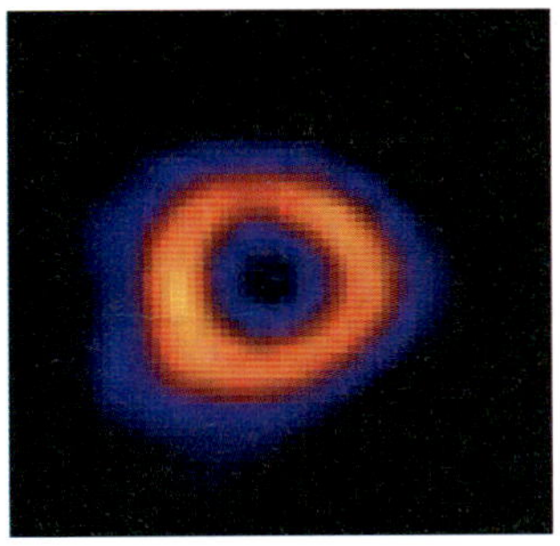

④

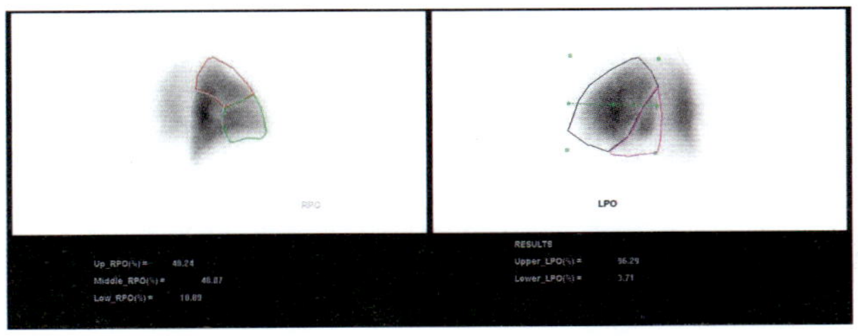

⑤

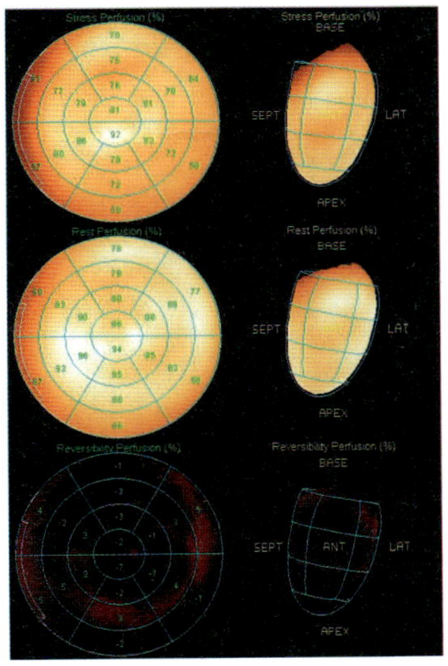

해 설

① myocardial perfusion SPECT 검사의 volume 영상 ② renal static scan 분석결과 ③ myocardial perfusion SPECT 단면영상 ④ lung perfusion scan 분석결과 ⑤ myocardial perfusion SPECT - 극성지도(polar Map) 영상

45. ⑤

【문제 46】 Sestamibi를 사용하며 검사 중 지방식(fatty meal)을 시행하는 검사의 영상은 ?

①

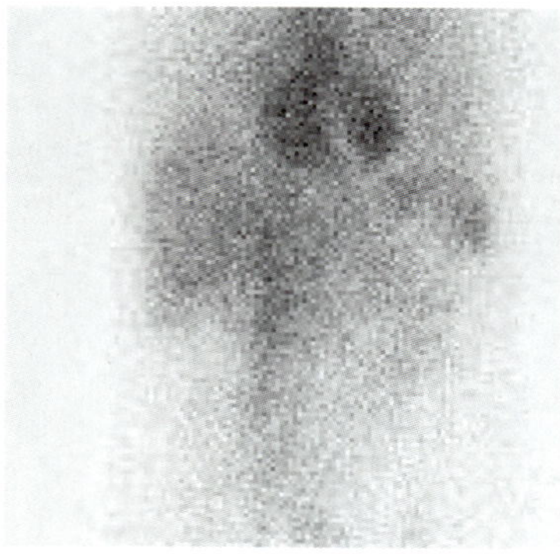

②

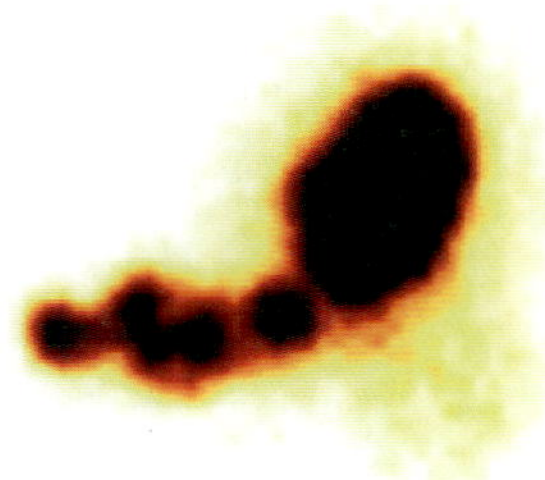

③

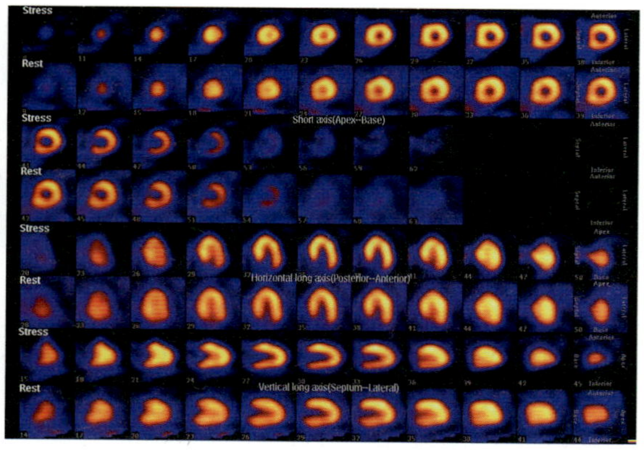

④

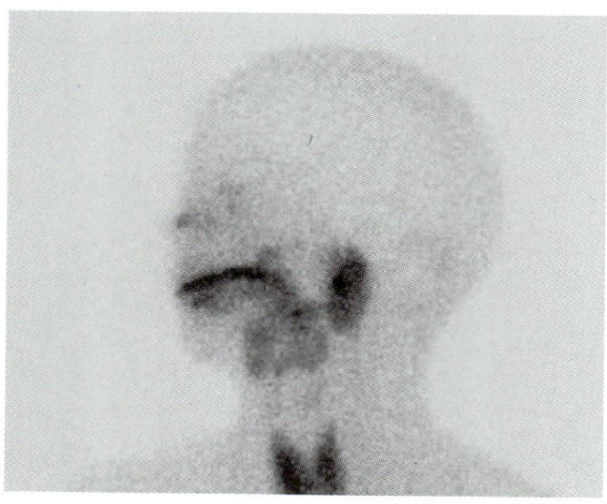

⑤

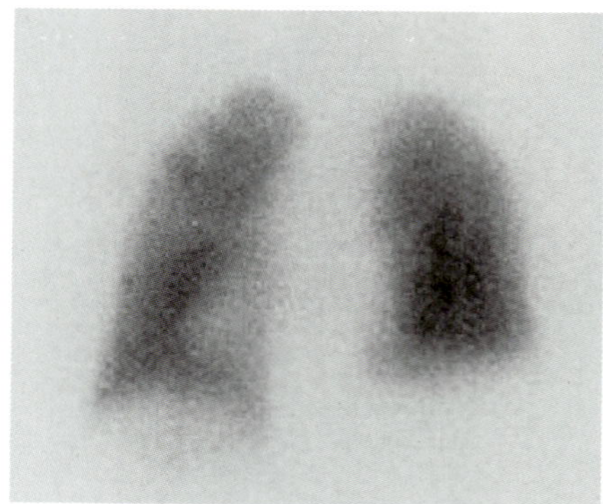

해 설

① GBP(gated blood pool) scan ② GET(gastric emptying time) scan ③ myocardial perfusion SPECT, ^{99m}Tc-MIBI로 부하 검사 시 지방식 필요 ④ salivary scan ⑤ lung perfusion scan

46. ③

【문제 47】 방사성의약품을 bolus 형태로 순간주사해서 심폐 계통을 1회 순환하는 동안 얻는 검사의 영상은 ?

①

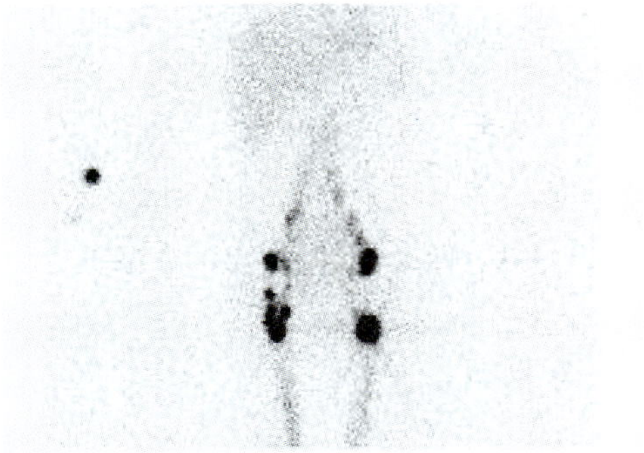

②

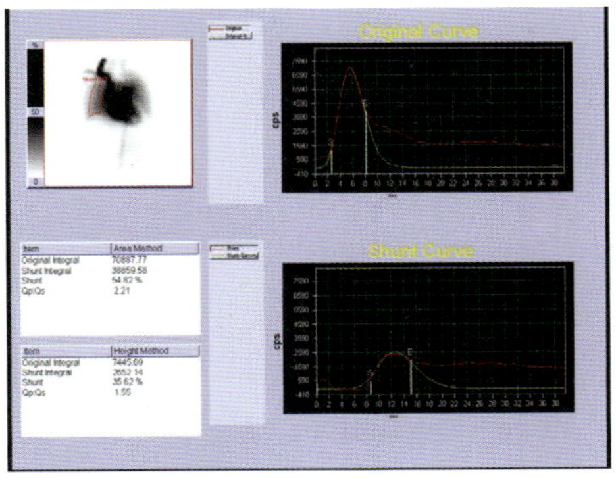

③

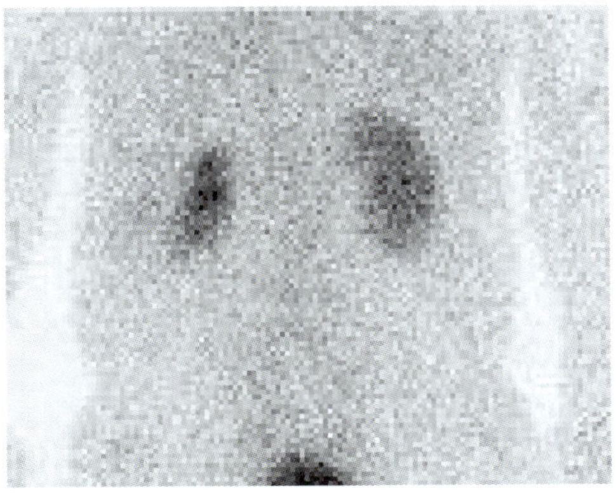

④

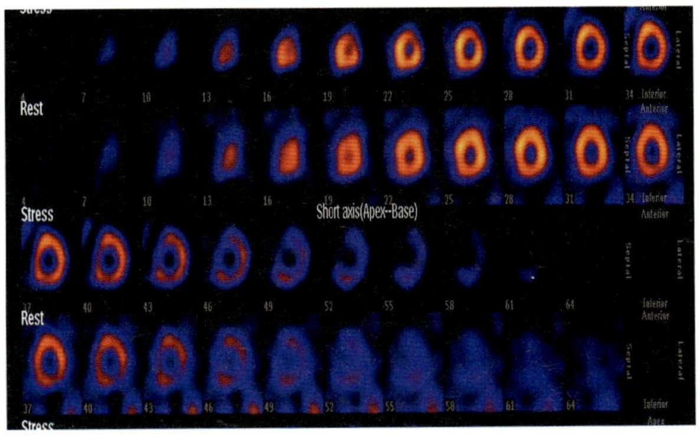

⑤

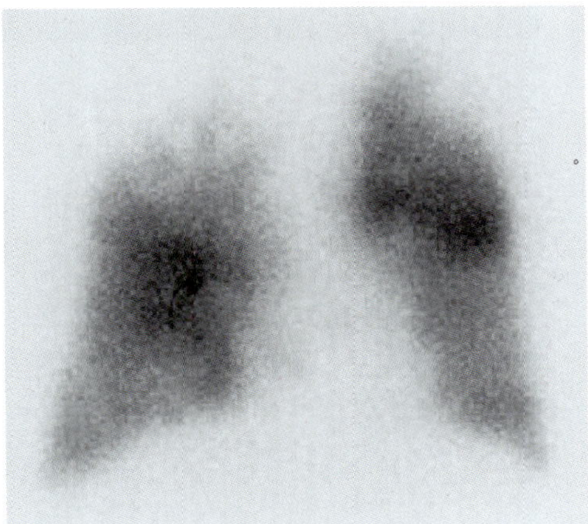

해 설

방사성의약품을 bolus 형태로 순간주사해서 심폐 계통을 1회 순환하는 동안 얻는 검사는 heart single pass scan이다.
① lower extremity lymphangiography ③ renal dynamic scan ④ myocardial perfusion SPECT ⑤ lung perfusion scan

47. ②

【문제 48】 Myocardial perfusion SPECT 검사를 위한 Detector의 배열로 옳은 것은 ?

①
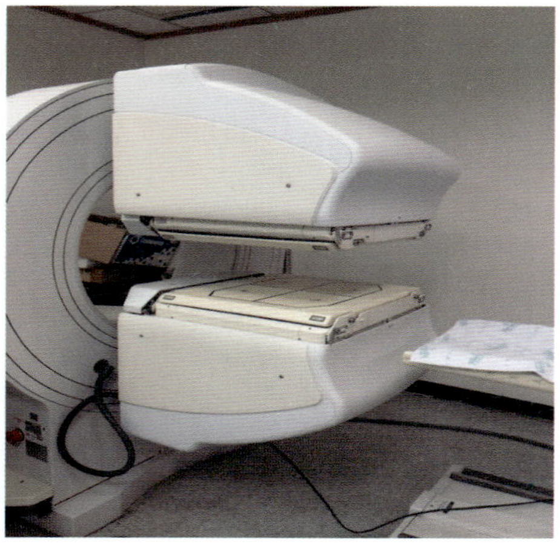

②
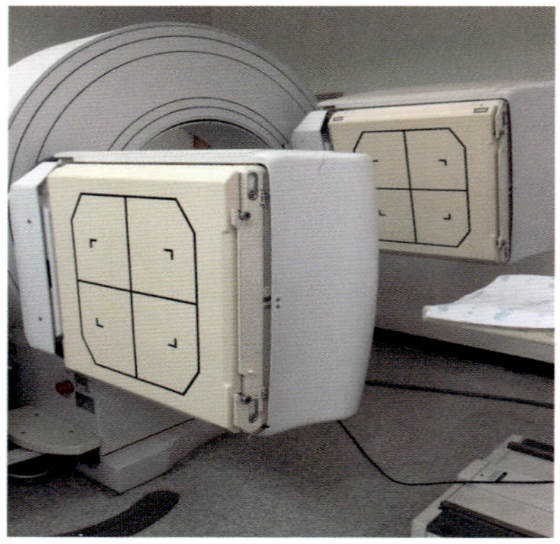

③
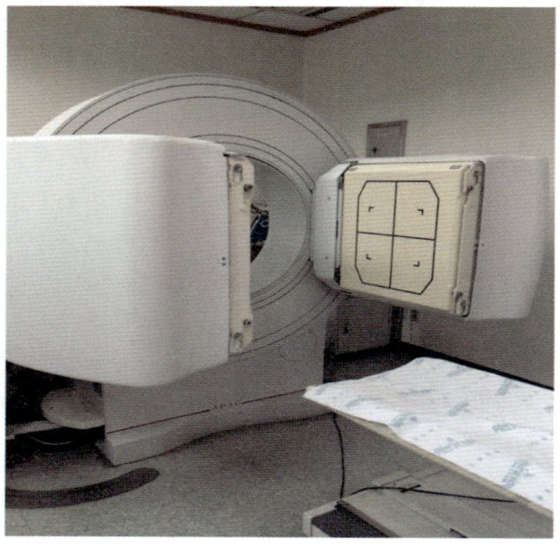

④
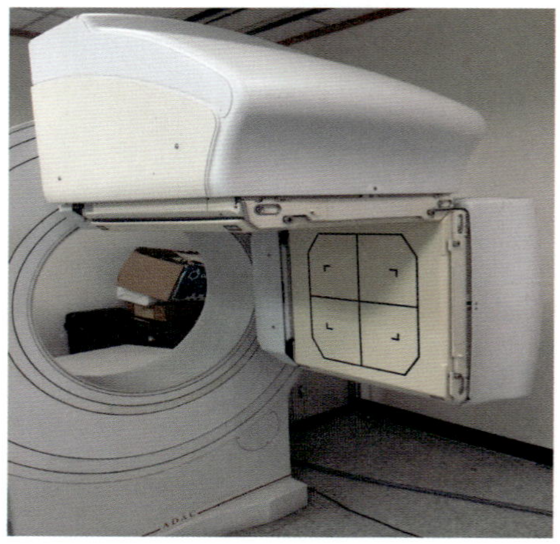

⑤
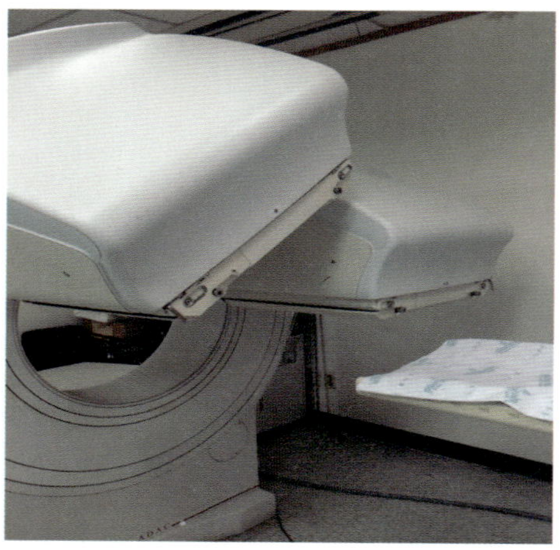

해 설

Myocardial perfusion SPECT에서는 detector를 환자의 궤적에 맞춰서 회전할 수 있도록 우전사위(RAO) 45° 에서부터 좌후사위(LPO) 45° 까지 180° 의 영상을 수집한다.

정답

48. ④

【문제 49】 타액선의 해부학적 이상이나 기능 장애 진단을 알 수 있는 검사는 ?

①

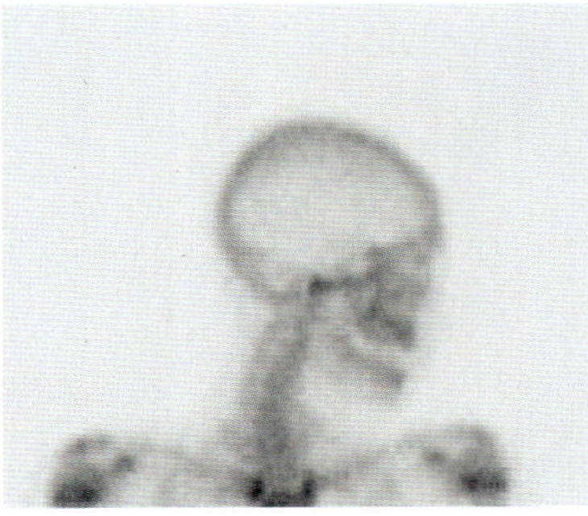

②

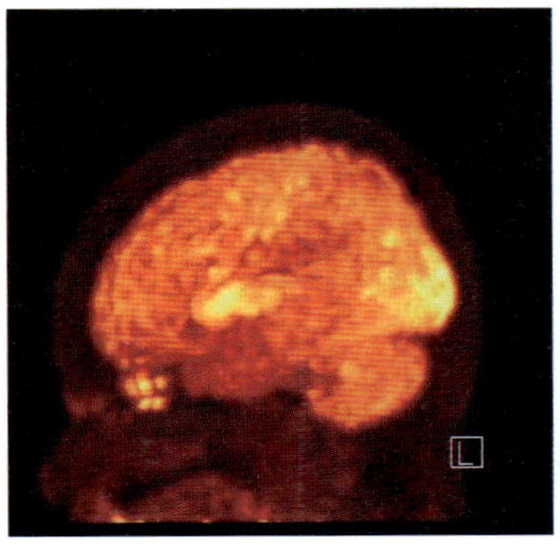

③

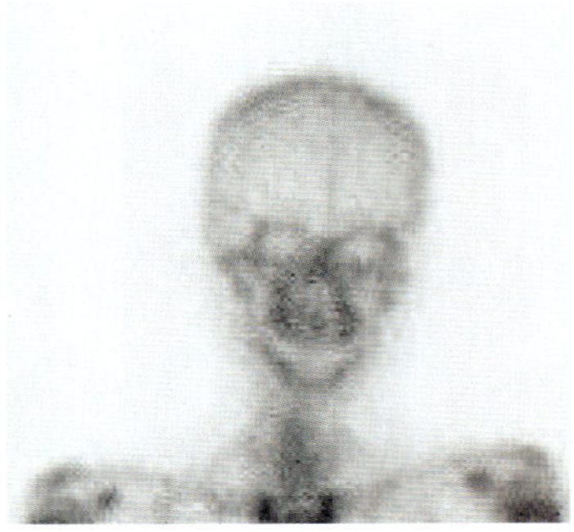

④

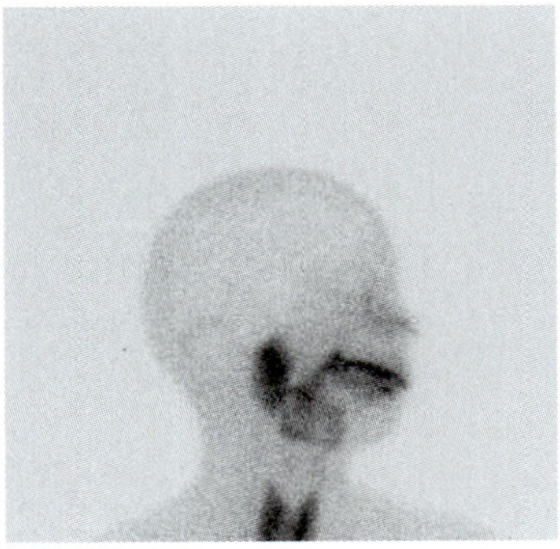

⑤

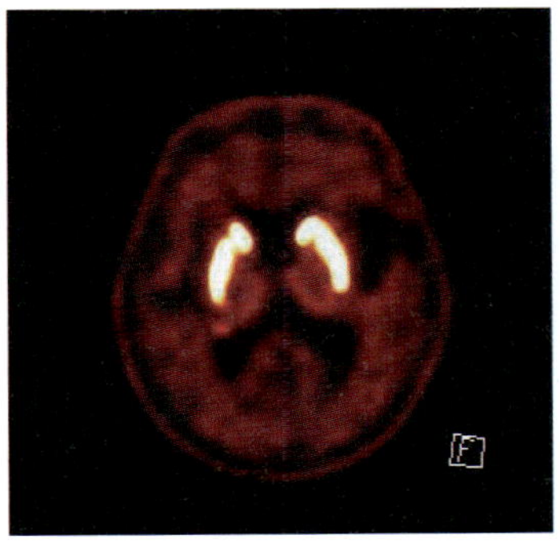

해 설

① 구강 환자의 bone scan 중 skull RT-lateral 영상 ② ^{18}F-FDG brain PET ③ 구강 환자의 bone Scan 중 skull anterior 영상 ④ salivary scan으로 타액선의 해부학적 이상, 타액선의 기능장애 등을 알 수 있다. ⑤ parkinson' s disease 환자 대상으로 시행하는 ^{18}F-FP-CIT Brain PET 영상

49. ④

【문제 50】 위 연동 운동기능 부전이나 폐쇄의 진단을 목적으로 하는 검사는 ?

①
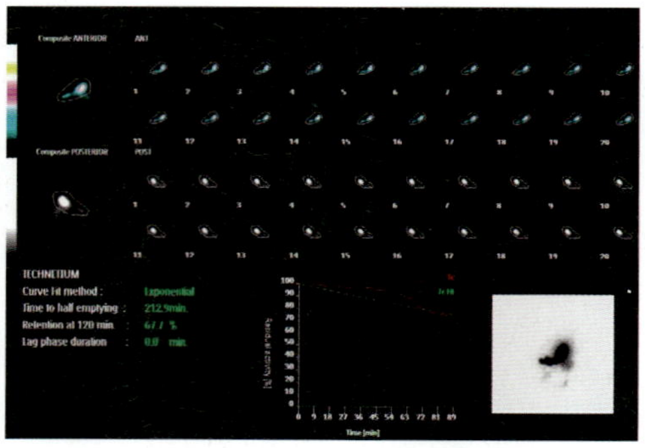

②
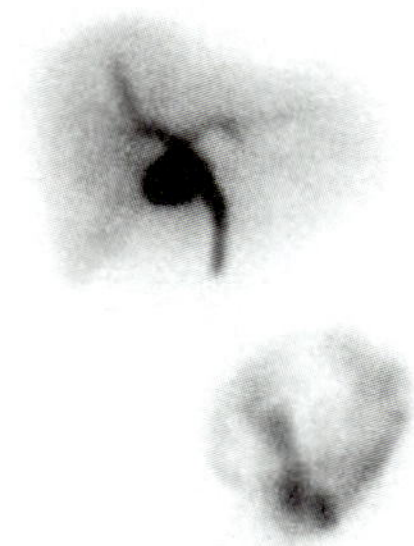

③
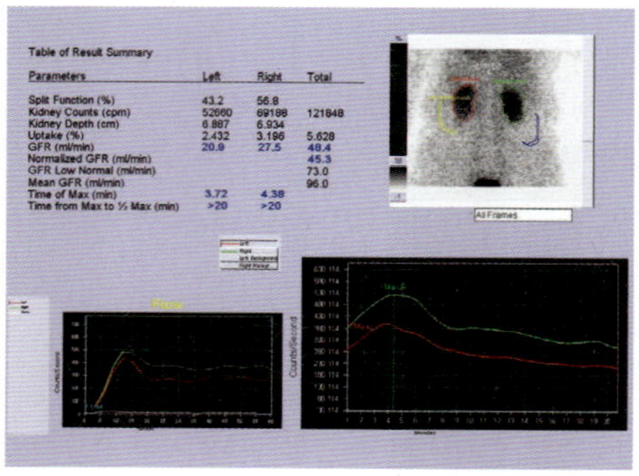

④
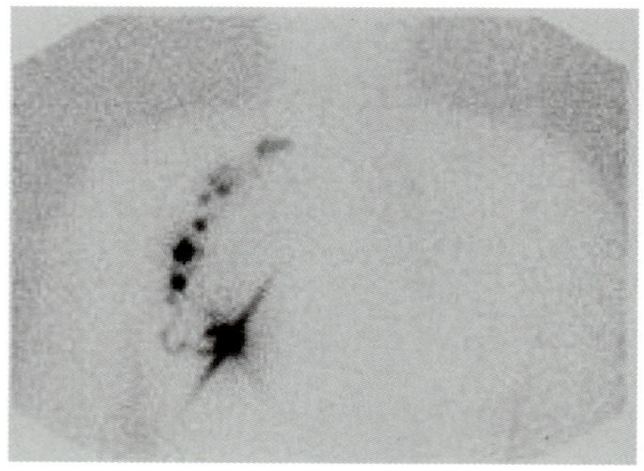

⑤
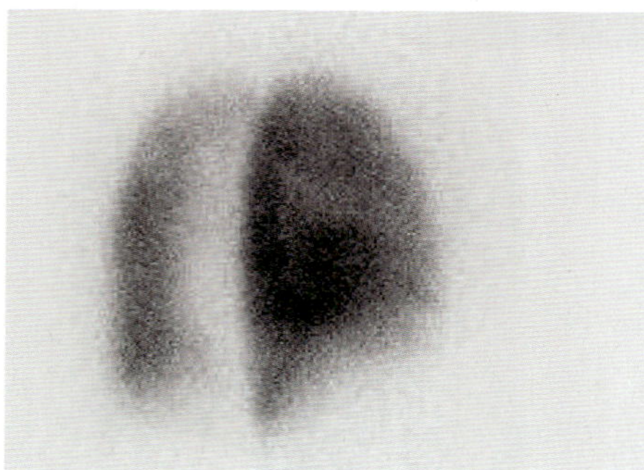

해 설

① GET(gastric emptying time) scan으로 위 연동 운동기능 부전이나 폐쇄의 진단 목적으로 검사를 시행한다. 위에서 액체 또는 고체상의 음식물이 제거되는 시간을 확인 할 수 있다. ② hepatobiliary scan ③ renal dynamic scan ④ breast lymphangiography ⑤ lung perfusion Scan

정답 50. ①

【문제 51】 [보기] 영상 설명으로 옳은 것은 ?

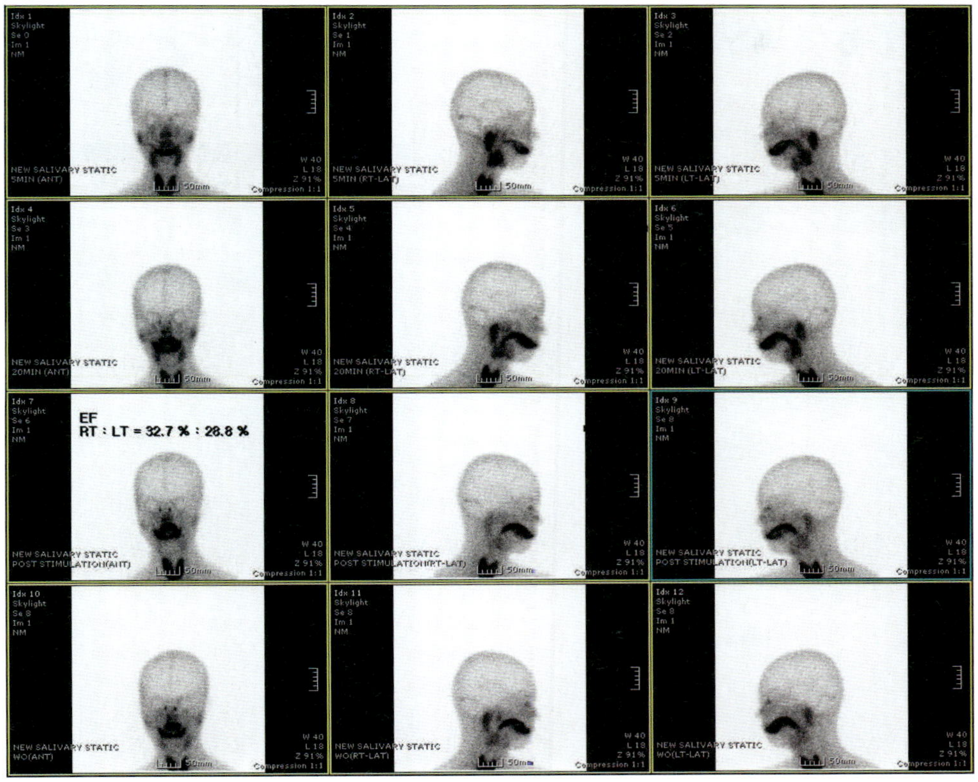

[보기]

① ^{99m}Tc-DTPA를 사용한다.

② 집적기전은 탐식작용이다.

③ 수두증과 관련한 단락 유무를 평가한다.

④ 방사성의약품은 경구투여 방법을 시행한다.

⑤ 침샘을 자극하기 위해 오렌지주스와 같은 최타제를 사용한다.

해 설

타액선 검사는 정맥주사로 방사성의약품을 투여하며 검사 전 전처치로 4 ~ 6시간 금식을 한다.

정답

51. ⑤

【문제 52】 황달환자에게 적용 할 수 있는 검사는 ?

①
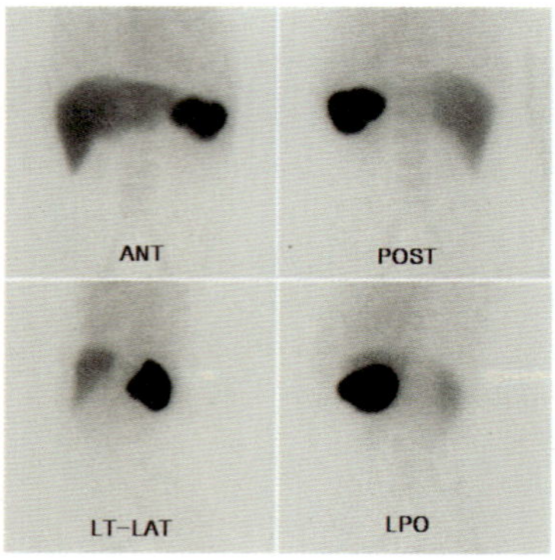

②
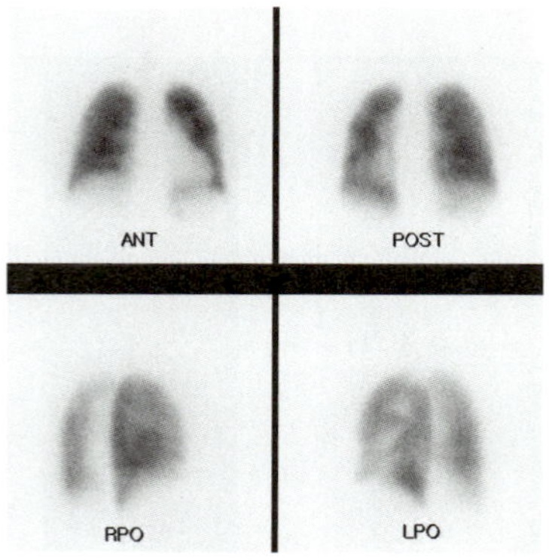

③
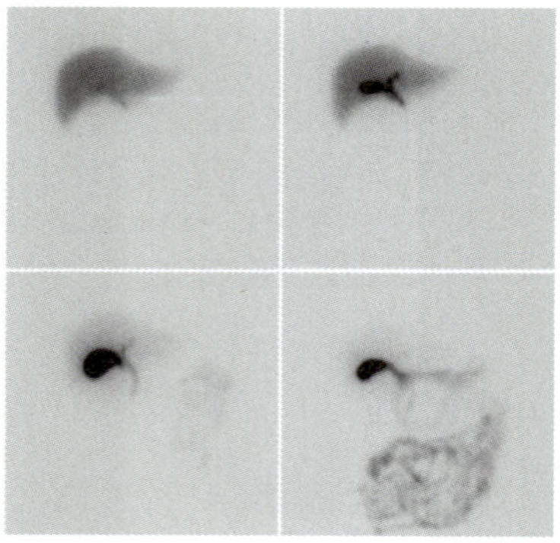

④
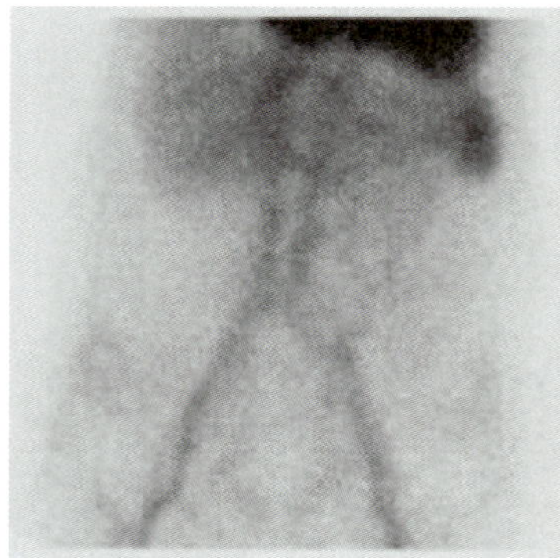

⑤
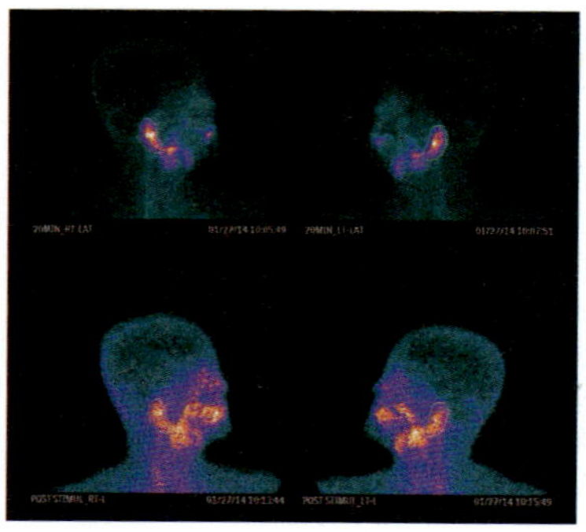

해설

① spleen scan으로 좌상복부 종괴의 감별진단, 지리의 외상, 악성 종양의 진전도, 지라의 크기 및 형태, 무비증의 진단 등을 알 수 있다. ② lung perfusion scan으로 폐 색전증 평가, 국소 폐 관류 평가, 심장질환에 의해 발생되는 폐 관류의 이상 유무에 대해 알 수 있다. ③ hepatobiliary scan으로 급성 담낭염 진단, 담도 폐쇄 평가, 황달의 감별 진단, 담도계 수술 후 평가, 만성 담낭염 진단 및 간세포/담낭 기능 평가, 담즙 누출 진단등을 알 수 있다. ④ GI-bleeding scan으로 위장관 출혈 유무 및 위치를 파악 할 수 있다. ⑤ salivary scan으로 타액선의 해부학적 이상, 기능장애, 타액선을 침범한 질환의 진단을 알 수 있다.

정답

52. ③

【문제 53】 검사 전 처치 중 금식이 필요한 영상으로 옳은 것은 ?

①

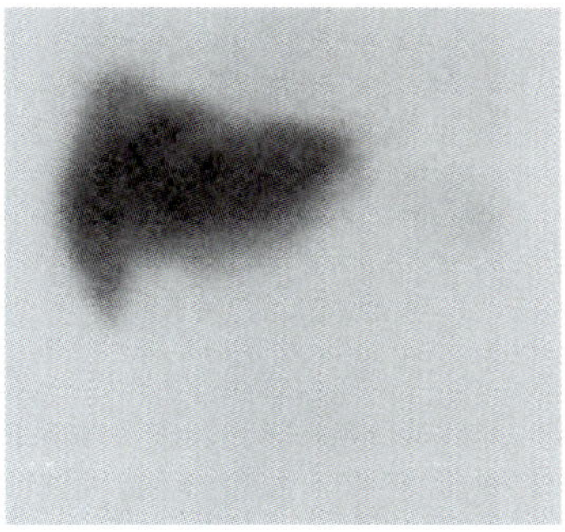

②

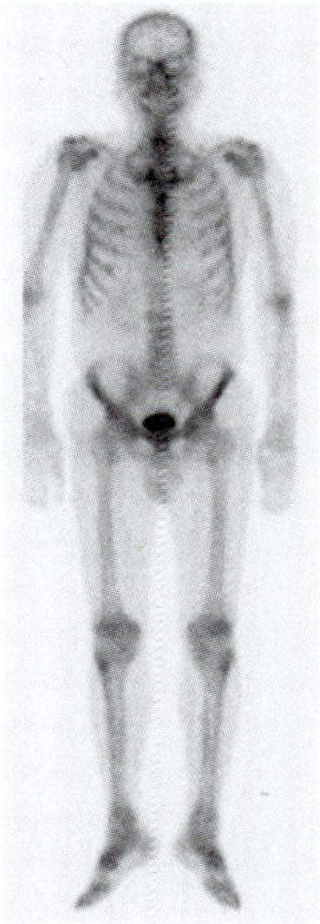

③

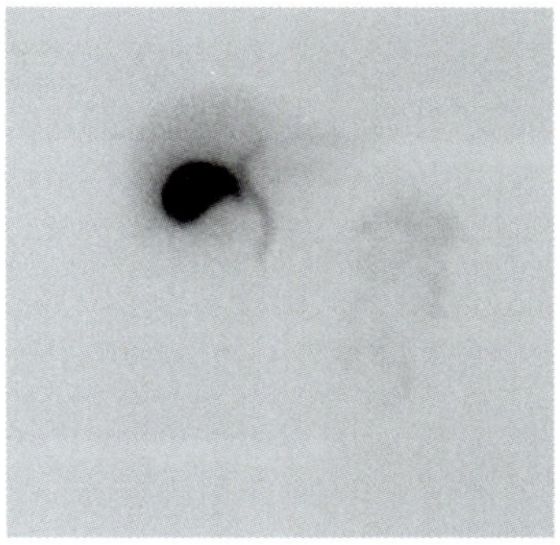

④

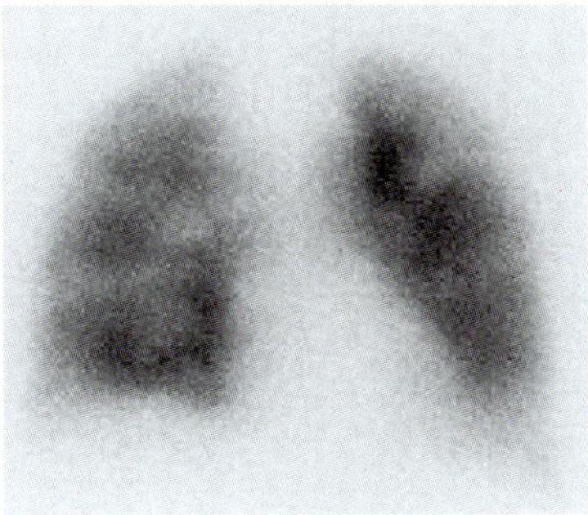

⑤

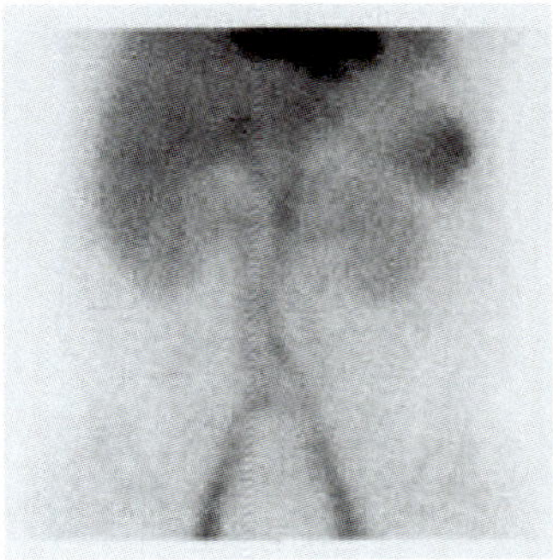

해 설

① liver scan, 특별한 전처치가 필요 없다. ② bone whole body scan, 전처치가 필요 없다. ③ hepatobiliary scan, 검사 전 4~6시간 동안 금식해야 한다. ④ lung perfusion scan, 금식이 필요 없다. ⑤ GI-bleeding scan, 금식은 필요 없고 수혈(transfusion)중인 경우 가능하면 검사하는 시간 동안 금한다. 전신적인 헤파린 투여, methyldopa, propranolol, cyclosprin, hydralazine, quinidine 등은 적혈구 표지를 방해 하는 것으로 알려져 있어 주의를 요한다.

53. ③

【문제 54】 [보기] 영상의 집적 기전으로 옳은 것은 ?

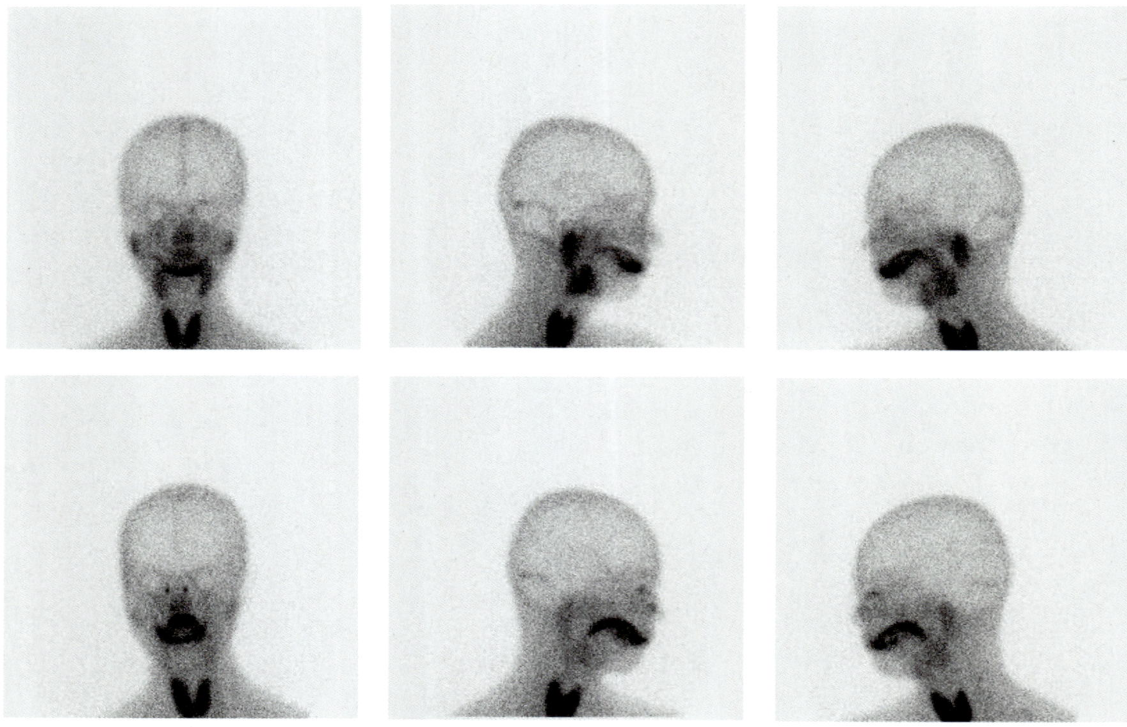

[보기]

① 탐식작용
② 세포격리
③ 능동이동
④ 구획구분
⑤ 식균작용

해 설

[보기] 영상은 salivary scan으로 방사성의약품은 $^{99m}TcO_4^-$를 사용하고, 집적 기전은 능동 이동이다. 친화성을 가지고 능동적으로 타액선, 갑상선, 위, 메켈게실, 뇌(뇌실)의 맥락막총으로 이동한다.

54. ③

【문제 55】 Spleen scan 영상으로 옳은 것은 ?

①

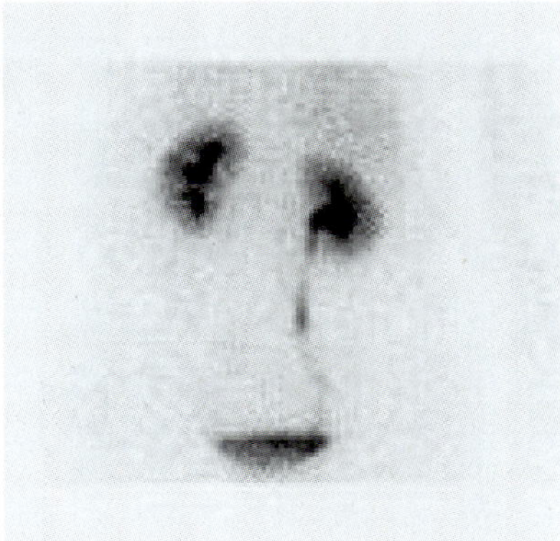

②

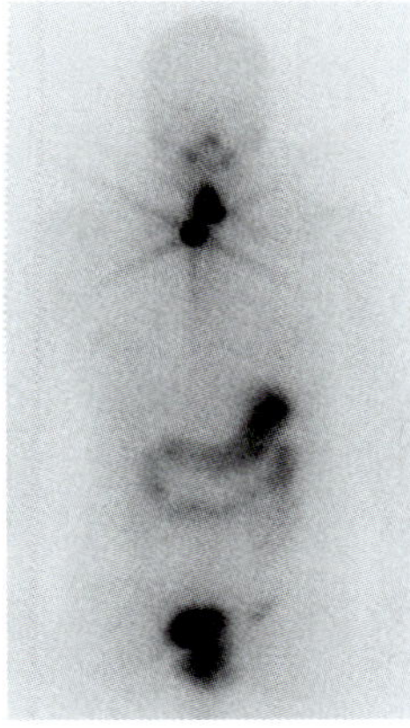

③

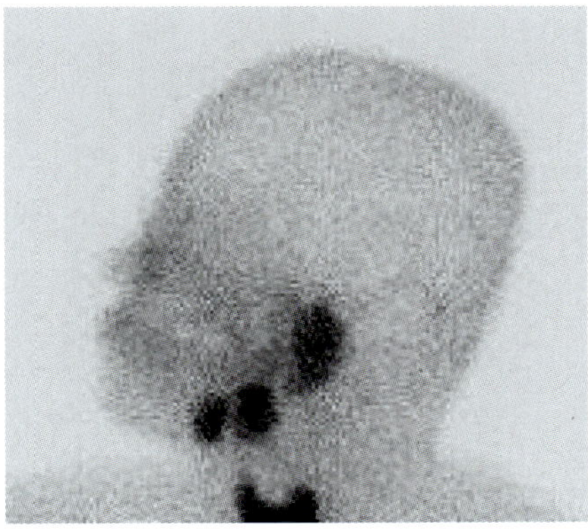

④

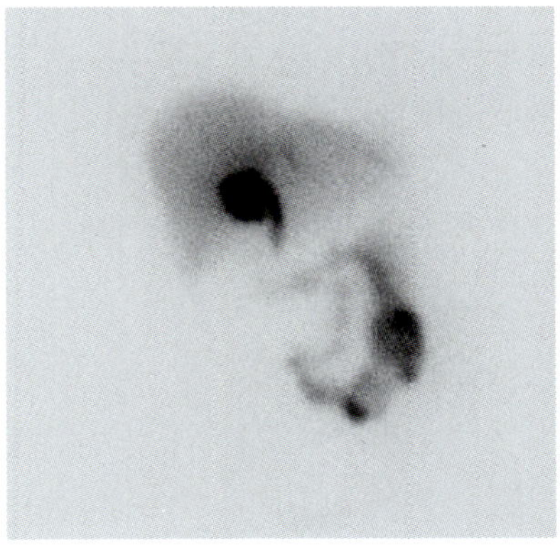

⑤

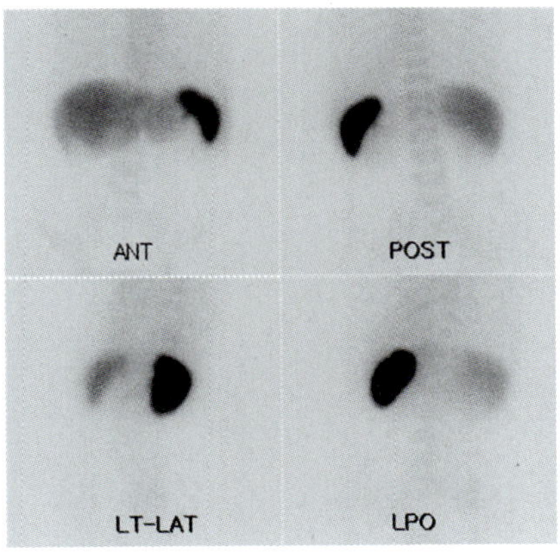

해 설

① renal dynamic scan ② ^{131}I whole body scan ③ salivary scan ④ hepatobiliary scan ⑤ spleen scan

55. ⑤

【문제 56】 [보기] 영상을 검사한 시간순서로 옳게 배열한 것은 ?

가)

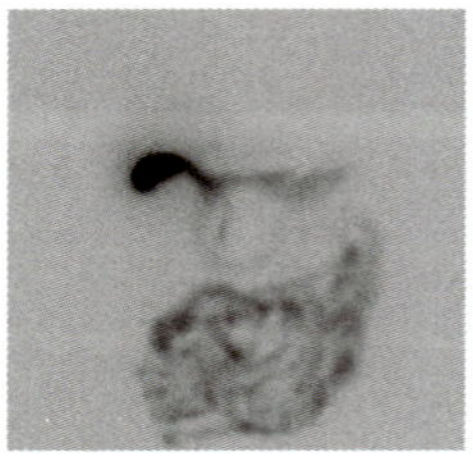

나)

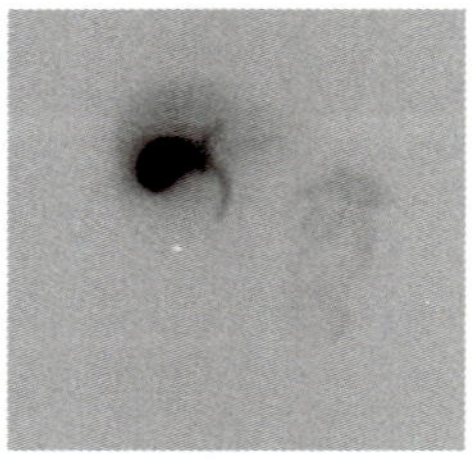

다)

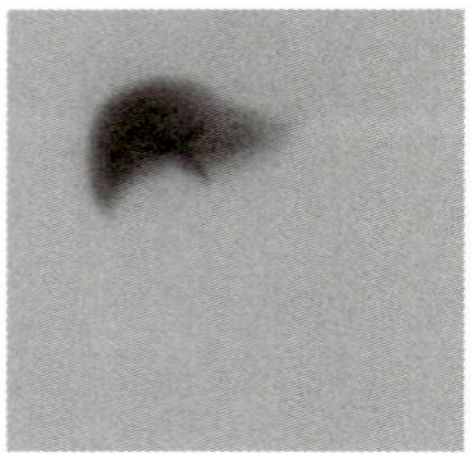

라)

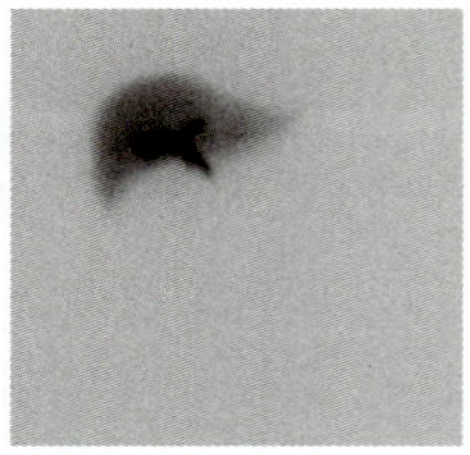

① 가)-나)-다)-라)
② 가)-나)-라)-다)
③ 다)-라)-나)-가)
④ 다)-나)-라)-가)
⑤ 라)-나)-가)-다)

해 설

가) 주사 후 90분 영상으로 post fatty meal 영상이다. 나) 주사 후 60분이 지난 영상이다. 다) 주사 후 10분이 지난 영상이다. 라) 주사 후 30분이 지난 영상이다.

56. ③

【문제 57】 [보기] 영상의 설명으로 옳은 것은 ?

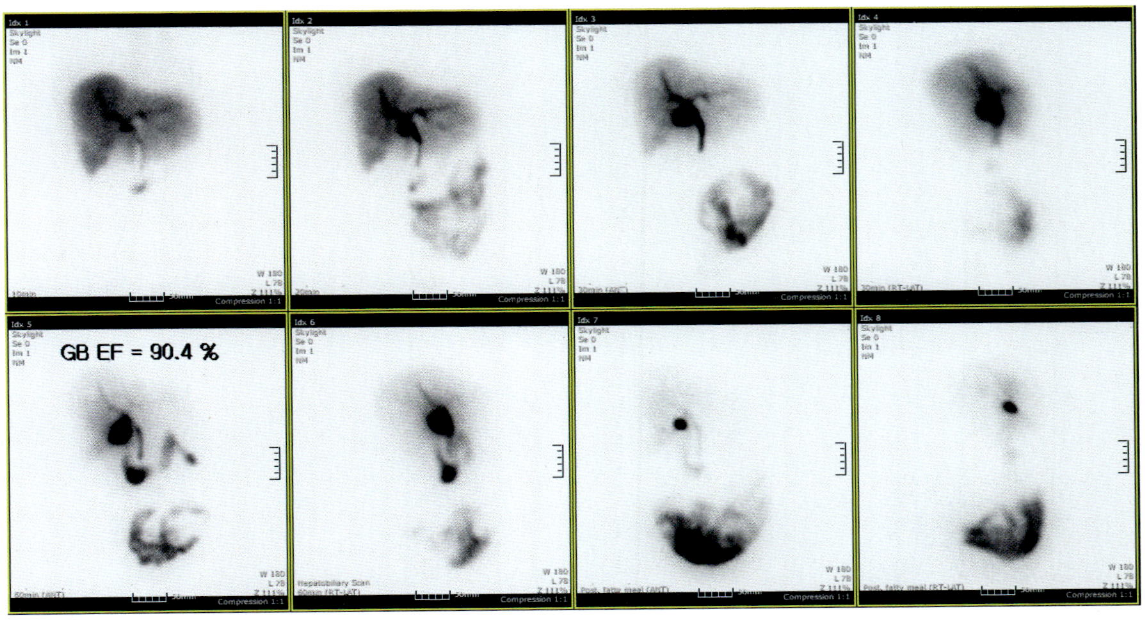

[보기]

① ^{99m}Tc−RBC
② 간 종양 검사이다.
③ 특별한 전처치가 필요 없다.
④ 검사중 지방식(fatty meal) 실시
⑤ 집적기전은 탐식작용, 식균작용이다.

해 설

① hepatobiliary scan은 ^{99m}Tc−mebrofenin을 사용한다. 그 외 ^{9m}Tc−DISIDA, HIDA, BIDA, DIDA, PIPIDA등이 있다. ② 급성담낭염, 담도폐쇄, 황달의 감별, 담도계 수술 후 평가, 담낭 기능 평가, 담즙 누출진단에 알 수 있다. ③ 검사 전 4~6시간 동안 금식을 유지한다. ⑤ 집적기전은 능동적 이동이다.

정답

57. ④

【문제 58】 [보기] 영상의 화살표 부위에 대한 설명으로 옳은 것은 ?

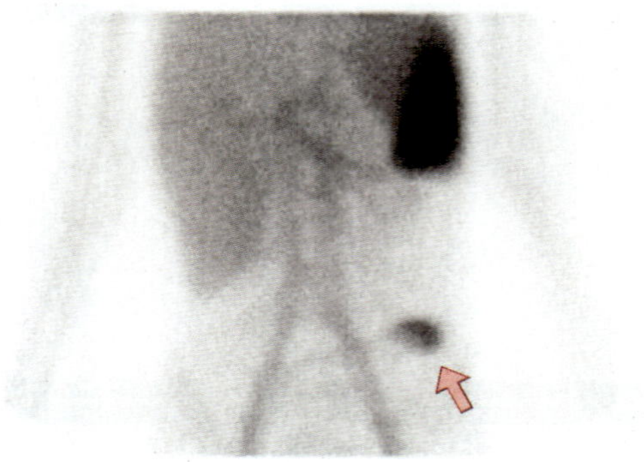

[보기]

① 간 암 - 양성상
② 간혈관종 - 음성상
③ 담도 폐쇄 - 양성상
④ 위장관 출혈 - 양성상
⑤ 뼈의 암 및 전이암 - 음성상

해 설

GI-bleeding scan으로 위장관 출혈 유무 및 위치를 파악 할 수 있다. 위장관 출혈은 양성상으로 나타난다.

58. ④

【문제 59】 $^{99m}TcO_4^-$ 를 사용하여 검사를 시행한 것은 ?

①

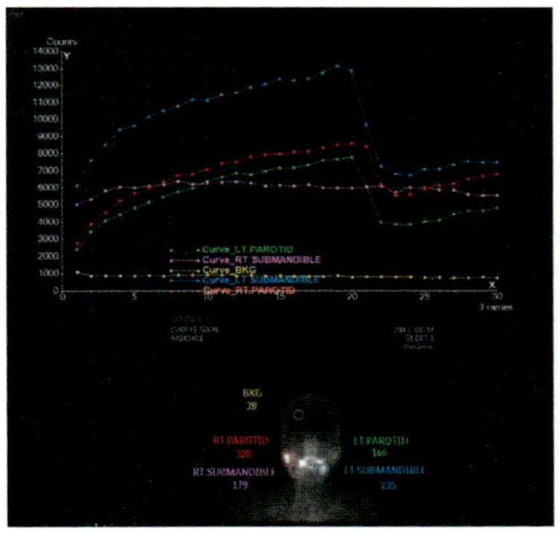

②

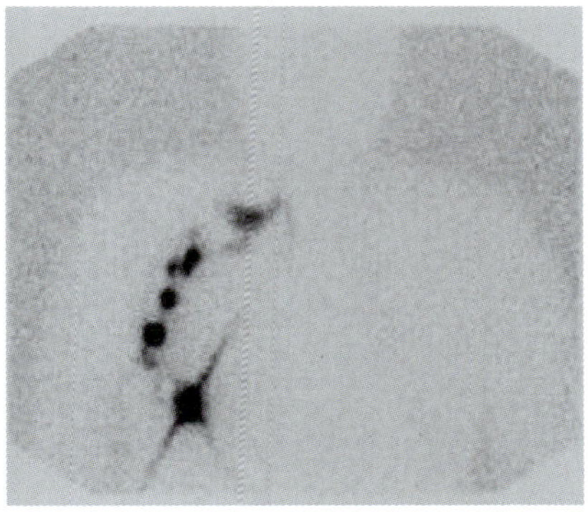

③

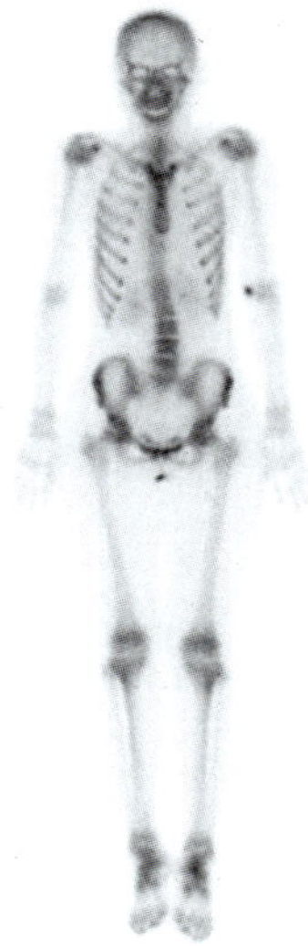

④

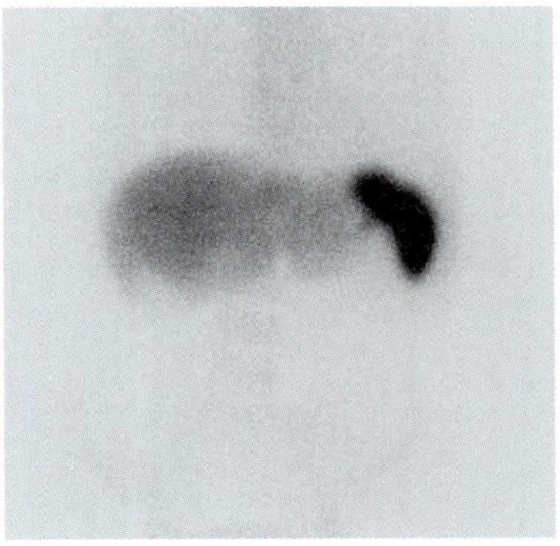

⑤

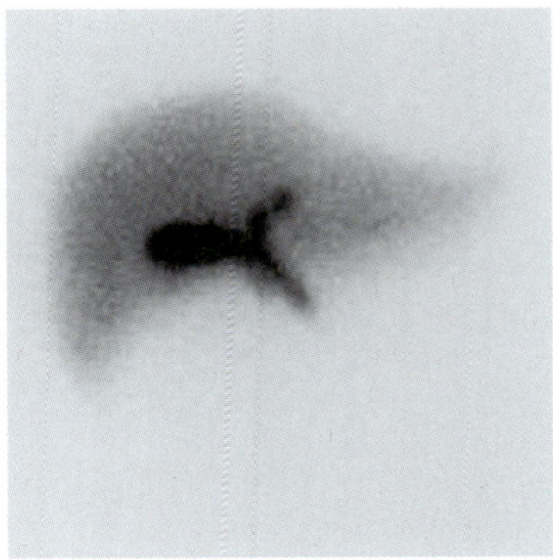

해 설

① salivary scan으로 $^{99m}TcO_4^-$를 사용한다. ② breast lymphangiography으로 ^{99m}Tc-phytate를 사용한다. ③ bone whole body scan으로 ^{99m}Tc-MDP, HDP, DPD를 사용한다. ④ spleen scan으로 ^{99m}Tc-PYP를 사용한다. ⑤ hepatobiliary scan으로 ^{99m}Tc-mebrofenin을 사용한다. 그 외 ^{9m}Tc-DISIDA, HIDA, BIDA, DIDA, PIPIDA등이 있다.

정답 59. ①

【문제 60】 [보기] 영상에 사용되는 방사성의약품으로 옳은 것은 ?

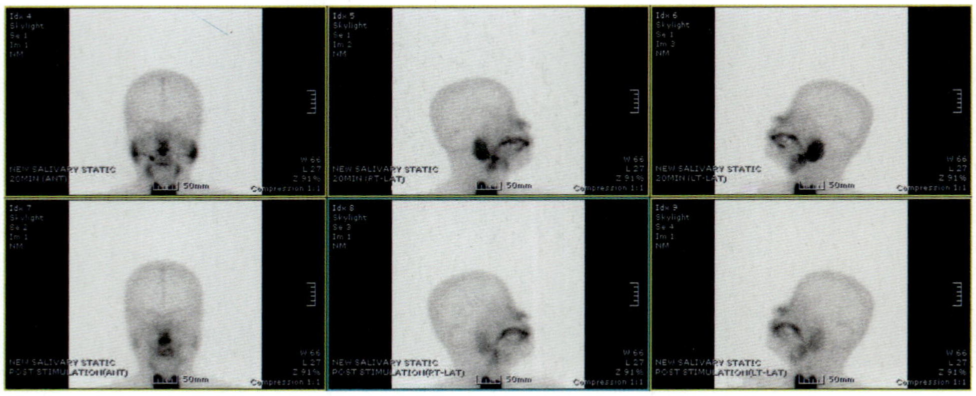

[보기]

① $^{99m}TcO_4^-$

② ^{99m}Tc−RBC

③ ^{99m}Tc−MDP

④ ^{99m}Tc−Phytate

⑤ ^{99m}Tc−Mebrofenin

해 설

① salivary scan으로 $^{99m}TcO_4^-$를 사용한다. ② breast lymphangiography으로 ^{99m}Tc−phytate를 사용한다. ③ bone whole body scan으로 ^{99m}Tc−MDP, HDP, DPD를 사용한다. ④ spleen scan으로 ^{99m}Tc−PYP를 사용한다. ⑤ hepatobiliary scan

60. ①

【문제 61】 [보기] 영상의 설명으로 옳은 것은 ?

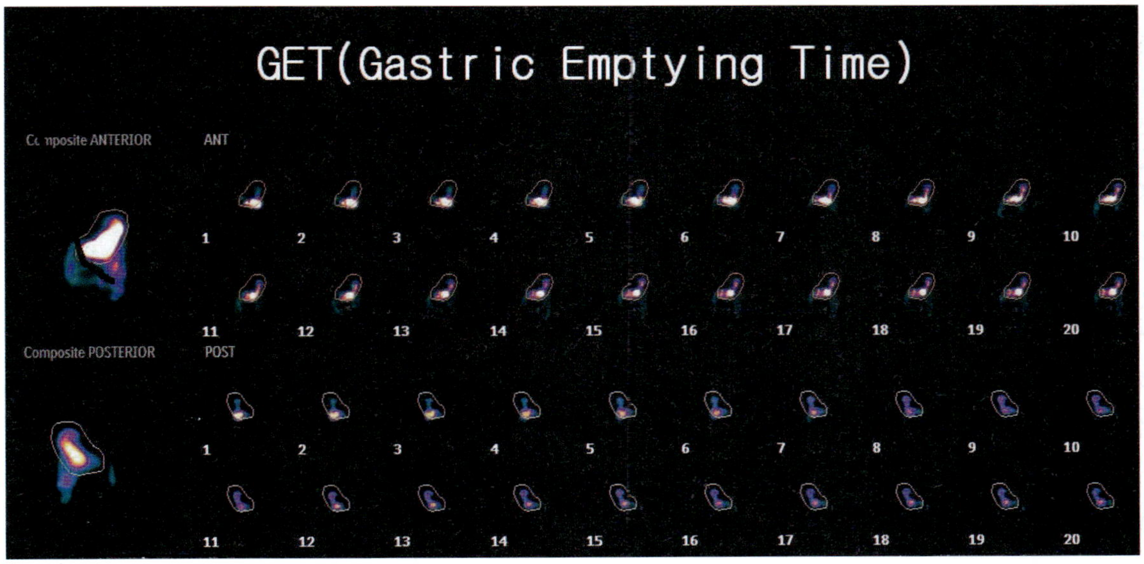

[보기]

① 정맥 주사
② ^{99m}Tc-MAA
③ 전처치가 필요 없음
④ 위장관 출혈 및 위치파악
⑤ 위 연동 운동기능 부전이나 폐쇄의 진단

해 설
GET(gastric emptying time) scan으로 방사성의약품 투여방법은 경구 투여이다.

61. ⑤

【문제 62】 검사 전 수분 섭취가 필요한 영상으로 옳은 것은 ?

① 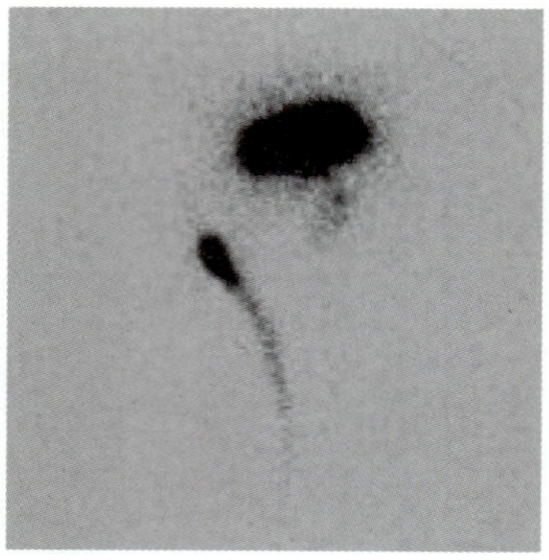

② 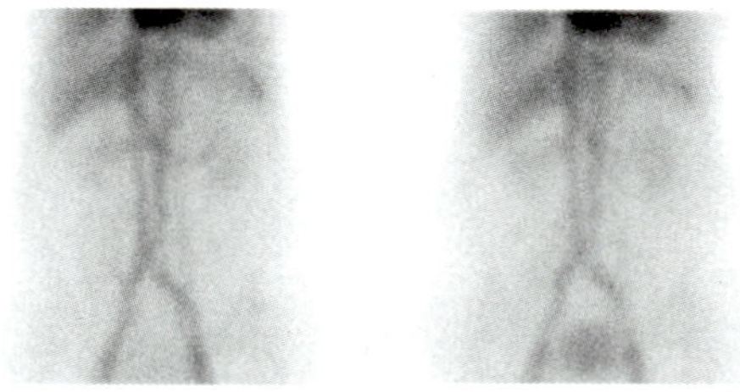

③ 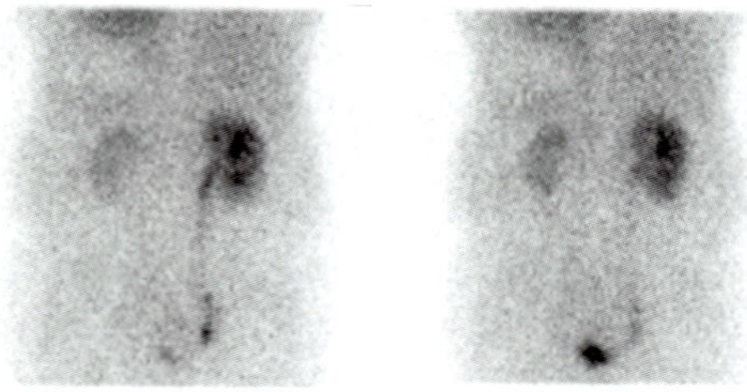

④ 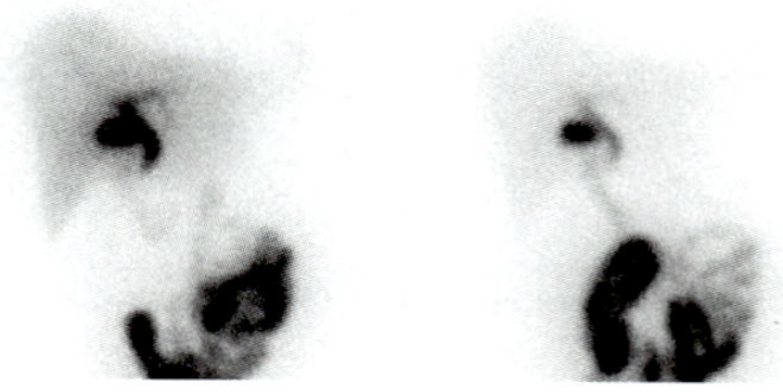

⑤ 

해 설

Renal dynamic scan: 정상적인 배뇨를 위해서 검사 30분전 물을 500 mL 정도 마시게 한다.

① shunt function test ② GI-bleeding scan ③ renal dynamic scan ④ hepatobiliary scan ⑤ lung perfusion scan

62. ③

【문제 63】 신장이식 후 기능평가를 위한 검사로 옳은 것은 ?

①
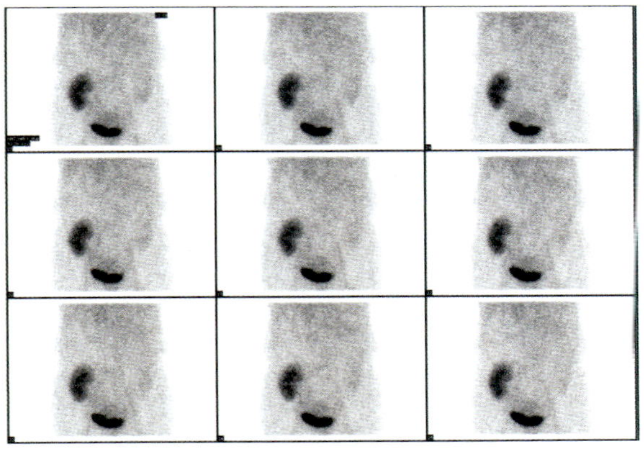

②
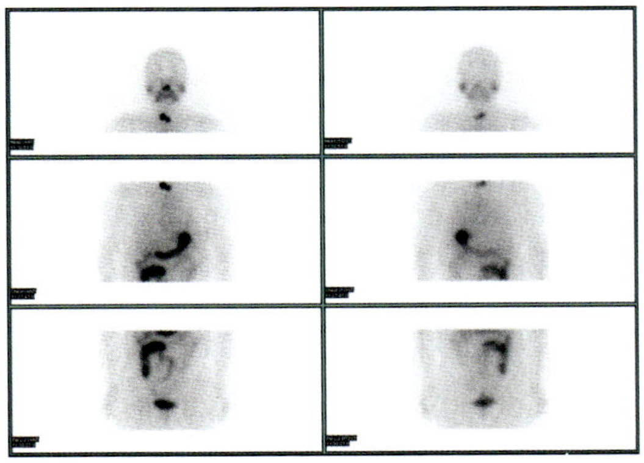

③
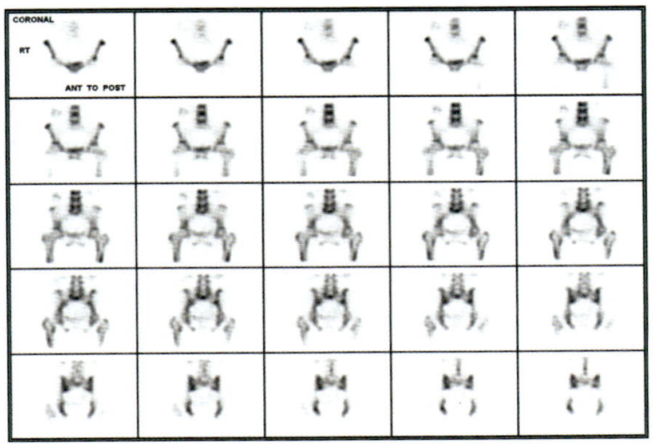

④
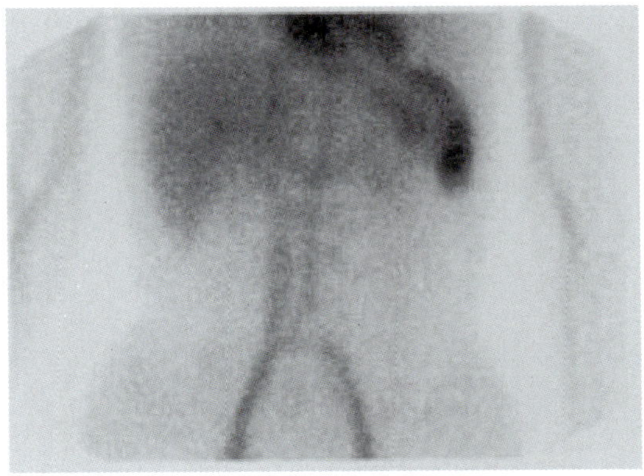

⑤
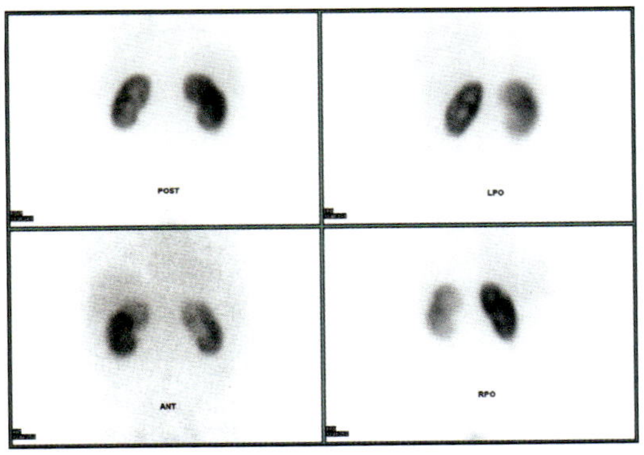

해 설

이식할 신장의 요관은 환자 요관과 직접 연결하므로 복강 내에 이식하게 된다. 그러므로 신장 이식 환자의 검사는 anterial view이다.

① 신장 이식 환자의 renal dynamic scan ② ^{131}I whole body scan ③ bone SPECT
④ GI-bleeding scan ⑤ renal static scan

정답 63. ①

【문제 64】 시간-방사능 곡선으로 나타낼 수 있는 검사로 옳은 것은 ?

①

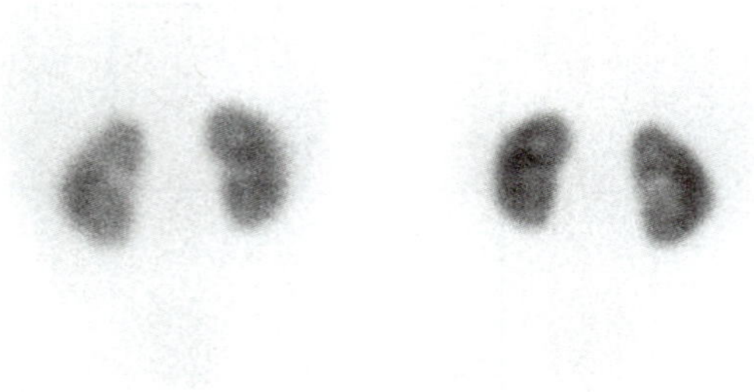

②

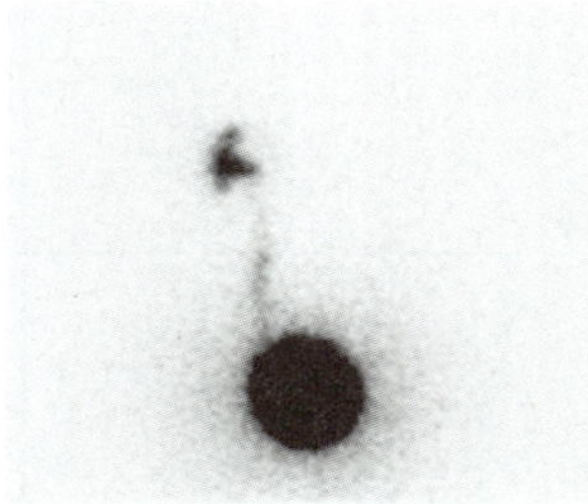

③

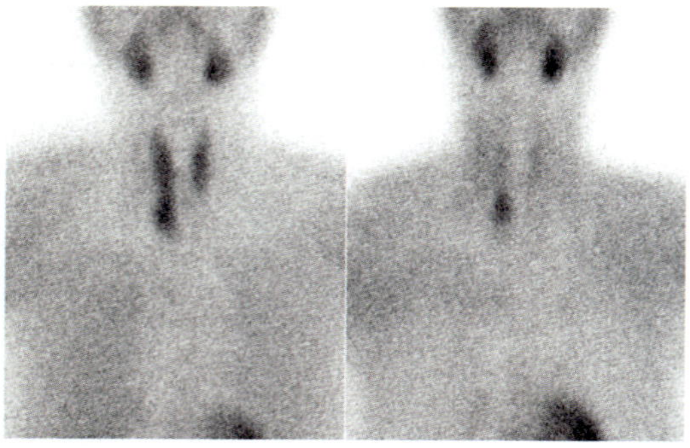

④

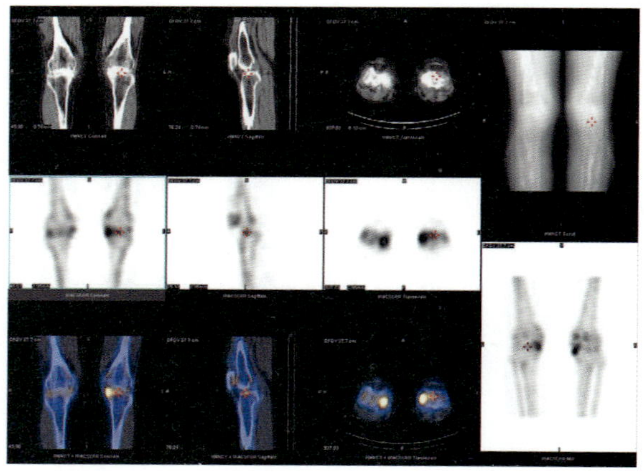

⑤

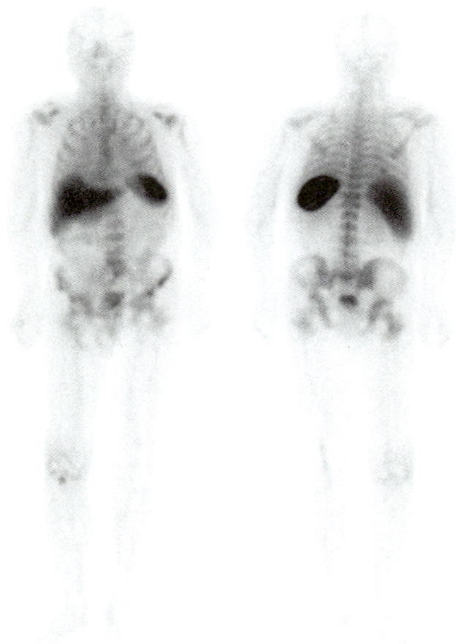

해 설

VCU (voiding cystourethrography)와 같은 동적영상 검사는 time-activity curve(시간-방사능 곡선)를 그릴 수 있다.
① renal static scan ② VCU scan ③ parathyroid scan ④ knee SPECT ⑤ WBC scan

64. ②

【문제 65】 사구체 배설기능을 평가할 수 있는 검사 영상으로 옳은 것은 ?

①
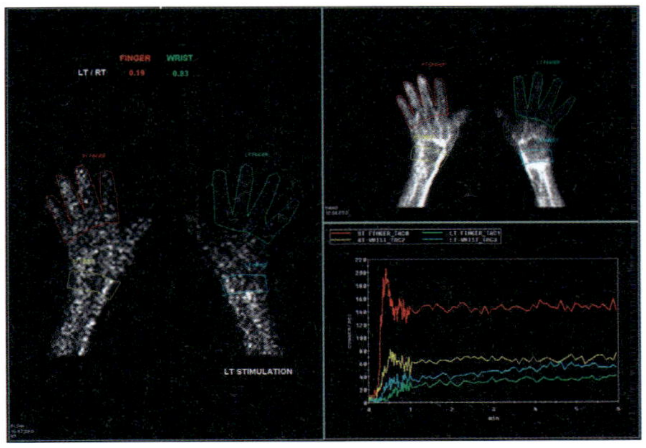

②
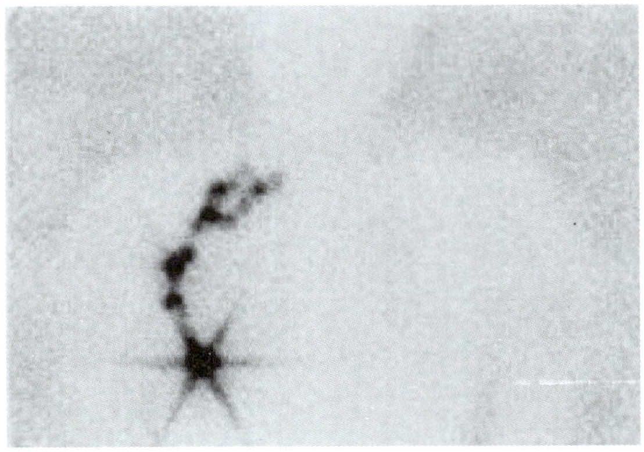

③
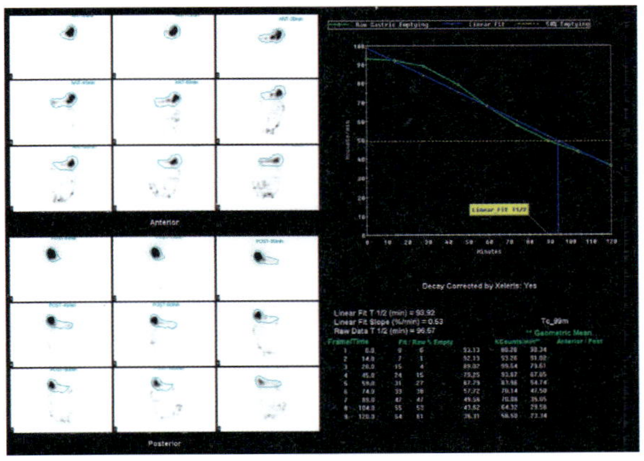

④
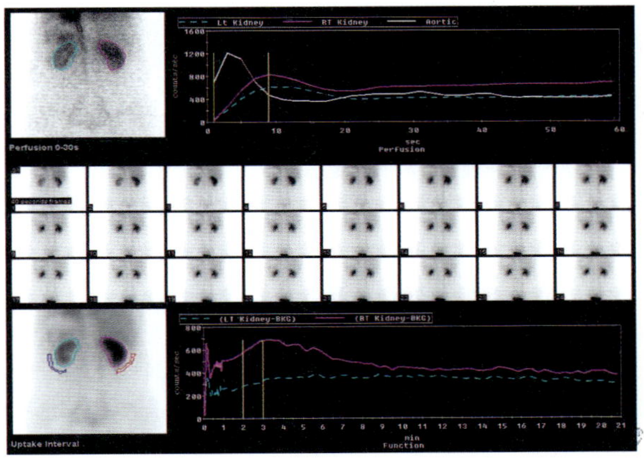

⑤
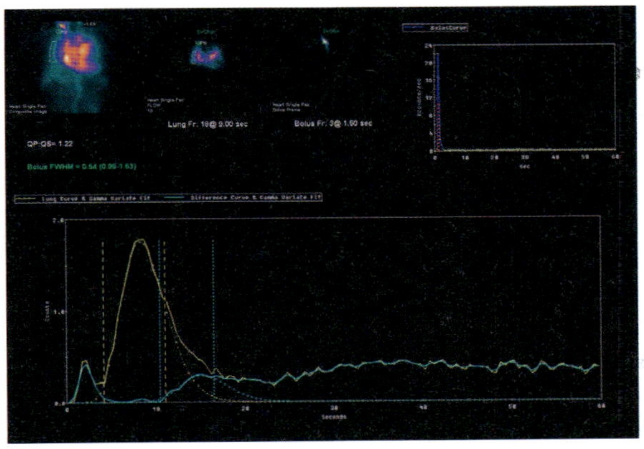

해 설

Renal dynamic scan의 배설기전은 사구체 여과이다.
① raynaud's scan ② breast lymphangiography ③ GET(gastric emptying time) scan ④ renal dynamic scan ⑤ heart single pass scan

65. ④

【문제 66】 ^{99m}Tc-DMSA를 사용하는 검사로 옳은 것은?

①
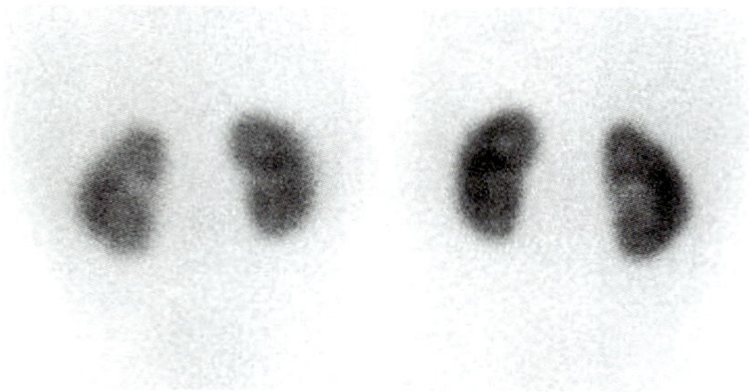

②
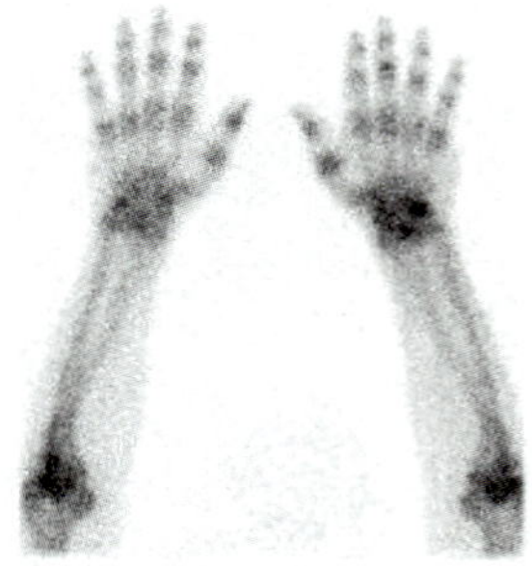

③
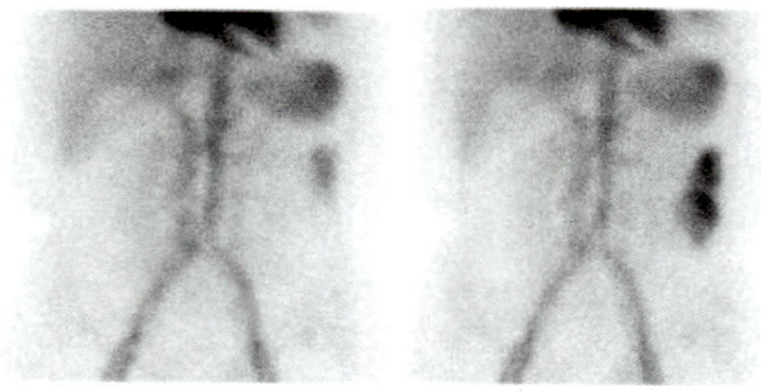

④
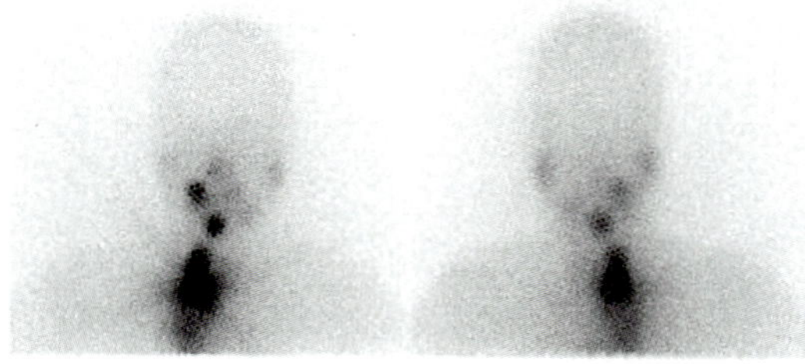

⑤
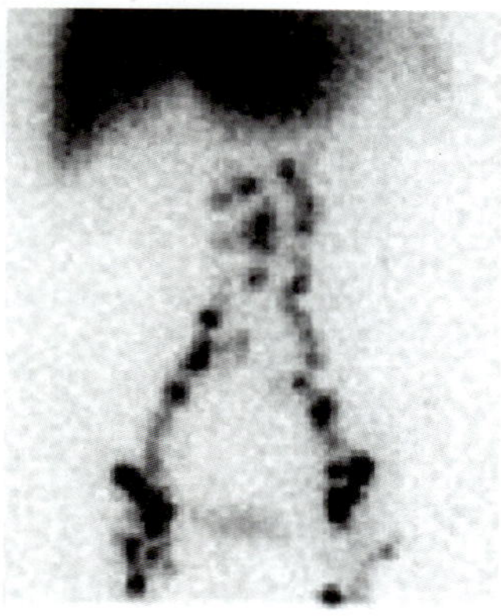

해 설

Renal static scan : ^{99m}Tc-DMSA 정맥주사, 정적영상으로 신피질에 집적되고, 신장의 위치, 크기, 모양 등을 평가하기 위해 시행된다. ① renal static scan ② bone scan ③ GI-bleeding scan ④ ^{131}I spot scan ⑤ lower extremity lymphangiography

66. ①

【문제 67】 요로폐쇄 환자의 진단을 위해 이뇨제를 사용해야하는 검사로 옳은 것은 ?

① 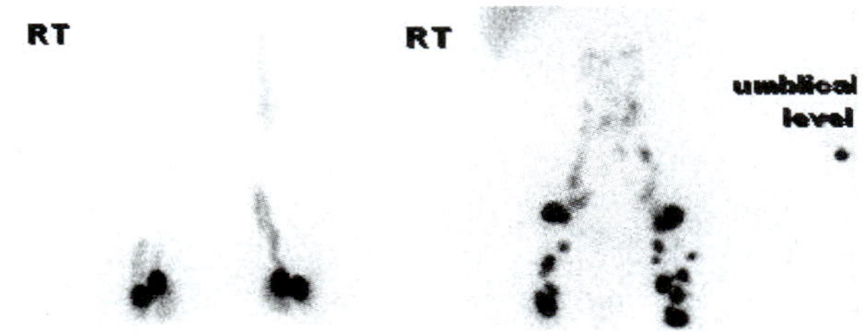

② 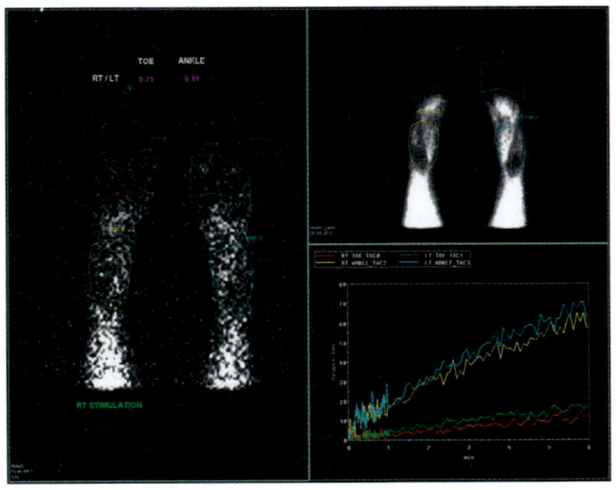

③ 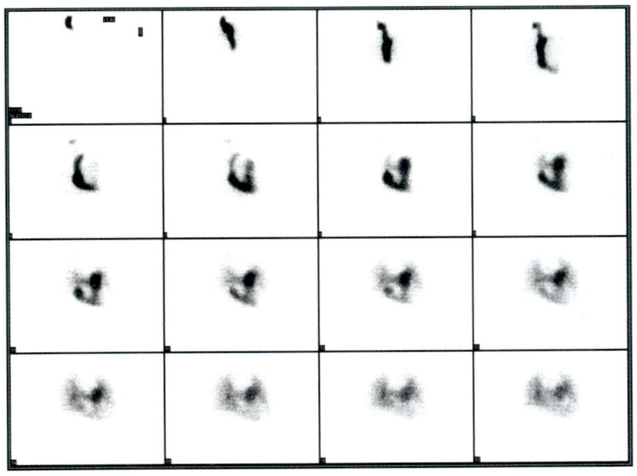

④ 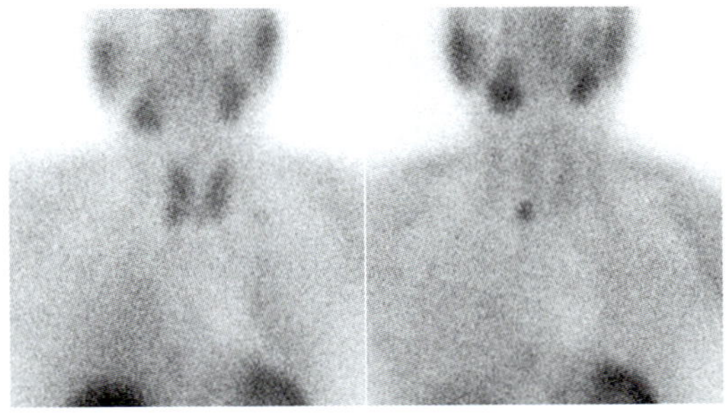

⑤ 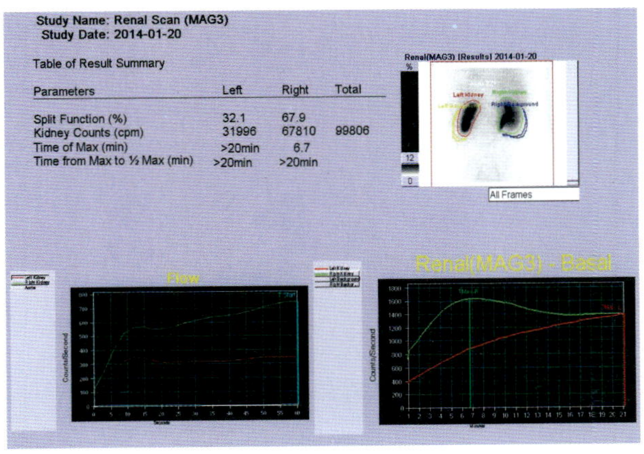

해 설

Renal dynamic scan은 요로폐쇄 여부를 알아보기 위해 이뇨제를 함께 사용하기도 한다. ① lower extremity lymphangiography ② raynaud's scan ③ heart single pass scan ④ parathyroid scan ⑤ renal dynamic scan

67. ⑤

【문제 68】 신성고혈압을 진단하기 위해 시행하는 검사로 옳은 것은 ?

①
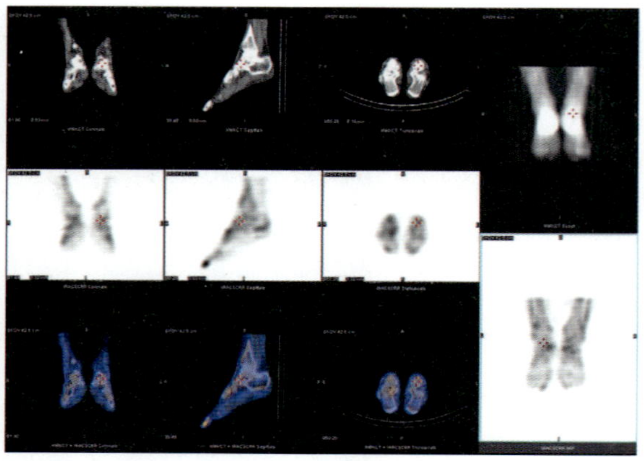

②
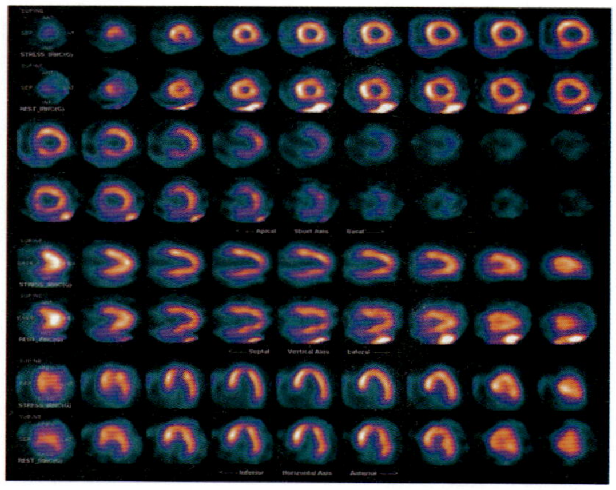

③
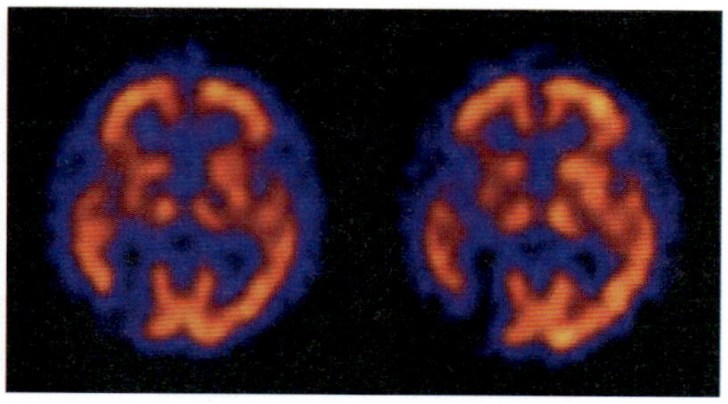

④
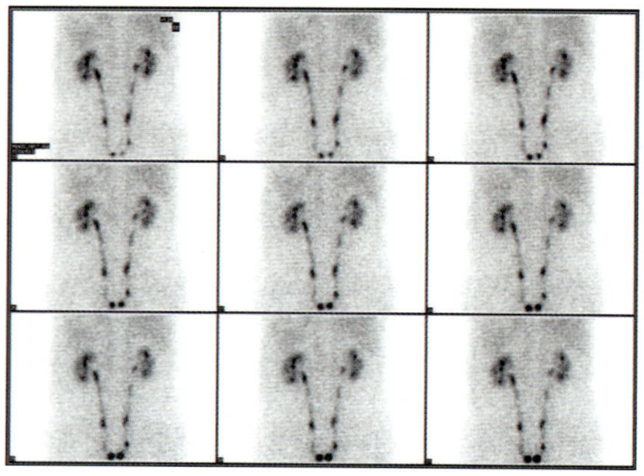

⑤
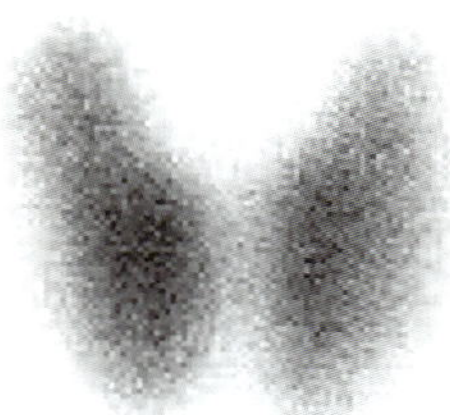

해 설

Captopril이라는 혈관수축 억제제를 투여한 후 신장 혈압을 증가시켜 신기능을 평가하는 검사이다. ① bone SPECT ② myocardial perfusion SPECT ③ brain perfusion SPECT ④ captopril renal dynamic scan ⑤ thyroid scan

정답 68. ④

【문제 69】 방광에서 신장으로의 역류를 알아보기 위해 하는 검사로 옳은 것은 ?

①

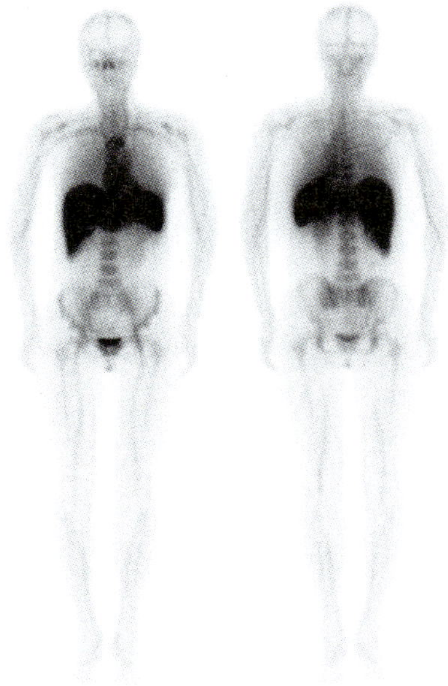

②

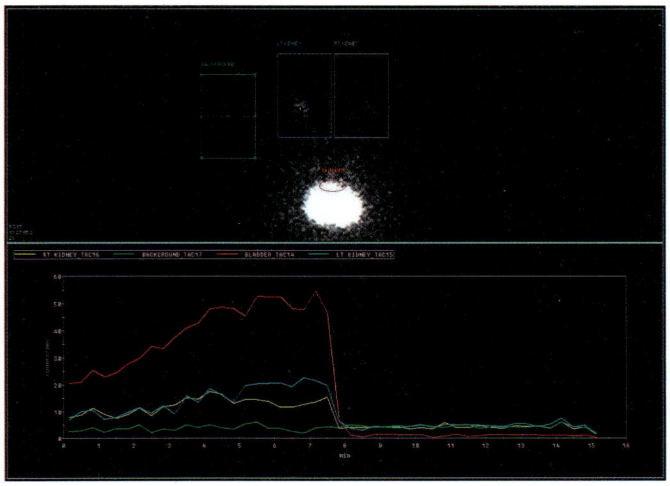

③

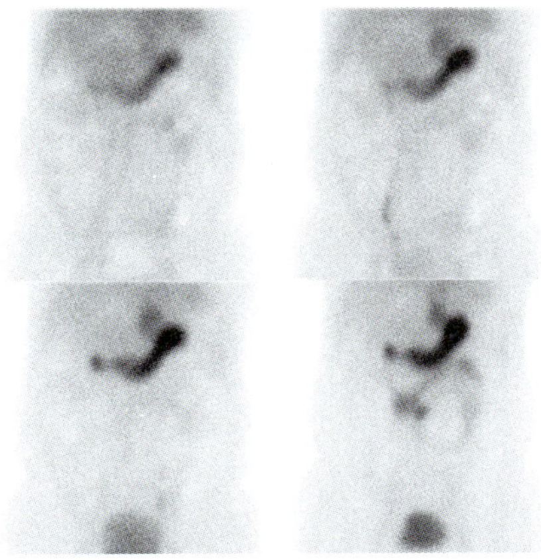

④

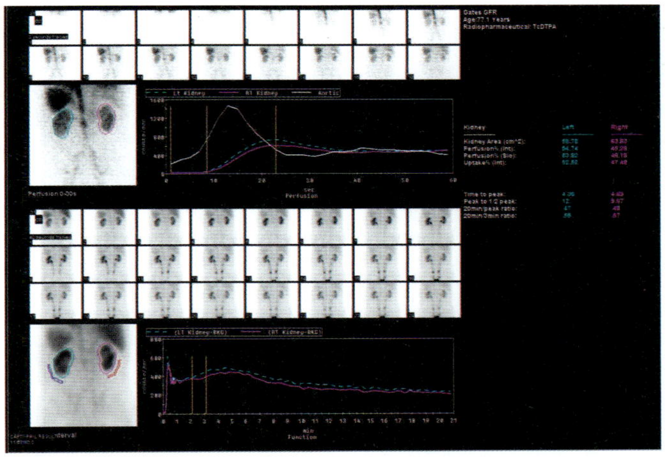

⑤

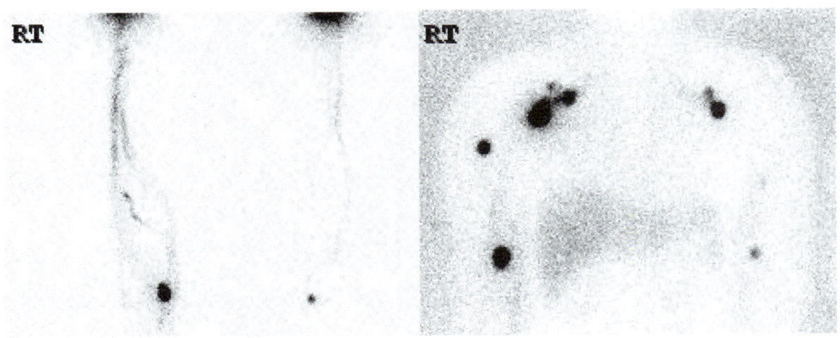

해 설

VCU (voiding cystourethrography) scan은 방광의 역류현상과 요관의 하부를 검사하는데 유용하다. ① WBC scan ② VCU scan ③ meckel' s diverticulum scan ④ renal dynamic scan ⑤ upper extremity lymphangiography

정답

69. ②

【문제 70】 신장의 형태나 신피질의 손상 등을 알아보기 위해 시행하는 검사로 옳은 것은 ?

①

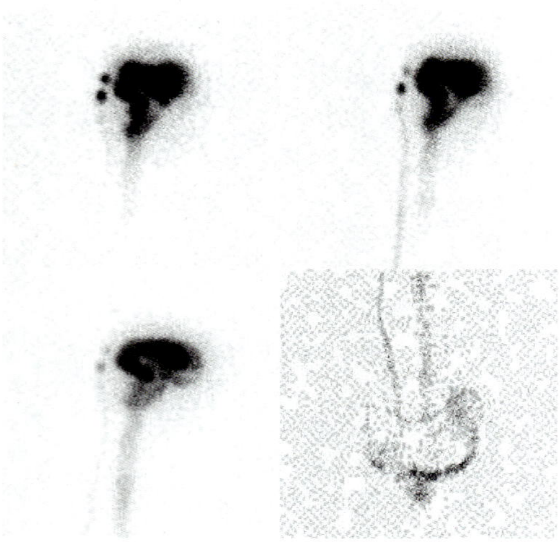

②

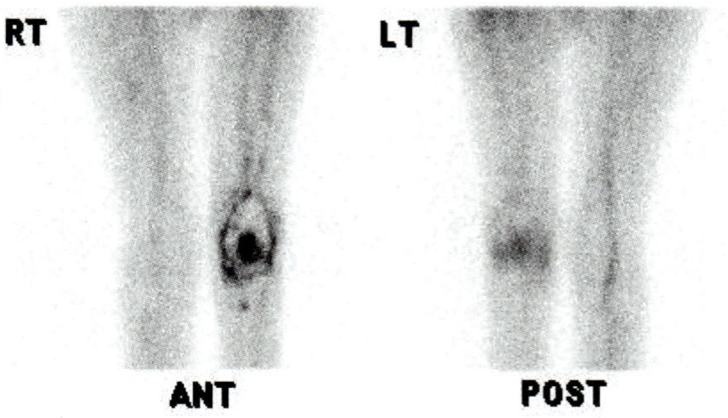

③

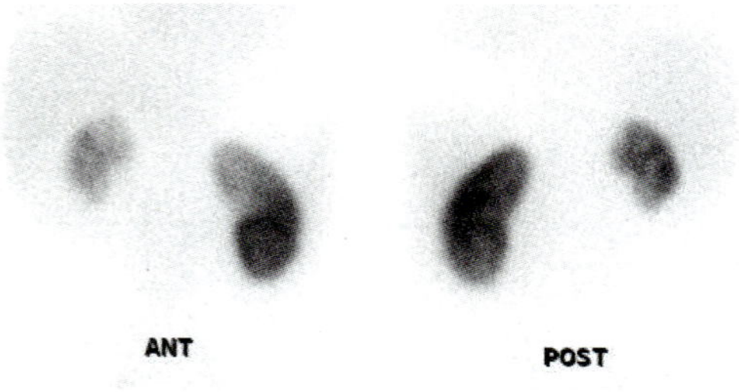

④

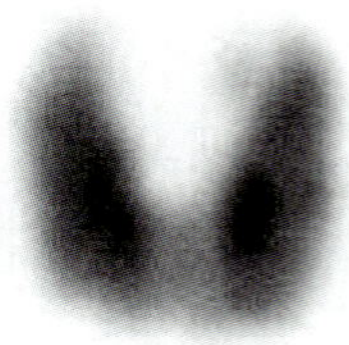

⑤

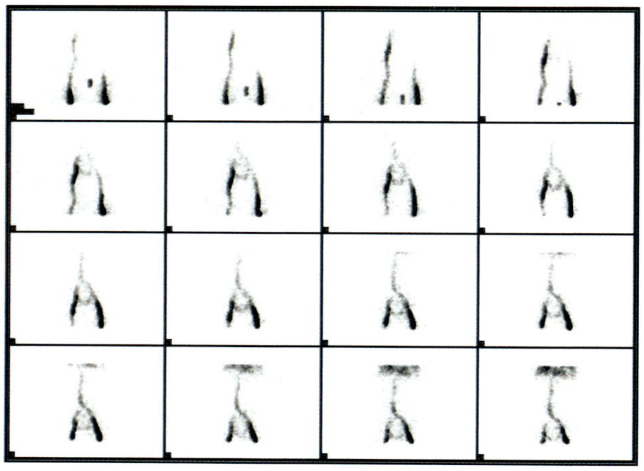

해 설

renal static scan은 신피질에 집적되고 신장의 모양, 크기 등을 평가하거나 급성 신우신염의 진단 등에 시행된다.
① shunt function test ② WBC scan ③ renal static scan ④ thyroid scan ⑤ lower extremity venography

70. ③

【문제 71】 세뇨관 분비와 사구체 여과에 의하여 배설 기능을 평가하는 검사로 옳은 것은 ?

①
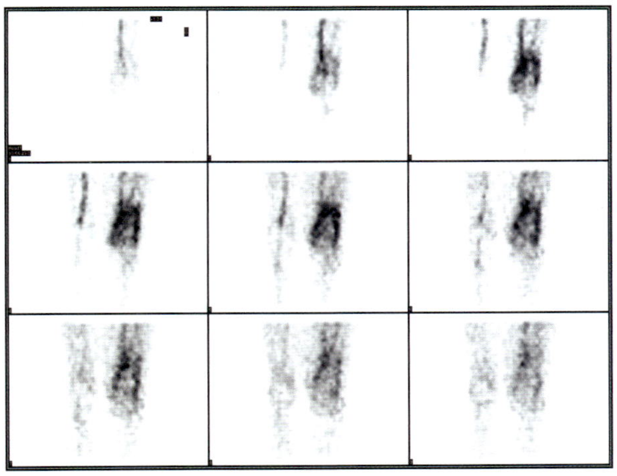

②
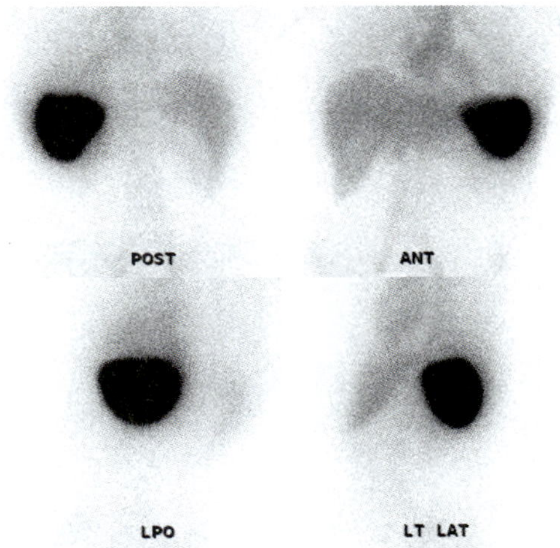

③
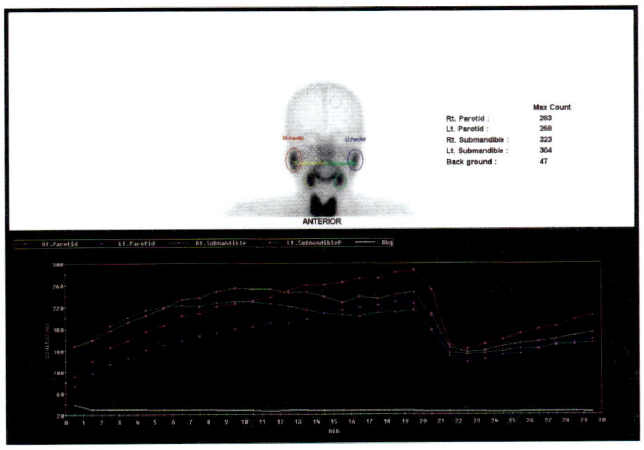

④
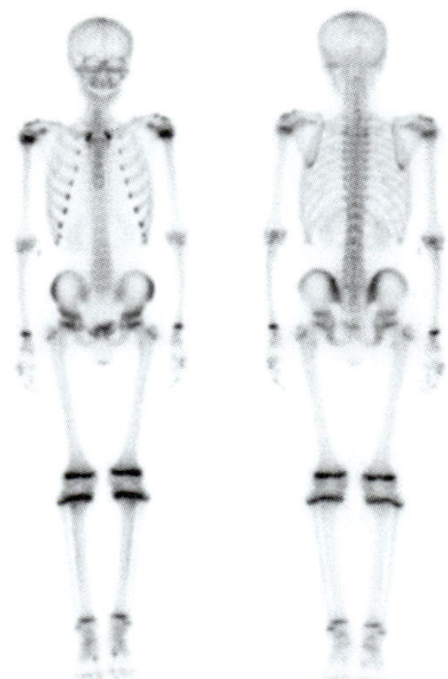

⑤
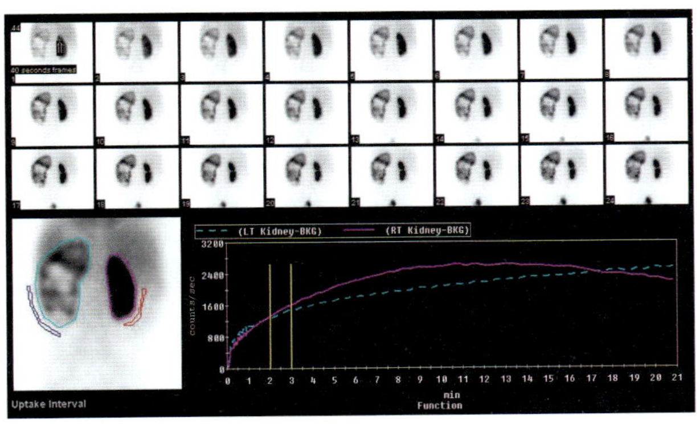

해 설

Renal dynamic scan (MAG3) 배설기전은 세뇨관 분비와 사구체 여과이다.
① 3-phase bone scan ② spleen scan ③ salivary scan ④ bone whole body scan ⑤ renal dynamic scan (MAG_3)

정답 71. ⑤

【문제 72】 금식과 관련이 **없는** 검사는 ?

①

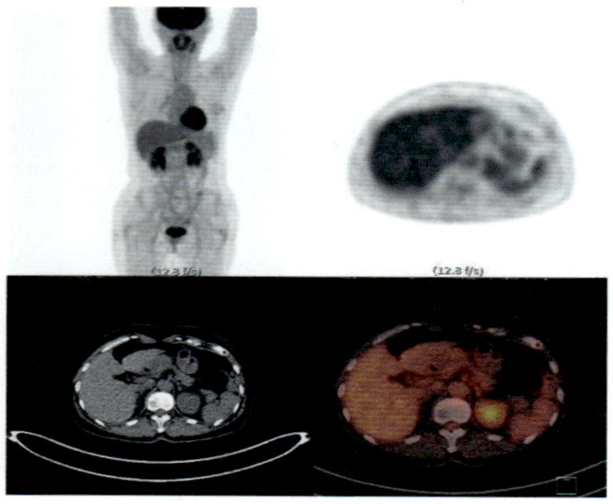

②

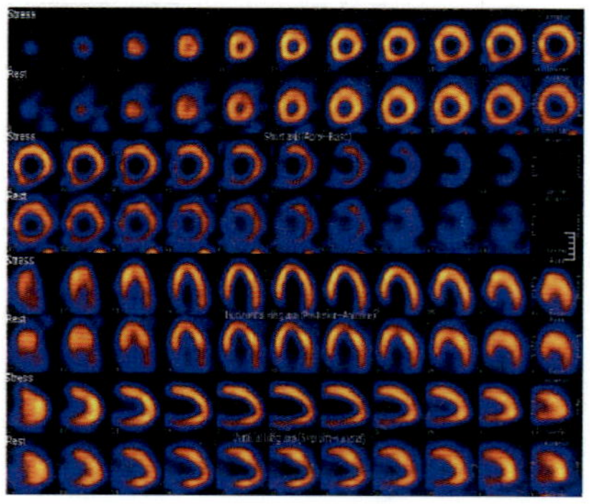

③

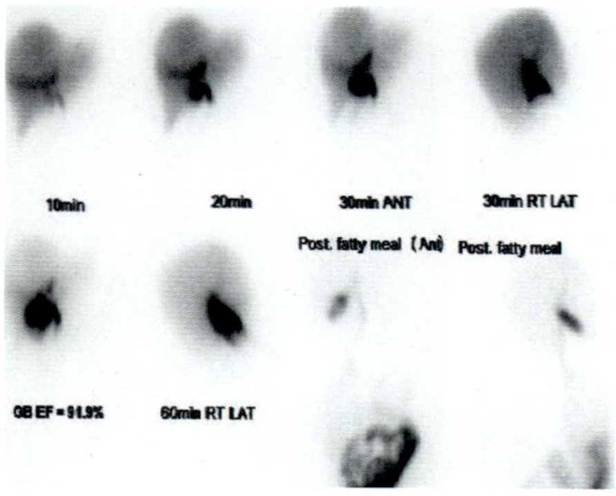

④

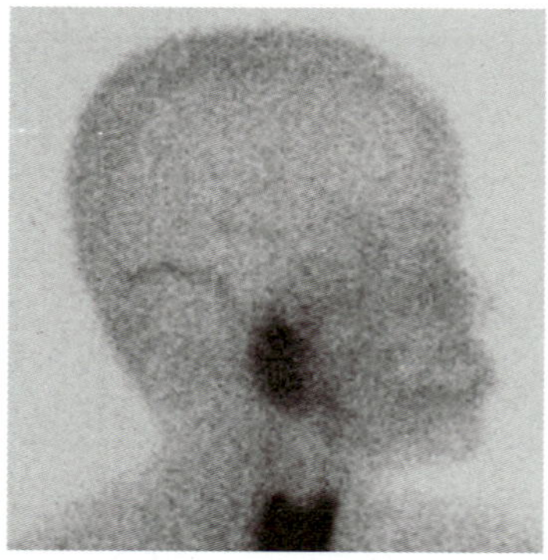

⑤

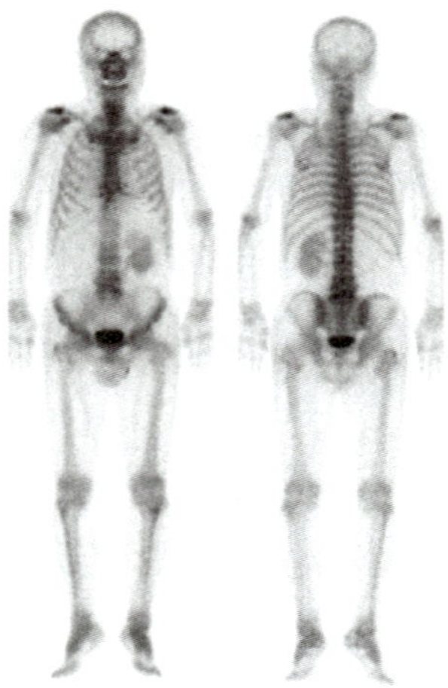

해 설

Bone scan은 금식과 관련이 없다.

① ^{18}F-FDG, PET/CT ② myocardial perfusion SPECT ③ hepatobiliary scan ④ salivary scan ⑤ bone whole body scan

72. ⑤

【문제 73】 저에너지 평행다공형 collimator를 사용해야 하는 검사는 ?

①

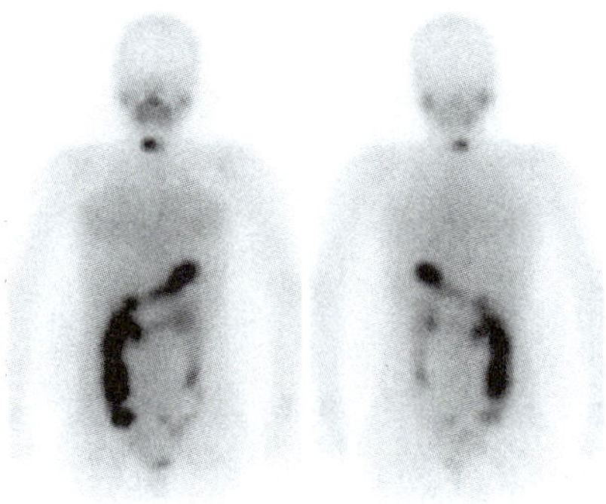

②

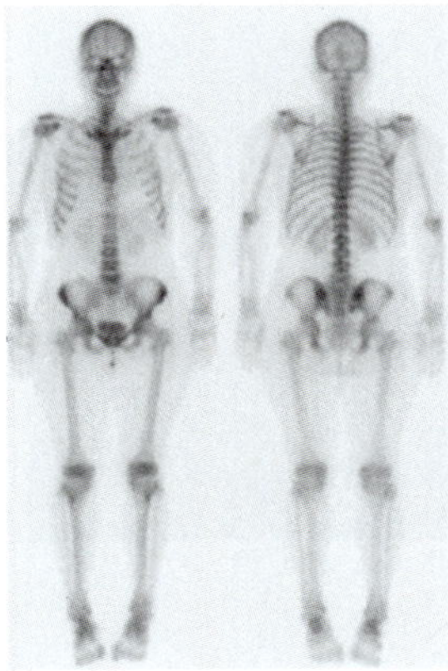

③

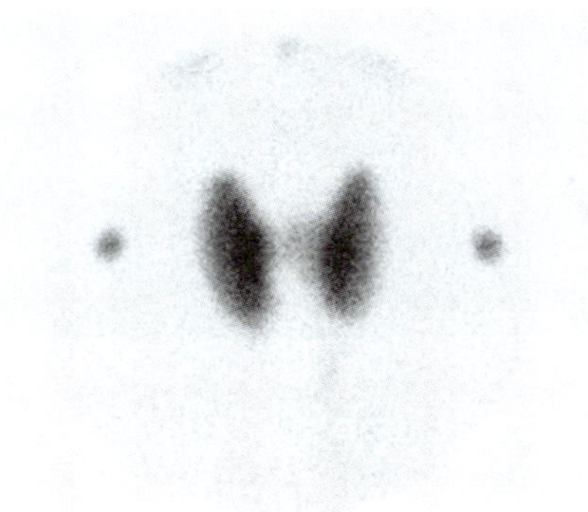

④

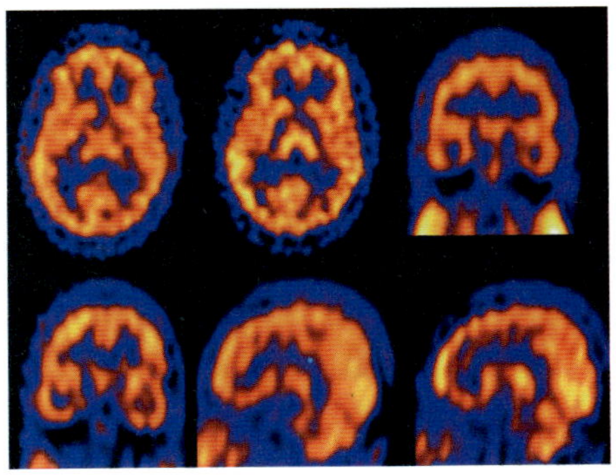

⑤

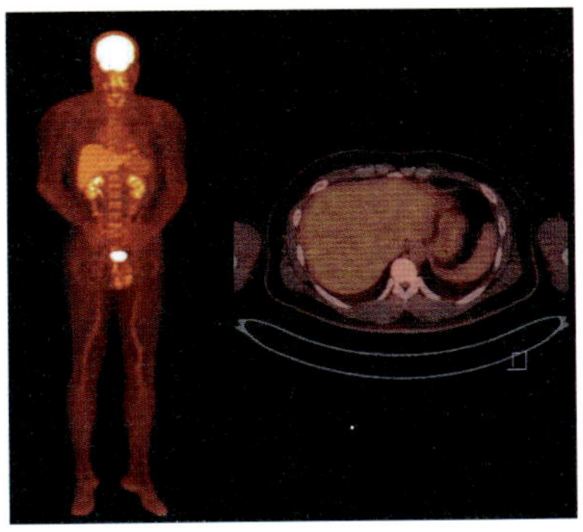

해 설

① ^{131}I whole body scan(고에너지 collimator) ② bone whole body scan(저에너지 평행다공형 collimator)
③ thyroid scan $-^{99m}TcO_4^-$(저에너지 pinhole collimator) ④ brain perfusion SPECT(저에너지 fan beam collimator)
⑤ ^{18}F-FDG PET/CT는 collimator가 필요없다.

정답 73. ②

【문제 74】 방사성 동위원소 에너지가 <u>다른</u> 하나는 ?

①

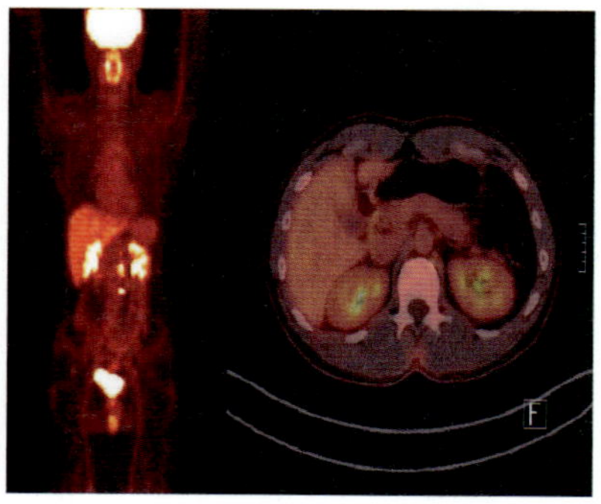

②

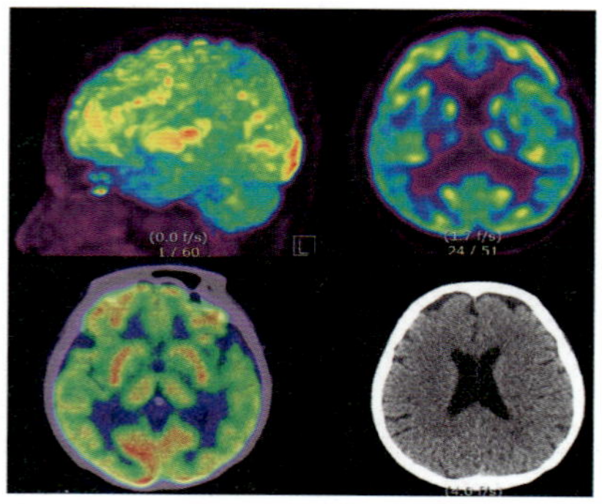

③

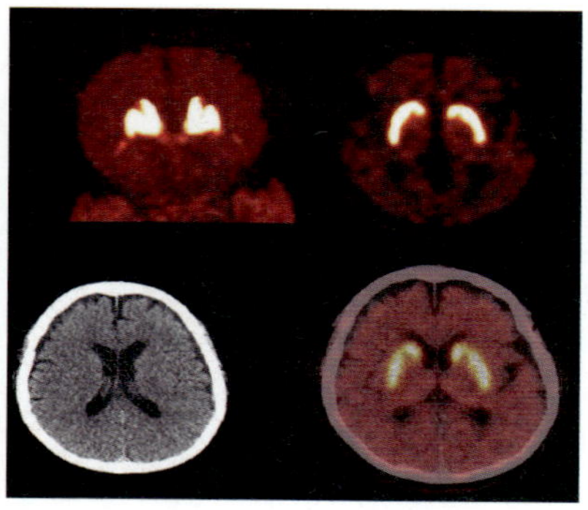

④

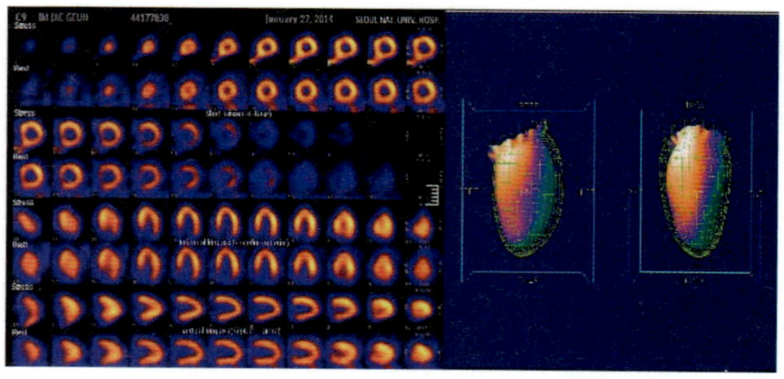

⑤

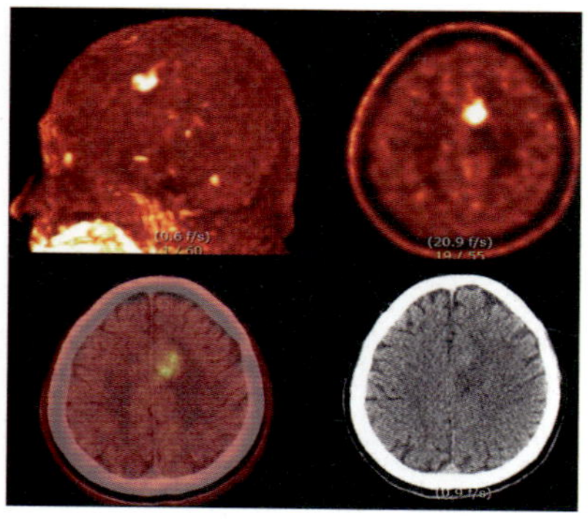

해 설

PET에 사용하는 방사성동위원소의 에너지는 511 keV, myocardial perfusion SPECT SPECT에 사용하는 방사성동위원소의 에너지는 Tl은 80, 167 keV 이며 ^{99m}Tc-MIBI는 140 keV 이다.

①,② ^{18}F-FDG PET/CT ③ ^{18}F FP-CIT PET/CT ④ myocardial perfusion SPECT

⑤ ^{11}C-methionine PET/CT

74. ④

【문제 75】 인체의 깊이에 대한 정보를 포함한 단층촬영 영상은 ?

①

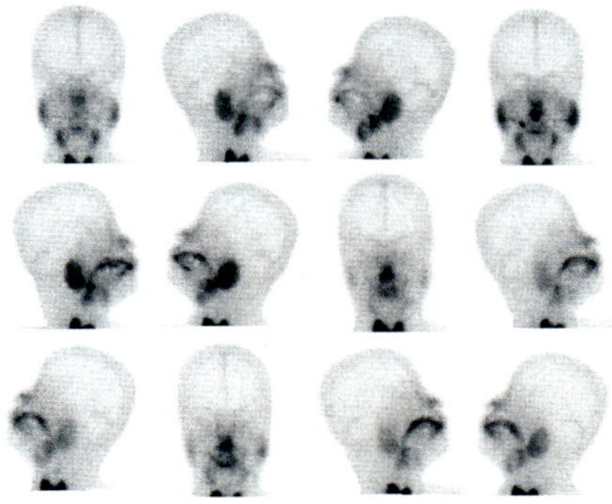

②

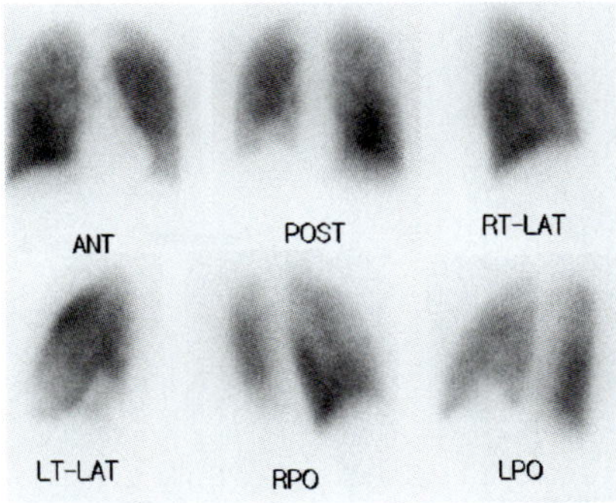

③

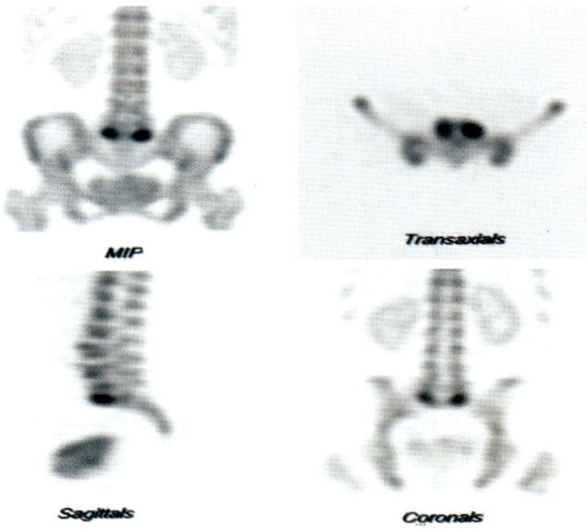

④

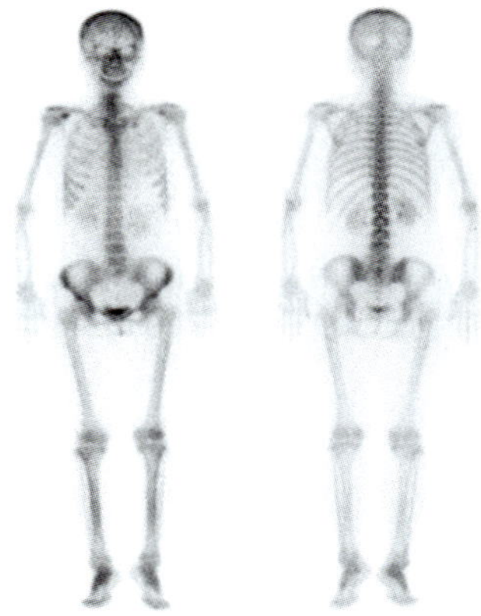

⑤

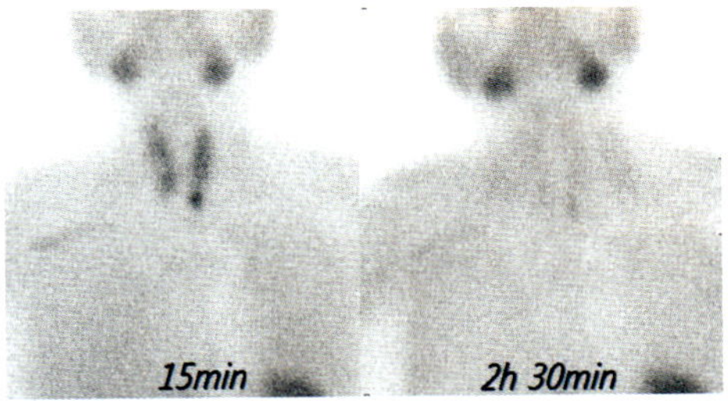

해 설

평면(planar) scan은 사물의 깊이정보를 알 수 없다.

① salivary scan ② lung perfusion scan ③ bone SPECT ④ bone whole body scan ⑤ parathyroid scan

75. ③

【문제 76】 강직성 척추염, 천장골염 질환을 감별하는데 유용한 영상은 ?

①
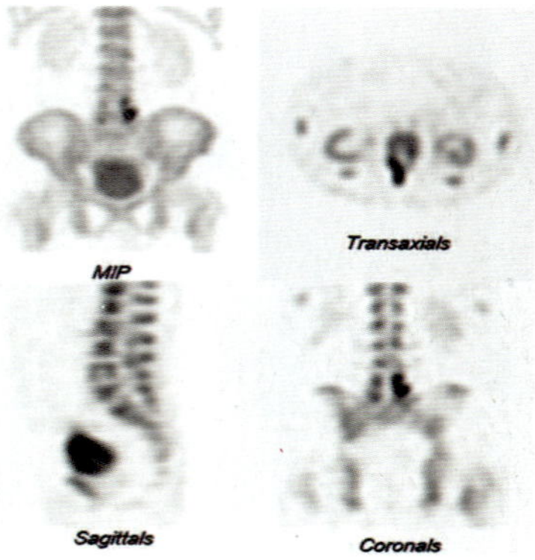

②
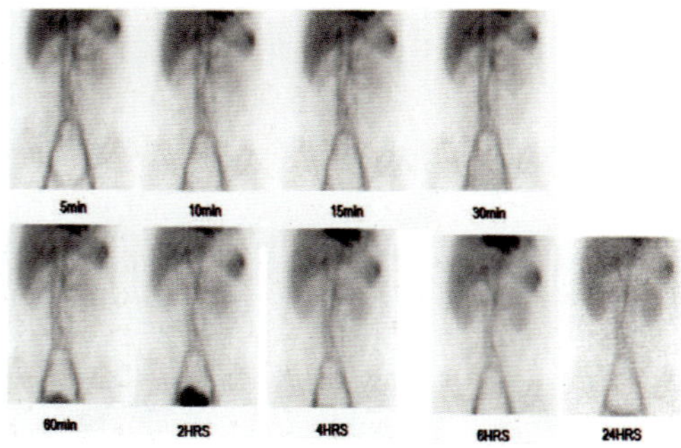

③
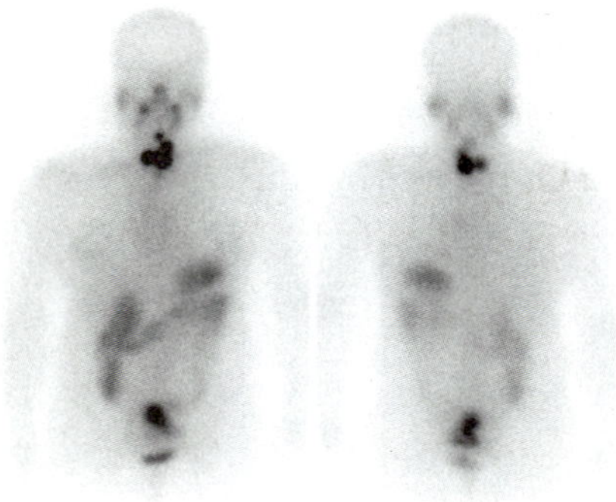

④
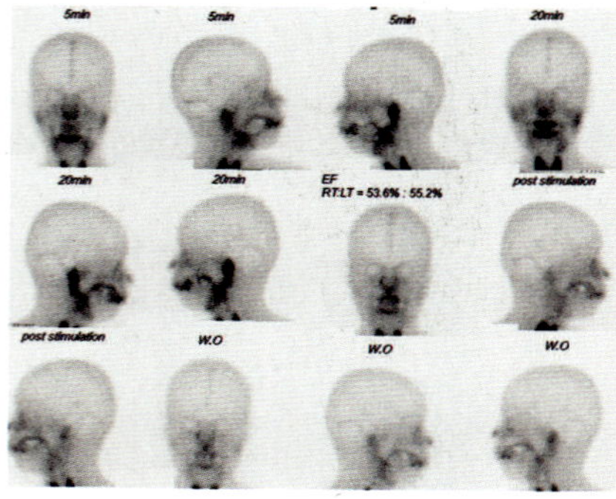

⑤
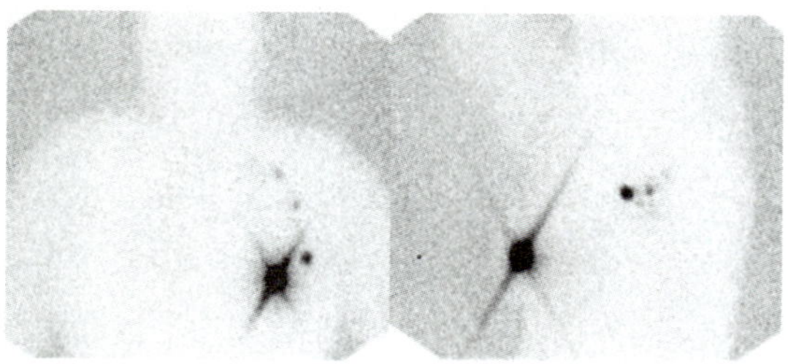

해 설

Bone scan 혹은 bone SPECT는 강직성 척추염, 천장골염 질환을 감별하는데 유용하다.

① bone SPECT ② GI-bleeding scan(출혈 여부와 위치확인) ③ ^{131}I whole body scan(전이여부와 잔여 갑상선 조직 확인) ④ salivary scan(침샘의 기능 확인) ⑤ breast lymphangiography(수술부위와 범위 확인)

정답

76. ①

【문제 77】 Bone SPECT/CT 검사로 옳은 것은 ?

①
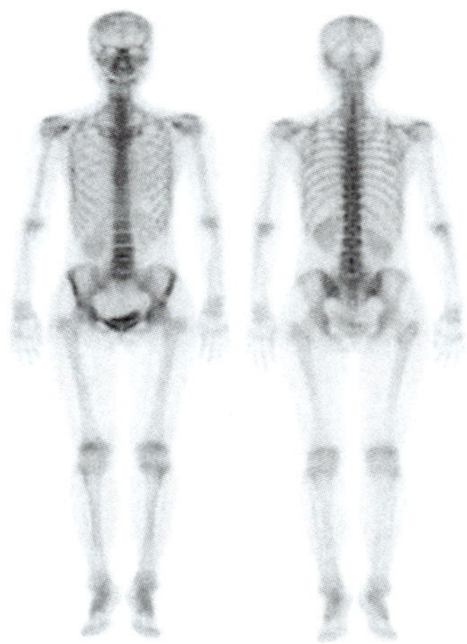

②
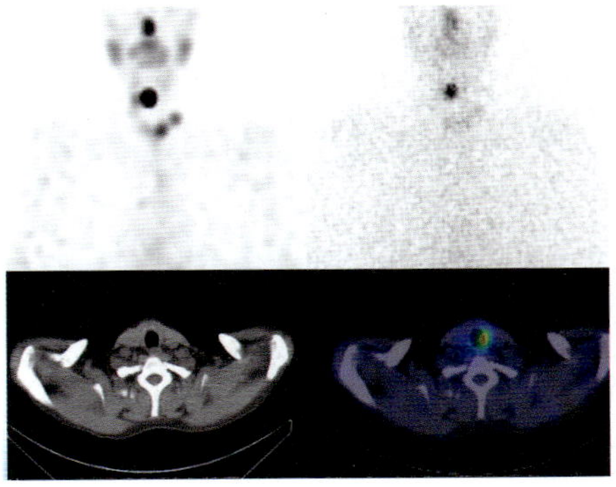

③
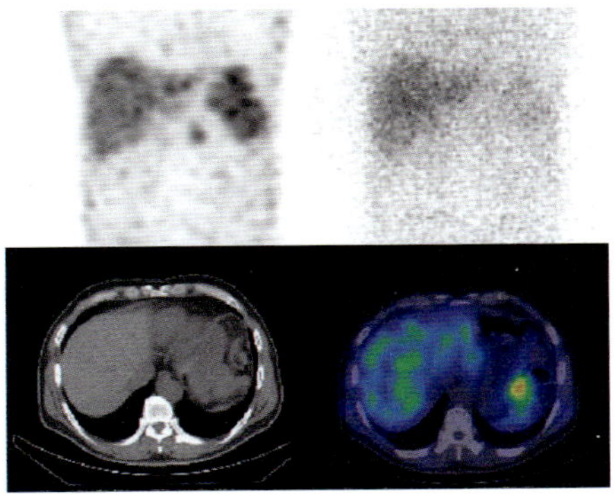

④
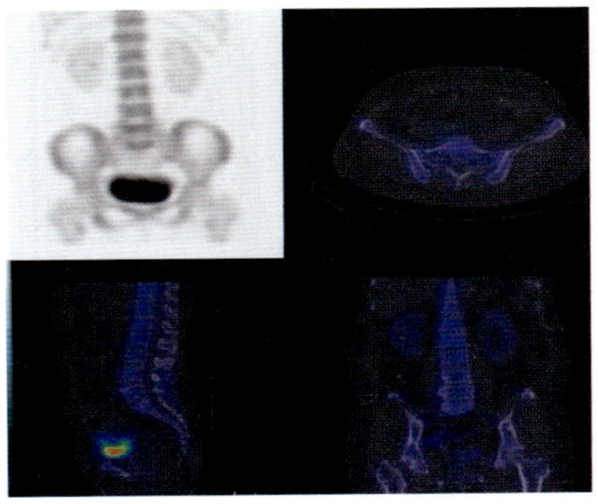

⑤
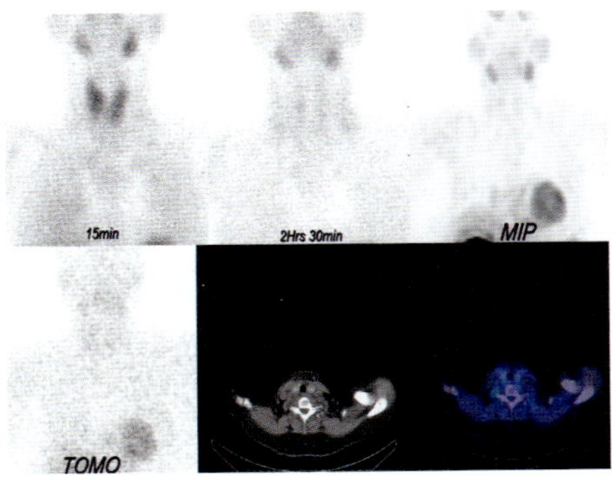

해 설

① bone whole body scan ② ^{131}I SPECT/CT ③ ^{131}I-MIBG SPECT/CT ④ bone SPECT/CT ⑤ parathyroid SPECT/CT

정답 77. ④

【문제 78】 동적기능검사(dynamic study)로 옳은 것은 ?

①
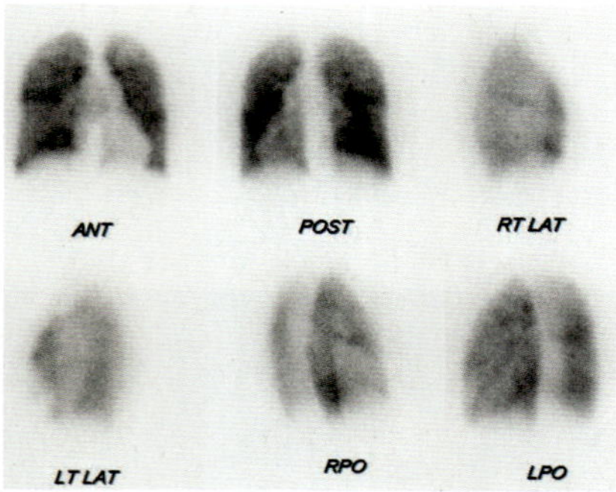

②
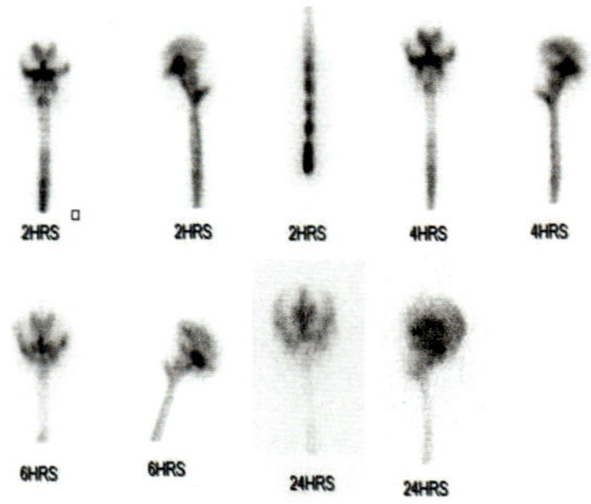

③
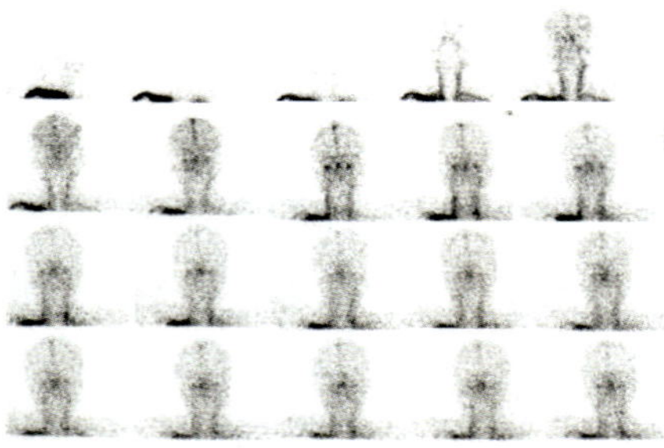

④
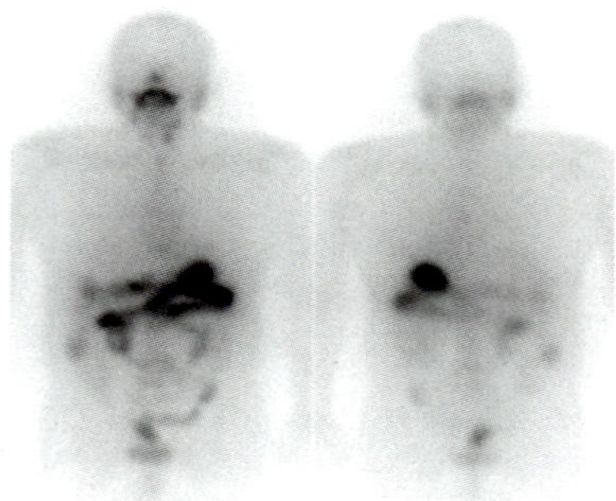

⑤
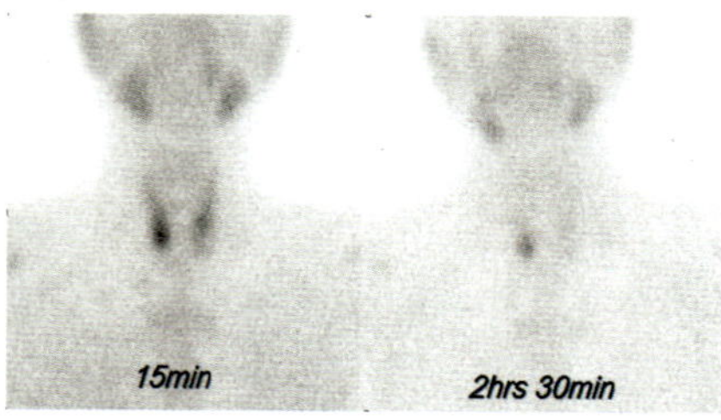

해 설

① lung perfusion scan ② cisternography ③ 3-phase bone scan 중 dynamic image
④ ^{131}I-MIBG scan ⑤ parathyroid scan

78. ③

【문제 79】 천장골섭취비(SIS Ratio)를 구할 수 있는 영상으로 옳은 것은 ?

①
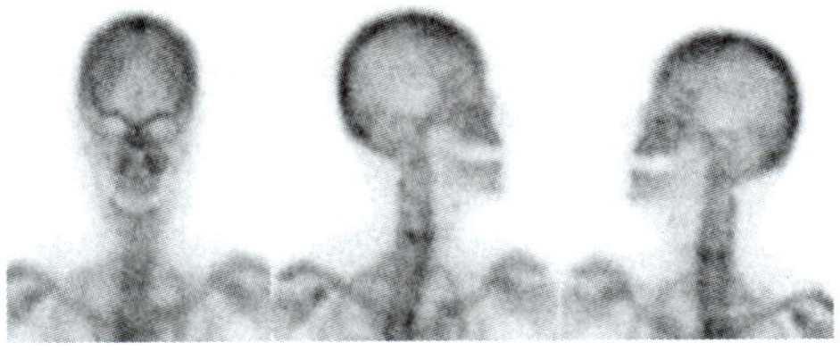

②
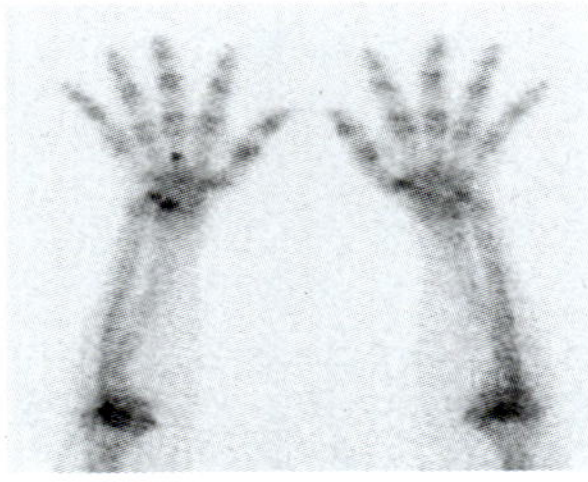

③
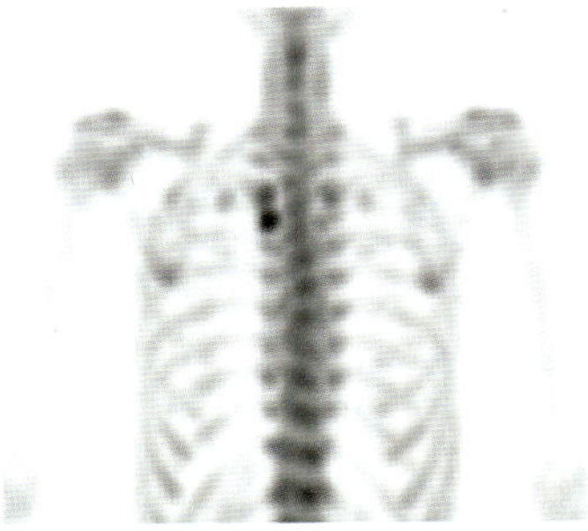

④
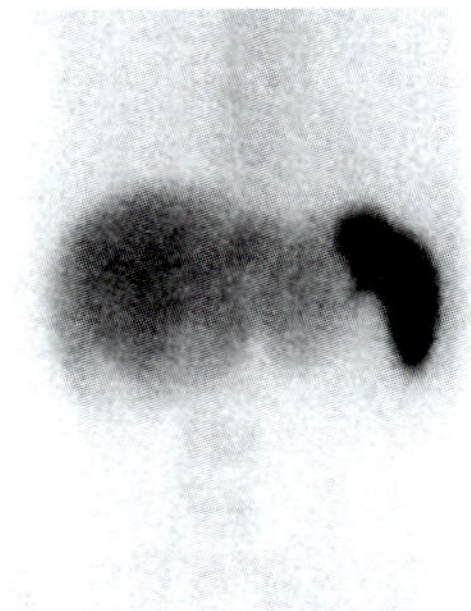

⑤
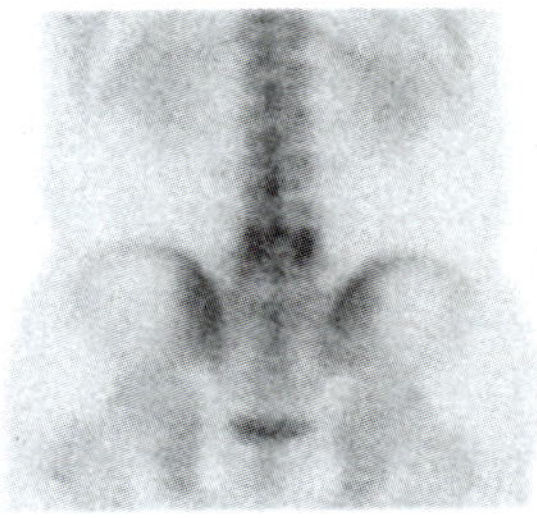

해 설

Bone scan; pelvis 영상에서 천장골이 잘 나타난다.
① bone scan; head ② bone scan; hand ③ bone scan; T-spine ④ spleen scan ⑤ bone scan; pelvis

79. ⑤

【문제 80】 인산염화합물로 방사성의약품을 표지하여 시행한 검사로 옳은 것은 ?

①

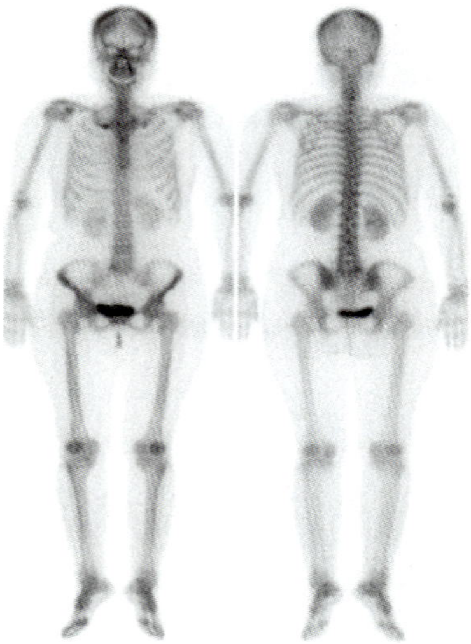

②

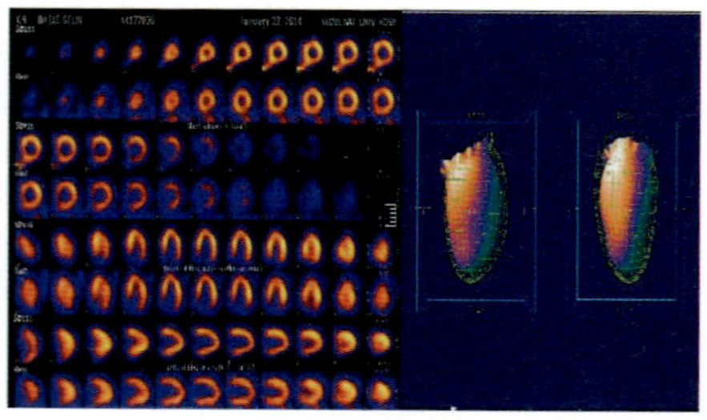

③

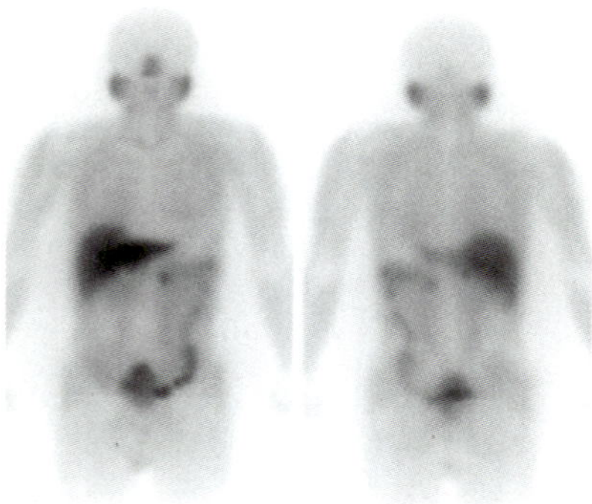

④

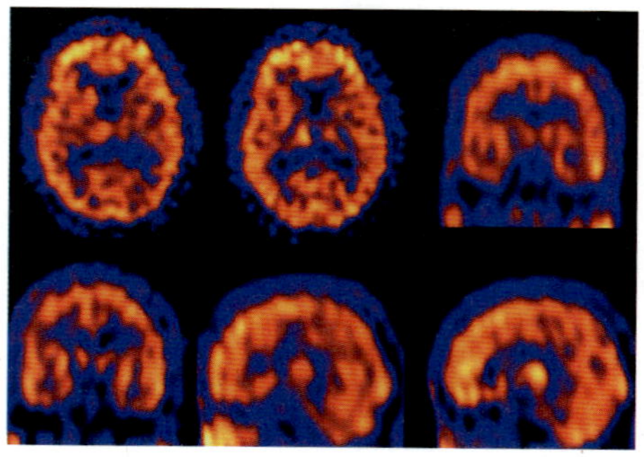

⑤

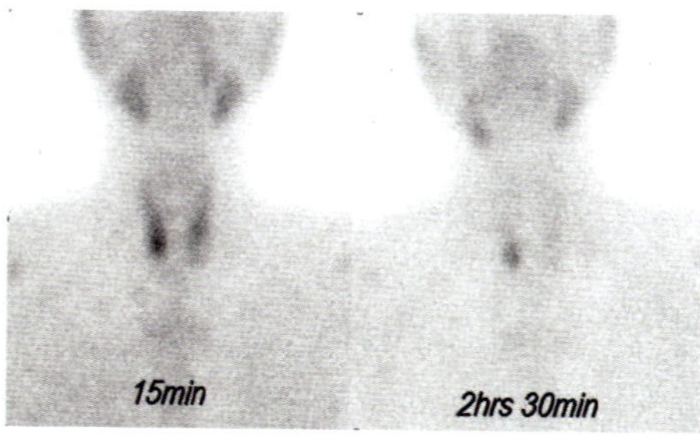

해 설

Bone scan에 이용되는 인산염화합물은 수산화인회석 결정이온 표면에 화학적으로 흡수 및 확산 된다.

① bone whole body scan ② myocardial perfusion SPECT ③ ^{123}I–MIBG scan ④ brain SPECT ⑤ parathyroid scan

80. ①

【문제 81】 TOD (tail on detector) 영상으로 옳은 것은 ?

①
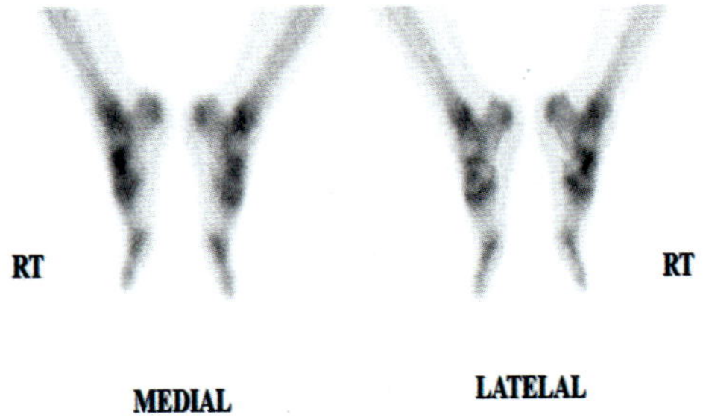

②
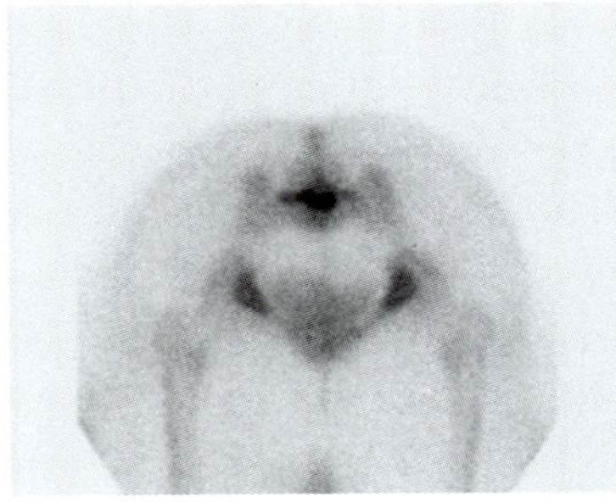

③
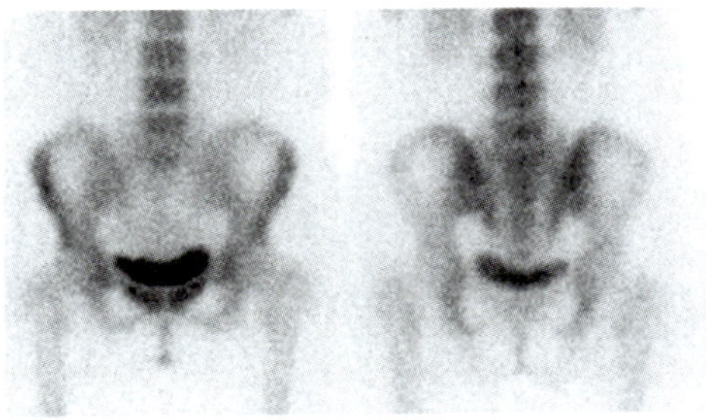

④
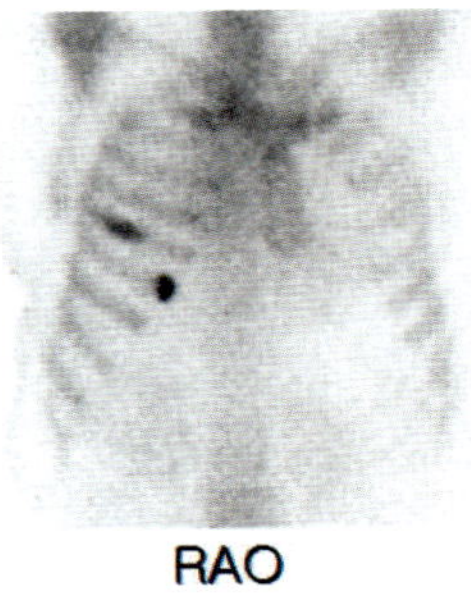

⑤
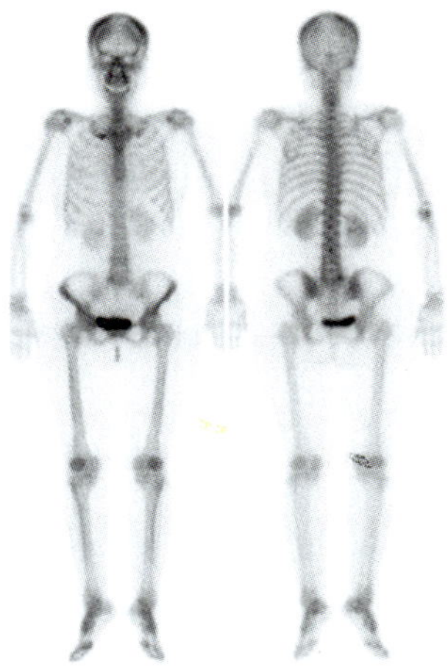

해 설

① bone scan; ankle ② TOD (tail on detector) 영상 ③ bone scan; pelvis ④ bone scan; chest RAO 영상
⑤ bone whole body scan

81. ②

【문제 82】 방사성의약품 투여방법이 정맥주사인 것은 ?

①

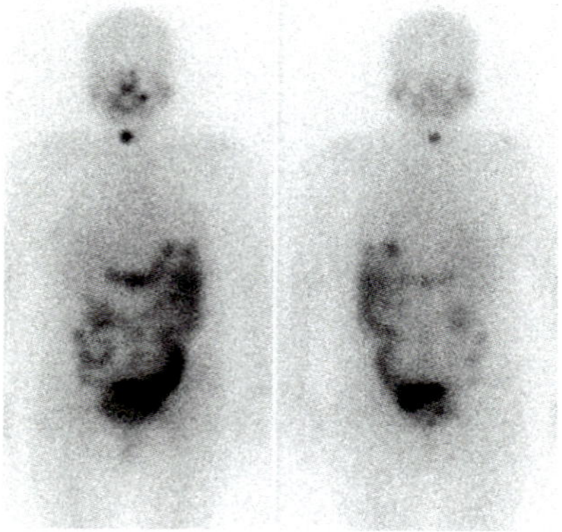

②

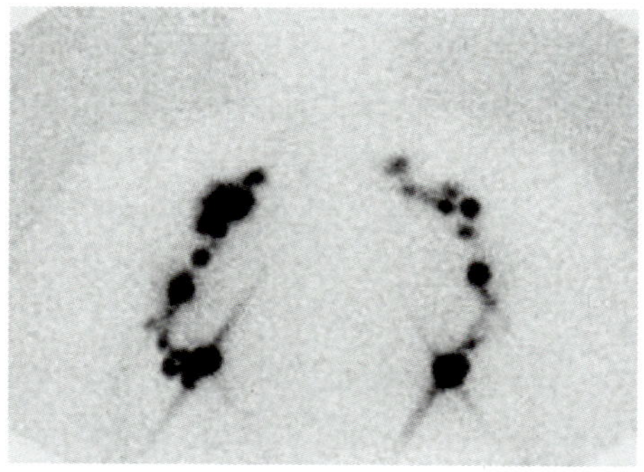

③

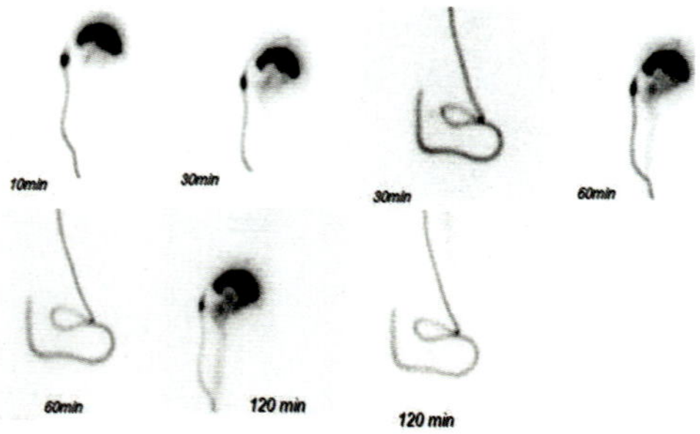

④

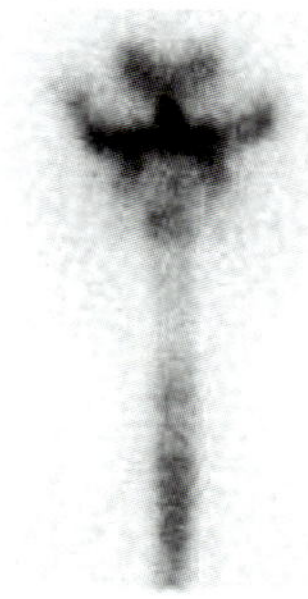

⑤

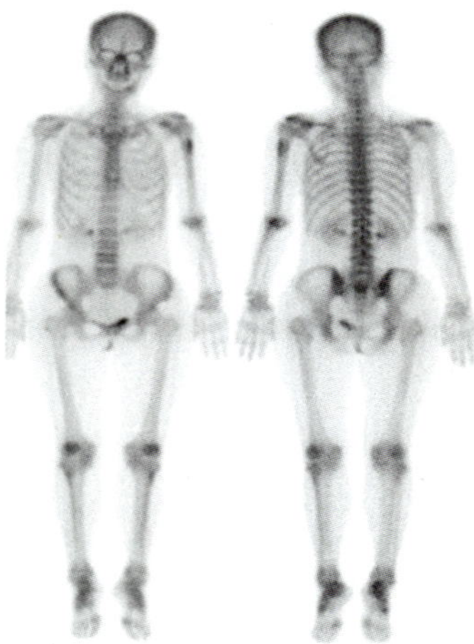

해 설

① ^{131}I whole body scan(경구투여) ② breast lymphangiography(피하주사)
③ shunt function test(저장고에 순간주사) ④ cisternography(요추천자) ⑤ bone whole body scan(정맥주사)

82. ⑤

【문제 83】 방사성의약품 투여 후 수분섭취 정도가 영상의 질에 영향을 미치는 것은 ?

①

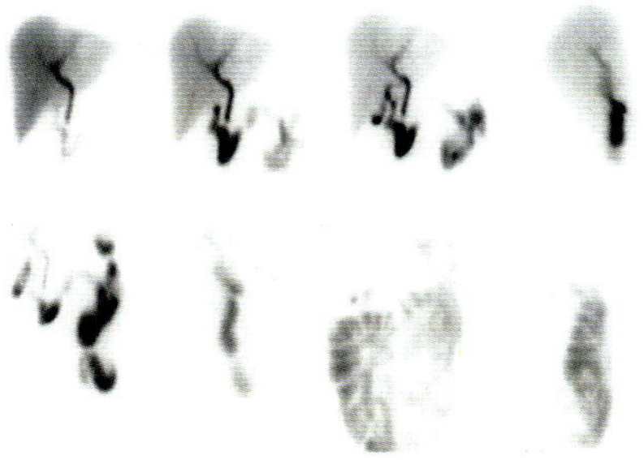

②

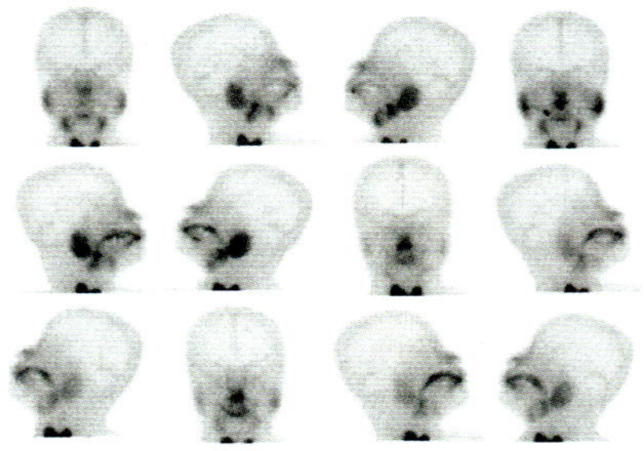

③

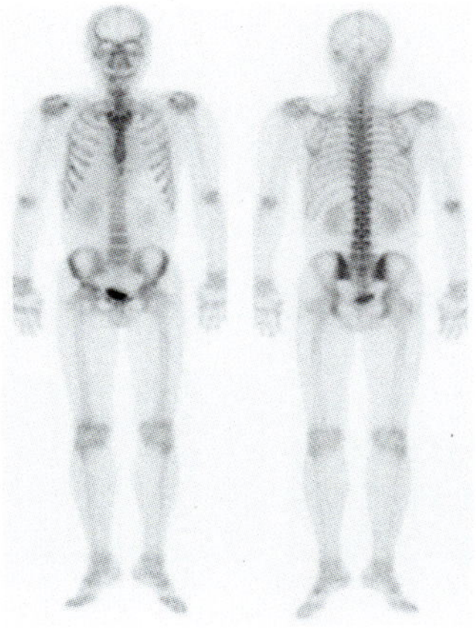

④

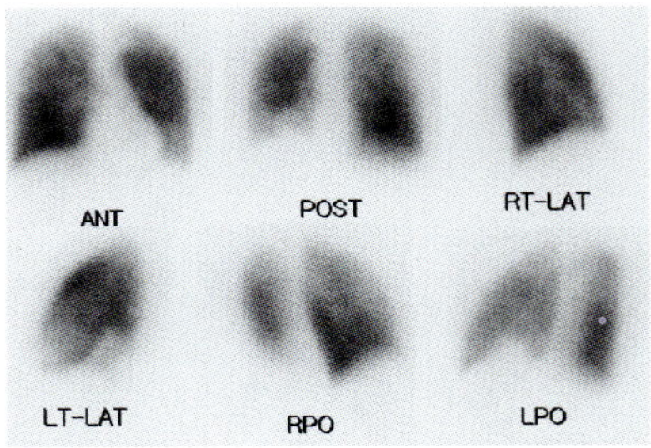

⑤

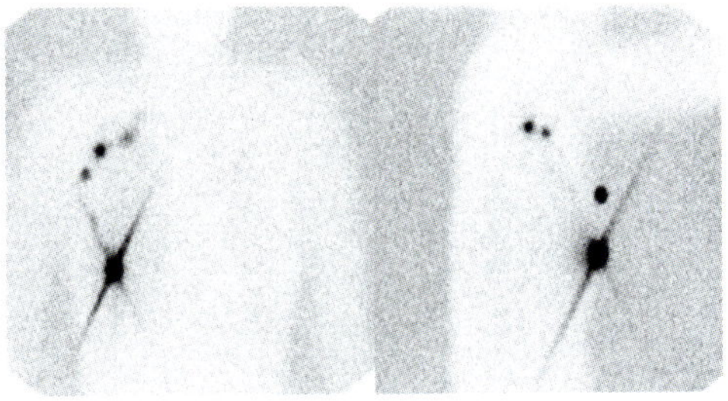

해 설

Bone whole body scan는 수분섭취정도가 영상의 질을 좌우하는 요인 중 하나이다.

① hepatobiliary scan ② salivary scan ③ bone whole body scan ④ lung perfusion scan ⑤ breast lymphangiography

83. ③

【문제 84】 집적기전이 다른 하나는 ?

①
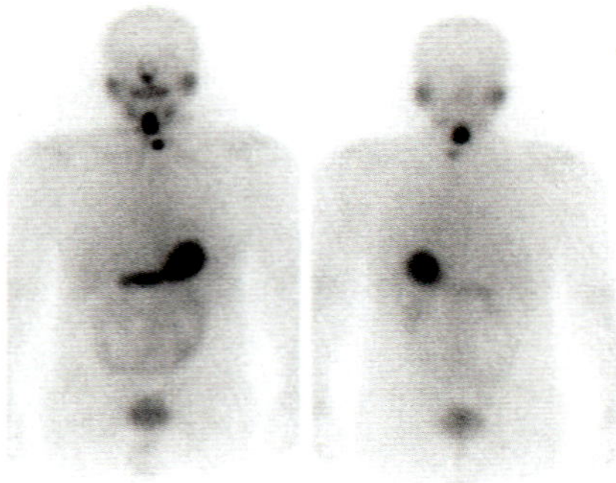

②
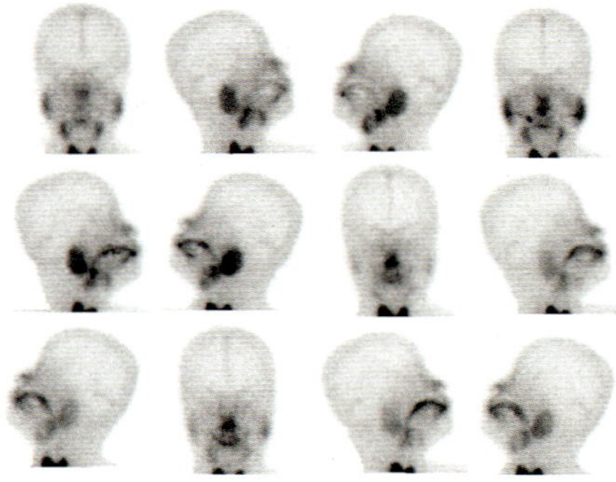

③
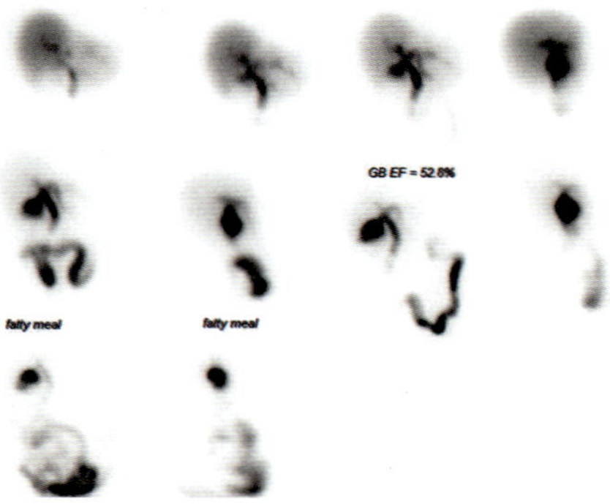

④
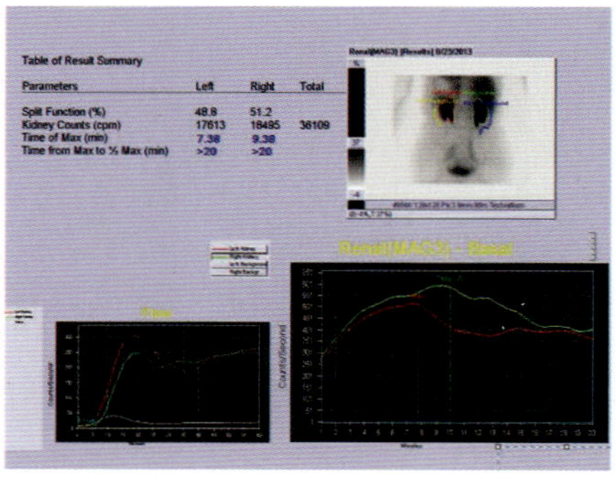

⑤
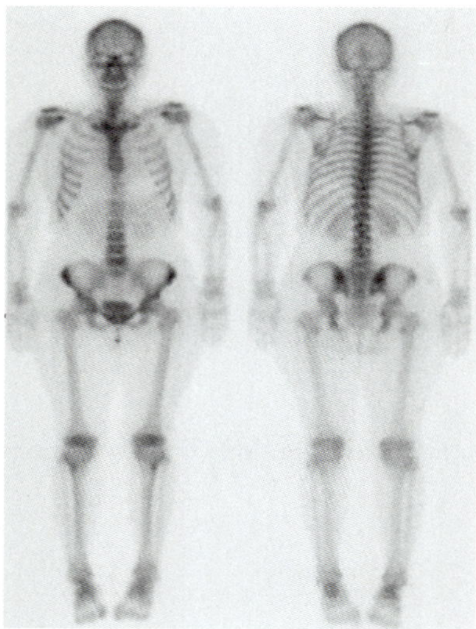

해 설

Bone whole body scan의 집적기전은 물리화학적 흡착이다.
① ^{131}I whole body scan(능동이동) ② salivary scan(능동이동)
③ hepatobiliary scan(능동이동) ④ renal dynamic scan(능동이동)
⑤ bone whole body scan

84. ⑤

【문제 85】 Venography 영상으로 옳은 것은 ?

①
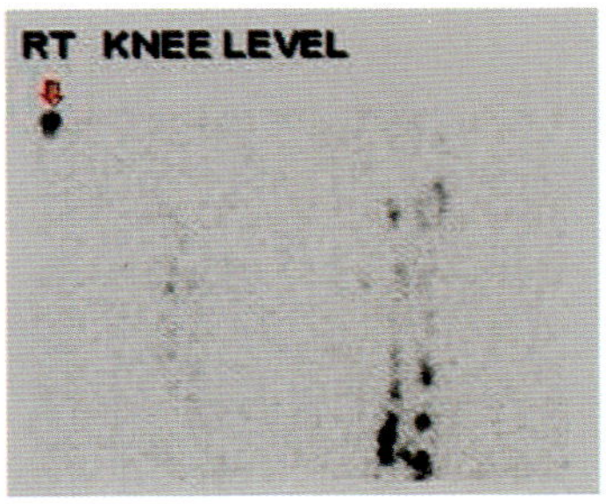

②
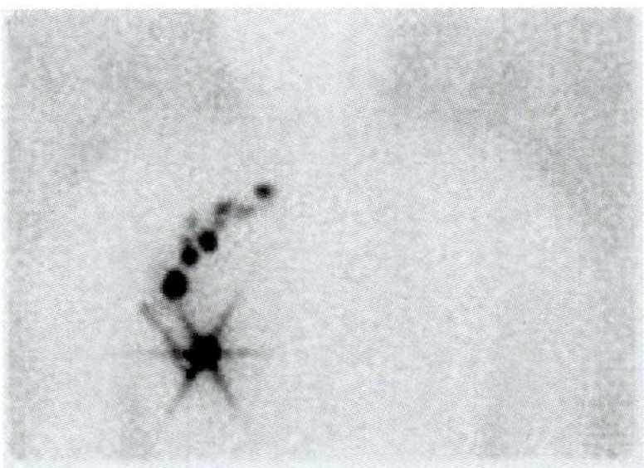

③
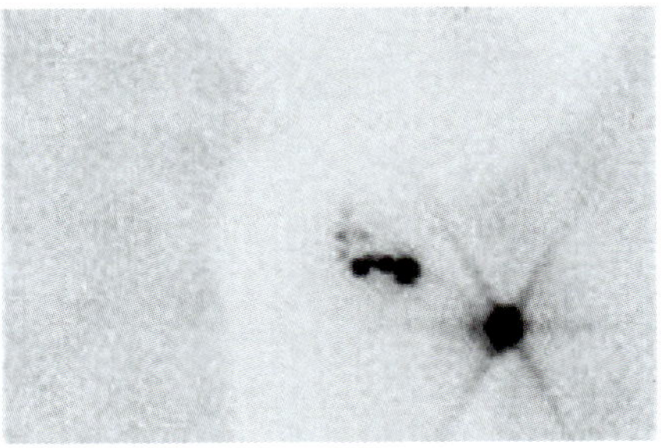

④
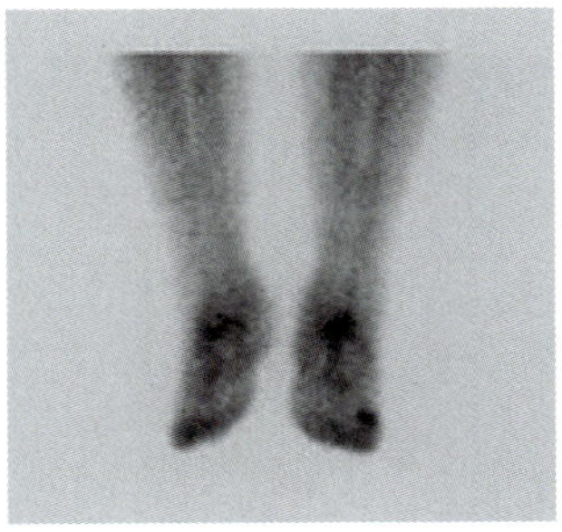

⑤
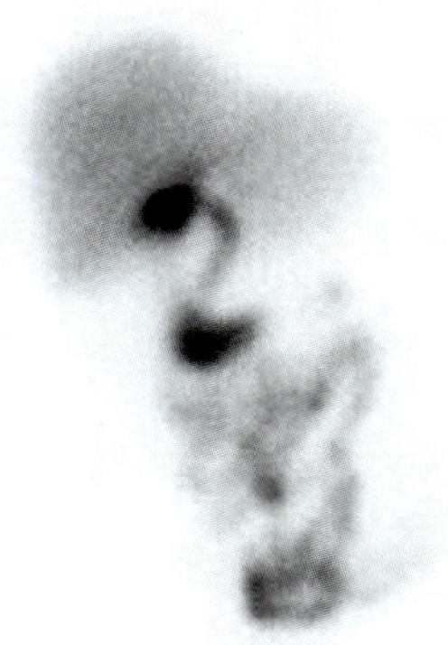

해 설

②,③ breast lymphangiography ④ 3-phase blood pool image ⑤ hepatobiliary scan

85. ①

【문제 86】 breast lymphangiography 영상으로 옳은 것은 ?

①

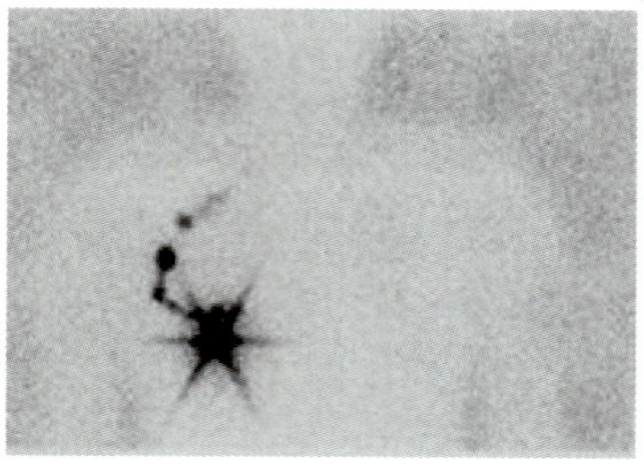

②

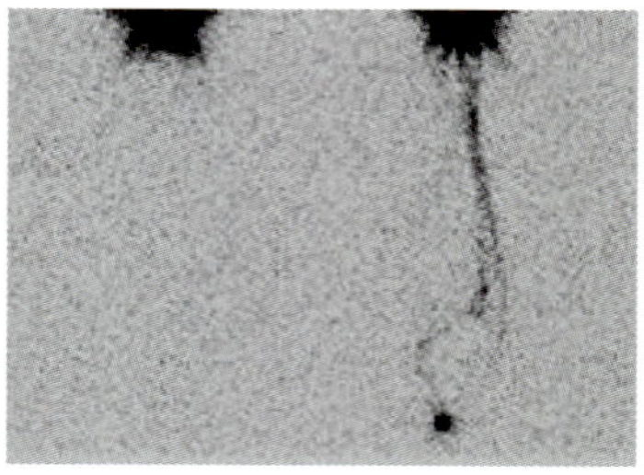

③

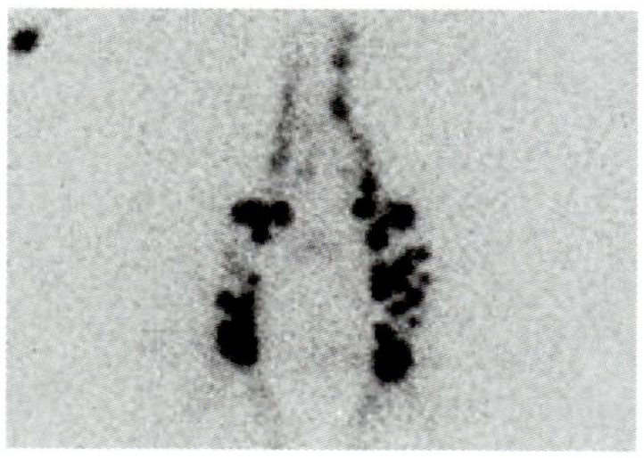

④

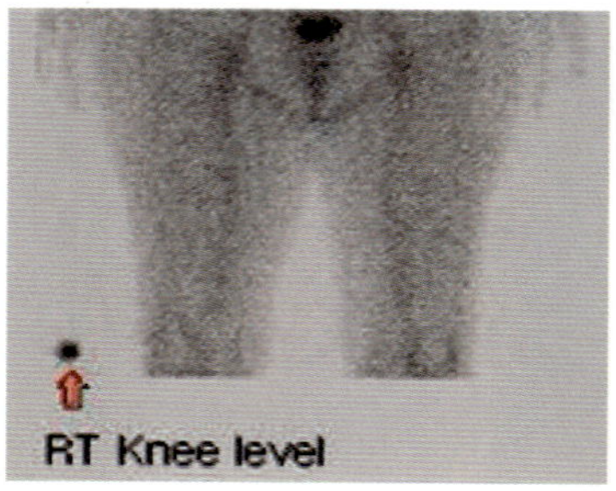

⑤

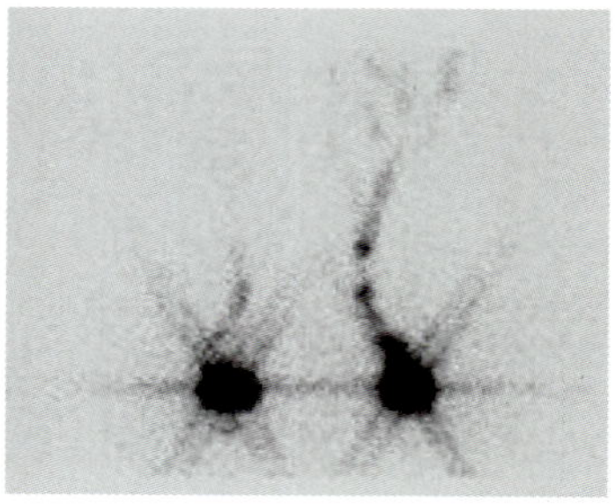

해 설

① breast lymphangiography ② upper extremity lymphangiography ③,⑤ lower extremity lymphangiography
④ lower extremity venography

86. ①

【문제 87】 [보기] 영상 설명으로 옳은 것은 ?

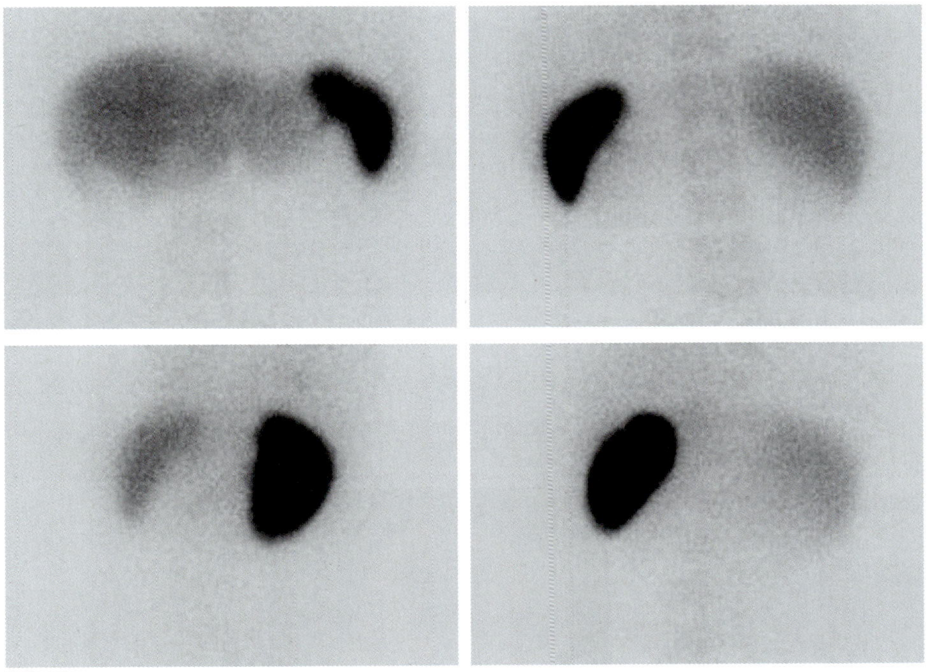

[보기]

① 투여방법은 경구투여이다.
② 방사성의약품은 ^{99m}Tc-DISIDA 이다.
③ 중에너지 범용성 콜리메이터가 요구된다.
④ 직접기전은 구획구분이고 직접부위는 비장이다.
⑤ 지라의 크기, 형태 및 위치 판단과 외상이 진단될 때 시행하는 검사이다.

해 설

Spleen scan의 영상이다. 직접기전은 세포격리이며 방사성의약품은 ^{99m}Tc-PYP, RBC를 사용하며 투여방법은 정맥주사이다. 저 에너지 범용성 collimator 사용된다.

87. ⑤

【문제 88】 ^{99m}Tc-PYP 방사성의약품을 사용한 것은 ?

①

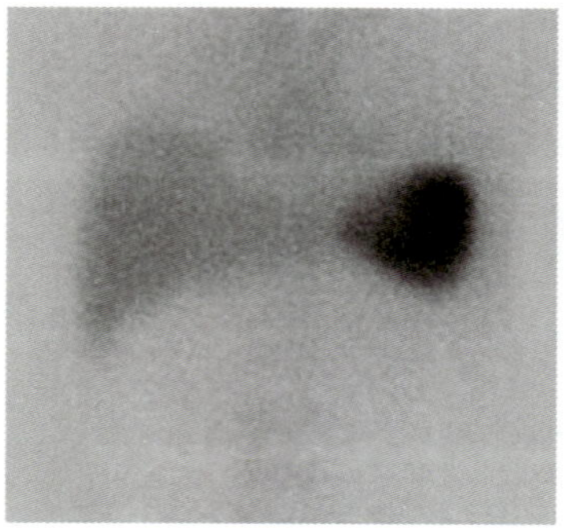

②

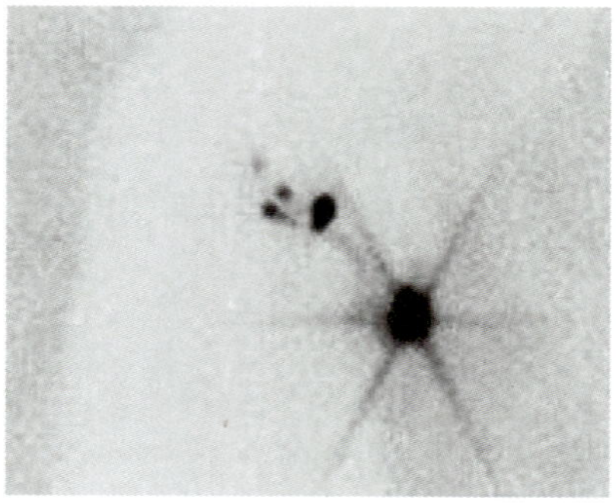

③

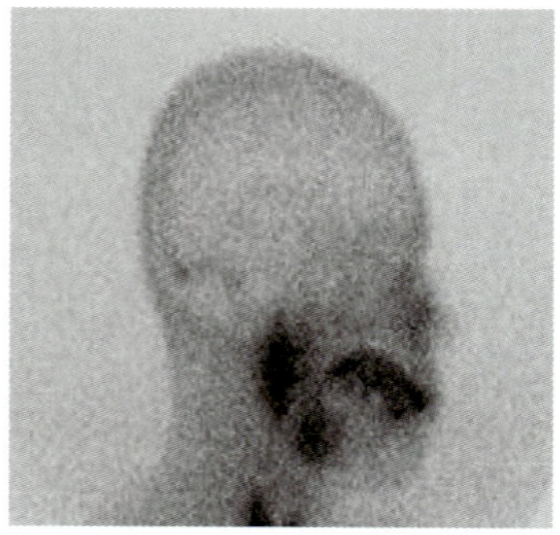

④

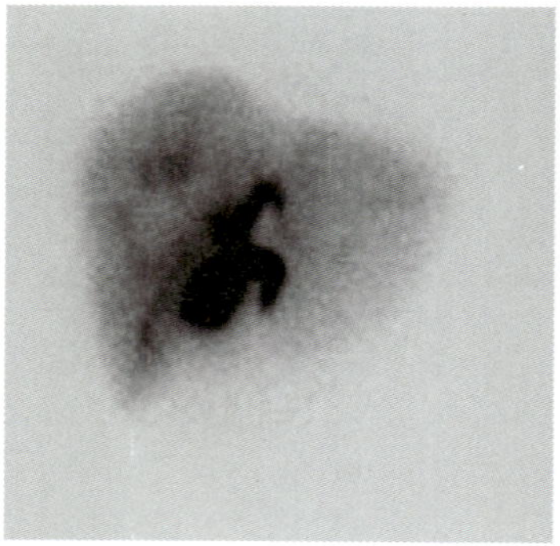

⑤

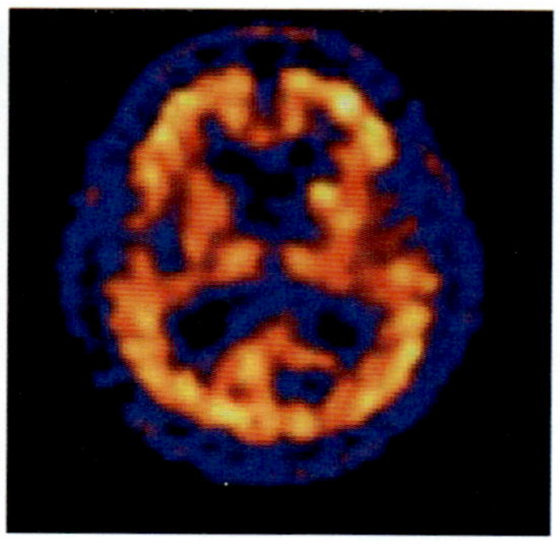

해 설

① spleen scan(^{99m}Tc-PYP, RBC) ② breast lymphangiography(^{99m}Tc-phytate)
③ salivary scan($^{99m}TcO_4^-$) ④ hepatobiliary scan(^{99m}Tc-DISIDA)
⑤ brain perfusion SPECT(^{99m}Tc-HMPAO)

정답 88. ①

【문제 89】 [보기]의 설명과 관련이 있는 영상은 ?

[보기]

- 공피증(scleroderma) 진단에 이용되는 검사이다.
- 방사성의약품은 ^{99m}Tc-RBC, PYP가 사용된다.

①

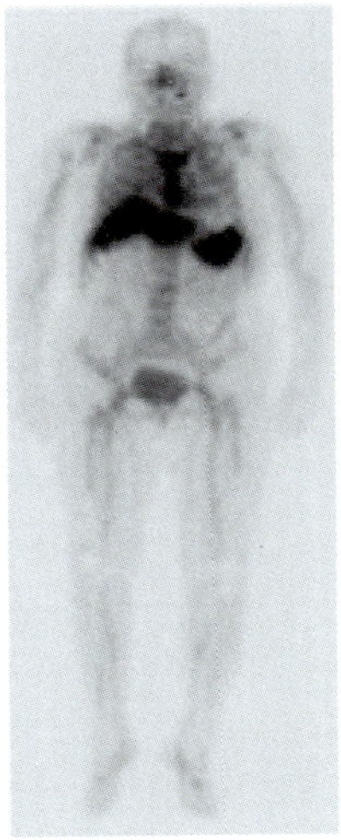

②

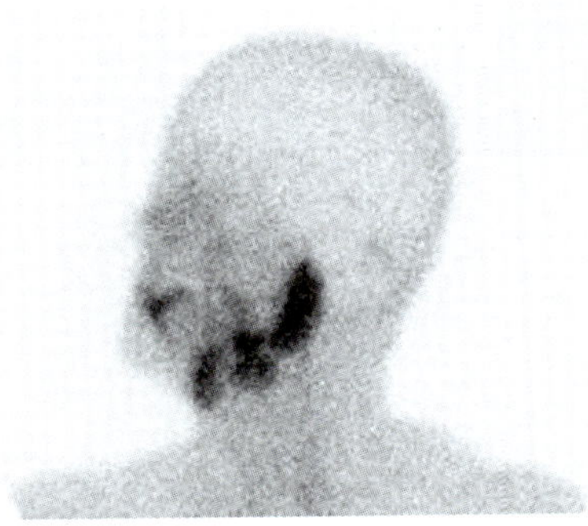

③

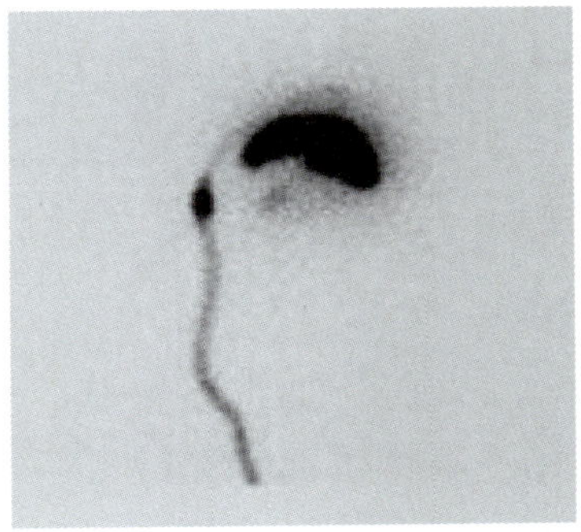

④

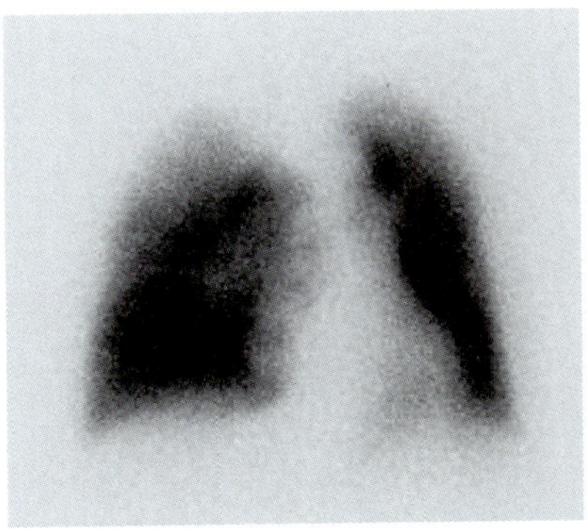

⑤

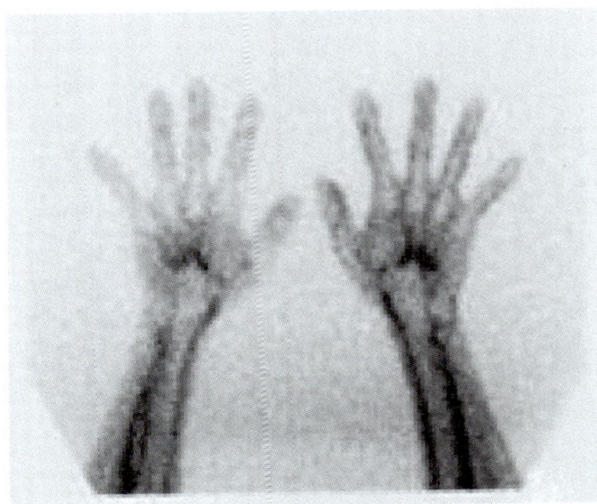

해 설

Raynaud' s scan은 순간주사를 위해 전주부 정맥에 19~21G 주사기로 정맥주사선을 확보한 후 한쪽 손을 찬물 4℃ 정도에 5분간 담그어 자극시킨 후 검사를 시행한다.

① WBC scan ② salivary scan ③ shunt funtion test scan ④ lung perfusion scan ⑤ raynaud' s scan

89. ⑤

【문제 90】 [보기]에서 사용한 방사성의약품은 ?

가) 나)

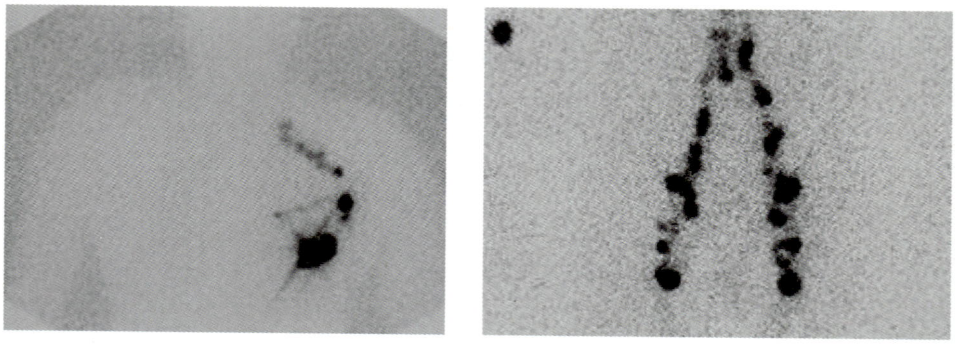

[보기]

① ^{201}Tl
② ^{99m}Tc−MAA
③ ^{99m}Tc−MIBI
④ ^{99m}Tc−MDP
⑤ ^{99m}Tc−phytate

해 설

가) breast lympangiography 나) lower extremity lympangiography
(참고 : lympangiography 검사는 ^{99m}Tc−phytate를 사용한다)

정답 90. ⑤

【문제 91】 순간주사(bolus injection)로 검사를 시행한 것은 ?

①

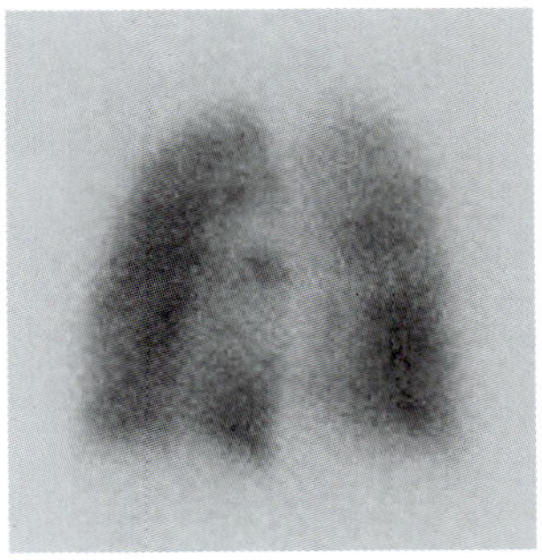

②

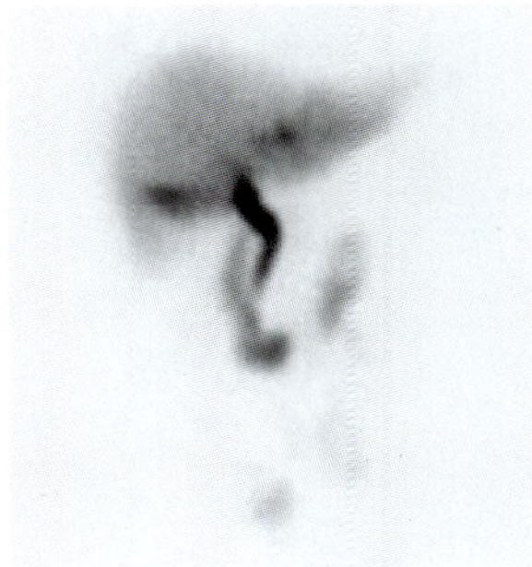

③

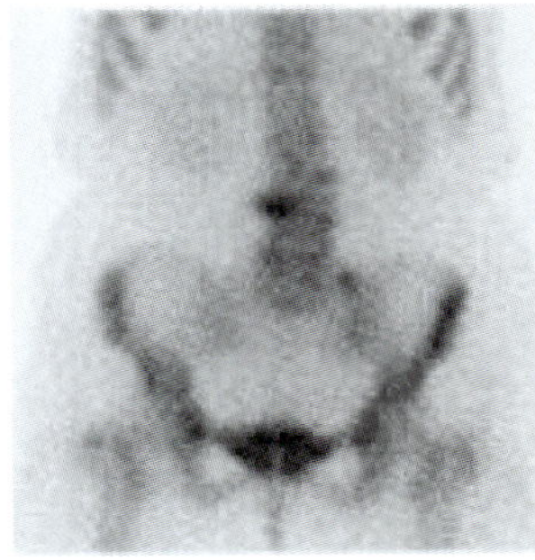

④

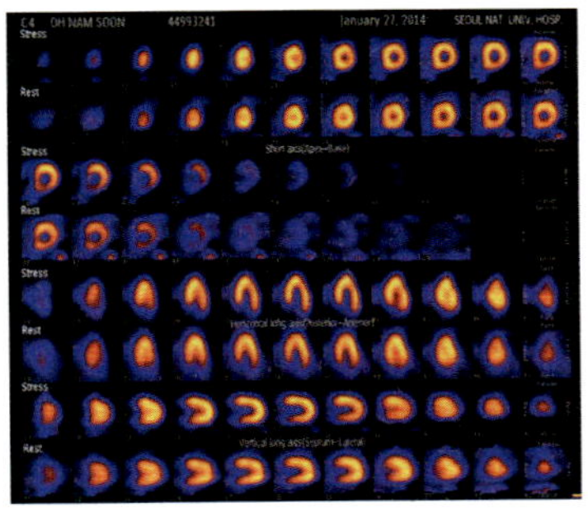

⑤

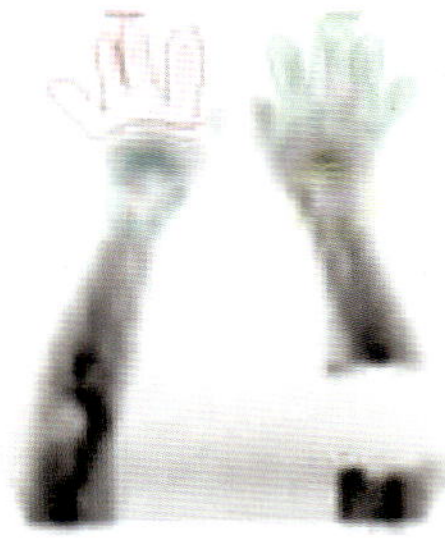

해 설

① lung perfusion scan ② hepatobiliary scan ③ bone scan ④ myocardial perfusion SPECT
⑤ raynaud' s scan (참고 : ①,②,③,④는 정적검사이다.)

정답 91. ⑤

【문제 92】 [보기]의 설명으로 옳은 것은 ?

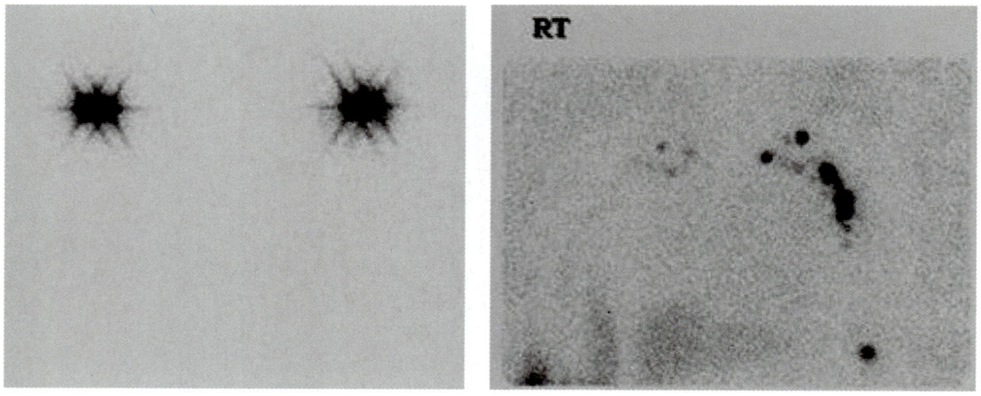

[보기]

① 집적기전은 능동이동이다.
② 전처치로 금식이 필요하다.
③ 방사성의약품 투여방법은 정맥주사이다.
④ 사용된 방사성의약품은 ^{99m}Tc-phytate 이다.
⑤ upper → lower

해 설

lower extremity lympangiography 영상이다.

92. ⑤

【문제 93】 집적 기전이 확산 및 탐식작용인 것은 ?

①

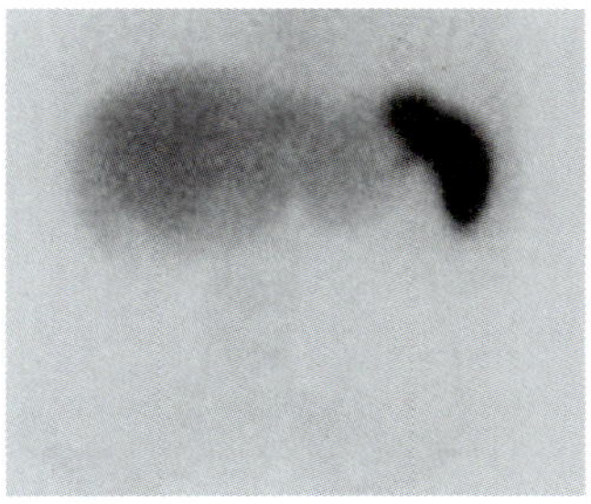

②

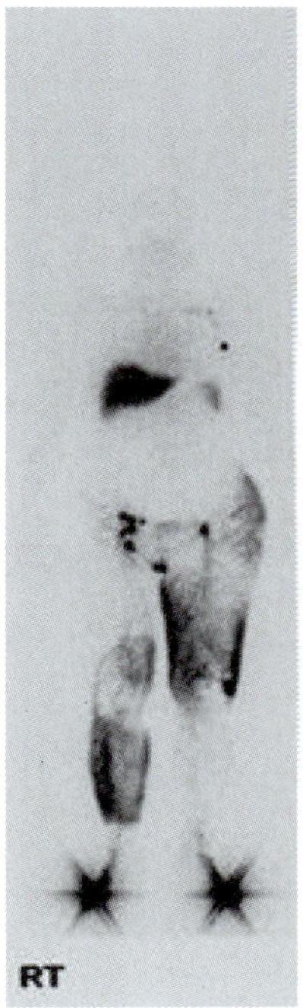

③

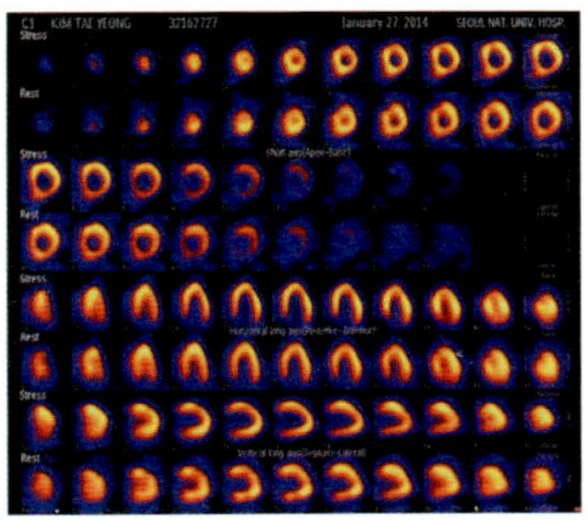

④

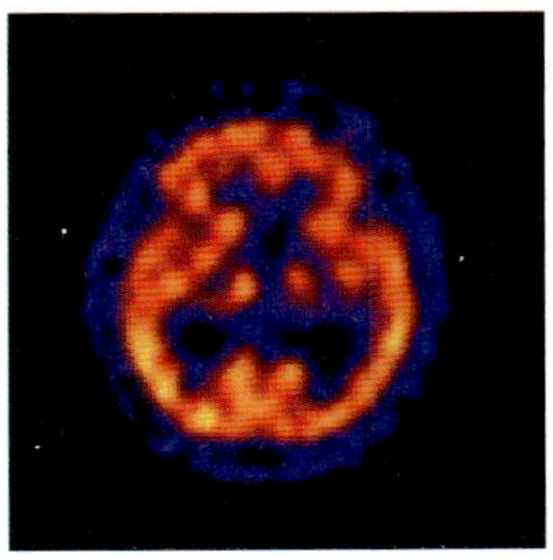

⑤

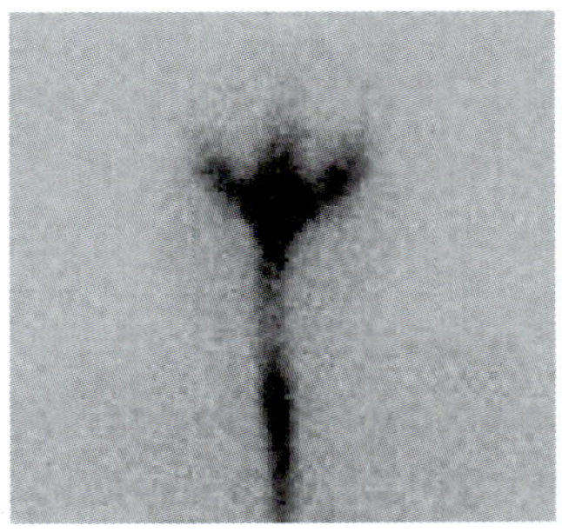

해 설

① spleen scan(세포격리) ② lower extremity lympangiography(확산 및 탐식작용) ③ myocardial perfusion scan(능동이동) ④ brain perfusion SPECT(BBB 통과) ⑤ cisternography(확산)

정답 93. ②

【문제 94】 [보기] 영상의 설명으로 옳은 것은 ?

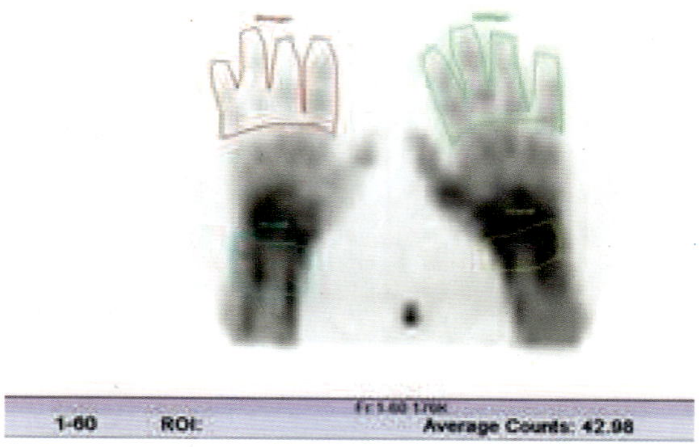

[보기]

① 집적기전은 구획구분이다.
② 방사성 의약품 투여방법은 피하 주사이다.
③ 방사성 의약품은 ^{99m}Tc-MIBI 가 사용된다.
④ 고에너지용 범용성 collimator를 사용한다.
⑤ 보기는 정적(static)검사를 시행한 영상이다.

해 설

Raynaud' s scan은 정맥주사를 하고 방사성의약품은 ^{99m}Tc-PYP, RBC 가 사용되며 저에너지용 범용성 collimator를 사용하고 [보기]의 영상들은 동적(dynamic)검사를 시행한 것이다.

정답 94. ①

【문제 95】 포도당대사를 이용한 영상은 ?

①
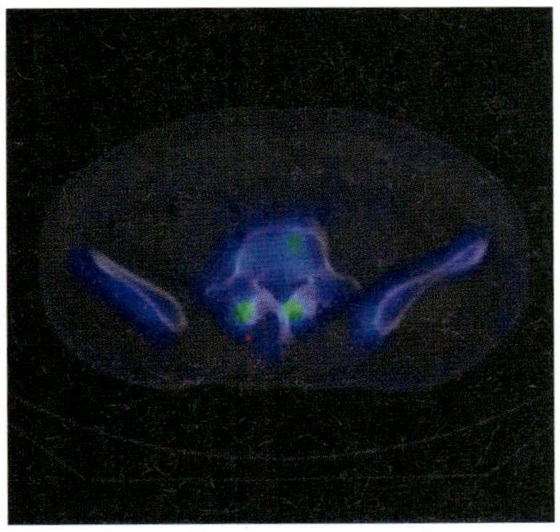

②
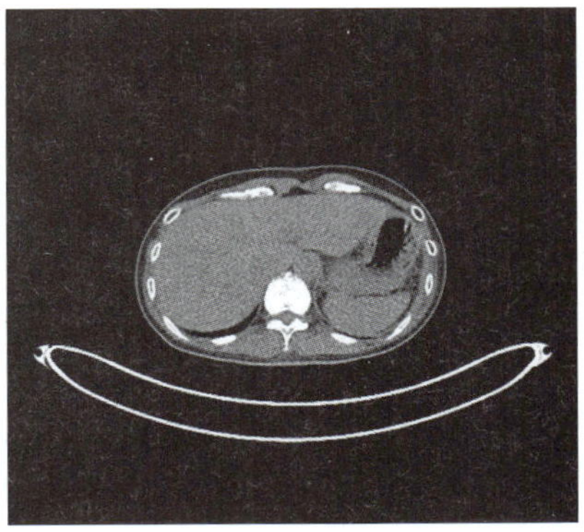

③
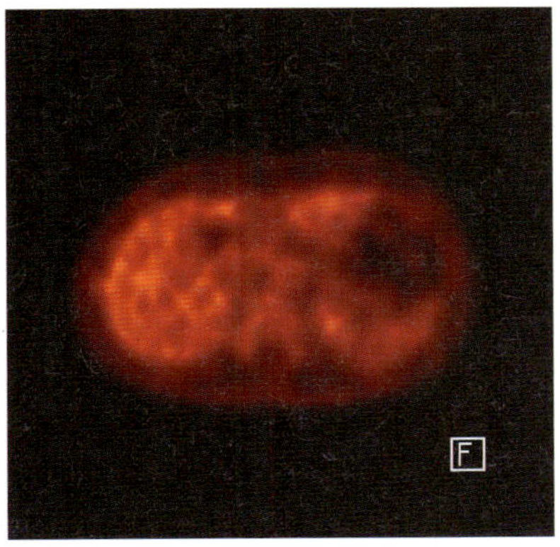

④
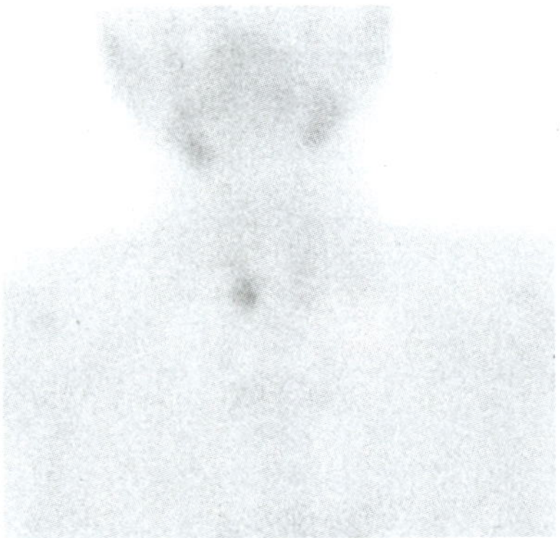

⑤
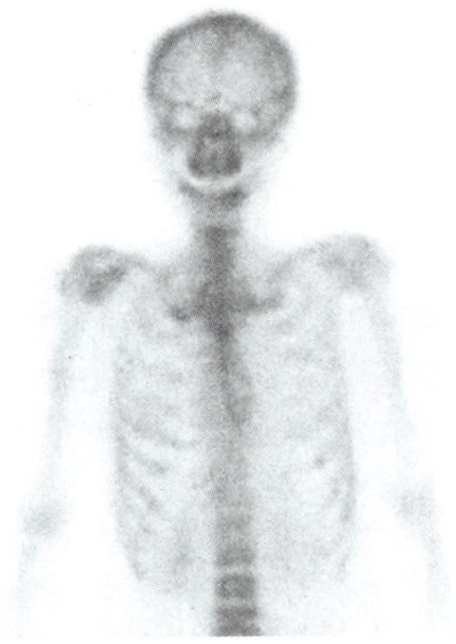

해 설

PET은 포도당 유사체인 FDG를 주사하여 체내 포도당 대사에 의한 기능적 영상을 얻는다.
① SPECT/CT ② CT ③ PET ④ parathyroid scan ⑤ bone scan

95. ③

【문제 96】 MIP (maximum intensity projection) 기법을 통해 재구성된 영상은 ?

①
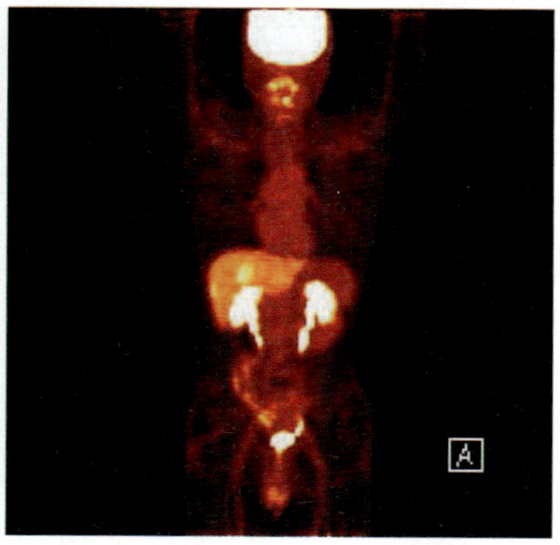

②
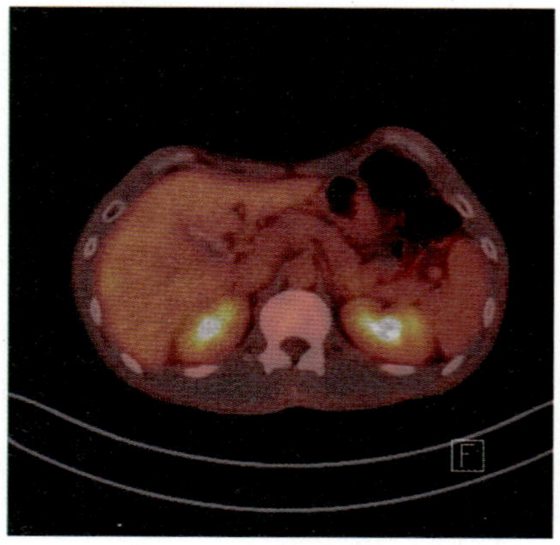

③
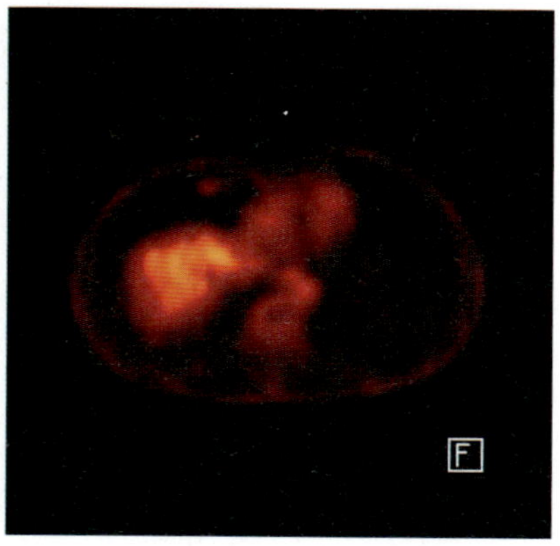

④
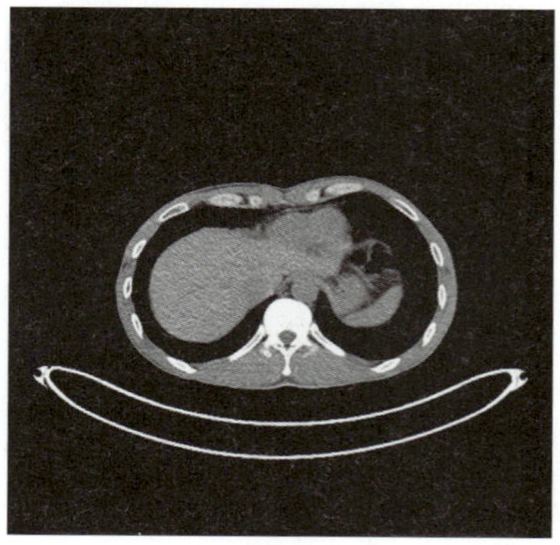

⑤
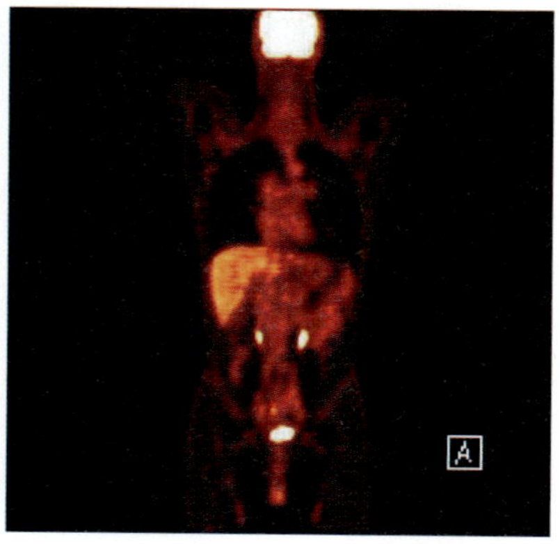

해 설

최대 강도 투사법으로 체적을 영상화하여 진단하는 기술

① MIP (maximum intensity projection) 영상 ② PET/CT fusion 영상 ③ PET transverse 영상 ④ CT transverse 영상 ⑤ PET coronal 영상

96. ①

【문제 97】 심장에서의 포도당 대사가 증가된 영상은 ?

①
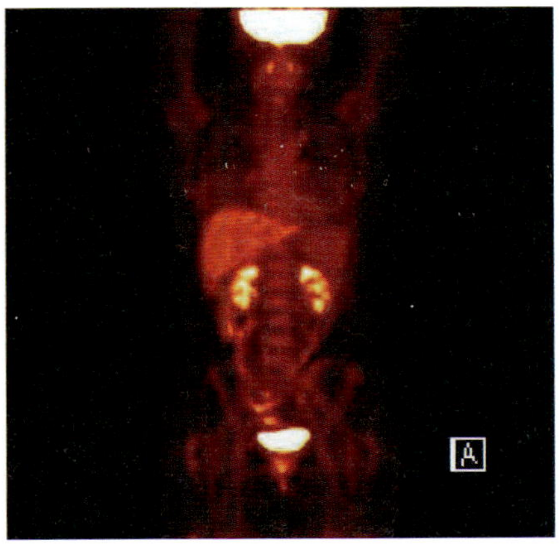

②
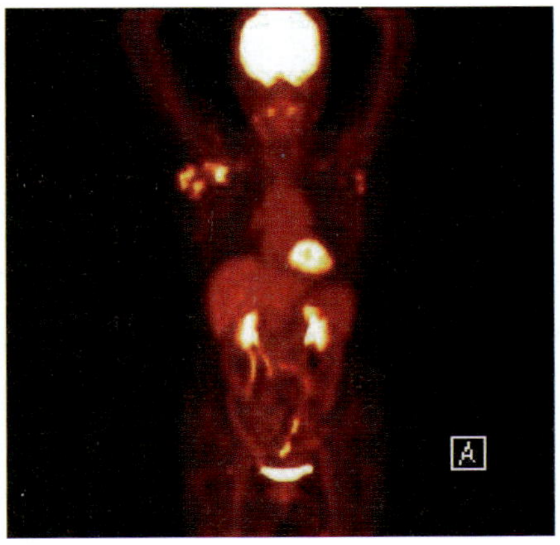

③
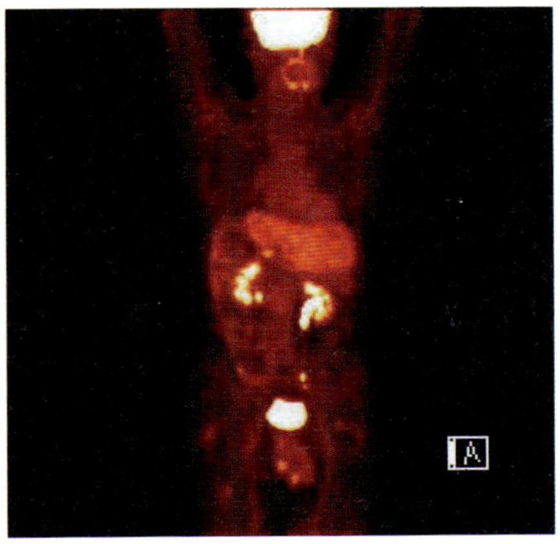

④
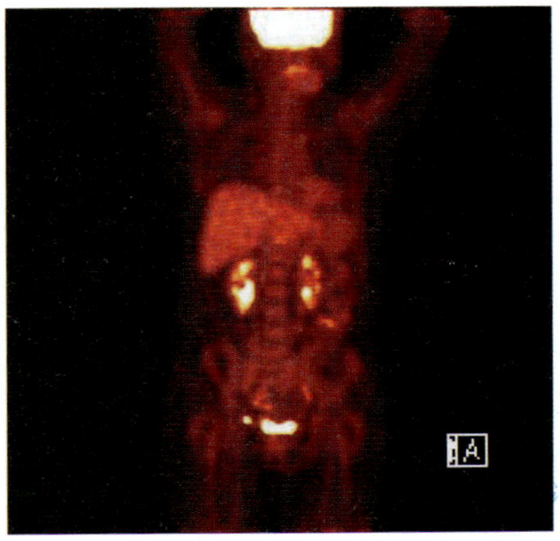

⑤
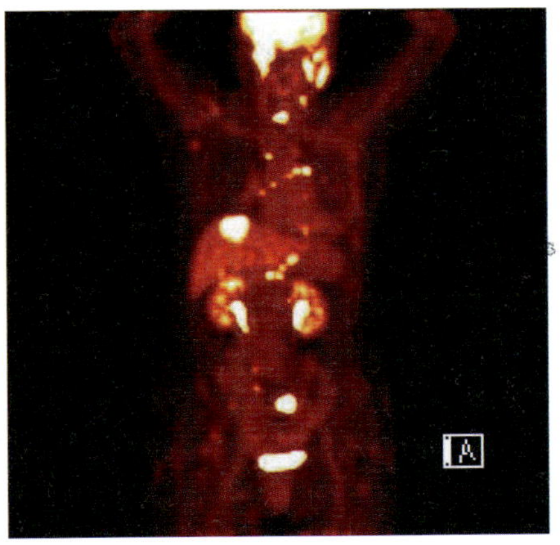

해 설

심장의 경우 에너지원으로 포도당과 지방산을 경쟁적으로 섭취를 한다. 그래서 동일한 FDG를 사용하더라도 심장에서의 FDG 섭취 및 비섭취가 이뤄진다.

① 정상적 FDG 섭취 ② 심장 근육에서의 섭취가 이루어짐 ③ 간에서의 섭취가 증가됨 ④ 신장을 통해 배설되는 FDG가 보임 ⑤ 전신으로 암전이가 이루어진 상태

정답 97. ②

【문제 98】 해부학적 구조와 기능적인 영상을 함께 볼 수 있는 fusion 영상은 ?

①
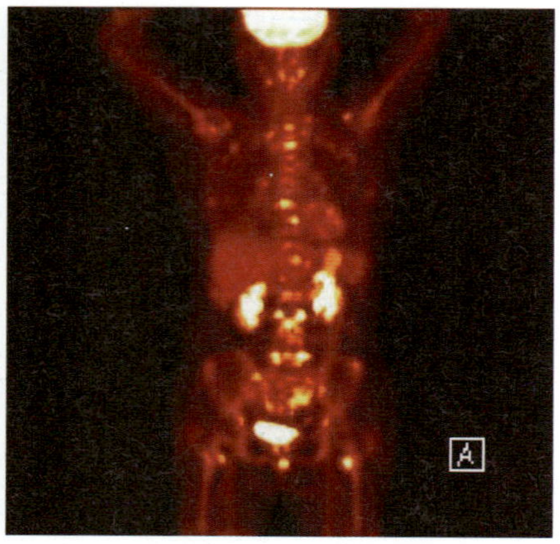

②
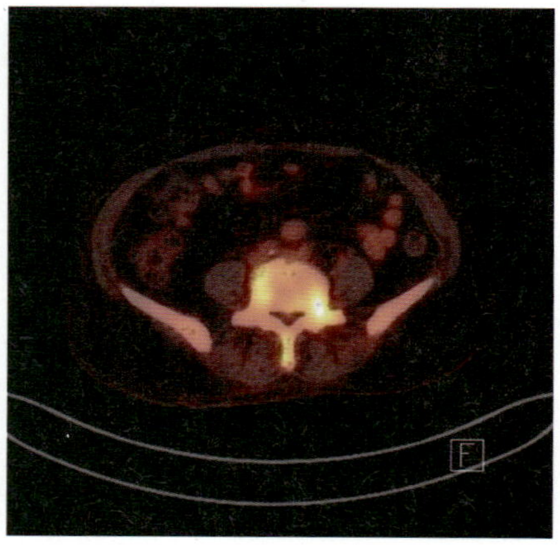

③
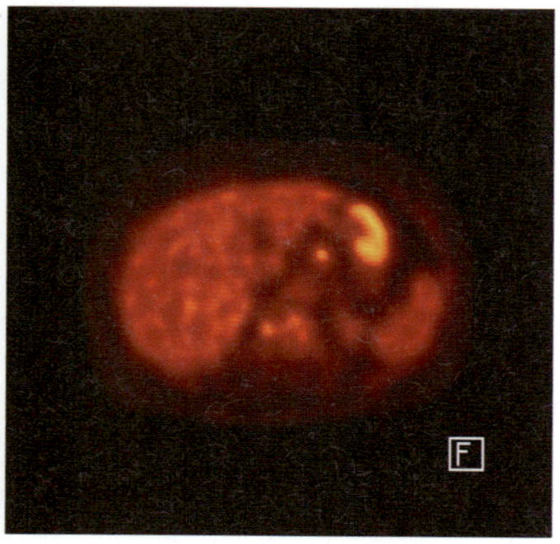

④
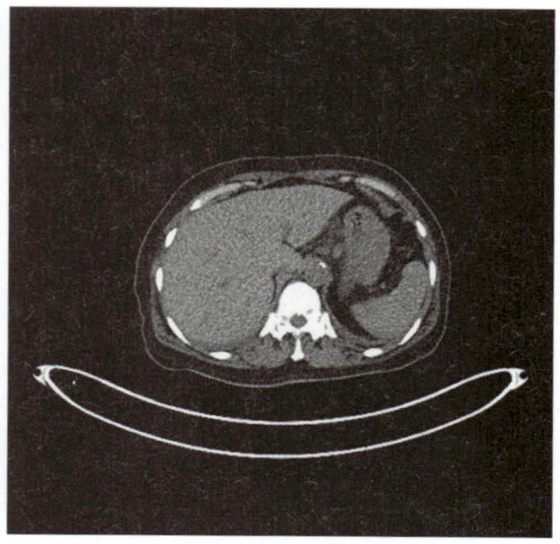

⑤
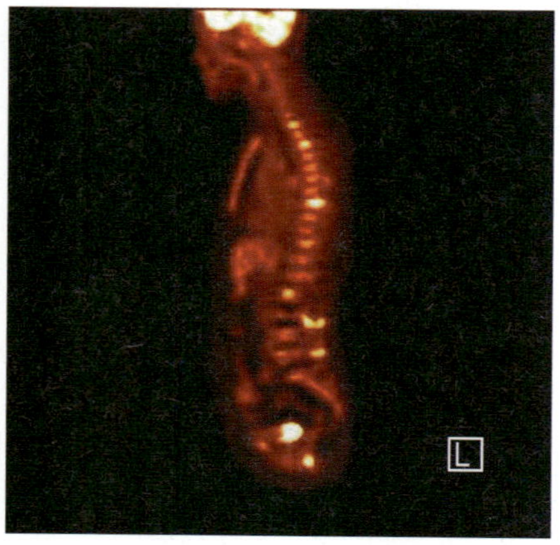

해 설

PET과 CT를 fusion한 영상이다.
① PET-MIP ② PET과 CT를 fusion 함 ③ PET ④ CT ⑤ PET

정답

98. ②

【문제 99】 PET을 위한 ^{11}C 를 생산하는 장비는 ?

①
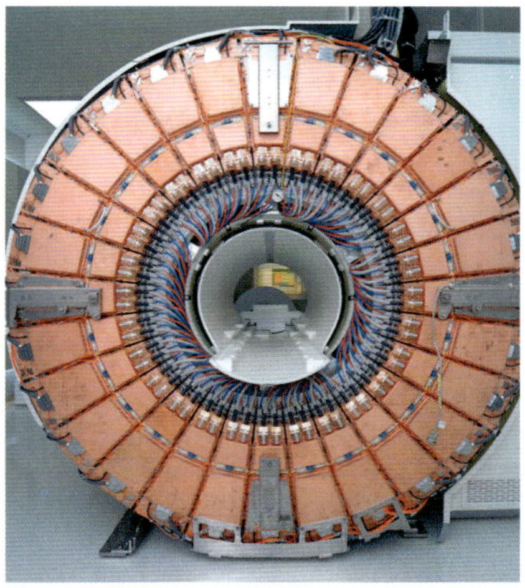

②
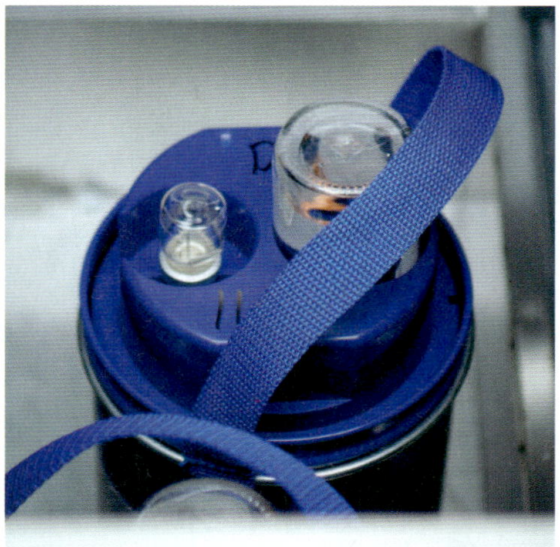

③
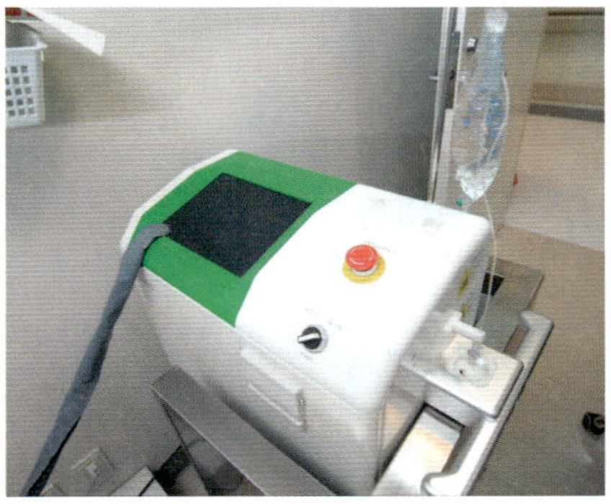

④
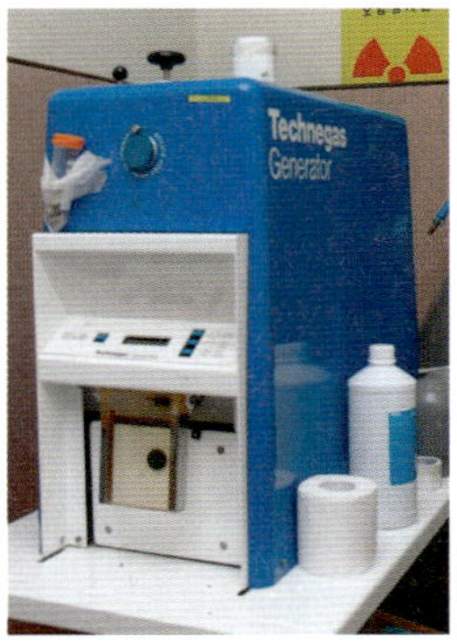

⑤
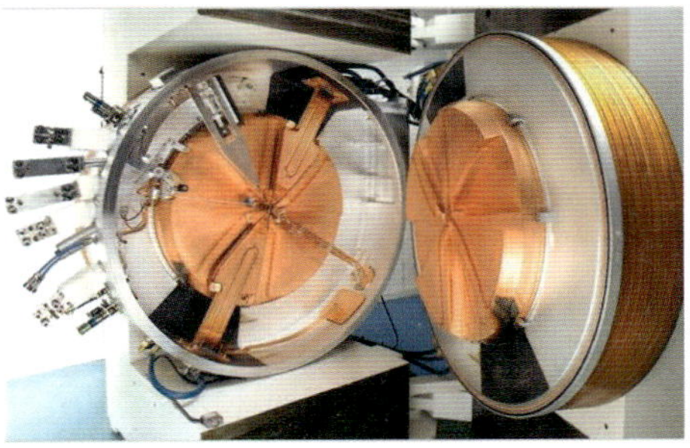

해 설

^{11}C의 경우 의료용 인공 방사성동위원소로 소형 사이클로트론에서 생산한다.
① PET/MRI 내부 ② ^{99m}Tc-generator ③ 방사성의약품 자동분주기 ④ technegas generator ⑤ cyclotron

정답 99. ⑤

【문제 100】 사이클로트론의 모식도를 나타낸 것은 ?

①

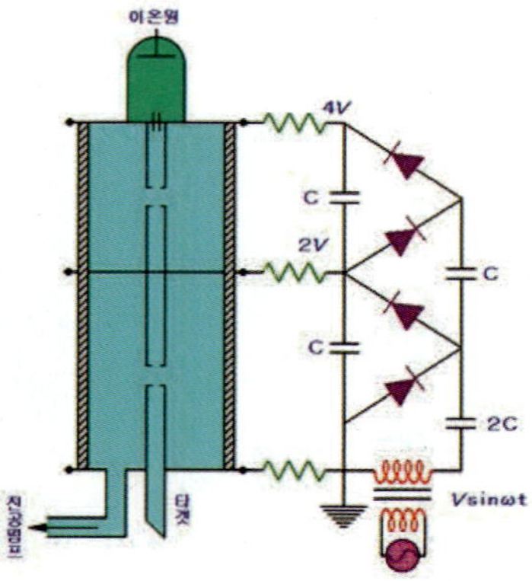

②

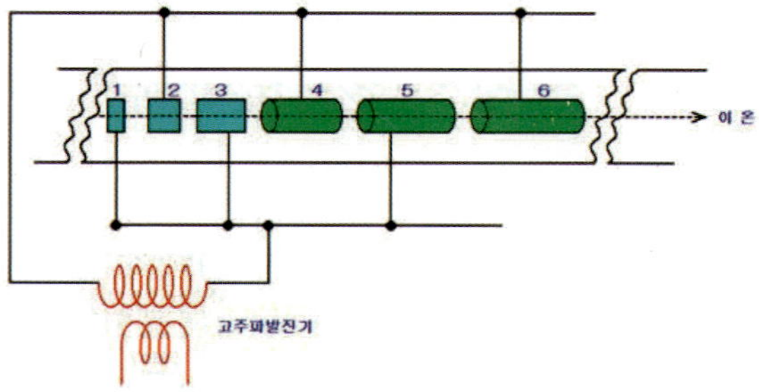

③

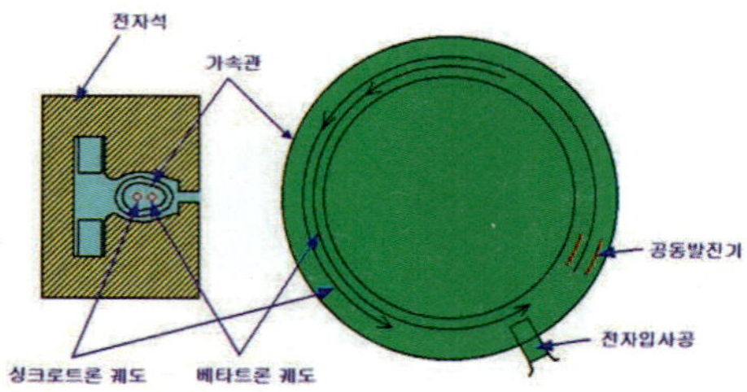

④

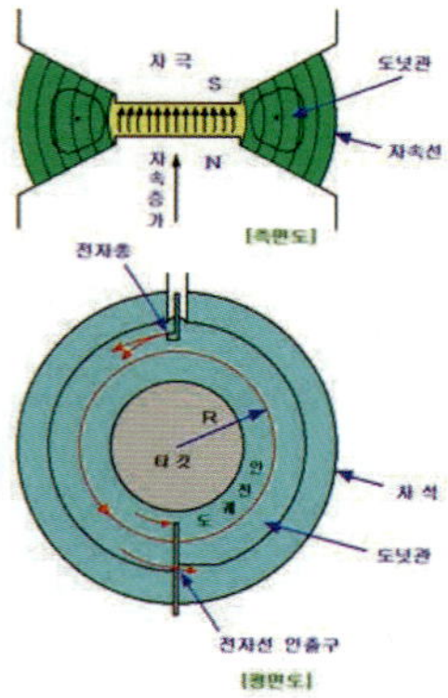

⑤

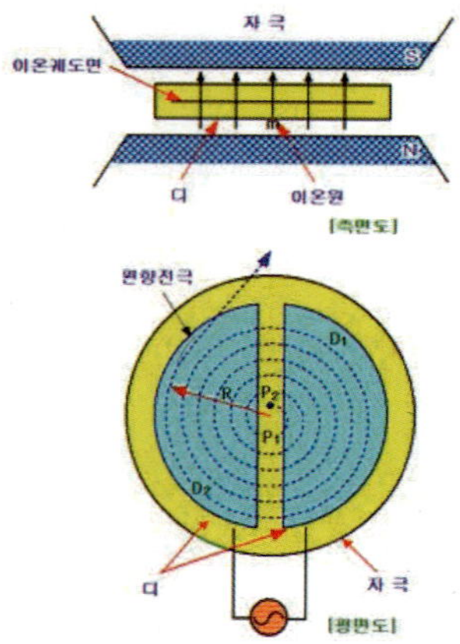

해 설

사이클로트론은 dee 사이에서 가속을 시키고, dee 아래에서 회전을 시켜 작은 공간에서 큰 에너지를 얻을 수 있다.
① 정전기형 콕트로프-왈튼 가속기 ② 교류의 고주파를 이용한 선형 가속기 ③ 전기장-자기장의 세기를 조정하여 가속시키는 싱크로트론 ④ 자기장만 이용하여 가속시키는 베타트론 ⑤ 반복적 교류로 가속을 시키는 사이클로트론

정답

100. ⑤

【문제 101】 식사 후 PET 검사를 시행한 경우는 ?

①

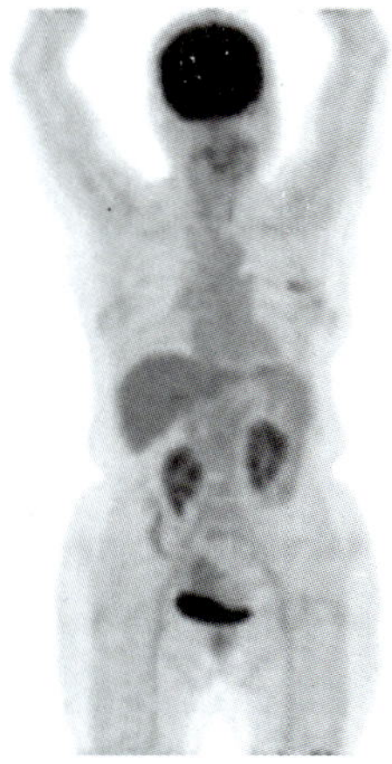

②

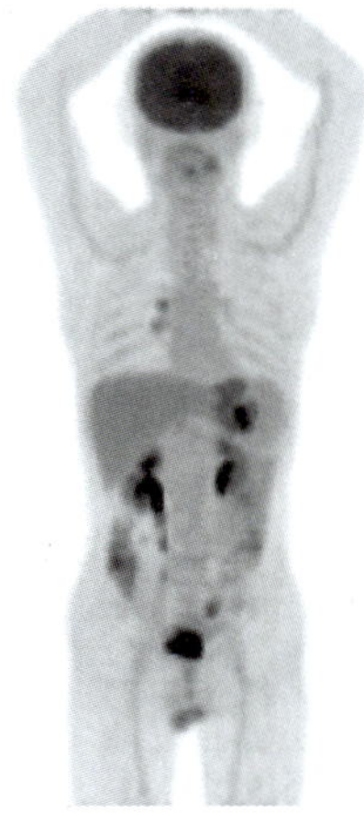

③

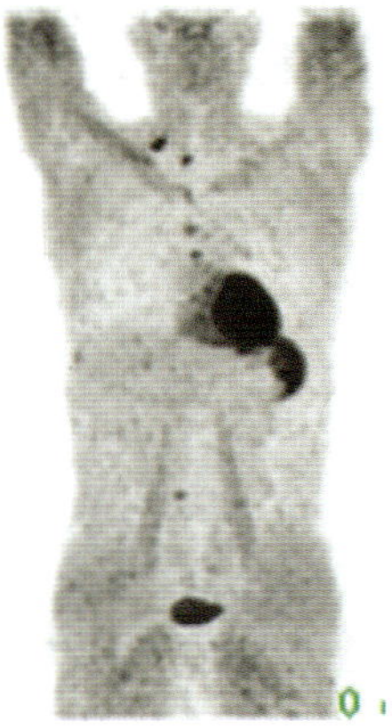

④

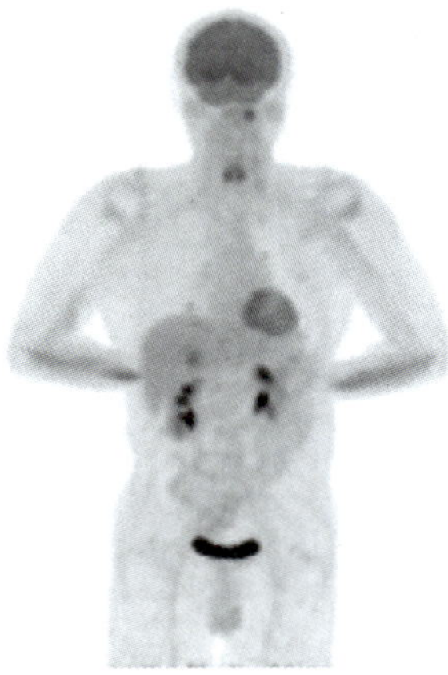

⑤

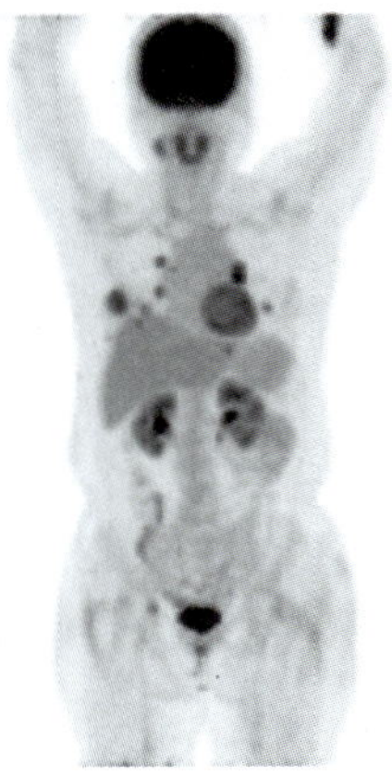

해 설

금식을 하지 않으면 FDG 가 조직이나 장기에 섭취가 되지 않고 혈중, 근육에서 섭취가 많이 이루어진다.

정 답

101. ③

【문제 102】 단백질 대사를 영상화 한 것은 ?

①
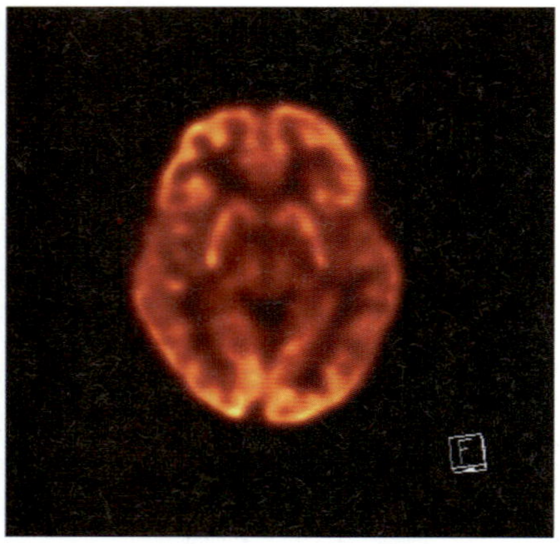

②
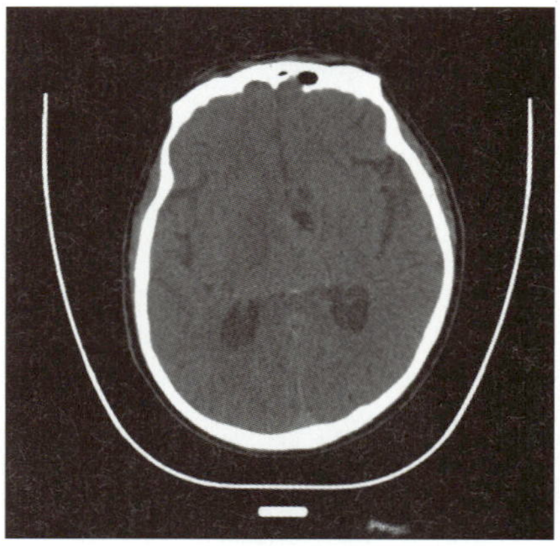

③
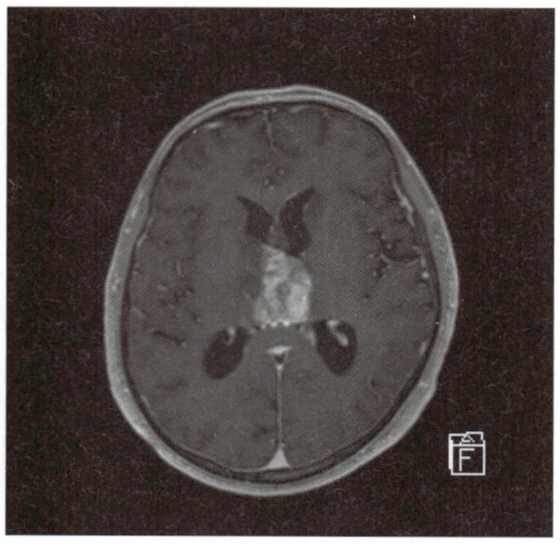

④
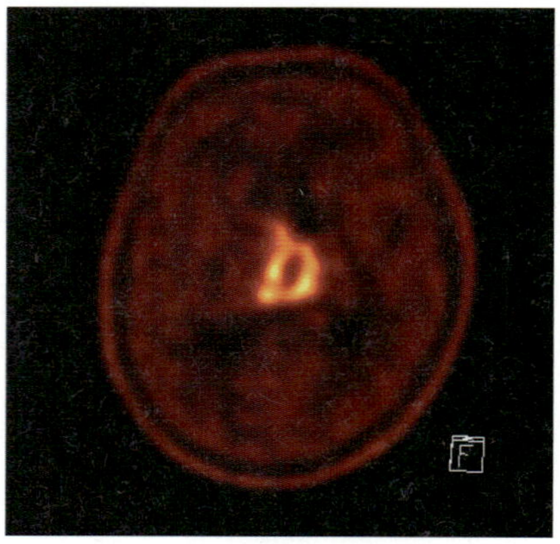

⑤
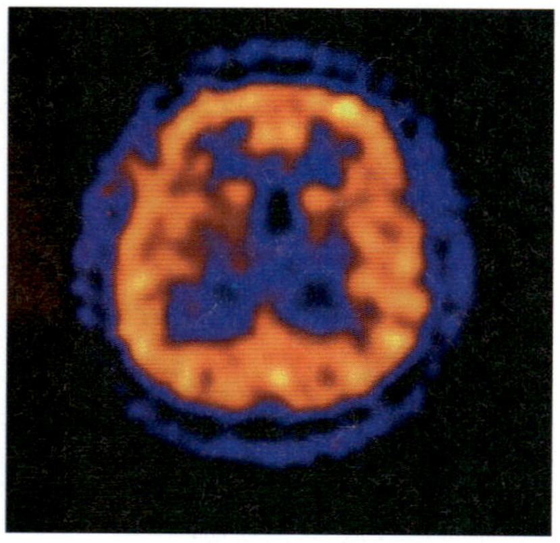

해 설

brain의 경우 에너지원으로 포도당만 사용한다. 그래서 단백질이 들어가더라도 brain 실질에서는 섭취가 이루어지지 않는다. 하지만, 뇌암이 있을 경우 국소적인 섭취가 이루어져서 양성상이 나타나게 된다.

① FDG를 이용한 영상으로 brain 실질 전체적으로 섭취가 이루어짐 ② brain CT 영상 ③ brain MRI 영상 ④ 필수 아미노산 중 하나인 methionine의 경우 brain 실질에선 섭취가 이루어지지 않고, 뇌종양에서만 섭취가 이루어짐 ⑤ brain SPECT 영상

102. ④

【문제 103】 ^{18}F-FDG의 표지 효율이 낮아진 영상은 ?

①
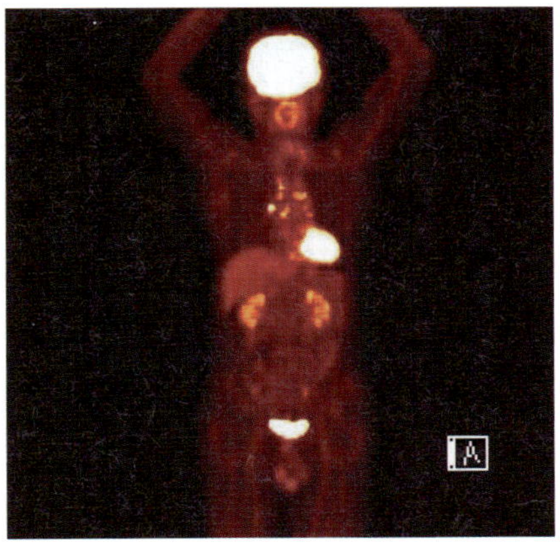

②
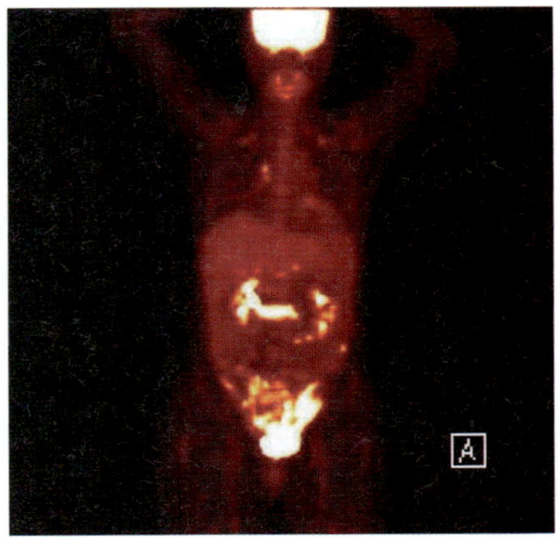

③
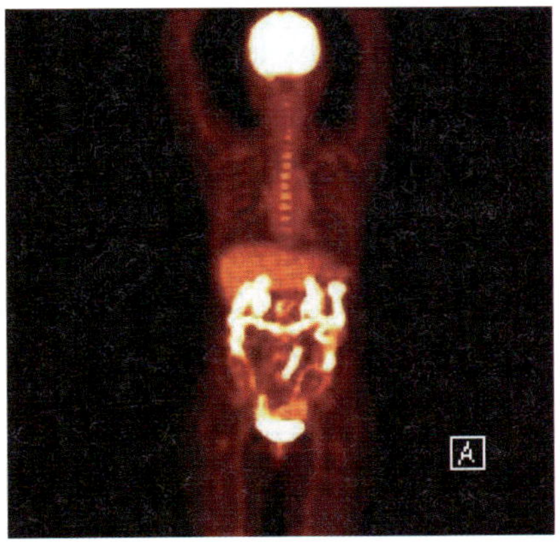

④
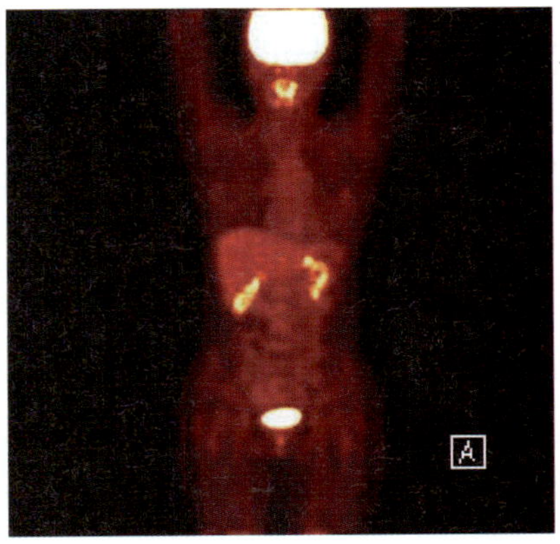

⑤
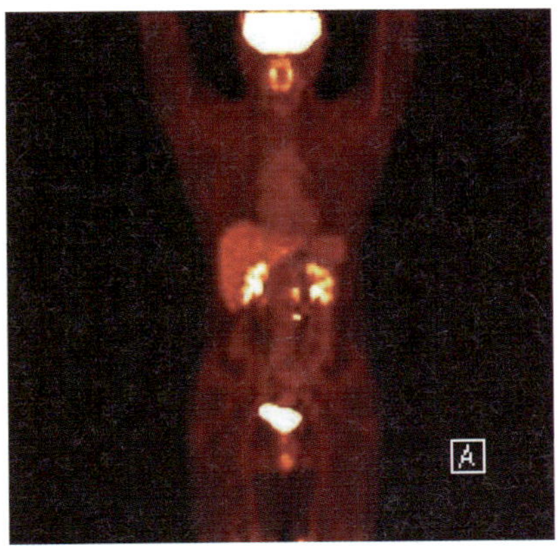

해 설

^{18}F-FDG의 표지율이 낮으면 ^{18}F에 의해 bone에서의 섭취가 이루어져, 영상에서 척추와 갈비뼈, 골반뼈가 나타난다.

103. ③

【문제 104】 ^{18}F와 FDG를 합성하는 장치는 ?

①
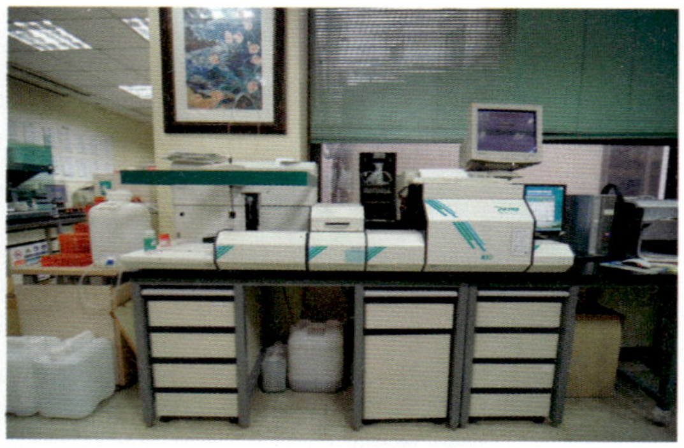

②
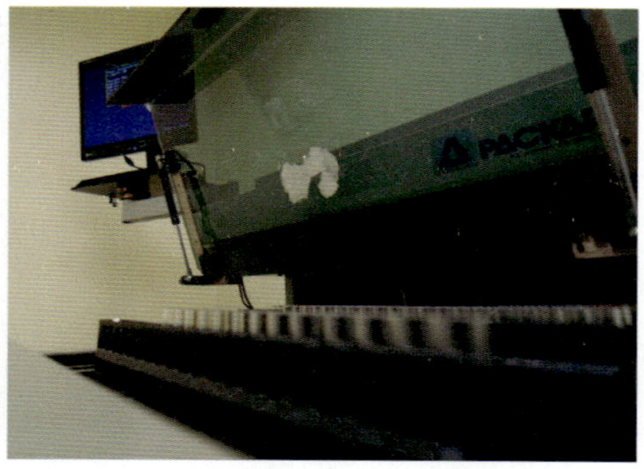

③
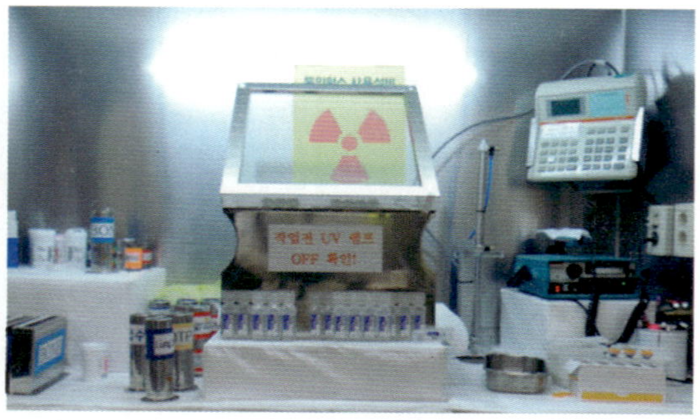

④
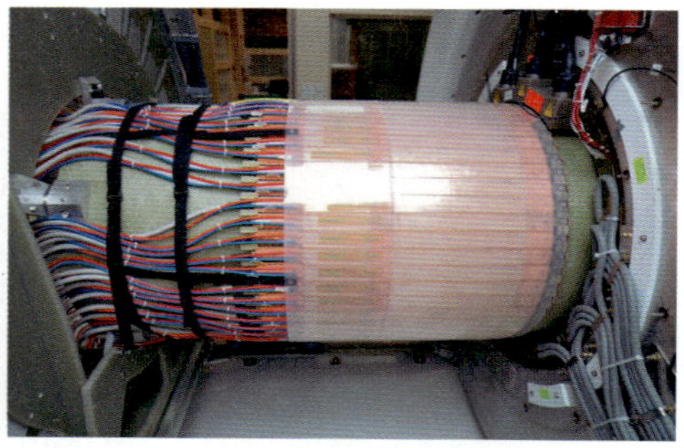

⑤
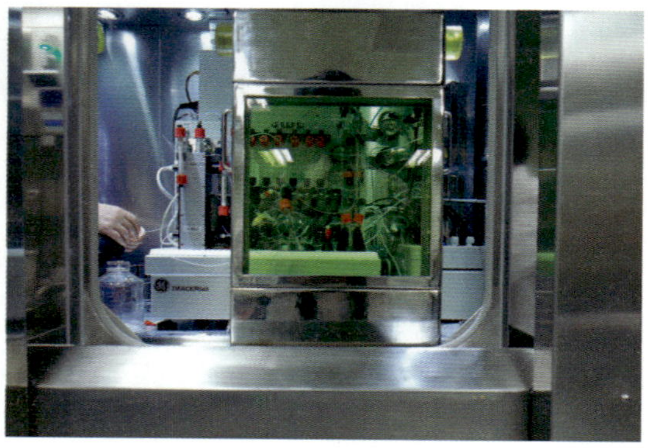

해 설

^{18}F와 FDG의 합성의 단순히 흔들어서 합성이 되지 않고, 다양한 화합적 처리를 통해서만 합성이 가능하다. 이런 합성의 여러 단계를 한곳에서 수행할 수 있게 한 것이 모듈이라 한다.

① RIA 검사를 위한 감마 카운터 ② 감마 카운터를 위한 분주장치 ③ clean bench 및 차폐보호장치 ④ PET/MRI의 검출기 ⑤ ^{18}F와 FDG를 다양한 화학작용을 이용하여 합성하는 모듈

104. ⑤

【문제 105】 ^{11}C에 acetate를 표지하여 얻은 PET 영상은 ?

①

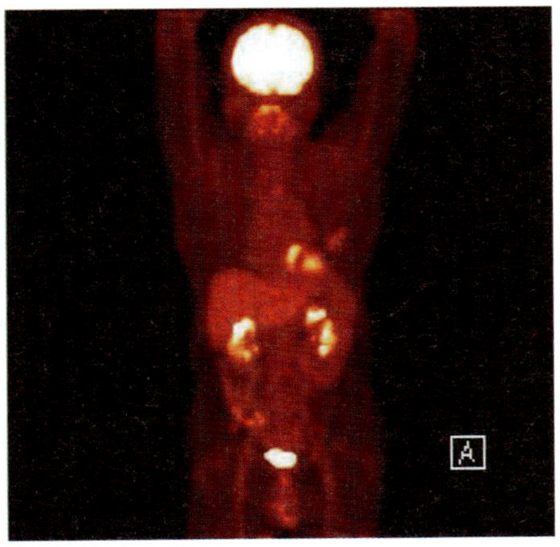

②

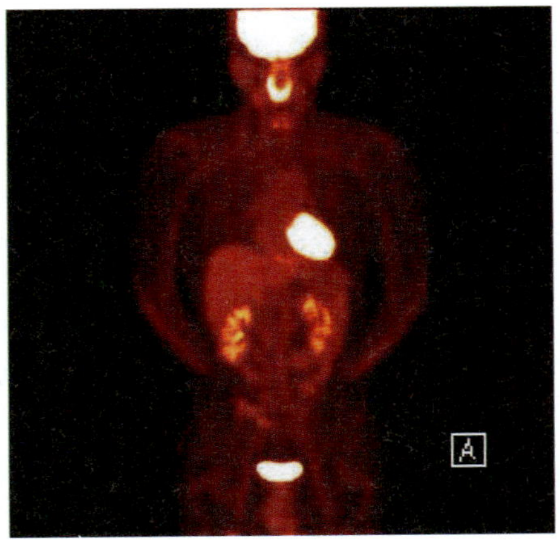

③

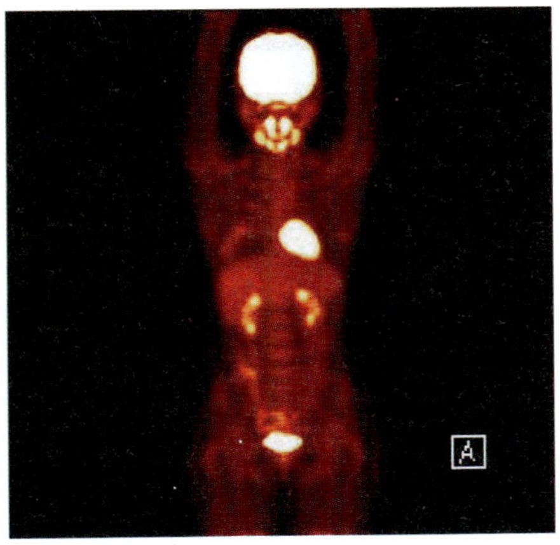

④

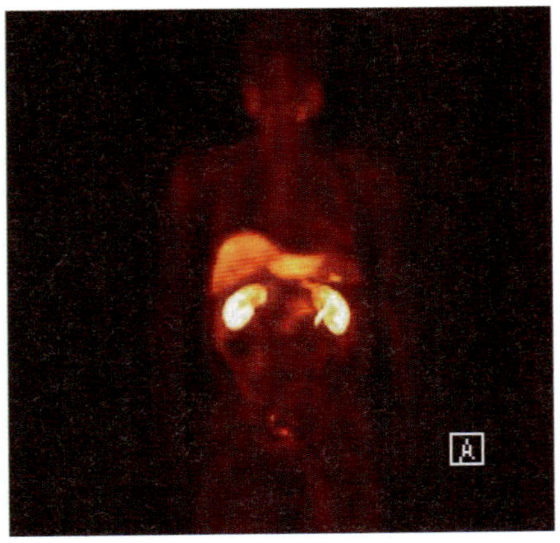

⑤

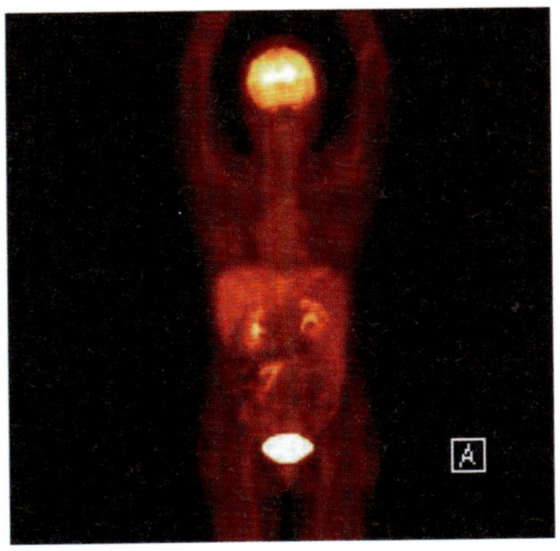

해 설

acetate는 지방산 대사를 영상화하는 의약품으로 FDG 처럼 brain에 섭취가 이루어지지 않고, 주로 간암, 전립선암에 섭취가 이루어진다.

①, ②, ③, ⑤ 영상은 모두 FDG를 이용한 포도당 대사 영상이다.

정답

105. ④

【문제 106】 PET 검사 전날 팔 운동의 많이 하여 근육에서의 FDG 섭취가 증가된 것은 ?

①
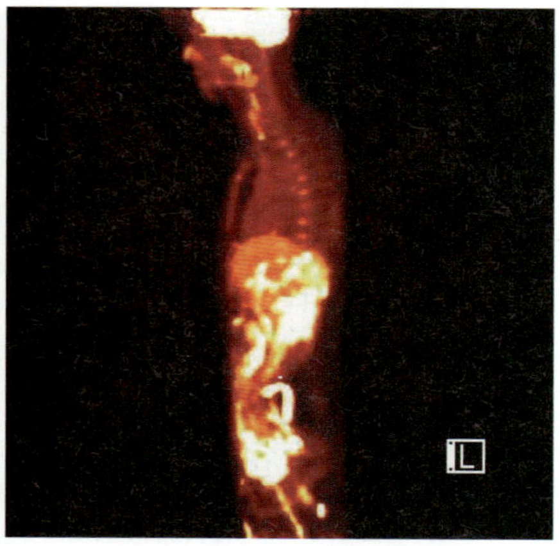

②
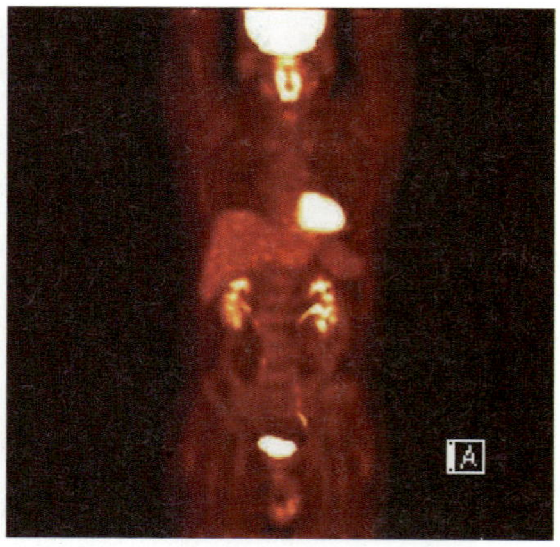

③
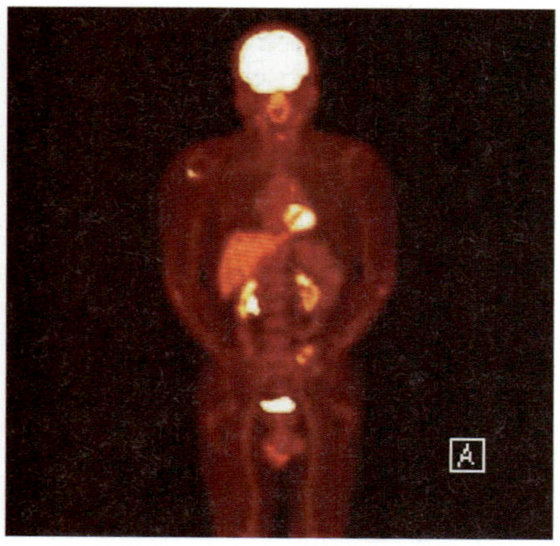

④
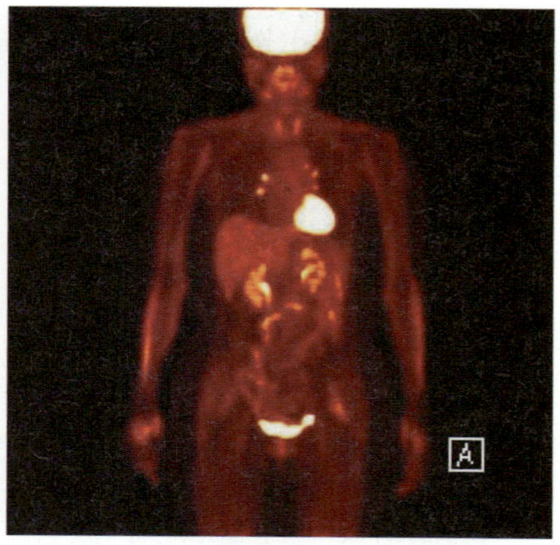

⑤
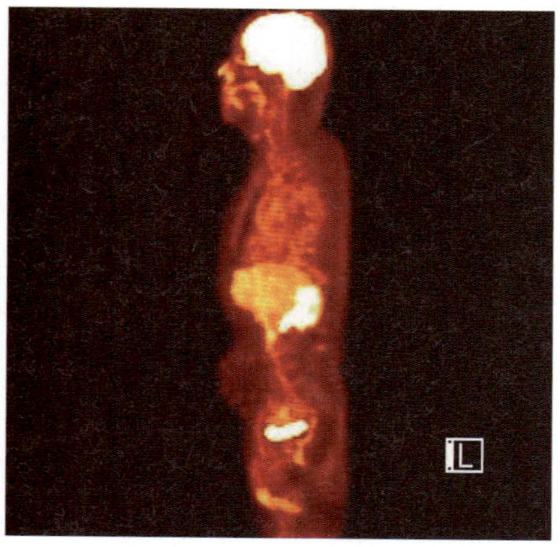

해 설

운동을 하게 되면 근육에 포도당이 많이 소모가 되어 근육으로 FDG가 섭취가 이루어지게 된다.

106. ④

【문제 107】 ^{13}N-ammonia를 이용한 심장 PET 영상은 ?

①

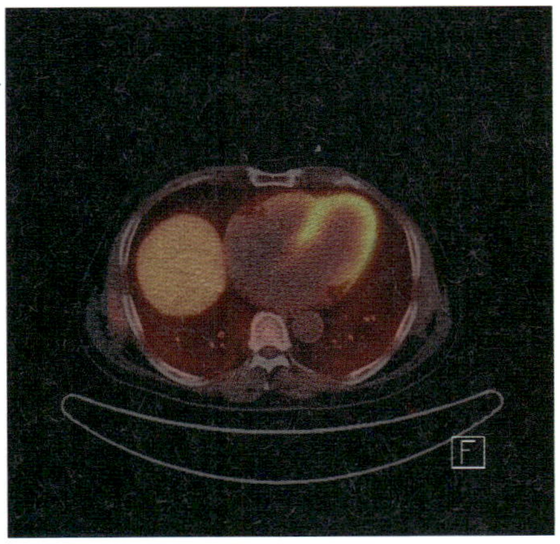

②

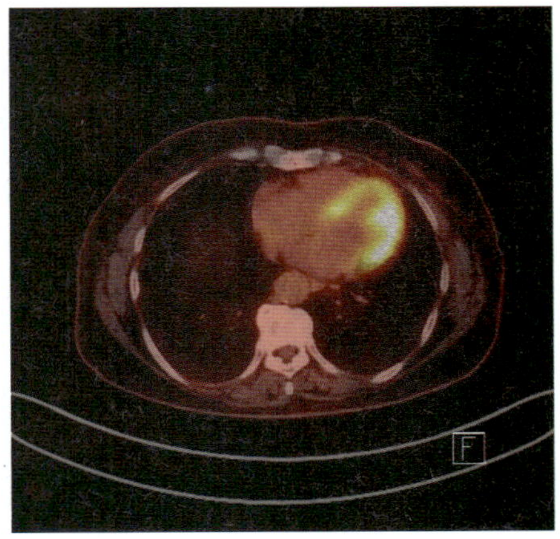

③

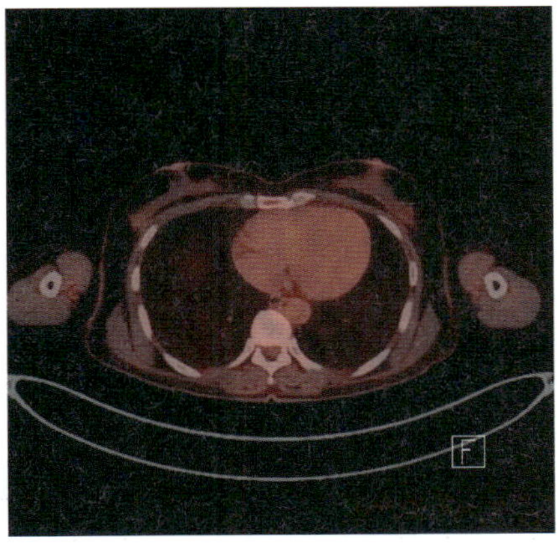

④

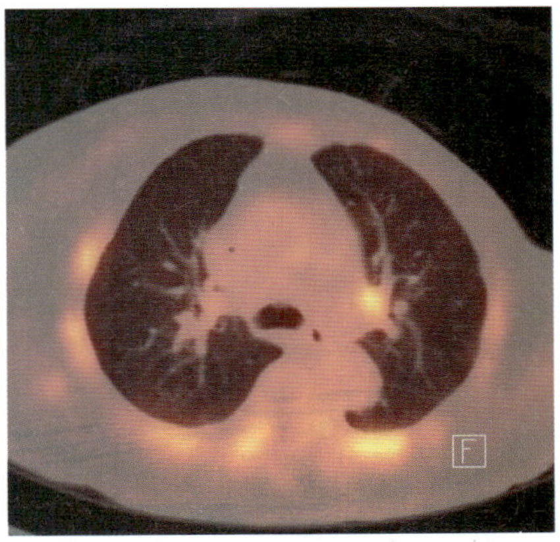

⑤

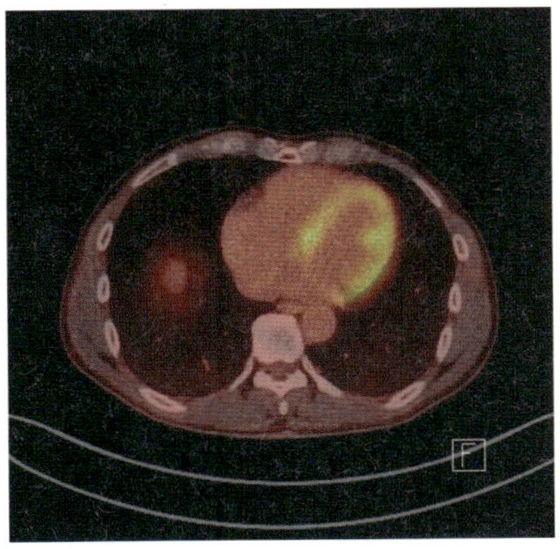

해 설

^{13}N-ammonia 는 심장의 관류에 비례하여 섭취가 이루어지므로 심벽의 모양이 균일하게 나타난다. ②, ⑤^{18}F-FDG는 심근에 직접 섭취가 이루어지여 심벽의 모양이 불균일하다. ③ 심근에서의 ^{18}F-FDG 섭취가 이루어지지 않았다. ④ window 폭을 공기 기준으로 설정한 CT와 fusion 된 영상임

정답 107. ①

【문제 108】 ^{18}F-FP-CIT 를 이용한 PET 영상은 ?

①

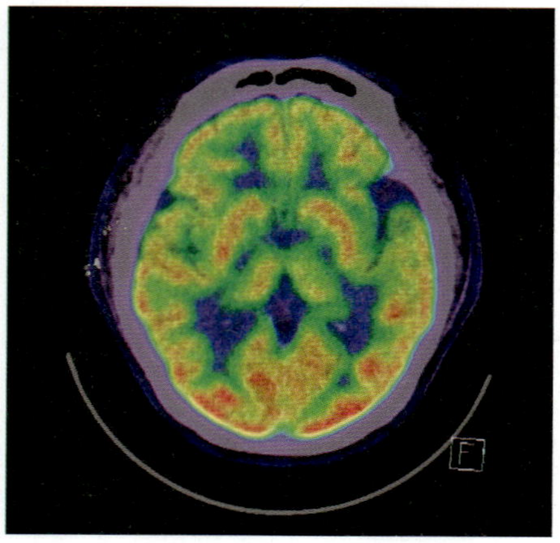

②

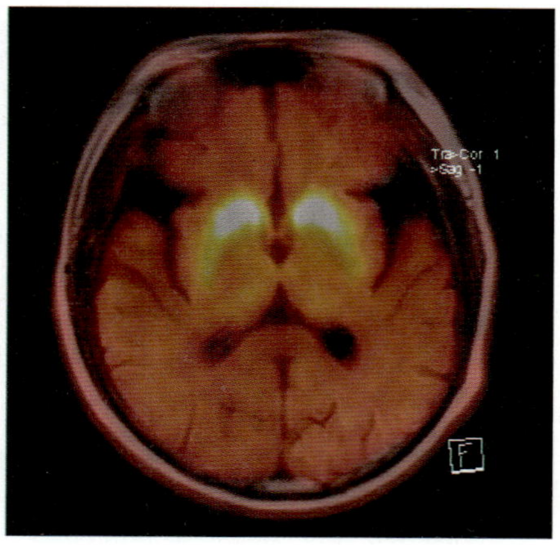

③

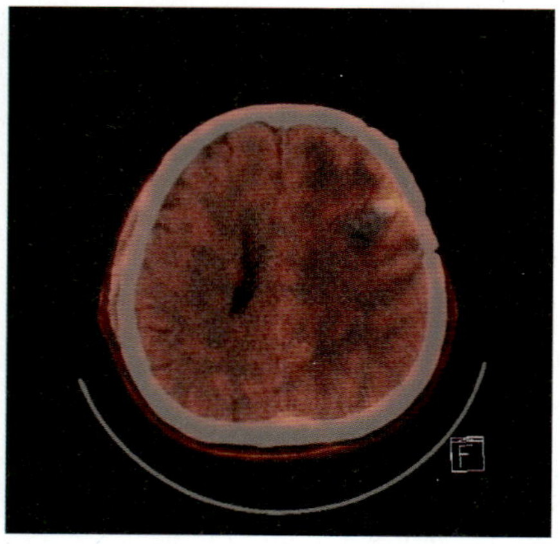

④

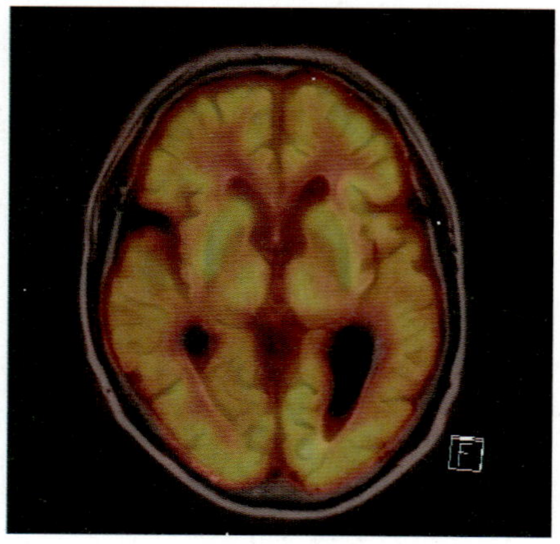

⑤

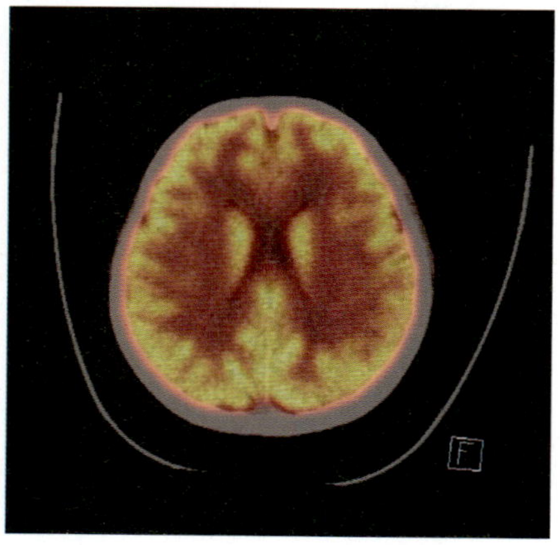

해 설

FP-CIT는 도파민 수용체로 파킨슨 진단에 사용되며, 뇌선조체에 섭취기 이루진다.
① FDG를 이용한 PET/CT 영상 ② FP-CIT를 이용한 PET/MRI ③ methionine을 이용한 단백질 대사를 영상화함 ④ FDG를 이용한 PET/MRI 영상 ⑤ FDG를 이용한 PET/CT 영상

정답 108. ②

【문제 109】 adenosine과 관련 있는 검사는 ?

①
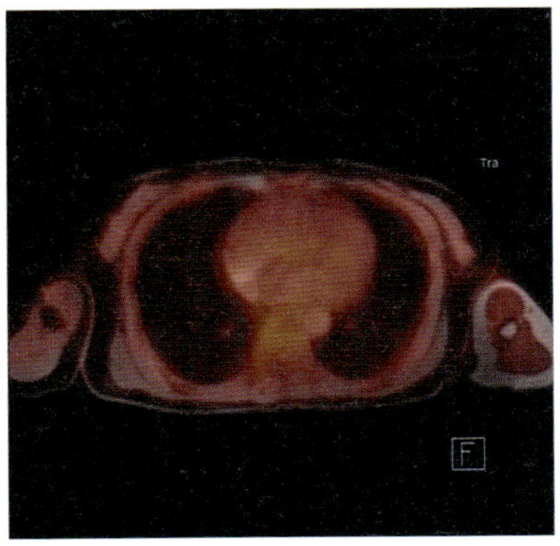

②
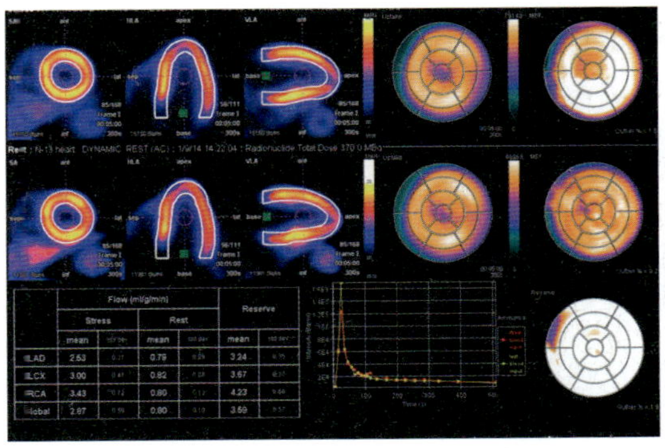

③
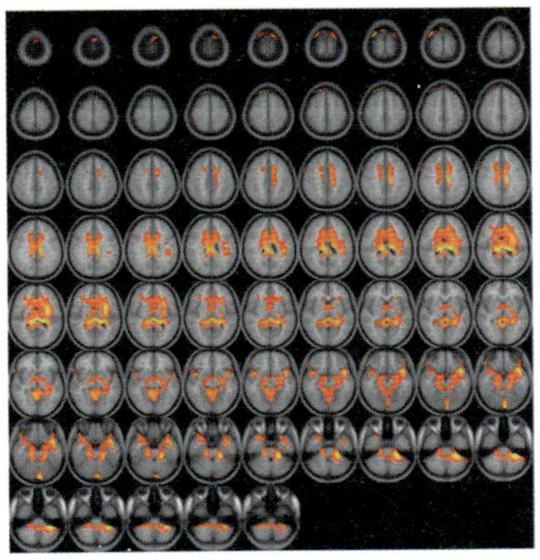

④
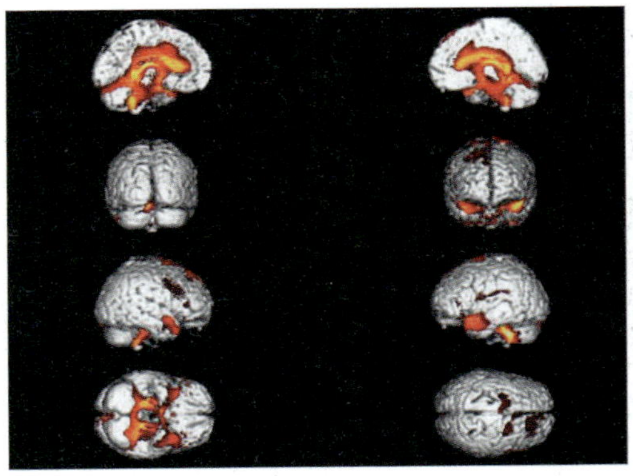

⑤
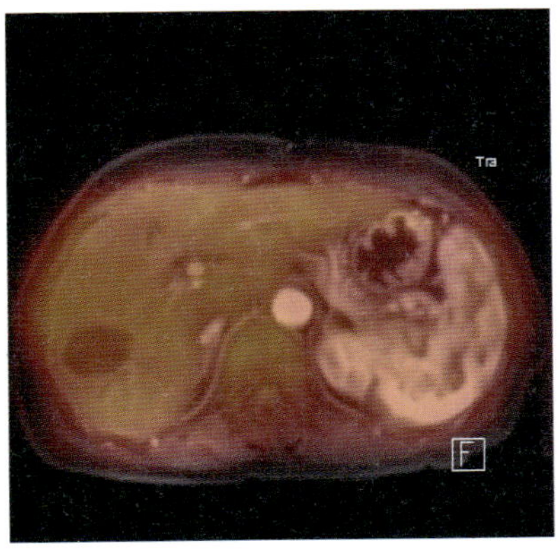

해 설

ammonia를 이용하여 심장 PET 검사를 할 때, myocadial perfusicn SPECT 검사와 같이 휴지기와 부하기를 검사하여 비교한다. 이때 adenocine을 사용하여 심장에 부하를 가하게 된다.

① PET/MRI fusion 영상 ② rest와 stress 상태에서 flow 변화를 비교함 ③ 뇌기능의 저하를 표준 자료와 비교함 ④ 뇌기능 저하를 3차원 영상에 fusion한 영상 ⑤ PET/MRI 영상

정답 109. ②

【문제 110】 정량분석을 위해 표준섭취계수(SUV, standard uptake value)를 이용하는 검사는 ?

①
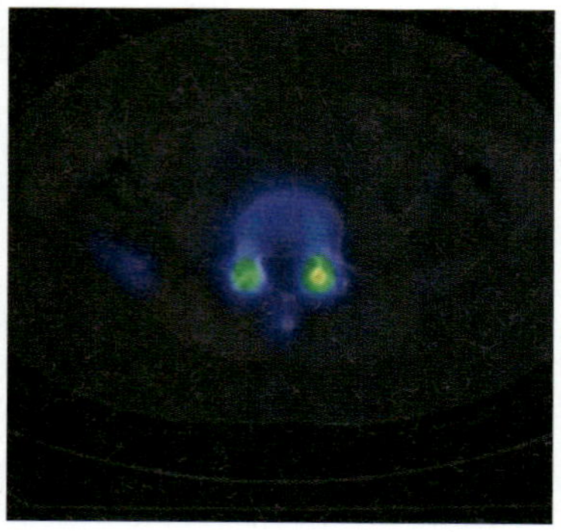

②
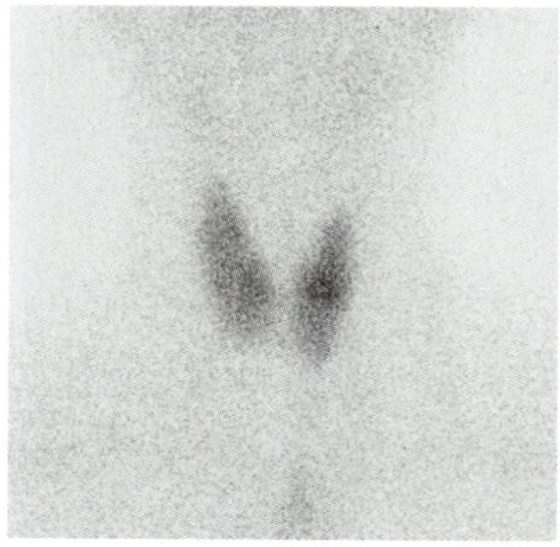

③
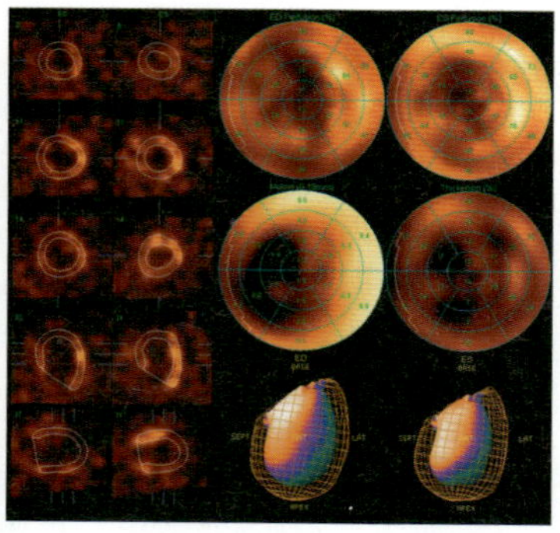

④
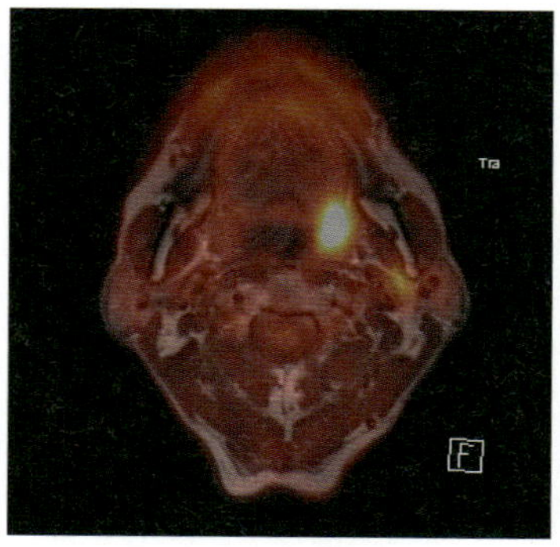

⑤
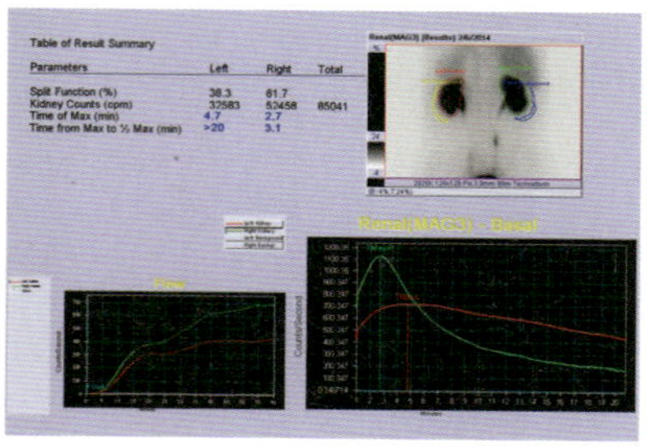

해 설

포도당 대사를 이용하는 PET 검사의 경우, 인체 내 주입한 FDG의 양에 대한 특정 부위에서 섭취가 량을 평가하는 SUV를 이용하여 진단에 활용하고 있다.

① bone SPECT/CT ② thyroid scan ③ myocardial perfusion SPECT ④ PET/MRI ⑤ renal dynamic scan

정답 110. ④

【문제 111】 "공간분해능" 혹은 "해상력"을 확인하기 위한 영상으로 옳은 것은 ?

① 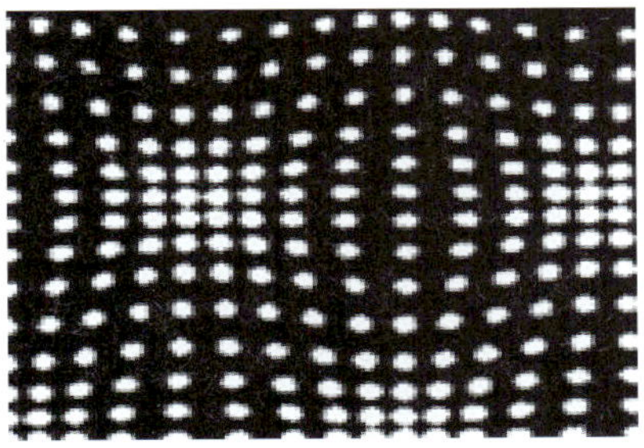

② 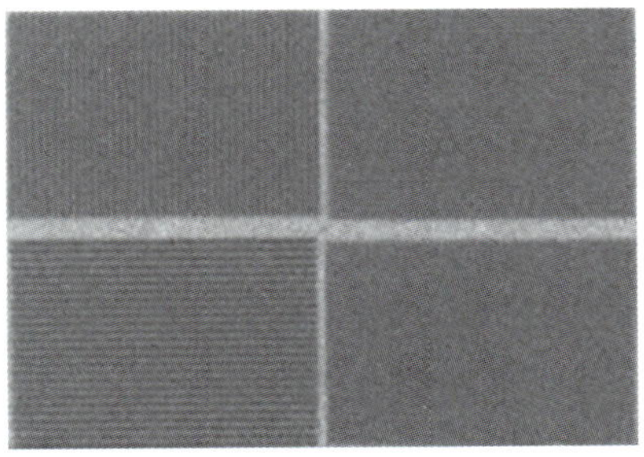

③ 

④ 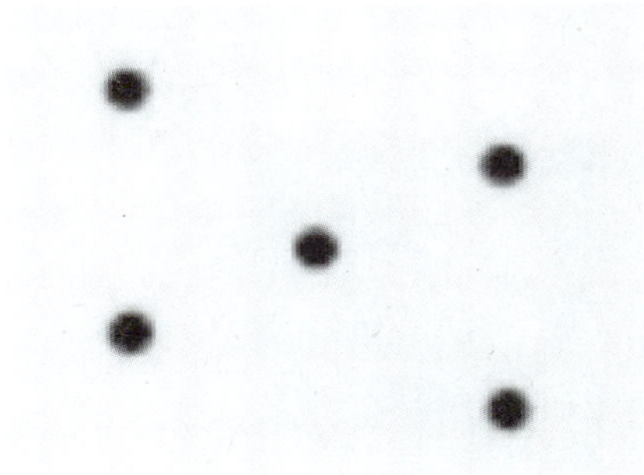

⑤ 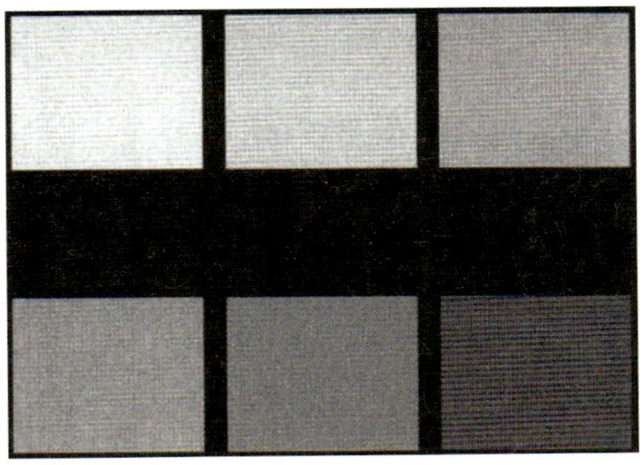

해 설

① linearity ② spatial resolution ③ uniformity ④ center of rotation ⑤ contrast resolution

정답

111. ②

【문제 112】 핵의학에서 사용하는 발생기(generator)의 영상은 ?

①
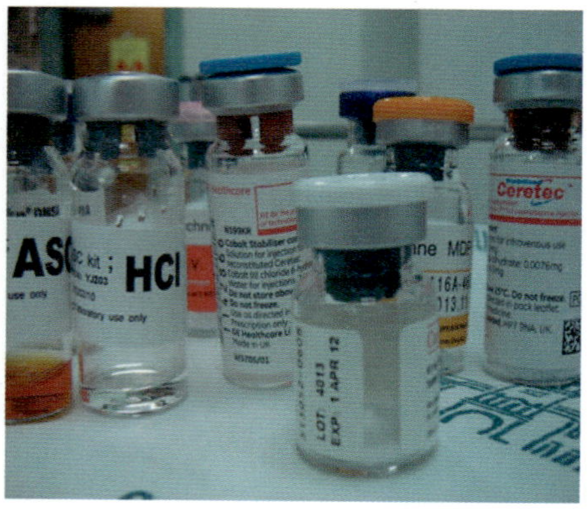

②
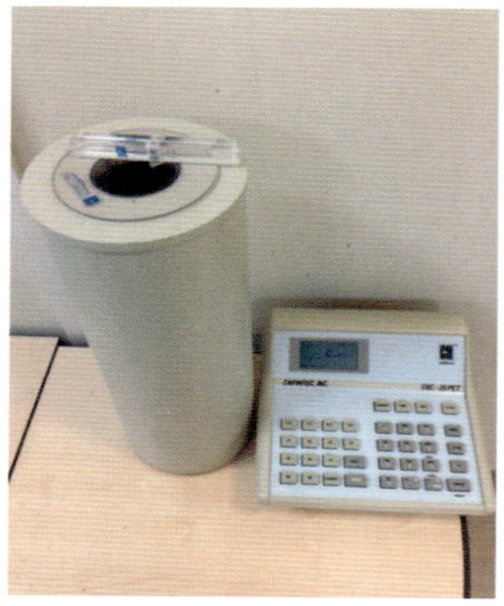

③
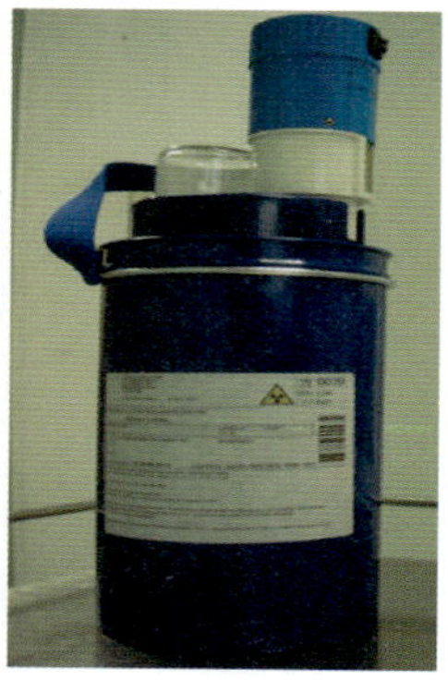

④
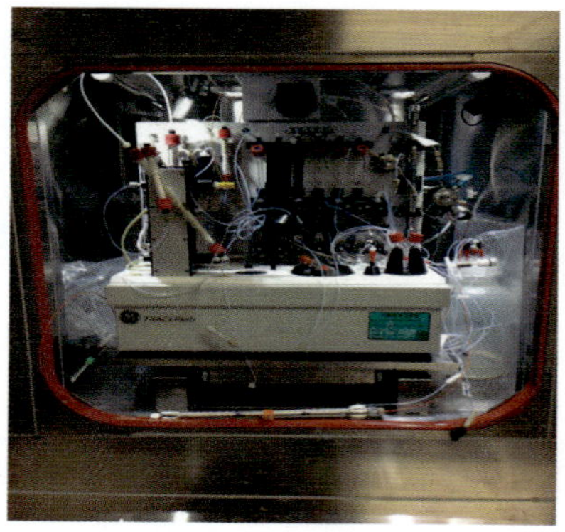

⑤
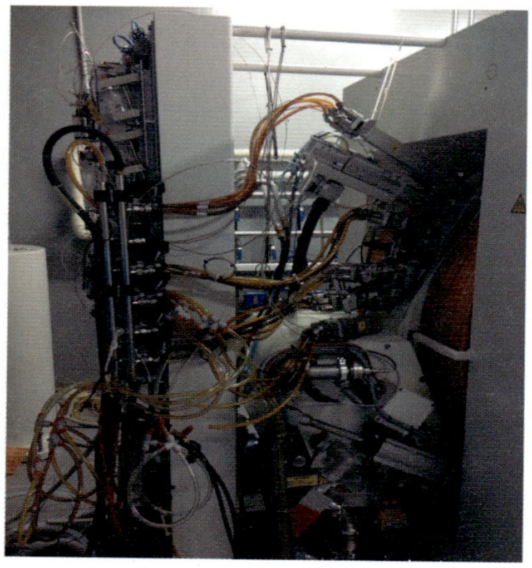

해 설

① kit vial ② dose calibrator ③ RI generator ④ module, hot cell (PET관련 각종 방사성의약품 합성장치) ⑤ cyclotron target

정답

112. ③

【문제 113】 ^{131}I을 이용한 갑상선 치료 후 영상으로 옳은 것은 ?

①

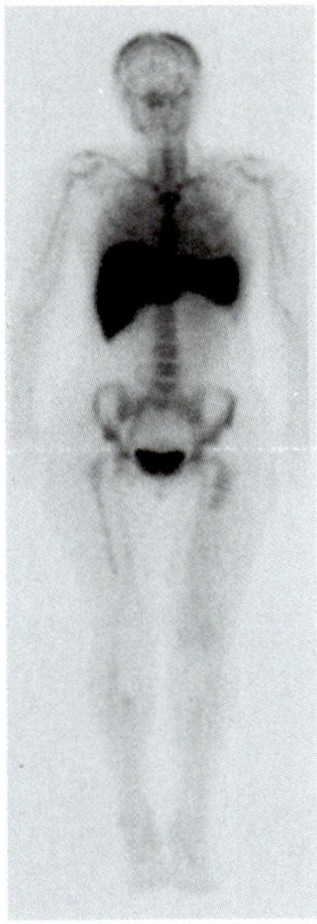

②

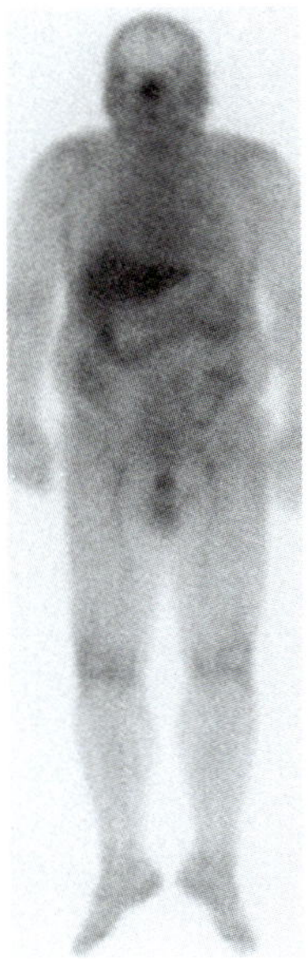

③

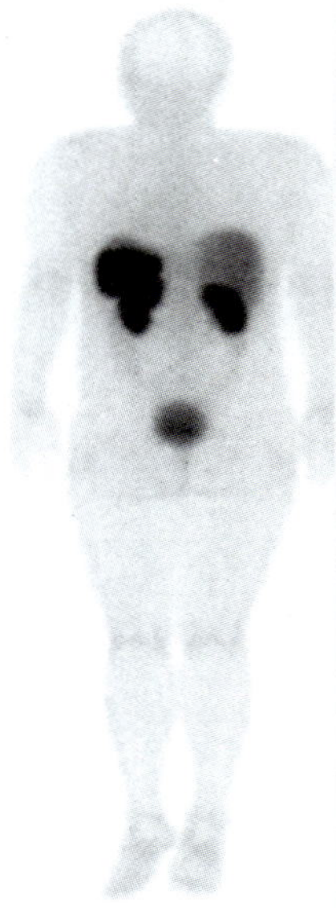

④

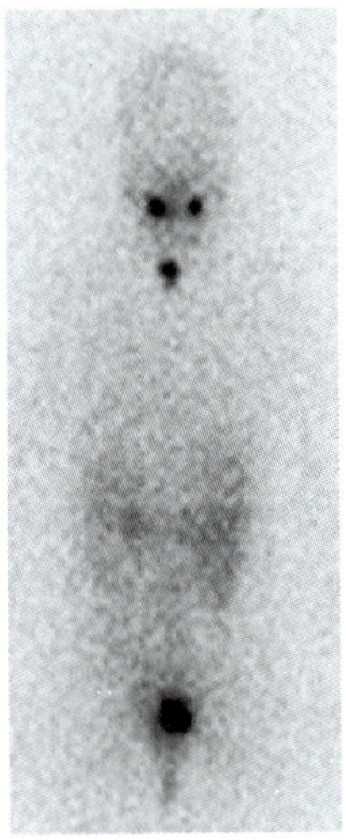

⑤

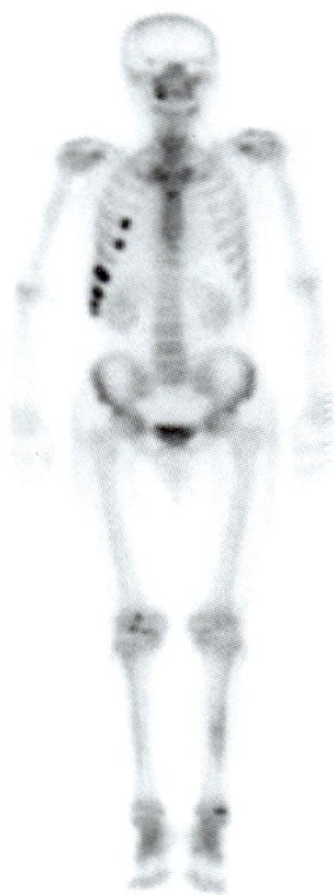

해 설

① ^{99m}Tc-HMPAO를 이용한 WBC scan (농양 및 감염병소의 감별)
② ^{67}Ga scan (복부, 뼈, 폐등의 염증 및 악성종양의 진단)
③ ^{111}In-octreotide scan (소마토스타틴 수용체를 이용한 종양 감별)
④ ^{131}I whole body scan (갑상선 절제술 및 치료의 평가, 주위조직 전이 여부 진단)
⑤ ^{99m}Tc-MDP, bone scan (뼈의 활력 및 무균성 괴사의 결정, 전이성 질환의 진단)

정답 113. ④

【문제 114】 $^{99m}TcO_4^-$를 주사하여 고환의 염전 및 고환염을 진단할 수 있는 검사은 ?

①

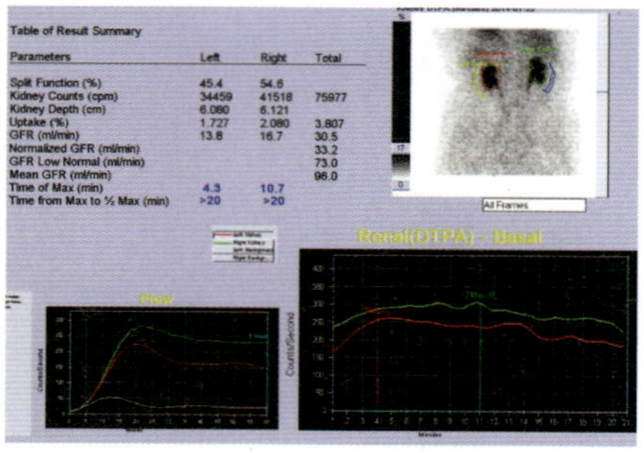

②

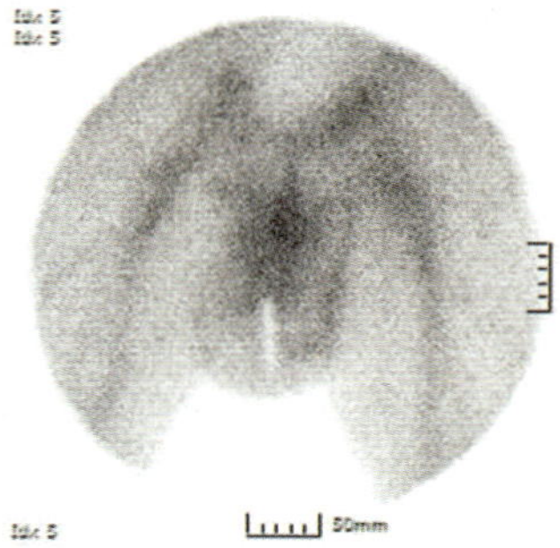

③

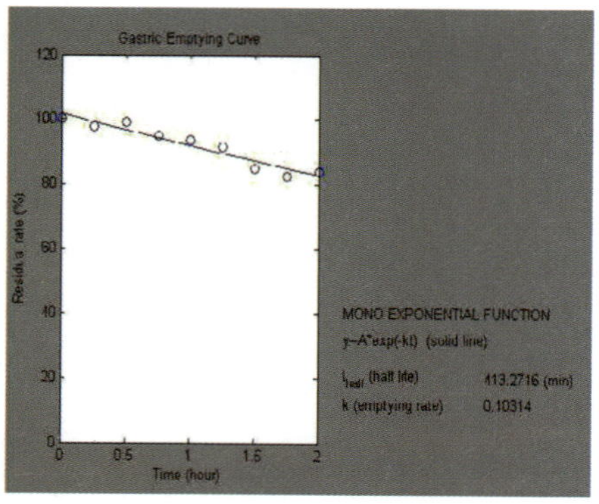

④

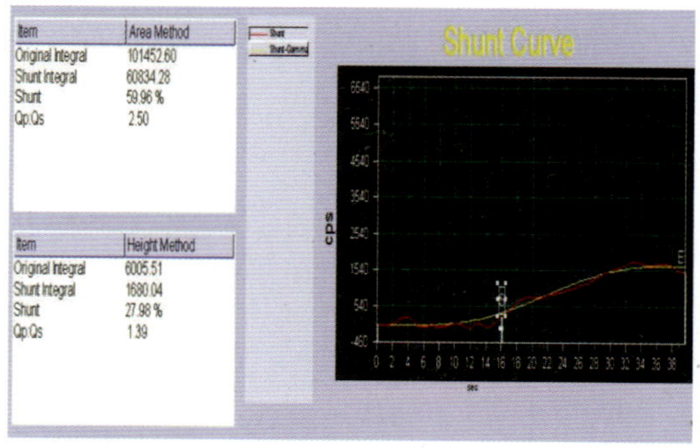

⑤

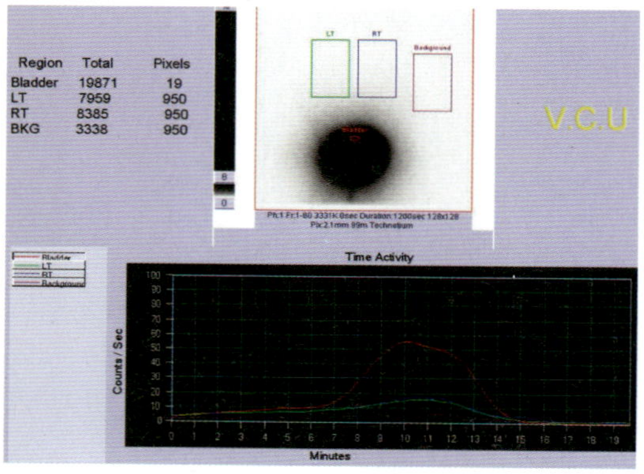

해 설

① renal dynamic scan ② testicular-scrotal scan ③ gastric emptying time scan ④ heart single(first) pass study ⑤ voiding cystourethrography

114. ②

【문제 115】 양전자방출단층촬영(PET) 스캐너의 정도관리를 위한 장비로 옳은 것은 ?

①

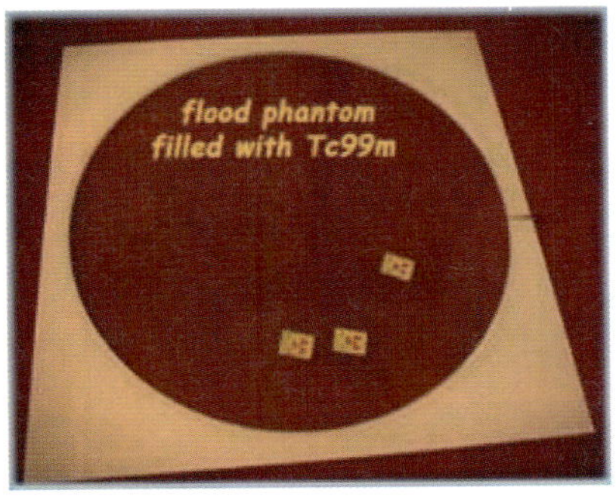

②

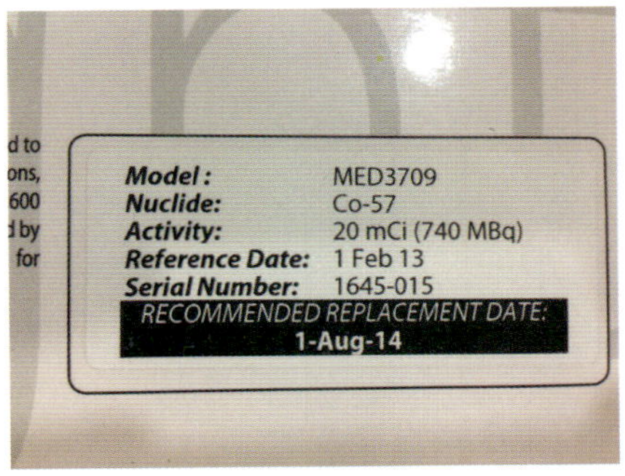

③

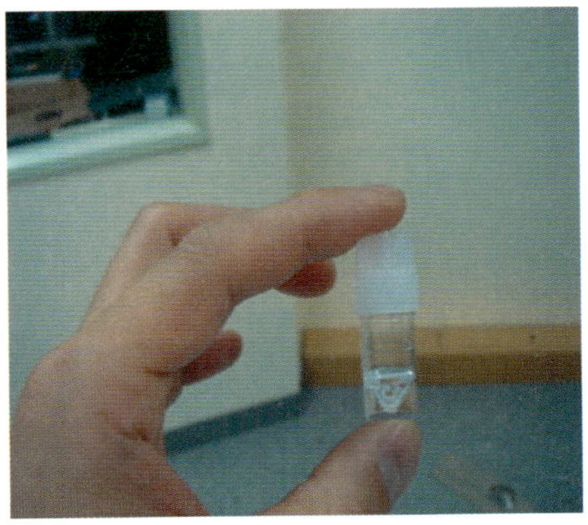

④

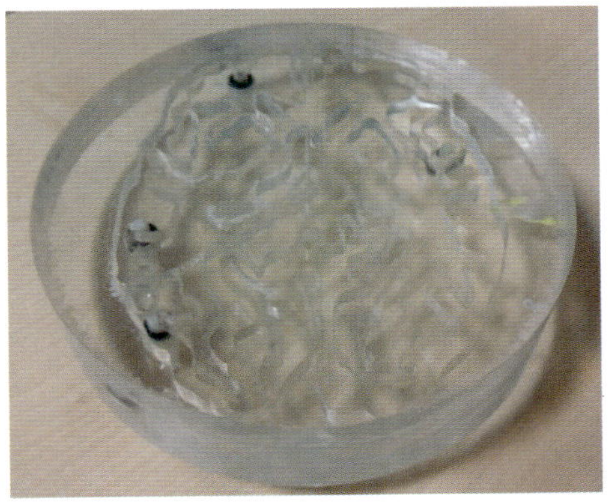

⑤

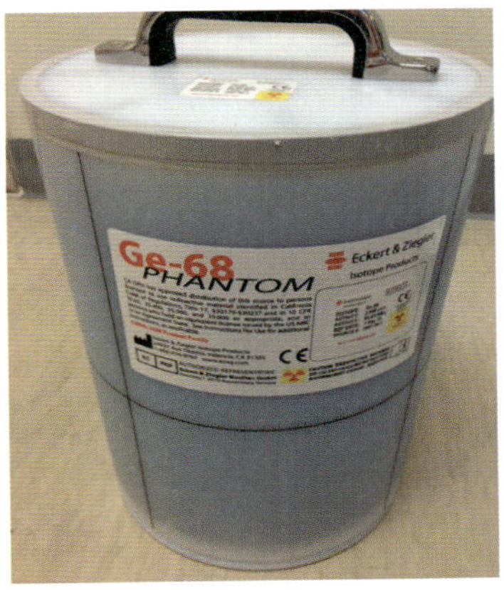

해 설

① ^{99m}Tc−flood phantom ② ^{57}Co−flood phantom ③ ^{99m}Tc−point phantom
④ brain 2D phantom ⑤ ^{68}Ge PET phantom

정답 115. ⑤

【문제 116】 ^{99m}Tc-MIBI를 이용한 영상으로 옳은 것은 ?

①
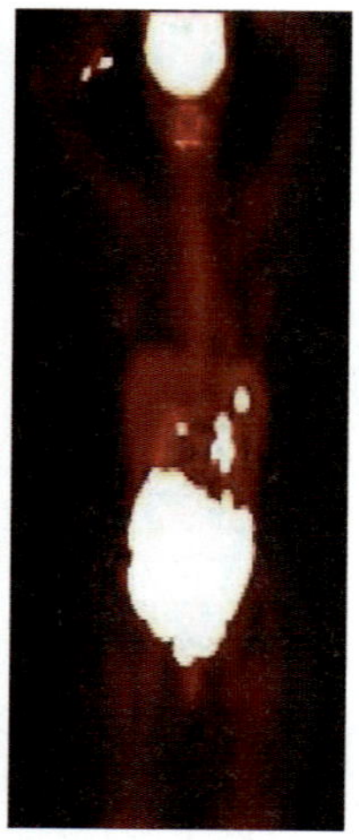

②
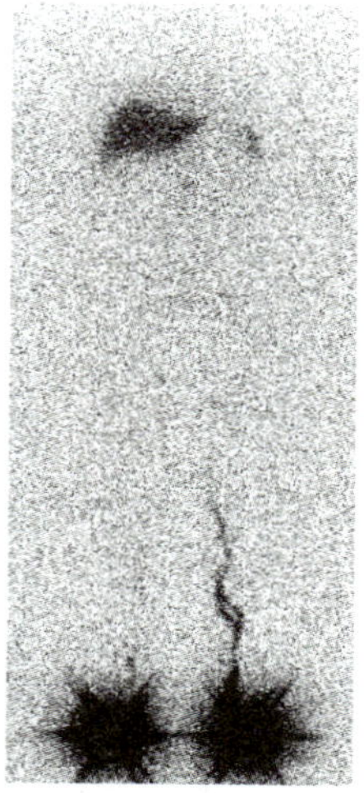

③
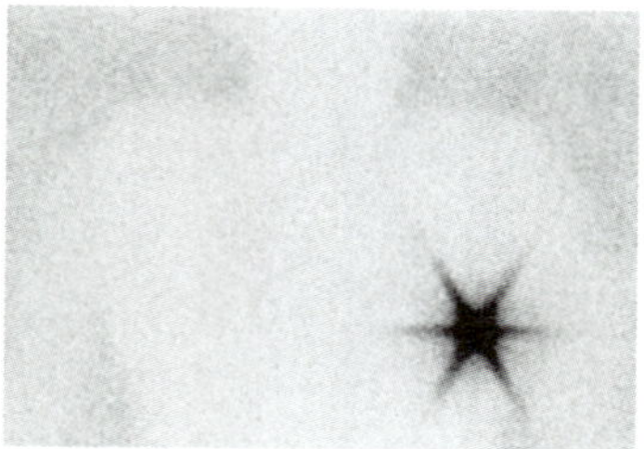

④
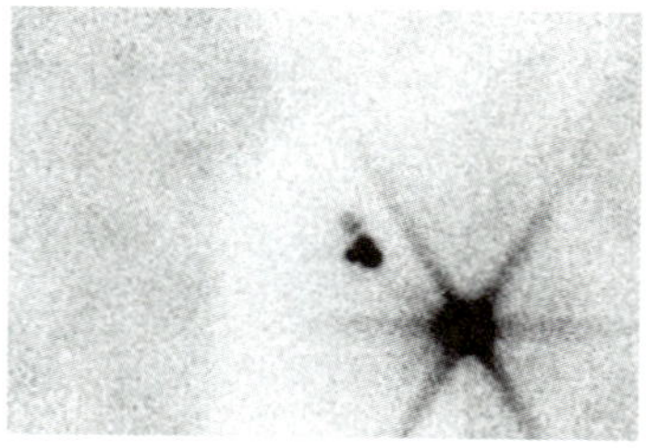

⑤
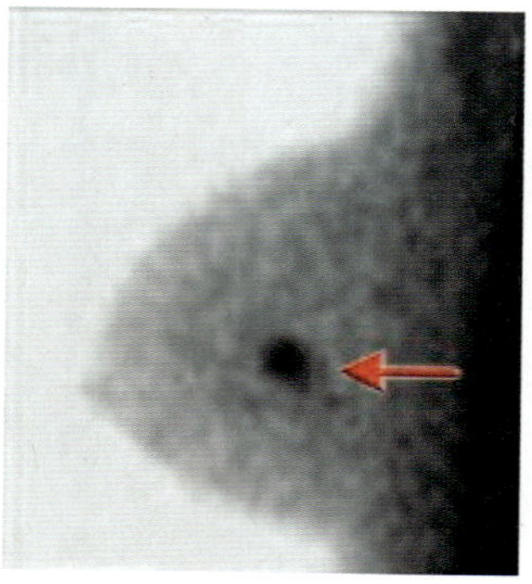

해 설

① FDG PET image ② extremity lymphangiography(ASC, colloid, phytate)
③, ④ breast lymphangiography(ASC, colloid, phytate)
⑤ breast scintigraphy(^{99m}Tc-MIBI를 정맥주사 후 얻은 영상이다)

116. ⑤

【문제 117】 ^{67}Ga이 백혈구의 세포내 lactoferrin에 결합하는 원리를 이용하여 악성종양을 진단하는 검사로 옳은 것은?

①

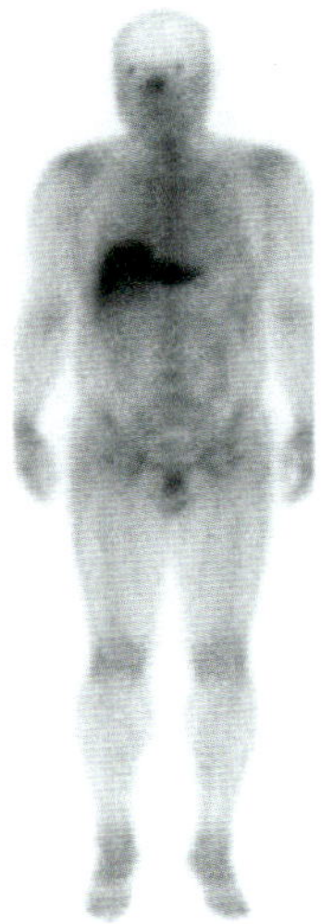

②

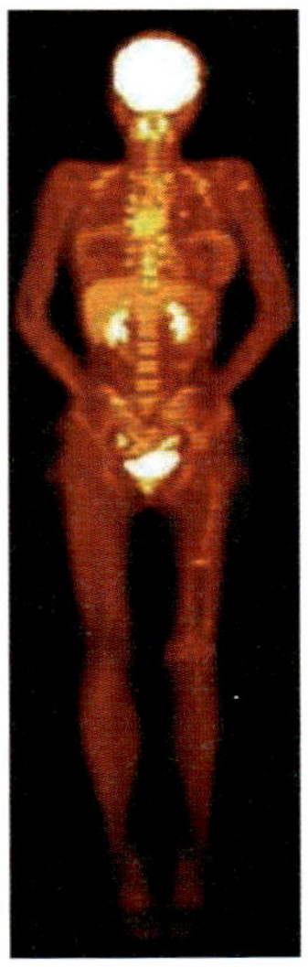

③

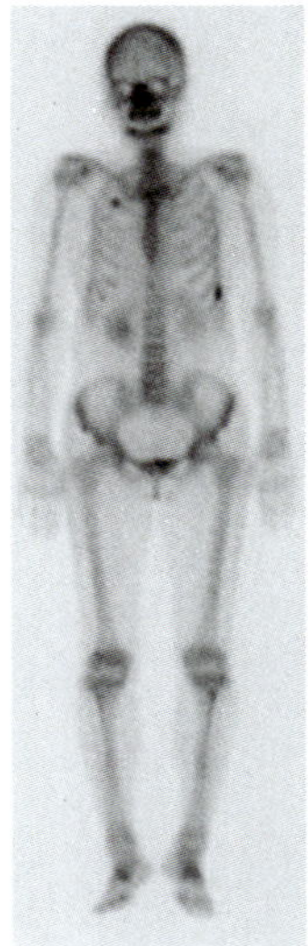

④

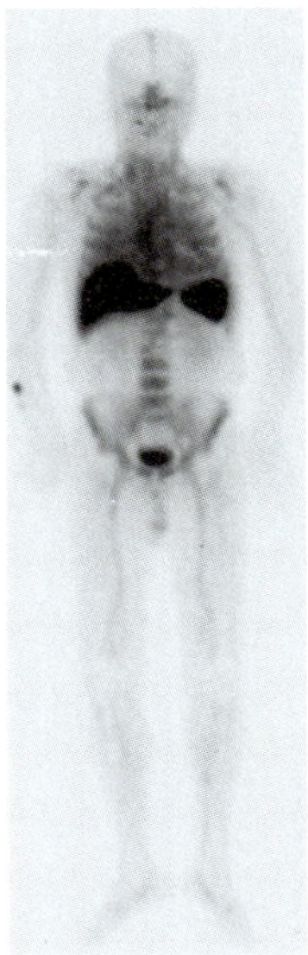

⑤

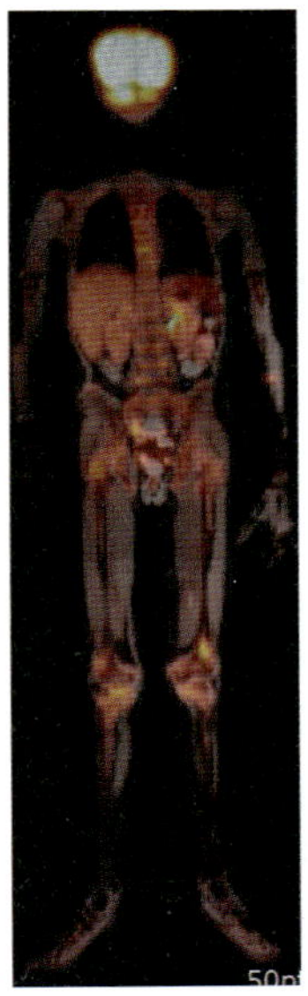

해 설

① ^{67}Ga, whole body scan ② ^{18}F-FDG, whole body PET scan ③ ^{99m}Tc-MDP, whole body Bone scan ④ ^{99m}Tc-HMPAO, whole body WBC scan ⑤ ^{18}F-FDG, whole body fused PET-MRI scan

117. ①

【문제 118】 종양에서 발현되는 소마토스타틴 수용체에 octreotide가 결합하는 원리를 이용하는 검사로 옳은 것은 ?

①

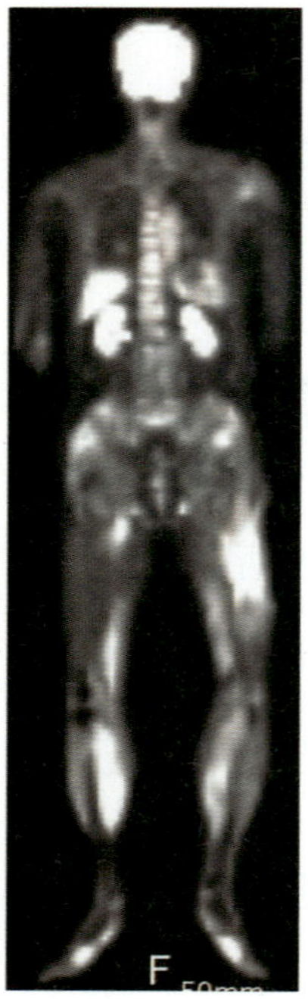

②

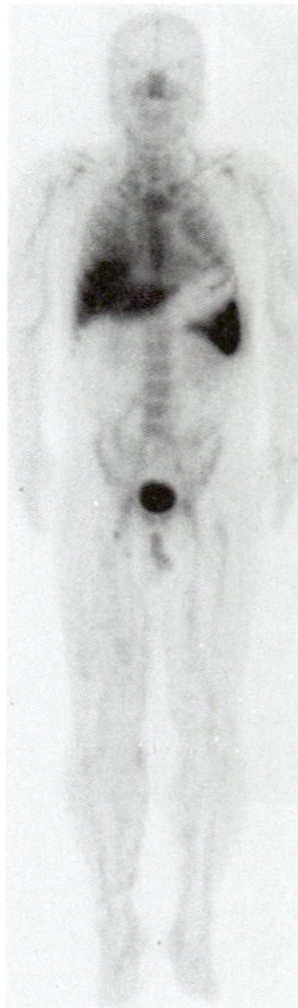

③

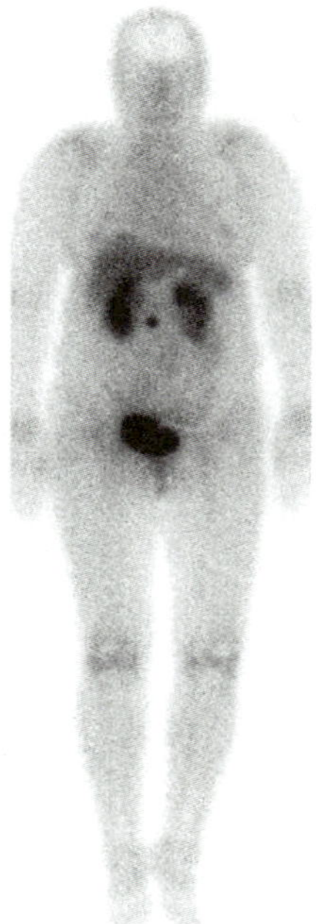

④

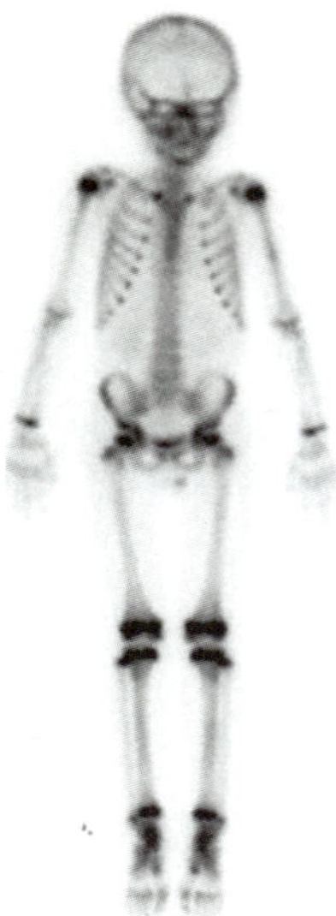

⑤

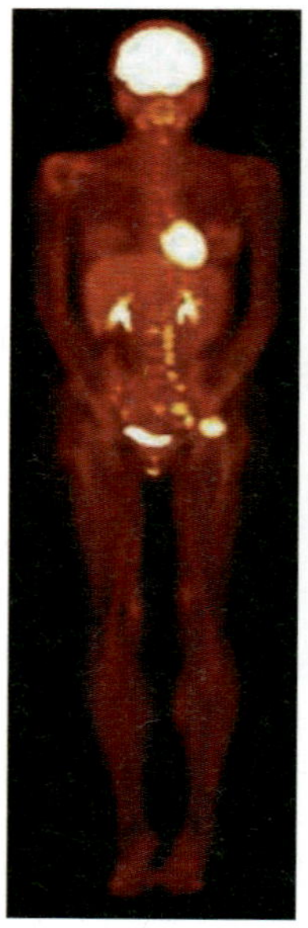

해 설

①, ⑤ ^{18}F-FDG, whole body PET scan ② ^{99m}Tc-HMPAO WBC scan
③ ^{111}In-octreotide, whole body scan ④ ^{99m}Tc-MDP, pediatric whole body bone scan

118. ③

【문제 119】 농양 및 감염병소를 감별하기 위하여 환자에게 채혈 한 후 HMPAO와 표지하여 검사하는 것으로 옳은 것은 ?

①

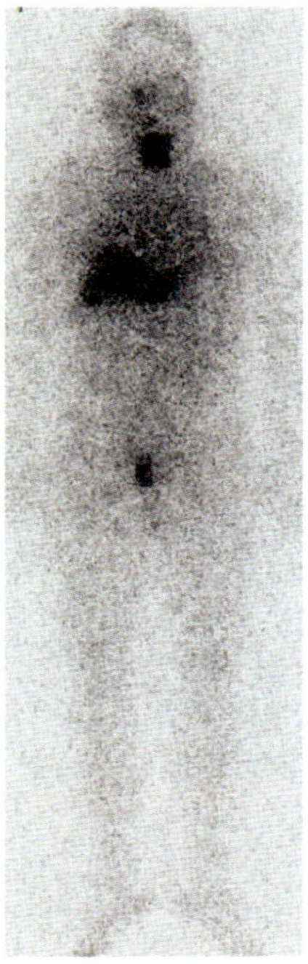

②

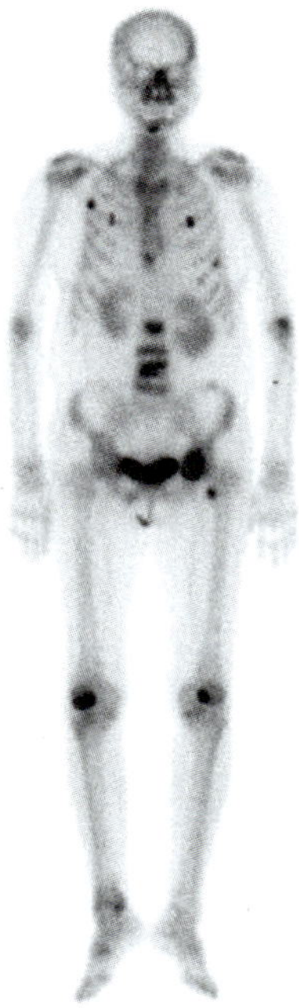

③

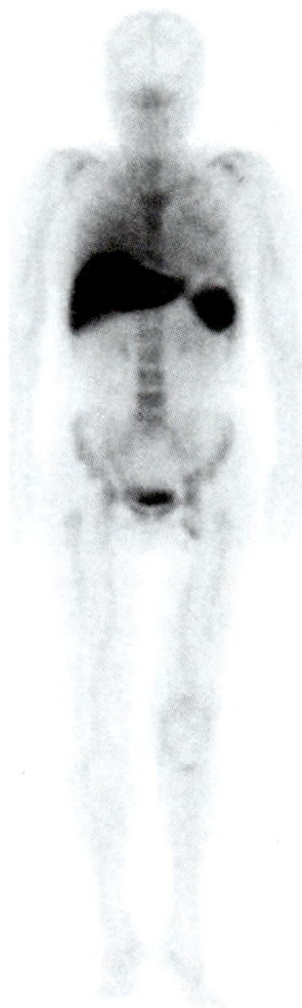

④

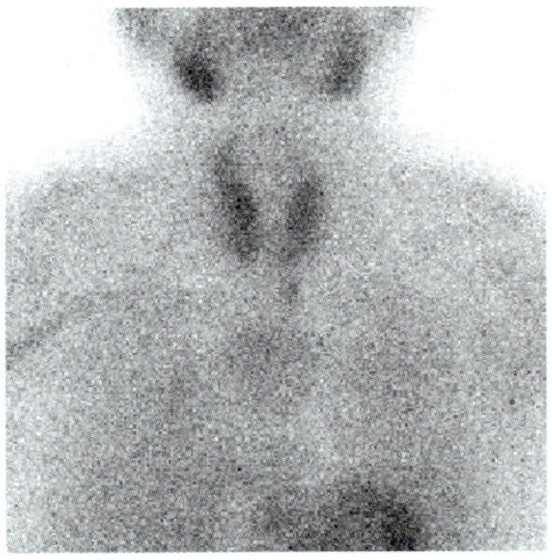

⑤

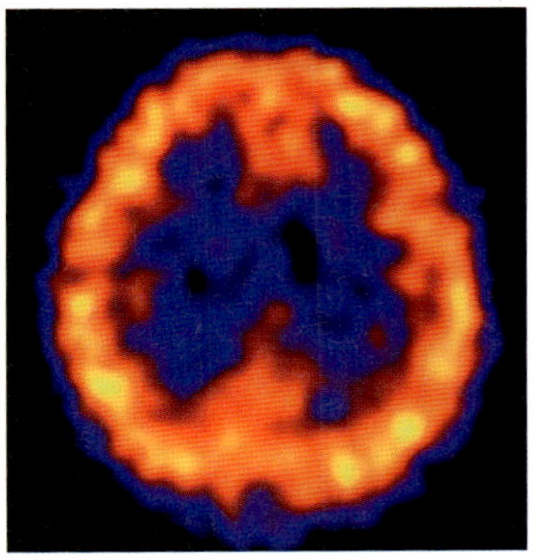

해 설

① ^{131}I, whole body scan ② ^{99m}Tc-MDP, bone scan ③ ^{99m}Tc-HMPAO, WBC scan ④ ^{99m}Tc-MIBI, parathyroid scan ⑤ ^{99m}Tc-HMPAO, brain perfusion SPECT

정답 119. ③

【문제 120】 핵의학에서 방사성동위원소를 이용한 갑상선 치료와 관련된 영상으로 옳은 것은 ?

①
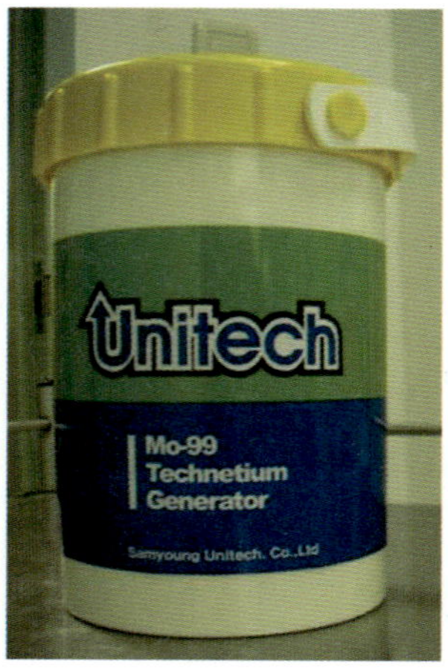

②
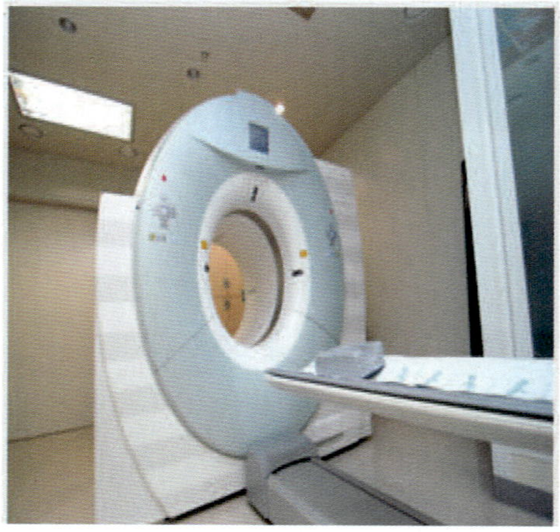

③
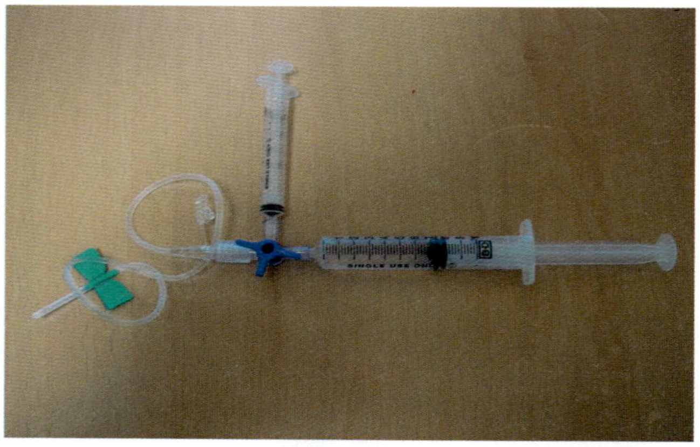

④
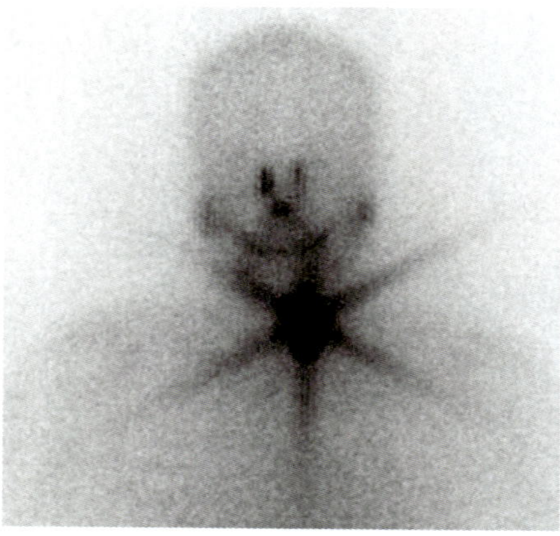

⑤
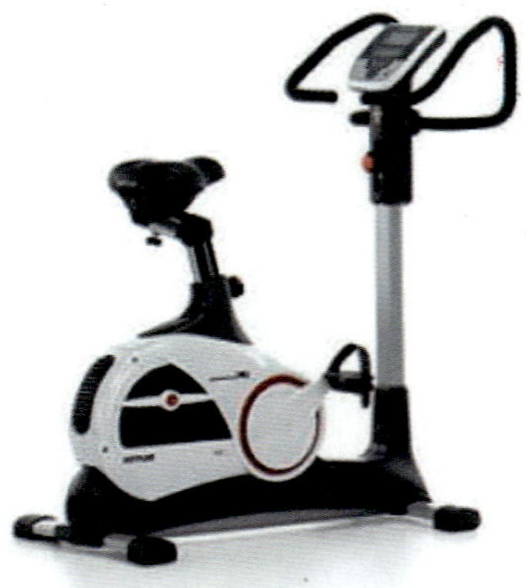

해 설

① generator ② PET scanner ③ 3-way needle set ④ ^{131}I, spot scan image
⑤ myocardial perfusion SPECT-운동 부하용 기구

120. ④

【문제 121】 ^{89}Sr과 같은 방사성동위원소를 이용하여 통증 경감을 위한 보조요법과 관련된 영상으로 옳은 것은 ?

① 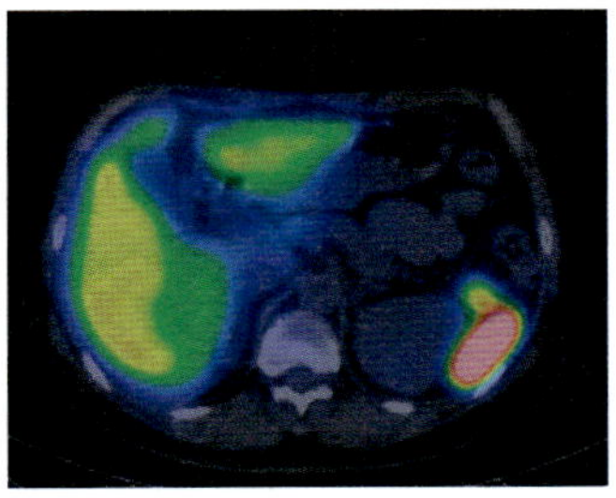

② 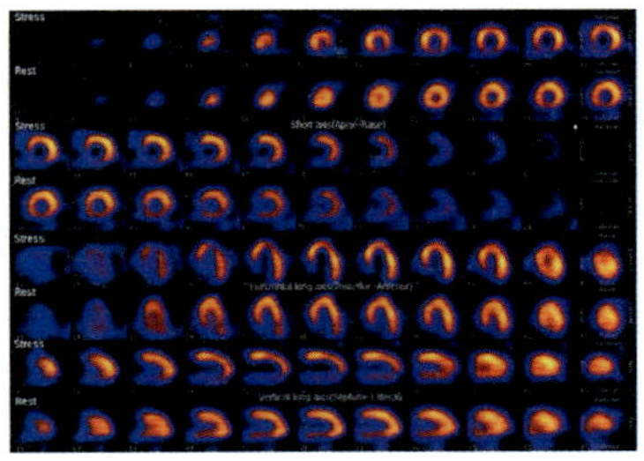

③ 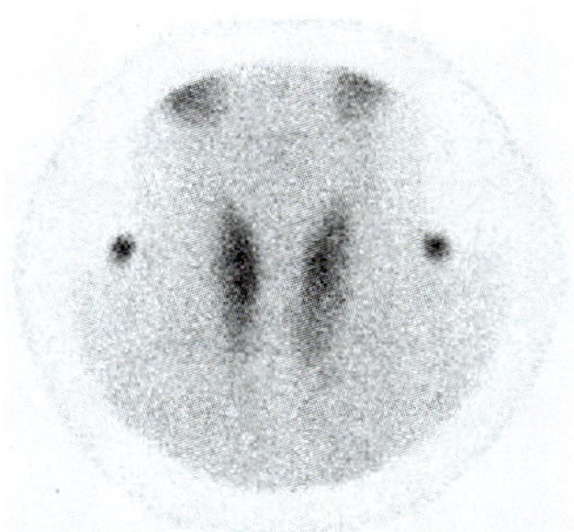

④ 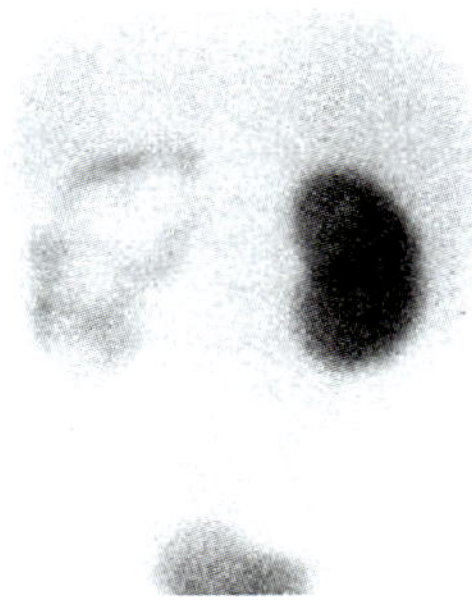

⑤ 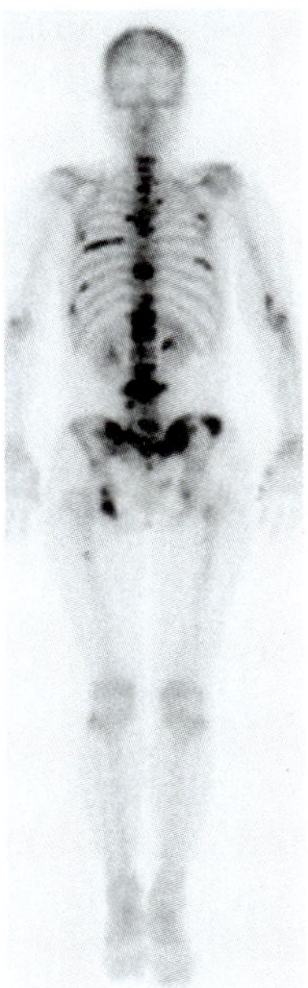

해 설

① spleen SPECT-CT ② myocardial perfusion SPECT ③ thyroid scan
④ renal static scan ⑤ bone whole body scan (multiple metastasis)

정답 121. ⑤

【문제 122】 신틸레이터로부터 입사한 섬광을 이용하여 광전자를 증폭시키는 역할을 하는 것은 ?

①
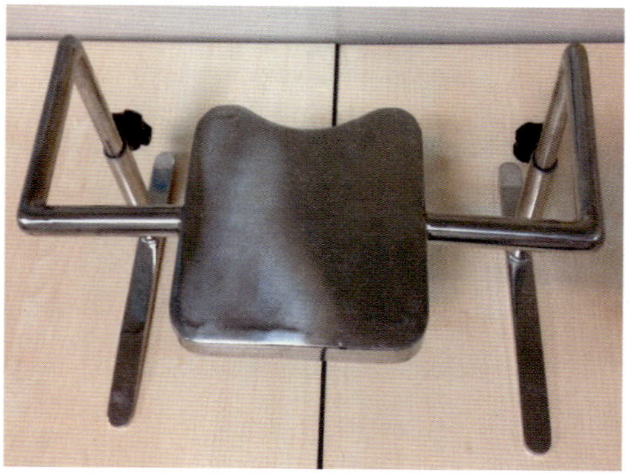

②
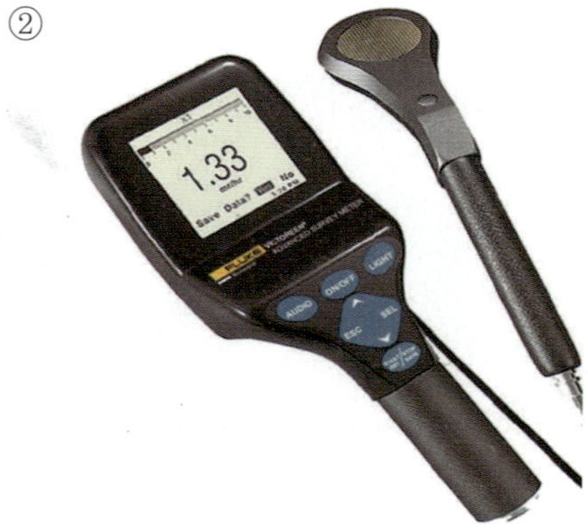

③
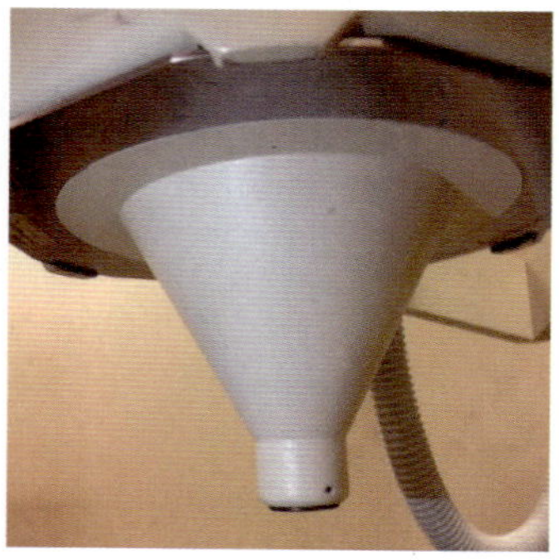

④
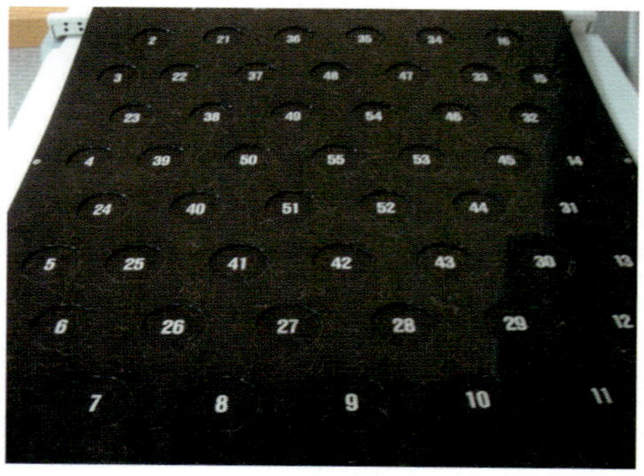

⑤
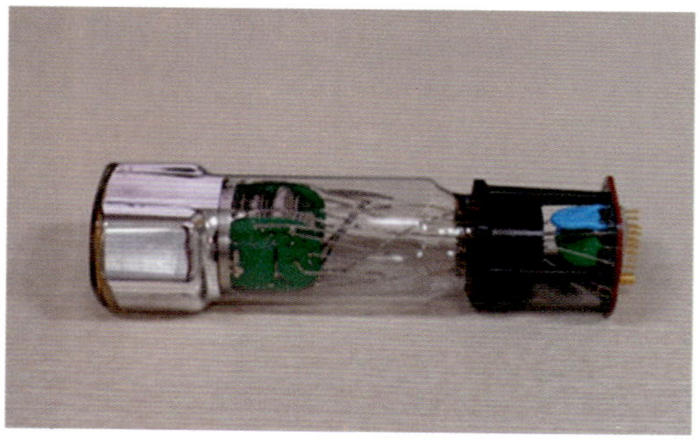

해 설

① B-filter ② surveymeter ③ pin-hole collimator ④ PM tube calibrator board
⑤ photomultiplier tube (photo cathode, dynode, anode)

122. ⑤

【문제 123】 방사성의약품을 경구 투여한 후 시행하는 검사로 옳은 것은 ?

①
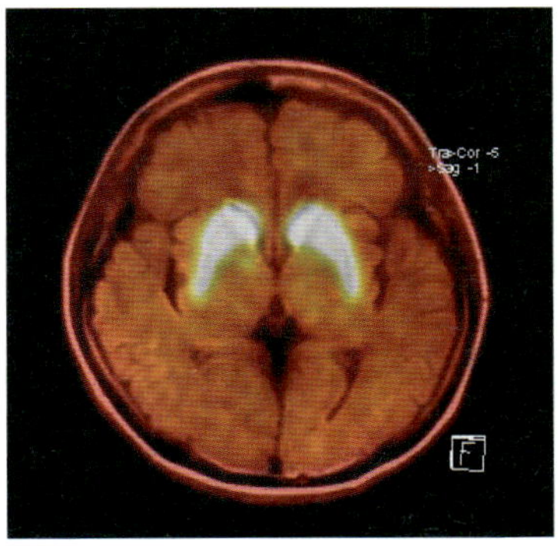

②
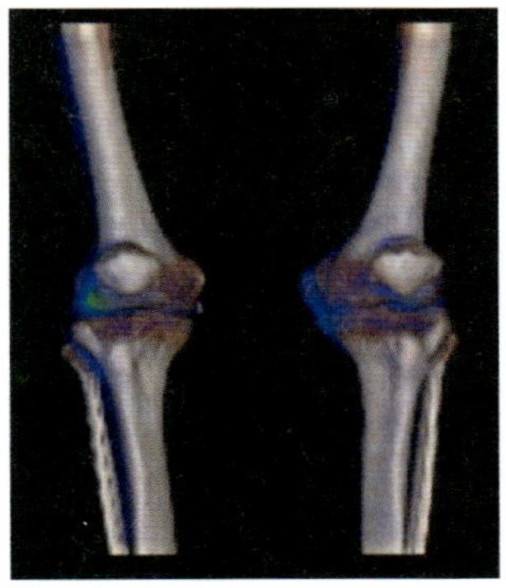

③
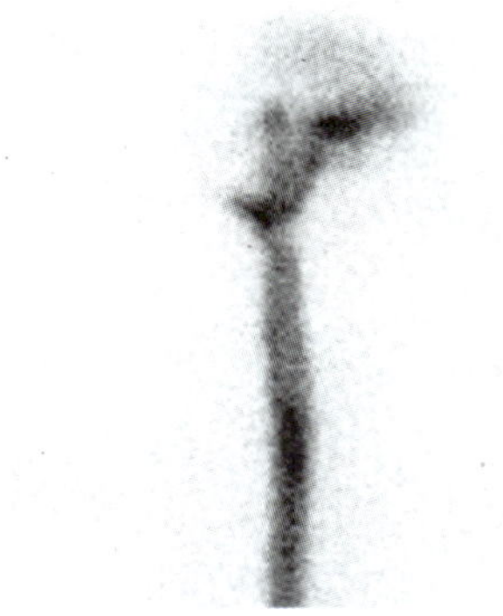

④
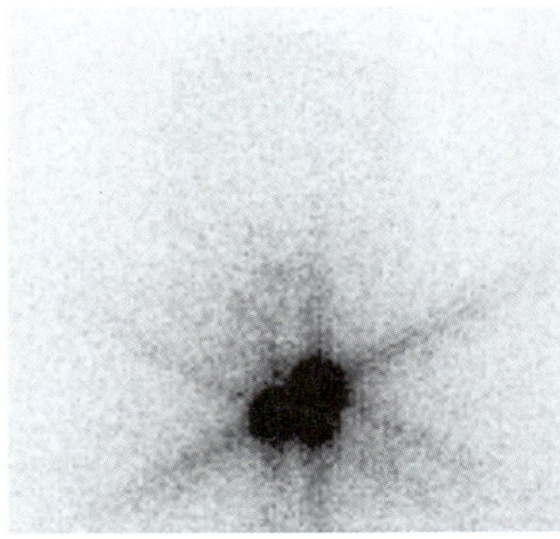

⑤
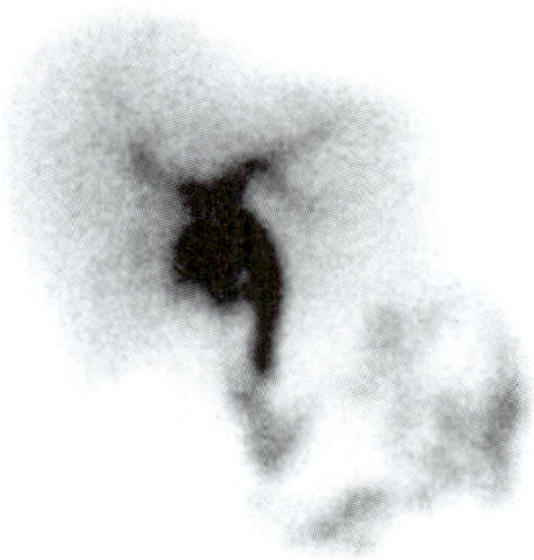

해 설

① brain PET/MRI(정맥주사) ② knee SPECT/CT(정맥주사)
③ cisternography(요추천자 후 주입) ④ ^{131}I spot scan(^{131}I capsule 경구투여)
⑤ hepatobiliary scan(정맥주사 후 검사 중 지방식 투여)

정답 123. ④

【문제 124】 요오드섭취제한(저요오드식이법)과 같은 전처치가 반드시 필요한 검사로 옳은 것은 ?

①

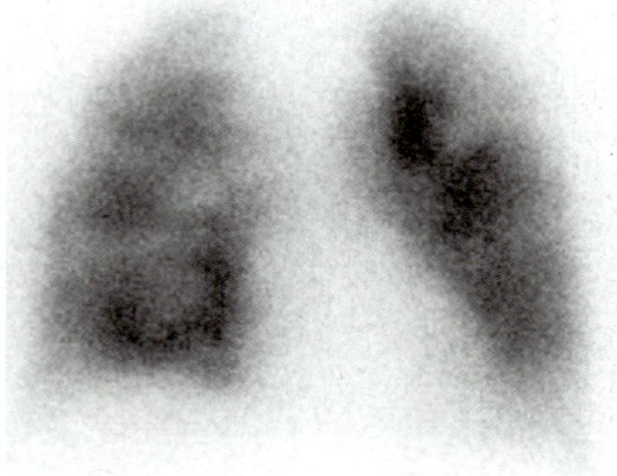

②

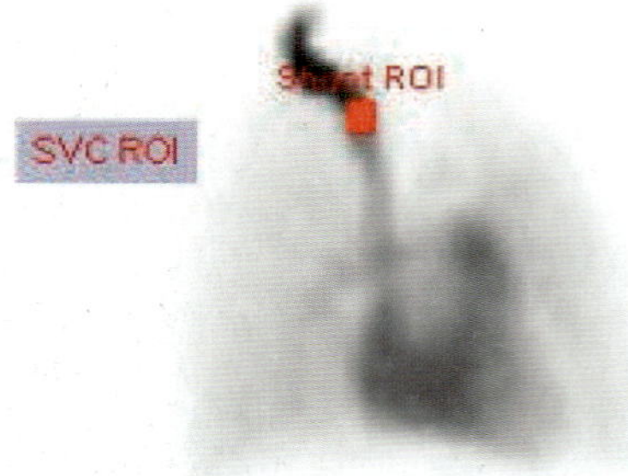

③

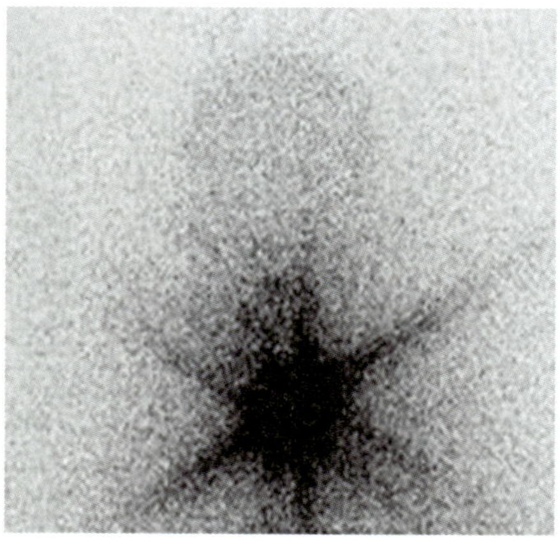

④

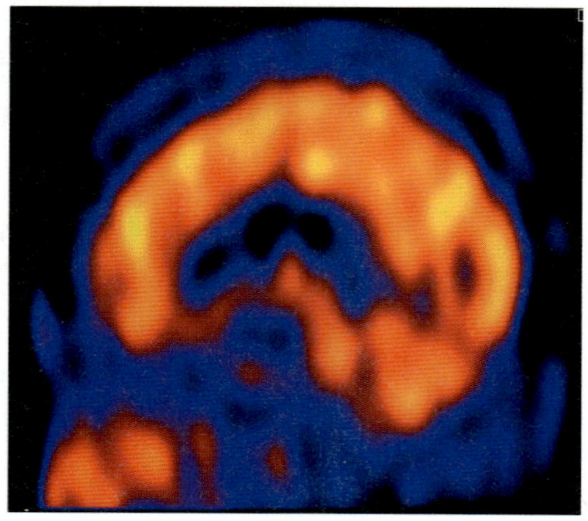

⑤

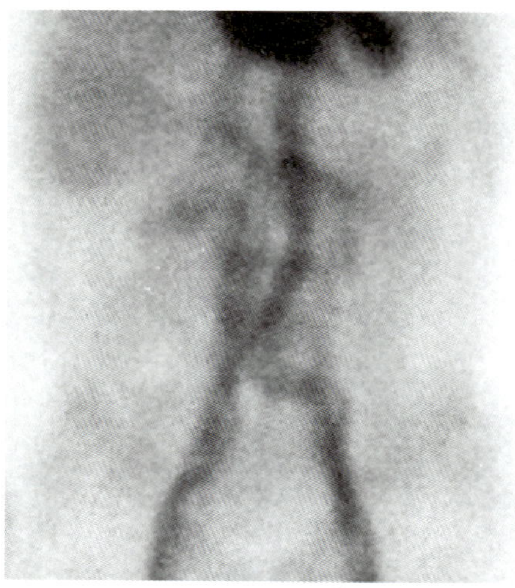

해 설

① lung perfusion scan ② heart single pass scan ③ ^{131}I whole body scan
④ brain perfusion SPECT(diamox) ⑤ GI-bleeding scan

124. ③

【문제 125】 고에너지 콜리메이터(collimator)를 장착하여 시행하는 검사로 옳은 것은 ?

①

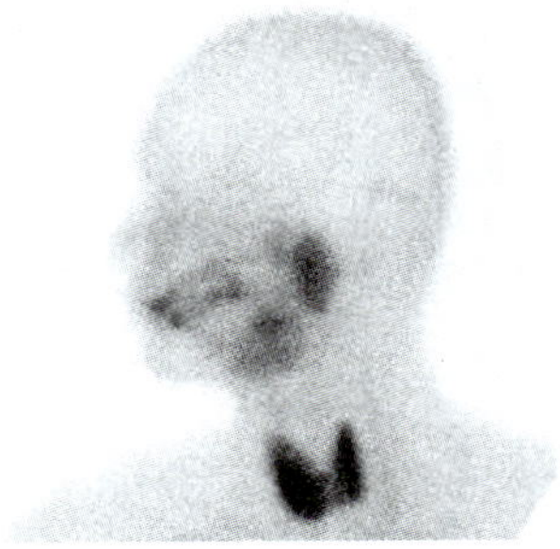

②

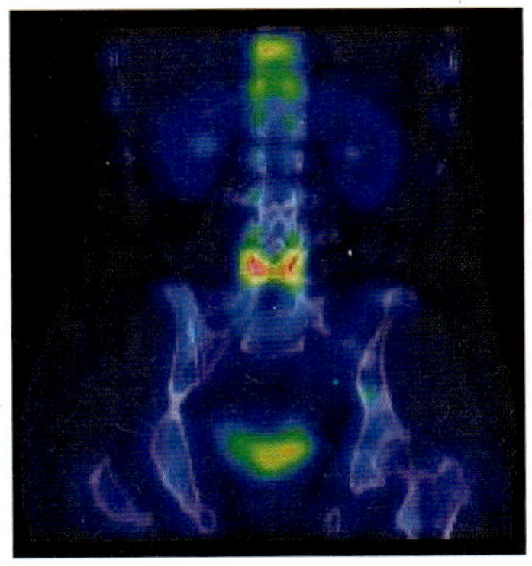

③

④

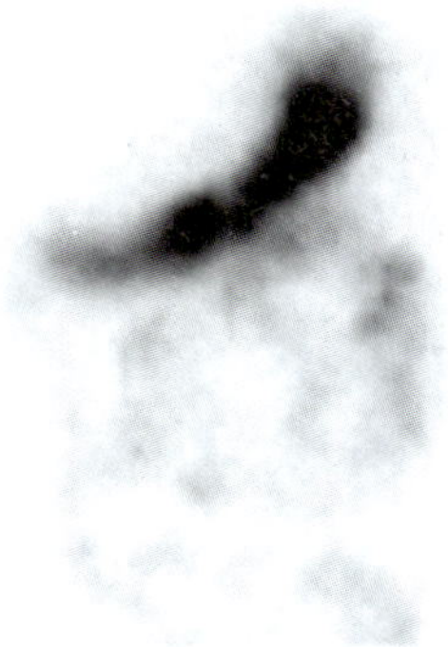

⑤

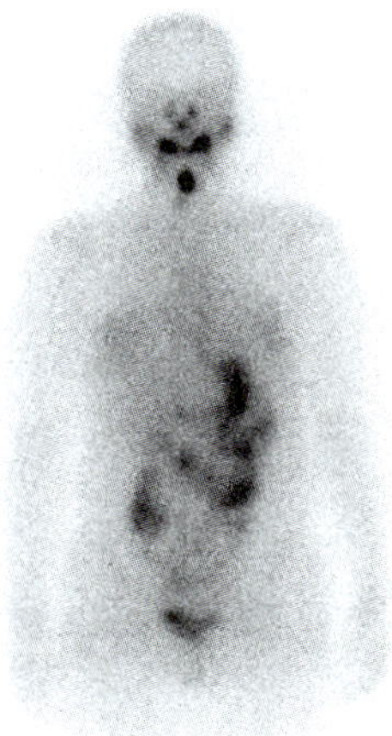

해 설

① salivary scan ② bone SPECT-CT ③ shunt function test
④ gastric emptying time scan ⑤ 방사성요오드 경구투여 치료 3길 후 검사(^{131}I whole body scan)

125. ⑤

【문제 126】 변형체외표지법을 이용한 영상은 ?

①

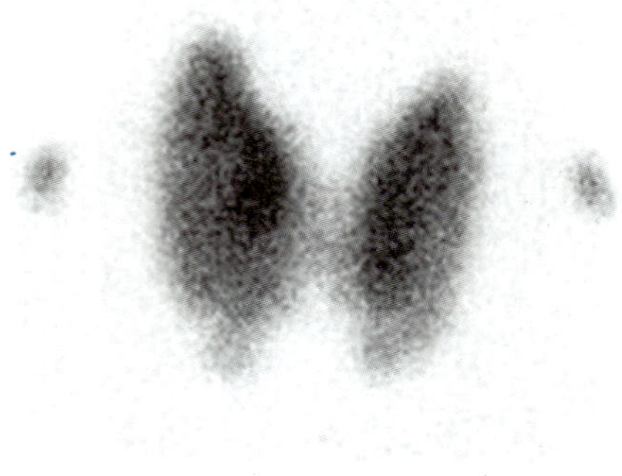

②

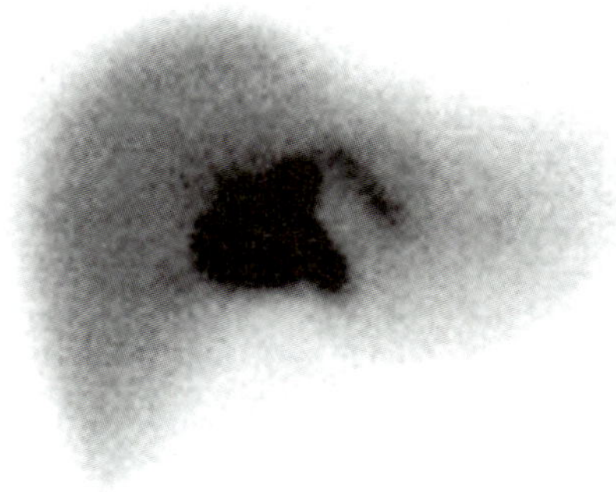

③

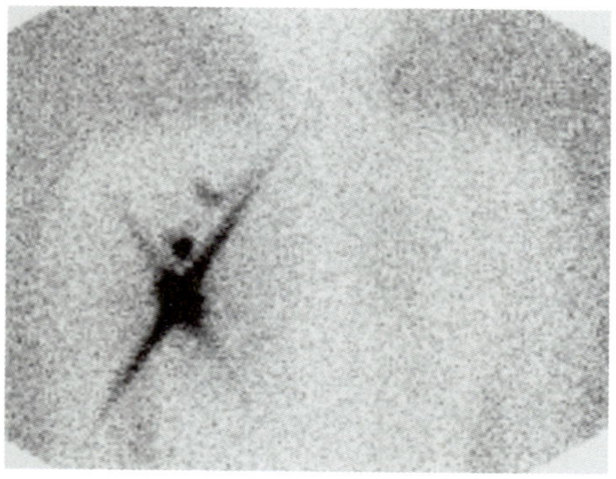

④

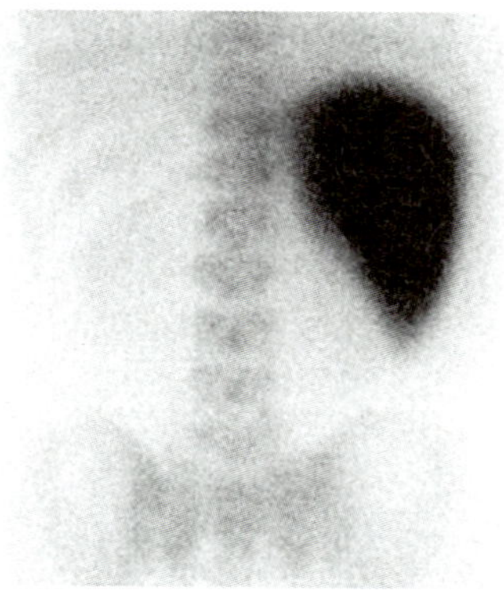

⑤

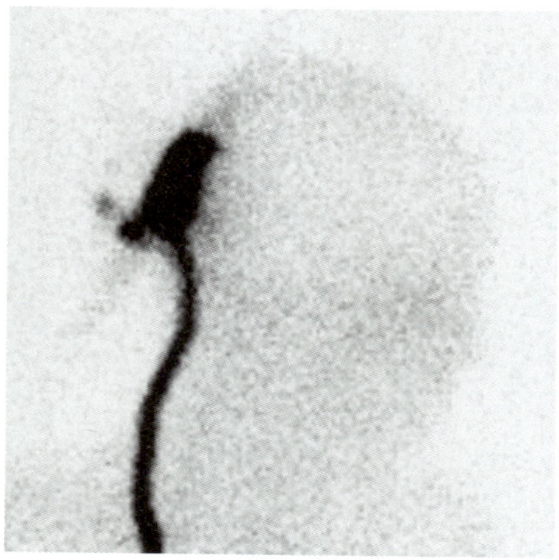

해 설

^{99m}Tc-PYP, RBC를 이용하여 변형된 체외표지 방법을 통해 검사를 시행하는 spleen scan 이다.

① thyroid scan ② hepatobiliary scan ③ breast lymph node scan ④ spleen scan ⑤ shunt function test

126. ④

【문제 127】 방사성의약품 집적이 뇌 후두엽에서 떨어지는 것을 방지하기 위해 전등을 끄고 검사를 시행하는 것은 ?

①

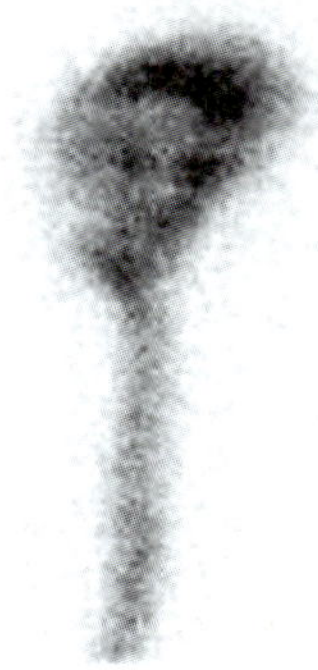

②

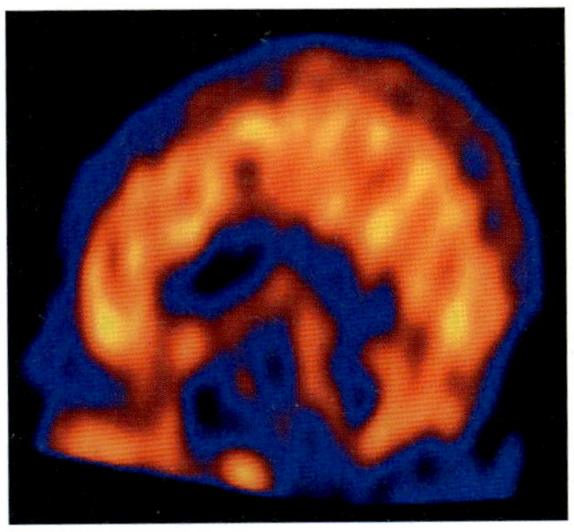

③

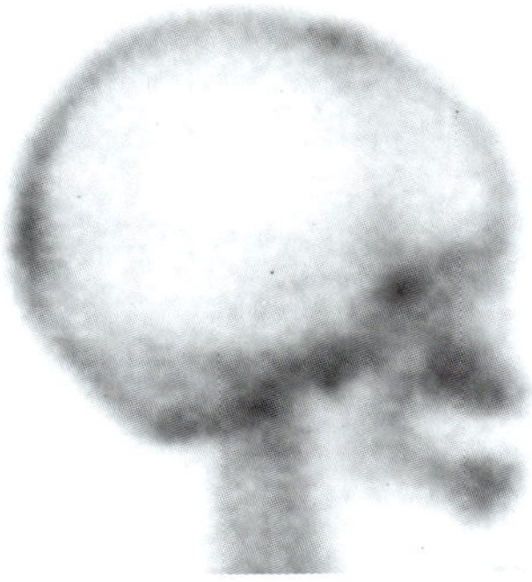

④

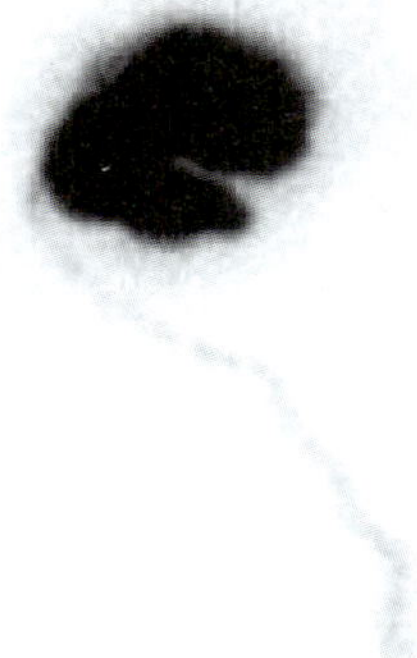

⑤

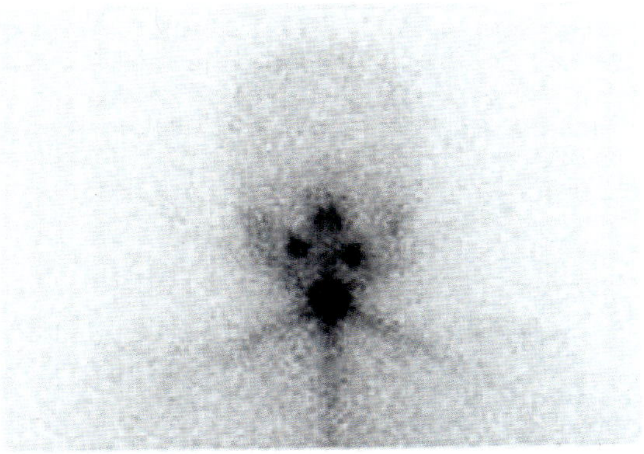

해 설

brain perfusion SPECT를 시행할 때 시신경이 자극하게 되면 뇌 후두엽 부위의 방사성의약품 집적을 떨어뜨리는 현상을 일으키므로 이를 막기 위해 미등이나 전등을 끄고 검사를 시행한다.

① cisternography ② brain perfusion SPECT ③ bone scan ④ shunt function test ⑤ ^{131}I whole body scan(hean)

127. ②

【문제 128】 영상의 설명으로 옳은 것은 ?

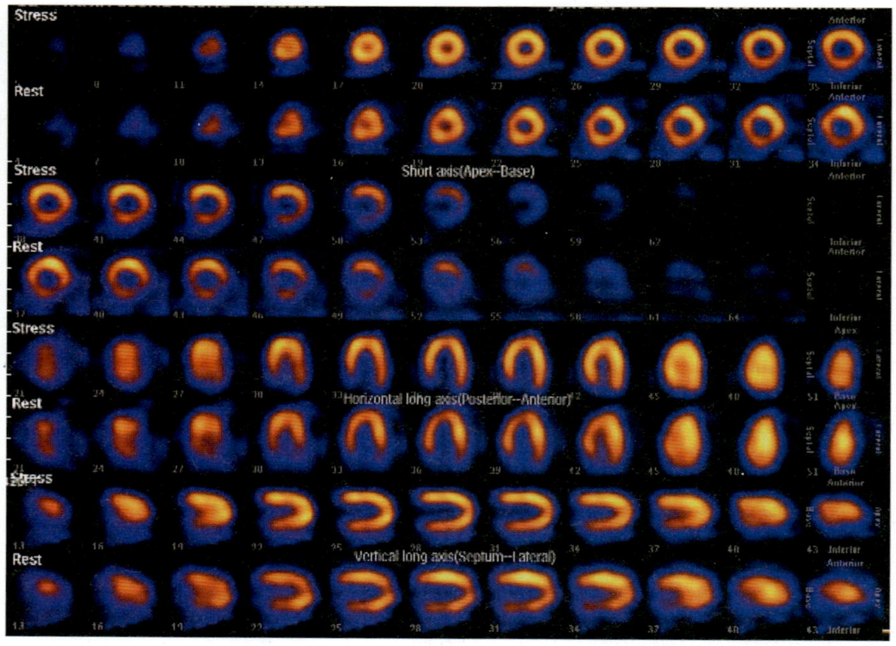

① 집적기전은 모세혈관 차단
② 검사 전 전처치가 필요 없음
③ 혈관확장제로 아세타졸라마이드를 사용
④ 순간주사하여 심장내 단락 유무를 평가
⑤ 안정시와 부하시 비교 평가하여 정량 분석

해 설

myocardial perfusion SPECT에 대한 설명이며 Rest(안정)와 Stress(부하)를 비교 평가하여 정량분석 후 심근경색이나 허혈성 심근을 판단하는 검사이다.

정답 128. ⑤

【문제 129】 신피질을 영상화한 것은 ?

①
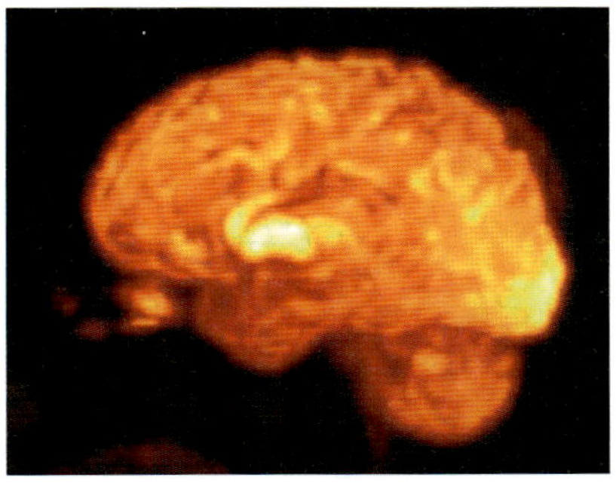

②
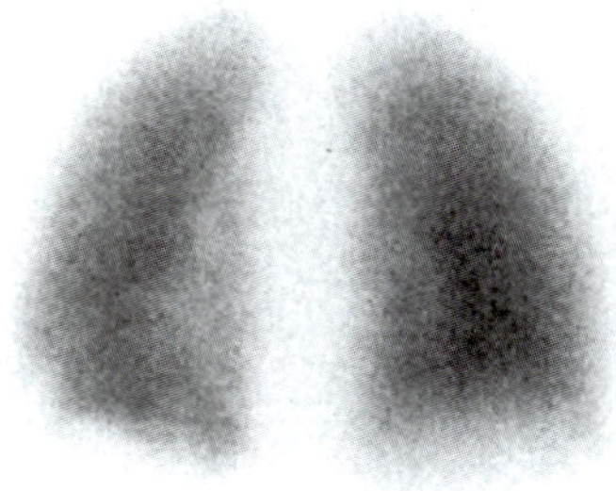

③
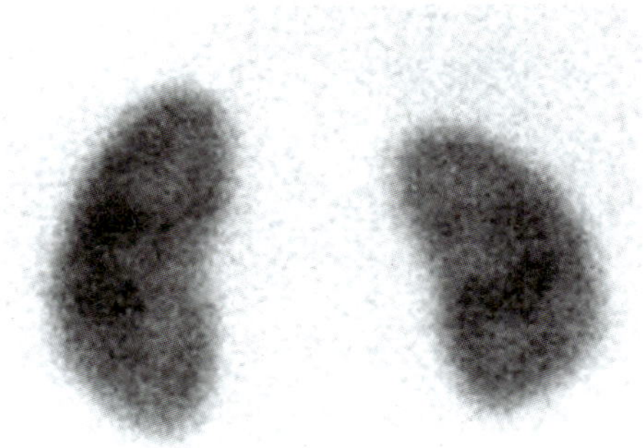

④
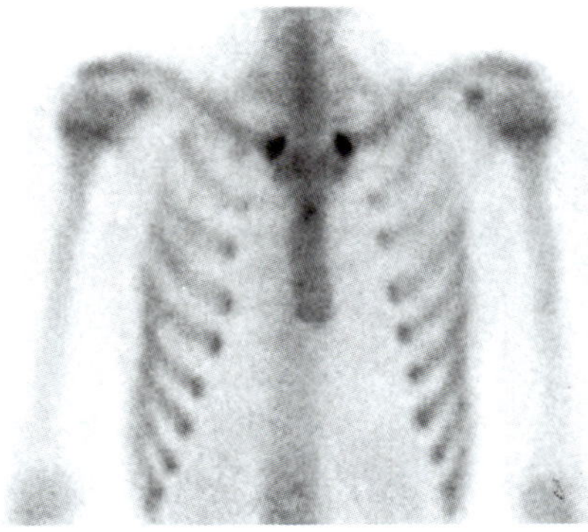

⑤
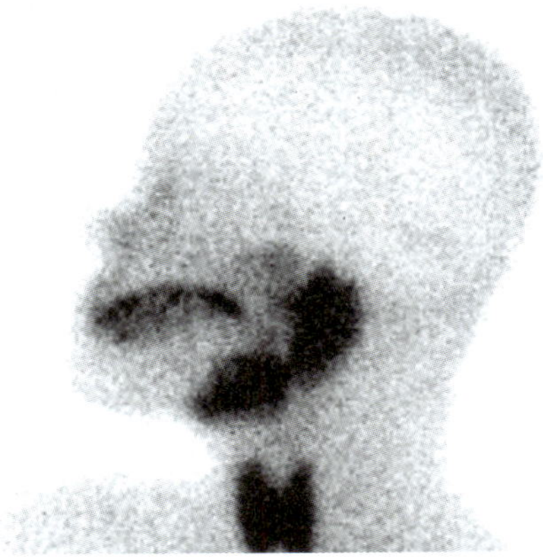

해 설

renal DMSA scan은 신장의 피질을 형상화한 검사이며 정적검사이다.
① brain PET scan ② lung perfusion scan ③ renal DMSA scan ④ bone scan ⑤ salivary scan

정답

129. ③

【문제 130】 지방식을 투여하여 목적장기의 기능을 평가하는 영상은 ?

①
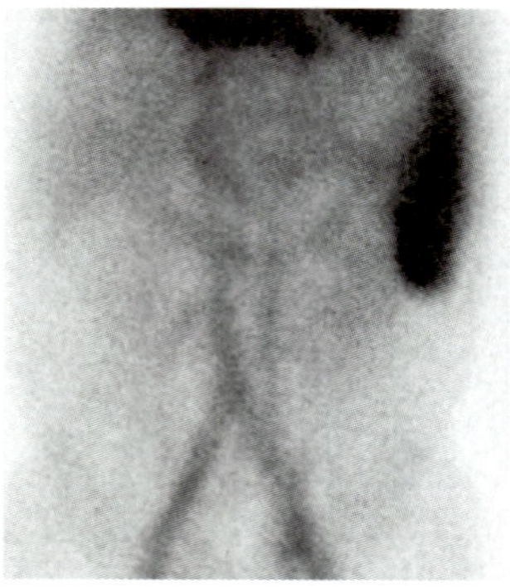

②
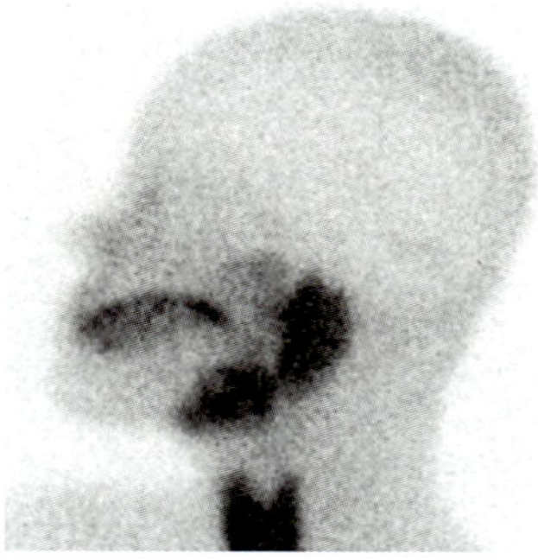

③
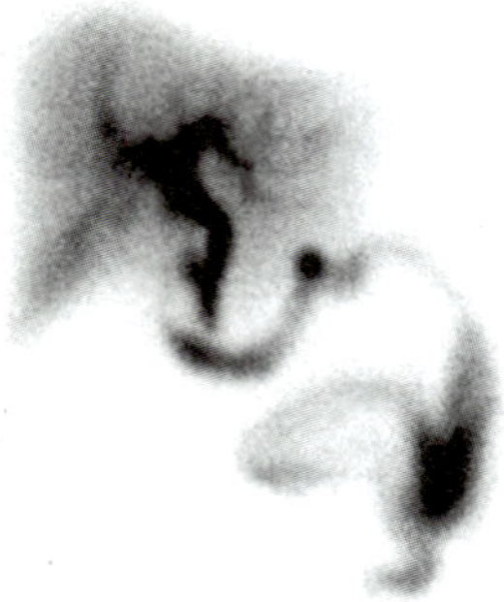

④
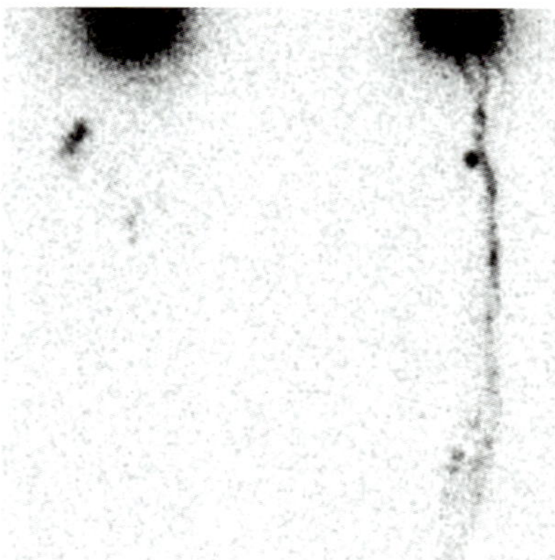

⑤
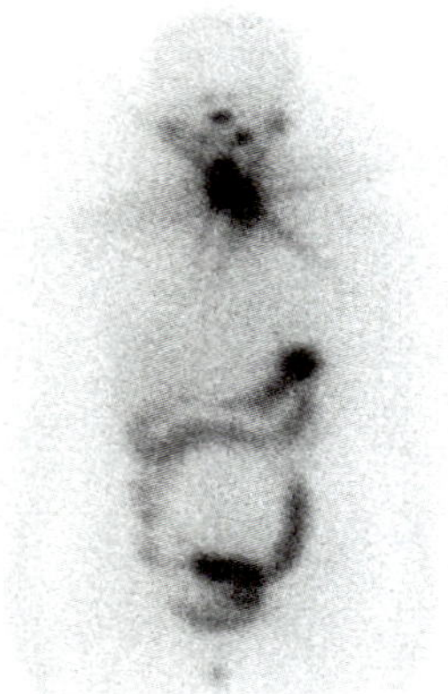

해 설

방사성의약품이 담당에 최대치로 집적되었을 때 우유나 치즈, 계란등으로 지방식을 시행하여 담즙을 분비시킨다. 그 후 담즙 분비 전과 후의 값을 비교하여 방출율을 산출하는 hepatobiliary scan이다.

① G-I bleeding scan ② salivary gland scan ③ hepatobiliary scan
④ upper extremity lymphangiography ⑤ ^{131}I whole body scan

130. ③

【문제 131】 방광-요관 역류를 진단할 수 있는 영상은 ?

①

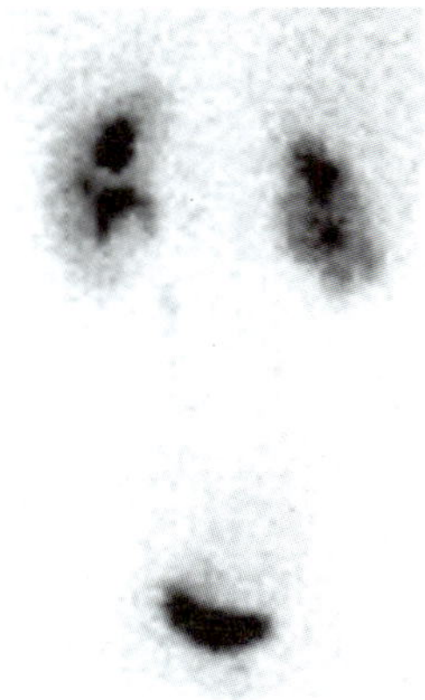

②

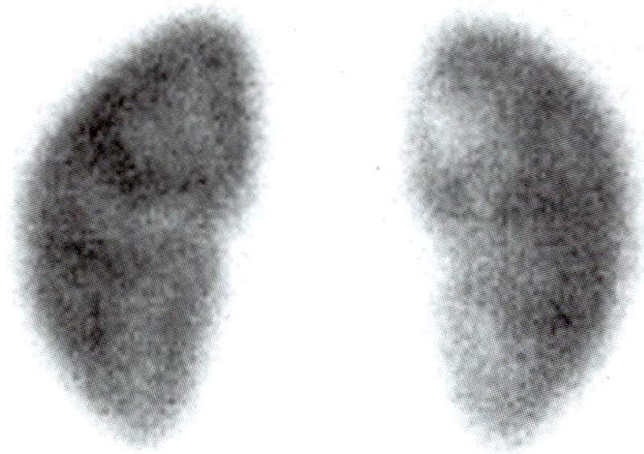

③

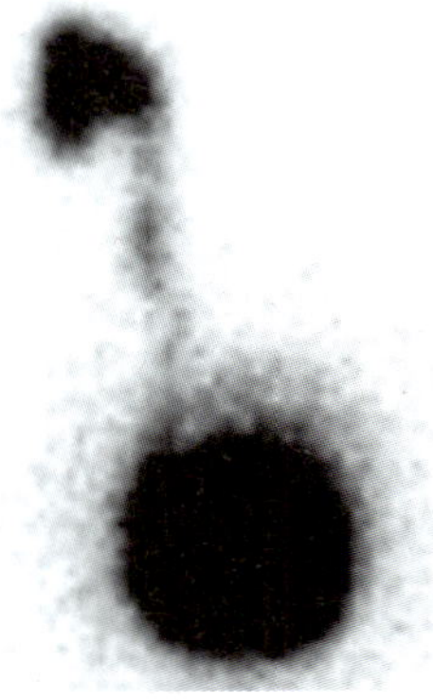

④

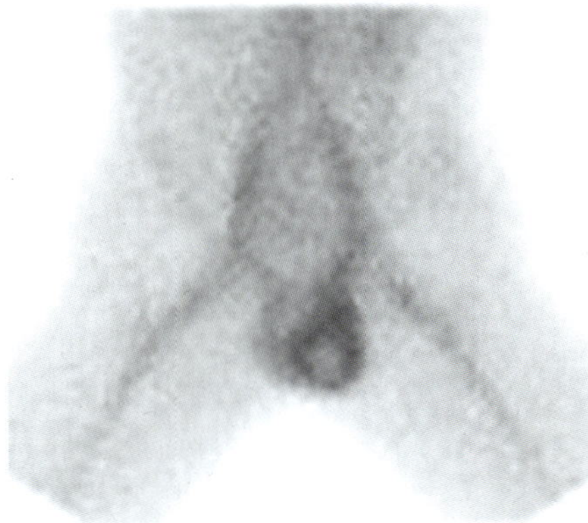

⑤

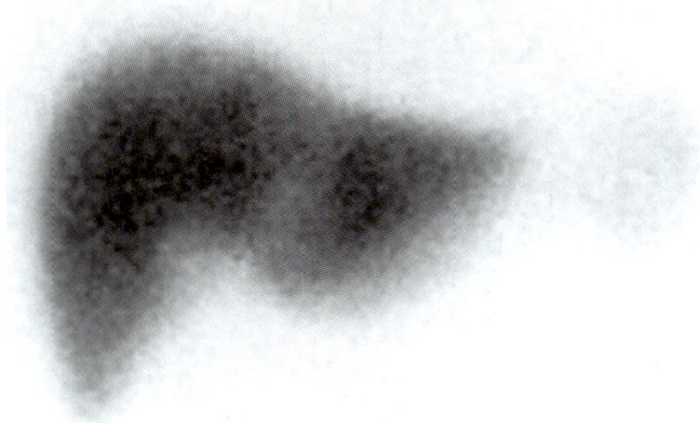

해 설

voiding cystourethrography(VCU)은 방사성의약품이 포함된 생리식염수를 방광에 주입한 후 하복부에 인위적인 압력을 가하여 방광에서 신장까지의 역류를 평가하는 검사이다.

① renal DTPA scan ② renal DMSA scan ③ voiding cystourethrography
④ testicular scan ⑤ liver scan

정답 131. ③

【문제 132】 동시계수회로를 이용한 영상은 ?

①

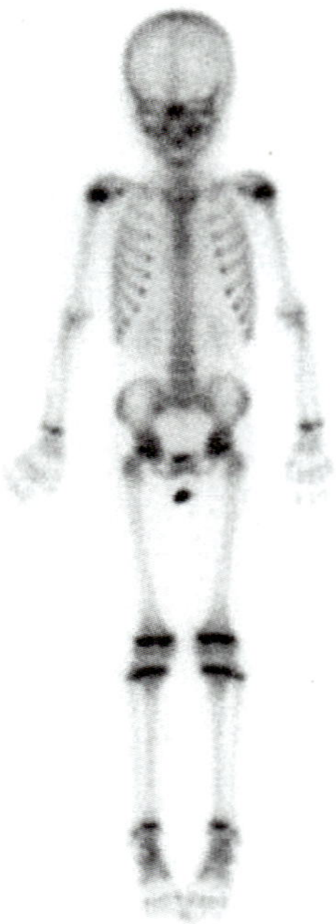

②

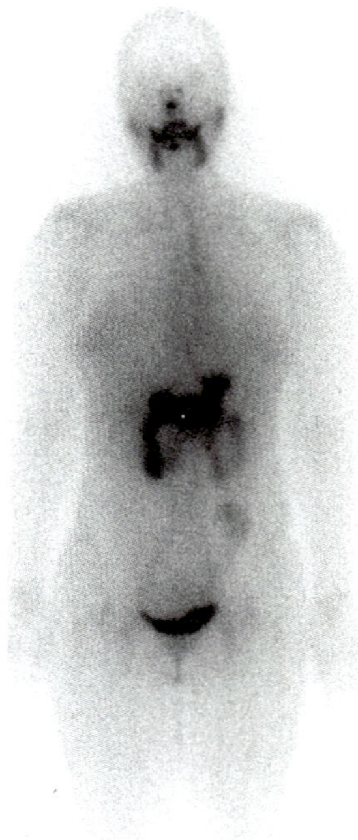

③

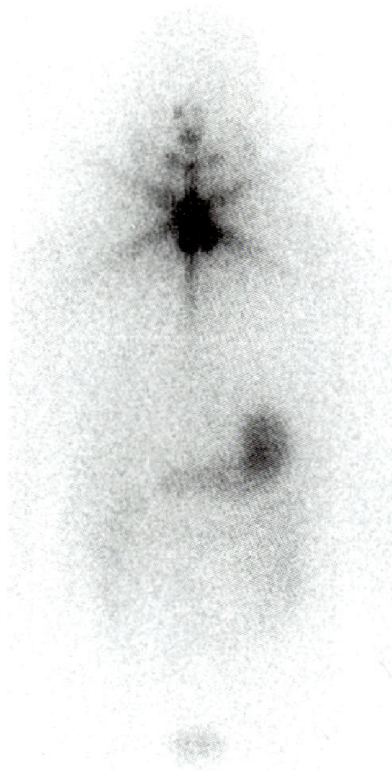

④

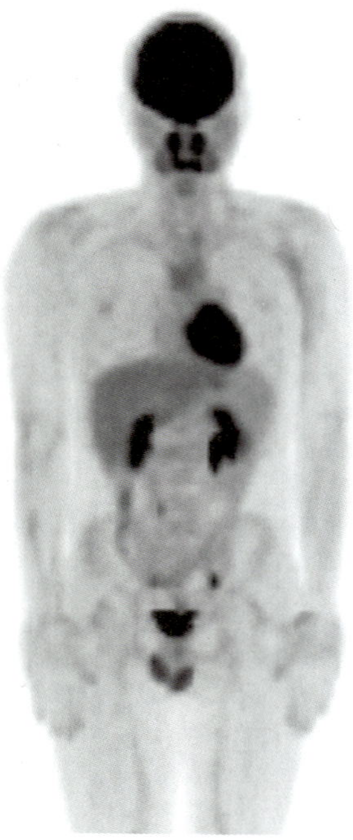

⑤

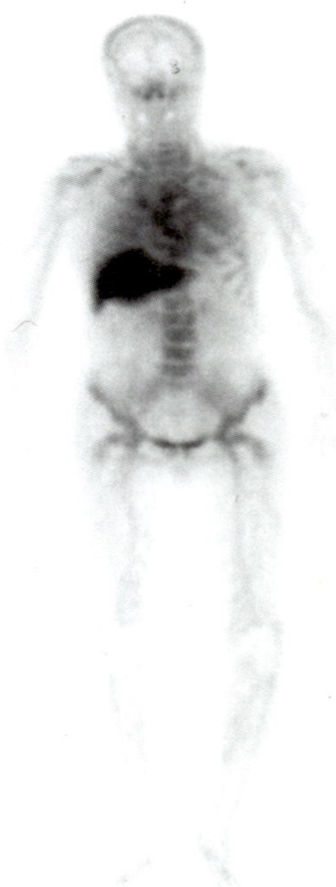

해 설

두 개의 감마선을 동시에 받아들여 이를 영상화하는데 사용되는 동시계수회로는 PET 장비에 사용된다.

① ^{99m}Tc-MDP bone whole body scan ② ^{123}I whole body scan ③ ^{131}I whole body scan

④ ^{18}F-FDG PET ⑤ WBC scan

132. ④

9 방사선치료학

- 요약
- 이론문제
- 실전문제

1 방사선치료학

Ⅰ. 방사선생물학 이론 및 방사선치료 기본개념

1. 종양의 기초 이론

1) 방사선치료대상

(1) 양성종양 : 흉터종(keloid), 갑상샘항진증, 폴립(polyp, 용종), 혈관종 등.

(2) 악성종양 : 상피세포의 악성종양인 암종(암)과 비상피성 세포의 악성종양인 육종이 있다. 암종에는 편평상피암(자궁경부암, 후두암, 피부암)과 샘(상피)암(유방암, 콩팥암, 전립샘암, 갑상샘암, 간암), 미분화암 등이, 육종에는 골육종 및 혈액암인 악성림프종, 백혈병 등이 있다.

2) 특 징

(1) 양성종양 : 발육이 늦고, 때로는 정지하며 피막을 형성한다. 팽창성 발육으로, 분화도가 성숙(분화)하고, 전이가 없다. 즉 혈관 침범이 없으며 이형성이 적다. 또한 정상조직의 파괴가 없거나 있어도 아주 적다. 단, 혈관종과 림프관종은 피막이 있다.

(2) 악성종양 : 발육이 빠르며 계속성이 있고, 피막이 없다. 침윤성 발육을 하며 분화도가 미숙(미분화)하고 전이가 된다. 혈관침범이 있고 이형성이 많다. 정상조직의 파괴가 크며, 수술로 제거해도 종종 재발한다. 생명에 치명적이며 분화가 도중에 정지한다.

3) TNM 분류

목적은 악성 종양의 진전도이다. T(원발종양의 크기), N(부위 · 소속 림프절의 유무), M(원격전이 유무).

* TNM 분류 시 참고사항 : 과거에 치료 받은 일이 없으며, 치료 전에 결정하고 치료 중 또는 후에 변경이 안된다. 일반 임상검사 또는 기타 내시경 소견 등에 의해 결정하고 수술소견은 적용하지 않는다.

2. 암 치료법

국소요법으로 방사선치료, 수술, 온열요법, 전신요법으로 화학요법, 면역요법, 유전자요법이 있으며 수술요법은 관혈(침습, invasion)적이고 다른 요법은 비관혈적이다. 이외에 병용요법, 집학(다학)적 요법 등이 있다.

3. 방사선치료 이론

1) 방사선치료 목적 – 분류

(1) 근치(완치)적 치료(curative irradiation)

비교적 초기 암에서 완치목적으로 시행되며 장기간 치료기간이 소요된다. 고식조사보다 암의 크기가 작아 정상조직 보호로 인해 치료기술이 복잡하며 고도의 기술이 필요하고 선량은 대선량을 준다. 정상조직의 장해는 회복 가능하면 허용한다. 두경부암, 자궁암, 유방암, 폐암 등에 보통 7~8주간 치료(분할치료)하며, 림프종은 4~5주간 치료한다.

(2) 완화적(고식적, 대증적) 치료(palliative irradiation)

진행성 암 또는 원격전이를 동반한 경우 완치목적이 아닌 증상완화나 예방의 목적으로 시행하며, 치료기간을 최소로 단축하고, 최대효과를 기대하기 위해 보통 2~3주간 치료한다. 치료 시 정상조직의 장해가 일어나면 치료를 하기가 어렵다. 암 종류 및 환자상태에 따라 약 80% 증상완화 효과를 기대할 수 있다.

4. 방사선 효과 및 방사선 장애

1) 방사선효과

(1) TR(therapeutic ratio, 치료가능비) :

TR = TTD(tissue tolerance dose) /TLD(tumor lethal dose)

* 영향 인자 : ① 환자측 인자 : 환자의 내용선량을 증가시키는 방법으로 적절한 RT 기술의 선택, (시간적)선량분할, 종양측 인자로 국소장해나 전신장해어 대한 처리, 환자의 영양관리가 있다.

② 종양측 인자 – 악성종양의 치사선량을 감소시키는 방법은 다음과 같다.

a. 암에 방사선증감제 병용, 암에 산소 투여, 온열요법 병용

b. 고 LET 방사선(중입자선)치료, 종양(크기, 부위, 병기. 종양상). 종양상에서 종양의 반경이 160㎛ 이하 까지는 괴사가 일어나지 않으며, 200㎛ 이상에서는 중심부에 괴사가 일어난다.

③ 공간적 및 시간적 선량분포, 집학적요법, 총선량, 방사선 종류와 에너지, 조사야.

2) 방사선 감수성

① 방사선감수성 변화인자 : 세포주기, LET, 선량률, 산소효과, 온도효과, 방사선증감제 및 보호제 등. 방사선감수성이 높은 세포주기는 분열기, G2기, G1후기이며, 낮은 시기는 S후기, G1초기 이다. 산소분압이 0에서 30㎜Hg까지 증가 시 감수성이 증가하며, 30㎜Hg 이상에서는 포화가 되어 방사선감수성이 일정해진다. LET가 100keV/㎛ 까지는 RBE가 완만하게 증가하다가 100keV/㎛ 이상에서는 급격히 감소한다.

② 방사선감수성은 암종이 육종에 비해 높고, 암종에는 편평상피암이 샘암보다 높다.

II. 선량측정 및 방사선물리학

1. 인체(팬톰)에서의 흡수선량

1) 조사선량

단위(C/kg, R). 1R=2.58×10^{-4}C/kg, 공기 중에서 측정하며, 조사선량의 측정은 3MeV 이하의 광자에서 적용한다.

* 공중선량 : 공기 중의 선속 중심축에서 측정한 선량으로, 단위는 R, C/kg 이다.

2) 표면선량

피부선량이며, 피부에서 1차선+2차선으로, 표면선량의 증가요인은 저에너지와 SSD 감소, 큰 조사야 및 filter의 낮은 원자번호와 얇은 두께에서 일어난다.

3) 심부선량

팬톰 내 또는 인체 어느 깊이에서 측정한 1차선과 2차선을 합한 선량이다. 종양선량은 종양 중심의 체적에 전달되는 흡수선량이며, 조직선량(tissue dose) 또는 장기선량 (organ dose)은 종양을 제외한 주변의 정상조직 또는 장기에 전달되는 흡수선량이고, 작용선량(active dose)은 피사체의 어느 부분에 있어서 직접 작용하는 1차선, 2차선의 총 선량이다.

4) 최대선량(build up)

beam의 중심축에서 최대가 되는 선량으로, 방사선의 에너지가 높으면 표면에서 심부로 갈수록 선량이 증가되여, 심부 어느 지점에서 최대의 선량이 된다(주로 400kV 엑스선 이상에서 심부에서 선량이 최대가 된다). 에너지, 조사야, SSD 등에 따라 최대선량은 달라진다.

5) 산란계수

① 최대산란계수(PSF, peak scatter factor) : 선질이 클수록 인체 내에서 최대선량이 이루어져 400kV 엑스선 이상에서 최대산란계수가 된다.

② 후방산란인자(BSF, back scatter factor) : 400kV 엑스선 이하에서 후방산란이 많이 일어난다.

a. 400kV 엑스선 이상 : BSF = D_{max} / D_a , 400kV 엑스선 이하 : BSF = D_s / D_a

b. 영향인자 : 조사야가 클수록, 에너지가 작을수록, 피사체 두께가 두꺼울수록 후방산란인자는 커진다. 선원에 따른 거리(SSD)에 따라 변화는 크게 없다.

6) PDD(심부선량백분율)

체내의 심부선량(D_d)을 같은 체내의 최대흡수선량(D_m)에 대해서 백분율로 나타내며, 10% 간격으로 표시한다. SAD법을 이용해 치료 시 SSD가 일정하게 유지되므로 이용이 어렵다

① 400kV 엑스선 이하 : %DD = D_d / D_s × 100,
400kV 엑스선 이상 : %DD = D_d / D_{max} × 100

② 영향인자 : 선질 · 조사야 · SSD · filter(원자번호나 두께)가 클수록 심부선량백분율은 커지고, 깊이가 깊을 수록 감소한다.

7) TAR(tissue air ratio, 조직-공중선량비)

선원에서 측정하고자 하는 공중선량이나 조직선량까지의 거리는 같으며, 조직선량과 공기 중에서 측정한 공중선량과의 비이다. SAD법을 이용해 고에너지 방사선치료 시 공중선량을 측정하는 경우 build up cap이 두꺼워져 build up cap에 따른 1차선의 흡수·산란으로 인해 build up cap의 직경보다 작은 조사야의 TAR을 측정하기가 어렵다.

$$TAR = D_t / D_a$$

영향인자로는 선질 · 조사야가 클수록 TAR은 커지고, 깊이가 깊을 수록 감소하고, 선원으로부터의 거리(SSD)에는 크게 변화 없다.

8) TMR(tissue maximum ratio, 조직-최대선량비)

체내의 고정된 최대선량 깊이와 어느 지점에서의 조직선량과의 비이다. SAD법을 이용해 고에너지 엑스선치료 시 TMR을 이용한다.

$$TMR = D_t / D_{max}.$$

9) SAR(scatter-air ratio, 산란공중율)

물질(매질) 내에서 발생하는 산란선의 영향을 계산하기 위한 양으로, 같은 지점의 공기 중에서의 산란선량과 팬톰 내의 임의 점의 산란선량의 비이다.

SAR = 산란선량 / 공중선량.

10) SMR(scatter-maximum ratio)

팬톰 내의 임의 점의 산란선량과 기준점 깊이에서의 최대선량과의 비이다.

SMR = 산란선량 / 최대선량

① 매질 내 기준점 깊이인 최대선량지점에서 발생하는 산란선의 양을 계산하는데 사용한다.
② TAR 및 SAR과 같이 에너지, 조사야, 깊이에 따라 영향을 받고, SSD에는 영향을 받지 않는다.

11) S_C(collimator scatter correction factor, 콜리메타산란보정인자)

공기 중에서 기준조사야($10 \times 10cm^2$)의 흡수선량에 대한 임의의 조사야의 흡수선량(공중선량)의 비와 같다. 출력계수라고도 하며, 조사야 $10 \times 10cm^2$를 기준으로 공기 중에서 조사야 변화에 따라 산란선량의 변화를 나타낸 것으로, 조사야가 크면 콜리메타 표면면적 증가로 산란선이 많아져 Sc는 증가하게 된다.

12) S_P(phantom scatter correction factor, 팬톰산란보정인자)

팬톰에 조사되는 면적의 차이에 따른 팬톰 속 산란의 차이로 인한 흡수선량의 변화를 나타낸다. 팬텀의 기준깊이(d_m)에서 정의되며, 일반적으로 SAD 위치에서 기준조사야($10 \times 10cm^2$)의 흡수선량에 대한 임의의 조사야의 흡수선량의 비와 같다. 이 인자는 팬톰에서 조사야의 크기만을 고려한다.
조사야가 변함에 따라 팬톰 내의 기준깊이에서 발생하는 산란선량의 변화를 고려한 인자이다.

13) 적분선량(integral dose, 용적선량)

방사선이 통과한 전 용적에 부여된 총 에너지로, 즉 피사체의 전 체적에 들어가는 선량으로, 조사된

전 용적 내의 질량과 그 속에 받은 흡수선량의 곱이다. 단위는 g · cGy 이다.

① 영향인자 : 적분선량이 크면 전신에 받는 부작용이 크므로 적분선량이 적을수록 치료효과가 크다.

㉮ 에너지 : 광자선에서는 에너지가 높을수록, 전자선에서는 에너지가 낮을수록 적분선량이 적다.

㉯ 조사야 및 환자의 두께 : 조사야가 작을수록, 두께가 얇을수록 적분선량이 적다.

㉰ SSD 및 반음영 : SSD가 클수록, 반음영이 작을수록 적분선량이 적다.

② 적분선량비는 종양조직의 적분선량 / 정상조직의 적분선량으로, 적분선량비는 1보다 클수록 방사선치료가 유효하다.

14) tray factor(TF, tray 보정인자)

tray 삽입 시 투과율로, 선량계산에서 음영반에 의한 과자선의 감쇠를 보정하기 위해 사용하며, 기준 깊이 10cm에서 tray 사용 시와 비사용 시의 선량의 비이다. tray 인자는 1보다 작다.

① 목적 : tray를 아크릴로 사용하여 1차선속의 감약에 따른 출력선량의 감소를 적게 할 수 있다.

② 좌우인자 : tray 두께가 두꺼울수록, 엑스선의 에너지가 작을수록 TF는 감소한다. 조사야의 크기에 따라 약간의 의존도가 있다. 예) 4MV 엑스선 - TF(0.965), 15MV 엑스선 - TF(0.98)

15) wedge factor(WF, 쐐기여과기보정인자)

쐐기필터의 투과율로, 기준점 깊이인 10cm에서 기준 조사면에서 wedge 사용 시와 비사용 시의 선량의 비이다. 쐐기인자는 1보다 작다. wedge filter를 쓰면 출력이 감소되므로 치료시간을 증가해야 한다.

2. 선량측정 장비 등

1) phantom

(1) 액체(물)팬톰

인체와 같이 흡수되고 산란되는 특성을 가진 물질이다.

물팬톰은 출력흡수선량 측정용으로 이용되며, 쉽게 구할 수 있고 흡수 산란이 근육과 유사해 방사선량의 재현성이 우수하다. 그러나 선량계(전리함, 반도체검출기)를 방수처리해야 하며 물의 표면장력에 따른 위치 이동으로 선량계의 위치 재현성이 없어서 설치 시 시간이 걸리며 복잡하다.

Large 팬톰은 $50 \times 50 \times 50cm^3$ 으로 beam data(출력, 대칭도, 평탄도, Wedge나 shadow tray 특성에 따른 선량분포 등)를, Small 물팬톰은 $30 \times 30 \times 30cm^3$으로 단순한 출력측정($D_m$, D_d 등)을 한다. 전리함이나 반도체검출기가 물 속에서 자유로이 이동하여 절대선량 및 선량분포 측정에 용이하다.

(2) 고체 팬톰

Mix-D, 아크릴, 파라핀, 폴리에칠렌, 폴리스틸렌(polystyrene), perspex, aldoson rando 팬톰, Mix-Dp(파라핀, 폴리에칠렌, MgO, TiO_2, 송진) 등이 있다. 주로 출력선량 측정에 이용된다.

특성으로는 설치시간이 짧고, 선량계(thimble chamber, plane parallel chamber, TLD)를 방수처리 없이 구멍 내에 삽입하여 사용할 수 있어 측정 시 정확한 재현성이 유지되며, 다양한 방향에서 측정할 수 있고 조작이 단순하다. 크기는 $30 \times 30 \times 30cm^3$이다.

2) 선량계, electrometer

전리함, 열량계, 화학선량계, 열형광선량계(절대선량 측정이 가능하며, 개인피폭선량, 전신조사 시 표면선량 측정용), 필름 등이 있으며, electrometer(전위계)는 출력 등을 측정하며 광조사면과 엑스선조사야 일치도는 측정할 수 없다.

임상에서 절대선량 측정은 주로 전리함을 이용하며, 열량계나 화학선량계는 흡수선량을 측정할 수 있지만 많이 사용하지는 않는다. 기타 흡수선량을 측정할 수 있는 선량계는 필름, TLD, OSL, 다이오드, MOSFET, GEL dosimeter, array detector 등 각각의 선량계의 특성에 따라 임상에서 사용하고 있다.

(1) 전리함(ionization chamber) 개요

전리함은 에너지, 선량, 선량률 및 재현성에의 반응에서 변화(의존성)가 적어 널리 사용하며, 국가표준에 의해 교정 받을 수 있고, 선량을 직접적으로 측정할 수 있다. 또한 비용이 저렴하며 쉽게 이용 가능하고, 다양한 형태(원통형, 구형, 평행평판형 등)와 크기(standard, mini, micro. 등)로 제조된다. 활성체적(active volume)이 표준전리함은 평균 0.6㎤로 Farmer 형과 ROOS 전리함, 미니(mini)전리함은 평균 0.05㎤(Pin point 전리함이 0.015㎤, Markus 전리함 0.055㎤), 마이크로 전리함이 평균 0.007㎤이며, SRS, Cyberknife 및 MRT와 같은 소조사면 선량측정에 적합하다.

임상에서는 물 팬텀을 이용해 주로 전리함으로 절대선량을 측정하는 데, PDD, profile, output factor 등을 측정하는 데 주로 사용한다. 이온함은 수명기간 내에 민감도에서 거의 변화 없이 재사용 가능하다. 반도체선량계는 재사용이 가능하지만, 수명 동안 민감도가 점진적으로 손실된다. 그러나 몇몇 선량계들(예로 필름, gels 등)은 재사용이 불가능 하고 한번 조사(exposure)로 선량분포를 측정한다.

(2) 원통형 전리함(cylindrical ionization chamber)

가장 대중적인 Farmer 형 표준전리함은 활성체적이 0.6㎤이며, 골무형(thimble) 전리함이라고도 한다. Thimble type는 표준 형과 미니 형이 있는데, 이 중 소조사야용으로 미니 type의 thimble chamber(활성부피 0.015㎤)나 Pin-point chamber(0.015㎤) 등이 사용된다.

전자평형을 위한 두꺼운 공기층을 고체로 제작해 크기를 줄임으로써 취급이 간편하다. 공기 중에서 조사선량 측정 시 고에너지에서는 build up이 깊어져 전자평형을 위해 전리함 두께를 두껍게 하거나 build up cap을 삽입해 사용해야 한다. 이 chamber은 체적에 따라 정위적 방사선치료 등 작은 조사야 등에서 월간점검용으로 symmetry, PDD, output factor 측정에 이용한다.

① Farmer형 ionization chamber : 절대선량과 출력선량(output) 측정에 많이 이용되며, 고에너지 광자선이나 전자선(10MeV 이상) 및 양자선의 심부흡수선량 측정, output(출력) 및 %DD, symmetry 등 측정에 2차 표준선량계로 가장 많이 사용된다. 표준형으로 Farmer형 전리함의 활성부피는 0.6㎤이다.

② Pin Point type chamber(0.015㎤)는 고에너지 광자선, 전자선에서 정위적 방사선치료(SRS), IORT, IMRT QA에서 전체 선량에서 한 부분인 point dose 측정 및 소조사야(1㎝×1㎝)의 측정 시 많이 이용하며 output, PDD 및 절대선량 측정용이다.

(3) 자유공기전리함

1차 표준선량계로, 조사선량의 절대측정을 할 수 있고, 일선기관의 2차장비(전리함 등) 교정용으로 사용한다. 전리함 내의 특정체적 안을 전자평형을 위해 공기로 하여 체적이 커서 이용이 어렵고, thimble chamber와 Farmer chamber의 선량교정에 이용한다.

자유공기전리함으로 측정한 노출(exposure)에 기반하여 흡수선량을 구하는데 있어서 몇 가지 심각한 제한이 있다. 첫째로 3MeV 이상에서는 이용할 수 없다. 이는 광자에너지가 증가하면 공기 중에서 발생한 전자의 비정(range)이 급속히 길어진다. 둘째로 엑스선이나 감마선에만 적용한다.

(4) 평행평판형(plane parallel) 전리함

10MeV 이하 고에너지 전자선, 저에너지 광자선의 흡수선량 측정용으로 표면선량이나 얕은 부위의

측정에 이용하며, 물이나 고체 팬톰에서 절대선량 측정용으로 이용한다. Roos chamber, Markus chamber 등이 있다.

(5) ion chamber

조사 head부에 위치하며, 투과형 전리함으로 2개 이상 사용하는데 엑스선, 전자선의 출력선량(MU) 측정, 선속 평탄도나 대칭도의 일정 유지 평가를 위해 선속평탄여과기나 산란박 아래에 설치한다.

(6) 반도체 다이오드검출기

작은 조사야에 측정에 사용되는 Ge이나 Si을 이용한 반도체검출기(diode chamber)는 전자선이나 광자선의 표면선량 측정용으로 이용하는 데, 특히 MOSFET은 작은 조사야의 표면선량 측정에 적합하며 IMRT 의 점선량(point dose) 측정에 유리하나 수명이 짧다. 중성자검출기로도 이용한다.

(7) 필름

Radiographic film과 조직등가물질로 만들어진 radiochromic film(Gafchromic)이 있으며 2차원 선량 분포를 획득하는데 사용된다. Gafchromic film은 현상이 필요 없으며, radiochromic film 선량계는 방사선에 노출되었을 때 청색(blue)으로 변하는 물질을 이용한다. 이 필름은 절대선량측정에는 이용하지 않으며, 특히 전자선의 상대선량 측정에 적절하다. 조사야, beam alignment, isocentric 정확성, beam 평탄도 등 QA 검사에서 사용된다. 근접치료 선원의 선량측정, SRS, 양자선의 심부선량, IMRT의 QA 등에도 이용한다.

고에너지 방사선치료 시 등선량분포도(대칭도, 평탄도) 측정을 위해 고체팬톰 내에 삽입하며, 2차원 공간적 선량분포측정에 유리하나 재사용이 어렵다.

(8) TLD

소조사면과 IMRT에서 점 선량에서 적절하며, 재사용이 가능하고 고에너지영역에서 매우 의존성이 적어 고에너지 광자선, 전자선의 표면선량 측정용으로 사용된다. 이외에 Markus chamber도 표면선량 측정에 이용된다.

전리함, 열량계, 화학선량계, 열형광선량계(절대선량 측정이 가능하며, 개인피폭선량, 전신조사 시 표면선량 측정용으로 사용된다)

특히 10MV 이상의 엑스선을 사용하는 장치에서는 차폐체나 콜리메터를 통과하면서 중성자선이 발생하므로 중성자검출기(BF3 비례계수관)를 이용해 환경선량(환자 옆, 출입문, 위아래 옆 층)을 측정한다.

(9) 전위계(electrometer)

4A 이하의 작은 전류를 측정하기 위한 장치로 전리함과 결합해 전하나 선량을 측정한다.

* water phantom에 의한 선량측정 : small water phantom($34 \times 40 \times 34 cm^3$)은 farmer type ion chamber로 주간점검항목인 출력선량을 측정하며, large water phantom($64 \times 62 \times 55 cm^3$)은 farmer type ion chamber로 월간점검항목인 출력선량, 심부선량, 선속의 대칭도 및 평탄도를 측정한다.

3. 측정내용

1) 선량측정

(1) 교정점 깊이

5cm(10MV 엑스선 이하), 7cm(11MV~25MV), 10cm(26MV 엑스선 이상), 기준선량계(ion chamber), 측정용 물팬톰($30 \times 30 \times 30 cm^3$)

(2) 기준점 깊이

① 엑스선 : 6MV(1.5cm), 10MV(2.5cm), 15MV(3cm), 20MV(4cm), 30MV(5cm), Co-60(0.5cm)

② 전자선 : 8MeV(1.5cm), 10MeV(2cm), 12MeV(2.5cm),

(3) Linac - 모니터선량계(MU)

선형가속기에서 사용하는 임의의 선량단위로, 1MU는 0℃, 1기압, 기준 거리(SSD 100cm나 SAD 100cm)에서, reference field size($10\times10cm^2$)에서 reference depth(기준점깊이, D_{max})에서 흡수선량 1cGy가 도달하기 위한 기계적인 값이다.

* 치료거리 조준설정법 :

① SAD technique : MU = isocenter의 선량 / Sc×Sp×TMR×TF×SAD factor×WF×OAR×%dose

② SSD technique : MU = isocenter의 선량 / Sc×Sp×%DD×TF×SSD factor×WF×OAR×%dose

(4) Co-60 원격장치의 선량계산

① SSD법 : %DD 이용. time = D_a / x, D_a = D_t / %DD×BSF, x(선량율)

② SAD법 : TAR 이용. time = D_a / x, TAR = D_t / D_a

(5) SSD법과 SAD법 - 선량계산 등

① SSD법 : 선원과 표면 사이의 거리를 일정하게 유지하는 방법으로, SSD를 100cm 등으로 맞추어 skin에서의 조사가 실제 치료하고자 하는 조사야이다. 피부암 등에서 이용한다.
Co-60 나 Cs-137의 치료, 표재치료, 심부치료기, 전자선 등에서 주로 이용하며, 선량계산은 PDD(%DD)법을 이용한다.

② SAD법 : 회전조사 등에서 이용하는 치료장치의 회전중심축인 isocenter(등중심)를 종양에 두고 SAD를 일정하게 하는 방법으로, 즉 체내 장기에 중심축을 정하여 조사야가 정해진다. 조사야 기준은 회전 중심(axis)을 이용(종양 중심에 이용)한다.
고에너지 엑스선의 고정조사 및 운동조사에 주로 이용하며, 선량계산은 linac에서는 TMR, Co-60에서는 TAR을 주로 이용한다.

(6) isodose curve(등선량곡선)

기준점의 선량(최대선량)에 대해 각 지점의 흡수선량을 백분율로 나타내어 일정한 간격(10%)으로 그린 곡선을 등선량곡선이라 한다. 즉, 흡수선량이 같은 지점을 연결해 만든 곡선이다.

① (선량 및 선량분포)영향인자

㉮ 기계적 요인: 방사선의 종류 및 에너지(선질), SSD, SCD, 조사야의 크기 및 형태, beam collimation 등. 동일 SSD에서 SCD가 감소하면 반음영은 커진다.

㉯ 피사체 인자: 피사체의 크기, 조사 부위의 표면의 형태, 불균질부 (heterogeneous part; 골, 폐, 공동 등)에 존재하는 조직 밀도

㉰ 의도적 변화 인자: 볼루스, filter(wedge, compensator 등), block, 조사방향으로 입사각도, 조사방향 등

② 종류 : 각 지점의 흡수선량, 즉 심부선량을 측정해 isodose curve를 만드는데, SSD법을 이용한 것은 선속 중심축에서 최대선량(100%)을 기준으로 심부선량을 작성하고, SAD법을 이용한 것은 심부의 선속 중심축의 일정 거리를 표준으로 작성한 것이다.

③ 특징 : 광자선에 대한 beam profile, 즉 등선량분포의 일반적 특성은 다음과 같다.

㉮ 어느 깊이의 횡단면에서 선량은 중심축 상에서 가장 크고 가장자리 쪽으로 갈수록 선량은 점차 감소한다. 단, 고선량 영역의 horns 현상은 제외한다.

㉯ Horns 현상 : 가속관에서 가속위상이 동일한 전자다발들은 최초 투과형 타깃에 충돌하면서 엑스선의 강도분포는 중심축 상이 가장 크고 가장자리 쪽으로 갈수록 약해지는데 평탄한 등선량 곡선을 얻기 위하여 편평화여과기(flattening filter)를 사용한다. 그러나 편평화여과기의 중심부를 두껍게 과잉 보상하도록 설계된 경우, 중심축 상의 선량이 가장자리 선량보다 감소한다. 고에너지 엑스선에서 에너지가 클수록 많이 발생한다.

㉰ 빔 가장자리 영역 (penumbra region)은 빔 축으로부터 측면거리이기 때문에 급격하게 선량률이 감소한다.

2) 조사야(조사면, field size)

방사선치료 시 조사 부위로, beam의 중심축과 수직인 이용선속의 단면을 말한다. 90% 조사야(기하학적 본영)와 50% 조사야(기하학적 조사야) 등이 있다.

90% 조사면(기하학적 본영)에 비해 50% 조사면(기하학적 조사야)은 조사야 밖의 피폭이 작으며, 두 개의 조사야를 연결시킬 때 경계 부근의 선량분포가 거의 균등하고, 조사야 내의 선량분포 불균등하다.

(1) 조사야 표시

① 사각형 : 장방형(직사각형)은 a(가로)×b(세로), 정방형(정사각형)은 a(가로)×a(세로)이다.

A/P는 면적/둘레 = a×b / 2(a+b)

a. 장방형 : A/P = 면적/둘레 = a×b / 2(a+b)

b. 정방형 : A/P = 면적/둘레 = a×b / 2(a+b) = a×a / 2(a+a) = a / 4

(예) 10cm× 15cm를 정방형 조사야로 바꾸시오 ?

A/P=10×15/2(10+15)=3　　∴ a/4=3,　a=12cm,　답) 12cm×12cm

② 원형 : 직경 cm∅로 표시한다.

(2) 분류

① collimator field size : 일반적인 조사야로, 직사각형 모양이다.

② equivalent(등가) field size : 장방형의 조사야를 정방형으로 바꾼 조사야이다.

③ effective(유효) field size : collimator field size에서 차폐범위를 제거한 조사야 이다.

effective field size = 2(a×b)−차폐범위 / a+b

III. 외조사 방사선치료 장치

1. 고에너지 엑스선 및 전자선장치

1) 선형가속기(linac)

발진부에서 방출된 3000MHz의 고주파를 이용해 가속관에서 전자를 직선상으로 가속하여 고에너지 전자선과 엑스선으로 치료한다. 주로 의료용은 45MeV 이하가 이용되고 있다.

(1) 장치 구성

① 가속부 : 전자총~편향 전자석까지로, 전자총, 가속관, 집속코일, 무반사종단기, 이온펌프, 냉각부, 편향전자석 등. 집속코일은 전자가 가속관축을 벗어나 벽에 부딪히는 beam 발진현상을 막기 위해 사용하고, 편향전자석(270도)은 가속된 전자선을 target으로 방향을 바꾸기 위해 사용한다. 이온펌

프는 전자충돌 방지를 위해 10^{-7}~10^{-8}mmHg(Torr)의 고진공도를 유지하며 24시간 동작한다.
가속관은 정재파형과 진행파형 가속관으로 분류한다. 진행파형은 전자의 진행속도에 거의 일치하여 전자는 마이크로파 전계에서 에너지를 받아 가속하고, 초기가속부인 집속부(buncher)에서는 전자총에서 나온 전자(50kV)는 고주파의 위상속도를 변화하기 위해 원판간격이 차츰 넓어지고 구멍은 작아져, 집속부를 통과 시 광속에 가깝게 증가한다. 집속부에서는 전파의 속도를 늦춰 전자의 속도와 일치시키고 전자를 집속해 점차로 광속으르 가속한다. regular 부에서는 원판간격과 구멍크기가 일정해 전파(고주파)는 정상속도로 진행하그 전자 속도가 광속으로 가속관 밖을 나가게 된다.

② 조사 head부

㉮ 엑스선용 : target, flattening filter, ion chamber, collimator, wedge filter, compensator 등. target은 텅스텐, 텅스텐합금, 백금 등을 사용한다. 고에너지 엑스선의 강도분포를 균일하게 하기 위해 납으로 된 선속평탄여과기와 심부 종양의 선량분포를 균등하게 하기 위해 쐐기여과기를 사용한다. 콜리메타는 텅스텐이나 텅스텐합금(W96%, Cu, Ni)을 이용한다.
또한 SSD를 설정하기 위해 광거리지시계(ODI) 및 부속기구 등이 있다.

㉯ 전자선용 : 산란박, ion chamber, cone. 산란박은 가속관을 통해 편향전자석을 통과한 3mm의 전자선속을 확산, 산란하기 위해 납을 사용하며, ion chamber는 투과형 전리함으로 원통형 이온함이나 평행평판형 이온함으로 2개 이상 사용하는데 엑스선, 전자선의 출력선량(MU) 측정, 선속 평탄도나 대칭도의 일정 유지 평가를 위해 선속평탄여과기나 산란박 아래에 설치한다.

③ 고주파발진부

㉮ 펄스변조기 : 발진관의 고주파나 전자총에서 전자발생에 필요한 대출력의 pulse를 생성하는데 필요한 전파원으로, modulator cabinet에서 담당한다. 여기서 만들어진 출력펄스를 발진관으로 보내져 펄스변조 된 마이크로파가 가속관에 공급된다. 구성은 발진회로의 개폐와 대전력을 제어하는 사이라트론(thyratron)과 고압전원 등이 있다.

㉯ 고주파발진관인 magnetron, klystron 및 도파관 : 현재 많이 이용되는 klystron은 고주파증폭관으로 대출력의 마이크로파를 얻어 주파수와 출력이 안정하여 엑스선과 전자선의 이중 광자선 장치에 유리하며 수명이 길고, 가격이 비싸나 에너지가 큰(10MV 이상 엑스선과 18MeV 이상 전자선) linac 장치에서 많이 이용된다. magnetron은 자려발진용이다. magnetron은 마이크로파 발생기이고, klystron은 고주파증폭관으로 마이크르파 발생기는 별도로 설치되어 있다.
발진관에서 나온 마이크로파는 구리로 된 도파관을 통해 가속관으로 전달한다.

④ 회전지지장치(gantry) : 조사 head부를 지지하며 360도 회전 가능하다.

⑤ 치료대(couch) : 바닥은 아크릴판으로, 치료부위에는 테니스 racket이나 엷은 비닐판으로 되어서 아래쪽 조사 시 피부장해를 감소시킨다.

⑥ 제어장치 : 방사선종류, 에너지, 선량율, 각종 변수 표시 등을 제어한다.

(2) 특징

① 장점

㉮ 넓은 조사야를 정할 수 있고, 에너지가 커서 조사시간 단축과 고선량률로 Co-60이나 Betatron에 비해 출력선량이 크다

㉯ RI 원격장치에 비해 초점이 3mm로 적어 반음영이 작으며 피부보호효과가 있다.

㉰ 장치를 사용하지 않을 때 방사선 피폭이 없다.

㉱ 고에너지 장치로 에너지가 커서 심부선량률이 높다.

② 단점

㉮ RI 원격장치에 비해 출력이 불안정하고 조사야 내 선량분포 균등성이 떨어지나 엑스선출력은 크며, 베타트론에 비해 출력에너지가 작다.

㉯ 가속관 등 장치가 복잡해 고장 시 수리가 어렵다.

㉰ 장비가 고가 이다.

Ⅳ. 시간적 및 공간적 선량분포에 의한 치료법

1. 시간적 선량분포에 의한 치료법

(1) 일시조사

수술 중 조사나 감마나이프와 같이 1회에 조사하는 방법이다.

(2) 분할조사

① 단순분할조사 : 일반적인 치료법으로 200～250cGy/1일-1회, 5일/주, 5～6주 치료하는 방식이다.

② 다분할조사법 : 저선량률(1cGy/min)과 고선량률(100cGy/min)로 나눈다.

㉮ 다수회분할조사 : 1일 2회씩, 1회 1.2Gy, 10회/주-5일, 5～6주 치료한다. 단순분할보다 분할회수 많고, 1회선량 적다.

㉯ 가속분할조사 : 1일 2회씩, 1회 2Gy, 10회/주-5일, 3주 치료한다. 단순분할보다 총 치료기간이 감소하며 1회 선량과 총 선량은 비슷하다. 치료기간 감소로 종양의 재생이 줄어든다.

㉰ 과분할조사 : 단순분할조사보다 분할횟수는 적고, 1회 선량율을 크게 하는 조사법이다.

2. 공간적 선량분포에 의한 치료법

1) 고정조사법

(1) 1문 조사법

한 방향에서만 조사하며, 표재성 병소에서 1문조사가 많이 행해지고 있다. 특히 전자선 조사나 수술 중 조사에서 이용된다. 단점으로 큰 종양에 균등히 조사하기 어려우며 종양 아래의 정상조직에 대선량으로 장애가 일어난다. 고에너지 엑스선을 사용하는 경우에 1문조사의 예로는 빗장위림프절(전면조사, supraclavicular)영역, 속젖림프절(internal mammary node, 전면조사) 그리고 척수(spinal cord, 후면조사) 등이 있다.

(2) 2문 조사법

① 대향 2문 조사법 : 마주보는 방향으로 조사하며, 전후방향 이나 좌우방향 등으로 조사한다. 주로 폐암, 유방암, 후두암 등

* 특징 : ㉮ 조사야 전체에 균등하게 대선량이 조사되어 장고통의 모양으로 심부종양에 균등한 선량분포가 얻어진다.

㉯ 조사야 설치(setup)가 간편하고 재현성도 좋다. 고에너지일수록 표면(입사면, 출사면)선량이 적다.

㉰ 종양 부근(위, 아래)의 정상조직에 대선량이 들어가며, 피부근처의 건강조직이 종양조직에 비해 대선량이 조사되며, 에너지가 작을수록 선량이 많이 조사되어 피부장해가 많다.

② 사방향2문조사 : 두 조사야 중심축이 90도인 직교2둔조사와 그 이외 각도로 조사한 사방향 2문조사가 있다. open beam 시 종양 내의 선량분포가 균등하지 못하여 wedge나 bolus 등을 이용한다.

③ wedge filter를 이용한 2문조사 : 심부종양 내에 균등한 선량분포를 이룰 수 있다.

㉮ 직교 2문조사 : 위턱굴암에서 종양 내에 균등한 선량분포를 이룬다

㉯ 대향 2문조사 : 유방암, 후두암에서 종양 내에 균등한 선량분포를 이룬다.

(3) 다문조사법

3문조사 이상의 경우로,

① 특징 : 대향2문조사에 비해 체내 심부에 국한된 종양에 충분한 선량을 투여함과 동시에 종양 주변의 정상조직을 보호할 목적으로 종양에 3문(이자암, 비인강암, 직장암 등) 또는 4문(자궁암) 등으로 조사하는 방법이다.

② 4문조사 : 십자화조사와 대각선식 4문조사가 있다.

* 대각선식 4문조사 : 중심축이 일치하는 다이아몬드(마름모) 형과 일치하지 않는 나비(butterfly) 형의 조사가 있다. 이전에 자궁암 치료 시 방광, 직장 및 엉덩관절을 보호하기 위해 사용했다.

(4) 접면조사법(tangential irradiation, 접선조사)

유방암이나 흉벽에 종양이 있을 때 체표에 대해 접면 방향으로 조사하는 방법으로써, 체내 정상조직의 조사를 피하게 되어 용적선량이 적게 된다. 주로 유암이나 흉벽부에 돌출된 종양 등 치료에 좋다.

(5) Mantle 치료법

Hodgkin's병, 림프육종 등 악성림프종 환자에서 목, 세로칸, 겨드랑이, 후두골 등의 림프절로 종양이 전이 시 치료하는 방법으로, 폐, 후두, 어깨관절 등은 차폐시키고, 상반신 림프절을 조사하는 방식이다.

(6) 역Y자조사법

Hodgkin's 병 등의 악성림프종 환자에서 가로막에서 하복부(골반 아래) 림프절로 전이 시 역 Y자 모양으로 조사한다. 상복부의 hocky stick법과 하복부의 dog leg법이 있다.

(7) moving strip field tech.(이동띠 조사법)

병소부위가 넓거나 길어서 한번 조사로 치료가 불가능 할 경우, narrow beam(strip)을 사용하여 분할조사 하는 데, 조사야가 클 때 용적선량의 증가로 장애가 생기게 된다. 난소암이 복강으로 전이 시 조사하는데, 간에는 1HVL, 콩팥에는 2HVL으로 차폐하여 조사한다.

2) 운동조사법

(1) 회전조사법

체내 종양을 중심으로 360도 조사하며, 주로 흉부식도암, 뇌하수체종양 치료 등에 이용한다.

* 선량분포 : 중심축에 종양을 맞추어 대선량이 들어가고 피부에는 가장 적은 선량이 들어간다. 항상 최대선량중심(종양중심)과 회전중심이 일치한다. 선량분포는 동심원 모양이다.

(2) 진자조사법

종양에 적절한 조사가 되는 각도(360도 미만)를 정하고 그 각도 사이를 시계추처럼 운동시키면서 조사하는 방법이다. 주로 흉벽으로 암이 전이되는 등 구부러진 부위의 치료에 효과적이다.

* 선량분포 : 최대선량중심(종양중심)과 회전중심은 일치하지 않는다. 진자각이 클수록 조사야가 작을수록 회전중심과 최대선량중심과의 거리는 가까워진다. 선량분포는 부채꼴모양이다.

(3) 원체조사법

운동조사하면서 gantry의 회전에 따라 병소의 형태에 맞게 콜리메타가 변하면서 치료하는 방법이다. 정상조직을 보호하면서 종양의 형태에 맞게 조사할 수 있다.

(4) rotatory hollow out 조사

위턱굴암이나 뇌종양 치료 시 안구, 척수 등을 보호하기 위해 안구 위치에 금속구(차폐체, Pb, Fe)를 위치해 회전 조사하는 방법이다.

V. 특수치료

1. 방사선 전신조사(total body irradiation)

전신조사(total body irradiation, TBI), 전림프절 조사(total lyphoid irradiation,TLI) , 흉복부조사(TAI), 반신조사(HBI), 전신피부 전자선조사(total skin electron beam therapy) 등.

1) TBI(전신 방사선 치료)

골수이식(BMT) 전에 새로운 골수가 이식 후에 발생할 수 있는 거부반응을 줄이기 위해 환자의 면역기능을 억제하고 백혈병 세포의 파괴와 환자의 상태를 조절하기 위해 시행한다.

(1) 적용질환

백혈병, 악성림프종, 재생불량성 빈혈 등의 환자에서 골수이식이 원할하게 진행될 수 있도록 골수이식 전에 잔존 가능한 백혈병 세포를 억제하여 면역저하를 위해 시행한다.

(2) 방 법

① 전 조사야에 몸 전체를 포함시켜 큰 조사야 70cm×200cm, SAD 3m 이상으로 고에너지(6MV 등) 엑스선을 좌우 측면 대향2문조사 등으로 고에너지 엑스선을 조사한다.

② 분할조사 : 조사횟수 늘리고, 1회 선량 감소(백내장 등 부작용 감소 목적)

③ 선량 : 총 약 12Gy (1일 2회씩 총 8회 치료)으로 1회 약 1시간 정도 조사한다.

(3) 사용 기구

① 보상여과기(compensating filter) : 전신 조사 시 두께 차이를 보정하기 위해 두경부, 무릎, 다리 부위 등에 납, 구리, 알루미늄, Duralumin(Al 합금) 등의 여과기를 사용하여 균등한 선량분포로 조사한다.

② 산란체(beam spoiler) : 고에너지 엑스선은 표면선량이 적어 전신에 균등한 조사가 어려운데, 이때 골수 파괴로 인한 면역력 약화를 위해 표면선량을 증가해야 한다. 이때 사용되는 기구이다.
이에 표면선량을 증가하기 위해 환자의 침대 앞에 아크릴로 된 산란체를 위치하여 방사선조사 한다. 환자와 beam spoiler 거리가 가까울수록 피부선량은 증가하며, 두께가 두꺼울수록 표면선량이 많아진다. 필요 시 볼루스를 이용한다.

③ 선량측정계 : 3회~6회 정도 분할조사 시 앉은 자세에서 조사하므로, 자세에 대한 재현성과 피부에 균등하게 선량이 조사되는 것을 평가하기 위해 TLD, 반도체검출기(diode), MOSFET 등을 이용해 선량을 측정 평가하여 조직보상여과기를 적용한다.

2) TSEI (total skin electron irradiation, 전신 피부 전자선치료)

전신의 림프계의 체표면에 퍼지는 피부암인 균상식육종이나 피부 림프종을 고에너지 전자선으로 고선량으로 표면에만 치료하는 방법이다. 조사야 80×200㎠, SSD 3m 이상으로 전신을 포함시켜 치료한다. 보통 치료는 Stanford 방식으로 일어서서 몸의 각도를 30도씩 돌려가면서 치료한다. 손톱, 발톱, 안구 등에 차폐해 주어야 한다.

TBI와 마찬가지로 산란체, TLD, diode를 이용한다. 전자선으로 치료 시 제동엑스선 오염이 있으므로 주의해야 한다.

2. 3차원 입체조형조사(3D conformal therapy)

일반적 치료는 치료계획과 작업이 2차원적인데 비해 한 차원 높은 3차원 입체조형치료는 여러 방향의 입체 조사를 통해 종양이 있는 부위에만 방사선이 들어가던서 정상 조직에는 최소의 선량이 들어간다.

(1) 원리

CT simulator를 통해 CT 영상으로부터 종양과 정상장기들을 입체적으로 재구성하고, 암에 방사선을 4~10개 정도의 동일 또는 비동일 평면의 조사면을 사용해 MLC를 이용해 조사하여 암의 위치와 방향을 입체적으로 조절하여 주변의 정상조직을 최대한 보호하면서 암에만 방사선이 조사되도록 한다.

(2) 장치구성

3D 전산화계획(RTP) 장치와 입체조형 모의치료기(CT simulator) 및 회전조사 등 입체 조형치료가 가능한 선형가속기 등이 필요하다.

(3) 특징 :

① 3차원의 종양 volume을 치료하는 방식으로, 종양 volume을 앞방향(단면)이 아니고 matrix 개념으로 3차원(입체)으로 관찰한다. 즉 beam's eye view로 치료하는데, 치료대, gantry, collimator가 회전하며 치료한다. 단순히 전면조사나 후면조사로 치료하는 것이 아니라, superior LAO 등의 3차원으로 치료한다.

② 기존의 2차원 치료법에 비해 정상조직의 장해를 줄이면서 종양에 대선량을 조사하여 종양제어가 향상되었다. 4~10개 정도의 조사면을 이용하므로 치료시간이 많이 소요되나 여러 방향에서 치료하여 종양 형태에 가까운 조사야로 치료가 가능하게 되었다.

③ forward planning(전방향 치료계획)하여 표적에 기하학적 투영으로 균일한 빔 강도를 결정한다. 선량은 불균등한 빔이나 다분할 콜리메이터에 의한 강도 조절된 non-coplanar(비동일평면) beam을 사용한다.

(4) 적응증

신체 대부분 종양들에 적용이 가능하며 특히 뇌종양, 두경부 종양, 폐암을 비롯한 흉부 종양, 간암, 쓸개관암 및 전립샘암을 포함한 골반 부위의 종양들에서 방사선 치료로 인한 장해를 낮출 수 있는 방법으로 인정되고 있다.

3. 정위적 방사선치료

일시(1회)조사인 정위적 방사선수술(stereotactic radiosurgery, SRS)과 분할치료하는 분할정위적방사선치료(fractionated stereotactic radiotherapy, FSRT)가 있다. '정위적 방사선수술'(Radiosurgery)

은 마취나 칼을 쓰지 않고 한 두 차례 만에 고선량의 방사선을 종양 부위에만 집중적으로 조사해 마치 외과적인 수술을 한 것처럼 종양을 사라지게 하는 방법이다. 여기에는 감마나이프, X-나이프, 사이버나이프가 있다.

이 치료법은 주로 뇌 속의 종양 등 작은 병소에 좁은 beam으로 여러 방향에서 조사하여 병소에는 선량을 집중을, 정상조직에는 선량의 전달이 분산되도록 하는 방식이다. 계획된 표적의 정확한 위치를 확인하고 결정하기 위한 프레임을 사용하여 환자의 자세를 조정하고 조사할 부위를 확인한다. 그러나 머리에 고정하는 프레임은 불편을 주므로 사용하지 않고 IGRT의 3차원 영상을 이용해 표적의 위치를 확인하는 방법(Cyberknife)이 많이 시행되고 있다.

1) 감마나이프 시스템

뇌 속의 작은 종양에 좁은(pencil) 감마선으로 정위적(입체적)으로 집중 치료하는 무혈 뇌수술 장치이다. 주로 신경외과에서 감마나이프를 별도로 운영한다. 병변 주위에서 급격한 선량 감소가 있다.

(1) 감마나이프 초기 모델 :

① 구성 :

㉮ 콜리메타 헬맷 : 201개의 구멍이 있고, 6cmt의 텅스텐합금으로 되어 있다. 콜리메타의 크기에 따라 구멍의 크기는 4, 8, 14, 16, 18mm ø 이다. 즉, 201개의 작은 ^{60}Co 선원이 좁게 연결된 원통형의 콜리메타를 통해 원형의 헬맷(정위장치)과 연결되어 감마선을 집중 조사한다.

㉯ 치료장치 : 치료대와 콜리메타 헬맷으로 구성되며, 치료대는 환자의 입체적 좌표에 맞게 자동으로 움직이므로 편안하게 치료받을 수 있다. 1회만 20Gy 전후의 대선량으로 조사한다.

㉰ 치료계획장치 : 영상의학과에서 CT나 MRI를 이용해 3차원의 재구성된 영상을 취득 후 종양과 정상조직에 입체적(3D)인 좌표를 표시한 후 치료계획을 하는 데, 모의치료나 CT simulator 및 MLC는 이용하지 않는다.

㉱ 제어장치 : 치료계획 후 종양과 정상조직의 좌표를 컴퓨터로 전송하여 자동시스템에 의해 치료장치에서 치료가 이루어진다.

② 특징 :

㉮ 이전의 두개골 수술과 달리 출혈, 감염, 마취에 의한 합병증이 없고 재발률이 낮다.

㉯ 시술이 1~2시간이면 되어 입원기간이 2~3일 정도로 짧아 입원 중 치료한다.

㉰ 1회 조사를 하며, 정위적 수술기구인 frame을 사용하는 침습적 치료법이다

③ 적용부위 : 주로 직경 3cm 이하의 뇌종양, 동정맥기형, 수막종, 속질(수)모세포종 등에서 치료하며, 최근에는 간질 등 일부 기능적 뇌질환에도 치료 범위를 넓혀 가고 있다.

(2) 감마나이프 4, 4C

치료를 받는 환자의 위치를 자동으로 조절하여 표적을 조사하는 자동위치시스템이 탑재된 모델이 개발되었으나, 헬맷형 콜리메타를 써서 환자의 setup에 불편했다.

(3) 감마나이프 Perfexion

192개의 Co-60 선원이 장비(본체) 내의 8개의 구역(sector)으로 구성된 콜리메이터를 통해 조사된다. 헬맷형 콜리메타를 사용하지 않는다.

2) X-ray knife radiosurgery

일반적인 linac을 기본으로 한 SRS의 하나로, 실린더(원기둥, cylinder)형 콜리메타나 정위적 조사용

MLC를 장착해 정위적 방사선치료를 한다. 좁은(pencil) 엑스선을 이용해 여러 방향에서 등중심으로 종양에 분할 집중조사방식으로, 뇌 이외의 부위에도 치료가 가능하다.

① 조사 중 움직임 방지와 표적부에 정확한 위치결정과 방사선조사를 위해 치료부위에 정위적 수술기구인 침습적 frame(틀)을 사용하여 고정한다. 표적은 CT나 MRI 등으로 영상화(IGRT)하여 3차원 치료계획을 한다.

② 정확한 조사야를 위해 micro-MLC와 직경이 작은 cone 모양의 원기둥(원형, cylinder) 콜리메이터, 원격조작이 가능한 치료대, 회전 치료의자, 치료대 고정장치 또는 방사선 조사 동안 프레임이 움직이지 않은 치료대를 사용한다.

③ SRS의 기본 요소는 gantry, collimator, couch 등의 회전축의 교차점인 linac의 등중심이 stereotactic frame의 중심과 일치되어야 한다.

④ 원기둥 콜리메타의 직경은 5~7cm 범위로, 엑스선 jaws 아래에 부착시켜 기하학적인 반음영을 줄이게 한다.

3) 사이버나이프(cyber knife)

미국 NASA의 우주항법 기술과 로봇팔 등의 최첨단 기술이 융합된 분할 정위적방사선치료로, CT와 MRI의 영상에 나타난 환자의 종양에 위치 추적용 gold marker를 삽입해 영상유도로 확인 후 linac 장치로 치료하는데, 특히 호흡동조시스템(synchrony)을 이용해 환자가 호흡하면서 실시간으로 치료할 수 있다.

(1) 구성

① 선형가속기 : 소형으로 6MV의 단일 엑스선을 사용하며, 직경이 6cm까지 다양한 원기둥의 collimator, MLC를 사용하여 IMRT를 한다.

② 로봇팔 : linac을 지지하면서 회전하는 로봇팔은 6개의 관절축을 가지며, 비평면(비동일면, non-coplanar) 조사와 비회전중심(non-isocentric) 조사를 좁은 선속으로 약 1290여개 방향에서 조사된다. 크기는 MLC처럼 조사구 크기 조절이 가능한 가변콜리메터를 이용해 IMRT 한다.

③ 종양 추적장치 : 바닥에 부착된 2개의 엑스선관과 환자의 양 측면에 설치된 영상검출기를 이용해 직교하는 2개의 영상을 촬영한다.

④ cyber knife는 RPM을 사용하지 않고, synchrony라는 호흡동조시스템(4DRT)을 이용하여 4차원 치료가 가능하여 환자의 호흡주기에 따른 종양의 움직임을 5mm 이내로 감소시켜 정상조직의 손상을 최소화 할 수 있다.

(2) 적용부위 및 특징

척추, 폐, 전립샘, 두개부 등 전신에 있는 병변(전이 암 등 10cm, 주로 5cm 이내 암치료)에 치료 가능하다. 인체 전신조사는 불가능하다.

① 종양의 위치 추적을 위해 gold marker를 삽입하기도 하며, CT나 MRI에 나타난 해부구조물이나 종양에 삽입된 gold marker를 파악하여 ExacTrac system(엑스선발생장치)으로 얻은 환자의 영상과 합성하여 종양 위치를 확인 후 치료한다. 즉 IGRT 하에 방사선을 조사함으로써 정밀한 정위적 치료가 가능해 정확성을 높이고 선량을 최소화할 수 있다.

② 기존 감마나이프치료에 비해 1~5회의 분할치료의 고선량 조사(200 방향 치료)로 치료기간이 짧아지나, 1회 치료시간은 60~90분으로 길어진다.

③ 고정 frame이 없어 비침습적인 자동 영상(IGRT)추적으로 표적을 설정할 수 있다. 단, 고정마스크(aquaplast)는 사용하며 비침습적이고 환자 고통감소 및 통원치료가 가능하다.

④ 표적의 오차범위가 1.5mm 이내로 정밀조사가 가능하며, 건강조직의 방사선량을 최소화 할 수 있다.

⑤ 호흡동조(synchrony) 추적장치를 부착하여 환자의 호흡에 의한 움직임을 쫓아가면서 표적에 엑스선을 조사한다. 종양의 치료 정확성을 높히고 정상조직의 선량을 최소화할 수 있다. 환자의 표면에 광학표시자가 부착된 옷을 입고 천정에 설치된 CCD 카메라가 호흡에 의한 움직임에 맞춰 함께 움직이면서 엑스선을 조사한다.

⑥ 신체 적용 부위에 따른 제한이 없고 어느 각도에서든 치료가 가능하다. 단점으로 종양의 크기가 5~6cm로 제한된다. 정위적 IMRT를 시행할 수도 있다.

4) 정위적 체부방사선치료(SBRT, Stereotactic Body Radiotherapy)

뇌에 적용하던 정위적 방사선수술(SRS)을 체부(body)에 적용한 치료로, 총 5회 이하의 고선량 방사선치료(30~60 Gy)를 지칭한다. 1회 선량이 많고, 1~2일 후에 2회 치료한다. 첨단 방사선치료 기기의 사용으로 인해 안전하고 더 효과적인 치료가 가능해지면서 폐암, 간암, 척추주위 암, 청신경초종, 전립선암, 신장암, 전이 부위가 총 5 개 이하인 cure가 가능한 희소 전이암 등에서 주로 사용되고 있다. 특히 노발리스, 사이버나이프, True Beam 등 고속 정밀 방사선치료장치(linac)가 이 치료에서 많이 이용되고 있다. 초기 폐암이나 간암 등을 수술을 대신해서 방사선치료를 하거나 최근 수술이 어려운 고령의 암 환자들에서 이 SBRT 또는 SABR(정위절제방사선치료, Stereotactic Ablative radiotherapy)를 시행하는 환자의 수도 증가하고 있다.

4. IMRT(intensity modulated radiotherapy, 강도변조 방사선치료) 등.

1) IMRT의 개념

(1) 원리

3차원 입체조형치료에서 진보된 방식으로, 기존의 치료는 동일 조사면 내의 방사선 강도를 일정하게 하였는데, IMRT는 MLC를 사용하여 조사야를 여러 개의 beamlet(적은 선속으로 MLC의 각 leaf)라는 작은 단위의 조각으로 나누어 조사함으로써, 한 조사야 내에서도 선량분포의 차이를 주어 표적에 맞추어 선량을 주고, 인접한 정상조직에 선량을 피하는 방식이다. 즉 조사면 내의 강도를 각각 다르게 조절하는 방식으로, 조사면의 형태와 조사시간을 컴퓨터로 계획된 수십 개의 조건으로 변화하여 방사선량을 임의로 조절하여 암에만 집중적으로 조사한다.

이 방식은 3차원 입체조형치료보다 더욱 정밀한 방사선치료가 가능하며, 정상 조직에 나타나는 부작용을 최소화할 수 있다. 특히 암 주위 정상조직에 선량이 적게 들어가 부작용이 적으며 방사선치료 시 손상되는 침샘 등 중요 정상조직을 보호할 수 있다.

(2) 특징

① 암 환자진단을 위한 CT, MRI, PET 등의 3차원 영상과 방사선치료시스템(역치료계획)과 접목시켜 암세포의 위치 등을 정확히 파악하여 정상 조직의 부작용 없이 종양부위 내의 방사선량을 극대화 시킬 수 있다.

CT 모의치료가 필요하며, 자세 고정과 재현성을 위해 고정기구 사용이 필요하다. 역치료계획은 표적에 대한 정보, 종양 주변의 정상조직의 허용선량 등 원하는 선량분포를 컴퓨터가 여러 변수를 고려해 알고리듬(연산법)을 통해 계산한 최적화된 치료계획(갠트리 각도, 조사야 크기, 조사야 내 beamlet 모양(MLC의 각 leaf 위치)과 개수, MU)을 제시하는 것이다.

② 3차원 입체조형조사에서는 일정한 강도로 주변 건강조직에는 선량이 조금 들어갔는데, IMRT는

강도를 달리 하여 조사면 내의 방사선량을 임의 조절하여 암에만 집중적으로 조사하며, 암 주위 정상조직에 선량이 적게 조사되어 중요 정상조직을 보호할 수 있다.

③ MLC를 이용해 선속의 세기와 선량을 변화시키고, 조사선량이 기존 치료보다 2배 이상 많이 들어가며, 장치가 복잡하며 역치료계획 등 치료가 복잡하여 치료준비 및 치료시간이 오래 걸리고, 치료비가 비싸다.

④ MLC의 위치정확도와 원활한 움직임이 중요한데, MLC를 컴퓨터로 정밀 조절해 조사범위를 수백 개 조각으로 나누어 선량을 조사한다. MLC는 콜리메타를 10mm, 5mm, 3mm의 폭으로 분할하여 부정형의 조사야를 만들어 방사선의 차폐와 조사야 너 강도를 변화시키는 역할을 한다. 특히 운동 조사 시 D(dynamic, 동적)MLC는 방사선량 분포에 큰 영향을 미친다.

(3) 적용 부위

3차원 입체조형조사에서 치료가 불만족스럽거나 불규칙한 암, 기존 치료에서 종양 근처에 중요 장기가 있어 심각한 부작용이 나타나는 경우가 주된 치료의 대상이 된다.

① 두경부암 : 기존의 후두암, 비인두암, 구강암, 성문암 등의 치료 시 침샘 파괴로 구강 건조증이 오는데, 이 경우 침샘에 장해를 최소화하여 구강 건조증을 막기 위해 IMRT를 시행한다.

② 전립샘암 : 기존 치료 시 전립샘과 근접한 정상조직인 직장, 방광에 합병증으로 전립샘암에 충분한 양의 방사선 조사가 어려웠는데, 이 경우 IMRT를 이용해 합병증을 최소화하면서 전립샘암 완치율을 높일 수 있다.

③ 이외에 척수 근처의 종양, 자궁목암, 뇌종양, 폐암, 간암, 유방암, 전이성 암 등 거의 모든 암에 IMRT가 적용되며 그 영역이 확대되고 있다.

(4) 동시통합추가조사(Simultaneous integrated boost; SIB) 적용

종양의 방사선치료에서 특정 부분에 선량을 더 부여하기 위해서 타깃 전체에 부여되는 선량이 모두 전달된 후에, 시간을 좀 더 추가하여 타깃을 좁히고 조사야를 축소하여 원하는 부분에 국한하여 선량을 추가로 조사하는 개념을 cone down 또는 추가 조사(boost)라고 한다. 이 방법은 치료기간이 연장되며, 필요한 경우 추가로 모의치료를 시행해야 하기 때문에 불편한 점이 있었다.

그러나 IMRT 기법을 이용해서 타깃에 전체적으로 선량을 전달하면서 동시에 특정 부분에 더 많은 선량을 부여할 수 있게 되어 별도의 추가조사시간이 필요하지 않게 되었으며 이러한 방법을 동시통합추가조사 라고 한다.

2) IMRT의 모의치료 및 치료계획 등

(1) IMRT의 모의치료

CT 모의치료가 필요한데, 먼저 환자의 자세 재현성이 중요하므로 고정기구를 사용하게 된다. 머리 및 두경부의 경우 optimold (Aquaplast) 등의 고정기구를 사용하며, 전립샘 등 골반 부위를 치료하는 경우에도 경화발포제나 진공포(vacuum mold, Vac-lock) 등의 cradle을 사용하여 자세의 고정과 재현성을 유지하도록 한다.

특히 IMRT는 일반적인 방사선치료에 비하여 치료시간이 많이 소요되므로 고정기구를 제작할 때 환자가 너무 큰 불편을 느끼지 않도록 신경을 쓴다.

(2) IMRT의 RTP

컴퓨터를 이용한 RTP는 순방향치료계획과 역방향치료계획으로 구분하며, IMRT의 치료계획을 수행하기 위해서 순방향치료계획 (Forward plan)을 이용하면 작업자가 일일이 모든 beamlet을 만들어 치료계획을 수립하는데 소요되는 시간과 노력에 한계로 인해 역방향치료계획(Inverse plan)이 많이 시행된다. 이 계획은 타깃에 대한 정보, 종양의 주변에 인접한 정상조직으로의 선량 등의 선량분포를 입력하면 컴퓨터가 여러 변수를 고려해 원하는 선량분포를 형성할 수 있도록 알고리듬(algorithm, 연산법)을 통해 계산한 최적화된 치료계획을 제시하는 것이다.

(3) 선량전달방법에 따른 IMRT의 종류

① 선형가속기 Gantry 고정형 IMRT : 일반적인 IMRT 방법으로서 갠트리는 여러 방향에서 방사선을 조사하지만 방사선이 조사되는 동안에는 특정 각도에 고정되어 움직이지 않는다.

㉮ step-and-shoot 방식 : 빔이 조사 전에 MLC의 형태가 결정되고 빔이 조사 중에는 MLC가 움직이지 않는 방식이다.

㉯ sliding window(dynamic MLC) 방식 : 방사선이 조사되는 동안 dynamic MLC가 이동하여 조사야 내 방사선 분포를 변화시키는 방식이다.

② 선형가속기 Gantry가 회전하며 조사하는 IMRT :

㉮ IMAT(intensity modulated arc therapy, 강도변조회전방사선치료) : 갠트리가 원호(arc)운동을 하면서 동시에 방사선을 조사한다. IMRT를 하는 방식으로, 방사선이 조사되는 동안에 MLC도 함께 움직인다.

㉯ VMAT(volumetric modulated arc therapy, 용적(강도)변조회전방사선치료) : 갠트리가 360도 고속회전하면서 동시에 방사선을 조사하며 용적(체적) 개념의 강도변조를 시행하는 방법이다. 최첨단의 선형가속기(Rapid Arc, True Beam)에서 가능한 방법으로, 높은 선량률과 장비를 고속으로 움직여 기존의 IMRT의 10~50분에서 수 분으로 시간이 단축되었다.

③ 단층방사선치료(Tomotherapy) 방식의 IMRT : Tomotherapy 장치로 방사선치료를 시행하는 방법으로, Tomotherapy 내의 선형가속기가 한 방향으로 계속 회전하면서 binary MLC를 사용하여 강도변조방사선치료를 한다. 환자의 몸을 머리와 발 방향으로 한 단층씩 나누어 치료하는 방법과 환자가 누워있는 테이블이 움직이면서 나선형 (helical)으로 치료하는 방법이 있다

④ Cyberknife 장치를 이용한 IMRT : 선형가속기의 조사구 부분에 MLC가 장착되어 강도변조를 한다. 회전중심점 방식의 조사가 아니므로 다양한 방향에서 조사가 가능하며, IGRT와 4차원의 호흡을 고려한 방사선치료가 가능한 시스템이다.

5. 고속 정밀 방사선치료 선형가속기

일반적인 선형가속기를 이용하여 IMRT 또는 SRS와 같은 정밀한 방사선치료를 시행하는 경우 긴 치료시간으로 불편과 업무부담이 증가하게 되며, 특히 고정용구 등에 의해 오랜 시간 자세를 유지하는데 따른 불안감으로 치료의 정확성이 낮아지고 치료효과의 감소와 부작용의 증가를 수반하게 된다. 짧은 시간 안에 정밀한 치료를 시행하기 위하여 빠른 작동(performance)과 높은 선량률의 치료를 시행할 수 있는 여러 종류의 선형가속기가 개발되고 있다. 공통적으로 영상유도 방사선치료와 정밀한 방사선치료를 병행하면서, 갠트리가 회전하며 고선량률로 조사하는 방법을 적용하고 있다.

1) Novalis Tx System

ExacTrac system+Varian 사의 IX 선형가속기를 upgrade(MLC 2.5mm, 회전조사 가능)한 장비로, 뇌와 척추의 종양 등 혈관기형을 칼로 절개하지 않고 시술하는 노발리스 방사선수술(radiosurgery)로 통증 없고 비침습적인 안전한 치료이다. 즉 linac에 RapidArc이라는 고성능의 선형가속기를 이용하여 고선량률로 빠른 시간에 IMRT를 체적 단위로 고속 치료(고속 체적변조 방사선치료, VMRT)한다.

기존의 방사선수술 전문치료기인 사이버나이프와 회전세기변조 전문치료기인 토모세라피의 장점을 집대성하여, 초정밀 방사선수술과 RapidArc 치료기법을 한 장비에서 동시에 구현하는 암치료기이다. 신속, 정밀, 다재다능, 비침습적 방사선수술을 구현하였다.

(1) 특징 :

① 신속 : RapidArc 치료기법은 암 조직을 3차원으로 입체적으로 파악 후, 360도 모든 각도에서 최적의 방사선선량-조사범위-조사모형을 종합적으로 계산하여 연속 조사하는 방법으로, 종양에는 많은 선량을, 정상조직에는 선량을 매우 적게 조사된다. 원발 종양 이외에도 전이된 종양에도 적용되며 종양이 여러 rods 경우 한 번에 치료가 가능하다. RapidArc는 기존 세기변조(IMRT)나 영상추적 방사선치료에서 소요되는 20여분 이상의 치료 시간을 3분 이내로 단축하여 오랜 시간에 따른 종양의 움직임을 사전에 방지하였다.

② 정밀 : Novalis Tx의 RapidArc 치료법은 2.5mm MLC(MLC의 차폐효율이 사이버나이프의 4mm, tomotherapy의 6.25mm)를 사용해 가장 정밀한 표적 조준이 가능하다. 인체 각 부위에 정밀 표적 조준으로 다양한 종류의 방사선수술 기법을 이용한다. IGRT는 linac에 탑재영상장치(OBI)로 Cone beam CT를 할 수 있고, 또한 ExacTrac 6D system을 이용해 영상유도 방사선치료를 시행할 수 있으며, 여섯 방향으로 움직임이 가능한 6D ccuch는 자동 위치설정이 가능하여, 영상유도를 통한 치료위치의 교정을 시행할 수 있다.

③ 다재다능 : 뇌암, 두경부종양, 전립샘암 등에서 기존 치료법의 한계를 넘어, 종양의 위치와 형태에 따라 RapidArc, 방사선수술, IMRT 등 여러 가지 치료법 중 가장 적합한 최적의 치료기법을 취사선택하는 다재다능한 첨단치료를 제공한다.

④ 비침습적 : 두개골에 침습적으로 고정하는 프레임을 사용하지 않으면서 비침습적으로 첨단 기구 사용으로 정교한 방사선수술을 시행해 두경부암에서 환자 편의성과 정밀도를 극대화 하였다. 당일 치료와 퇴원이 가능하다.

(2) 장점 :

① Novalis Tx의 가장 큰 강점은 최고의 정밀도와 짧은 치료시간으로, 방사선 조사면적이 2.5㎜에 불과해 암 조직만 선택적으로 치료가 가능하고 1회 치료시간도 2분이면 된다.

② 또 최첨단 위치추적 장치가 장착돼 호흡 등 작은 움직임에 의해 변하는 암 조직 위치를 따라잡아 오차 없이 치료할 수 있어 사이버 나이프 방사선수술, 토모테라피, RapidArc 등 모든 최신 방사선 치료를 가장 효과적으로 수행할 수 있다.

③ 환자가 받는 방사선량도 다른 치료기의 절반에 불과해 가장 정확하고 안전하고 편안한 치료를 제공한다.

④ Gating을 적용한 4차원 방사선치료를 시행할 수 있으겨, 고해상력의 MLC를 이용하여 높은 정밀도의 정위적 방사선치료(SBRT)와 강도변조 방사선치료(IMRT)를 시행할 수 있다. 또한 1,000MU/min의 고선량률 조사로 입체적 강도변조 회전치료 (VMAT), 정위적 방사선치료(SBRT), 강도변조방사선치료(IMRT) 및 영상유도방사선치료(IGRT) 및 4차원 치료가 가능하다.

(3) 치료부위

현재 뇌병변, 척추종양, 폐, 간 및 인체의 전반에 걸쳐 민감한 부위의 병변을 치료 등에 사용되며 종양의 광범위한 부분까지 치료할 수 있도록 고안되었다. 폐, 신장, 간과 인체의 전반에 걸쳐 민감한 부위의 병변을 치료하는데 이용한다.

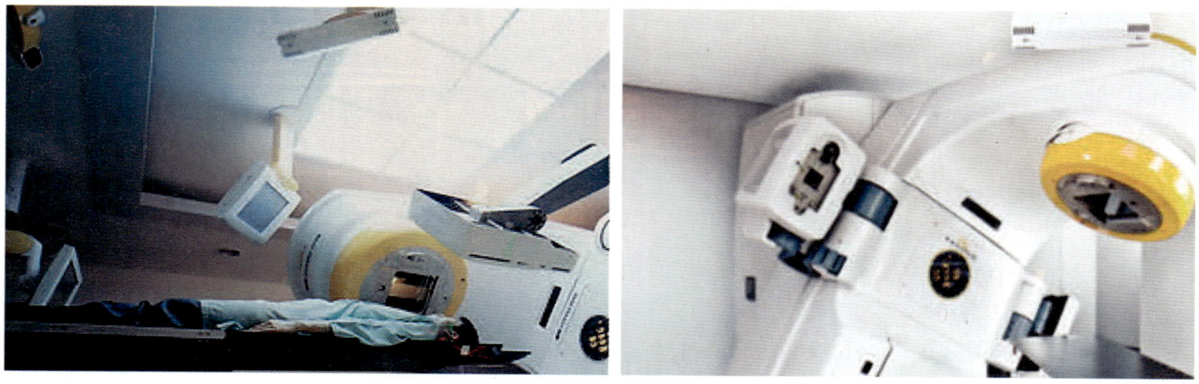

그림 5-1. Novalis Tx system

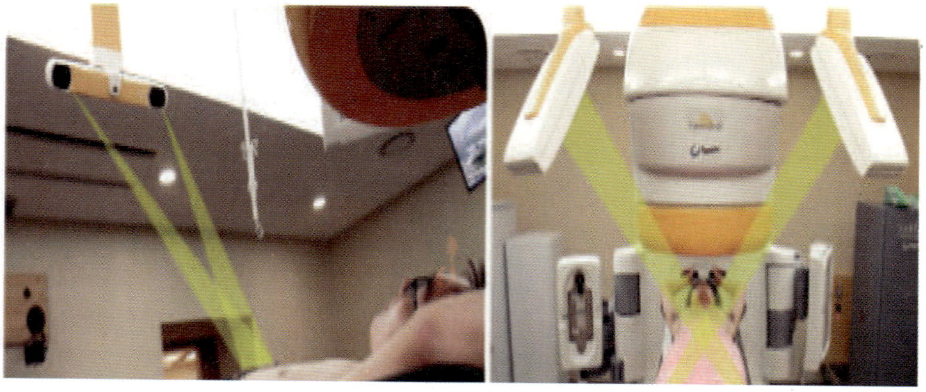

그림 5-2. Novalis Tx system에서 치료부위 확인 작업

2) Rapid Arc 장치

실시간 CT 촬영으로 빠른 원호(arc)조사로 종양 위치 및 주위 정상 장기의 위치에 따라 방사선 강도와 방향을 조절하는 강도변조방사선치료(IMRT)나 강도변조아크방사선치료(intensity modulated arc therapy, IMAT), 치료 부위를 정확하게 조준하고 확인하는 영상유도치료(IGRT), 환자 주위를 360도 초고속 회전하면서 종양 전체를 한 번에 입체적으로 인식하는 체적강도변조회전치료(VMAT) 등 3가지 치료원리를 결합하여 종양 부위에 방사선을 빠르고 입체적으로 집중 조사하는 암 치료 전문 장비이다.

(1) 특징

① 방사선치료기와 CT(OBI)가 부착돼 매 치료 전에 CT를 통해 종양과 정상조직의 위치를 실시간으로 확인, IMRT를 하여 치료시간과 함께 전체 치료기간이 줄어들며 치료비 부담이 줄어든다.

② 방사선치료 시간을 2분으로 단축하여 방사선량을 최소화해, 환자의 안정성과 편리성이 향상되며 재현성 있고, 영상유도장치와 고속회전치료기술을 활용해 종양 부위에 방사선을 빠르고 입체적으로 집중하며 정상 장기를 최대한 보호할 수 있다. dynamic MLC가 빠른 속도로 beamlet을 형성하고, 갠트리가 움직이는 속도를 조절하면서 빠르게 환자 주의를 회전하며 선량률을 변화시키면서 IMRT와 IMAT를 시행할 수 있는 장치이다.

③ 호흡동조방사선치료로 일정한 호흡주기와 위치에 종양이 위치할 때 방사선이 조사되어 보다 정교한 방사선조사가 가능하며, 이에 종양의 고선량 조사를 가능하게 하며 정상조직의 부작용이 줄어든다.

④ 이 장치에 의한 치료법은 체적(용적, 부피)변조회전치료(Volumetric Modulated Arc Therapy,

VMAT)로서 용적선량이 많은 편이다. 에너지 6, 10, 15, 18 또는 20MV의 엑스선을 사용할 수 있으며, 전자선치료도 시행할 수 있다. 필요한 경우에는 탑재영상장치(OBI)를 이용하여 영상유도 방사선치료를 적용하고 RPM을 사용하여 4차원 방사선치료를 시행할 수도 있다.

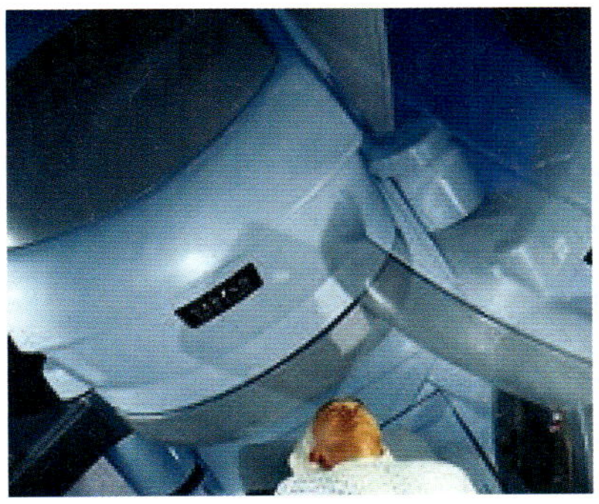

그림 5-3. Rapid Arc 장치

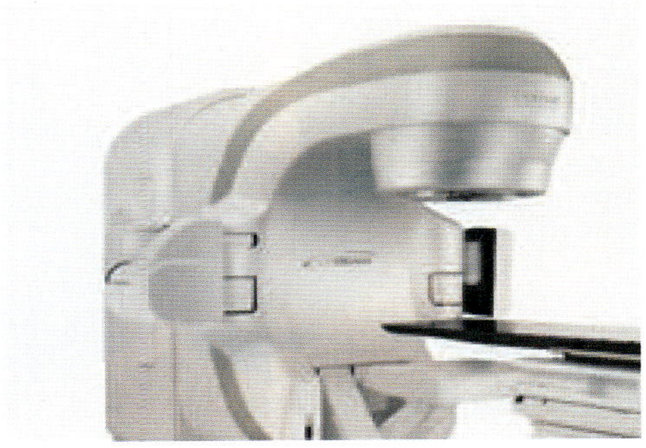

그림 5-4. True Beam Stx system

(2) 부위

전신의 방사선수술이 가능하며, 뇌종양, 뇌전이, 폐암, 전립샘암, 간암 및 각종 전이성암 등에 적용이 가능하다. 다른 부위에 전이된 종양에서도 적용할 수 있고, 종양이 두 군데 이상인 경우에도 한 번에 치료가 가능하다.

특히 종양 주변에 방사선에 민감한 장기가 위치해 방사선치료 부작용의 위험이 있거나 방사선치료를 받은 부위에 종양이 재발한 환자에게도 효과적으로 치료 할 수 있다.

3) True Beam System

2000년대에 Varian사의 Trilogy 장치에서 더 개발된 True Beam Stx 장치는 강도변조 방사선치료 및 정위적 치료에 좀 더 빠르고 정밀한 치료를 위해 치료를 위하여 True Beam system이 개발되어 사용되고 있으며, 정위적 치료에 더욱 최적화된 True Beam Stx가 사용된다.

(1) 특징 :

① 60쌍의 고해상력 120 MLC를 사용하여 정밀도가 높고, 조사야는 40cm×22cm이며, 4~20MV의 엑스선 에너지 사용이 가능하고, 최대 선량률이 10MV에서 2400MU/min로 매우 높다. 또한 6~22MeV의 전자선을 사용하여 최대 2500MU/min로 조사할 수 있다. 따라서 고속으로 회전하면서 많은 선량을 짧은 시간에 조사할 수 있다.

② 편평화여과기를 사용하지 않는 방식으로 치료를 시행하며, IMRT, IMAT, VMAT는 물론 정위적 수술, 정위적 체부 방사선치료를 빠른 속도로 시행할 수 있다. MLC의 차폐효율이 2.5mm을 사용해 가장 정밀한 표적 조준이 가능하다.

③ 탑재영상장치(OBI)를 이용하여 IGRT를 시행하며, 6D couch를 이용하여 정확한 위치교정을 시행하고, 전립샘 치료 시에는 Calypso system을 적용하여 실시간 종양추적을 시행할 수 있다.

④ gated RapidArc 치료로 4차원 치료를 할 수 있고, 빠르고 정확한 치료가 가능하며, 전자선, 엑스선으로 치료한다. 360도 회전하면서 OBI를 이용해 CT scan을 하며, 치료하는 동안 영상 확인이 가능하다. Tomotherapy H 시리즈 장비를 제외한 Vero SBRT, Gamma knife perfextion, Novalis Tx 등과 함께 정위적 치료가 가능하다.

6. 영상유도 방사선치료(image guided radiation therapy, IGRT)

1) 개요

방사선 치료 기기에 CT, MRI, PET와 같은 영상장치 기능을 추가하여, 투시를 하는 모의치료 및 CT 모의치료(DRR의 영상 또는 종양이 보이는 CT의 단면영상) 과정과 치료계획(RTP)을 통해 setup된 기준영상(reference 영상)과 치료장치로 치료 시작 전에 영상획득장치(OBI, ExacTrac)를 통해 얻은 영상(IGRT 영상)을 비교해 환자의 자세 및 위치를 교정해 정확한 위치에 방사선이 조사되게 한다.

(1) 넓은 의미의 IGRT

진단 및 치료 과정에서 획득된 모든 영상자료를 방사선치료에 활용하는 것으로, 영상자료의 활용과 모의치료 등의 과정에서 투시 및 일반촬영 영상의 활용, CT 모의치료 과정에서 획득된 환자의 단면영상의 활용, 방사선치료 전과 후에 획득된 영상의 비교 및 활용 등 포괄적인 내용을 포함한다. 특히, PET/CT와 MRI 영상을 전산화 치료계획 과정에서 영상융합(image fusion)을 통해 병변의 정확한 위치와 형태 및 범위를 설정하는 과정도 포함된다.

(2) 좁은 의미의 IGRT

환자를 치료장비에 set up 한 후에 치료계획에서 획득된 기준영상과 set up 한 상태의 방사선영상을 비교하여 환자의 자세 및 위치를 교정하고 정확한 위치에 방사선이 조사되도록 하는 것으로 일반적으로 좁은 의미의 개념을 많이 사용한다.

투시를 시행하는 모의치료 및 CT 모의치료 과정과 치료계획 과정을 통하여 환자가 정확한 자세로 set up 되었다고 볼 수 있는 기준영상(Reference image)이 만들어진다. 이 기준영상은 투시를 시행하는 전통적인 모의치료를 거친 경우에는 일반 방사선영상, CT 모의치료를 시행한 경우에는 디지털재구성영상 (digital reconstructed radiography; DRR)의 형식 또는 종양이 보이는 CT의 단면영상 등으로 만들게 된다.

(3) 4차원 방사선치료(4D RT)와 IGRT

종양 또는 주변 장기의 위치와 모양이 시간에 따라 변화하는 것을 고려하여 치료에 적용하는 4D RT는 방사선치료의 정확도를 높이기 위한 것이며 필요에 따라 4D RT와 IGRT를 병행하여 시행하는 경우가 많이 있다.

대표적인 4D RT는 호흡에 의한 움직임을 고려한 방법이며, 실시간 투시영상 또는 호흡이 특정 위상에 해당 될 때 순간적인 방사선 영상을 획득하여 치료에 참고하는 IGRT가 함께 시행된다.

(4) 보정 방사선치료(adaptive radiation therapy)

IGRT는 종양과 같은 타깃에 대한 선량전달의 정확성을 높이고, set up에 의하여 발생할 수 있는 오차를 최소화하는데 적용되고 있다. 이를 위하여 치료기간 동안 연속적으로 영상을 획득하게 되며 환자자세의 변화, 종양의 크기 및 위치의 변화, 부종(edema) 등과 같은 주변 조직의 해부학적 변화를 시간의 흐름에 따라 파악할 수 있다. 이러한 변화를 치료계획의 기준영상과 비교하고, 처음에 수립된 치료계획을 변화된 영상에 적용하여, 계획된 선량분포가 잘 전달되었는지 확인할 수 있다.

실제 치료시의 선량분포가 계획된 선량분포와 차이를 보이거나 종양에 대한 선량전달이 부족한 경우에는 치료계획을 교정하여 선량의 차이를 보정한 치료계획을 적용할 수 있다. 이러한 방법을 보정 방사선치료 (adaptive radiation therapy)라고 하며 영상유도방사선치료를 시행함으로써 가능한 환자맞춤형 치료방법이라고 할 수 있다.

9

2) 방법 및 임상적용

영상의 생성에 사용되는 엑스선 에너지에 따라서 kV 영상과 MV 영상으로 구분한다. 영상의 종류에 따라 단순평면 영상이나 CT scan을 시행하여 3차원 입체영상을 얻을 수 있다.

(1) 선형가속기의 MV 영상

전자포털영상장치(EPID) 영상으로 a-Si(amorphous Silicon) 영상검출기(detector)가 많이 사용되며, kV 엑스선으로 촬영된 영상보다 선예도나 화질이 조금 떨어진다. 이 영상은 매우 낮은 MU의 고에너지 엑스선을 조사하여 치료전후에 획득한다. 갠트리가 회전하면서 EPID 영상장치에 연속적인 영상을 얻어 MV cone beam CT 영상을 얻을 수 있다.

(2) 선형가속기의 kV 영상 :

① OBI(on board imager, 탑재영상시스템) : 선형가속기 측면에 엑스선발생장치와 평면영상검출기(Flat panel detector; FPD)가 마주보며 장착되어 있다.

OBI를 이용해 투시가 가능하며, 갠트리 0도와 90드 또는 270도에서 영상을 획득하는 A-P와 lateral 영상(2차원의 영상)을 얻게 된다. 두 영상이 각각의 기준영상과 잘 일치하는지 확인하고, 오차가 있으면 치료대를 이동해 좌표를 결정하고 치료를 시행한다. 또한 갠트리가 회전하며 동시에 여러 개의 3차원의 영상을 획득해 kV CBCT 영상을 얻을 수 있다.

㉮ 장치 구성 : kV 선원, detector

㉯ 장치 종류 : ExacTrac(이전 사용), CBCT(cone beam CT)

㉰ 장치 특성 : EPID는 linac에서 나오는 MV를 이용하였으나, OBI는 kV 엑스선을 이용하여 영상이 선명하여 최근에 많이 이용하고 있다. 촬영 및 투시가 가능하며, 360도 scan(CT 영상)이 되고, 최근에는 EPID를 대체하며, EPID에 비해 선예도가 증가하여 화질이 좋아 많이 이용되고 있다.

② ExacTrac system : isocenter를 기준으로 kV 엑스선관은 바닥에, 천장에 detector(검출기)가 2대씩 부착되어 동시에 영상들을 얻을 수 있다. 이 장치는 두 쌍의 영상획득장치와 4차원 치료장치를 위한 적외선 카메라 장치 및 6 방향으로 움직임이 가능한 치료대로 구성되어 있다.

예) linac 장치나 cyber knife 등에 부착.

OBI는 교차하는 영상을 얻기 위해 갠트리가 회전하는 반면에, ExacTrac system은 장비의 움직임이 없이 교차하는 두 영상을 얻어 setup의 오차를 신속하게 알 수 있다.

(3) 선형가속기의 Cone beam CT

엑스선관, detector로 구성되며, 엑스선관이 연속 회전하면서 CT 영상을 만든다. 일반적인 선형가속기를 이용하여 CT 영상을 스캔할 경우에 환자는 setup된 자세를 유지하며 치료대가 움직이지 않고 고정된 상황에서 갠트리가 회전하고 동시에 선원에서는 원뿔이나 사각형 형태의 cone beam 엑스선이 조사된다. 회전중심점(isocenter)을 중심으로 선원의 맞은 편에서는 검출기가 넓은 면적의 cone beam 엑스선을 받아 영상을 얻는다. 이 방법으로 얻은 여러 장의 영상을 단면영상으로 재구성 해 3차원적 정보를 얻는 방법이다.

영상획득을 위하여 사용되는 선원(source)에서 조사하는 엑스선 에너지에 따라서 kVCT와 MVCT로 구분하며, kVCT는 OBI를 사용하며, MVCT는 EPID를 이용한다. kV CBCT영상은 MV CBCT에 비하여 화질이 우수하여 해부학적 구조가 선명하게 관찰되므로 일반적으로 kV CBCT를 많이 사용한다.

선질의 경화를 위해 bow-tie filter를 사용하며, CBCT 경상은 체적을 가진 3차원의 영상으로 2차원 영상에 비해 대조도가 우수하여 평면영상을 이용한 방법보다 정확하고 정밀한 setup의 교정이 가능하다. 현재는 EPID의 개발과 평면영상검출기의 발전으로 cone beam 형태의 CBCT를 사용하는 것이다.

이 외에도 O-ring 형태의 갠트리에 isocenter에서 중심선속이 교차하는 두 개의 source가 장착된 Vero system도 있다.

(4) 단층방사선치료(Tomotherapy)의 나선형(helical) MVCT

① 원리 : 환자를 setup 후 치료 전에 MVCT 스캔을 시행해 여과된 역투영연산법(fitered back projection algorithm) 등을 사용해 인체 단면영상인 체적영상을 얻는다. 이 MVCT 영상과 기준 영상을 비교해 오차만큼 치료대를 이동해 교정 후 치료를 시작한다. 필요한 경우 치료 후에도 MVCT scan을 시행할 수 있다.

② kVCT와의 비교 : 치료는 고에너지로 하면서 모의치료는 kVCT로 하여 에너지 차이에 의한 감쇠의 선량보정이 필요한데, MVCT는 이 보정이 필요 없어 더 적절한 선량계획이 이루어질 수 있다. kVCT보다 화질은 떨어지나 인체 내 고밀도물질로 인한 선질경화 허상(beam hardening artifact)의 발생이 낮다. 단면영상의 절편두께 (slice thickness)가 얇을수록 화질이 우수하지만 시간이 많이 소요되므로 스캔시간과 화질의 적절한 타협을 통해 slice thickness를 설정하게 된다

(5) Cyberknife의 kV 교차영상

Cyberknife(Robotic IMRT M6)는 두경부의 정위적 방사선수술(SRS) 시 머리를 고정하고 치료좌표를 확인 시 필요한 정위적 틀(stereotactic frame)을 치료과정에서 사용 않고 천정에 장착된 두 개의 kV 엑스선 선원이 조사되어 반대편의 두 개의 검출기에서 영상을 얻는다. 정위적 방사선수술에 사용하는 프레임은 침습적이어서 환자와 의료진에게 불편한 것이 큰 단점이었으나 영상유도를 통하여 프레임의 사용을 배제함으로써 비침습적인 정위적 방사선수술을 시행하게 되었고, 두경부 외에 가슴 및 복부의 정위적 방사선치료도 가능하게 하였다. 영상유도와 호흡움직임 추적시스템을 함께 적용하여 호흡동조 방사선치료로 실시간종양추적 방사선치료 (Real-time tumor tracking radiation therapy; RTRT)를 시행할 수 있으며 MLC를 사용해 정위적 IMRT를 할 수 있다.

(6) 양성자치료장치의 IGRT

브래그피크를 좀 더 넓게 펼친 확산 브래그피크 (spread out Bragg peak; SOBP)를 형성하여 종양치료에 적용하고 있다. 양성자선의 브래그피크 끝부분 (distal fall-off)에서는 방사선에너지의 전달이 최고조에 도달한 직후 급격히 낮아지고, 결국 최대비정 이후에는 방사선이 거의 전달되지 않는다. 만일 셋 업에 오차가 발생하여 브래그피크 끝부분이 적절하지 않는 곳에 위치한다면 종양에 대한 선량전달이 부족해지거나 정상조직에 불필요하게 많은 선량이 전달되게 된다. 따라서 정밀하고 정확한 치료를 위해서 양성자치료에서도 영상유도방사선치료를 적용하고 있다.

치료실에서 환자의 setup 정확성을 확인하기 위해 갠트리에 장착된 두 개의 영상시스템과 2차원 평면영상검출기로 setup을 교정하고 치료를 시행한다. In-room CT 시스템을 이용한 CT 영상으로 IGRT를 시행하는 시스템도 있다.

(7) In-room CT

치료실 내에 선형가속기와 CT가 마주보는 형식이다.

① 방법 : CT scan으로 치료부위 확인하고 표적을 CT의 회전중심점(isocenter)에 위치 후 couch를 180도 회전해 선형가속기의 회전중심점에 표적이 위치하는 구조로, setup 시 내부참조점법을 적용할 수 있다.

② 특징 : 환자의 단면영상을 얻기 위해 검사실로 이동할 필요 없고, kVCT 영상 획득으로 화질이 우수하며 정확한 영상을 얻으며 In-room CT로 CT simmulation을 할 수 있고 매 치료 전 시행으로 치료부위의 정확한 setup이 가능하다.

9

(8) 초음파를 이용한 IGRT

치료 전에 초음파로 표적의 위치와 해학적 구조를 확인하는 IGRT 방법이다. BAT(B-mode acquistion and targeting) system이 있으며, 선형가속기 옆에 초음파 장치를 설치하고 전립샘암 치료 시 방광과 직장의 합병증을 줄이기 위해 특히 많이 이용한다.

(9) 광학적 방법을 이용한 IGRT

환자 자세의 정확한 setup과 호흡에 의한 움직임을 연동한 치료에 도움을 준다.

7. Tomotherapy(단층방사선치료)

고 에너지(6MV) 엑스선치료기와 CT가 결합된 형태로, CT simulator 치료계획 시 설정한 표적 영상분포와 매 치료 직전에 megavoltage CT 촬영을 하여 표적 영상분포를 비교 확인 일치 후 linac이 360도 회전하면서 단층으로 치료함으로써 치료 전에 종양 위치를 실시간 확인해 오차를 줄일 수 있다.

1) 치료과정

① CT simulation 시행 : 환자 자세를 결정하고, 고정용구를 제작한다. 일반적으로 kV-CT simulation을 시행하며, 환자의 치료부위 쪽에 금속 등의 고밀도 물질이 존재하여 beam hardening artifact가 심하게 발생하는 경우에는, tomotherapy의 MVCT scanning으로 CT simulation을 시행할 수 있다.

② 전산화 치료계획 : 종양 및 표적체적(target volume)을 설정한다. 치료 범위의 정상조직(normal organ)을 설정하며, 종양 선량과 정상조직에 허락되는 선량한계를 설정하고, 역방향치료계획(inverse planning)을 시행한다.

③ 선량전달 확인(dose delivery verification) : 환자에게 수립된 치료계획을 팬텀에 적용하였을 때의 선량분포를 획득하고, 팬텀으로 실제 측정하여 서로 비교한다. 전산화 계획상의 선량분포와 실제 측정된 선량분포의 차이가 허용오차를 초과하지 않는지 확인한다.

④ 방사선 치료 전 MVCT 시행 : 환자를 setup하고, mega-voltage CT scanning을 시행한다. scan 시 slice thickness를 결정하고, 이에 따라 영상의 수준과 scanning time이 달라진다.

⑤ IGRT(image guided RT) 실현 : MVCT image와 기준 영상을 겹쳐서 비교하며, 환자의 setup 오차에 의한 위치 차이를 교정한다. 치료부위의 체내 변화 여부를 확인 가능하는데, 즉, 종양의 크기 변화와 주변 정상조직의 변화를 확인할 수 있다. 위치 오차를 교정한 후 다시 MVCT를 시행하여 치료를 시행하기 전에 재확인할 수도 있다.

⑥ 치료 시행 : 두 가지 조사 모드(mode) 중 치료계획에 의한 방법을 선택하여 6MV X선으로 치료한다. 역방향 치료계획을 통한 helical(나선형) IMRT를 시행한다. helical mode는 내장된 선형가속기가 회전, couch 이동하면서 동시에 나선형의 방사선치료 한다.
direct mode는 내장된 선형가속기가 회전하지 않으면서 특정 각도에 고정되어 일정한 범위의 beam을 조사하고, couch가 이동하면서 원하는 field size에 대한 방사선 조사가 가능하도록 한다. 일반적인 형태의 선형가속기로 치료하는 것과 비슷한 형태의 치료방법으로, 단순조사로 시간과 비용을 절감하는 효과를 볼 수 있다.

⑦ MVCT image 관리를 통한 환자의 관찰 : 매일 치료 전에 scanning 하는 MVCT 영상을 통해 종양 및 환자의 상태 변화를 관찰 및 기록할 수 있다. MVCT 영상에서 종양 및 주변장기의 크기와 위치가 치료계획을 수립할 때와 차이가 발생하면, 이를 반영하여 새로운 치료계획을 적용할 수 있다.

2) 장치 :

(1) 치료계획장치

치료 전에 CT simulator로 3차원 영상을 통해 컴퓨터 프로그램을 이용해 종양과 주위 정상 장기나 구조물에 선량분포를 계획하여 방사선의 형태와 위치 및 강도를 계산한다.

(2) 치료장치

먼저 개발된 Tomo Hi-Art는 helical(나선형) mode로 IMRT만 되며, 최근 기종인 Tomo HD장비는 Helical mode와 Direct mode를 할 수 있다. 선량률은 최대 850cGy/min이며 magnetron을 이용한하고 선속평탄여과기를 사용하지 않고 선속을 변조하여 원하는 선량분포가 이루어지도록 조사한다.

① linac 장치 : 기존의 helical mode는 IMRT와 360도 회전 가능하며 나선형으로 치료가 가능하고, binary MLC가 부착되어 있고 선속평탄여과기가 없다. 최근 기종인 Tomo-HD의 HD는 HiArt와 Direct를 합친 방식이다.

② 검출기와 제어장치 : CT 영상 획득에 필요한 검출기(MV CT용 detector), linac 장치와 치료대를 조절할 수 있는 제어장치 등.

③ 자료 획득장치 : 치료 전의 CT simulator의 선량분포와 매 치료 시마다 linac 장치에서의 MV CT로 촬영한 선량분포를 일치하게 해주는 장치이다.

(3) 특징

① 기존 치료에서 불가능한 재발암과 멀리 떨어진 종양이나 전신 치료가 가능하다.

② 360° 전 방향에서 조사 → 기존 IMRT 보다 더욱 정교하고, 종양 이외 부분에서 급격한 선량감소로 치료 후 재발 종양에서 주변 중요 정상조직에 대해 한계 선량 이하에서 치료가 가능하다.

③ 수술이 아니므로 마취와 출혈 없이 가능하다. 전신 등 넓은 부위의 치료가 가능하다.

④ bore(내경) size 직경은 진단용 CT장치(약 70cm)에 비해 넓어(약 85cm) 다양한 치료자세를 취할 수 있고, 실시간 관찰되는 CT 영상(megavolt CT)으로 정상적 장기의 손상 없이 정확한 방사선조사가 가능하다.

⑤ 치료계획비와 치료비가 고가이다. 정확한 크기와 세기로 조절된 방사선조각이 얇게 slice별로 나뉜 치료부위를 나선형 모양을 그리며 암을 공격하는 본 치료 방법은 IMRT를 가장 이상적으로 구현하였다.

⑥ 기존의 IGRT system에 비해 원스탑 치료의 가능으로 환자의 편의가 증가되고, 통합시스템으로 필요 공간 및 인원이 감소되며 이로 인해 비용면에서 효율성 증가가 있다.

⑦ 감마나이프와 사이버나이프의 장점과 더불어 IMRT, IGRT 치료를 동시에 할 수 있는 장치이다. 따라서 종양에는 최대의 선량을 조사하면서 주변 정상조직에는 최소한의 선량을 조사하게 된다.

⑧ 별도의 호흡고려방사선치료를 부착하여 호흡에 의한 움직임을 고려한 4D-RT가 가능하다.

8. 4차원 방사선치료

호흡을 고려한 방사선치료는 호흡이 특정 위상에 위치할 때 방사선을 조사하는 방법과 호흡을 따라가며 방사선을 조사하는 방법 등으로 나눈다. 이 치료는 종양의 제어를 높이고 정상조직의 합병증 발생확률을 감소하기 위해 조사야를 적절한 크기로 줄이고 종양 및 장기의 움직임을 고려해 4차원적으로 조사한다. 호흡에 의한 움직임은 모의치료 영상 획득, 치료계획 시 표적 범위 설정 및 치료를 위한 선량전달과정에 영향을 주어 치료의 한계를 초래한다. 주로 간암, 폐암, 위암 및 유방암이 주 대상부위이다.

1) 움직임의 특정 위치를 적용한 방사선치료

호흡을 하는 동안 호흡의 주기나 위상이 특정 위치에 도달 시 방사선을 조사하는 방법으로, Gate는 호흡주기의 특정 위치를 선택적으로 적용시킨다는 의미이다. 최근에는 IMRT, 양성자치료에 적용하고 있으며, Gating을 적용하는 방법은 호흡의 움직임에서 위상과 진폭을 기준으로 설정하는 방법으로 나눌 수 있고, 호흡의 움직임을 파악하기 위한 기준으로 인체 표면의 움직임과 체내 특정 부분의 삽입물의 움직임을 기준으로 설정하는 방법으로 분류할 수 있다.

(1) 호흡운동의 위상과 진폭

(2) 체표면의 움직임 신호를 이용한 gating : 비침습적 방법으로 많이 이용되며,

① 실시간 호흡 위치관리(RPM, real time position management) 시스템 : marker block을 복부 위에 올려 놓고 적외선카메라인 tracking camera로 적외선을 조사해 marker block에 부착된 적외선 반사체가 이를 반사하고, 반사된 적외선을 적외선카메라가 다시 포착하여 컴퓨터가 들숨과 날숨에 따라 움직인 marker block의 움직임을 감지하게 된다. 모의치료 단계에서부터 적용한다. 비교적 움직임이 적은 30~70% 사이에 호흡의 위상이 있을 때 방사선을 조사하며, 움직임이 적은 완전 날숨 상태에 방사선을 조사한다.

② 적외선추적 & 엑스선투시시스템 : RPM 시스템처럼 적외선반사체를 사용하면서 실시간종양추적 시스템과 같은 엑스선 투시를 병행할 수 있는 시스템이다.
RPM이 적외선 반사체가 부착된 한 개의 marker block을 사용하는 것과 달리, ExacTrac 시스템은 여러 개의 작은 적외선 반사체를 가슴 및 복부 위에 놓고 적외선 감지카메라를 이용해호흡의 경향을 추적한다. 또한 ExacTrac 시스템은 엑스선 영상장치가 함께 설치되어 교자하는 영상을 얻을 수 있어 IGRT를 시행할 수 있다.

③ 압력센서 belt 시스템 : Anzai 벨트 시스템은 센서가 부착된 벨트를 복부에 착용해 호흡에 의한 움직임을 관찰하는 방법이다. 호흡 시 벨트가 받는 압력을 감지해 호흡의 진폭과 위상을 모니터링한다.

(3) 체내 기준점의 움직임 신호를 이용한 gating

이는 실시간종양추적 방사선치료와 밀접한 관계가 있으며, 종양이나 종양 근처에 삽입된 기준 마커의 위치와 움직임을 기준으로 gating을 시행한다.

(4) 특징

① 이 시스템과 4차원 CT 촬영을 병행하여 치료계획을 하면 오차를 많이 줄일 수 있다.

② 특정 호흡주기에만 방사선을 조사하여 정상조직의 합병증을 감소시키고 종양 주위 조사야를 작게 할 수 있다.

③ 종양의 움직임을 5mm 이내로 감소시켜 치료가 정밀해지고, 정상조직의 손상을 최소한으로 할 수 있다.

④ 비침습적 방법으로, IMRT나 다른 치료법(cyber knife 등)에 병행하여 이용할 수 있다.

2) 호흡을 멈추고 시행하는 방사선치료

깊은 들숨 상태에서 호흡을 멈추고 시행하는 방법, 능동적 호흡 조절 및 자발적 호흡조절 방법 등이 있다.

3) 복부 압박 호흡조절

4) 실시간종양추적 방사선치료

이는 치료를 시행하면서 실시간으로 종양의 위치를 추적해 방사선이 능동적으로 종양의 움직임을 쫓아가며 조사하는 방법이다.

① 엑스선 영상을 이용하여 종양 자체의 실시간 움직임을 추적하는 방법
② 엑스선 영상을 이용하여 종양 내에 인공적으로 삽입한 fiducial marker를 추적 :
③ 호흡에 의한 종양의 움직임을 반영하는 surrogate의 위치변화를 추적 : 호흡으로 인한 움직임을 감지하기 위해 가슴이나 복부 위에 적외선반사체나 적외선 발생장치인 광학적 표지자를 부착하고 적외선카메라를 이용해 움직임을 관찰해 호흡에 의한 종양의 움직임을 추적한다. Cyberknife의 Synchrony 호흡동조 종양추적시스템은 엑스선 영상과 surrogate의 관찰을 모두 사용할 수 있다.

9. 양성자 치료

1) 개요

① Bragg peak : 양성자는 물질을 통과하면서 에너지를 서서히 잃다가 속도가 매우 느려지면 많은 양의 에너지를 물질에 전달하고 정지한다. 즉 양성자는 물질 내에서 멈추기 직전까지는 방사선을 거의 방출하지 않고 대부분의 방사선량(80% 정도)을 멈출 때 방출한다. 이 특성을 브래그피크 라고 한다. 이 피크 후반의 정상조직에는 방사선 노출 없이 부작용을 줄일 수 있다.
② 양성자는 반음영이 없고 측방산란선을 방출하지 않는다.

2) 치료장치 구성

사이클로트론에서 나오는 출력빔의 에너지는 일정하게 고정(230MeV)되므로, 에너지선택장치의 에너지변환기(degrader)를 통해 필요한 에너지(70～230MeV)로 변환된 후 빔이송장치에 의해 이송되어 갠트리에 장착된 노즐을 통해 빔을 환자에게 조사한다. 가속부, 빔전송부, 치료실과 조정실로 구분한다.

(1) 가속부

사이클로트론을 주로 이용하는데, 이는 종양까지 입자선이 도달되게끔 입자의 운동에너지를 증가시키는 역할을 한다. 양성자는 가속부의 이온원에서 발생하며, 230MeV의 양성자빔을 방출한다. 구성은 두 개의 반원형 전극(dees)과 그 사이에 걸리는 고주파, dee 위·아래에 있는 전자석으로 되어 있다. 고주파는 입자의 가속에, 전자석은 자기장을 이용한 입자의 원형 궤도 형성에 사용된다. 사이클로트론의 중심부분에 들어가 양성자와 같은 하전입자는 고주파의 에너지가 증가함에 따라 점점 큰 궤도의 원(물결파)을 그리며 회전하면서 최대에너지에 도달하면 사이클로트론 밖으로 방출된다. 최대에너지에 도달한 양성자선을 치료에 필요한 에너지로 조절하기 위해 적절한 두께의 에너지 감쇠(변환)기(degrader)를 통해 에너지(70～230MeV)를 얻는다. 에너지 및 선량조절을 위해 scatterer(산란체) 및 degrader를 이용한다.

* 싱크로트론(synchrotron) : 선형가속장치로 양자선을 3～7MeV 수준으로 가속 후 싱크로트론으로 입사해 일정 궤도 회전하며 원하는 에너지를 얻을 때까지 가속한다. 원하는 에너지로 가속 후 추출이 가능하므로 에너지변환기(degrader)가 필요 없다.

(2) 양성자빔 전송부

가속기에서 추출되어 나온 양자선을 치료실까지 전달하는 설비이다. 양성자를 제어하기 위해 수 많은 전자석 장치로 구성되며, 편향자석을 이용해 양성자선의 경로를 조절한다.

(3) 치료실

전송되어 온 양성자선을 환자에게 조사하는 곳으로, 고정빔과 갠트리 회전형 조사방식으로 구분한다.

갠트리에 장착된 노즐(방사선 조사 장치)을 통해 빔을 종양에 조사한다. 노즐의 기능에 따라 passive scattering와 active scanning으로 구분된다.

① passive scattering : 양자선을 산란시켜 조사하는 방식으로, pencil beam 형태로 전송되어 온 양자선을 높은 원자번호를 가진 물질로 만들어진 산란체를 통과시켜 필요한 조사면의 넓이만큼 산란시켜 환자에게 조사한다.
차폐블록 역할을 하는 차폐체와 양성자의 비정의 모양과 일치시키는 범위보상체(range compensator)를 사용해야 한다. 차폐체는 정상조직에 대한 양성자를 차폐 위해 황동에 소량의 납을 혼합해 금속에 종양의 모양으로 구멍을 뚫었으며, 범위보상체는 입사된 양성자선의 비정이 종양의 모양에 일치하도록 조절, 즉 종양에 균등한 선량분포를 위해 사용,하며 재질은 PMMA(polymethyl methacrylate)를 사용하고 양성자치료에서는 이 범위보상체를 bolus라고도 부른다. 차폐체와 범위보상체는 노즐의 끝부분인 스나우트(snout)에 장착하여 환자 가깝게 위치한다. 장비에 따라 차폐체를 MLC로 대체하여 사용하는 노즐도 있다.

② active scanning : 양자선을 산란시키지 않고 조사하는 방식으로, 노즐에 전자석을 설치하고 자기장에 변화를 주어 pencil beam 형태의 양자선의 방향을 조절하는 방식이다. 방향과 조사 깊이를 이용해 다양한 조사, 즉 IMPT(강도변조 양성자치료)를 할 수 있다.

③ SOBP(spread out Bragg peak, 넓은 브래그피크) : 양성자의 브래그 피크는 매우 좁게 발생하여 종양 크기가 넓은 치료에서 넓은 브래그 피크가 필요한데, 이를 위해 단일 에너지의 양자선을 조절해 일정 범위의 여러 에너지를 가진 양자선으로 분산시켜 조사하면 일정한 범위의 균일한 선량 평탄부를 가진 브래그 피크가 만들어지는데 이를 말한다.
양성자 치료 시 peak 범위, 즉 SOBP(일정한 깊이까지 균일한 흡수선량을 공급)를 만들기 위해 회전 방식의 범위변조기(rotational range modulator)또는 SOBP 길이에 따라 선택하여 장착하는 ridge filter 방식의 범위변조기나 범위보상체(range compensator, 재질 PMMA)를 사용하며 이로 인해 표적 내 선량 분포조절이 가능하여 SOBP(spread out Bragg peak)가 이루어진다.

3) 양성자 치료과정

CT 모의치료 후 RTP를 거친 후, 선량전달품질관리(dose delivery QA)를 시행한 후 환자를 치료하게 된다.

(1) 치료자세 고정 및 CT 모의치료

방사선 치료계획을 세우는 단계로, 치료 부위와 자세를 결정 후, 치료 자세 유지를 위한 고정용구 제작, 치료 부위 촬영 및 치료 부위 표시 등을 하게 된다. CT 모의치료의 경우 CT 모의치료기를 이용하여 치료계획을 세우는데, 적절한 위치 결정과 정확한 선량분포 계산을 즉시 시행할 수 있다.

(2) 컴퓨터 치료계획 수립 및 치료선량 측정(정도 관리)

모의치료 시 결정된 자료를 기초로 치료계획용 컴퓨터를 이용하여 가장 효율적이고 최적의 치료방법을 고안한다.

① 전산화 치료계획을 위해서는 CT 영상, MRI, 양전자방출 단층촬영(PET/CT)영상, 혈관조영영상 등 환자의 종양 위치 및 분포를 파악할 수 있는 정보가 동원된다.
먼저 이들 영상을 치료계획용 컴퓨터에 입력하고 그 후 입력된 영상에 병변과 주변 장기 등을 그려 넣는다.

② 입력 후에 컴퓨터를 이용하여 환자의 종양 및 정보를 3차원으로 재구성하여, 종양을 입체적으로 관찰할 수 있다. 이를 통해 종양과 주변 장기와의 위치를 고려해 종양에 최대 선량, 주변 정상조직에 최소 선량이 분포되도록 치료계획을 수립한다.

③ 디지털 영상 positioning 시스템을 이용한 위치 확인 : 최적의 전산화치료계획을 가지고 치료를 실행하기 전 정확한 치료위치를 결정한 후, 매일 이 과정을 통해 안전하고 정밀한 방사선치료를 시행한다. 준비 후 양성자 치료장치를 이용해 치료계획에 맞춰 치료를 시행한다. 치료 전 양성자 치료기는 이러한 영상유도 치료방법을 채택해 매일 치료부위의 디지털 영상유도시스템(DIPS: digital image positioning system) 위치를 확인하고 치료를 시행한다.

(3) 양성자 치료

치료기를 이용해 치료계획에 맞춰 치료를 시행하며, 1회 치료 시 30분, 전 치료기간은 종양에 따라 며칠~7주까지 걸린다.

4) 양성자 치료의 장점 및 단점 :

① 암에 도달하기 전까지 선량은 최소화하고 암 뒤의 정상 조직에는 거의 방사선을 조사되지 않아 방사선부작용을 줄일 수 있다. 1mm 오차 내로 정확하게 조사할 수 있다. 예로 전립샘암 치료 시 곧창자와 방광에 방사선량을 적게 할 수 있다. 범위보상체를 사용해 종양의 모양에 맞춰 비정이 끝나기 때문에 부작용을 줄일 수 있다.

② 표적 중에서도 작고 특정한 부위에만 집중하여 원하는 방사선량을 집중적 조사하며, 양성자의 에너지를 다양하게 조절하여 암 치료에 필요한 깊이 만큼만 방사선량을 조사할 수 있다. SOBP의 범위를 조절해 종양 크기와 형태 맞춰 조사하므로 종양에 집중 조사가 가능하다.

③ 양성자는 광자나 전자에 비해 방사선질이 5배 이상 높아서, 동일한 방사선량으로도 광자나 전자에 비해 훨씬 높은 치료 효과를 나타낼 수 있다. 즉 LET가 커서 세포파괴율이 크며 종양의 재생이 적고, 온도나 산소 및 세포주기의 영향을 적게 받는다.

④ 단점 : 치료비가 비싸다. 치료시간이 조금 길며 한 대의 가속기에 여러 대의 노즐을 연결해 치료하므로 여러 곳에서 동시에 치료할 수 없다. 가속기 고장 시 업무가 중단된다.

5) 적응증

전이가 없는 국소부위에 제한된 병기의 고형암에 적용하다. 고형암은 백혈병과 같은 혈액암을 제외한 덩어리(종괴)를 형성하는 암을 말한다. 백혈병과 같은 혈액암, 골수이식을 위한 전신조사 등을 제외하고는 치료대상이다.

치료대상은 뇌척수종양(뇌종양, 척색종), 안구종양(흑색종, 망막모세포종), 두경부암, 폐암, 식도암, 초기유방암, 전립샘암, 조기 간암, 자궁목암 등에 치료한다.

특히, 전립샘암, 맥락막 흑색종, 초기 폐암에서는 수술 대신 양성자치료로 장기가 보존되며 치료가 가능하다.

① 기존 치료로 부작용이 심한 경우 부작용 감소를 위해 소아 고형암, 즉 뇌종양, 연부조직종양, 망막모세포종을 치료한다

② 기존 치료로 완치율이 만족스럽지 못할 때 이를 향상시키기 위해 성인 고형암, 즉 맥락막 흑색종, 척색종, 육종 등을 치료한다

③ 수술 대신 치료하는 경우는 초기 폐암, 초기 간암, 전립샘암 등이다.

Ⅵ. 방사선치료 보조기구

1. 고정용구

치료자세를 편안하게 유지하며, 방사선 치료를 시행하는 전 기간에 환자의 움직임을 최대한 방지하여 치료자세의 재현성을 유지하기 위해 사용한다.

① 종류 : breast board, mold형 cradle(MeV-green), optimold(aquaplst), Vac-Loc(진공포), pillow, mouth piece, 뇌정위방사선치료(SRS)용 frame, arm holder, wing board 등.

② 기타 : 치료장기의 흡수선량에 방해를 주지 말아야 하며, 기구 사용 시 피부에 산란선이 약간 증가한다.

1) 두경부 고정기구

(1) Pillow

환자의 머리를 받쳐주는 기구이며, 크기와 각도에 따라 여러 가지 형태를 갖추고 있다

(2) 열가역성 플라스틱 마스크(thermoplastic mask, optimold, Aquaplast)

열가역성 합성수지계의 특수한 플라스틱 으로 다고정용, 사생활 보호용으로 주로 두경부암(뇌종양, 뇌하수체종양, 뇌동정맥기형)에 이용한다.

① 재질 및 방법 : 특수 플라스틱으로, 오븐에 물을 넣어 70℃로 가열 후 optimold(aquaplast)를 넣어 부드럽게 되면, head holder 위의 베개 위에 있는 환자의 두경부에 올려 놓고 2~3분 후 optimold(aquaplast)는 실온에서 굳게 된다. optimold 위에 조사야, 중심선속 등을 표시한다.

② 특징 : 고정성 및 재현성이 우수하다. optimold로 인한 선량 감소가 조금 있다.

(3) head holder

Thermoplastic mask를 고정하기 위한 기구로서, pillow를 놓는 부분과 thermoplastic mask를 고정시키는 부분으로 구성되어 있다.

(4) 고정 plate

3차원 방사선치료 및 강도변조방사선치료(IMRT) 등 정밀한 방사선치료를 시행할 때, 두경부위 mask를 고정하는 고정기구이다.

2) 유방암 고정기

(1) breast tilted board(경사판)

유방암 접면치료 등에서 가슴의 각도나 팔과 머리의 위치 등을 자유롭게 변화하기 위한 기구이다. 팔 고정대(arm rest)와 함께 유방암에서 사용한다.

(2) arm rest : 팔을 편안하게 올려 놓는 기구이다.

3) 팔 올림 고정기구(arm up holder, wing board)

가슴부위 (폐암 등)의 방사선치료 시, 양쪽 팔을 머리 위로 올린 자세를 유지할 수 있도록 해주는 자세 고정기구이다. 팔을 올린 자세에서 양측 팔꿈치를 기댈 수 있는 받침이 있어서 편하게 자세를 유지할 수 있도록 해 준다

4) Mold형 cradle

환자의 신체 일부를 감싸주는 mold 형태의 고정기구로서 모의치료과정에서 환자의 체형에 맞추어 제작하여 환자자세의 재현성을 높일 수 있다.

(1) MeV-green(경화발포제를 이용한 cradle)

액상의 특수약품을 이용하여 제작하며 치료 후 재사용을 할 수 없다.

① 제작방법 : A, B 약품(액체)을 섞어서 비닐 속에 넣고 환자를 비닐 위에 위치한다. 약품이 부풀면 고체 형태로 굳게 된다. 액체를 고체화 하였고 재사용이 불가능하고, 크지 않은 충격에도 충격을 받으면 쉽게 파손된다.

② 적용부위 : 사지, 소아용 등으로 쓰였는데, 많이 사용을 하지 않는다.

(2) Vac-lok(진공포)를 이용한 cradle

① 방법 : 환자를 과립상의 스티로폼을 넣어 봉입한 진공포 위에 위치 후 진공펌프를 연결해 과립이 흡착되여 진공이 되면 환자 체형에 맞게 딱딱하게 굳어 고정이 된다. 공기를 흡출하는 방식이다.

② 적용부위 및 특징 : 사지와 소아용 및 성인의 가슴이나 골반부의 국소 또는 전신고정 시 사용되며, 현재 많이 이용된다

5) 자세 유지를 위한 고정기구

바로누운자세용, 엎드린 자세 유지용 고정기구 등이 있다.

6) 뇌정위방사선수술(SRS)용 frame

감마나이프와 X-knife에서 사용되는 frame(틀)은 나사못 등의 기구를 이용하여 침습적으로 머리 등을 고정하는 기구이다.

2. 보조 기구

1) filter(여과기)

선속이나 심부조직 내의 등선량분포를 변경하기 위해 사용한다.

① 종류 : 모양 - wedge, compensating(보상) filter, 선속평탄(flattening) 여과기

② 재질 : 에너지에 따라 Al, Cu, 복합여과기(Sn-선원측, Cu, Al-환자측), Pb(고에너지용)

(1) wedge filter(쐐기여과기)

심부 조직(종양) 내의 선량을 균등하고 증가시키기 위해 사용한다.

① 형태 및 구분 : 삼각형 모양으로, 한쪽 끝은 두껍고 다른 끝은 얇다. wedge를 구분하면 hard wedge(wedge)와 physical wedge(enhance dynamic wedge)가 있다.

② 특징 :

㉮ 편재성 암의 사입사 2문조사 시 선속이 중복된 부위(표적용적) 내에 균등하고 최대(plateau) 선량분포를 주기 위해 사용한다.

㉯ beam overlap(겹침) 부위를 벗어나면 급격한 선량분포의 감소가 있어 정상조직이나 주요 장기의 보호에 적당하다.

㉰ wedge의 얇은 끝 아래에는 선속이 강한 hot area, 두꺼운 쪽은 cold area가 있다.

㉱ wedge 사용 시 저에너지 광자의 감소로 2차선이 감소되어 선량은 감소하나, 선속 경화가 일어나 방사선의 선질이 변화하며 투과력이 커져 깊은 지점의 심부선량백분율은 커지게 된다.

③ 치료 부위 : 위턱굴암(직교2문조사), 유방암(대향2문조사), 직장암(3문조사) 등

④ wedge filter 위치 : wedge 사용 시 피부보호효과를 유지하기 위해서 피부표면으로부터 적어도 15cm 이상 떨어져서 위치시킨다. collimator 밑에 부착한다.

⑤ wedge angle(WA) : 중심축 및 등선량분포 곡선의 10cm 깊이 또는 50% 등선량곡선이 만나는점을 수평선으로 할 때의 각이다

㉮ 종류 : hard wedge는 15도, 30도, 45도, 60도로, 삽입을 in, out, 우측, 좌측으로 할 수 있다.

⑥ hinge angle(HA) : 2개의 wedge filter 사용 시 중심축의 내각이다.

식 : WA = 1/2 (180도 − HA)

위턱굴암의 직교2문조사(HA 90도)는 WA는 45도이며, HA 60도에서는 WA 60도이다.

⑦ wedge system

㉮ universal wedge : 조사야의 중심축과 wedge의 중심이 일치하는 방식으로, wedge 중심에 표시해 맞추므로 설치(setup)가 편리하나, 출력의 손실이 많아 고에너지 엑스선 장치에서 사용한다.

㉯ indivisual wedge : 조사야 끝에 wedge의 얇은 쪽 끝을 맞추는 방식으로, 맞추기(설치)가 어려우나, 얇은 쪽에 맞추어 두께 감소로 출력의 손실이 적어 Co-60 원격장치 등 출력이 적은장치에서 이용했다.

⑧ 쐐기여과기인자(wedge transmission factor, WF) : wedge 사용 시 출력 감소로 인한 환자 치료 선량계산의 보정을 위해 사용한다.

WF = wedge filter 사용 시 출력 / wedge filter 사용하지 않을 때 출력 < 1

⑨ physical wedge(enhance dynamic wedge, DWEDGE) : planning system(Eclipse)의 개발로 hard wedge를 삽입하지 않고 콜리메이타가 시간에 자라 X, Y축 방향으로 이동을 하며 wedge filter의 효과를 나타낸다. 또한 collimator의 움직이는 속도(속도 차이)를 변화하여 전체 조사면에 세기(강도)를 달리 주어 10, 15, 20, 25도 등 다양한 각도를 구상할 수 있는 능력이 있다.

㉮ 목적 : 조직내 등선량 분포곡선을 변형시킬 목적으르 사용되는데, 고정조사 시 기존의 고정 쐐기와는 다르게 비 대칭적인 콜리메이터인 independent jaw에 의해 등선량 분포곡선을 변형시키는 동적(dynamic) 쐐기 기법이다.

㉯ 방법 : 아래 그림 A)에서, TREATMENT TYPE(치료형태)에서 E(enhancement, 세기변환) DWEDGE(dynamic wedge), ENERGY(6MV 엑스선), ORNT(orientation, 방향)는 Y1으로 wedge in 방향 효과를 얻는다.

* dynamic wedge : 콜리메타가 모두 닫힌 다음에 방사선을 조사하면서 X축이나 Y축으로 콜리메타가 이동하면서 wedge 각도가 변화하는데, 콜리메타가 빨리 이동하면 wedge 각이 작아진다. 콜리메타가 천천히 움직이면 wedge 각이 커진다. universal wedge보다 반음영이 크며 재질은 텅스텐화합물이다.

(2) Compensating filter(보상여과기)

고에너지 광자선 치료 시 표면에 요철로 심부종양에 선량분포가 균등하지 못할 때 보상하기 위해 사용한다. 특히 전신조사 시 두께 차이에 의한 선량 보상 시 이용한다.

① 재질 : Pb, 구리, 조직등가물질 등. 산란선 문제로 원자번호가 높은 Pb을 이용한다.

② 특징 : 피부에서 거리를 띄워 사용하므로 산란선 감소르 피부보호효과가 있다. 광자선과 보상여과기 간의 산란선 발생으로 피부에서 15cm 이상 띄워서 사용한다. 전신조사(TBI) 등에서 사용한다. 조직의 불균질을 보상한다.

2) Bolus(덩어리)

고에너지 전자선에서 환자의 불균질부나 경사진 부위에 입사 시 불규칙한 표면의 요철을 없애 주고 표재성 암 치료를 위해 사용한다.

(1) 재질

조직등가물질로, superflab, superstuff, 파라핀왁스, lucite, polystyrene 등의 물과 밀도, 원자번호가 비슷한 물질이다.

(2) 위치 및 적용부위

피부 위에 사용하며, 피부암, 유암 수술 후 피부(홍반 발생) 등 치료에 이용한다

(3) 특징

① bolus 두께 만큼 선량분포를 표면 쪽으로 이동하며, build up을 표면으로 이동해준다.(표재성암 - build up bolus) → 종양보다 깊은 심부 건강조직의 선량 감소 효과가 있다.

② 표면에 놓아 불균질한 부위를 보정해 균일한 선량을 준다. 피부 표면선량이 증가하며 피부보호효과 없다.

* 조직등가물질로 사용되는 Mix-Dp는 흡수선량을 보정할 수 있다.

3) 치료용 cone

조사야 결정, 조사야 이외 차폐(병소 이외 조사 방지, 정상조직 부호)를 위해 사용한다.

① 사용선질 및 방사선 : 고에너지 전자선, 고LET 방사선, 저에너지 광자선

② 압박 cone : 이전의 저에너지 엑스선치료 시 끝이 닫힌 압박 cone 사용 → ㉠ 피부에 산소 부족, 피부 방사선선량 감소, 피부보호 ㉡ 피부와 병소간 거리 단축, 병소선량 증가.

(1) Electron cone(조사통)

linac 장치에서 전자선은 산란박을 지나면 확산되는데, 전자선치료 시에 사용되는 electron cone은 조사야 및 SSD가 결정되며 병소 외의 조사를 방지하게 된다. 크기는 6, 10, 15, 20, 25 cm 등 여러 종류가 있다. 고에너지 전자선으로 치료 시에는 조사야 조절을 콜리메터로 하지 않고 cone으로 하며, 차폐는 콘 하단에 차폐블록을 올려 놓고 치료한다.

① 종류

㉮ 원격치료용 cone : 정사각형, 재질은 납, 조사 head 아래에 부착하며 cone 아래에 정상조직차폐 위한 block을 설치한다

㉯ 강내조사용 cone : 원기둥형(원형, cylinder)으로, 질암, 곧창자암, 구강암 등의 강내치료 시사용하며, periscope를 통해 cone 내부의 종양과 cone의 일치성을 확인할 수 있다. 재질은 스테인레스강이다.

㉰ 수술 중 치료용 cone : 아크릴로 만든 오각형 등으로, 방광암, 위암, 이자암, 전립샘암 등에 이용한다.

② 기타 cone : intraoral(구강내) cone, periscopic cone 등.

4) Accessory mount

조사 head부에 장착하여 사용하며, 탈부착이 가능하고, 차폐 블록을 장착하기 위한 음영반(block tray)과 전자선 applicator 등을 삽입 시 이용한다 조사 head 부 아래에 장착하며, 탈부착이 가능하다.

Block mount(BM)위에 엑스선 block이나, 아래에 전자선 cone를 부착한다. BM 아래에 Compensator mount를 부착한다.

5) 눈금 표시기구 : scale board 및 graticule

(1) Scale board

모의치료촬영 시 조사 head 부에 장착하여 조사야 범위 결정에 도움을 주고 종양의 위치 파악을 용이하게 한다.

(2) Graticule

linacgraphy 시 조사 head 부에 삽입하여 치료부위(조사야와 차폐부)의 범위를 알 수 있으며, 모의치료장치의 scale board와 비슷한 형태로 영상에 눈금을 표시하는 기능을 한다

6) Shadow tray(음영반)

block(차폐체)을 올려 놓는 기구로, 치료장치의 조사 head(collimator) 아래에 부착하고, 사용하지 않을 때는 부착하지 않는다. 음영반 사용 시 피부선량이 많아진다.

재질은 투명한 아크릴판 5mmt를 사용하며, 아크릴판에 의해 선속이 감약하므로 선량을 보정해야 하고 두께는 가능한 얇게 한다.

7) 조준용 투광기, front pointer, back pointer, pin & arc 및 ODI

(1) 조준용 투광기(side pointer, laser beam pointer)

매번 방사선치료 시 중심선속과 isocenter를 정확하게 맞추기 위해 피부나 aquaplast의 전면과 양측면에 표시(marking) 하는데, 치료실 천정과 양 측벽에 laser beam pointer를 설치한다.

(2) 정면지시계(front pointer)

정확한 조사야의 중심선속을 맞출 수 있으며, SSD를 설정하기 위해 사용한다. 주로 collimator 하단에 장치하며 끝에 자석이 있어 pin이 붙게 되어 있다. Front pointer의 pin은 눈금이 그려져 있어 거리 (SSD)를 맞추고, pin의 방향이 곧 중심선속 방향이 된다.

(3) 후면지시계(back pointer)

대향2문조사 등에서 빔의 방향이 정확하게 isocenter를 향하는지 확인하기 위하여 입사되는 방향 및 위치와 출사되는 위치를 확인할 목적으로 사용된다. Front pointer와 back pointer를 동시에 사용하여 방사선의 방향과 중심선속의 입사 및 출사 지점의 일치여부도 확인할 수 있다

(4) Pin & Arc

빗(비스듬, 사)방향(oblique) 조사에서 방사선속 방향을 확인하기 위해 사용한다.

(5) 광거리지시기(ODI, optical distance indicator)

중심선속에서 조사야에 광학눈금과 중심표시 십자선이 만난 지점에 거리가 표시되므로 정확한 SSD를 광학거리계를 통하여 알 수 있다. 조사면은 눈으로 확인이 어려워 빛을 이용하며 digital 표시에 의해 조사면을 파악할 수 있다.

8) 내시경(endoscope)

강 내를 전자선 치료 시 강 내에 internal cone이나 periscope cone 또는 applicator tubes를 삽입하며, 이때 치료부위에 정확하게 cone이 삽입되었는지를 육안으로 확인하는 기구이다. 램프에 불이 들어오며 종양부위를 측시경으로 확인할 수 있다.

9) Cassette holder

Port 촬영(cobaltogram, linacgram) 시 측면에서 카세트(필름)를 지지해주는 기구이다.

10) Hard board

체표면을 주형하여 조사야 중심의 횡단면도를 뜬 것으로 치료계획 결과에 의한 치료 set up parameter들을 기록한다. 치료 설정 변수들인 환자자세, 조사야, SSD, wedge 각도, 선속방향, 조사문수 등을 기록한다.

11) 보조재료 등

인디안잉크, 바륨(장기 표시), 납줄, caliper 등이 있다. 치료 center marking의 경우, mask (aquaplast) 사용 환자는 매직이나 name pen으로 표시하고, 고정용구 사용 않고 피부에 직접 표시할 경우는 문신이나 인디안잉크를 사용한다.

3. 차폐 block

정상조직을 보호(차폐)하기 위한 기구로, 차폐는 조사선속의 1차선 강도를 5% 이내로 감약시킬 수 있는 납의 두께로, 즉 1차선을 95% 이상 흡수할 수 있는 두께이다.

차폐체의 두께는 광자선에서는 5HVL으로, 고에너지 전자선에서는 E ÷ 2를 하여 mmPb로 사용한다.

엑스선 차폐는 4MV가 6cm Pb, 6MV가 6.5cm Pb, 10MV가 7cm Pb(8.5cm Cerrobend)이며, 10MeV 전자선 차폐는 5mm Pb을 사용한다.

1) 재질에 따른 분류 – Pb, 저용융점 합금납.

(1) 저용융점 합금납(cerrobend alloy)

구성은 Bi(50%), Pb(26.7%), Sn(13.3%), Cd(10%)이며. 밀도는 납의 83%인 9.4g/㎤이다.

① 용융점 및 차폐효율 : 용융점은 70℃(순수 납 용융점 : 327℃)로 낮아 차폐물 가공이 용이하나 납에 비해 차폐율이 떨어져 Pb의 1.2배의 두께로 하면 된다.(=Pb×1.2).

② 방법 및 특징 : 차폐블록을 만들기 위해 금속을 부을 때 공기방울이 생기지 않게 천천히 붓는 것이 중요하다. 일반적으로 사용되는 블록은 negative 블록이다.

2) Block 분류

(1) Straight(직각) block

beam의 기하학적인 퍼짐을 고려하지 않은 직각 블록으로, 주로 상품판매용이다. 윗면과 아랫면의 크기가 같으며, 반음영이 가장 크다.

(2) Divergent(퍼짐) block(custom block, personal block, block)

beam의 기하학적인 퍼짐을 고려한 블록으로, styroformer에 의해 만든 블록이며 치료 시 차폐블록으로 사용한다. 윗면보다 아랫면의 크기가 크며, 반음영이 MLC보다 작다.

(3) 다엽(다분할)콜리메이터(MLC, multi-leaf collimator)

① 특징 : 물리적 형태의 차폐체(block) 없이 조사야를 조절하며, MLC는 80~120개로 구성되어 각각 독립적으로 움직여 어떤 모양의 부정형 조사야도 만들어 종양의 형태에 맞추어 사용한다. 1차원, 2차원 및 3차원의 치료에서 이용되며, block과 같이 사용할 수도 있다.

② 문제점 : 빔의 경계면에서 많은 산란광자와 전자의 차폐에 문제가 있어 반음영이 divergent block 보다는 크다.

③ dynamic(동적) MLC : IMRT 등 회전조사 시 조사야 내에서 동적(움직임)으로 MLC가 움직이면서 방사선의 세기가 변화한다.

(4) 비대칭콜리메타(independent jaw)

방사선치료 시 isocenter의 위치가 바뀌지 않으면서 조사야의 일부분을 가리는 비대칭조사야가 이용된다. 과거의 유암 접선치료 시 폐를 보호하기 위해 half beam 블록을 이용한 조사가 이루어졌는데, 현재는 비대칭콜리메타에서 콜리메타를 따로 움직여 이용한다. 사용 이유는 물리적 반음영을 줄이기 위하여 블록 모서리 부근의 선량을 줄일 수 있다.

Ⅶ. 방사선 치료계획

1. 임상진단

치료의 목적 및 방법(치료선량, 분할조사 등)을 결정하기 위해 종양 조직학적 종류, 진전도, 환자 건강상태 등을 판단하여 방사선치료를 결정한다.

2. Simulation(모의치료)

모의치료는 방사선치료 시작 전에 환자 자세, 종양 및 정상조직을 알아내어 치료계획을 정확하게 수립하기 위한 과정으로, 다음과 같은 항목을 결정한다.

① 임상정보확인(종양의 병기 및 위치), ② 치료자세, 환자고정 및 보조용구제작, body contour, 치료장치 및 에너지선정, 치료방법(SAD, SSD), 보조용구 사용 등 결정, ③ 치료시간 및 과정 설명, ④ 선속방향, 조사야, 종양(크기, 위치, 형태), ⑤ 치료부위촬영, ⑥ 정상조직의 차폐 범위 표시(film), ⑦ isocenter marking(skin), ⑧ simulation 정보입력 등.

1) 모의치료

(1) Conventional simulation(재래식 모의치료)

치료장치와 기하학적(SSD, STD 등)으로 동일한 X선 투시 촬영장치를 사용하며, 즉 치료장치와 동일한 기하학적 조건으로 저에너지 방사선을 조사하여 표적물을 정확히 선정하고, 조사면, 표적물의 깊이 및 차폐부위 등을 결정할 수 있도록 만들어진 치료 전의 모의치료 과정이다.

① 순서 : 임상정보확인 → 치료자세 결정 → 필요 따라 고정용구, 보조용구 사용 → 투시 하면서 종양위치 및 조사야 확인(조사야 결정) → 에너지, 치료방향, 치료방법(SAD, SSD), 조사문수, wedge 사용유무 동시에 결정 → 촬영 → skin marking → body contour 작성 → 모의치료정보

를 chart에 기록 → 최종적으로 차폐범위 설정 → 필요에 따라서 차폐체 제작하고, 나머지 정보는 선량계산을 위해 RTP실로 전송한다.

과거에는 공작실로 sim.필름을 보내어 차폐체 제작을 하였으나, 현재는 모의치료 정보를 이용해 차폐체 제작을 않고 종양에 맞춰 MLC가 자동설정된다. 기본적으로 전자선 block은 제작하나 종양 모양이 cone 모양과 비슷하거나 크기가 같을 때는 별도 제작 않는다.

② 구성 : 엑스선관, mobile gantry, mobile table, detector, laser, monitor 등.

③ 기타 :

㉮ SSD 및 자세 등이 모의치료실이나 치료실에서 촬영 · 치료 시 모든 조건이 동일해야 한다.

㉯ 투시를 통해 장기의 움직임을 관찰할 수 있다. beam의 배치 및 조정이 가능하다.

㉰ 고화질의 영상과 효율성이 높다

㉱ 치료 장치와의 차이점은 방사선 에너지가 진단용으로서 낮으며, 영상장치가 부착되어 있고, 조사면 내 scale board가 장착되어 있다

㉲ 일반 엑스선 영상에 비해 scale(조사야)과 중심선속이 표시된다.

(2) CT-simulation(입체 모의치료)

치료장치와 기하학적(SSD, STD 등)으로 동일한 X선 투시촬영장치를 사용하며, 즉 치료장치와 동일한 기하학적 조건으로 저에너지 방사선을 조사하여 표적물을 정확히 선정하고, 조사면, 표적물의 깊이 및 차폐부위 등을 결정할 수 있도록 만들어진 치료 전의 모의치료 과정이다.

① 순서 : 조영증강을 위한 6시간 이상 NPO → 환자정보확인(종양 종류 및 위치 파악해, 투시 이용한 모의치료, 체표윤곽도 사용한 치료계획, CT-simulation 중에서 결정) → scan 부위와 환자자세 결정(조영제 사용여부 결정) → 환자 자세 고정 및 고정용구 제작(필요 시 보조용구 사용) → scout view(topogram) scan(scan 범위 결정) → 자세한 scan 방법 결정(slice thickness, pitch, scan 조건 등)→ 3곳의 레이저를 보면서 종양중심점을 맞추고(isocenter) 표면에 marker(가이드 와이어 재질로 십자선) 부착(center marking) → 조영증강 후 CT scan → scan 후 피부 marking → scan 영상 확인(필요 시 영상을 재구성, gated image인 경우 별도의 workstation에서 재배열 작업을 시행) → 모의치료정보를 기록 → chart와 영상을 RTP실로 전송.

기본적으로 전자선 block은 제작하나 종양 모양이 cone 모양과 비슷하거나 크기가 같을 때는별도로 제작하지 않는다.

과거에는 CT sim.가 없을 시에는 conv. sim.에서 반드시 body contour 하였으나 현재는 CT sim.으로 대체되어 body contour를 하지 않는다.

② 특징 :

㉮ 종양 및 주요 장기에 입체적인 영상재구성(digital reconstructed radiography, DRR)을 통해 조사야의 크기, 모양, 위치 등을 정확히 조준할 수 있다.

㉯ tumor volume, critical organ(위험 · 결정장기)의 정확한 위치 파악으로 장기의 면적 및 용적 선량 산출(적분선량 계산), 3차원적 치료계획 및 영상묘출이 가능하며, CT 영상에 선량분포도를 직접 작성하여 3D plan(3차원 치료계획) 수립을 할 수 있다. 체표 윤곽 및 내부 장기 묘사가 정확하다.

㉰ vertex beam을 시행하며, virtual simulation(가상치료)을 실시한다. 다른 영상과 통합하여 관찰할 수 있다(port image).

㉱ 방사선수술(SRS), 입체조형치료(3D conformal therapy), tomotherapy, cyber knife(robotic therapy) 등의 입체 치료방법에 이용한다.

㉲ 영상재구성으로 조사야를 정확히 확인할 수 있으나 조사야를 피부에 표시하기 어렵다.

③ 구성 : CT scanner, 치료대, laser projector, imaging processing computer 등으로 구성되어 있다.

④ 고려사항 : CT table과 치료장치의 table은 기하학적으로 동일하여야 하며, laser 위치 역시 치료실과 동일해야 하고, 체위의 동일성이 유지되어야 한다. 호흡에 의한 체위변동을 고려해야 하며, 정확한 진단을 위해 조영제를 사용할 수 있다.

⑤ 진단용 CT와 차이점 : 기구 사용으로 인해 bore(내경, hole)의 직경이 진단용(50cm)보다 85cm로 크다. 치료대와 같이 table이 평탄하다. 레이저를 이용해 정확한 환자 위치잡이를 한다.

2) 체표윤곽도(body contour)

① 사용 재료 : 석고붕대, 납줄 CT영상, body contour device, aquatube, thermoplastic, 반원상틀 등.

② 신체윤곽도는 2문조사 이상의 전산화치료계획을 수립하는 경우 시행하며, 현재는 CT 시뮬레이터를 주로 이용하므로 신체윤곽도를 별도로 제작할 필요가 없다. 곧창자암, 자궁경부암 등과 같은 plan 대상 환자에서 시행한다.

3. 전산화치료계획(RTP, radiation therapy plannng)

방사선치료를 하기 전에 치료의 목표가 되는 target과 주변 선량분포를 그래픽으로 나타내어 beam의 방향이나 에너지 등을 결정하는 작업으로, 다음과 같은 항독을 결정한다.

(1) 종양 부위에 최적의 방사선 조사, 주변 결정장기와 정상조직 보호

(2) 전산화 치료계획 장비에 의한 최적의 치료변수(treatment parameter) 도출

* 치료 매개변수 :

① 방사선에너지, 조사야, 조사문수, 조사방향, 조사각도 등.

② 선량비(beam weight), bolus & wedge 사용 여부 등

③ 조사방법 : 고정 & 운동조사, SSD & SAD technique 등

1) 전산화치료계획 과정

(1) CT 모의치료 - image input & contour drawing

3D-CRT의 RTP를 위해 일반적으로 CT 모의치료를 하는데, 이때 환자의 고정용구를 제작하고, 치료부위를 표시하는 피부표시(또는 고정용구 상에 표시)를 하게 된다. 정밀한 치료계획을 위하여 CT 모의치료와 함께 MRI 또는 PET-CT 등과 같은 다른 종류의 영상검사도 시행할 수 있으며 전산화치료계획 시스템에서 여러 영상을 융합(fusion)하여 사용하게 된다. CT 모의치료를 통하여 획득한 영상은 전산화치료계획 시스템으로 전송된다.

(2) 전산화치료계획

CT 모의치료를 통해 얻은 CT 영상으로 가상모의치료(virtual simulation)를 시행하여 최적의 빔 방향과 모양을 디자인하며, 선량계산을 프로그램에 의해 종양의 타깃과 주변의 정상조직을 지정하며, 이 정보를 이용해 3차원적인 입체적 구조와 부피를 치료계획과 선량계산에 적용할 수 있게 된다.

즉 CT 모의치료를 통한 CT 영상 → 가상모의치료 → 조사문수, 방향, 각도설정, weighting point 설정(D_{max}, isocenter, reference point), 선량비(beam weight) 조절(target volume내에 균일한 선량

분포, hot & cold spot 고려(dose uniformity, 주변 critical organ 및 normal tissue의 선량분포 관찰)를 통한 최적의 선량분포를 획득, wedge, bolus 사용 여부 결정)을 한다, 치료계획선량으로 변환, 적정한 선량분포 선택(DVH 통한 평가).

완료된 전산화치료계획은 확인(portal)작업을 시행할 경우에는 모의치료실 (conventional simulation)로 보내진 후 빔의 방향과 조사면의 정확성 등을 확인하는 작업을 거치게 되며, 이를 시행하지 않는 경우에는 곧바로 치료실로 전송되어 치료를 시행할 수 있도록 해준다.

2) DRR(digital reconstruction radiography, 디지털재구성영상)

CT simulation에서 나온 영상인 CT sacn 사진을 재구성 한 것으로, 일반 simulation film을 대체하며, portal film이나 port 영상과 함께 치료부위 확인(linacgram 평가)을 할 수 있다. 영상에서 관찰은 target(종양), 정상조직, GTV, PTV, 조사야, MLC 양상 등이다. 단점으로 DRR 영상만으로 환자나 장기의 움직임을 정확히 보정할 수 없으며, 분해능이 떨어진다.

3) DVH(dose volume histogram, 선량용적막대그림)

3차원 치료계획에서 종양과 정상조직이 받는 선량과 체적과의 관계를 나타낸 것으로, 치료계획의 적합성 평가도구로 사용한다. 종양과 정상조직이 받는 선량이 얼마나 체적을 포함하는지 선량의 균등도(uniformity)를 쉽게 알 수 있고, 종양은 종양의 전 체적이 100%의 선량이 조사되도록, critical organ(위험 · 결정장기)은 최소의 선량이 되도록 한다.

4) 방사선 치료계획 용적

① GTV(gross tumor volume, 육안적 용적) : 암세포가 활발하게 성장하는 공간으로 눈으로 보여지고 만져지는(시진, 촉진) 범위, 즉 종양을 확인할 수 있는 범위이다.

② CTV(clinical target volume, 임상적 용적) : 암GTV 주위세포와 현미경적으로 종양세포의 농도가 낮은 부위로 근치목적조사와 완화적조사의 치료목적 달성을 위한 치료선량이 조사되는 용적이다.

③ ITV(internal target volume, 내부표적용적) : 장기 움직임에 따른 변동범위의 용적이다.

④ PTV(planning target volume, 치료계획 용적) : target volume과 같은 의미로써, 물리적, 기계적인 오차범위를 고려한 기하학적인 개념(치료계획 시 선량을 처방하는 범위로 이용)이다. 일반적으로 ITV와 합쳐서 PTV는 일반적으로 호흡이나 장기의 움직임에 따른 종양용적의 변화와 환자의 치료자세 설정 (Set up)시 오차를 포함하게 된다. PTV는 90% 이상의 등선량분포곡선 내에 포함되어야 한다.

⑤ Treated volume(치료용적) : PTV에 균일한 선량을 주기 위한 과정에서 정상조직에 조사되는 용적으로, 치료목적을 달성하기 위해 95% 등선량곡선을 포함한 용적이다. 이는 치유목적조사와 완화적조사에 필요한 치료선량을 조사하는 용적이다.

⑥ Irradiated volume(조사용적) : 처방된 등선량분포의 표면에 둘러싸인 범위를 뜻하며 정상조직의 내용선량을 고려한 20% 등선량곡선을 포함한 용적이다. 치료계획에 따라 PTV에 얼마나 일치되느냐가 결정 요소이다.

5) diagram(그림표)

치료변수(treatment parameter) 및 차폐부위를 확인함으로써 실제 치료시 정상조직이나 주요장기를 보호하고 종양부위에 정확히 방사선을 조사하기 위함이다.

6) 컴퓨터를 이용한 환자 setup(설치) 기술

방사선치료 시 target volume(표적용적)을 포함한 치료영역을 조사영역에 일치하기 위해 치료계획 시 인체의 체내 부위나 피부표면을 참조점으로 설정한다.

(1) 외부참조점법

치료계획용 CT 촬영 시에 표시했던 환자 피부의 앞면, 양 측면을 기준으로 isocenter를 조합해 치료장치에 일치하게끔 치료대를 조작한다. skin marking된 부위를 기준으로 하여 간편하고 단시간에 끝낼 수 있으며 많은 환자에 이용할 수 있다.

(2) 내부참조점법

치료계획용 CT 촬영 시에 표시했던 환자 피부의 앞면, 양 측면을 기준으로 isocenter를 조합해 치료장치에 일치하게끔 치료대를 조작한다. skin marking된 부위를 기준으로 하여 간편하고 단시간에 끝낼 수 있으며 많은 환자에 이용할 수 있다.

같은 plan 대상 환자에서 시행한다.

4. 치료조사야 확인 - 치료부위 확인 촬영(portal film) / portal image

치료부위와 차폐부위가 치료계획에서와 같이 실제 치료장치로 치료 시 일치하는 가를 확인하기 위해 촬영을 한다.

1) portal 촬영 : cobaltogram, linacgram

디지털영상을 사용하기 전에는 감도가 낮은 필름을 이용하여 Linac-gram 또는 L-gram을 하였다.

① double exposure(이중조사) : 첫번째 조사(조사부위), 두번째 조사(전체 조사야 exposure)한다. 목적은 환자의 자세 및 위치 확인 이외에 차폐체에 의한 차폐와 실제 조사야(effective field)가 정확한지 여부, 즉set up의 정확성과 조사야의 정확성을 동시에 확인할 수 있다.
방법은 한 장의 film에 방사선을 두번 조사하는데, 첫 번째 영상은 차폐 block이나 MLC가 적용된 상태, 두 번째 영상은 차폐 block을 장착하지 않거나 MLC가 모두 open되어 있는 상태에서 조사한다. 순서를 바꾸어 조사할 수도 있다.

② 의료용 저감도 방사선치료 QA용 필름(Kodak사, X-Omat film, 이전의 공업용 필름)을 사용하며 전면에 납증감지를 사용하며, linacgram은 선원의 크기가 작아 가장자리가 선명하게 보인다.
진단용 엑스선 영상에 비해 화질(선예도)가 떨어진다.

2) portal image(EPID, electronic portal image device)

전자포털영상장치(EPID) 및 L-gram과 같이 치료를 위한 빔의 방향에서 획득한 영상을 portal image 라고 한다. MV의 영상이다.

(1) 사용이유

고에너지 방사선은 투과력이 강해 필름이나 진단용 형광판 등으로는 확인하기가 매우 어렵다. 이러한 결점을 보완하고 방사선치료 중에도 조사위치를 확인할 수 있으며 영상평가에 자료를 줄 수 있는 EPID가 개발되어 임상에 사용되고 있다.

(2) 특징

① monitor 상에 simulation film과 겹쳐 볼 수 있으며, 영상 재구성을 할 수 있고, 정확하다. 그러나 L-gram에 비해 조사야가 제한되고, 직접적인 이중폭사 영상을 획득할 수 없는 단점이 있다. 즉, EPID를 사용하는 경우에, double exposure는 가능하지만, film처럼 한 개의 화면에 두 번의 조사 시 각각 만들어진 영상이 겹쳐서 나타나지는 않는다. 그러나 차폐체를 적용한 영상의 field shape이 차폐체를 적용하지 않은 영상에 선으로 표시되어 차폐가 제대로 시행되고 있는지 확인할 수 있다.

② 근래에는 a-Si (Amorphous Silicon) 영상검출기 (detector)가 많이 사용되어 과거에 비하여 화질이 많이 개선되었다. EPID는 한 영상의 획득을 위하여 매우 낮은 MU의 고에너지 엑스선을 조사하여 치료 전·후에 획득한다. 이 때 조사되는 MU는 치료를 위한 MU 값에 포함시킬 수도 있고 별도로 취급될 수도 있다.
연속적인 cine 전자포털영상장치 영상을 획득하기 위하여 치료를 위한 방사선이 계속 조사되는 동안 여러 개의 영상을 연속적으로 획득할 수 있으며, 갠트리가 회전하면서 전자포털영상장치에 연속적인 영상을 획득하여 MV CBCT (megavoltage cone beam CT) 영상을 얻을 수 있는 선형가속기도 있다.

③ EPID 영상은 에너지가 낮은 진단영역의 kV엑스선으로 촬영된 영상보다 화질이 나쁘고 선예도가 낮다. 고에너지 엑스선 영역에서는 광전효과의 발생확률이 낮고 콤프턴산란이 지배적으로 발생하는 반면, 낮은 에너지의 엑스선 영역에서는 영상의 생성에 도움이 되는 광전효과가 대부분을 차지하기 때문에 화질의 차이가 발생하게 된다. 이는 MVCT와 kVCT의 화질이 차이를 보이는 이유와 같다.

Ⅷ. 고에너지 엑스선, 전자선 및 고 LET 방사선치료

1. 고에너지 엑스선 치료

치료장치로는 linac, microtron, betatron, Van de Graaff generator 등이 있다.

1) 특징

① build up이 증가하며, 피부선량이 감소하며 피부보호효과가 있다.
② 전방산란이 증가하며, 측방산란이 감소한다.
③ 조직 & 뼈의 흡수차가 감소한다. 뼈 뒷 부분의 선량저하가 일어나지 않는다.
④ 심부선량 증가(%DD 증가)로 심부 종양치료에 적합하다.
⑤ 용적선량이 감소하여 방사선에 의한 부작용이 감소된다.
⑥ 반음영이 감소하여(선원크기가 RI 장치보다 작다) 조사야 주위의 선량저하가 적어진다
⑦ 조사 경계면의 구분이 명확(측방산란 감소)하다. 출사구의 피부장해가 많다.

2) 피부선량

① 광자선의 전자 오염 : tray에 의해 2차전자가 발생하여 tray와 표면 사이의 거리를 15cm 이상 띄워야 하며, 이는 피부선량을 최대선량의 50% 이하를 유지할 수 있다.

② 흡수체와 표면거리의 영향 : 선속 내에 포함된 전자선 오염은 주로 콜리메타에 의한 2차전자 방출이며, 이외에 선원, 선속평탄여과기, 공기에서도 기인한다.
tray-skin 거리가 가까울 수록 표면선량이 증가하며, 또한 최대선량지점이 표면으로 근접하는데, 이를 beam spoil(선속 산란) 이라 한다.

③ Electron filter : 표면으로 향하는 2차전자를 흡수하는 흡수체로, 원자번호가 증가함에 따라 표면선량이 감소하며, 다시 Z가 커지면 콤프톤전자와 광전자의 전자쌍으로 인해 표면선량이 조금씩 증가한다. 원자번호 50인 Sn에서 표면선량이 최소가 된다.

④ 사(빗방향)입사 시 피부보호 : 광자선속의 입사각도가 증가할수록 표면선량이 증가하고 최대 build-up 깊이가 감소한다.

3) 인접조사야 분리

조사의 Hodgkin's 병이나 CSI 조사와 같은 큰 조사야에서 조사야 접합부위에 균일 선량을 주어야 한다. 종양이 접합부위의 표면에 존재 시 조사야는 분리하지 않고, 심부에 종양이 있을 때는 표면에서 조사야를 분리한다. CSI 조사의 medulloblastoma(속질모세프종, 수모세포종)에서는 bilateral로 전뇌조사 후, 엎드려서 목뼈~꼬리뼈까지 피부 표면을 띄우고(약 1.5cm) Y축 조사야를 조정하면서 조사면을 2번 조사한다.

2. 고에너지 전자선 치료

1) 전자선의 유효비정과 최대비정

① 유효비정(cm) : 80% 심부선량백분율의 경우 : MeV / 3
90% 심부선량백분율의 경우 : MeV / 4

② 최대비정(cm) : 10% 심부선량백분율 영역으로, MeV / 2를 한다.

2) 특징

(1) 장점

① 표면 쪽으로 높은 선량 분포 영역이 증가하여 표재 치료에 유용하다.

② 유효비정(80%~90%)을 지나면 급격한 선량 감소로 심부 건강조직에 보호가 있다. 투과력이 적어 beam의 차폐 및 방어가 용이하다.

③ 전자선의 투과력이 한정되어 체내 용적(적분)선량이 감소(특히, 저에너지 전자선)한다

④ 육안으로 보이는 종양의 수술 중 조사나 강내 조사에 효과적이다.

⑤ 저에너지 엑스선에 비해 피부장해가 적어 피부 내선량이 높으며 조사 후 회복도 양호하다.
선속의 정형 및 방어가 용이하다. 차폐 시 두께를 얇게 해도 된다.
예) 10MeV 전자선에서는 5mm Pb을 사용한다.

(2) 단점

① 엑스선, 감마선보다 투과력이 약해 심부치료에는 적합하지 못하며 피부보호효과가 없다

② 전자선은 물질을 투과하며 산란으로 인해 표면 아래로 급하게 퍼져 심부 하단부의 선량분포가 항아리 모양으로 넓어진다. 즉, 전자비정의 끝 부분(10% 영역, 최대비정) 이후에서는 물질, 특히 산란박 등에 의해 제동방사선에 의한 엑스선오염이 있다.

③ 투과력이 약해 조직 성분, 특히 뼈 등, 에 따라 선량분포가 변화한다.

④ 전자선이 필름에 도달하지 못해 엑스선과 같이 치료확인촬영(L-gram)을 촬영하기가 어렵다.

3. 고 LET 방사선치료

고 에너지 광자선으로 치료 시 암 조직 이외에 정상조직에 장해가 많았는데, 중하전입자는 비적의 끝에서 에너지를 대부분 잃어(Bragg peak) 암치료효과가 높게 된다.

(1) 종류

하전 입자선으로 양자선, 중성자선, π - 중간자선, 중이온입자선 등이 있다.

(2) 특징

고에너지 광자선과 비교하면 다음과 같은 특징이 있다

① 방사선조사 시 장해에 대한 회복이 적다(아치사 장해의 회복이 없다).

② RBE가 높고, OER(산소증감비)이 낮아 알파선 등 중입자는 OER이 1에 가깝다.

③ 산소효과, 온도의존성(온열치료) 및 세포분열주기 등에 크게 의존하지 않는다.

④ 공간적 선량분포가 양호하다. 중하전입자의 선량분포는 Bragg peak로 표면에서 암 부위까지는 선량이 적고 암에만 좁게 집중조사 되며 암 뒤의 정상조직에는 선량이 뚝 떨어진다.
또한 ridge filter와 같은 특수한 filter를 이용해 peak 폭을 넓혀 표면에서 종양까지 넓게 치료하기도 한다.
그러나 비하전입자인 속중성자선의 선량분포는 Co-60 감마선과 유사하다.

(3) 적용부위

침샘암, 연부 조직육종, 악성흑색종 등 방사선감수성이 민감하지 않는 조직에 유리하다.

Ⅸ. 근접치료

체내에 밀봉방사성동위원소를 직접 삽입하거나 근접시켜서 종양 주위에는 많은 선량을 주고, 주위 정상조직의 장해를 최소화하여 치료한다. 밀봉선원(RI)을 치료 부위에 최대한 근접하여 치료하는 방법으로, applicator나 needle 등을 이용하여 치료한다.

1. Source 삽입방법

1) 강내조사(intracavitary irradiation, ICR)

종자(seed)나 관 형태의 선원과 종양간 거리를 매우 짧게(약 1~2cm)하여 체강 내에 있는 종양에 소선원을 접근시켜 치료하는데, 부위에 따라 환자의 고통이 크며 술자의 피폭이 있다. 대부분 고선량률 단시간 조사를 한다.

(1) 적용대상 부위

자궁경부암, 자궁체부암, 질암(cylinder), 구강암, 비강암, 위턱굴암 등. 자궁경부암은 외부 방사선조사는 온엉덩림프절(common iliac lymph node)을 포함하는 전 골반부 및 자궁방조직을 치료하며, 강내방사선(근접)조사로 중앙부의 경부나 질을 치료한다. 외부조사 후 강내조사를 원칙으로 한다.

(2) 이용 선원

초기는 Ra, Rn, 현재는 Ir-192, Co-60, Cs-137, Au-198, I-125 등이 사용되며, Pd-103의 인공 방사성 핵종도 사용되고 있다.

(3) 자궁경부암 강내조사 및 기구

Manchester법에 의한 A-point와 B-point를 선량평가 기준점으로 이용한다.

① A-point : 외측질원개 또는 external cervical os(자궁경부)에서 자궁축(자궁강)을 따라 위로 2cm, 좌우 옆으로 각각 2cm 되는 지점이다. 이 곳은 요관 및 자궁동맥이 교차하는 부위로, 자궁암 원발병소의 치유량과 직장의 장애 선량의 기준점이다.(300cGy/day를 조사한다는 A point에 300cGy를 조사한다는 의미). 방광과 직장에 대한 선량은 A점에 대한 선량보다 적어야 한다.

② B-point : 자궁경부에서 골반축(체축, 정중면)을 따라 위로 2cm, 좌우로 각각 5cm 되는 지점으로, 각종 lymph node가 지나가며, 골반벽 림프절 침윤전이에 대한 선량의 지표가 된다.

③ applicator(장착기, tandem & ovoid) : 자궁경부암에 사용하는 applicator는 tandem과 ovoid가 있는데, tandem(일렬)은 끝이 자궁바닥(자궁저)에 위치하게 밀착하고, ovoid(타원)는 질상부에 위치한다. tandem과 ovoid는 별도로 사용할 수 있고, tandem ring은 자궁경부에 위치한다.

2) 조직 내 조사(interstitial irradiation)

치료 부위에 직접 침(needle)을 삽입해 치료한다. needle, Ir-wire(철사) 또는 seed(씨앗) 형태로 제작된 선원을 종양 내에 직접 삽입한다.

① 일시삽입 : Appilicator를 이용해 수 분이나 수 시간 동안 선원을 치료부위에 위치해 치료 하며 반감기가 긴 선원을 이용한다. Ir-192, Co-60, Ra-226, Cs-137

② 영구삽입 : seed 형태로 쌀알 크기의 LDR의 반감기가 짧은 선원을 초음파, 투시 등을 통해 위치를 확인해 영구삽입한다. Rn-222, Au-198, I-125, P-32

주로 설암(Ra-needle), 유방암(HDR), 전립샘암(I-125), 방광암, 구강암, 연부조직암 등에 이용한다.

3) 체관내조사(intraluminal irradiation)

체내에서 비교적 좁은 관으로 이루어진 부위에 카테터를 이용해 선원을 사용하여 치료하는데, 모의치료 시 fibroscopy을 이용하여 치료 부위에 applicator(장착기)를 정확히 위치시켜 치료한다. 카테터 등을 이용해 고선량율(HDR) 치료가 이루어지고 있다.

주로 폐(기관지)암, 온쓸개관암, 간암, 식도암 등에 치료한다.

과정은 C-arm으로 모의치료하면서 내시경으로 카테터를 삽입한 후 dummy(모조) source를 넣고 촬영한다. 모의치료 후 digitizer로 영상을 입력해 RTP한 후 실제 치료선원을 넣고 치료한다.

4) 표면주형 조사(surface mould irradiation)

RI를 체표 가까이 놓고 치료하는 방법으로, 조직 밖에 플라스틱 mould에 선원을 배치하여 선원에서 가까운 표면의 종양을 치료한다.

* 적용대상 부위 : 귀, 입술, 피부암 등, 초기에 Ra-226관으로 사용, 현재는 전자선으로 대체한다. 구강암에 mold 틀을 만들어 치료하며, 두부에 위치한 피부암에 두부 mold frame을 만들어 치료한다.

5) 방사선물질의 내용조사

① 방사선물질의 미립자를 현탁액이나 교질 상태로 직접 복강/흉강에 주입(암성복막염 : Au-198)
② 방사선물질을 주사함으로써 병변 부위에 모이게 하는 방법(갑상샘 : I-131)

2. 근접치료의 장 · 단점

1) 장점

① 환자를 투시하여 확인 후 조사하므로 치료부위의 위치잡이가 정밀하다.
② 근접 치료하므로 외조사에비해 2~3배의 집중적인 선량분포를 보인다.
③ 집중적인 종양 선량분포로 인해 정상조직의 장해가 적다.
④ 수술보다 손쉽게 치료할 수 있다.

2) 단점

① 분할조사의 경우 여러 번 치료 하는 동안 투시를 통한 위치잡이가 필요하다.
② LDR의 경우 종사자의 피폭이 우려된다.
③ Ir-192의 경우 반감기가 Cs-137에 비해 짧아 잦은 선원교체로 인해 선량측정 및 선원위치 점검이 필요하다.
④ HDR의 경우 LDR에 비해 초기 투자비용과 선원교체에 따른 유비비용이 많다.

3. 선원의 종류에 따른 특성

① 밀봉선원 : Co-60, Ir-192, Ra-226, Cs-137, Rn-222, Au-198, I-125, Pd-103
② 비밀봉선원 : I-131, P-32, Au-198

1) 밀봉소선원

(1) Ir-192 :

① 반감기 및 방출 방사선 : 73.8일, 감마선 평균 0.38MeV 및 베타선 방출하고, 스테인리스강으로 밀봉하여 사용한다.
② 특성 : 일시자입으로 사용하며, seed를 포함한 리본이나 wire 형태로 이용한다. 반가층은 3mmPb, 선원의 직경이 0.5mm로 작아 관내조사로 많이 이용되고 있다.

(2) Co-60

① 반감기 및 방출 방사선 : 5.3년, 감마선 평균1.25MV(1.17MV, 1.3MV) 및 베타선 방출하고, 스테인리스강이나 백금-이리듐으로 밀봉하여 사용한다.
② 특성 : 비방사능이 커서 고선량률이며, 반감기가 길어 일시자입으로 사용하며, wire나 tube 형태로 강내조사 등에 이용한다.

(3) Ra-226

초기에 많이 사용하였다. 선원 형태는 Ra 염으로 반감기는 1600년이고, 백금(Pt)으로 밀봉하여 알파선과 베타선을 여과하고 감마선(평균 0.83MeV)만을 투과해 치료에 이용한다

(4) Cs-137

① 선원 형태 및 반감기 : 불용해성 가루, 반감기 30년, 감마선 0.66MV 및 베타선 방출. 스테인리스

강으로 밀봉하여 사용한다.

② 특성 : Co-60보다 비방사능이 작고 에너지가 낮아 차폐가 좋으며, 단일 감마선 에너지만 방출되어 Ra-226 대신 조직내조사나 강내조사에 tube, needle 형태로 이용한다.

(5) Rn-222

① 반감기 3.8일, 실온 1기압에서 기체 상태로 금(Au)으로 밀봉하여 사용하고, 감마선(평균0.8MV)을 방출한다.

② 특성 : 반감기가 짧아 영구자입으로 사용하며, seed나 tube 형태로 이용한다.

(6) Au-198

반감기 2.7일, 0.4MV 감마선과 베타선을 방출하고, seed나 grain 형태로 조직내 조사에 이용한다. 감마선 붕괴 후 방사능이 방출되지 않아 Rn 대신 영구자입용으로 많이 사용한다.

(7) I-125

반감기는 59.4일, 0.03MV 감마선만 방출하며 티타늄(Ti)으로 밀봉하여 사용하고, 주로 seed 형태로 이용한다.

(8) Pd-103

반감기는 17일, 0.02MV 감마선을 방출하며, 티타늄(Ti)으로 밀봉하여 사용한다.

(9) 선량률에 따른 분류

LDR(0.4~2Gy/h), MDR(medium dose rate(2~12Gy/h), HDR(>12Gy/h),

2) 비밀봉소선원

인체 대사과정을 이용해 체내에 RI 물질을 주입함으로 간단하며, 통증이 적고 비침습적이다.

(1) I-131

반감기는 8일이며, 최고 0.72MV 감마선 및 베타선을 방출한다. 갑상샘암 치료에 이용한다.

(2) P-32

반감기는 14.3일이며, 최고 1.7MeV 베타선을 방출하고, 티타늄(Ti)으로 밀봉하여 사용한다. 조직 내(밀봉선원) 종양치료에 이용한다.

(3) Au-198 colloid

암성 흉·복막염에 치료에 이용한다.

4. 근접치료 방법

1) 선원의 일시삽입과 영구삽입의 비교

방법	일시삽입	영구삽입
장점	선량분포 조절가능	입원 불필요(간단, 신속)
부위	접근 가능부위(피부, 혀, 유방, 목)	흉곽/복부 내부(폐, 이자, 방광)
목적	치유목적	개증적 목적
선원	Ra-226, Co-60, Cs-137, Ir-192 ribbon	Rn-222 seed, I-131 seed, Au-198, I-125.

2) 선원의 형태

① Needle : Uniform 형(방사능이 균등한 형태), dumbbell(방사능이 양쪽 끝이 높고 중심부가 낮다), Indian club(한쪽 끝의 방사능이 높고 나머지는 방사능이 낮다),

② Tube 형

3) LDR & HDR의 비교

(1) LDR

회복에 의한 생물학적 효과가 우세하다. Cs-137으로 Tandem과 Ovoid 등에 삽입 후 치료 기간 동안 격리해서 치료를 한다. 이 때 환자 시술 및 간호 시 술자의 피폭이 있을 수 있다. 약 30~60mCi/hr의 저선량률로 조사시간이 길어 환자의 고통이 수반되며, 선원의 위치 변화를 방지하기 위해 하반신 마취를 하나 2~3일 치료로 자세 변동에 따른 선량분포 변화 가능성이 있다. 밀봉소선원을 삽입한 후 환자를 격리해야 한다. 약 30~60mCi/hr의 저선량 선원을 이용한다.

(2) HDR

Ir-192, Co-60로, 간편성과 정확성이 우수한 HDR을 많이 이용하는 추세이다. 선원 위치의 정확성이 높다.

① Ir-192, Co-60를 이용한 치료 : 약 1~2Ci/hr의 고선량으로 원격으로 조작하며 술자에 피폭이 없다. LDR에 비해 분할조사 및 조사시간이 단축되며(약 5~6회), 매번 치료 시 위치 확인을 위해 정확한 선량분포 획득이 가능하다. 분할조사의 이점이 있으며, 약 1~2Ci/hr의 고선량 선원을 이용한다.

비상 시 선원의 저장고 이동 등 빠른 대처가 가능하나, 장비가격이 비싸며C-arm 등 영상장치가 필요하다. 고선량 선원 이용에 따른 치료실 차폐를 고려해야 한다. 주기적인 선원교체(약 4개월)에 따른 비용이 발생하며, 이로 인한 선원의 위치확인에 의한 QA가 필요하다. 이런 이유로 반감기가 긴 Co-60으로 대체하기도 한다.

② RALS(remote after loading technique, 원격후장전법) : 근접치료실에서 환자의 자세를 치료자세로 위치시킨 후 Applicator를 환부에 삽입하여 고정시킨다. 원격 조작해서 선원을 환자에게 위치한 Applicator에 보내어 치료를 시행한다.

즉 장착기(applicator)를 종양에 삽입 후 카테터를 후장전장치 선원 출구에 연결한다. 먼저 모조(dummy)선원으로 위치를 확인 후 원격제어 장치로 선원을 최종적으로 applicator에 넣어 치료하는 방식이다. 주로 Ir-192를 사용하며 이외에 Co-60, Cs-137 등이 이용되고 있다. 특징은 다음과 같다.

㉮ Applicator를 환자에게 위치한 후 치료조정실에서 선원을 보내기 때문에 치료 시술자에 피폭되지 않는다.

㉯ C-arm 등을 통한 투시를 하기 때문에 정확한 위치를 알 수 있다. 또한 이 영상을 치료계획용 프로그램에 보내어 선량계산을 하기 때문에 manual(수동)에 비해 정확한 선량분포를 얻을 수 있다.

㉰ 상황에 따라 한 번 또는 여러 번으로 분할조사하며, 분할조사로 외래 통원치료가 가능하며 마취가 없으며 환자의 고통이 적다

㉱ 선량분포가 복잡하나 컴퓨터에 의해 정확한 선량분포를 구할 수 있다. 재현성이 좋다.

㉲ 치료 후 선원용기에 안전하게 보관하여 선원 분실 염려가 없으며, 강내, 조직내, 관내, 표면조사가 모두 가능하다. 많은 수의 환자를 단시간 내 치료하는데 적합하다.

㉶ 단점 :

a. 장비가 고가이고, 선원 교체가 필요하며 주기적 정도관리가 이루어져야 한다.

b. 매회 치료 마다 정확한 선원의 교정이 필요하며, applicator의 철저한 소독이 필요하다.

c. 독립된 차폐 치료실이 필요하며 구조가 복잡하고 많은 종사자가 필요하다

㉷ 적응증 : 자궁경부 및 체부암, 두경부종양, 비인강암, 식도암, 폐암의 기관지내 조사 등.

5. 선량계산법

선량계산법으로는 Paterson-Parker법, Quimby법, Memory법 및 Paris법 등이 있는데, 이중 많이 이용되는 Paterson-Parker법과 Quimby법을 선원배열과 선량분포는 다음과 같다.

① Paterson-Paker(Manchester)법 - source 배열이 불규칙, 선량분포는 치료부위에 균등한 선량분포. 평면이나 체적에 균일한 선량을 전달하기 위해 개발되었다.

② Quimby법 : 선원의 균일한 부포를 가진다. 치료 중심 부위에 높은 비균일한 선량분포가 된다.

③ Paris법 : Ir-192 철선과 같은 긴 선상선원을 이용한 일시 삽입을 위해 만들어졌다. 긴 선원이나 치료용적을 위해 넓은 간격을 치료 시 이용한다.

④ Memory법 : Quimby법의 연장으로 1cm 간격을 둔 균일한 강도의 점 선원 격자 주위의 선량분포가 특징이다.

⑤ Over-ride법 : 환부의 형이나 크기에 맞춰서 tandem, ovoid의 위치를 조절하는 방식이다.

6. Emergency 상황 대처방법

① 치료기 및 환자에서 applicator를 분리시킨 후 선원저장용기(source storage container)에 넣는다.

② 환자를 치료실 밖으로 옮긴다

③ 치료실 출입을 제한한다

7. Daily QA Protocol

선량측정은 well type(우물형) 이온함을 사용한다.

X. 선형가속기의 QA(quality assurance)

1. 일정별 QA 항목

1) Daily test : 3%, 2mm

① X선 출력 안정성

② 위치잡기 laser 정확성(0° & 180°)

③ gantry / collimator 각도 지시기

④ 조사야지시기

⑤ 광거리 지시기 정확도(100cm)

⑥ 방사선조사스위치 동작(on/off)

⑦ 조사 등(console, 출입문) 동작(on/off)

⑧ 환자감시기구(audio/video) 동작

⑨ 치료실 출입문 개폐장치(door interlock)

⑩ 중심선(cross-hair) 정확도

2) Weekly test : 3%, 2mm

① 광조사야와 방사선조사야 일치도
② X선 평탄도, 대칭도
③ 전자선 평탄도, 대칭도
④ X선, 전자선출력 안정성
⑤ gantry/collimator 각도 지시기
⑥ 위치잡기 laser 정확성
⑦ 방사선조사스위치 동작(on/off)
⑧ 조사등(console, 출입문) 동작(on/off)
⑨ 환자감시기구(audio/video) 동작
⑩ 치료실 출입문 개폐장치
⑪ X선 출력 검교정(calibration)
⑫ 전자선 출력 검교정(calibration)
⑬ 광거리 지시기 정확도
⑭ 비상정지 스위치 동작치(door interlock)
⑮ 중심선(cross-hair) 정확도

3) Monthly test : 3%, 2mm

① X선 출력 검교정(calibration)
② 전자선 출력 검교정(calibration)
③ X선 에너지 일치도(D20/D10)
④ 전자선 에너지 일치도(표면평균선량)
⑤ 광거리 지시기 정확도
⑥ gantry/collimator 각도 지시기
⑦ 위치잡기 laser 정확성
⑧ 중심선(cross-hair) 정확도
⑨ 조사야 지시등
⑩ 광조사야 밝기
⑪ 광조사야와 방사선조사야 일치도
⑫ 전자선 cone/쐐기필터 유격
⑬ X선, 전자선 평탄도/대칭도—3%
⑭ collimator/gantry/couch 회전축 일치도
⑮ 치료용 table 휨(sag) 정도(회전/하중)

4) Annually test : 2mm

① collimator/gantry/couch 회전축 일치도
② 치료용 table 휨(sag) 정도
③ 광거리 지시기
④ 조사야 정확도(정사각형)
⑤ couch 운동 정확도
⑥ 출력검교정(직선성, end effect, 선량률의존성, gantry angle 의존성 X선/중성자선 누출선량률, collimator 투과율)
⑦ 회전조사정확도(MU / degree, degree / min),
⑧ beam date 재확인
㉮ photon : PDD, tray factors, wedge factors, field size factors, off-center ratios, SSD factors, backscatter factors
㉯ electrons : relative output, X-ray contamination, D80, D50, off-center ratios, air gap effect
⑨ all emergency off switches, ⑩ radiation survey

2. 측정 내용

1) 기계적인 정확성 평가(mechanical test)

(1) 광 조사야 엑스선(실제) 조사야 일치 시험

(2) 광 조사야 엑스선(실제) 조사야 일치 시험

Gantry 회전 중심축 검사 : 치료대 위에 필름을 세우거나 front pointer를 두 개 놓고 확인할 수 도

있다. 필름은 치료대에 수직으로 놓고, 주로 3개 방향, 즉 gantry 0°, 90°(또는 270°), 45°(또는 315°, 사선방향)에서 검사한다.

(3) Collimator & Couch rotation check

① 콜리메터 회전중심축검사 : 필름은 치료대에 수평으로 놓고, 콜리메터가 바닥과 수평으로 회전한다.
② 치료대 회전중심축검사 : 필름은 치료대에 수평으로 놓고, 치료대가 바닥과 수평으로 회전한다.

(4) ODI(optical distance indicator) 정확도 평가

(5) Gantry 회전중심축과 laser 정렬(alignment) 평가

일간점검항목으로 수평계와 iso. alignment tool 2가지 방법이 있는데, 먼저 수평계는 gantry(G.) 중심축을 0° 맞춘 후 수평계를 대며 확인한다. iso 정렬 tool에서 G. 회전중심축 각도는 0°, 90°, 270°로 검사하는데, 0°는 G. 0° 회전중심축, 전3면 laser 정렬 및 조사야 정확성(일치) 평가를 위해, G. 90°(또는 270°)는 G. 90° 회전중심축, 측면 laser 정렬 평가를 위해 시행한다. G. 회전의 주 목적은 isocenter와의 중심축 일치이다. 조사야는 5×5cm^2, 10×10cm^2, 15×15cm^2, 20×20cm^{2}이다. (C)는 벽에 부착된 측면 레이저로 laser 정렬 검사하는 장면이다.

(6) Collimator jaw symmetry 검사

(7) FSRT cone test

2) 선량의 정확성 평가(dosimetrical test)

① X-ray, electron output constancy(출력불변성) ② water phantom의 설치
③ 광자선의 대칭도, 평탄도 측정 ④ 전자선의 대칭도, 평탄도 측정
⑤ 광자선의 PDD 측정 ⑥ 전자선의 PDD 측정
⑦ IMRT QA
⑧ 등선량곡선 측정 : water phantom 내에 ion-chamber를 고정해 방사선조사와 동시에 이온함이 X, Y, Z 방향으로 scan되어 임의의 깊이의 방사선량을 측정하여 등선량곡선을 작성한다.
⑨ 심부선량 곡선 측정 : 대향 2문조사 시 고에너지 엑스선(25MV)일 수록 표면선량이 적어짐(0cm, 25cm)을 알 수 있다.
⑩ 반도체검출기와 electrometer - 출력 측정(electrometer)
⑪ 표면선량 측정 : solid phantom(polystyrene), 평행 평판형 이온함, 심부선량 및 출력선량 측정
⑫ water phantom에 의한 선량측정 : small water phantom(34×40×34㎤)은 farmer type ion chamber로 주간점검항목인 출력선량을 측정하며, large water phantom(64×62×55㎤)은 farmer type ion chamber로 월간점검항목인 출력선량, 심부선량, 선속의 대칭도 및 평탄도를 측정한다.
원통형 이온함(Farmar type chamber) - 심부선량 및 출력선량 측정
⑬ TLD 선량 측정 : 피폭선량 측정(TLD)
⑭ 선량계 : Farmer type ionization chamber, plane-parallel ion chamber, Markus chamber, diode chamber 등.

02 실전문제

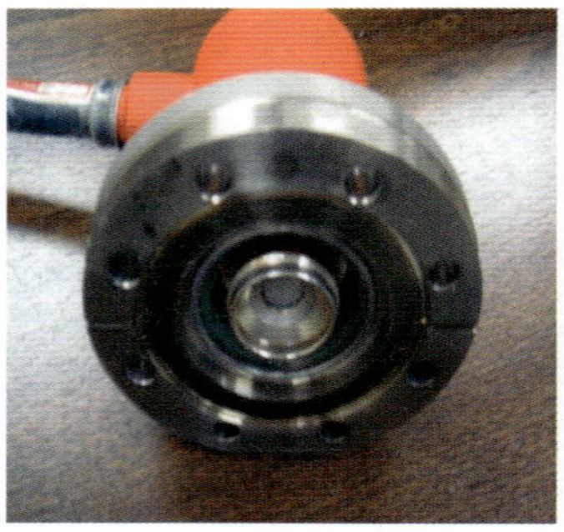

(A)

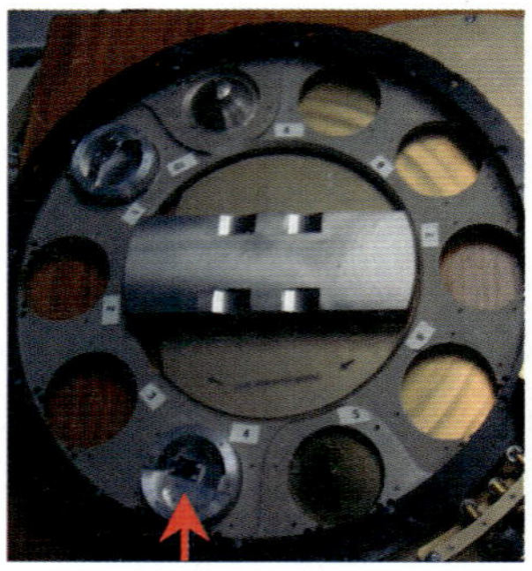

(B)

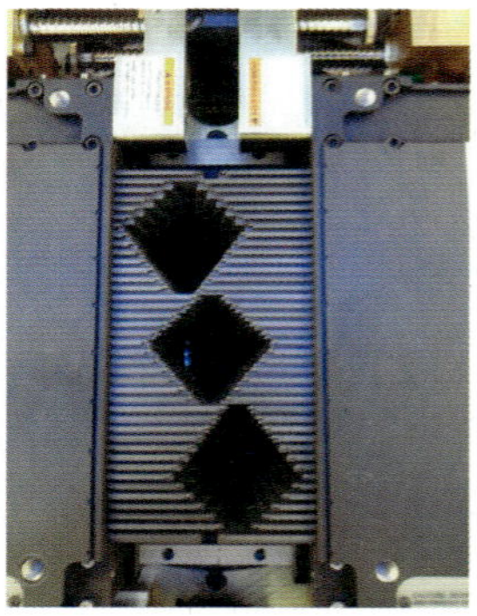

(C)

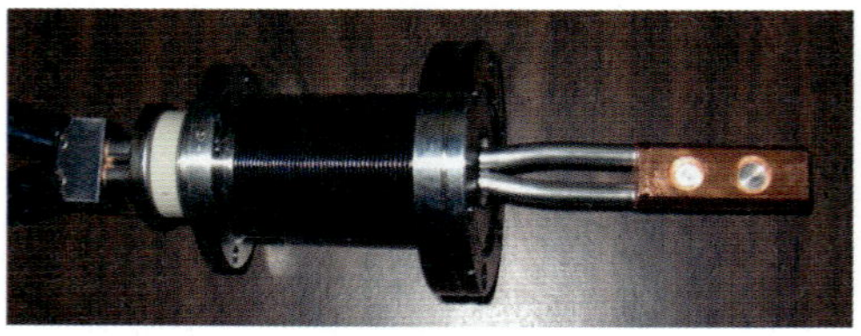

(D)

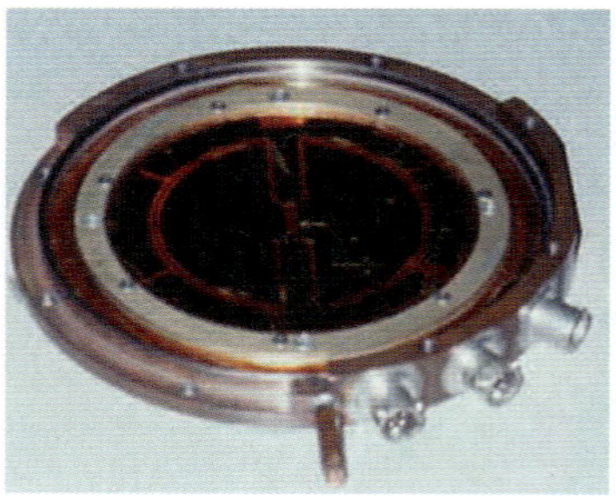

(E)

영상 1

【문제 1】 영상 1은 선형가속기를 구성하는 일부 부속장비로서, 다음 설명 중 옳지 **<u>않은 것은</u>** ?

① A는 냉각을 한다.
② B의 화살표 장치는 전자선을 확산한다.
③ C의 재질은 텅스텐화합물(WHA)이다.
④ D는 엑스선 조사 시 이용된다.
⑤ E는 엑스선과 전자선의 MU를 측정한다.

【문제 2】 영상 1에서 가속부에 속하는 장비는 ?

① (A) ② (B) ③ (C) ④ (D) ⑤ (E)

【문제 3】 영상 1에서 엑스선과 전자선의 출력선량 측정에 이용되는 장비는 ?

① (A) ② (B) ③ (C) ④ (D) ⑤ (E)

정답 1. ① 2. ① 3. ⑤

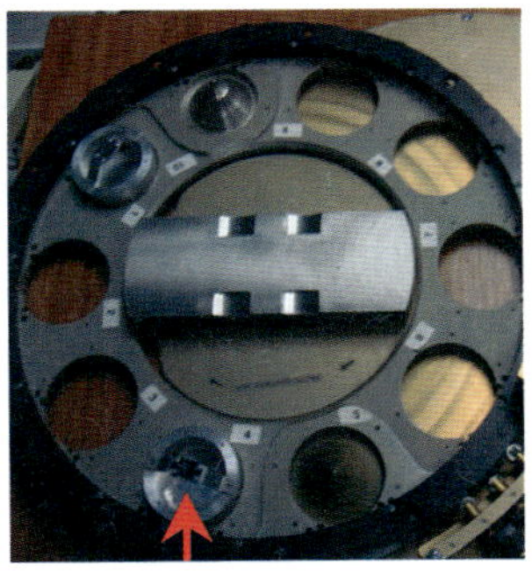

(A)

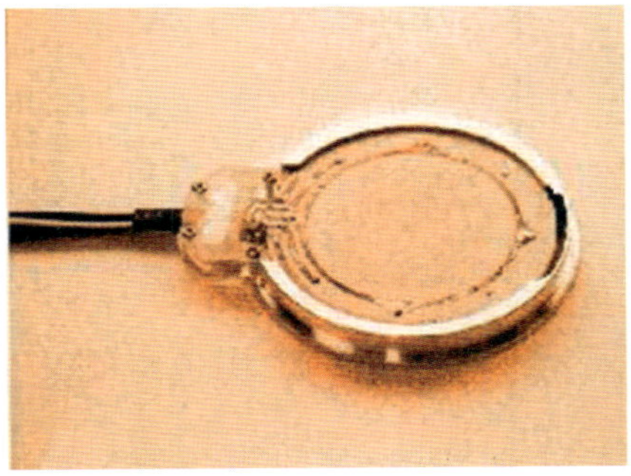

(B)

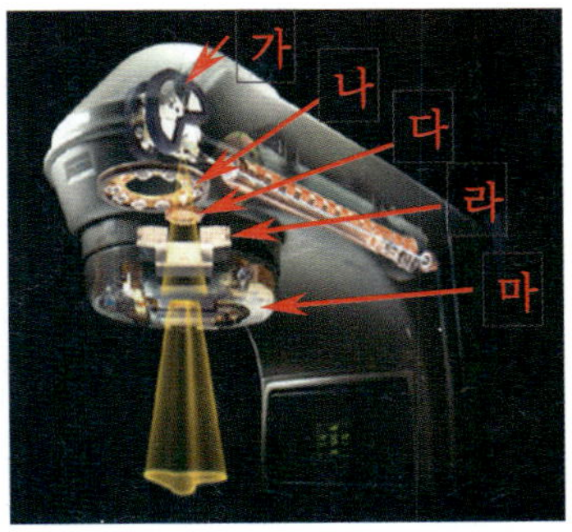

(C)

영상 2

【문제 4】 영상 2 A의 화살표 장비는 C의 어느 부분인가 ?

① 가　② 나　③ 다　④ 타　⑤ 마

해 설
조사 head부에는 위에서 아래로 Target(가), Carousel(산란박, 선속평탄여과판, 나), Ion chamber(다), X•Y collimator(라), MLC(마) 등이 위치한다.

【문제 5】 영상 2 B의 장비는 C의 어느 부분인가 ?

① 가　② 나　③ 다　④ 라　⑤ 마

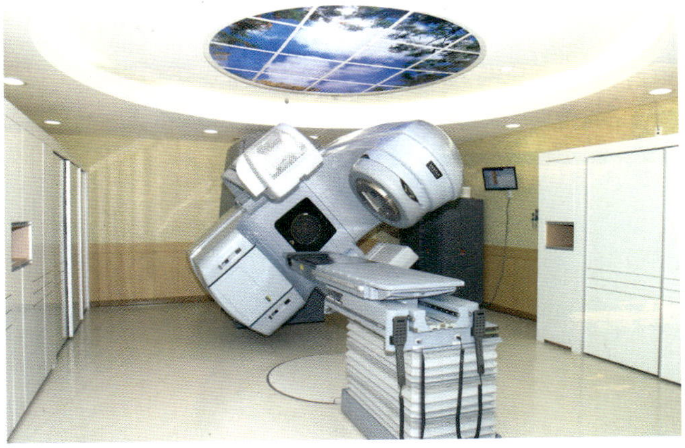

영상 3

【문제 6】 영상 3 장비에 관한 설명으로 옳지 <u>않은 것은</u> ?

① 투시영상으로 종양의 위치를 알 수 있다.
② OBI로 kV 영상을 통해 IGRT를 할 수 있다.
③ EPID로 MV 영상을 통해 IGRT를 할 수 있다.
④ cone beam CT가 부착되어 IGRT를 할 수 있다.
⑤ 동시에 MV와 kV 영상을 획득하여 IGRT를 할 수 있다.

해 설
선형가속기 Varian Clinac 21IX Rapid Arc 장비로 cone beam CT(CBCT)가 부착되어 IGRT를 할 수 있다.

정답 4. ②　5. ③　6. ⑤

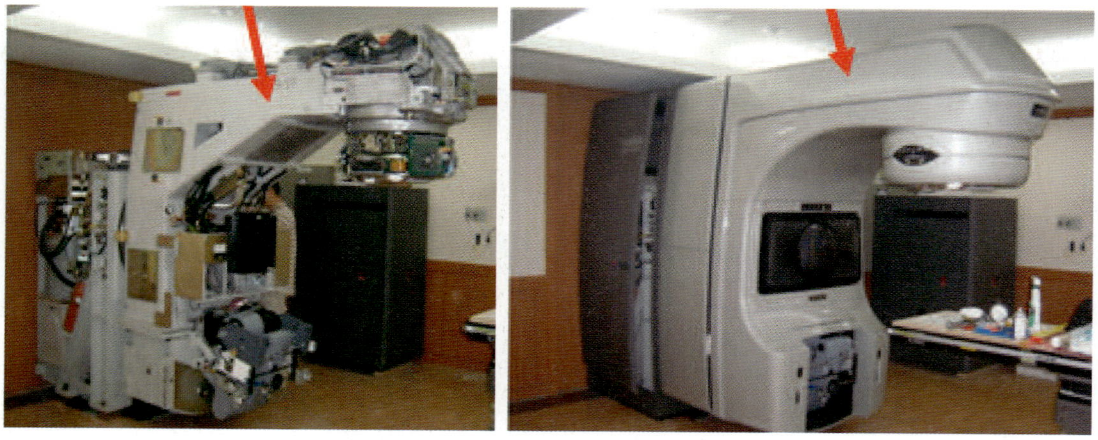

영상 4

【문제 7】 영상 4는 선형가속기의 내부구조이다. 화살표 한 곳의 특징에 해당하는 것은 ?

① 양성자를 가속한다.
② 가속관의 형태는 환상가속관이다.
③ 고에너지용으로 진행파형 가속관이 있다.
④ buncher부(집속부)는 동심원판의 구멍간격과 크기가 동일하며 전자 속도가 광속에 가깝게 가속한다.
⑤ 후기가속부인 Regular부(정상가속부)는 전파의 속도를 늦춰 전자의 속도와 일치시키고 전자를 집속하여 점차로 전자를 가속한다.

해 설

linac의 가속관은 정재파형과 진행파형이 있다. 일반적으로 정재파형 가속관은 짧고 조사부 위쪽에 수직으로 배열되므로, 문제의 사진속 화살표의 위치는 진행파형 가속관이 더 적절하다. 초기가속부인 buncher부는 동심원판의 간격과 구멍의 크기를 다르게 하여 전파의 속도를 늦춰 전자의 속도와 일치시키고 전자를 집속하여 점차로 전자를 가속한다. Regular부는 동심원판의 구멍간격과 구멍의 크기가 같아 전파는 정상 속도로 진행되고 전자도 함께 가속된다.

【문제 8】 영상 4의 화살표 한 곳의 구성요소와 관련이 있는 것은 ?

① 타겟(target)
② 집속코일
③ ion chamber
④ 클라이스트론(klystron)
⑤ 선속평탄여과기(flattening filter)

【문제 9】 영상 4 장비에서 화살표 한 곳을 고진공도로 유지시키는 장비의 명칭은 ?

① 타겟
② 도파관
③ 이온펌프
④ klystron
⑤ 편향부(bending magnet)

【문제 10】 영상 4 장비에서 환자와 가장 먼 곳에 위치하는 부속 장비는 ?

① 타겟 ② 편향부 ③ 전자총 ④ 집속코일 ⑤ buncher부

【문제 11】 영상 4 장비에서 환자와 가장 가까운 곳에 위치하는 부속 장비는 ?

① 타겟(Target)
② 이온챔버(Ion chamber)
③ collimator(X • Y)
④ 다엽콜리메터(MLC)
⑤ Carousel(산란박, 선속평탄여과판)

해 설

linac의 조사 head부는 위에서 아래로 Target, Carousel(산란박, 선속평탄여과판), Ion chamber, X•Y collimator, MLC 순으로 위치한다.

정답 7. ③ 8. ② 9. ③ 10. ③ 11. ④

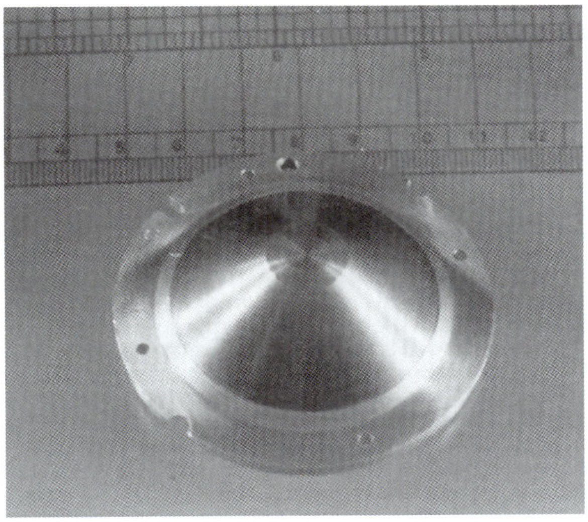

(A)

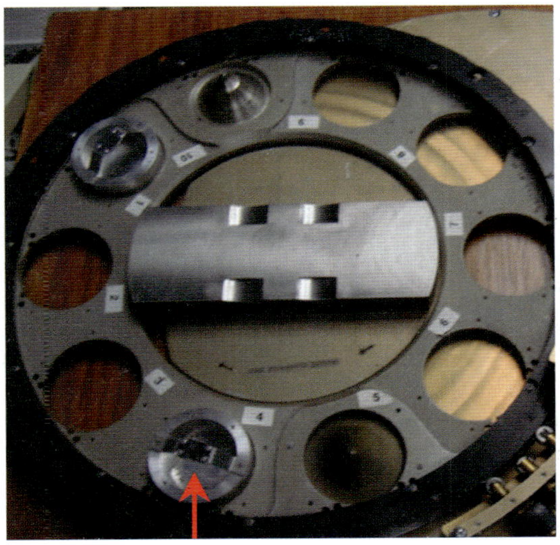

(B)

영상 5

【문제 12】 영상 5에서 (A)와 (B)의 화살표 한 부분에 관한 설명으로 옳은 것은 ?

① (A)는 전자선용이다
② (A)는 조사 head 부에 있다
③ (A)에서 고에너지일 수록 중심부가 낮다
④ (B)의 화살표는 엑스선용이다
⑤ (B)의 화살표는 광자선을 확산한다

【문제 13】 영상 5의 (A)와 (B)의 화살표 한 장비의 재질로 옳은 것은?

① 납 ② 백금 ③ 텅스텐 ④ 카드뮴 ⑤ 비스무스

【문제 14】 영상 5의 (A) 장치에 관한 설명으로 옳은 것은?

① 양자선 치료와 관련 있다.
② Target 아래에 설치한다.
③ 전자빔을 산란 확산시킨다.
④ 산란박(scattering foil) 이다.
⑤ 재질은 Al, Cu, Ta, Pb 등을 사용한다.

정답 12. ② 13. ① 14. ②

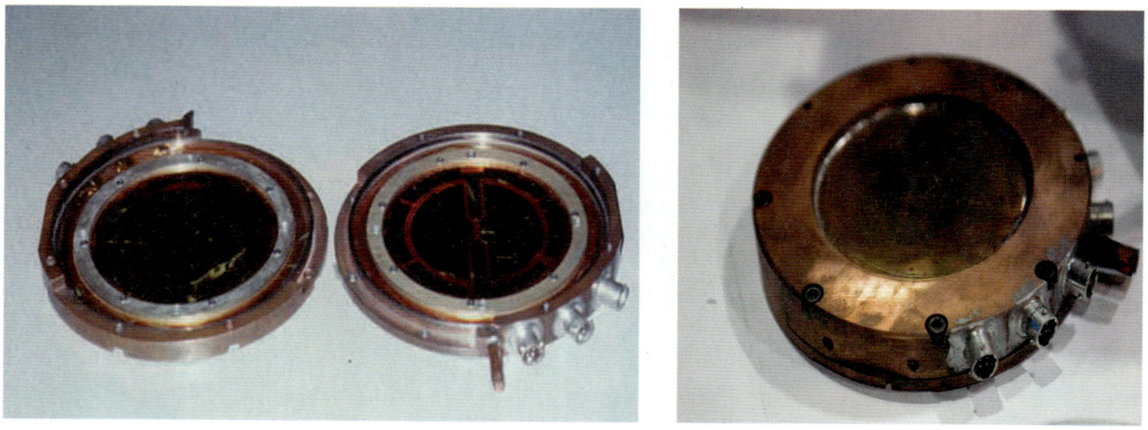

영상 6

【문제 15】 영상 6에 관한 설명으로 옳지 <u>않은 것은</u> ?

① MU를 측정한다.
② 전자선의 출력을 측정한다.
③ 엑스선의 출력을 측정한다.
④ 대칭도나 평탄도의 측정에 이용된다.
⑤ 조사면의 크기와 심부선량백분율을 측정한다.

해설

영상 4는 ion chamber로 산란박이나 선속평탄여과기 아래에 부착되어 엑스선과 전자선의 출력, 평탄도 및 대칭도 측정에 이용된다.

【문제 16】 영상 6은 선형가속기 내에 2개로 이루어져 있다. 그 이유로 옳은 것은?

① 선속 위치측정용이다.
② beam(선속)을 편향시킨다.
③ X선 및 전자선의 에너지를 선택한다.
④ beam(선속)을 확산하기 위해 사용한다.
⑤ 1개 고장 시 back up-monitor로 사용한다.

정답

15. ⑤ 16. ⑤

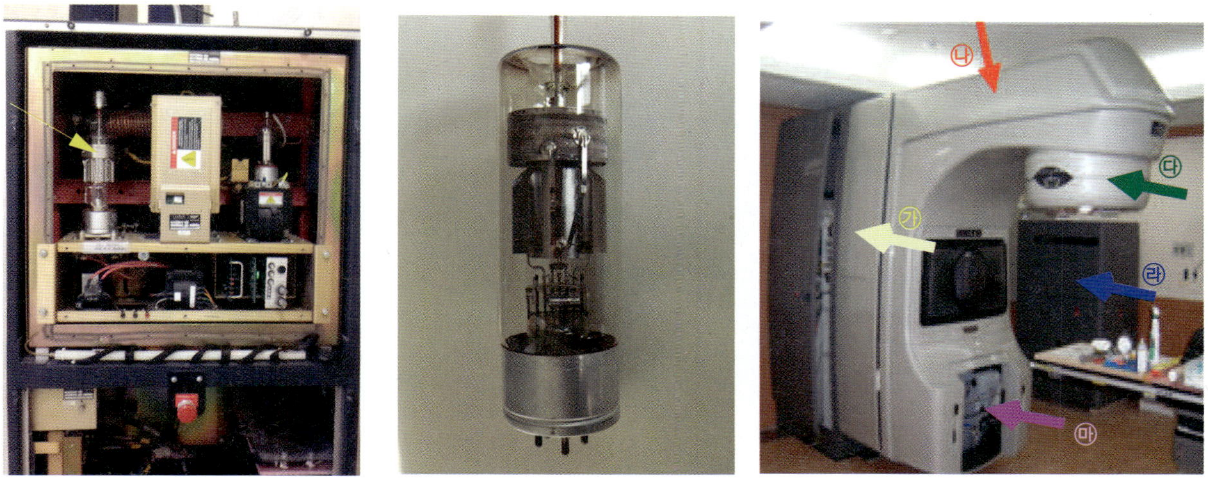

(A) (B) (C)

영상 7

【문제 17】 영상 7에서 A의 화살표(B)에 관한 설명으로 옳은 것은 ?

① 전자총으로 전자를 공급한다.
② klystron으로 전자선을 증폭한다.
③ 산란박으로 전자선을 산란, 확산한다.
④ ion chamber로 장치의 출력을 측정한다.
⑤ thyratron으로 큰 전력을 제어해 주로 전자제어스위치로 사용한다.

【문제 18】 영상 7의 C에서 고주파 증폭관(klystron)이 들어간 곳은 ?

① ㉮ ② ㉯ ③ ㉰ ④ ㉱ ⑤ ㉲

【문제 19】 영상 7의 (B)는 (C)의 어느 곳에 위치하는가 ?

① ㉮ ② ㉯ ③ ㉰ ④ ㉱ ⑤ ㉲

해설
㉮는 발진관, ㉯는 가속관부, ㉰는 선원 head 부, ㉱는 modulator cabinet, ㉲는 EPID 이다.

정답 17. ⑤ 18. ① 19. ④

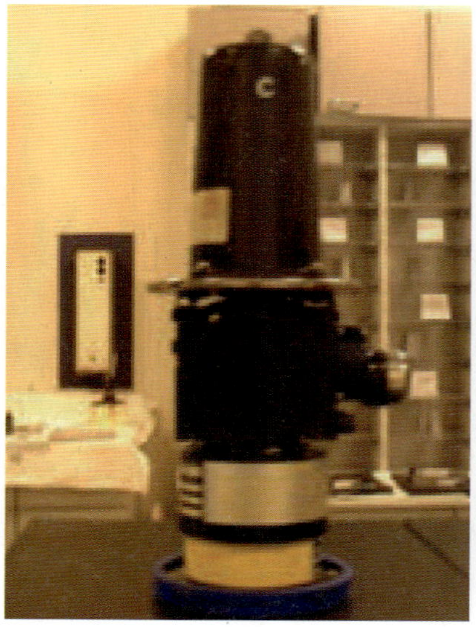

(A)

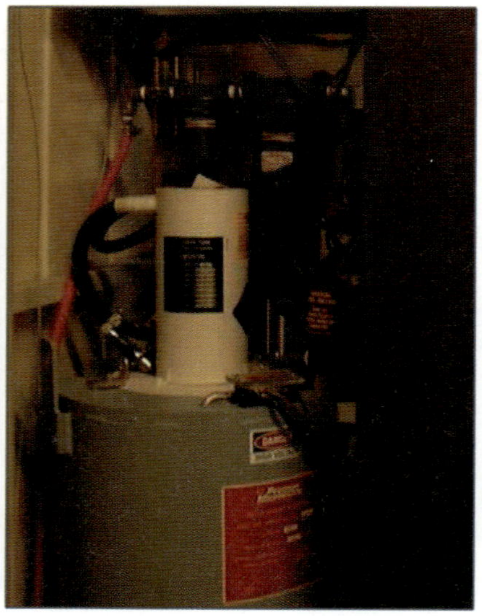

(B)

영상 8

【문제 20】 영상 8의 (A)와 (B)의 장비는 Linac의 어느 구성요소에 속하는가 ?

① 제어부
② 치료대
③ 가속관부
④ 고주파발진부
⑤ 조사 head 부

【문제 21】 영상 8의 (A)와 (B)의 장비에 관한 설명으로 옳은 것은 ?

① (A)는 수명이 길다.
② (A)는 고주파를 증폭한다.
③ (A)는 주파수와 출력이 안정하다.
④ (B)는 자려발진용으로 저에너지 장비에서 이용한다.
⑤ (B)는 마이크로파를 발생하지 않고 발생기가 별도로 설치되어 있다.

【문제 22】 영상 8의 (B)에서 발생된 고주파는 어느 곳을 거쳐 가속관으로 들어가게 되는가?

① 도파관
② gantry
③ target
④ 산란박
⑤ 이온펌프

정답 20. ④ 21. ⑤ 22. ①

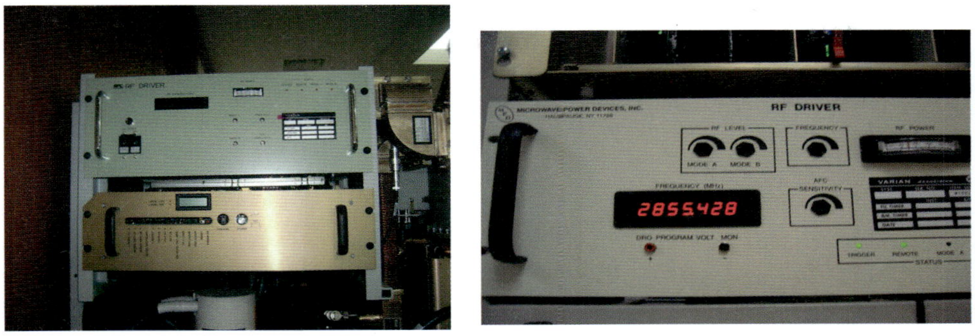

영상 9

【문제 23】 영상 9는 선형가속기의 일부 장비이다. 어떤 역할을 하는가 ?

① 선량측정 ② 전자선 증폭 ③ 고주파 증폭
④ 전자선 방출 ⑤ 주파수 조절

해설
RF driver는 고주파 발생 조절 장치이며, klystron에 고주파를 공급한다.

【문제 24】 영상 9를 이용하여 주로 10MV 이상의 장치에서 가속관 내에 고주파를 공급하는 장치는 ?

①

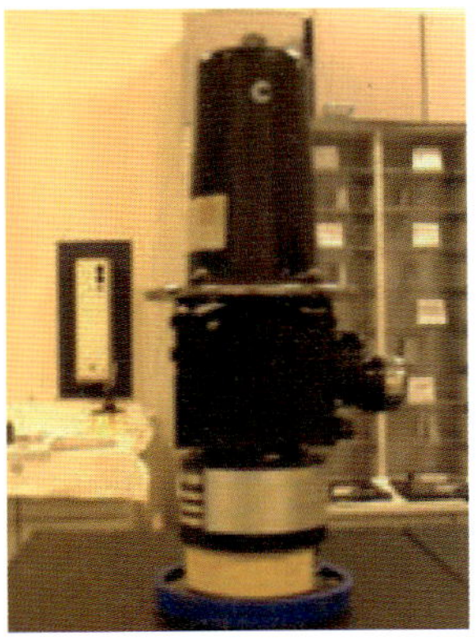

②

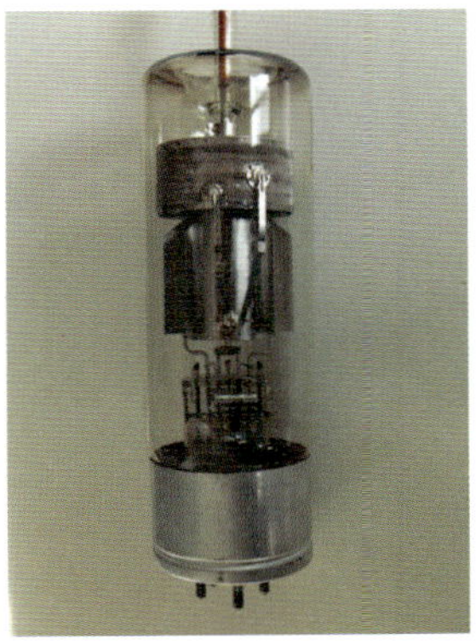

③

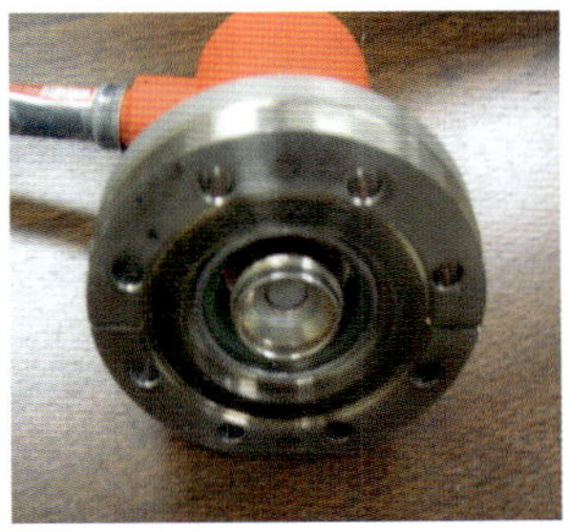

④

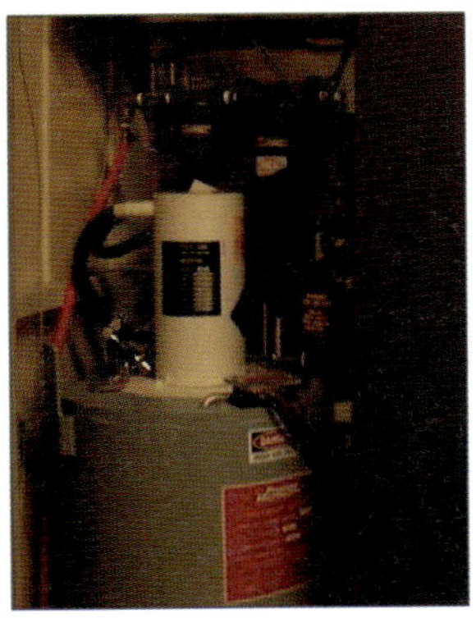

⑤

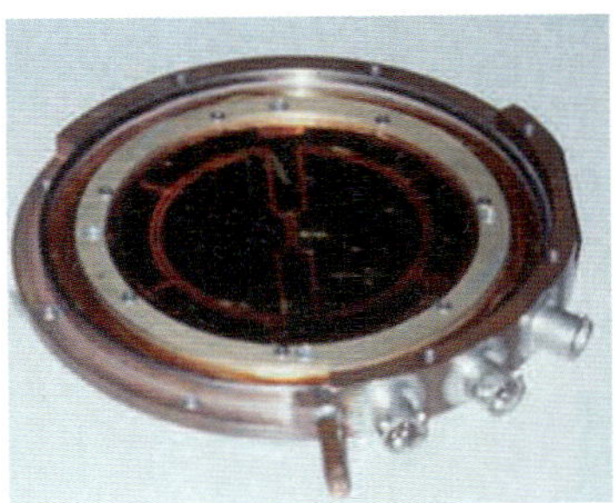

정답
23. ⑤ 24. ④

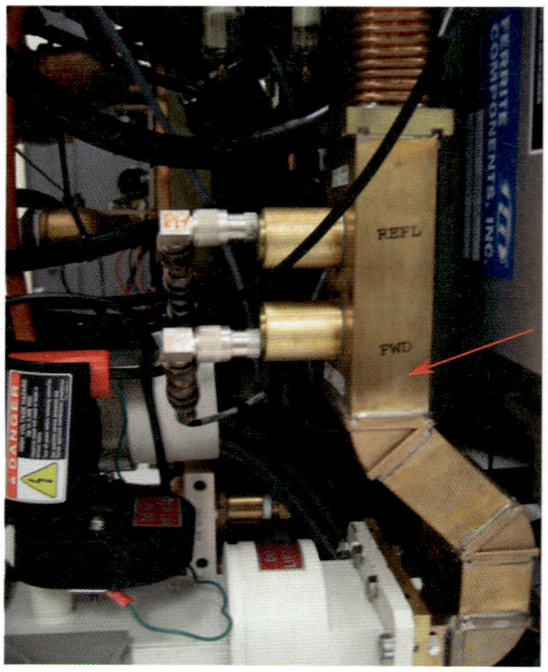

(A)

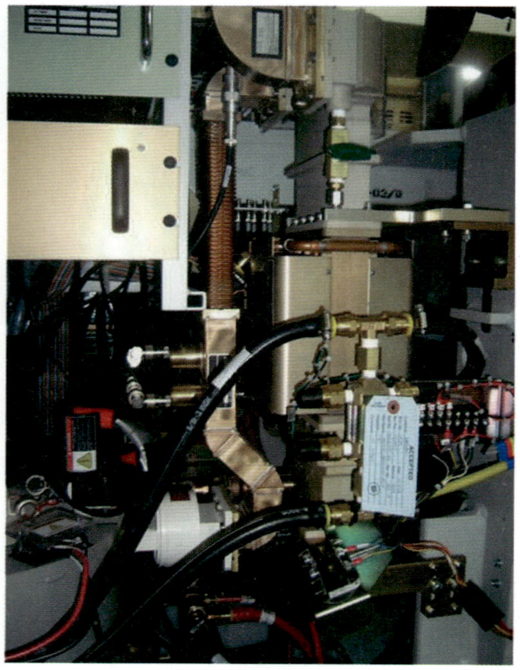

(B)

영상 10

【문제 25】 영상 10 (A)에서 화살표의 장비에 관한 설명으로 옳은 것은 ?

① 전자를 수송하는 관이다
② 도파관으로 고주파 통로이다
③ 가속관으로 전자선을 공급한다
④ 진공을 유지해 주는 이온펌프이다
⑤ 고주파를 가속관으로 보내는 역할을 한다.

【문제 26】 영상 10 (A)에서 화살표의 장비의 재질은 ?

① 알루미늄(Al) ② 구리(Cu) ③ 주석(Sn)
④ 텅스텐(W) ⑤ 납(Pb)

해설

klystron에 연결된 도파관으로 고주파를 가속관으로 보내는 역할을 한다.

【문제 27】 영상 10의 장비에서 사용되는 주파수의 특징은?

① 주파수가 높고, 파장이 길다. ② 주파수가 높고, 파장이 짧다.
③ 주파수가 낮고, 파장이 길다. ④ 주파수가 낮고, 파장이 짧다.
⑤ 주파수가 일정치 않고, 파장이 길다.

정답

25. ② 26. ② 27. ②

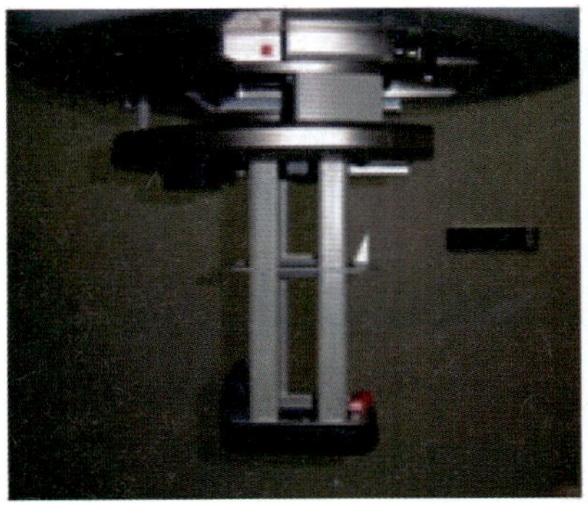

(A)

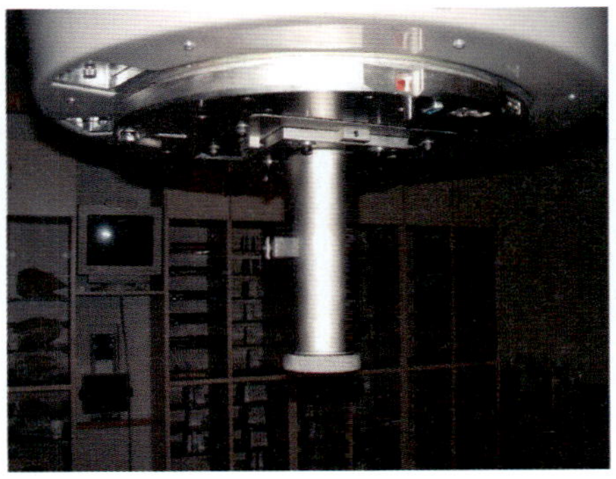

(B)

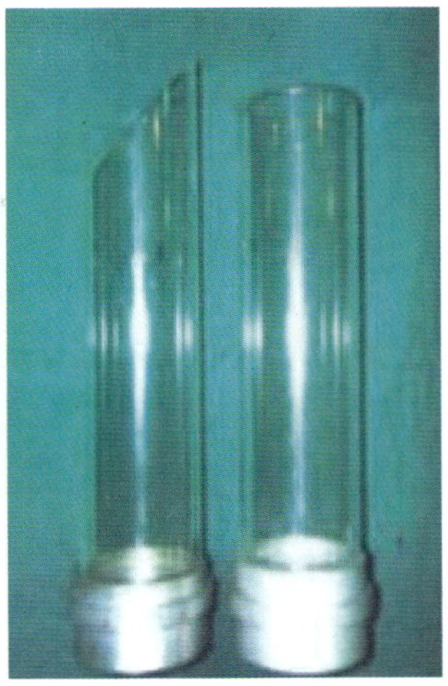

(C)

영상 11

【문제 28】 영상 11에 관한 설명으로 옳은 것은 ?

① (A)는 근접조사 시 광자선 치료에 사용한다
② (A)는 정위적 방사선치료에 사용한다
③ (B)는 양자선 치료에 사용한다
④ (B)는 분할 정위적 방사선치료에 사용한다
⑤ (C)는 근접치료 시 광자선치료에 사용한다

해 설
(A)는 외부방사선 치료 시 사용되는 전자선 cone이며, (B)는 X-knife 장치의 분할 뇌정위방사선치료(FSRT) 시 cone이고, (C)는 수술중 전자선치료에 사용되는 cone이다.

【문제 29】 영상 11의 장비를 사용할 때 치료 부위로 옳은 것은 ?

① (A) - 유방암 ② (A) - 골육종 ③ (B) - 피부암
④ (C) - 후두암 ⑤ (C) - 피부암

정답
28. ④ 29. ①

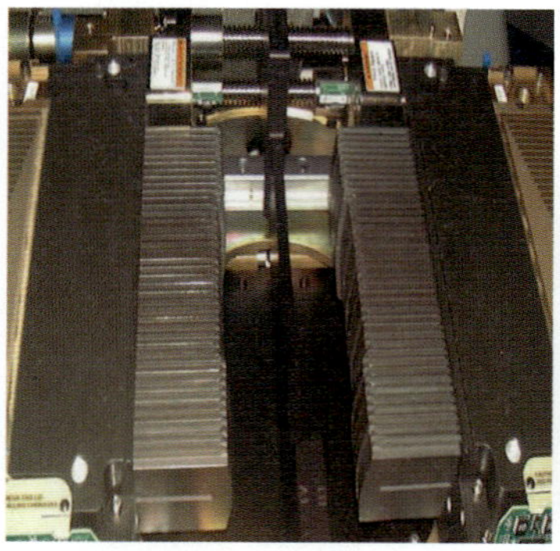

(A)

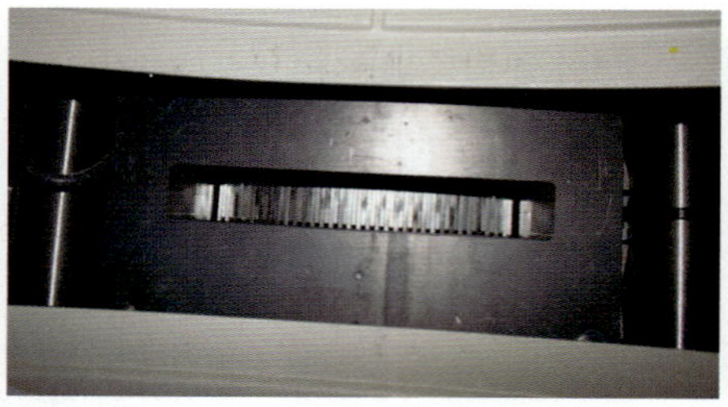

(B)

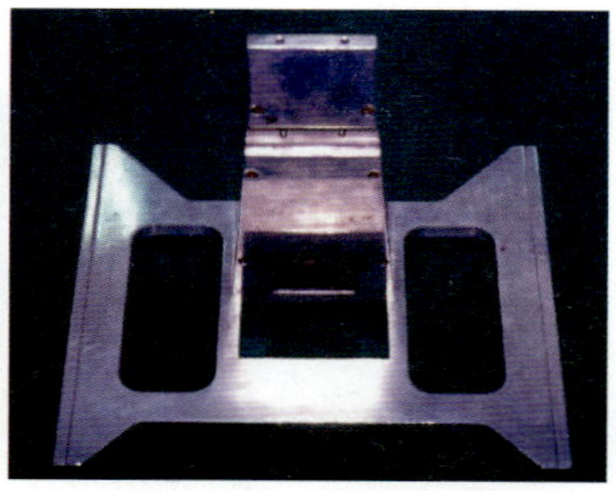

(C)

영상 12

【문제 30】 영상 12 (A)의 장비를 사용하는 치료법은 ?

① 감마나이프(γ-knife)
② 수술중조사(IORT, intraoperative radiotherapy)
③ 강도변조방사선치료(IMRT, intensity modulated radiotherapy)
④ 단층방사선치료(tomotherapy)
⑤ 전신방사선조사(TBI, total body irradiation)

해설
(A)는 multileaf collimator로 조사야를 종양의 형태로 열수 있으며 고정조사법에서는 정상조직의 차폐 시 이용되는 차폐블록의 대체로 사용되며, 연동조사법에서는 3D 입체조형치료(conformal radiotherapy) 등에 사용된다. 60, 120 leaf와 넓이는 0.25cm~1cm, 이며 상황에 따라 enhance dynamic wedge, compensator로 가능하다.

【문제 31】 영상 12 (B)에 관한 설명으로 옳은 것은 ?

① tomotherapy의 binary MLC이다.
② linac-CT system의 검출기이다.
③ tomotherapy의 beam stoper이다.
④ tomotherapy의 엑스선원이다.
⑤ 한 개의 종양 치료를 집중적으로 할 수 있다.

해설
(B)는 단층방사선치료에서 사용되는 binary MLC로 일반적인 선형가속기의 MLC의 움직임 보다 매우 빠른 250cm/secdml 속도로 64개의 leaf로 구성되어 있다.

【문제 32】 영상 12 (C)에 관한 설명으로 옳지 **않은 것은** ?

① 선형가속기에 사용하는 차폐체이다.
② 유방암 접선 조사법에서 폐에 선량을 줄이기 위해 사용한다.
③ Co-60치료기에 사용하던 half beam divider이다.
④ 표면으로 돌출된 종양치료에 적당하다.
⑤ 치료방향에 따라 교환을 해야 한다.

해설
(C)는 Co-60치료기에 사용하던 half beam divider로 표면으로 돌출된 종양(chest wall, breast)을 접면(접선)조사법으로 시 lung을 보호하기 위해 사용한다.

정답 30. ③ 31. ① 32. ①

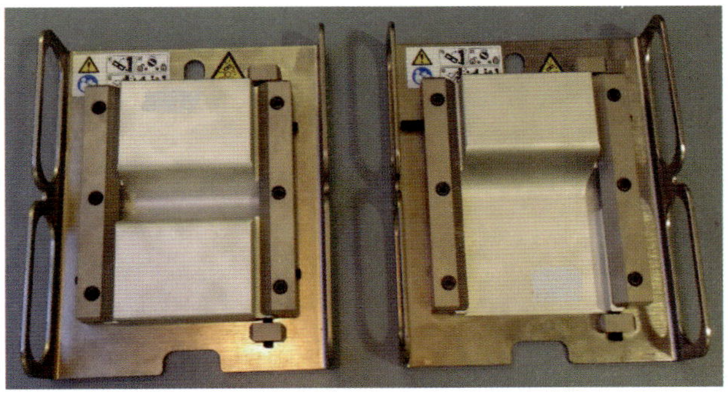

(A) (B)

영상 13

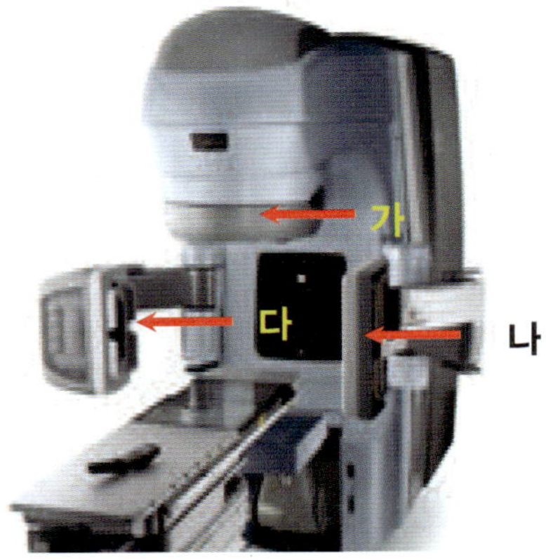

영상 14

【문제 33】 영상 13에 관한 설명으로 옳은 것은 ?

① (A)는 body 용이다.
② (B)는 head & neck 용이다.
③ IGRT용으로 CBCT 촬영 시 촬영조건을 보상하기 위해 사용한다.
④ beam spoiler로 성문암 치료 시 피부측으로 선량을 높일 때 사용한다.
⑤ wing board(날개판)로 폐암치료 시 팔을 보호하기 위해 사용한다.

해 설

영상 13은 bow tie(나비넥타이) filter로서 Al 재질로, OBI system에서 엑스선관 측에 filter를 삽입하며, IGRT용으로 CBCT 촬영 시 선질을 경화시켜 피부선량을 감소하고 화질을 향상하며 촬영조건을 보상하기 위해 사용한다. head & neck은 (A)를 이용하며, pelvis는 (B)를 이용한다.

【문제 34】 영상 13의 (A), (B)를 영상 14의 어느 곳에 삽입해야 하는가 ?

① (A)를 ㉮에 삽입한다.
② (A)를 ㉯에 삽입한다.
③ (B)를 ㉮에 삽입한다.
④ (B)를 ㉯에 삽입한다.
⑤ (A)나 (B)를 ㉰에 삽입한다.

【문제 35】 영상 14의 OBI(on-board imaging) system을 이용한 IGRT에 관한 설명으로 옳은 것은 ?

① CBCT를 이용하여 방사선치료 직전에 종양과 정상조직의 변화를 관찰할 수 있다.
② Mega voltage CT를 하여 종양을 정확하게 관찰할 수 있다.
③ 운동조사 시 IGRT는 이용하기가 어렵다.
④ 주로 2차원 방사선치료에 많이 이용한다.
⑤ 고에너지 엑스선으로 IGRT가 가능하다.

정답 33. ③ 34. ⑤ 35. ①

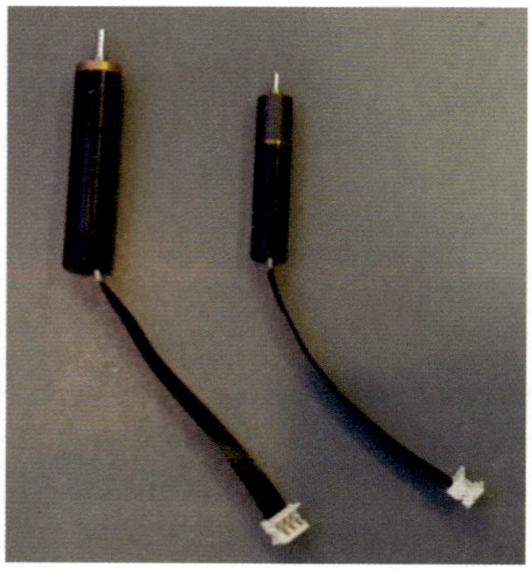

(A) (B)

영상 15

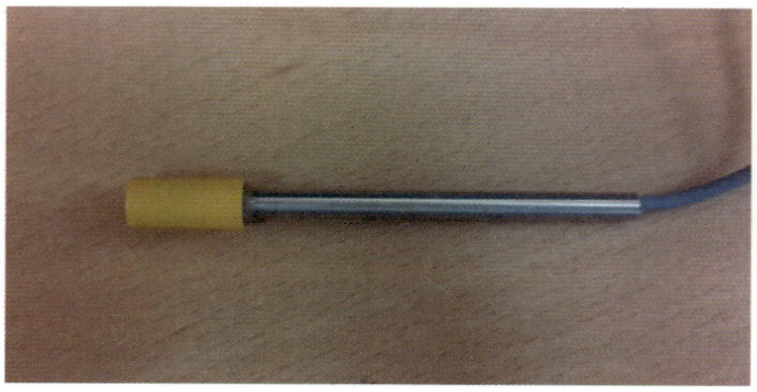

영상 16

【문제 36】 영상 15에 관한 설명으로 옳은 것은 ?

① Diode로 주로 심부선량 측정에 이용한다.
② MLC motor로 leaf 한 개당 모터가 한 개씩 있다.
③ 주로 고정조사 시 이용하는 장비이다.
④ 주로 2차원 방사선치료에 많이 이용한다.
⑤ independent jaw collimator에서 주로 사용되는 장비이다.

해 설

영상 15는 MLC motor로, (A)는 0.5cm용, (B)는 1cm용 MLC 모터로 120 leaf에는 120개 모터가 있다.

【문제 37】 영상 16은 주로 어떤 방사선을 측정하기 위한 기구인가 ?

① 엑스선 ② 중성자선 ③ 알파선
④ 양성자선 ⑤ 3중양자선

【문제 38】 영상 16에 관한 설명으로 옳은 것은 ?

① photon용 field diode로 output factor 등을 측정한다.
② thimble chamber로 체적이 0.13cc이다.
③ thimble chamber로 체적이 0.01cc이며, 소조사야용으로 빌드업캡을 사용하였다.
④ Farmer chamber로 주로 표면선량 측정에 이용한다.
⑤ Farmer chamber로 절대선량, output, 흡수선량측정에 이용한다.

정답 36. ② 37. ① 38. ①

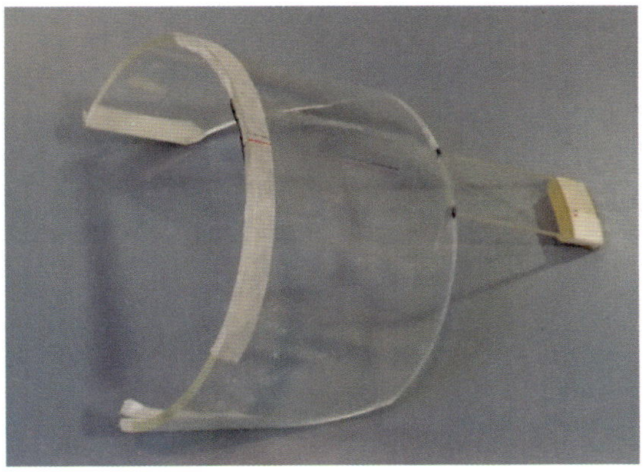
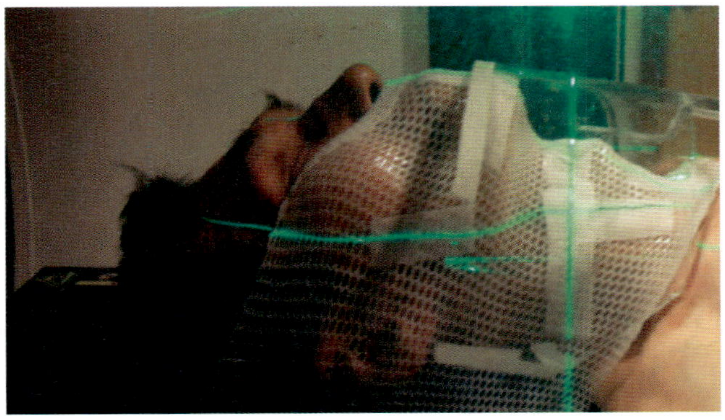

영상 17

【문제 39】 영상 17의 기구의 명칭은 ?

① wing board(날개판)
② beam spoiler(산란판)
③ modulator(변조기)
④ thyratron
⑤ scale board

해 설

영상 17은 beam spoiler로 성문암(glottic ca)치료 시 4MV 엑스선으로 치료해야 하는데, 고에너지 Linac 장치로 4MV 가 없고 6MV 엑스선으로 치료 시 이 기구를 사용해 표면 쪽인 성문암 브위에 선량을 많이 주기 위해 아크릴 재질을 이용해 치료한다.

【문제 40】 영상 17은 주로 어떤 종양에 방사선치료를 하는가 ?

① 피부암
② 자궁암
③ 폐암
④ 성문암
⑤ 백혈병

【문제 41】 영상 17의 기구의 재질에 관한 설명으로 옳은 것은 ?

① 파라핀
② 주석
③ 아크릴
④ 알루미늄
⑤ 카드뮴

정답 39. ② 40. ④ 41. ③

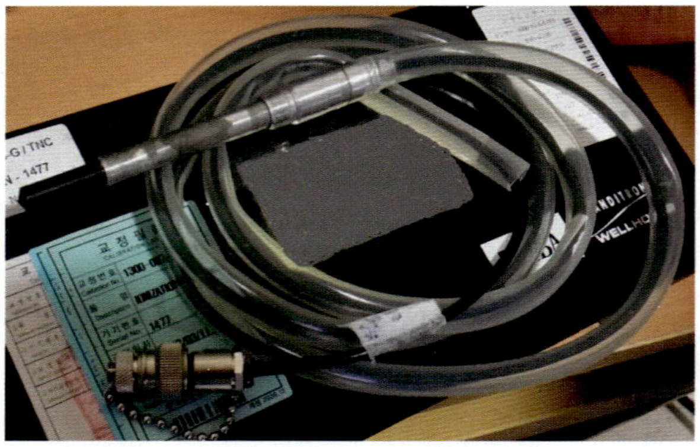
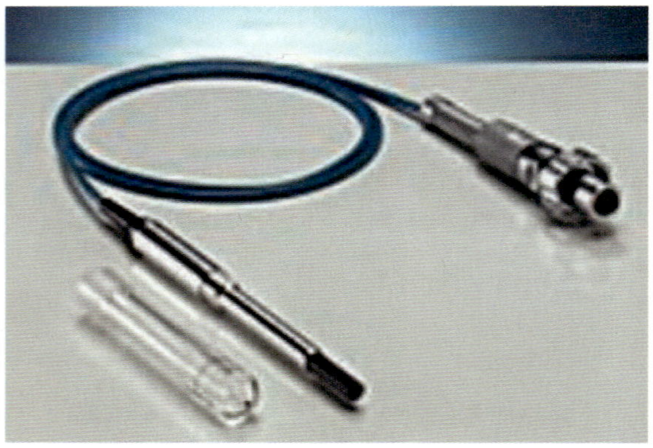

영상 18

【문제 42】 영상 18은 원통형 전리함으로 가장 많이 이용되는데, 이 기구의 명칭은 ?

① Diode
② Farmer chamber
③ TLD(열형광선량계)
④ Plane parallel chamber
⑤ MOSFET(Metal-oxide-silicon-semiconductor field effect transistor)

【문제 43】 영상 18을 이용한 선량 측정에 관한 설명으로 옳지 **않은 것은** ?

① 절대선량 측정에 적합하다.
② 고에너지 광자선, 전자선 및 양자선 측정에 적합하다.
③ 10㎝×10㎝ 조사야의 output(출력), 흡수선량 측정에 이용한다.
④ %DD, symmetry 및 beam profile 시 심부선량 측정에 이용한다.
⑤ 저에너지 광자선 이나 전자선의 표면선량에 측정에 이용한다.

【문제 44】 영상 18의 선량계의 특징에 관한 설명으로 옳은 것은 ?

① 전기적 영향을 많이 받는다.
② 큰 체적으로 실제 이용하기가 어렵다.
③ 크기가 커서 표준측정기로 많이 사용한다.
④ 자유공기전리함으로 공기층에서 전자평형이 성립한다.
⑤ 전자평형을 위해 두꺼운 공기층을 고체로 제작해 두께가 얇다.

42. ② 43. ⑤ 44. ⑤

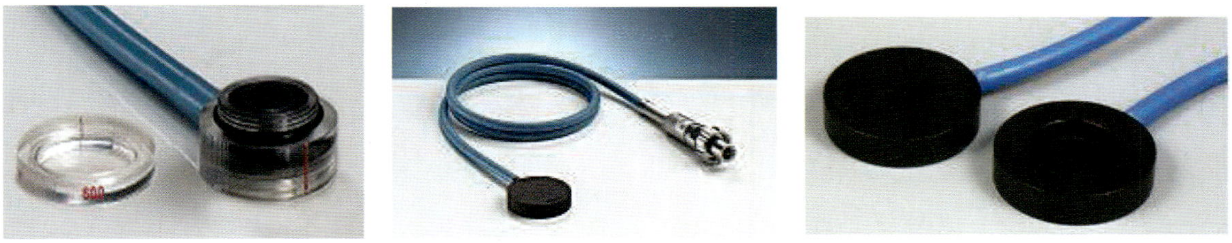

전면 후면

(A) (B)

영상 19

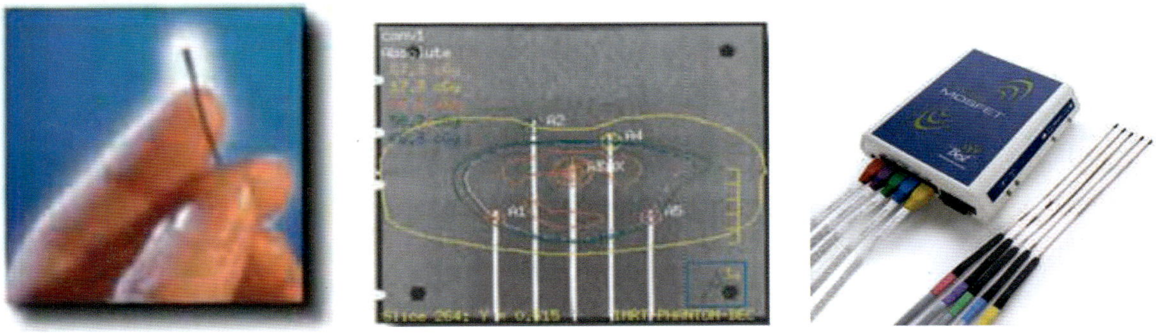

영상 20

【문제 45】 영상 19의 기구의 명칭은 ?

① Diode
② Thimble chamber
③ Farmer chamber
④ Plane parallel chamber
⑤ TLD(열형광선량계)

해설
영상 19는 대표적인 평행평판형 전리함(Plane parallel chamber)으로 (A)는 Roos 전리함, (B)는 Markus 전리함이다. 이 전리함은 전자선 선량측정에 효과적이며, 표면선량 고에너지 광자선의 buildup 영역에서의 심부선량 측정에 사용된다.

【문제 46】 영상 19를 이용한 선량 측정에 관한 설명으로 옳지 **않은 것은** ?

① 10MeV 이하의 전자선에서 반드시 사용한다.
② 표면선량 측정에 적합하다.
③ 전자선의 절대선량 측정에 적합하다.
④ %DD를 측정할 수 있다
⑤ 저에너지 광자선의 측정에 이용한다.

【문제 47】 영상 20은 방사선측정 장비 중 하나이다. 다음 중 옳지 **않은 것은** ?

① 실린더형 이온챔버로 팬텀속에 삽입하여 사용한다.
② 매우 작은 크기의 측정기로, 작은 조사야 선량측정에 이용하는 MOSFET이다.
③ 근접치료나 IMRT 의 point dose(점선량) 측정에 유리하다.
④ 방사선 노출 전에 기본전압을 측정하고 조사 후 전압을 측정하여 그 차이값을 이용한다.
⑤ one dose measurement Mosfet이라는 1회용 측정기도 있다.

해설
반도체검출기(MOSFET)로 크기가 작으며 활성체적(active area)이 0.2×0.2㎟로, IMRT 등의 점선량(point dose) 측정 등 작은 조사야의 표면선량, 근접치료 등의 생체내 선량측정에 이상적이나 수명이 짧아 자주 교정을 해야 한다.

정답 45. ④ 46. ④ 47. ①

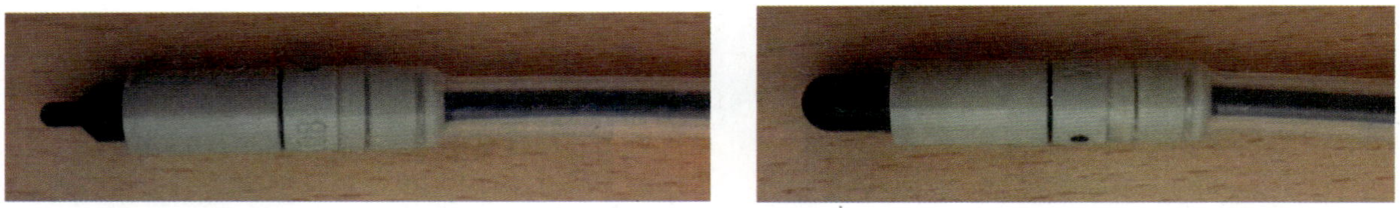

(A) (B)

영상 21

【문제 48】 영상 21의 기구의 명칭은 ?

① Diode
② Thimble chamber
③ Farmer chamber
④ Plane parallel chamber
⑤ TLD(열형광선량계)

【문제 49】 영상 21을 이용한 선량 측정에 관한 설명으로 옳은 것은 ?

① p-type silicon detector이다.
② 소조사야(1㎝×1㎝)의 측정에 적합하다.
③ 월간점검용으로 symmetry, PDD 측정에 이용한다.
④ 정위적 방사선치료 시 고선량 측정용으로 적합하다.
⑤ 저에너지 광자선 이나 전자선의 표면선량에 측정에 이용한다.

【문제 50】 영상 21의 (A)와 (B)에 관한 설명으로 옳은 것은 ?

① (A)는 소 조사야용 이다.
② (A)는 p-type silicon detector이다.
③ (A)는 체적이 0.13㎤ 으로 크다
④ (B)는 표준 chamber로 output factor 측정용이다.
⑤ (B)는 소조사야(1㎝×1㎝)의 측정에 적합하다.

해설

영상 21은 Thimble(cylindrical) type chamber로 (A)는 체적이 0.01cc로 정위적 방사선치료 등 작은 조사야에서 측정하며, (B)는 체적이 0.13cc(㎤)으로 월간점검용인 output factor 측정용 선량계 이다. 원통형 전리함은 고에너지 전자선 측정에는 부적절한데, 이는 전자선의 경우 에너지가 적을수록 기울기가 급격하게 되어 유효측정점을 적용해야 하는 원통형 전리함에서는 문제가 있다.

정답 48. ② 49. ③ 50. ①

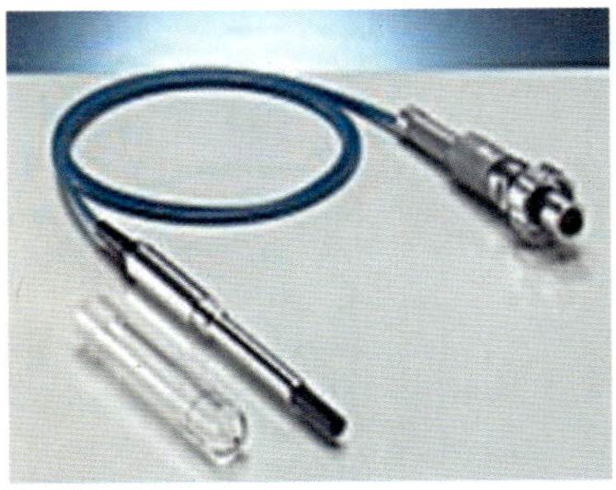

(A)

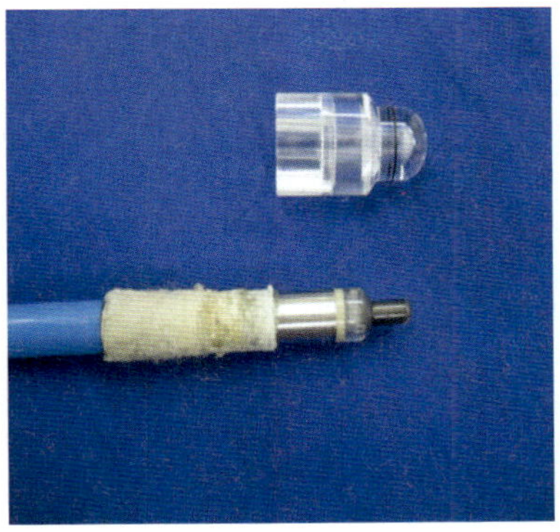

(B)

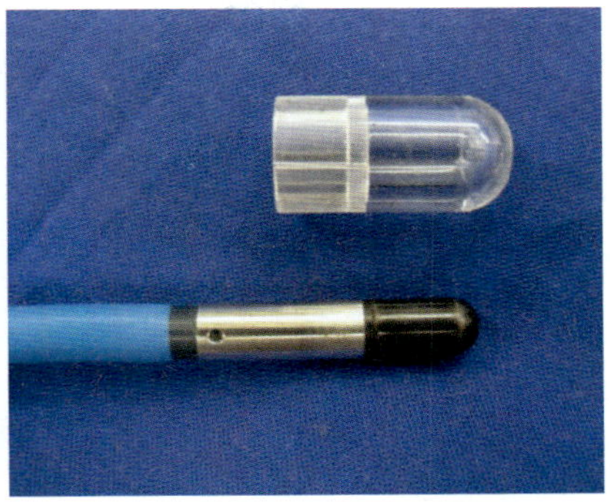

(C)

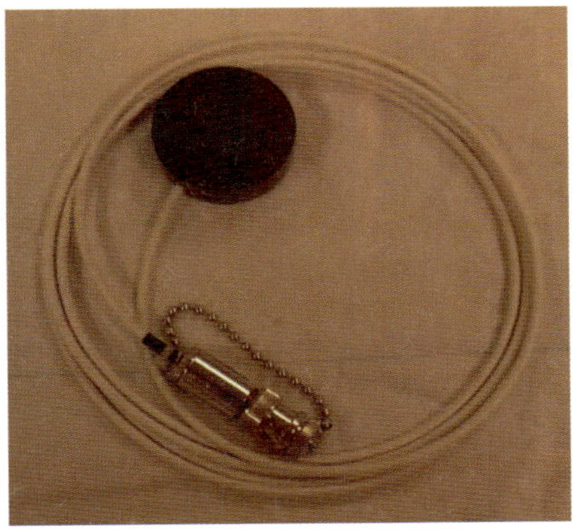

(D)

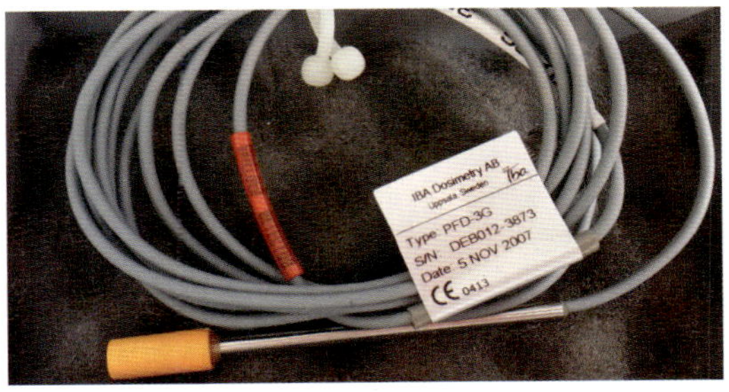

(E)

영상 22

【문제 51】 영상 22에서 Pin Point type chamber는 ?

① A ② B ③ C ④ D ⑤ E

해설
영상 1에서 (A)는 Farmer type chamber, (B)는 SRS 등에서 사용되는 소 조사용 Pin Point type chamber, (C)는 Thimble type chamber, (D)는 Parallel Plate type Chamber, (E)는 diode detector 이다.

【문제 52】 영상 22에서 IMRT QA에서 전체 선량에서 한 부분인 point dose 측정 및 소조사야(1㎝×1㎝)의 측정 시 output, PDD 측정에 사용되는 선량계는 ?

① A ② B ③ C ④ D ⑤ E

【문제 53】 영상 22에서 ionization chamber의 종류로서 옳지 **않은 것은** ?

① A ② B ③ C ④ D ⑤ E

【문제 54】 영상 22에서 절대선량 측정용으로, 주로 표면선량 측정에 이용하는 선량계는 ?

① A ② B ③ C ④ D ⑤ E

정답 51. ② 52. ② 53. ⑤ 54. ④

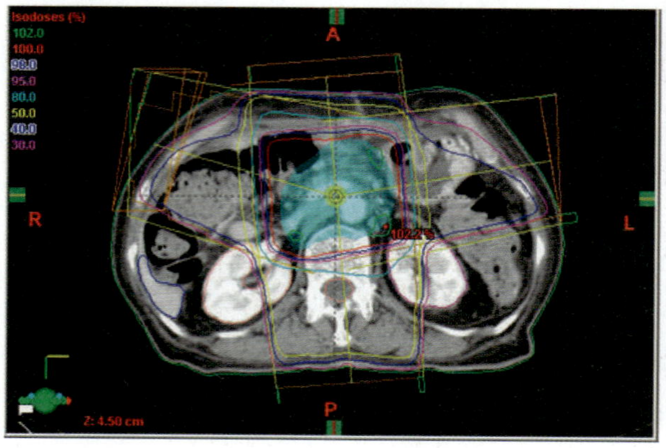

(A)

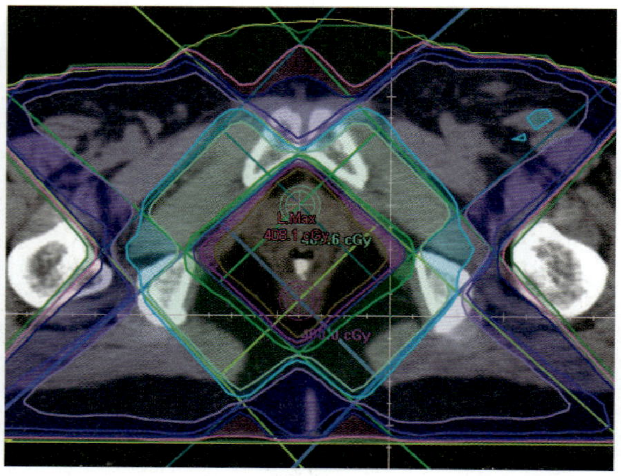

(B)

영상 23

【문제 55】 영상 23에 관한 설명으로 옳은 것은 ?

① (A)는 대각선식 4문조사이다.
② (A)는 십자화 4문조사이다
③ (A)는 선량분포가 나비(butterfly) 형태이다.
④ (B)는 십자화조사이다
⑤ (B)는 중심축이 일치하지 않는 대각선식 4문조사이다.

해설
(A)는 이자암 치료를 위한 3문조사 이다. (B)는 자궁암 치료 시 골반부 림프절은 조사하고 방광, 곧창자를 보호하기 위해 대각선식 4문조사로 치료한 것으로, 중심축이 일치하지 않아 나비(butterfly) 모양의 선량분포가 되었다.

【문제 56】 영상 23의 (A)와 (B)에서 어느 부위를 치료하기 위한 RTP 영상인가 ?

① (A) – 이자암
② (A) – 콩팥암
③ (A) – 자궁암
④ (B) – 방광암
⑤ (B) – 직장암

해설
(B)는 자궁암 치료 시 골반부 림프절은 조사하고 방광, 직장을 보호하기 위해 대각선식 4문조사로 치료한 것이다. 중심축이 일치하지 않아 나비(butterfly) 모양의 선량분포가 되었다.

【문제 57】 영상 23의 (A)에서 치료 선질로서 옳은 것은 ?

① Co-60 감마선
② 6MeV 전자선
③ 4MV 엑스선
④ 6MV 엑스선
⑤ 15MV 엑스선

해설
복부 암치료(간암 등)는 주로 10MV 이상의 엑스선으로 치료한다.

정답 55. ⑤ 56. ① 57. ⑤

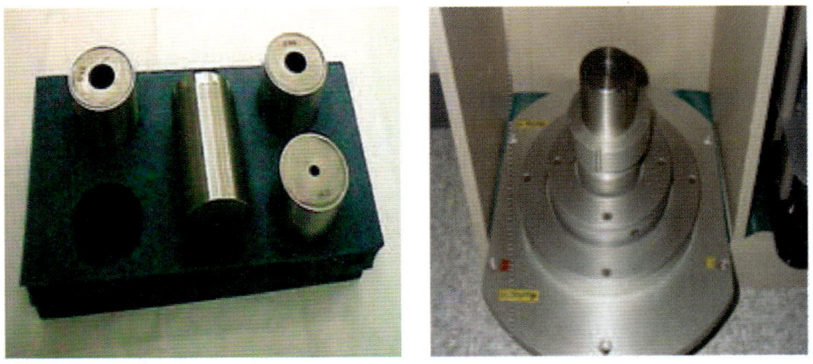

(A)

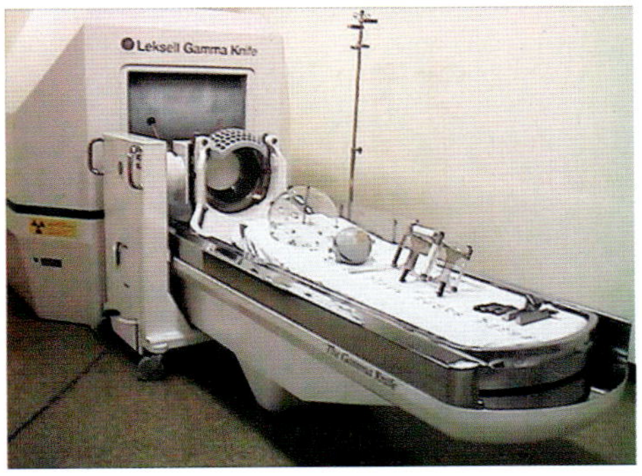

(B)

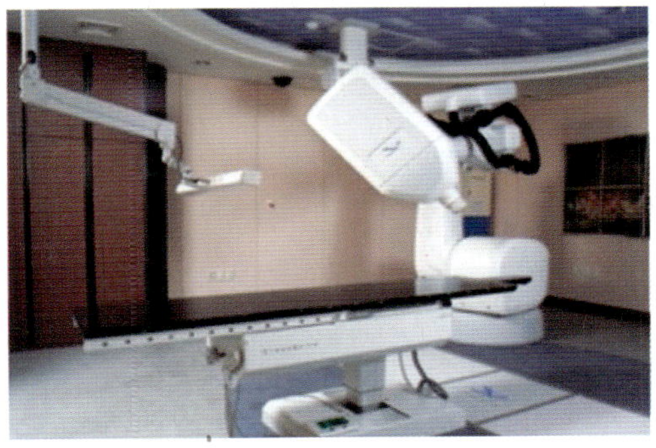

(C)

영상 24

【문제 58】 영상 24 장비를 이용해 치료하는 부위는 ?

① 골육종　② 뇌종양　③ 뇌척수종양　④ 피부암　⑤ Hodgkin 병

해 설
(A)는 분할 정위적 방사선치료(FSRT)용 cone이고, (B)는 Gamma knife Perfexion 모델이다. 주로 뇌종양 치료용 치료에 이용한다.

【문제 59】 영상 24 장비에 관한 설명으로 옳지 **<u>않은 것은</u>** ?

① A는 정확한 조사야를 위해 원기둥(cylinder) 콜리메이터 등을 사용한다.
② B는 ^{60}Co 선원 201개를 장착하여 치료한다.
③ B는 주로 직경 3cm 이하의 뇌종양에 치료한다.
④ A는 일시 조사를, B와 C는 분할조사를 한다.
⑤ A와 B는 정위적 틀(frame)을, C는 프레임을 사용하지 않는다.

【문제 60】 영상 24 장비에 관한 설명으로 옳은 것은 ?

① A는 선형가속기에 micro MLC 등을 장착하여 정위적 방사선치료를 한다.
② A는 좁은(pencil) 감마선으로 조사한다.
③ B는 ^{60}Co 선원 192개를 장착하여 치료한다.
④ C는 영상유도방사선치료와 호흡을 고려한 방사선치료가 불가능하다.
⑤ C는 정위적 틀(frame)의 사용으로 치료부위의 제한이 있다.

정답
58. ②　59. ④　60. ①

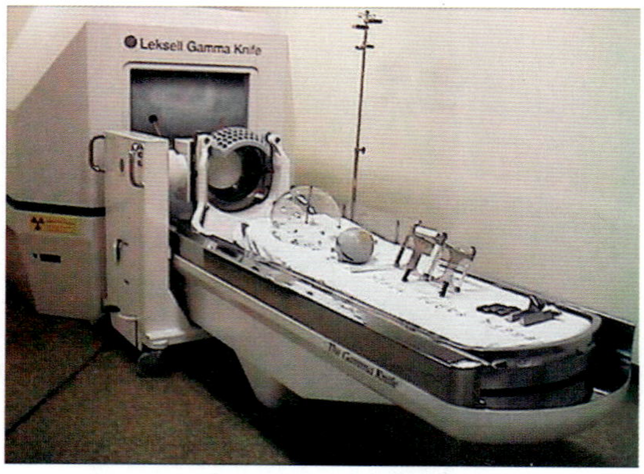

(A)

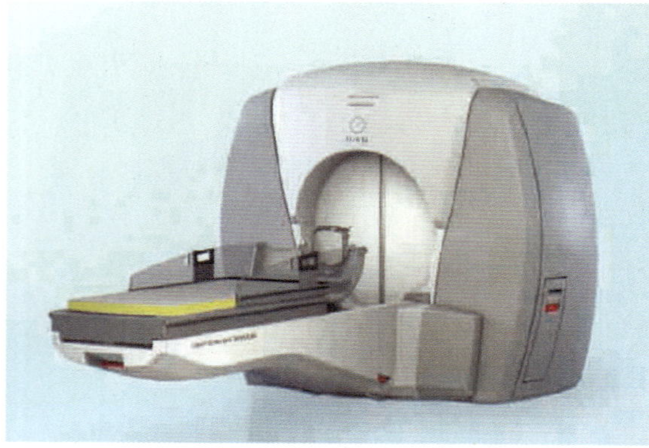

(B)

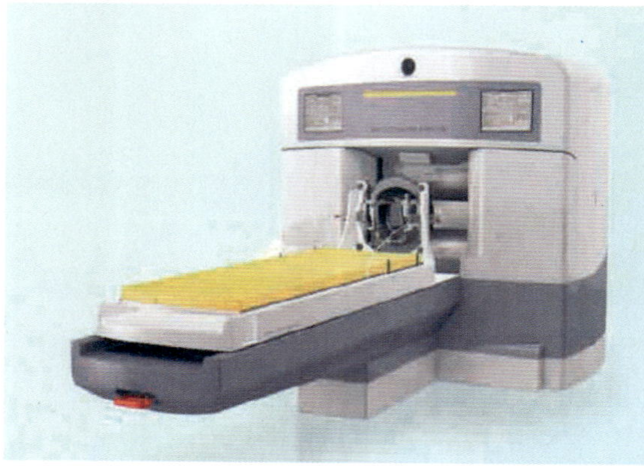

(C)

영상 25

【문제 61】 영상 25 장비에 관한 설명으로 옳은 것은 ?

① A는 자동위치시스템이 부착되어 있어 정확하게 위치를 맞출 수 있다.
② B는 헬멧형 콜리메이터를 사용하지 않아 환자의 set up에 편리하다.
③ C는 4개의 구역(sector)으로 콜리메이터가 장착되어 치료가 다양해졌다.
④ A와 B 및 C는 모두 분할조사가 가능한 장비이다.
⑤ A와 B 및 C는 모두 감마나이프 장비이다.

해 설

A는 감마나이프의 개발 초기에 만들어진 모델로 장치의 중심에 ^{60}Co 선원 201개를 장착하였으며, B는 감마나이프 4C 모델로 치료를 받는 환자의 위치를 자동으로 조절하여 표적을 조사하는 자동위치시스템이 탑재 되었으나 여전히 헬멧형 콜리메이터를 사용하며, 환자의 set up에 불편함이 많았다. 이후에 개발된 감마나이프 perfexion(C)은 ^{60}Co 선원 192개를 장착하고, 헬멧형 콜리메이터를 사용하지 않으며 조사중심점(isocenter)을 중심으로 환자의 머리를 이동시키는 빠르고 정확한 위치이동 시스템으로 더욱 효과적인 정위적 치료를 시행하게 되었다.

【문제 62】 영상 25 장비에 관한 설명으로 옳지 <u>않은 것은</u> ?

① A는 정위적 프레임을 착용한 환자가 헬멧형 콜리메이터에 머리를 넣고 치료한다.
② B는 헬멧형 콜리메이터를 사용하며 환자의 위치를 자동으로 조절하여 표적을 조사한다.
③ C는 헬멧형 콜리메이터를 사용하지 않으며, 머리를 빠르고 정확하게 이동시킨다.
④ Co-60 선원을 A와 B는 201개, C는 192개를 사용하여 치료한다.
⑤ A와 B는 뇌종양에, C는 폐암 등 넓은 부위에 치료한다.

정답 61. ⑤ 62. ⑤

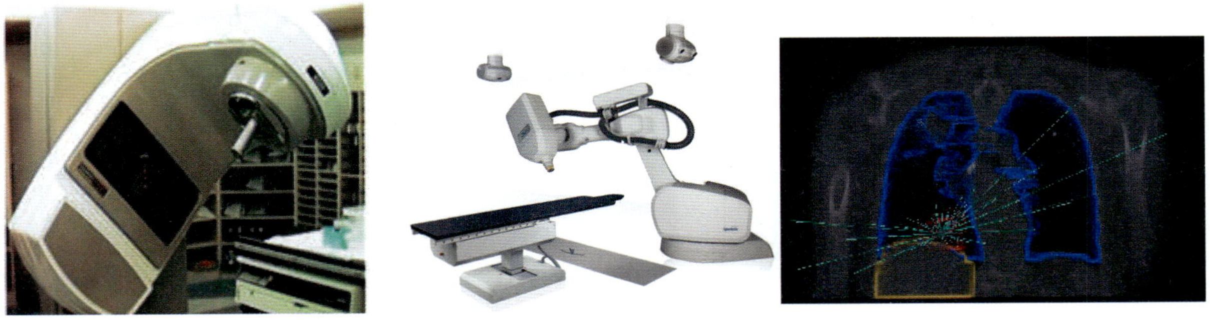

(A) (B)

영상 26

【문제 63】 영상 26 장비에 관한 설명으로 옳은 것은 ?

① A는 조사 중 움직임 방지와 정확한 위치결정을 위해 침습적인 틀(frame)을 사용한다.
② A는 좁은(pencil) 전자선을 이용해 여러 방향에서 등중심으로 종양에 일시 집중조사 한다.
③ B는 로봇 팔에 다양한 에너지의 엑스선(선형가속기)이 장착된 장비이다.
④ B는 정확한 위치결정을 위해 침습적인 틀(frame)을 사용한다.
⑤ A와 B는 모두 엑스선을 이용하여 조사한다.

【문제 64】 영상 26 (B)의 장비에 관한 설명으로 옳은 것은 ?

① 어느 각도에서든 종양 치료가 가능하다.
② 전신조사(TBI)가 가능하다.
③ 정위적 틀(frame)을 사용하여 침습적이다.
④ 전(총) 치료기간이 길다.
⑤ 주로 뇌종양에 치료한다.

해 설

cyber knife는 6MV 엑스선을 여러 방향에서 종양부위로 집중시켜 한번에 고선량의 방사선을 투여함으로써 종양을 괴사시키는 치료법으로, 고정마스크(aquaplast)를 사용하므로 비침습적이며, 기존 방사선치료에 비해 치료기간이 짧고(1~5일) 고선량 조사로 1회 치료시간은 길다(60~90분). 엑스선 영상을 실시간 합성 확인(IGRT) 후 치료하는 4차원치료로, 종양의 움직임을 실시간 추적하여 치료하기 때문에 정확성이 높고 선량을 최소화할 수 있다. 어느 각도에서든 종양 치료가 가능하다.

【문제 65】 영상 26 (B)의 장비를 사용하여 치료할 수 있는 부위로서 옳지 **<u>않은 것은</u>** ?

① 간암
② 이자암
③ 피부암 전신조사
④ 전립샘암종
⑤ 육종

【문제 66】 영상 26 (B)의 특징에 관한 설명으로 옳은 것은 ?

① 한 번에 고선량 일시조사로 치료효과가 높다.
② 4차원치료가 불가능하다.
③ 종양 치료의 크기에 제한이 없다.
④ 영상유도장치를 이용하여 종양의 위치를 정확히 파악할 수 있다.
⑤ 림프절 전이가 있는 동반된 암 치료에 적합하다.

정답 63. ⑤ 64. ① 65. ③ 66. ④

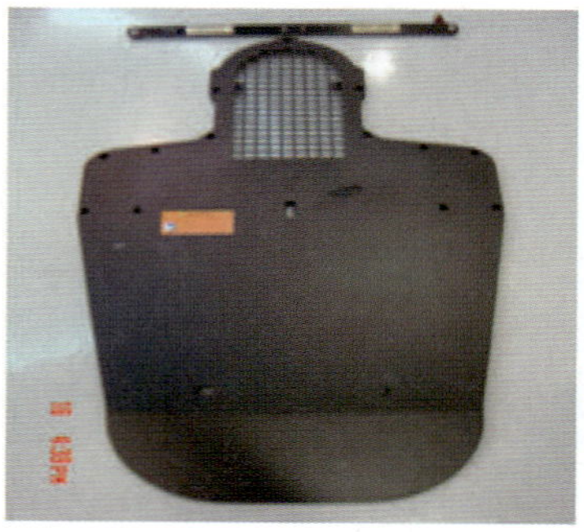

(A)

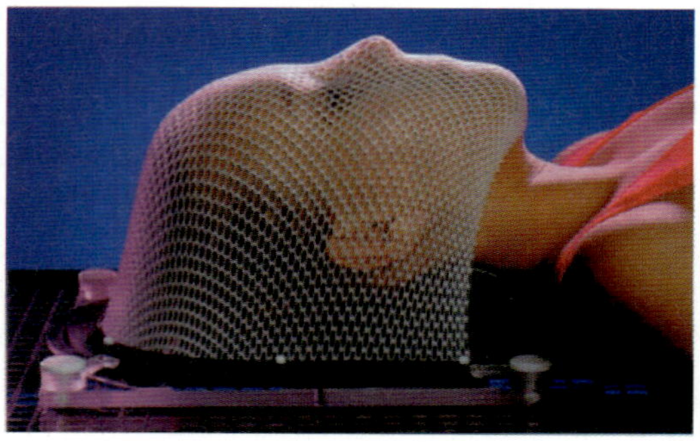

(B)

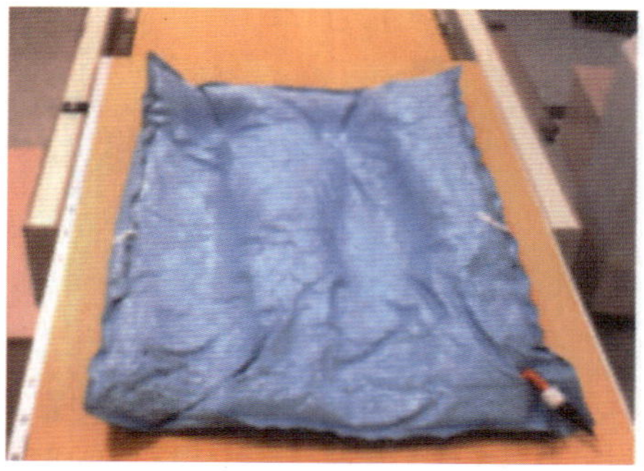

(C)

영상 27

【문제 67】 영상 27에 관한 설명으로 옳은 것은 ?

① A는 2차원의 방사선치료에서 많이 이용한다.

② B는 뇌하수체종양, 뇌동정맥기형의 치료에 이용하는 고정기구이다.

③ C는 두경부용으로 많이 이용한다.

④ A와 C는 흉부용에, B는 두경부용으로 많이 이용한다.

⑤ A, B 및 C는 열가역성 합성수지계의 특수한 플라스틱 기구이다.

해 설

A는 3차원 방사선치료 및 강도변조 방사선요법 등 정밀한 방사선치료를 시행할 때, 두경부를 고정하기 위한 기구로서, pillow를 놓는 부분과 mask를 고정하는 holder이며, B는 두경부 방사선치료에 주로 이용되는 열가역성 합성수지계의 특수한 플라스틱(Aquaplast) 기구이다. C는 head holder는 thermoplastic mask를 고정하기 위한 기구로서, pillow를 놓는 부분과 thermoplastic mask를 고정시키는 부분으로 구성되어 있다.

【문제 68】 영상 27에서 3차원 방사선치료 및 강도변조 방사선요법 등 정밀한 방사선치료를 시행할 때, 두경부위를 고정하기 위한 mask를 고정하는 holder는 ?

① A ② B ③ C ④ A, B ⑤ A, B, C

【문제 69】 영상 27 (B)에 관한 설명으로 옳지 **<u>않은 것은</u>** ?

① 피부에 산란선의 영향은 없다.

② 피부에 밀착하여 사용한다.

③ 70℃ 이상에서 가열 후 굳어진다.

④ 중심선속이나 치료부위를 표시하게 된다.

⑤ 고정용구이며 환자의 사생활에 대한 불편을 줄여줄 수 있다.

정답 67. ③ 68. ① 69. ①

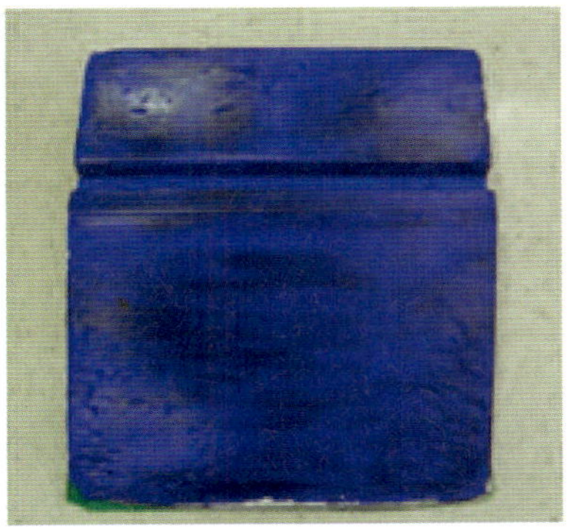

(A)

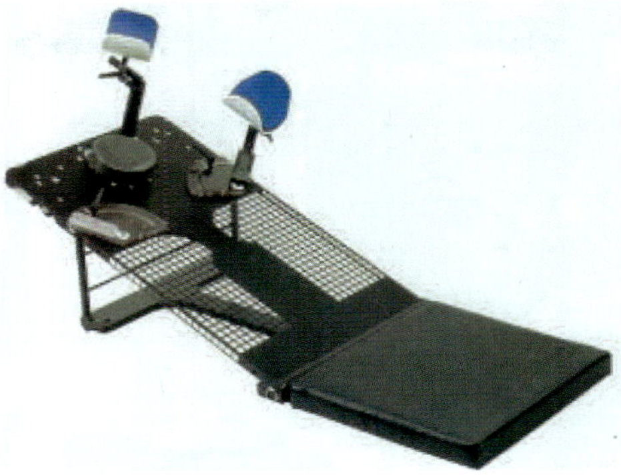

(B)

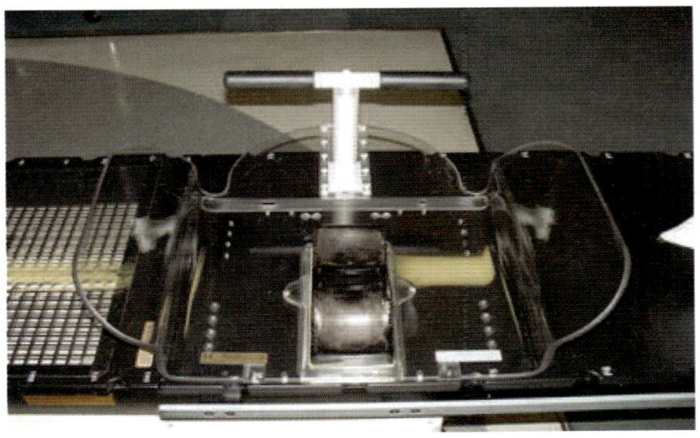

(C)

영상 28

【문제 70】 영상 28의 (A)와 (B)에 관한 설명으로 옳은 것은 ?

① A는 높낮이가 조절이 된다.
② B는 고정형이다.
③ A는 액상의 특수약품(A, B 약품)을 이용하여 제작한다.
④ A와 B는 유방암 접면조사에 이용한다.
⑤ A와 B는 폐암 치료 시 머리 위로 팔을 올리게 해주는 자세 고정기구이다.

해 설
A와 B는 유방암 접면조사(접선치료, tangential irradiation) 등에서 가슴의 각도나 팔과 머리의 위치 등을 환자의 체형에 맞게 변화시킬 수 있는 자세 고정기구이다. A는 스티로폼으로 만들어 고정시킨 것이고, B는 tilted board로 높낮이가 변형된다.

【문제 71】 영상 28의 (C)에 관한 설명으로 옳은 것은 ?

① 고정용구 및 환자의 사생활 보호를 위해 이용한다.
② 과립상의 스티로폼을 넣어 봉입하여 전신조사에 많이 이용한다.
③ 흉부의 방사선 치료 시 이용한다.
④ mold 형태의 고정기구로서 경화발포제를 이용한 crεdle이다.
⑤ 액체를 고체화 하며, 정확하게 자세를 재현하며 고정효과가 크다.

해 설
arm up holder(wing board, 날개판)로 흉부(폐암 등)의 방사선 치료 시, 양쪽 팔을 머리 위로 올린 자세를 유지할 수 있도록 해주는 자세 고정기구이다.

정답 70. ④ 71. ③

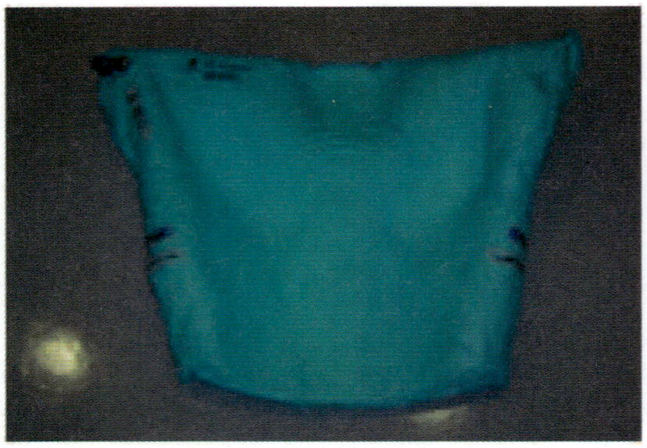

(A)

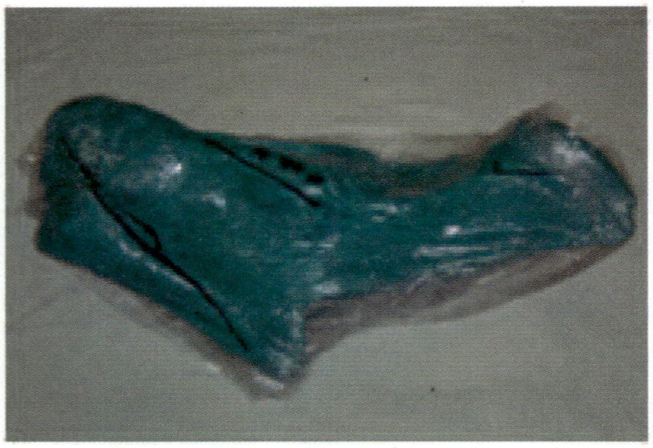

(B)

영상 29

【문제 72】 영상 29에 관한 설명으로 옳은 것은 ?

① (A)는 액상의 특수약품(두 개의 약품)을 이용하여 제작한다.
② (A)는 두경부암 치료 시 특히 고정에 많이 이용한다.
③ (B)는 과립상의 스티로폼을 넣어 봉입한 진공포 이다.
④ (B)는 공기를 넣어 재사용할 수 있다.
⑤ (B)는 액체를 고체화 한 고정기구 이다.

해 설

A는 흉부 및 골반부의 국소 혹은 전신 고정 시 사용하는 기구로, 환자를 과립상의 스티로폼을 넣어 봉입한 진공포 위에 위치시키고, 진공펌프를 연결해 과립이 흡착이 되도록 공기를 빼내어 진공을 유지하도록 하면 환자의 몸에 맞게 딱딱하게 굳어져 고정이 된다. 치료가 모두 종료되면 다시 공기를 넣어 재사용할 수 있다.
B는 액상의 특수약품(A, B 약품) 등을 이용하여 제작하며, 치료가 종료되면 재사용하지 않고 폐기한다. 액체를 고체화 하며, 정확하게 자세를 재현하며 고정효과가 크다. 흉부, 복부, 골반부위와 사지부위의 치료에도 적용할 수 있으며, 재질이 가볍고 약하기 때문에 치료기간 중에 파손되지 않도록 주의해야 한다.

【문제 73】 영상 29에 관한 설명으로 옳은 것은 ?

① (A)는 Mix-Dp로 뇌종양 치료용이다.
② (A)는 재사용이 어렵다.
③ (A)에 비해 현재 (B)를 많이 이용하고 있다.
④ (B)는 Mix-Dp로 유방암 치료용이다.
⑤ (B)는 두경부용으로 많이 이용되고 있다.

정답

72. ⑤ 73. ④

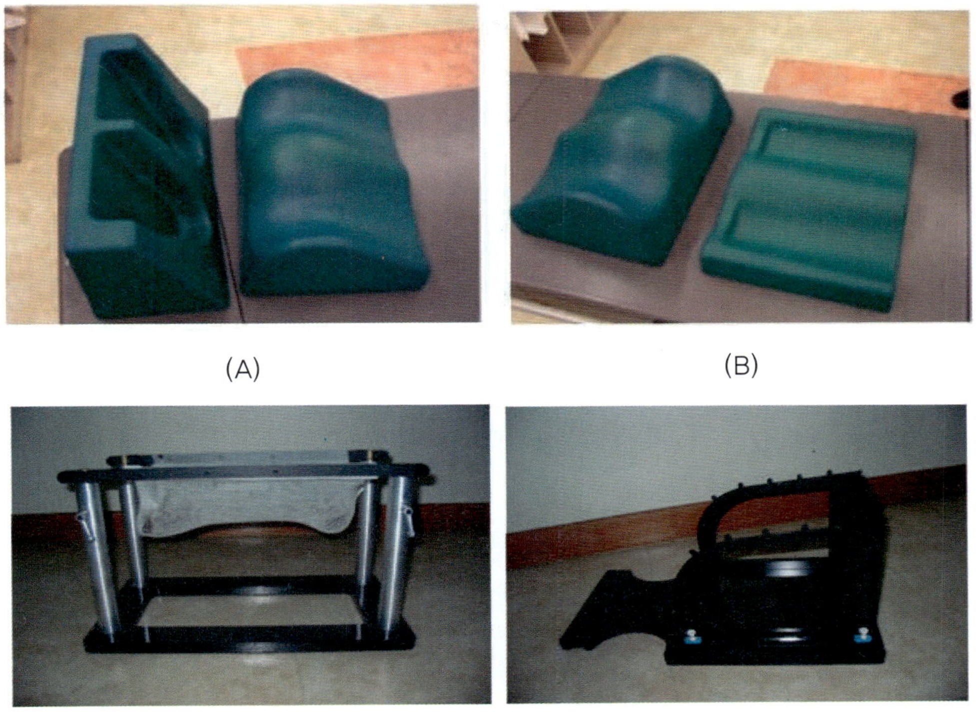

(A) (B) (C) (D)

영상 30

【문제 74】 영상 30의 (A)와 (B)에 관한 설명으로 옳은 것은 ?

① (A)는 엎드린 자세에서 이용한다.
② (A)는 폐암 치료 시 가슴을 고정하기 위한 용구이다.
③ (B)는 누운 자세에서 이용한다.
④ (B)는 골반부 치료 시 목을 고정하기 위한 용구이다.
⑤ (A)와 (B)는 발목받침과 무릎받침으로 하지 고정용이다.

해 설
A와 B는 누운 자세와 엎드린 자세에서 다리를 고정하기 위해 사용하는 발목받침과 무릎받침 기구이다.

【문제 75】 영상 30의 (C)와 (D)에 관한 설명으로 옳은 것은 ?

① (C)는 유암 접면조사 시 팔을 고정하기 위한 기구이다.
② (C)는 폐암 치료 시 가슴을 고정하기 위한 용구이다.
③ (D)는 이자암 치료 시 등을 고정하기 위한 용구이다.
④ (D)는 뇌척수치료(CSI)용 head holder이다.
⑤ (C)와 (D)는 사지(extrimity) 고정용 기구이다.

해 설
C는 사지(extrimity)용 bridge holder이고, D는 뇌척수치료(CSI)용 head holder이다.

정답
74. ⑤ 75. ④

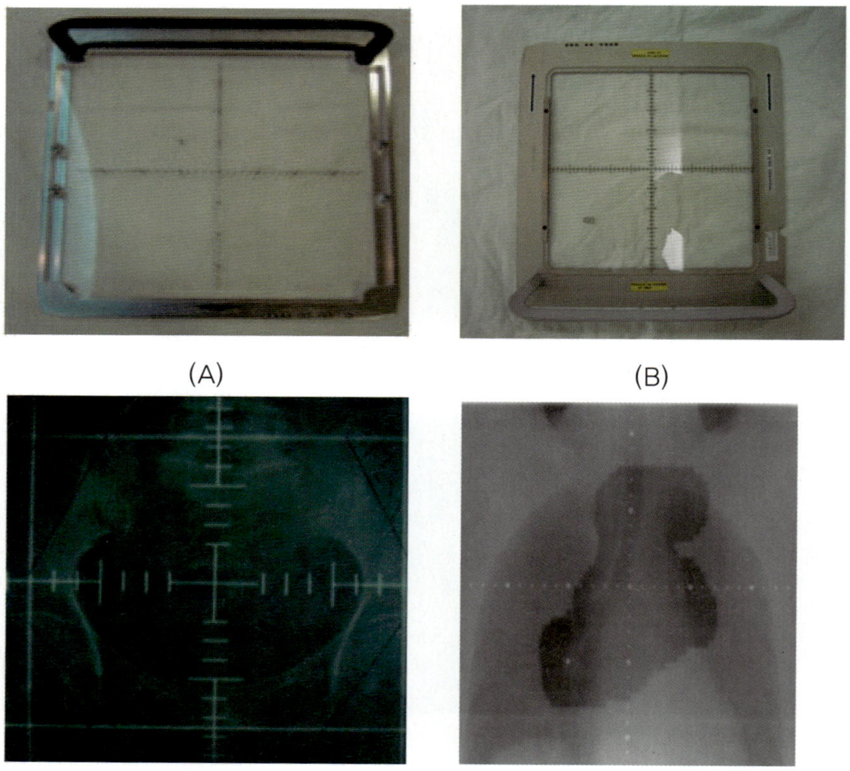

(A) (B)

(C) (D)

영상 31

【문제 76】 영상 31에 관한 설명으로 옳은 것은 ?

① (A)는 모의치료기에 사용하는 용구이다.
② (B)는 선형가속기의 조사 head 아래에 부착한다.
③ (C)는 전립샘암 치료를 위한 모의치료 영상이다.
④ (D)는 척추암 치료를 위한 모의치료 영상이다.
⑤ (A)~(D)는 조사야와 중심선속을 표시하기 위한 용구와 영상이다.

해설

A와 B는 조사야와 중심선속을 표시하는 기구로 A는 graticule(scaler, 눈금 표기 기구) 이며 L-gram 촬영 시에 선형가속기의 조사 head부 아래에 삽입하고, B는 모의치료기에 사용하는 scale board 이다. C는 B를, D는 A를 사용한 영상이다

【문제 77】 영상 31의 (C)와 (D)에 관한 설명으로 옳은 것은 ?

① (C)는 직장암 치료를 위한 모의치료 영상이다.
② (C)에서 조사야는 16cm×13cm이다.
③ (D)는 MLC를 이용하여 차폐하였다.
④ (D)는 진단용 엑스선으로 조사하였다.
⑤ (A)~(D)는 선형가속기 장비에 부착한다.

정답 76. ⑤ 77. ③

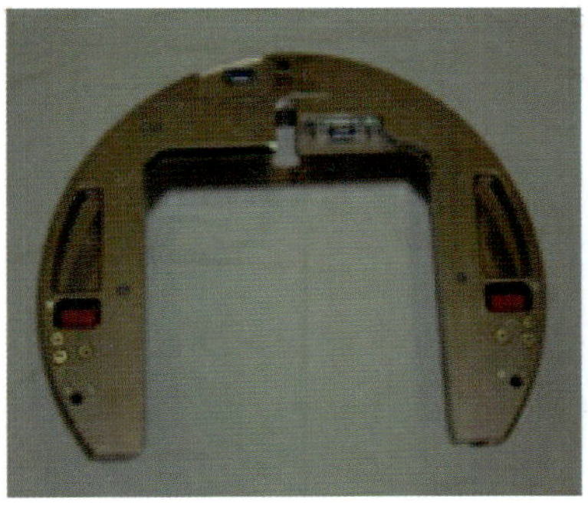

(A)

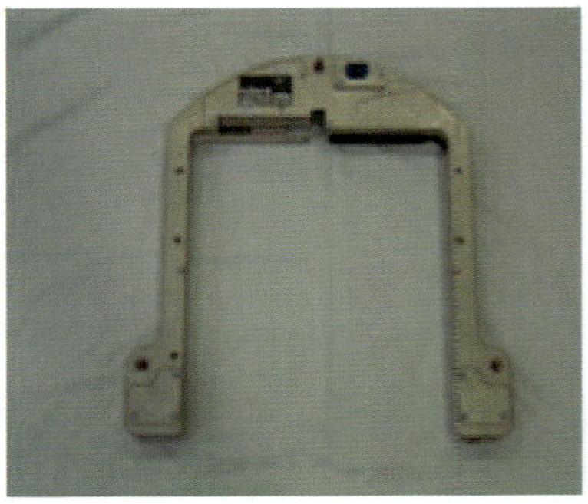

(B)

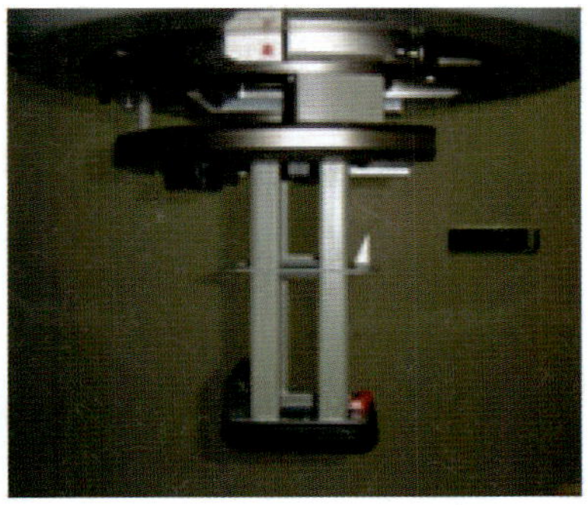

(C)

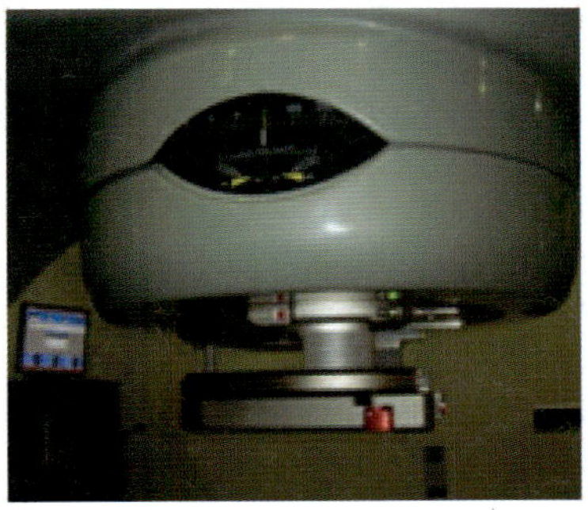

(D)

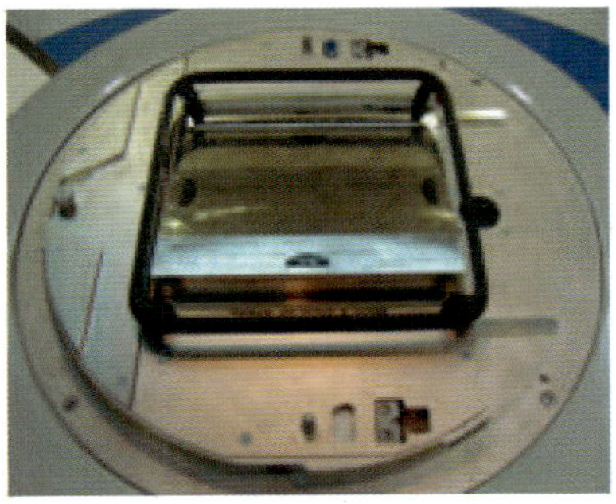

(E)

영상 32

【문제 78】 영상 32에 관한 설명으로 옳은 것은 ?

① (A)는 compensetor mount 이다.

② (B)는 block mount 이다.

③ (C)를 이용하여 폐암을 치료한다.

④ (D)는 compensetor mount 아래에 block mount를 장착하였다.

⑤ (E)는 범용(universal) wedge로 사용 시 MU를 증가해야 한다.

해 설

(E)는 조사 head 아래에 wedge filter를 직접 삽입한 영상이다.

【문제 79】 영상 32의 (C)에 관한 설명으로 옳은 것은 ?

① 강도변조방사선요법(IMRT) 시 많이 이용한다.

② MLC는 사용하지 않으며, MLC를 전부 열고 사용한다.

③ SAD법으로 심부종양 치료 시 주로 이용한다.

④ 엑스선 전용 cone 이다.

⑤ 차폐블록은 cone의 가장 위에 장착한다.

정답 78. ⑤ 79. ②

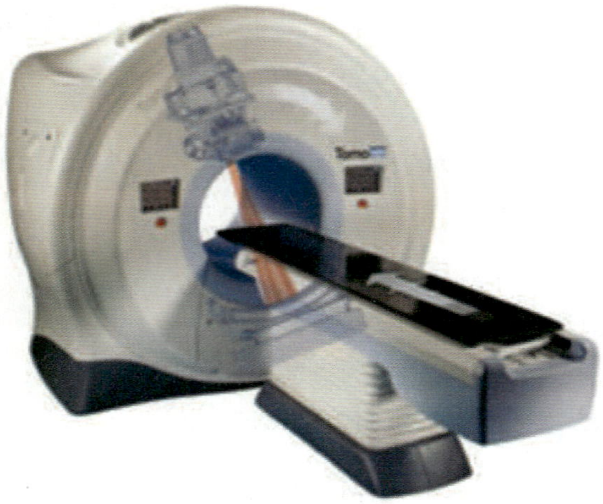

(A)

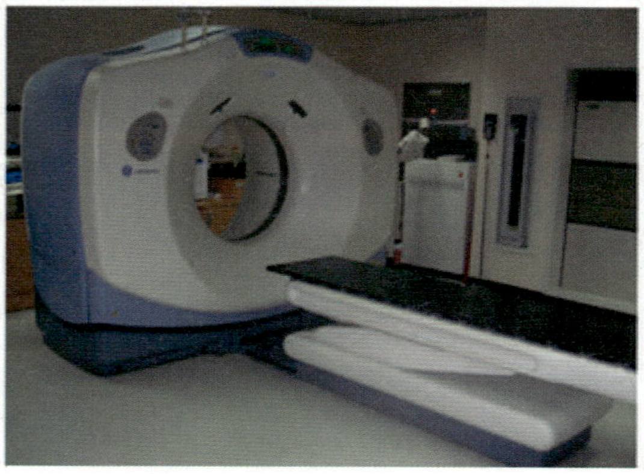

(B)

영상 33

【문제 80】 영상 33의 (A)에 관한 설명으로 옳지 **않은 것은** ?

① 역치료계획으로 치료계획을 한다.
② 전신피부전자선 치료(TSEI)가 가능하다.
③ 회전치료를 하며, 선속평탄여과판이 없다.
④ 세기(강도)변조방사선치료가 가능하다.
⑤ MVCT를 통해 IGRT를 할 수 있으나 OBI에 비해 화질이 떨어진다.

【문제 81】 영상 33의 (A)와 (B)에 관한 설명으로 옳지 **않은 것은** ?

① (A)는 6MV 엑스선으로 치료를 하며 고정기구를 사용한다.
② (A)는 다엽콜리메터(MLC)를 사용하고 여러 부위에 종양 있을 때도 치료한다.
③ (A)는 치료대가 움직이며 치료하므로 넓은 부위의 치료에 효과적이다.
④ (B)는 기하학적 조건이 linac 치료기와 같다.
⑤ (B)는 DRR 영상을 통해 모의치료를 시행한다.

정답 80. ② 81. ⑤

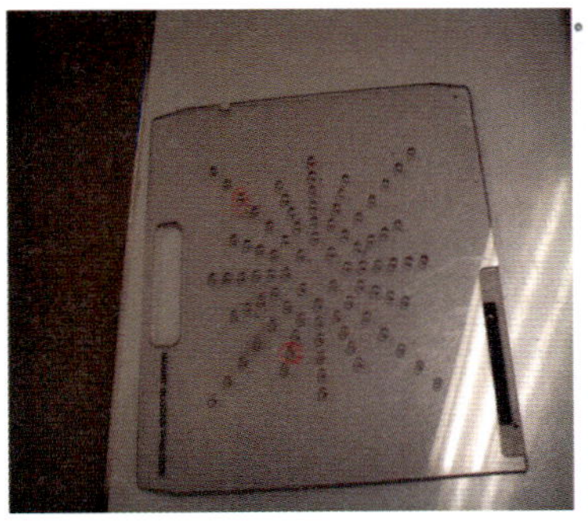

(A)

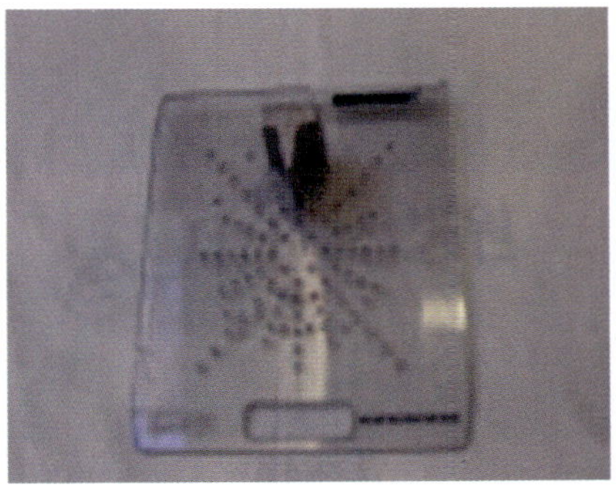

(B)

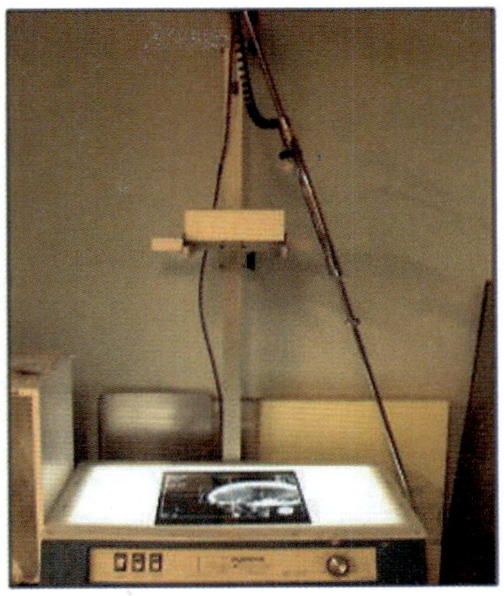

(C)

영상 34

【문제 82】 영상 34 (A)에 관한 설명으로 옳은 것은 ?

① 재질은 아크릴이다.
② 주로 전자선 블록을 올려 놓는 기구이다.
③ Graticule 이다.
④ Scale board 이다.
⑤ 모의치료기(simualator) 장비에 사용한다.

【문제 83】 영상 34 (B)의 block에 관한 설명으로 옳은 것은 ?

① MLC에 비해 반음영이 크다.
② 전자선용이다.
③ 1차선의 80% 이상을 차폐한다.
④ divergent block이라고 한다.
⑤ 다엽콜리메타(MLC)와 함께 많이 이용한다.

【문제 84】 영상 34 (C)에 관한 설명으로 옳지 **않은 것은** ?

① 차폐부위를 표시한 모의치료 영상으로 제작한다.
② 광자선과 전자선용으로 제작 시 이용한다.
③ 치료장치와 기하학적 조건(선원 필름간 및 블록간 거리)이 같다.
④ 전신방사선치료 시 보상여과판 제작에도 이용한다.
⑤ 치료계획시스템에서 생성된 beam's eye view 영상의 출력물로 만든다.

정답 82. ① 83. ④ 84. ④

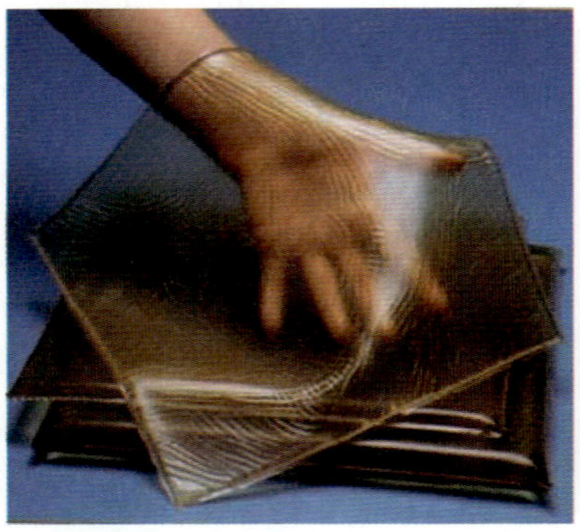

(A)

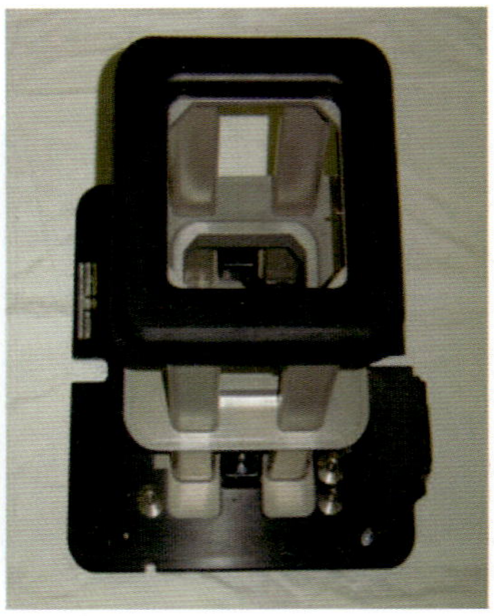

(B)

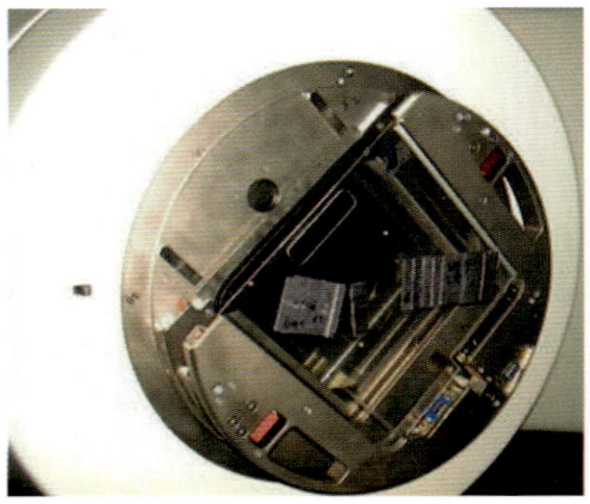

(C)

영상 35

【문제 85】 영상 35 (A)에 관한 설명으로 옳지 **<u>않은 것은</u>** ?

① 주로 전자선 치료에 이용한다.
② 수술 후 유방암 치료에 사용한다.
③ 불균질 표면의 보정에 사용한다.
④ 표면쪽으로 build up이 이동된다.
⑤ 모의치료기 장비에 이용한다.

【문제 86】 영상 35 (B)에 관한 설명으로 옳은 것은 ?

① SSD법으로 치료할 때 사용한다.
② 광자선용이다.
③ 수술 중 조사에 이용하는 기구이다.
④ MLC를 사용할 때 이용한다.
⑤ 아래쪽에 차폐블록을 장착하며, 5HVL으로 차폐한다.

【문제 87】 영상 35의 (B)와 (C)에 관한 설명으로 옳은 것은 ?

① (B)는 근접치료 시 많이 이용한다.
② (B)는 MLC와 함께 사용한다.
③ (B)는 조사 head 바로 밑에 장착한다.
④ (C)는 전신조사 시 환자두께 보상에 따른 여과기이다.
⑤ (C)는 강도변조방사선치료(IMRT)에서 많이 이용하는 여과기이다.

정답 85. ⑤ 86 ① 87. ④

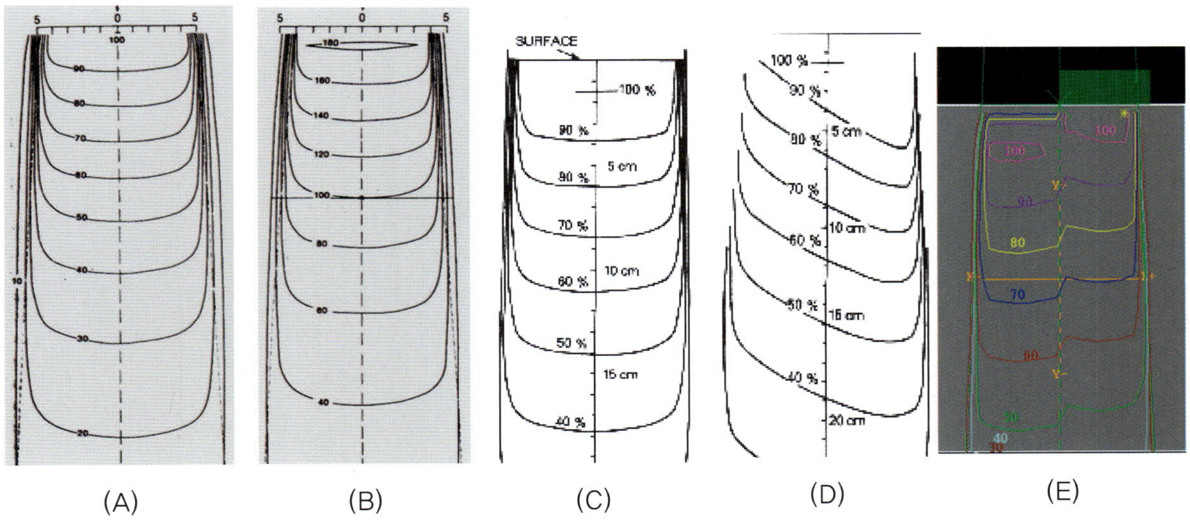

영상 36

【문제 88】 영상 36에서 Co-60 외조사장치의 SAD법의 등선량곡선은 ?

① A ② B ③ C ④ D ⑤ E

【문제 89】 영상 36에서 6MV 엑스선의 등선량곡선은 ?

① A ② B ③ C ④ D ⑤ E

【문제 90】 영상 36에서 쐐기여과기(wedge filter)를 이용한 등선량곡선은 ?

① A ② B ③ C ④ D ⑤ E

【문제 91】 영상 36에서 bolus를 사용한 등선량곡선은 ?

① A ② B ③ C ④ D ⑤ E

【문제 92】 영상 36에서 Co-60 외조사장치의 SSD법의 등선량곡선은 ?

① A ② B ③ C ④ D ⑤ E

【문제 93】 영상 36 (A), (B)에 관한 설명으로 옳지 **않은 것은** ?

① A는 SSD법, B는 SAD법을 이용하였다.
② A는 %DD법, B는 TAR법을 이용하였다.
③ Co-60 외조사장치를 이용한 등선량곡선이다.
④ 모두 광자선을 이용하였다.
⑤ A는 심부치료에, B는 표재치료에 사용한다.

정답 88. ② 89 ③ 90. ④ 91. ⑤ 92. ① 93. ⑤

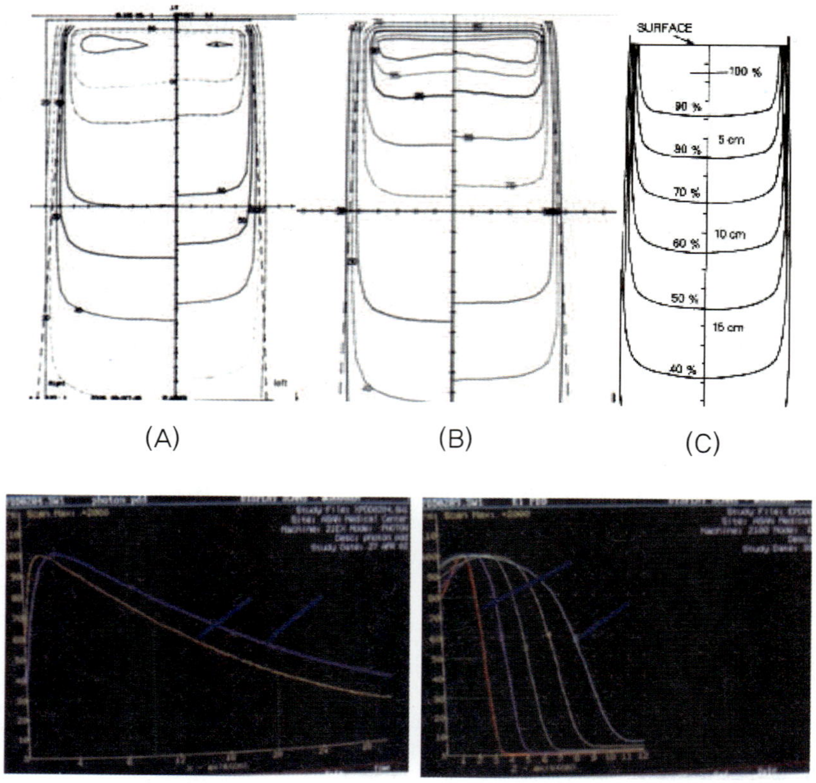

(A) (B) (C)

(D) (E)

영상 37

【문제 94】 영상 37에서 PDD의 증가인자 중 (B)와 비교 시 (A)에 관한 설명으로 옳은 것은?

① SSD가 클수록 PDD가 크다.
② 에너지가 클수록 PDD가 크다.
③ filter의 두께가 클수록 PDD가 크다.
④ filter의 Z가 클수록 PDD가 크다.
⑤ 조사면이 클수록 PDD가 크다.

【문제 95】 영상 37의 (C)에 관한 설명으로 옳은 것은 ?

① 전자선의 선량분포이다.
② 복부 암 치료 시 많이 이용한다.
③ 6MV 엑스선의 등선량곡선이다.
④ 표면 쪽의 암 치료에 효과적이다.
⑤ .조사면에 따라 심부선량백분율을 알 수 있다.

해설

6MV 엑스선의 등선량곡선으로 두경부암 등 두께가 얇은 부위 치료에 이용한다.

【문제 96】 영상 37에서 (A), (B), (C), (D)를 통해 PDD를 알 수 있는데, 관련이 깊은 것은 ?

① 에너지
② SSD, 조사면
③ 조사면, 에너지
④ SSD, 조사면, 깊이
⑤ SSD, 조사면, 깊이, 에너지, 방사선종류

해설

심부선량백분율 좌우인자로는 에너지, SSD, 조사야, filter의 원자번호나 두께 등이 있는데, 이 인자가 크면 심부선량백분율도 크다. (A)는 조사면 변화, (B)는 SSD, 에너지, filter, (C)와 (D)는 엑스선과 전자선의 깊이에 따른 PDD에 관한 내용이다.

정답

94. ⑤ 92. ③ 96. ⑤

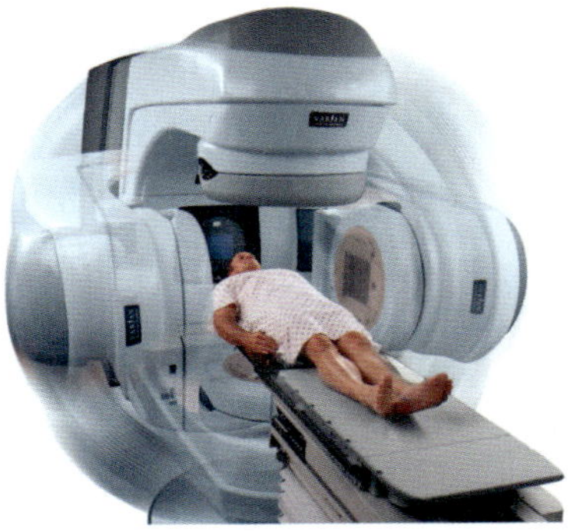
(A)

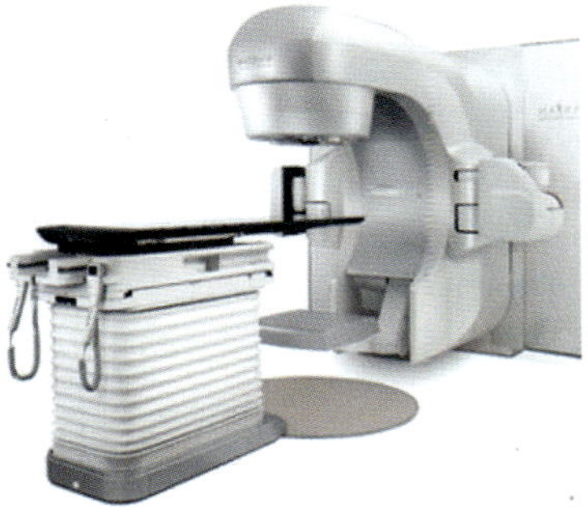
(B)

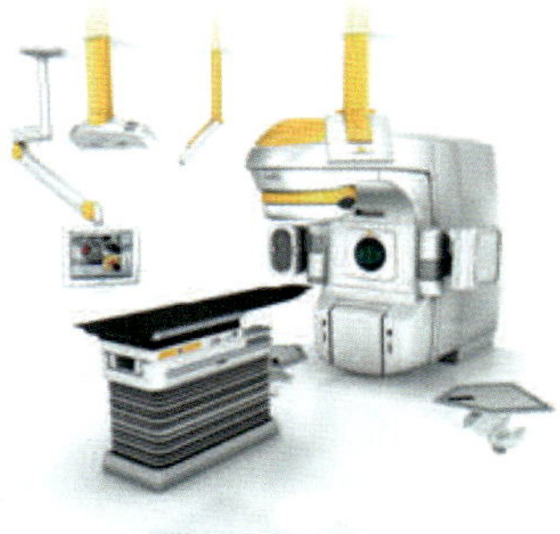
(C)

영상 38

【문제 97】 영상 38의 원격(외조사) 치료장비에 관한 설명으로 옳지 **<u>않은 것은</u>** ?

① 선속평탄여과기를 사용하여 beam(선속)의 강도를 높게 사용한다.
② IMRT와 IGRT를 결합한 방사선치료 장비이다.
③ 고선량률로 짧은 시간 안에 고속 정밀로 치료할 수 있다.
④ 전자선과 엑스선을 이용하여 치료할 수 있다.
⑤ MLC를 이용하며 종양에 회전하면서 방사선조사 한다.

해 설
(A)는 Rapid Arc, (B)는 Truebeam으로 선속평탄여과기를 사용하지 않고도 고선량률을 낼 수 있다., (C)는 Novalis Tx system이다.

【문제 98】 영상 38의 (A)와 (B) 장비에 관한 설명으로 옳지 **<u>않은 것은</u>** ?

① 4차원 방사선치료가 가능하다.
② 강도조절회전치료(IMAT, Intensity Modulated Arc Therapy)가 가능하여 고속으로 치료한다.
③ dynamic(동적) MLC를 이용하여 고정밀의 치료를 할 수 있다.
④ MVCT 영상을 통해 영상유도 방사선치료(IGRT)를 한다.
⑤ OBI를 통해 Cone beam CT 영상을 관찰할 수 있다.

【문제 99】 영상 38의 (C) 장비로 가능하지 **<u>않은</u>** 치료방법은 ?

① 입체적 강도변조 회전치료 (VMAT, volumetric modulated arc therapy)
② 정위적 방사선 치료 (SRS, SBRT)
③ 강도변조 방사선치료 (IMRT)
④ 영상유도 방사선치료 (IGRT)
⑤ 나선형 단층 방사선치료 (helical tomotherapy)

정답 97. ① 98. ④ 99. ⑤

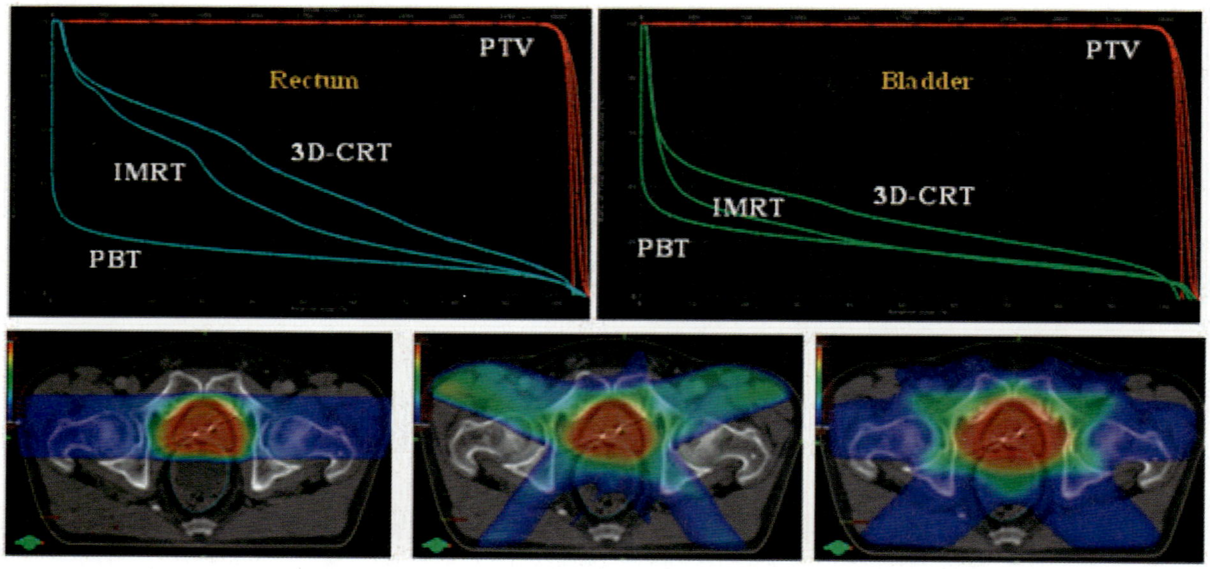

(A) (B) (C)

영상 39

【문제 100】 영상 39에 관한 설명 중 옳지 <u>않은 것은</u>?

① 직장암과 방광암에 방사선치료를 하기 위한 선량분포이다.
② PTV에 투여되는 선량이 거의 같다.
③ 직장에 투여되는 선량은 (B) 〉 (C) 〉 (A) 순이다.
④ 방광에 투여되는 선량은 (B) 〉 (C) 〉 (A) 순이다.
⑤ 방사선 치료효과비는 (B) 〈 (C) 〈 (A) 순이다.

해 설
(A)는 양성자치료(PBT), (B)는 3D-CRT, (C)는 IMRT 치료법이다. 방광에 투여되는 선량은 3D CRT 〉 IMRT 〉 PBT 순이다.

【문제 101】 영상 39에 관한 설명으로 옳은 것은 ?

① (A)는 양성자치료(proton beam therapy, PBT), (B)는 강도변조방사선치료(IMRT), (C)는 3차원입체조형치료(3D CRT) 이다.
② (A)는 PBT, (B)는 3D CRT, (C)는 IMRT 이다.
③ (A)는 3D CRT, (B)는 PBT, (C)는 IMRT 이다.
④ (A)는 3D CRT, (B)는 IMRT, (C)는 PBT 이다.
⑤ (A)는 IMRT, (B)는 3D CRT, (C)는 PBT 이다.

정답 100. ① 101. ①

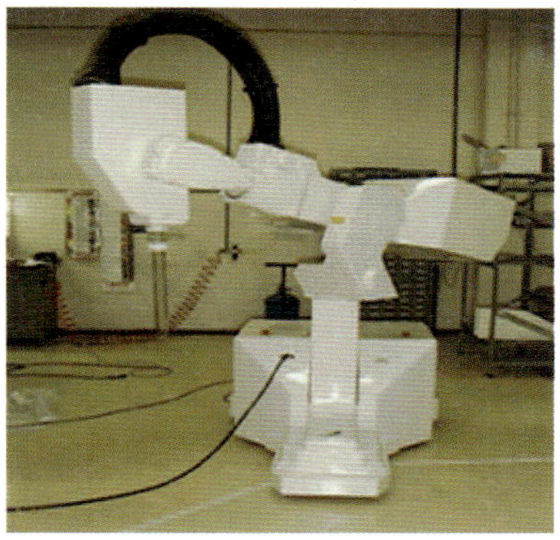

(A)

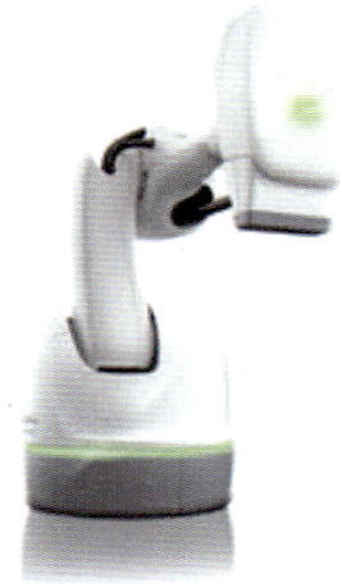

(B)

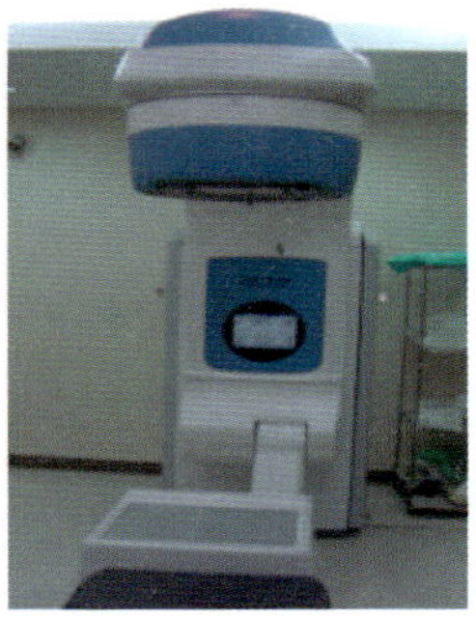

(C)

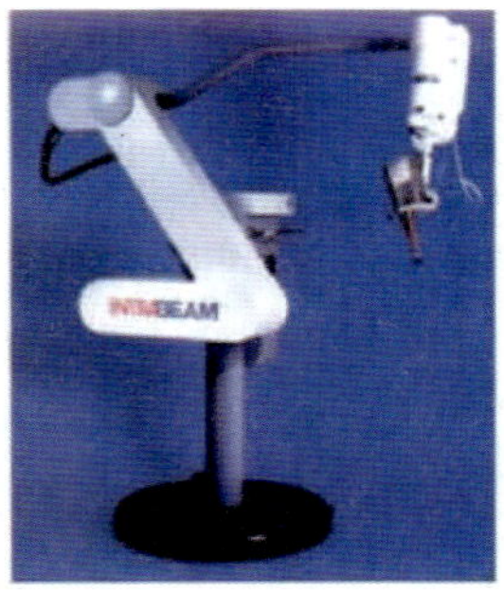

(D)

영상 40

【문제 102】 영상 40에 관한 설명으로 옳은 것은 ?

① (A)는 로봇팔에 선형가속기가 장착된 robotic LINAC 시스템인 CyberKnife로서 정위적 방사선 치료를 시행한다.

② (B)는 Robotic M6 시스템으로 41쌍의 2.5mm size MLC를 이용하여 강도변조방사선치료(IMRT)를 시행한다.

③ (C)는 선형가속기로 전자포털영상장치(EPID)를 이용하여 환자의 자세의 정확성을 확인할 수 있다.

④ (D)는 CT 모의치료를 시행할 때 사용하는 조영제 주입장치이다.

⑤ (D)는 전자선을 이용한 수술 중 방사선치료장치이다.

해 설

(A)는 고에너지 전자선을 사용하며 이동이 가능한 수술중 방사선치료장비 Novac7 시스템, (C)는 투시를 이용한 모의치료를 시행하는 모의치료기(simulator), (D)는 저에너지 엑스선을 이용하여 수술 중 방사선치료를 시행하는 Intra-Beam 시스템

【문제 103】 영상 40의 (B)에 관한 설명으로 옳지 **<u>않은 것은</u>** ?

① 로봇팔에 집적된 선형가속기를 장착한 방사선치료 시스템이다.

② frame(틀)을 사용하지 않는 정위적 방사선치료용으로 개발된 시스템이다.

③ 비동일평면(non-coplanar) 조사 방법을 시행할 수 있다.

④ 비회전중심(non-isocentric) 조사 방법을 시행할 수 있다.

⑤ 전자선을 사용하여 다양한 방향에서 정위적 방사선치료를 시행할 수 있다.

해 설

전자선을 사용하지 않으며, 6MV 엑스선을 이용하여 정위적 치료, 영상유도치료, 강도변조치료, 4차원치료가 가능한 Robotic M6 시리즈 시스템으로 발전되었다.

정답

102. ② 103. ⑤

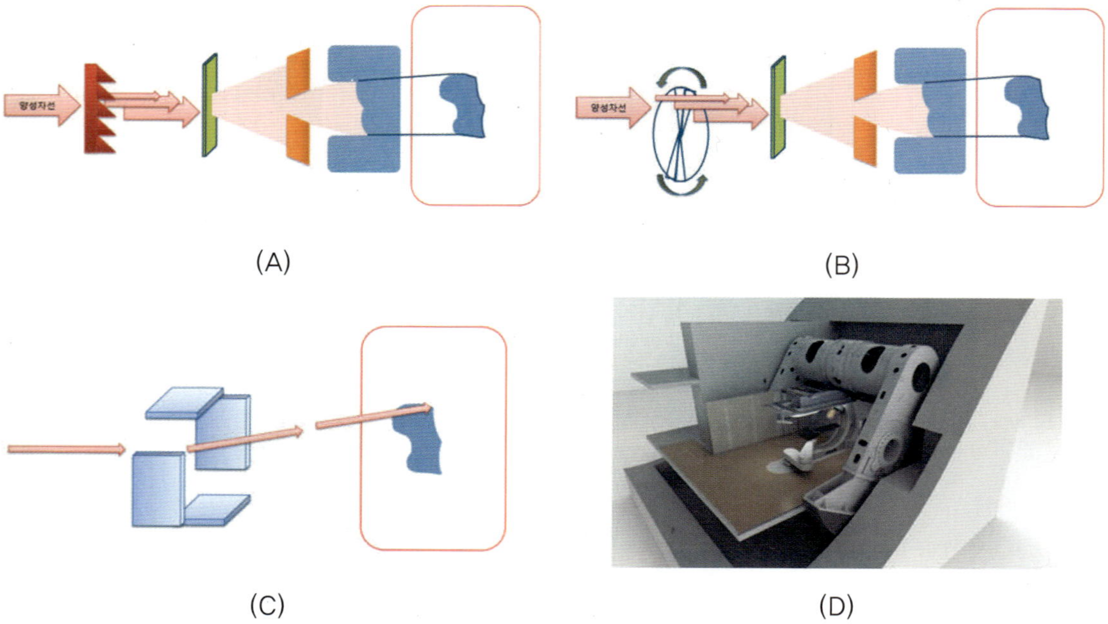

영상 41

【문제 104】 영상 41은 양성자 치료와 관련된 내용이다. 이에 관한 설명으로 옳지 **않은 것은** ?

① (A)는 ridge filter형 범위변조기(range modulator)를 사용한 passive scattering을 적용한 양성자 조사 방법이다.

② (B)는 회전형 범위(비정)변조기(rotational range modulator)를 사용한 passive scattering을 적용한 양성자 조사 방법이다.

③ (C)는 자기장으로 양성자 좁은 선속(pencil beam)의 방향을 조절하는 active scanning 양성자 조사 방법이다.

④ (D)는 가속기를 소형의 초전도 싱크로사이클로트론을 사용하여 규모를 소형화한 양성자 치료 시스템이다.

⑤ 강도조절 양성자 치료(intensity modulated proton therapy ; IMPT)는 (B)의 방법을 적용한다.

해 설

강도조절 양성자 치료(intensity modulated proton therapy ; IMPT)는 (C)의 방법인 active scanning을 적용한다.

정답

104. ⑤

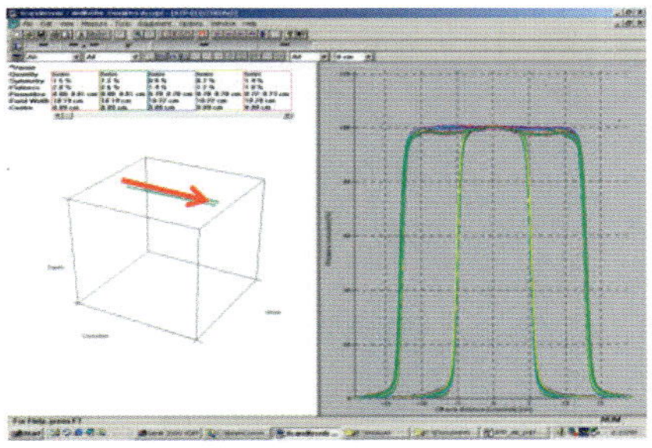

(A)

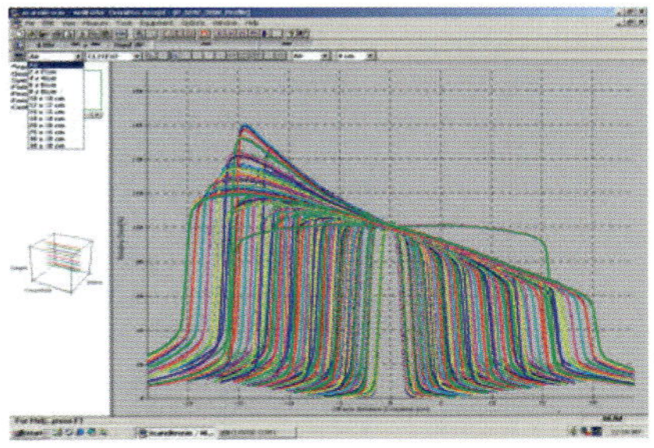

(B)

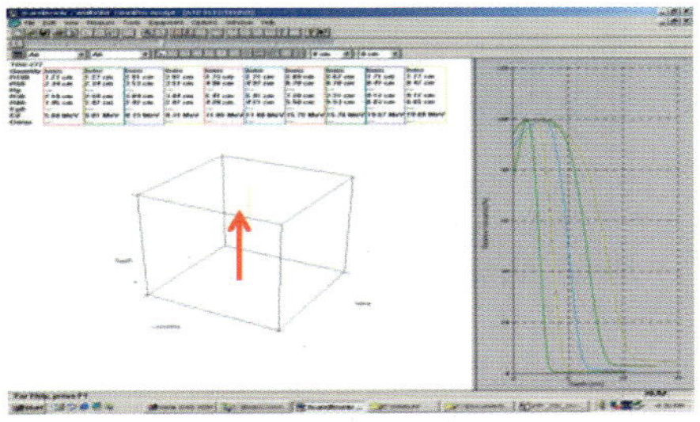

(C)

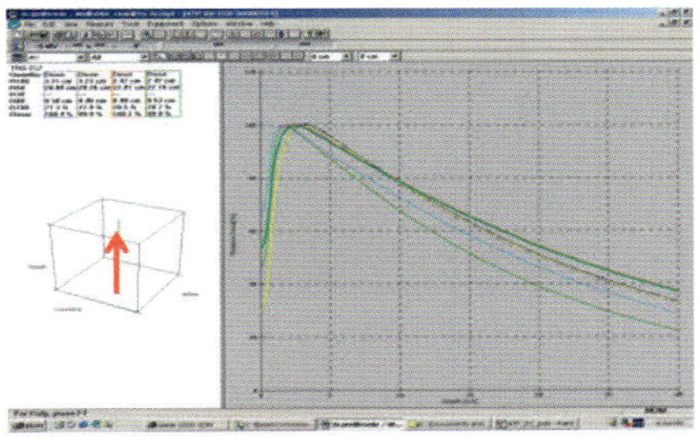

(D)

영상 42

【문제 105】 영상 42는 선형가속기의 선량 측정에 관한 것이다. 다음 설명 중 옳은 것은 ?

① (A)와 (B)는 전자선을 측정한 측정결과이다.
② (C)와 (D)는 엑스선을 측정한 결과이다.
③ (B)와 (C)는 양성자선을 측정한 결과이다.
④ (B)와 (D)는 엑스선을 측정한 결과이다.
⑤ 위 결과들은 고체팬텀을 사용하여 측정한 결과이다.

해 설

물팬텀과 전리함을 이용하여 선량을 측정한 결과이며, (A)는 엑스선의 대칭도와 평탄도 측정, (B)는 엑스선의 쐐기여과기(wedge filter) 종류에 대한 선량분포 측정, (C)는 전자선의 심부선량백분율(PDD), (D)는 엑스선의 PDD

【문제 106】 영상 42의 (A) 및 (B)와 같은 선량측정의 시행과 관계가 <u>먼 것은</u> ?

①

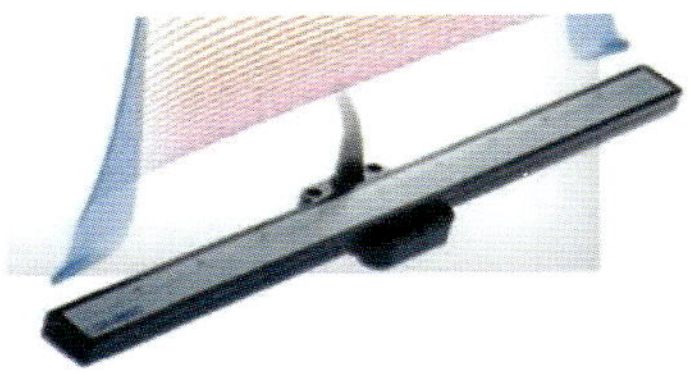

②

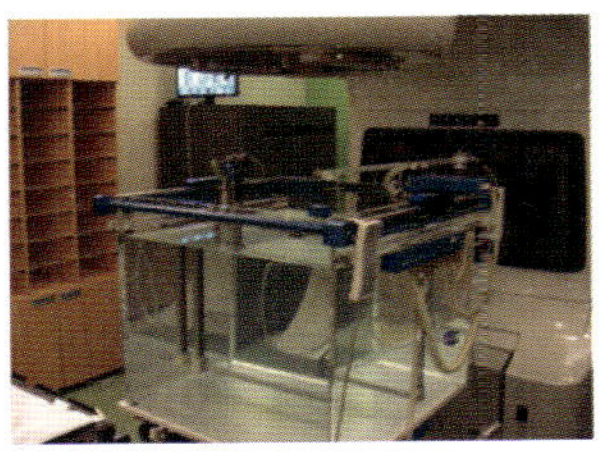

③

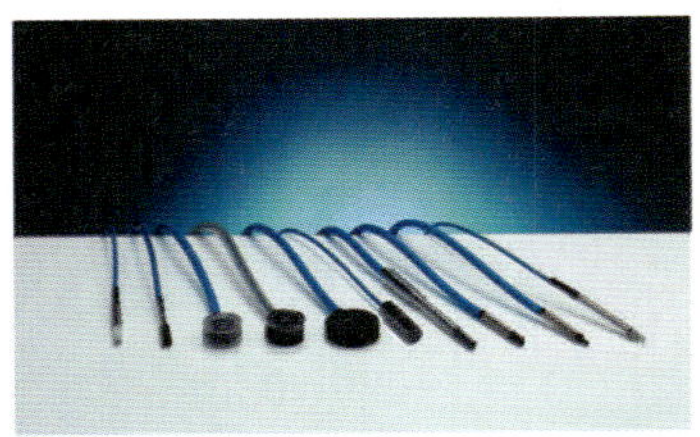

④

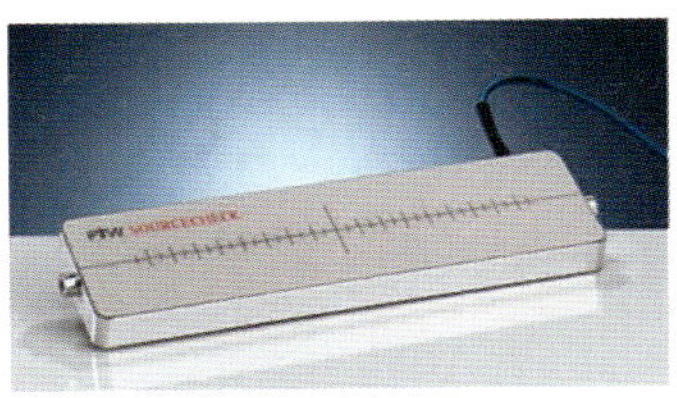

⑤

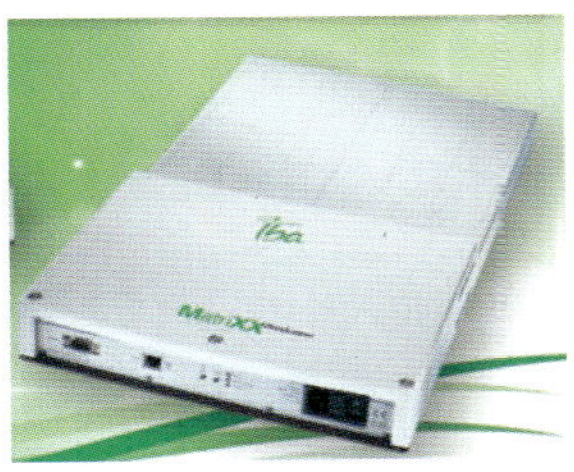

해 설

①,②,③,⑤는 광자선을 이용한 외조사 선량측정이며, ④는 혈관내 근접치료 선원(intravascular brachytherapy source)과 seed source의 거리에 따른 선량 체크용 측정기

정답

105. ④ 106. ④

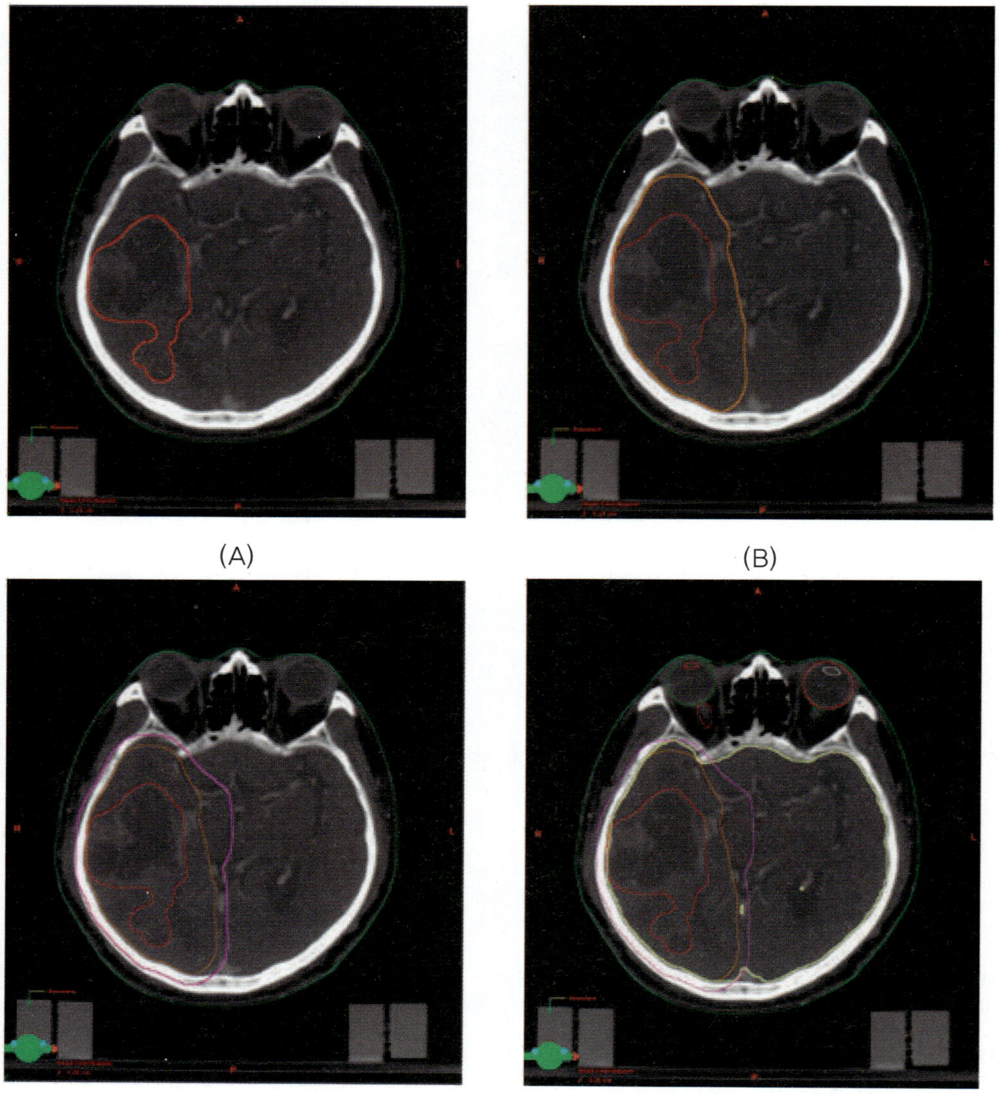

(A) (B)

(C) (D)

영상 43

【문제 107】 그림 43는 단계별로 target이 그려진 영상이며 (A)는 GTV가 delineation 되어 있다. 다음 설명 중 옳지 <u>않은 것은</u> ?

① (A)는 체표면 contour가 그려져 있고 육안적 용적(GTV)이 그려져 있다.

② (B)는 CTV가 그려져 있다.

③ (C)는 ITV(internal taget volume)가 그려져 있다.

④ (D)는 정상조직의 윤곽(contour)이 그려져 있다.

⑤ 위 영상은 조영제를 사용한 CT 모의치료 영상이다.

해 설

(A)는 CT simulation 후 RTP에서 체표면을 그린(녹색 line) 상황이며, (C)는 CTV 주변에 PTV(분홍색 line)가 그려져 있다. (D)는 정상조직인 안구와 수정체(적색, 흰색선)가 그려져 있다.

정 답

107. ③

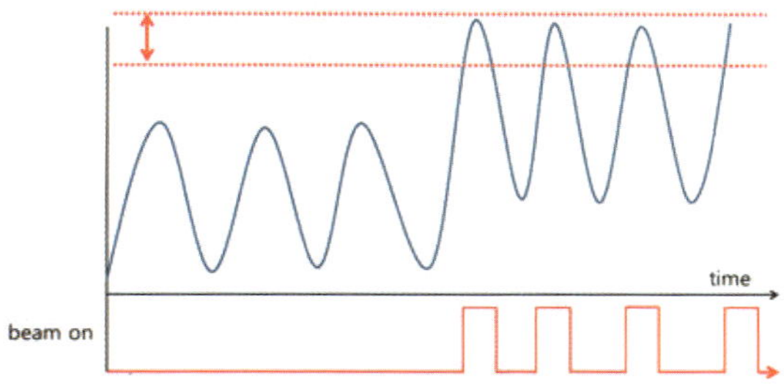

(A)

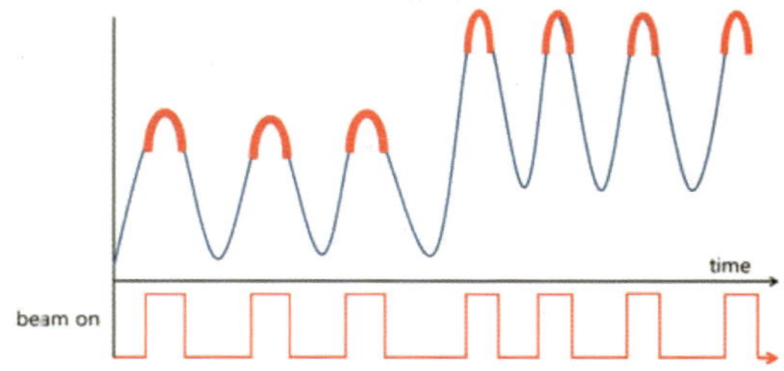

(B)

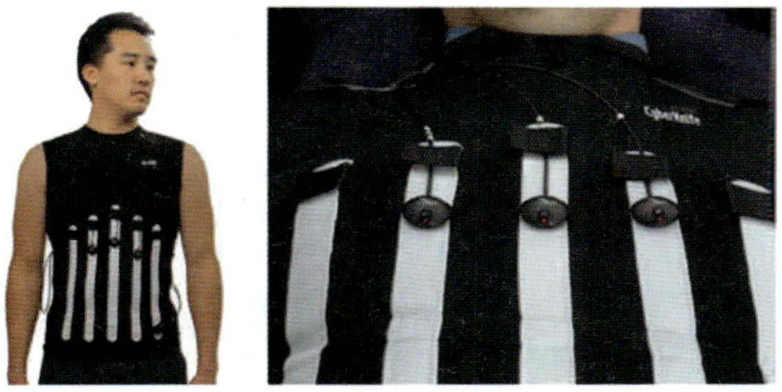

(C)

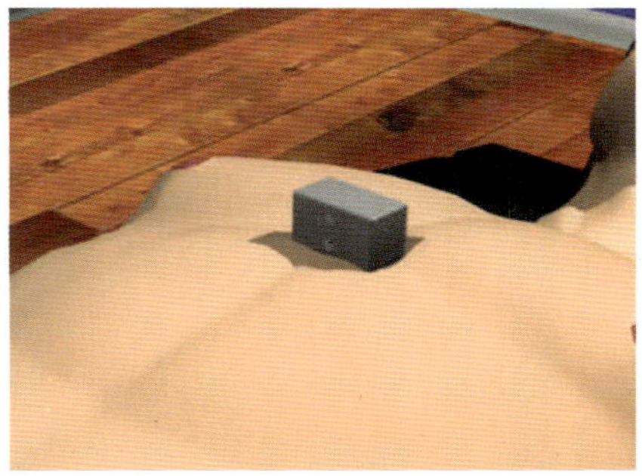

(D)

영상 44

【문제 108】 영상 44에 관한 설명으로 옳지 **않은 것은** ?

① (A)는 진폭(amplitude)의 변위(displacement)를 기준으로 Gated RT를 시행하는 치료이다.
② (B)는 위상(phase)을 기준으로 Gated RT(특정 호흡주기에만 방사선 조사)를 시행하는 치료이다.
③ (C)는 Robotic M6 CyberKnife의 호흡 동조 추적 방사선치료를 시행하기 위한 장비이다.
④ (D)는 종양의 움직임을 직접 확인하며 Gating을 시행하는 치료를 시행하기 위한 장비이다.
⑤ (A) 또는 (B)를 시행하기 위해서 모의치료는 4D CT simulation을 시행한다.

해 설

(D)는 Gated 치료를 하기 위해 사용하는 system인 실시간호흡추적장치(RPM)의 marker block으로 일종의 surrogate이며, 환자의 호흡을 파악하여 종양의 움직임을 간접적으로 반영한다.

【문제 109】 영상 44에 관한 설명으로 옳지 **않은 것은** ?

① (A)는 진폭의 구간을 설정하여 해당 구간내에 호흡이 포함될 때 방사선을 조사하는 4차원 방사선 치료를 시행하는 방법이다.
② (B)는 호흡의 특정 구간에 방사선을 조사하는 방식으로 4차원 방사선 치료를 시행하는 방법이다.
③ (C)는 종양의 움직임을 반영하는 적외선 방출체의 움직임을 파악하여 종양의 움직임과 함께 빔의 조사방향을 움직이는 방식으로 4차원 방사선 치료를 시행하는 방법이다.
④ (D)는 자외선카메라를 이용하여 적외선 반사체의 움직임을 관찰하여 환자의 호흡을 파악한다.
⑤ 엑스선을 이용한 IGRT를 병행하여 시행할 수 있다.

해 설

적외선 방출체가 부착된 장비를 착용하고 적외선 카메라가 그 움직임을 확인하여 호흡을 파악한다.

정답 108. ④ 109. ④

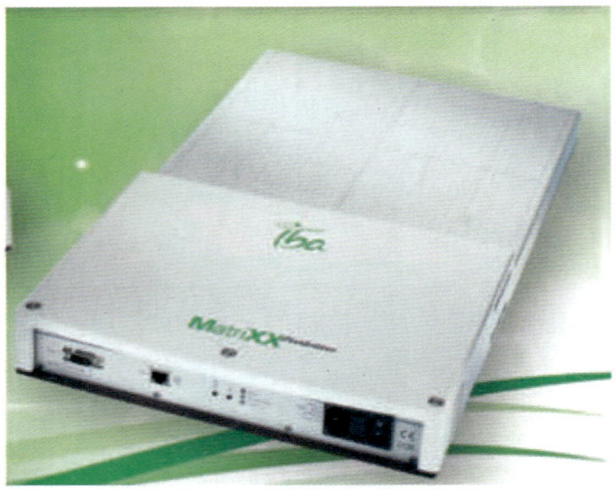

(A)

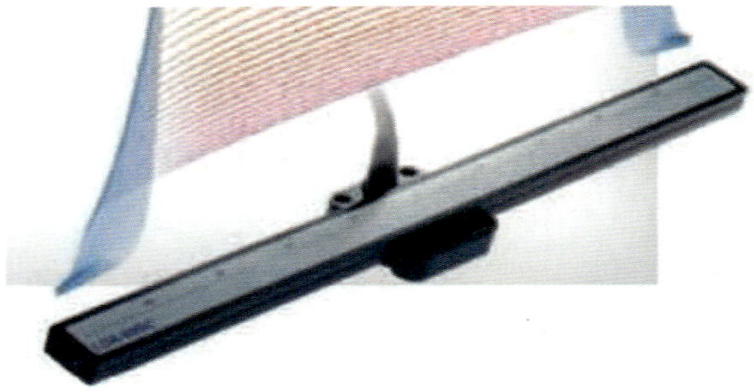

(B)

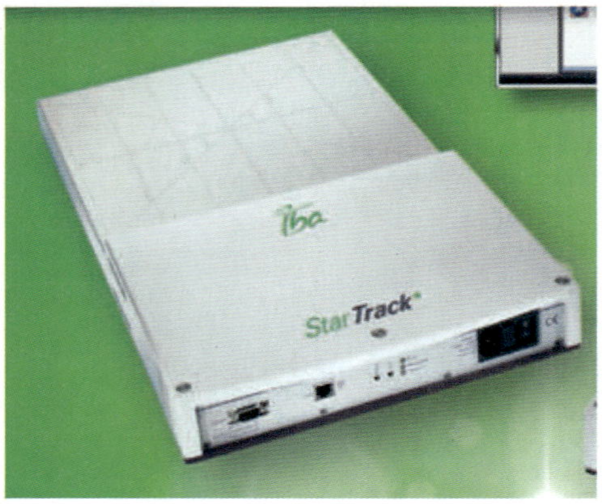

(C)

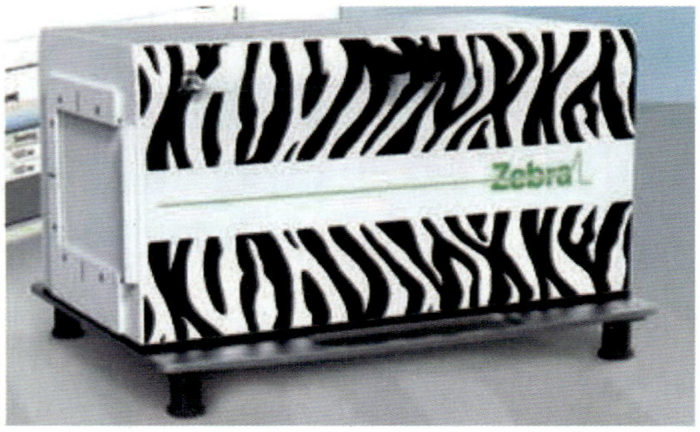

(D)

영상 45

【문제 110】 영상 45는 방사선 치료장비의 측정에 사용되는 장비이다. 다음 설명 중 옳은 것은 ?

① (A)는 엑스선과 전자선을 측정하는 QA용 측정기이다.
② (B)는 조사야의 거리 정확성을 측정하는 측정기이다.
③ (C)는 양성자선의 선량률을 측정하는 측정기이다.
④ (D)는 나선형 단층방사선치료(helical Tomotherapy)의 선량을 측정하는 측정기이다.
⑤ (D)는 선형가속기 치료실의 isocenter를 지시하는 laser system의 정확성을 측정하는 도구이다.

해설

(A)는 1020개의 전리함이 배열되었고, IMRT의 선량분포확인과 MLC 위치확인으로 plan verification(계획검증)과 치료장비의 QA를 동시에 시행할 수 있는 측정기 (MatriXX system)

(B)는 198개의 diode가 2.5mm pitch로 선형으로 배열되어, diode의 이동이 불필요하여 신속한 측정이 가능한 측정기로 물팬톰과 함께 사용한다.

(C)는 453개의 전리함으로 장비의 일반적인 QA를 시행하는 측정기 (StarTrack system)로 엑스선과 전자선을 측정 시 이용한다.

(D)는 180개의 평행평판형 전리함이 배열되어 양성자선의 Bragg peak위치를 측정할 수 있는 측정기 (Zebra system)

정답 110. ①

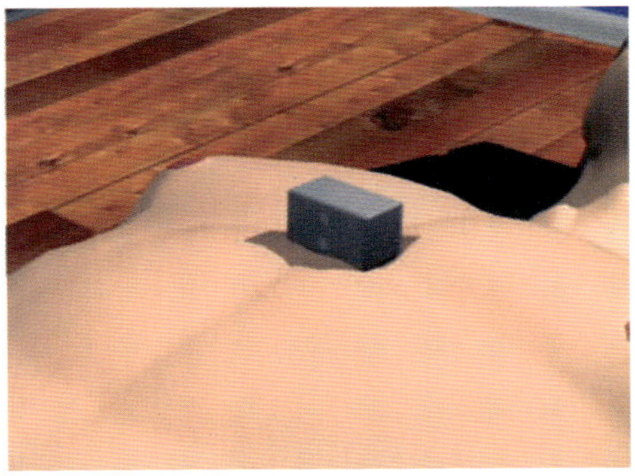

(A)

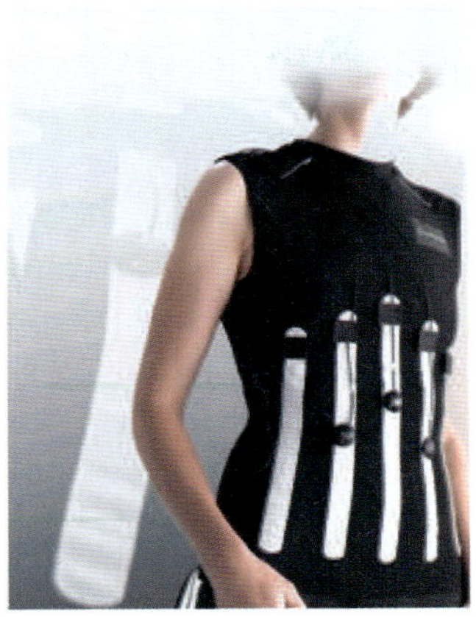

(B)

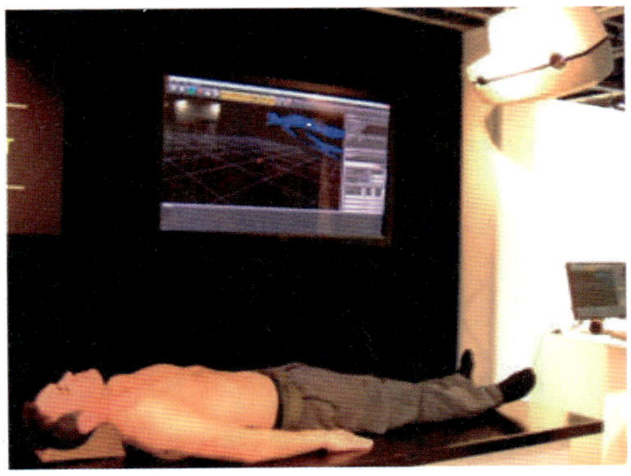

(C)

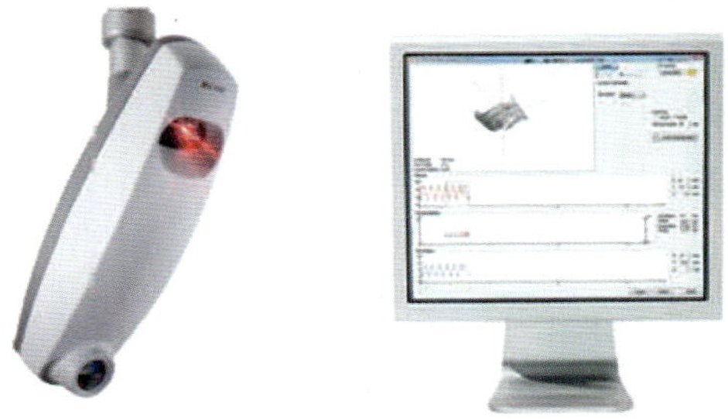

(D)

영상 46

【문제 111】 영상 46에 관한 설명으로 옳지 **않은 것은** ?

① (A)는 환자의 호흡을 파악하여 치료에 적용하기 위한 실시간호흡추적장치(RPM) system에서 적외선 반사체가 부착된 marker block이다.

② (B)는 환자의 체표면의 모양을 파악하고, 움직임을 제한하기 위하여 착용하는 장비이다.

③ (C)는 환자의 체표면을 레이저로 스캔하여 자세가 올바로 set up 되었는지 확인하는 장비이다.

④ (D)는 환자의 체표면을 스캔하여 기준 자세를 입력하고 확인하는 장비이다.

⑤ (C)와 (D)는 방사선을 이용하지 않는 광학적 IGRT 시스템이다.

해 설

(B)는 Robotic M6 CyberKnife 시스템의 호흡동조 방사선치료를 시행하는 Synchrony 시스템에서 환자의 호흡에 따라 움직임을 파악하고 추적하기 위하여 착용하는 장비이다.
(C)는 Sentinel system, (D)는 Catalyst system

정답

111. ②

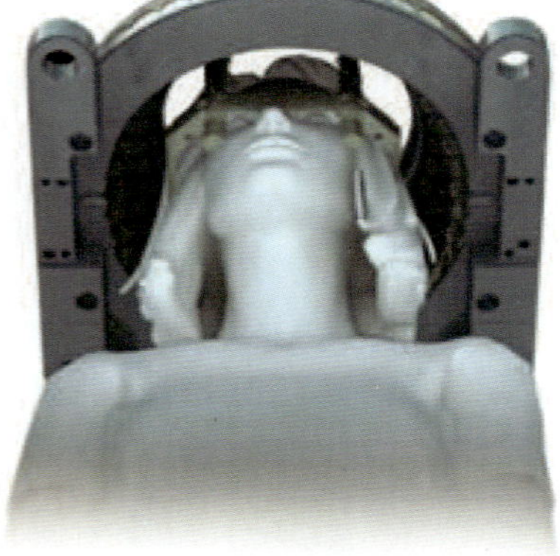

(A)

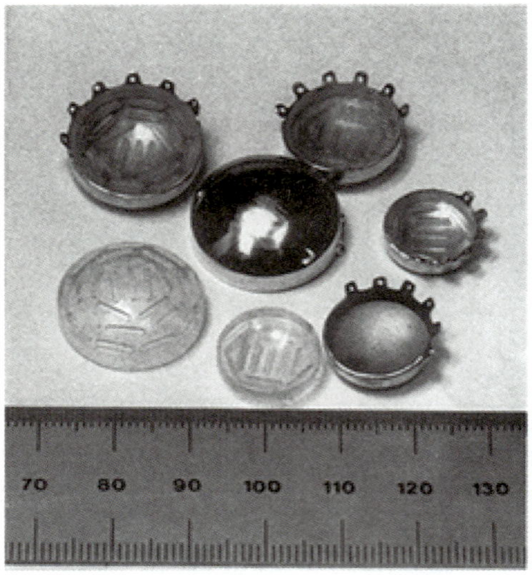

(B)

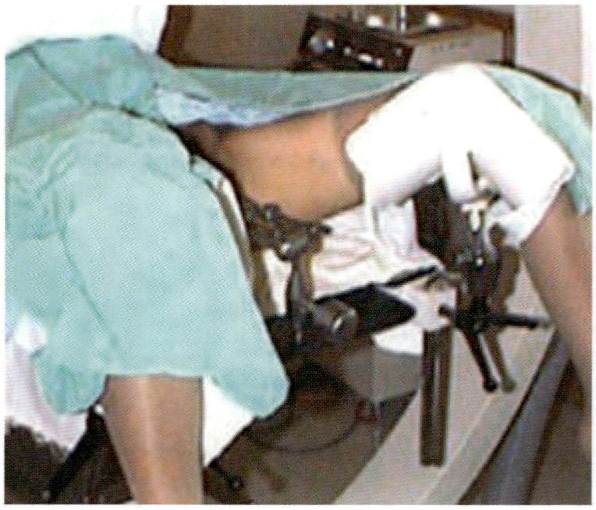

(C)

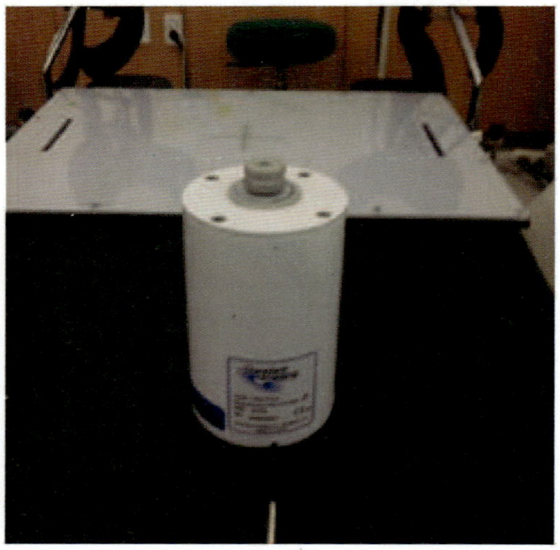

(D)

영상 47

【문제 112】 영상 47에 관한 설명으로 옳지 <u>않은 것은</u> ?

① (A)는 GammaKnife 정위적 치료의 영상이며 201개의 Co-60 선원을 사용한다.

② (B)는 안구 치료를 위한 eye plaque(안구판) 근접치료용 선원이며, Ru-106을 사용하고 반감기는 373.6일로 베타선을 치료에 적용한다.

③ (C)는 자궁경부암에 대한 근접치료이며 Ir-192를 사용하는 고선량률(high dose rate, HDR) 치료를 많이 시행한다.

④ (D)는 HDR 근접치료 장비의 선원 보관을 위한 캡슐이다.

⑤ (D)는 HDR 근접치료 장비의 선원 측정을 위한 well type(우물형) 전리함이다.

정답 112. ④

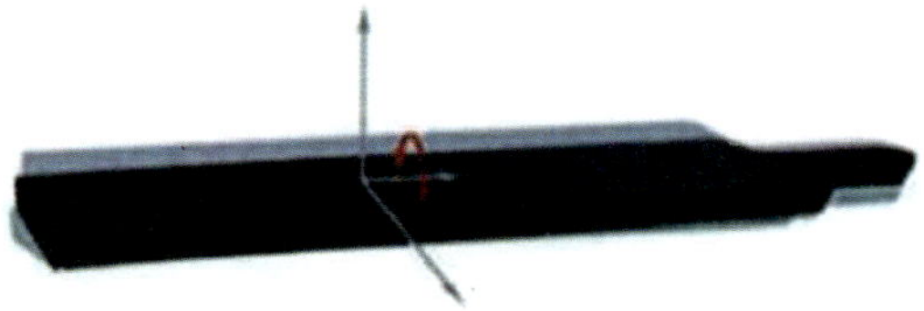

(A)

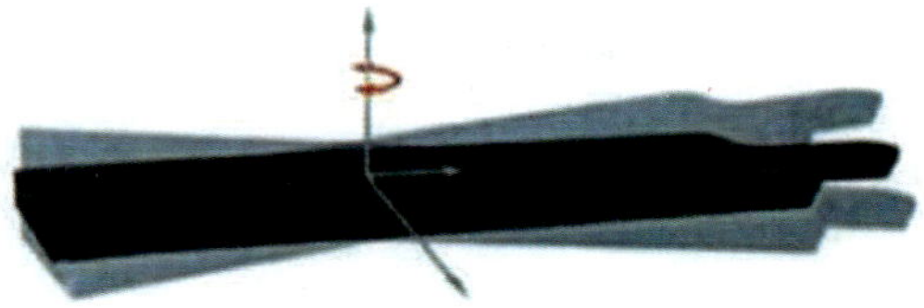

(B)

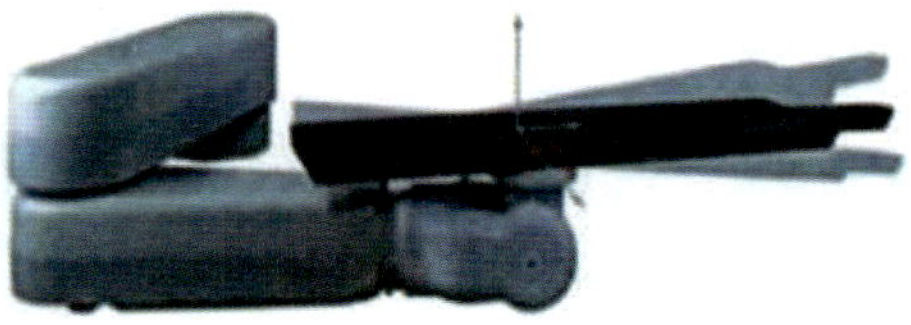

(C)

영상 48

【문제 113】 영상 48은 6D 치료대(couch)의 각 방향으로의 움직임을 표현한 것이다. 다음 중 옳은 것은 ?

① (A) lateral (B) yaw (C) pitch
② (A) roll (B) longitudinal (C) vertical
③ (A) lateral (B) yaw (C) pitch
④ (A) roll (B) vertical (C) yaw
⑤ (A) roll (B) yaw (C) pitch

해 설

(A)는 roll(회전), (B)는 yaw(좌우로 흔들거림), (C)는 pitch(머리가 내려가고 다리가 올라간다)이다.

정답

113. ⑤

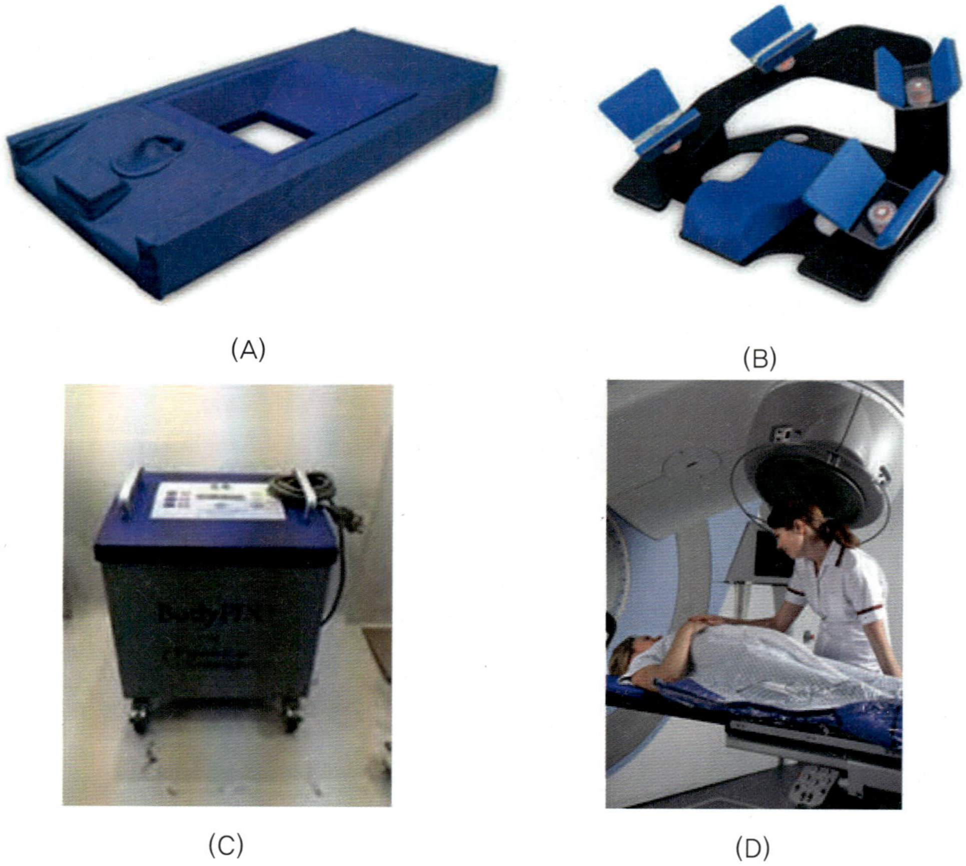

영상 49

【문제 114】 그림 49는 방사선 치료에 사용되는 기구들이다. 다음 설명 중 옳은 것은 ?

① (A)는 누운 자세에서 엉덩이를 구멍에 위치하여 안락한 자세를 유지하도록 하는 기구이다.
② (B)는 유방암의 방사선치료를 위한 유방암치료 전용 고정기구 breast board이다.
③ (C)는 자세를 고정하는 열경화 플라스틱을 사용하기 위한 가열기구이다.
④ (D)는 진공 cushion과 몸을 덮는 비닐 mold(틀)를 함께 사용하여 자세를 고정하는 기구이다.
⑤ (A)와 (D)는 prone position에는 적용할 수 없다.

해 설

(A)는 belly(배) board의 한 종류로서 엎드려 치료할 때 복부 내장(소장)을 아래로 놓아 조사야 밖으로 놓아 선량을 감소하기 위해 사용하고, 인공항문 시 엎드려서 편안한 자세를 위해 사용하며, (B)는 wing step(wing board, 날개판)이라는 팔을 거상한 자세를 유지하는 자세유지 기구이고, (C)는 진공자세고정기구인 Body FIX를 사용할 때 진공상태를 만들고 유지하는 air pump, (D)는 진공자세고정기구인 Body FIX를 사용하여 자세를 set up한 모습(환자 위나 아래에 비닐을 압축(진공, (C))한 장면이다).

114. ④

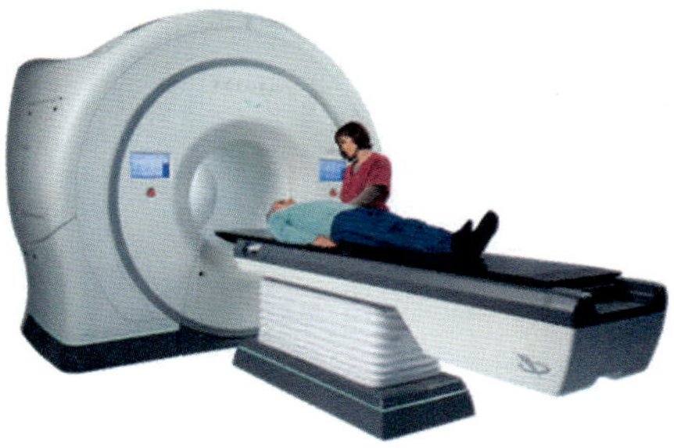

(A)

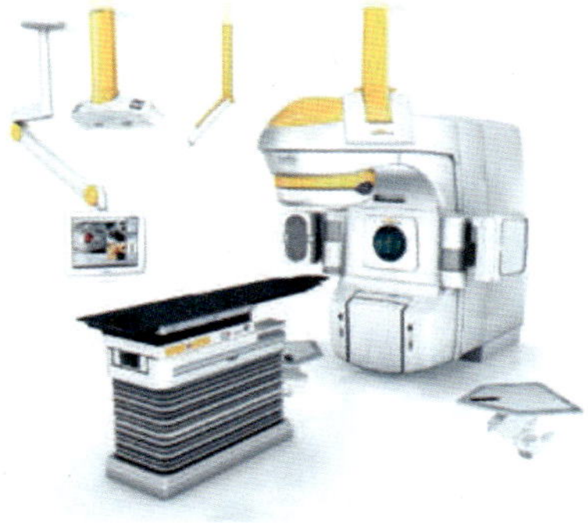

(B)

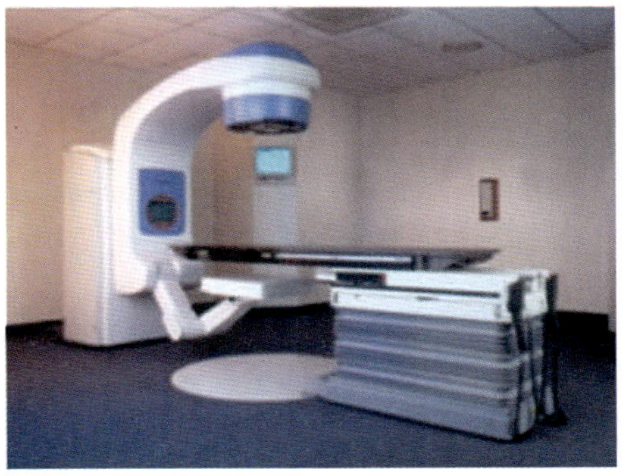

(C)

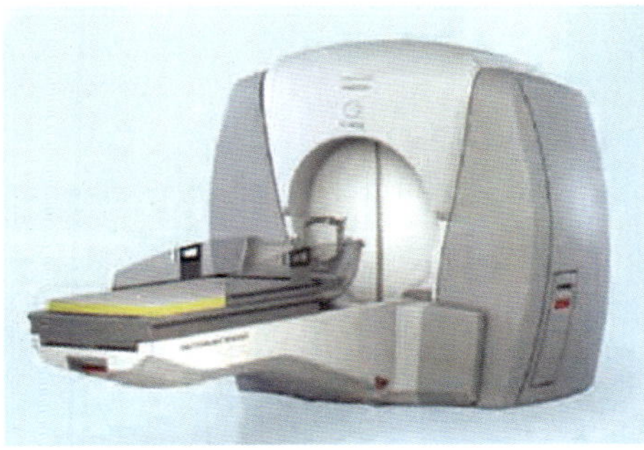

(D)

영상 50

【문제 115】 영상 50의 방사선 치료 시스템에 대한 설명으로 옳지 **않은 것은** ?

① (A)는 helical(나선형) IMRT를 시행할 수 있는 시스템이다.

② (B)는 4DRT(호흡에 의한 치료)를 시행할 수 있는 시스템이다.

③ (C)는 투시 검사를 시행할 수 있는 시스템이다.

④ (D)는 정위적 치료를 시행할 수 있는 시스템이다.

⑤ 네 장비는 모두 방사선치료를 시행하는 시스템이다.

해 설

(A) Tomo H 시리즈 (B) Novalis Tx system(정위적 치료와 일반적 방사선치료용으로, ExacTrac과 호흡 Gated 치료가 가능) (C) conventional simulator (D) Gamma Knife Perfextion

【문제 116】 영상 50의 방사선 치료 시스템에 대한 설명으로 옳지 **않은 것은** ?

① (A)는 별도의 CT simulator를 사용한 모의치료를 시행하지 않고 시스템 자체적으로 모의치료와 치료계획이 가능하다.

② (B)는 IGRT를 위하여 cone beam CT scan을 시형할 수 있다.

③ (C)는 치료용 선형가속기와 기하학적 구조와 움직임이 일치한다.

④ (D)는 환자가 헬멧을 별도로 차용하지 않고, 장비 내의 콜리메이터를 사용하여 정위적 치료를 시행한다.

⑤ 네 장비 모두 IGRT를 시행하여 환자의 치료자세와 위치를 교정할 수 있다.

해 설

(C)는 모의치료장비이며 (D)는 IGRT를 시행하지 않는다.

정답

115. ⑤ 116. ⑤

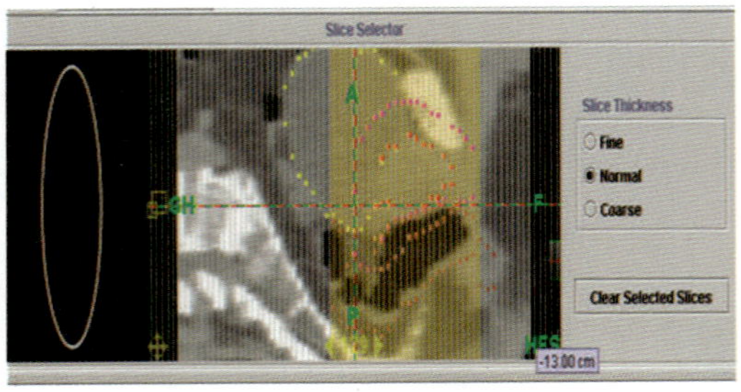

(A)

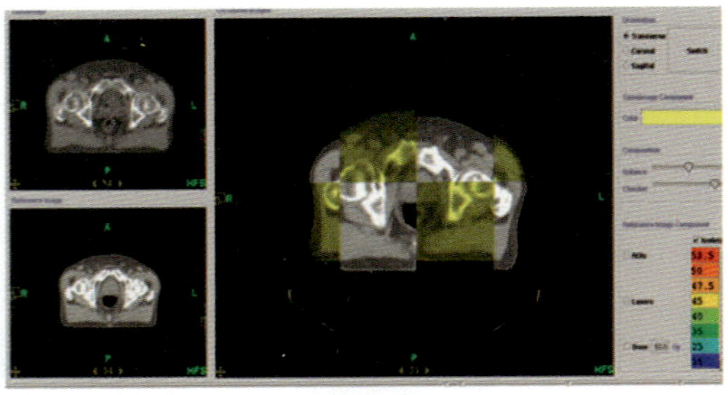

(B)

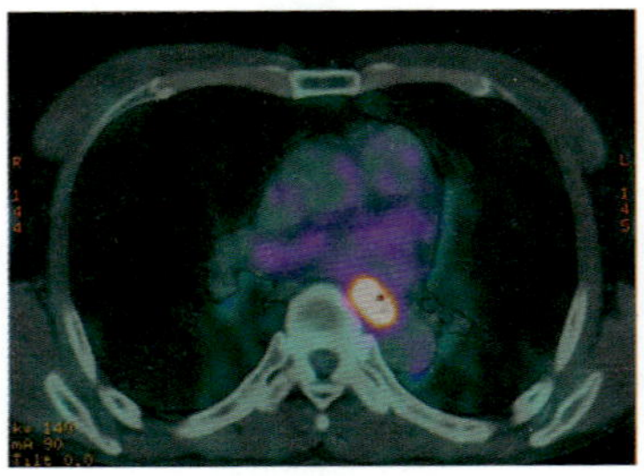

(C)

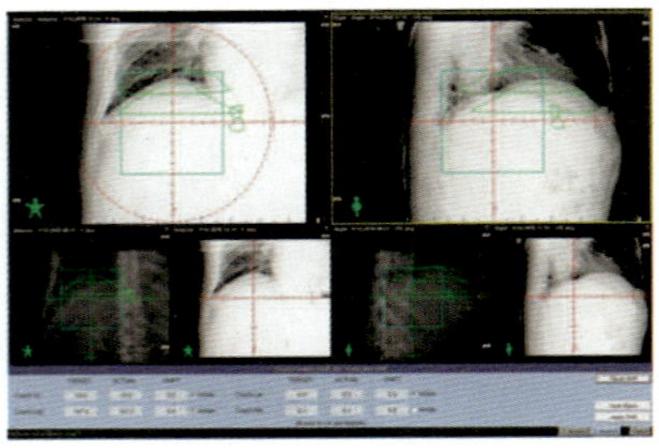

(D)

영상 51

【문제 117】 영상 51은 방사선 치료와 관련된 영상이다. 다음 설명 중 옳은 것은 ?

① (A)는 CT simulator를 이용하여 4D CT simulation을 시행하는 영상이다.
② (B)는 OBI를 이용한 CBCT를 이용하여 3차원 위치교정을 시행하는 영상이다.
③ (C)는 치료계획 시스템을 통하여 계획된 종양의 선량분포를 보여주는 영상이다.
④ (D) 투시를 이용한 conventional simulator를 이용한 모의치료 영상이다.
⑤ 모두 영상유도 방사선치료의 개념에 해당된다.

해 설

(A) Tomotherapy의 MVCT를 scan하기 위한 화면(CT모의치료와 RTP를 통해 재구성된 기준(reference)영상과 MVCT를 실제 촬영할 범위) (B) Tomotherapy의 MVCT를 scan 후 기준영상과 비교 교정하는 과정을 보여줌(CT모의치료 통해 나온 기준영상과 MVCT scan영상). (C) 종양의 정확한 위치를 보여주는 PET/CT 영상(CT영상에 PET이 융합, 분홍색이 종양 부위) (D) OBI의 직교평면(2차원)영상을 획득하여 기준영상과 비교하며 교정하는 과정을 보여줌(OBI는 ㉮ A-P 촬영(좌측 영상에서 아래 우측영상)으로 Gantry 90도, OBI는 0도에서 촬영하며, 아래 좌측은 RTP에서 DRR 영상 ㉯ lateral(우측 영상에서 아래 우측영상)으로 Gantry 0도, OBI는 270도에서 촬영하고, 아래 좌측은 RTP에서 DRR 영상. 좌우측의 영상에서 위쪽 영상은 합친 영상이다.

【문제 118】 영상 51은 방사선 치료와 관련된 영상이다. 다음 설명 중 옳지 **<u>않은 것은</u>** ?

① (A)는 slice(절편) 두께(thickness)를 선택하여 화질과 스캔시간과의 적절한 조절이 필요하다.
② (B)는 체적 정보를 사용하여 치료부위의 위치를 교정하는 3차원적인 영상유도 방사선치료이다.
③ (A)는 megavoltage 엑스선을 이용하여 helical cone beam CT를 scan하는 영상유도 방사선치료이다.
④ (D)는 탑재영상장치(OBI)를 이용하여 치료 위치를 교정하는 2차원적(평면) 영상유도 방사선치료이다.
⑤ (D)는 kilovolatge 엑스선을 이용하여 영상을 획득한 영상유도 방사선치료이다.

해 설

③ Helical(나선형) cone(fan) beam 형태의 고에너지 엑스선으로 CT scan을 시행한다. (D)는 OBI를 고정하여 촬영한 평면영상으로, Cone beam CT(CBCT)의 3차원의 입체적 영상과는 다르다. (C)의 PET/CT 영상도 넓은 범위의 IGRT 영상이다.

정답 117. ⑤ 118. ③

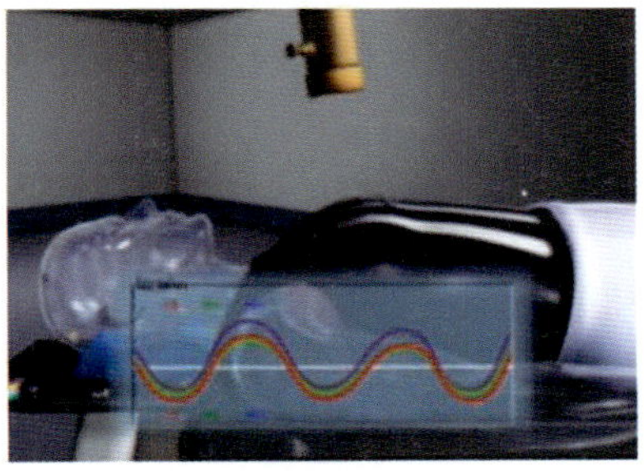

(A)

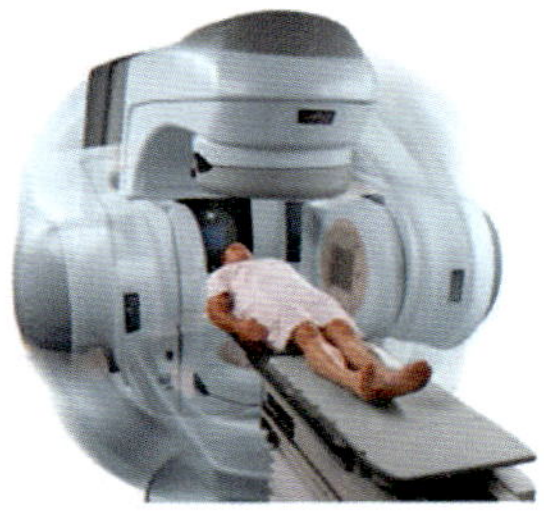

(B)

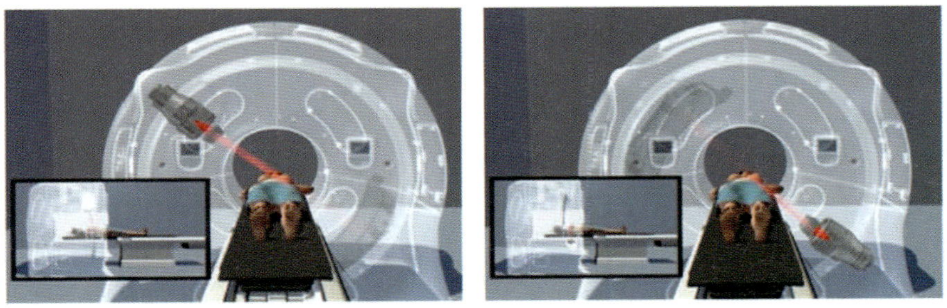

(C)

영상 52

【문제 119】 그림 52는 여러 장비의 방사선 치료에 대한 영상이다. 다음 설명 중 옳지 <u>않은 것은</u> ?

① (A)는 정위적 방사선치료이다.
② (A)는 CyberKnife의 호흡동조 방사선치료이다.
③ (B)는 체적변조방사선치료(VMAT) 방법인 RapidArc 방사선치료이다.
④ (C)는 Tomotherapy system을 이용한 helical(나선형) IMRT 방사선치료이다.
⑤ (C)는 Tomotherapy system의 선형가속기가 특정 각도에서 정지하고 조사하는 단층직접조사(tomo direct) 방사선치료이다.

해 설

(A) CyberKnife로 정위적 치료와 호흡동조 방사선치료를 시행할 수 있다.
(B) 고성능의 선형가속기를 이용하여 RapidArc(치료기법)라는 고속 체적변조 방사선치료를 시행하는 영상이다. 이는 linac에 RapidArc이라는 성능이 들어가 고선량률로 빠른 시간에 IMRT를 체적 단위로 고속치료한다.
(C) Tomo H 시리즈 장비로 나선형 IMRT와 단층직접(tomo direct)조사가 가능하며, 영상은 단층직접조사(멈춘 상태서 조사)를 시행하는 모식도이다.

【문제 120】 그림 52는 (C)의 방사선 치료 시스템에 대한 설명으로 옳지 <u>않은 것은</u> ?

① 환자가 누워있는 테이블이 일정한 속도로 이동하며 동시에 내장된 선형가속기가 회전하며 IMRT를 시행할 수 있다.
② 영상유도 방사선치료를 적용하여 치료계획상의 선량분포와 실제로 전달된 선량의 차이를 보정하는 보정방사선치료를 시행할 수 있다.
③ 64개의 binary MLC를 이용하여 beamlet을 형성하여 IMRT를 시행한다.
④ 비회전 단층 직접조사로 IMRT보다 간단하고 시간이 짧은 3D CRT(입체조형치료)를 시행할 수 있다.
⑤ megavoltage의 평면영상을 획득하여 치료위치의 교정을 시행할 수 있다.

해 설

megavoltage의 fan beam scan으로 3차원적 체적 단층 영상을 호득하여 IGRT에 적용한다.

정답

119. ④ 120. ⑤

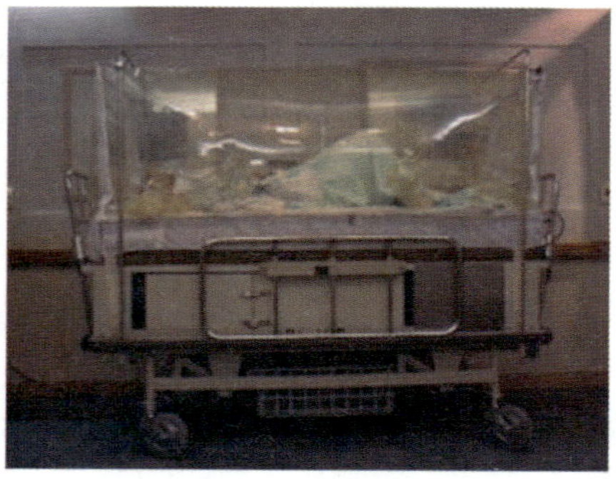

(A)

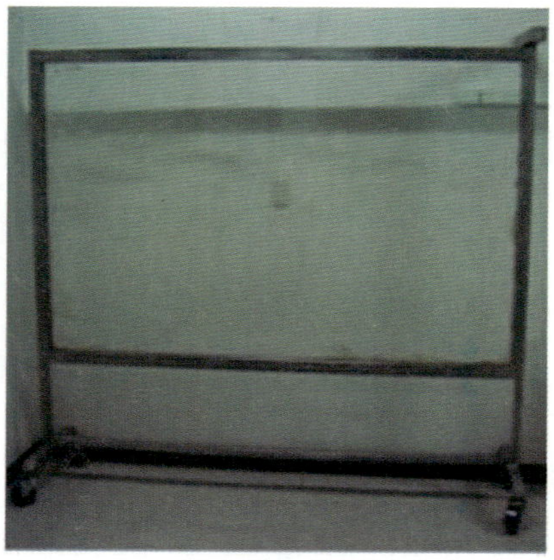

(B)

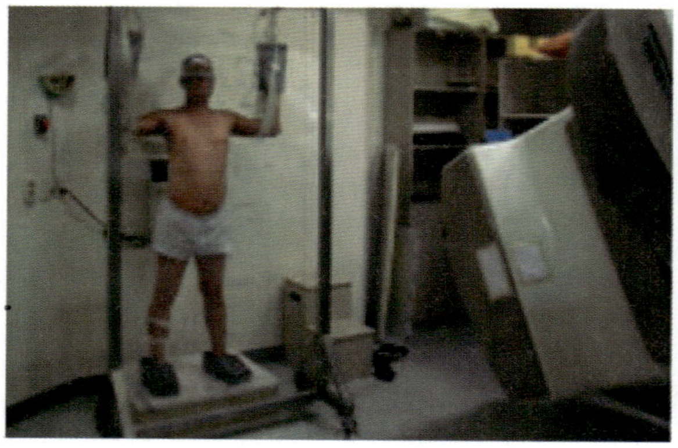

(C)

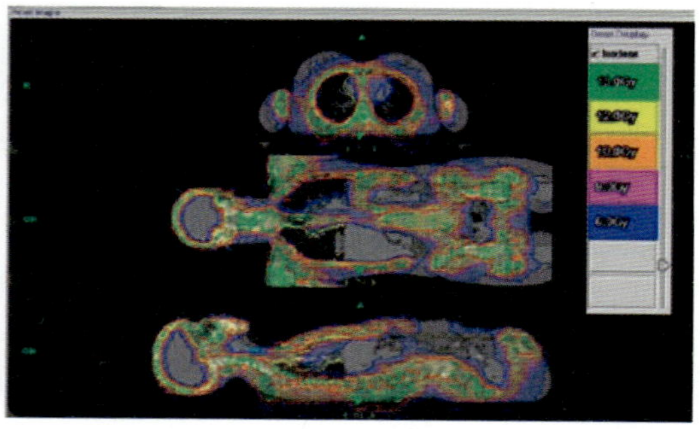

(D)

영상 53

【문제 121】 영상 53에 대한 설명으로 옳지 <u>않은 것은</u>?

① (A) 골수 이식 전의 전 처리 과정 중 하나이며, 거부반응을 줄이기 위하여 환자의 면역기능을 약화시키는 목적으로 조사한다.

② (B) 선속산란체(beam spoiler)이며 치료 시 가능한 환자에게 밀착시킨다.

③ (C) 전신피부 전자선 조사이며 스탠포드(Stanford)법을 많이 적용하고, 머리쪽과 발쪽으로 갠트리를 기울여 각 방향에서 한 쌍의 전자선 빔을 조사한다.

④ (D) 전신 방사선조사의 부작용을 줄이기 위하여 혈구형성조직을 선택적으로 조사하는 전신 골수 방사선조사이다.

⑤ (D) 반신 방사선조사로 전신을 한꺼번에 조사하지 않고 상반신 또는 하반신만 조사하는 완화적 치료이다.

해 설

(A) TBI로 감염방지를 위하여 멸균카트내에 환자가 멸균카트로 보호
(B) TBI를 위한 beam spoiler로 환자의 피부선량을 증가시키고 전신에 균등한 선량이 조사되도록 한다.
(C) 전신피부 전자선조사이며 상반신과 하반신을 나누어 조사한다.
(D) 전신 골수 방사선치료로 Tomotherapy, 3D CRT, IMRT, VMAT 등의 기법을 적용한다.
반신방사선조사에 대한 설명은 맞지만, 영상(D)와는 관련이 없다.

정답 121. ⑤

9

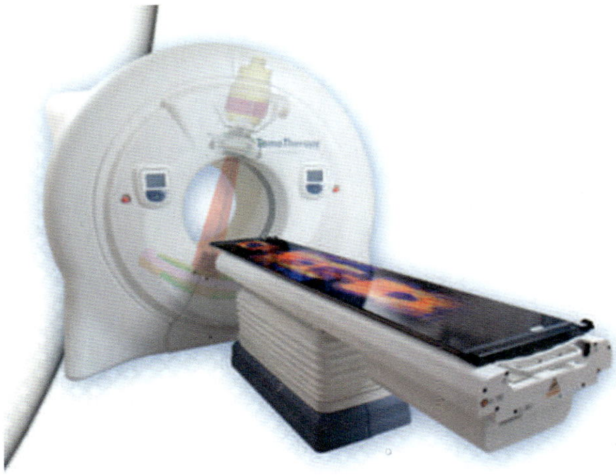

영상 54

【문제 122】 영상 54의 시스템을 사용한 영상유도방사선치료와 관련된 것은 ?

①

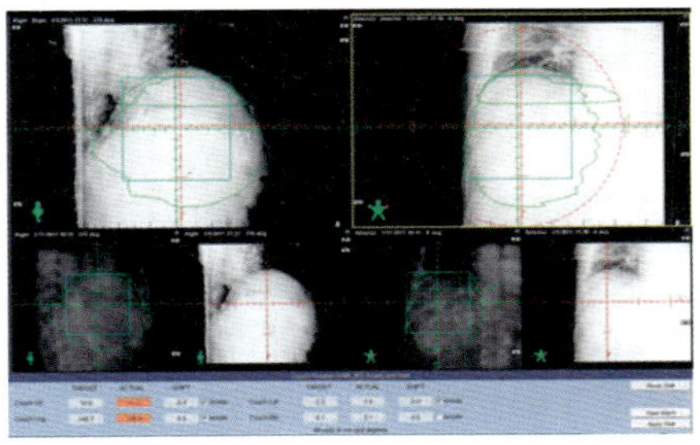

②

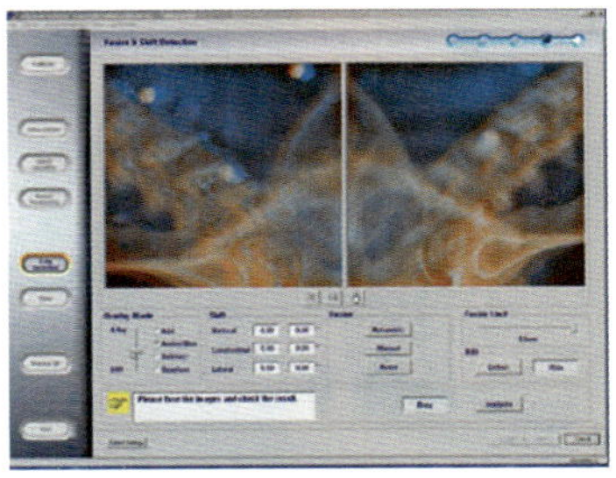

③

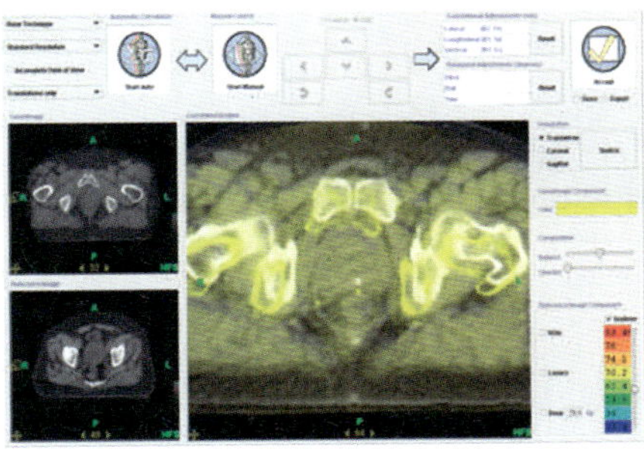

④

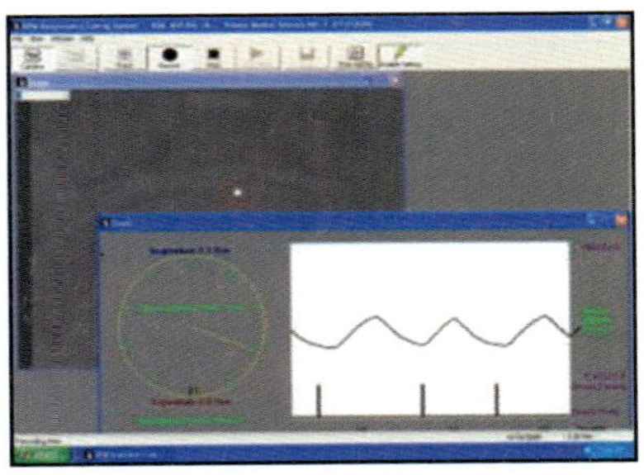

⑤

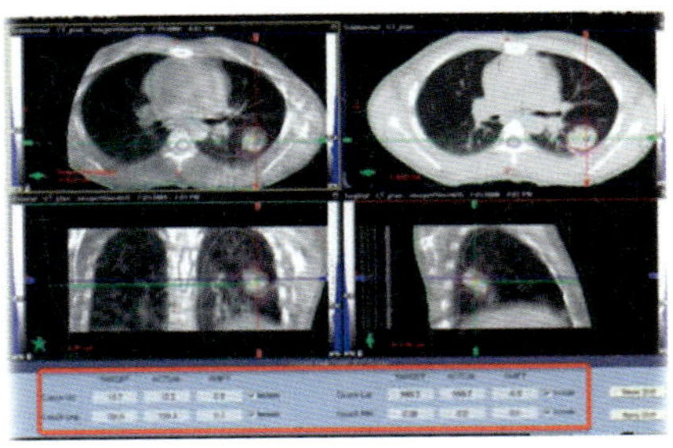

해 설

① OBI를 이용한 2D/2D matching ② ExacTrac system(ExacTrac은 정면이 아닌 사방향(바닥의 엑스선관과 천장의 detector)으로 kV 엑스선이 조사된다. ③ Tomotherapy의 MVCT를 이용 ④ RPM을 이용하여 호흡의 주기에 따른 Gated 치료 ⑤ OBI를 이용한 CBCT 3D/3D matching+C495

122. ③

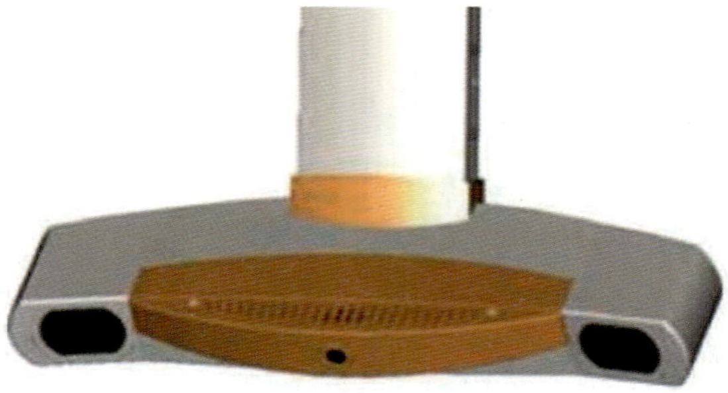

영상 55

【문제 123】 영상 55의 치료시스템과 관련된 것은?

①

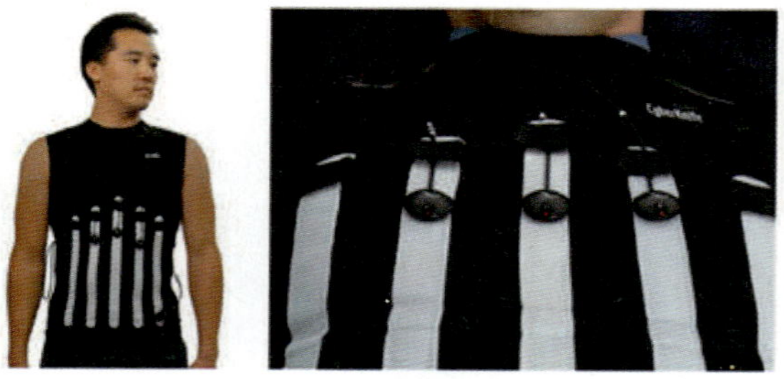

②

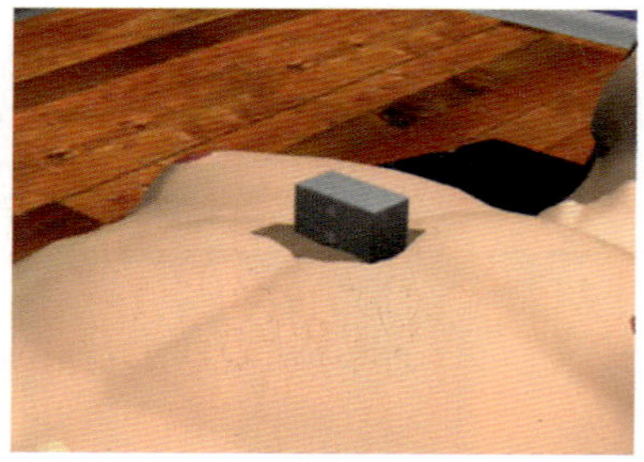

③

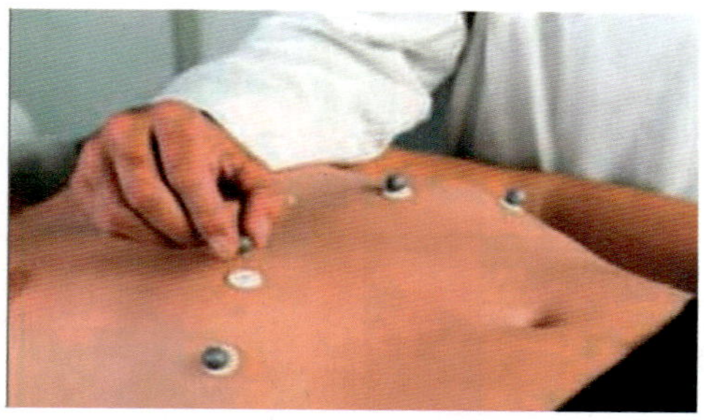

④

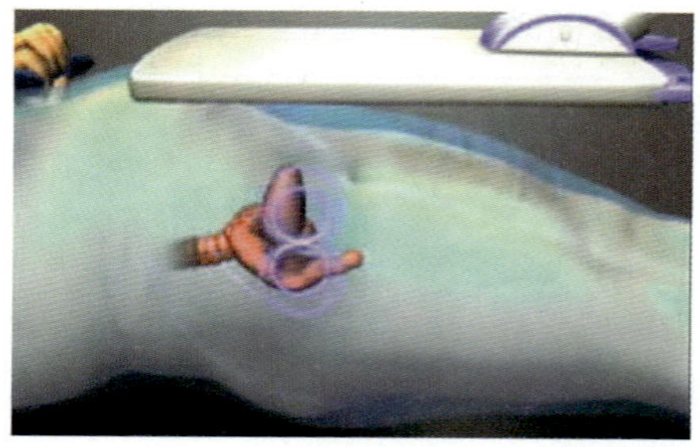

⑤

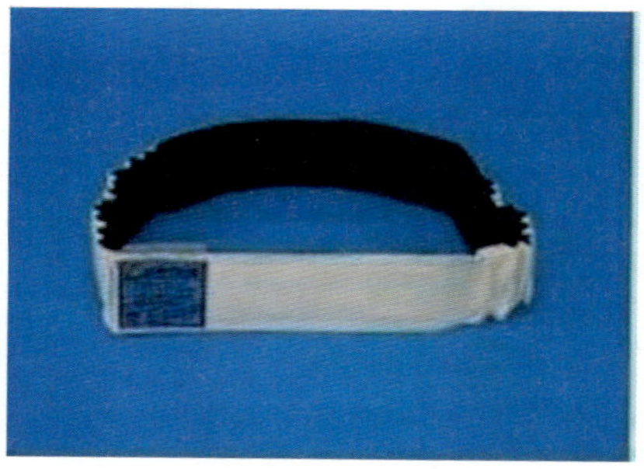

해 설

문제의 영상은 4DRT를 위한 적외선추적&엑스선투시시스템(ExacTrac system)으로 적외선감지카메라이다. ① Robotic M6 Cyberknife의 호흡 동조(synchrony)종양추적시스템에서 사용하며, 호흡동조를 위해 환자 표면에 부착된 optical(광학) marker ② RPM system에서 사용하는 표지자(marker) block ③ ExacTrac에서 호흡의 움직임을 파악하기 위해 여러 개의 적외선 반사체(가슴, 복부에 올려 놓아 적외선 감지카메라를 이용해 호흡을 관찰하며 추적한다) ④ RF(D310)를 이용한 Calypso system으로 실시간 종양추적시스템으로 주로 전립샘암에 치료한다 ⑤ Anzai belt는 센서가 부착된 벨트를 복부에 착용해 호흡에 의해 움직임을 관찰한다.

정답

123. ③

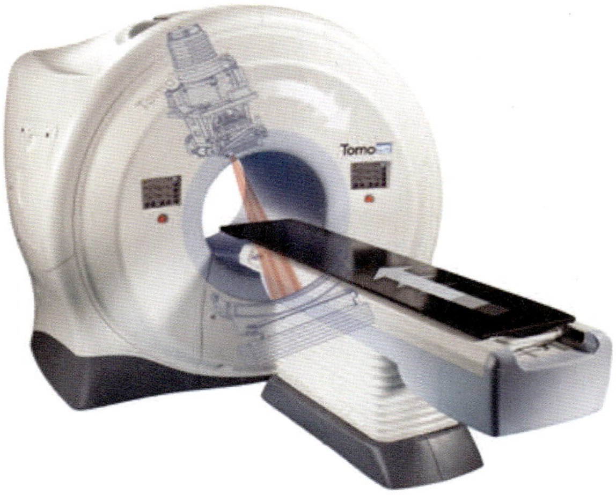

영상 56

【문제 124】 영상 56의 치료시스템의 QA 및 QC와 관계가 <u>먼 것은</u> ?

①

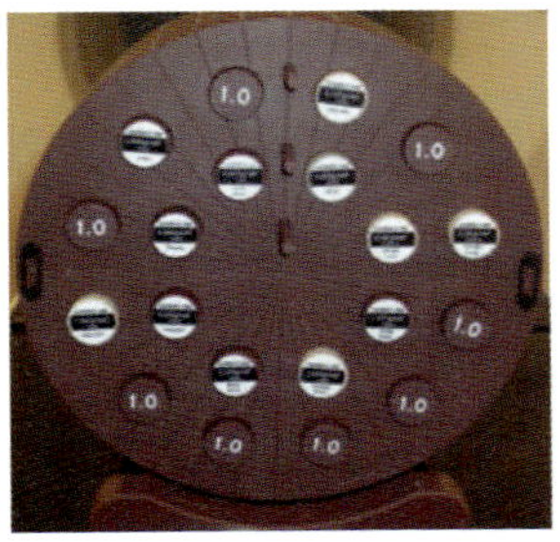

②

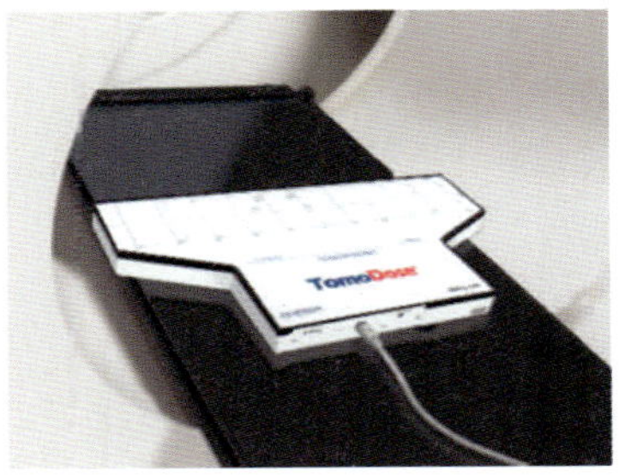

③

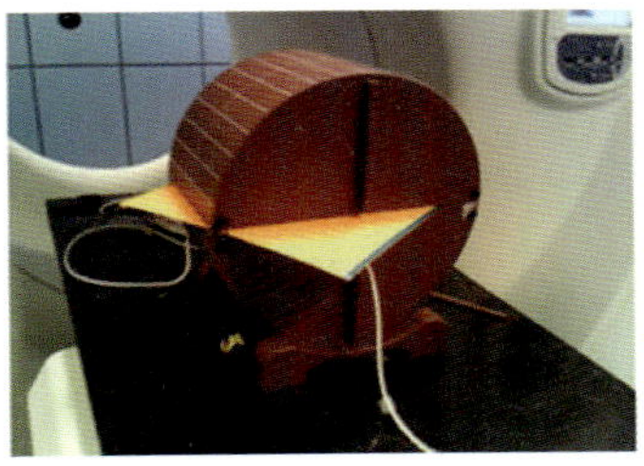

④

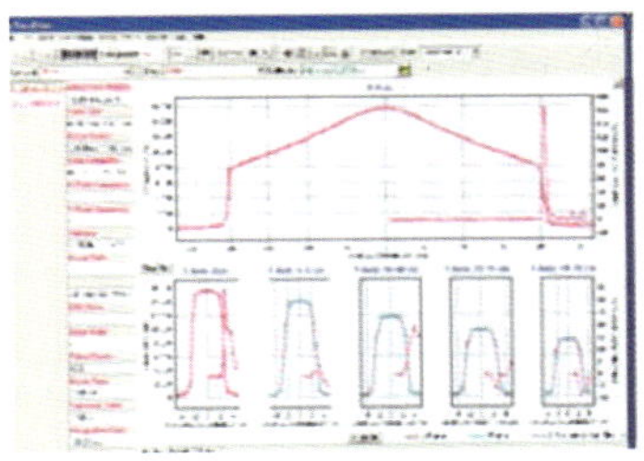

⑤

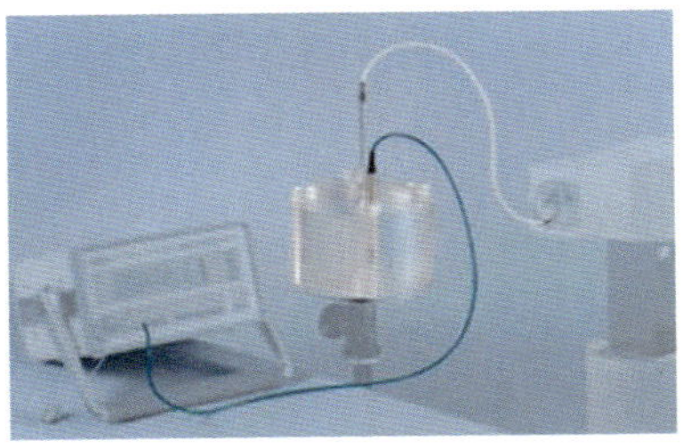

해 설

① 여러 종류의 밀도가 구분되어 탑재된 Cheese phantom으로 불리는 tomotherapy QA phantom이다.
② 223개의 diode가 배열된 TomoDose detector system(이것은 tomotherapy QA 장비로 diode가 내장되어 beam profile을 획득한다)
③ Cheese phantom의 가운데에 QA용 필름을 삽입하여 EDR film과 ion chamber를 삽입하여 QA ④TomoDose를 이용한 선량 측정 결과(선속평탄여과기가 없는 beam profile이다) ⑤ 동위원소를 사용하는 근접치료장비의 QA

정답

124. ⑤

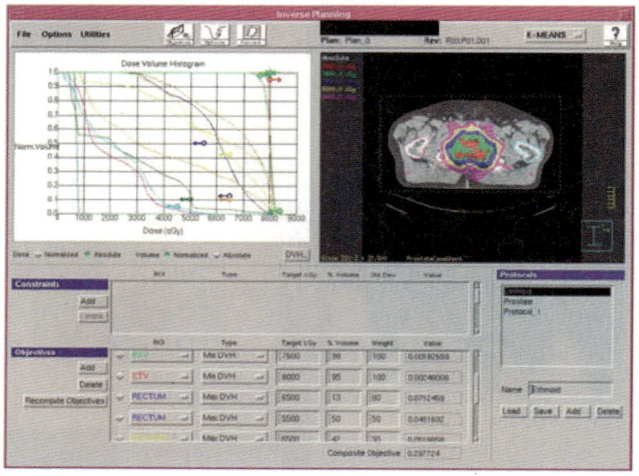

영상 57

【문제 125】 그림 57은 타깃에 조사되는 선량을 설정하고 정상조직에 대한 선량제한을 설정하는 역방향 치료계획을 시행하는 방법이다. 보기 중 이 치료계획을 적용하는 치료와 거리가 **먼 것은** ?

①

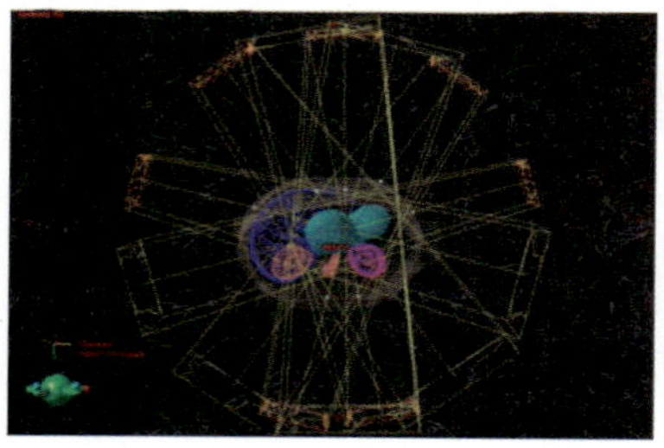

②

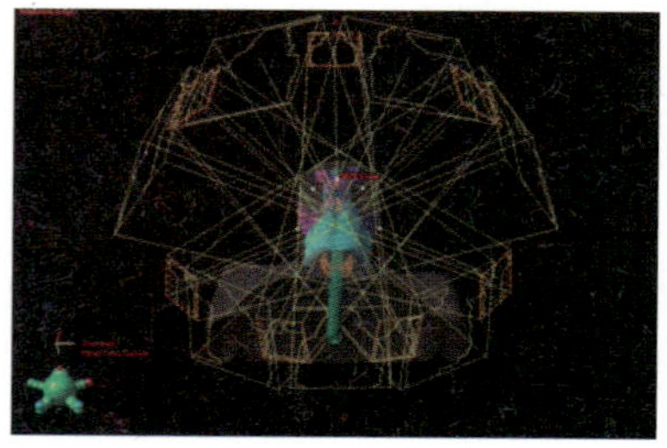

③

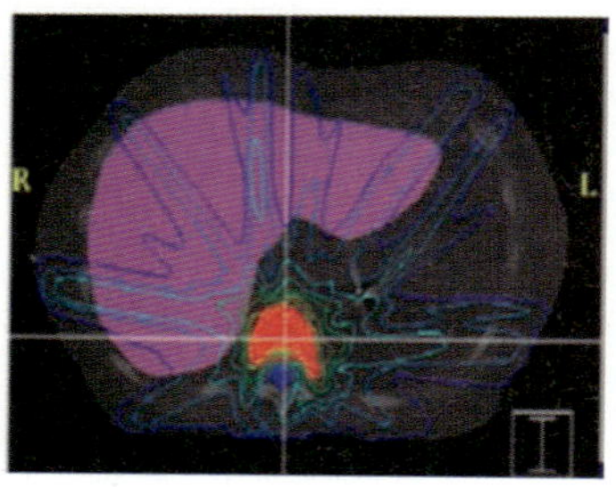

④

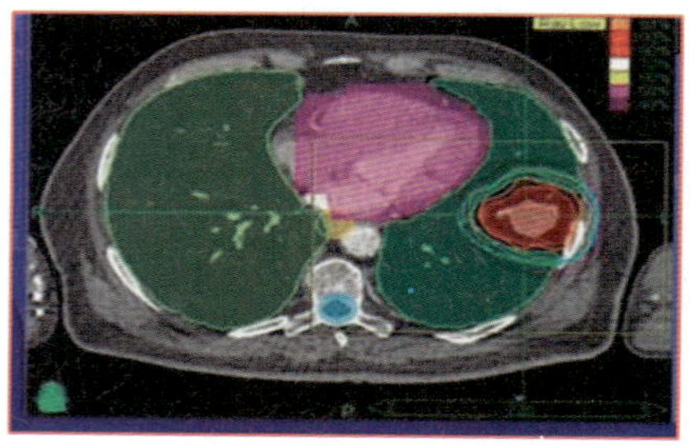

⑤

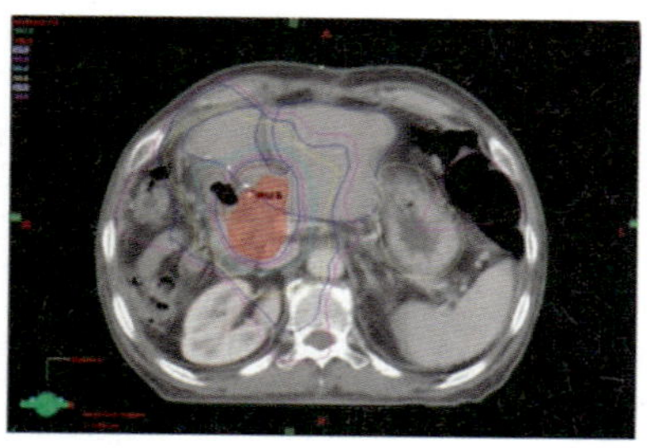

해 설

그림 57은 IMRT의 역방향 치료계획을 의미한다. ①과 ⑤는 간암에 IMRT로 조사한 선량분포도이다.
④는 lung 내에서 좌측 흉벽 쪽에 위치한 고립(단일, solitary) 폐종양(tumor)의 RTP 상으로, 정위적 체부 방사선치료(SBRT)의 대상이다.

정답

125. ④

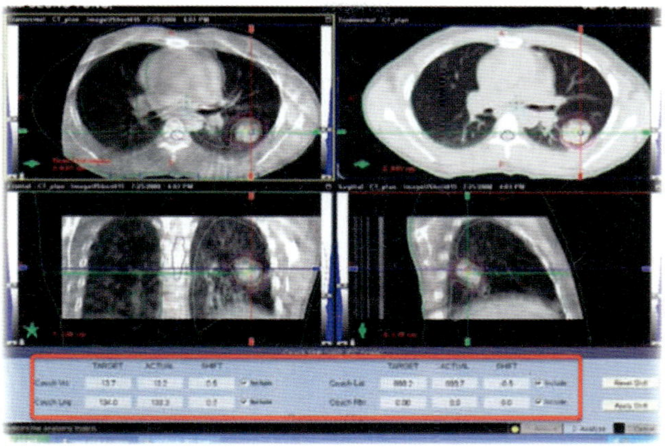

영상 58

【문제 126】 영상 58은 영상유도방사선치료의 한 방법이다. 이 방법과 관련이 **없는 영상은** ?

①

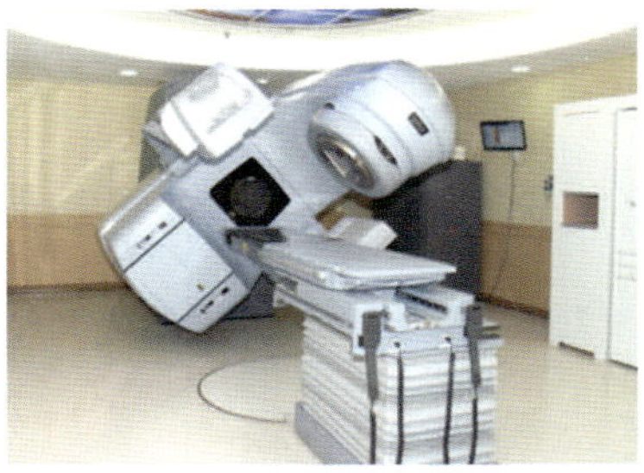

②

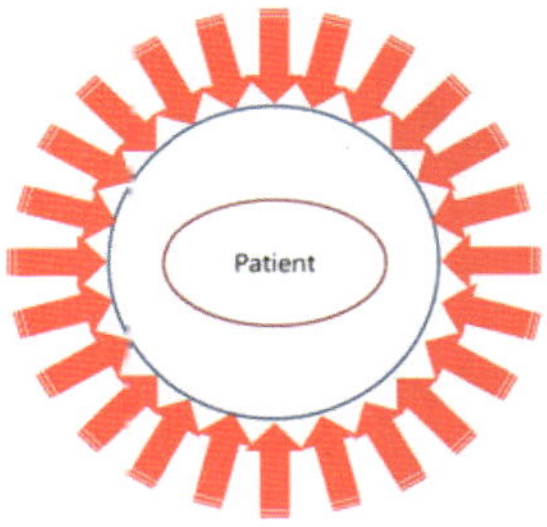

③

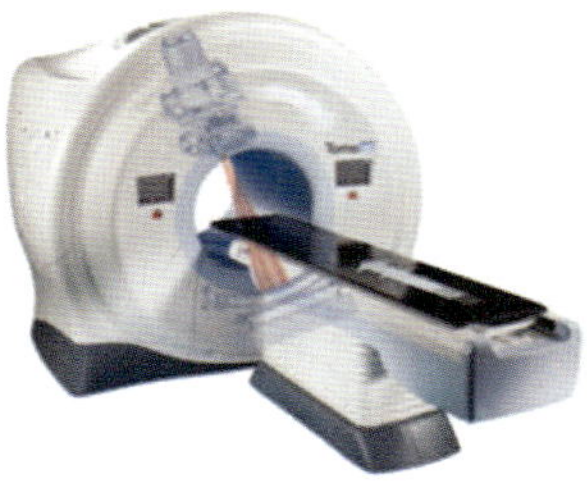

④

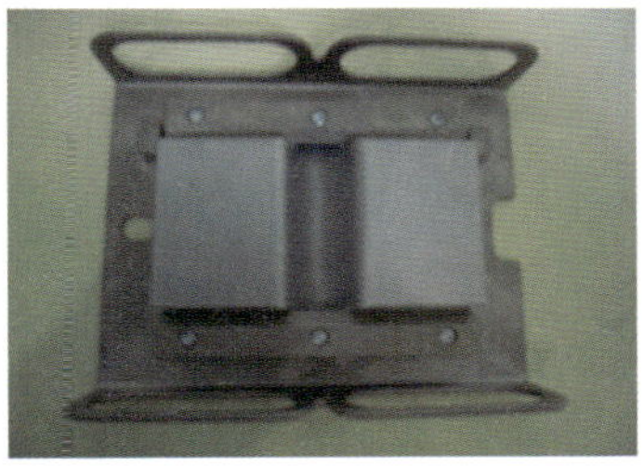

⑤

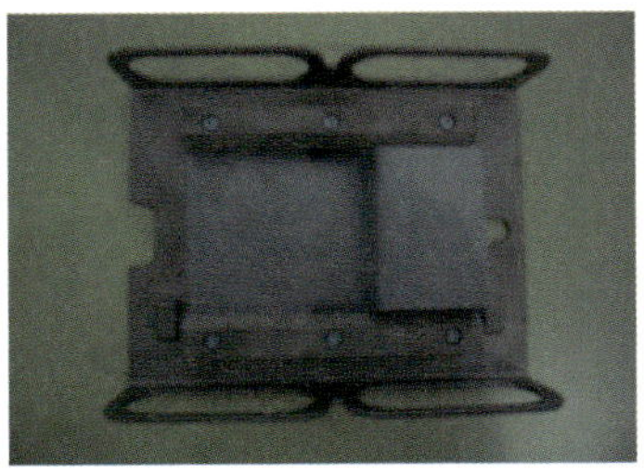

해 설

문제의 영상은 탑재영상장치(OBI)를 이용한 CBCT로 3D 일치하는 IGRT 영상(영상 19의 위에서 우측 그림(2번째)은 모의치료 후 기준 영상이다. 나머지는 axial(축), coronal(관상, 앞뒤세로), sagittal(시상, 앞뒤세로)하여 cone beam CT와 reference(기준) 영상을 일치한 것으로, 치료실에서 CBCT를 하였더니 전체 body나 폐에서 오차(아래 적색의 사각형 box)가 생긴 것을(흰색·청색선과 폐와 몸의 일치여부) 알 수 있다)

① OBI가 탑재된 선형가속기 ② 환자 주변을 360도 회전하는 모식도 ③ MVCT scan을 시행하는 Tomotherapy 시스템

④와⑤는 bow tie filter(나비넥타이여과기)로 알루미늄 재질이며 선질을 경화시켜 피부선량을 감소시키고 화질을 향상시킴(④ : full fan beam용, ⑤ : half fan beam용)

정답

126. ③

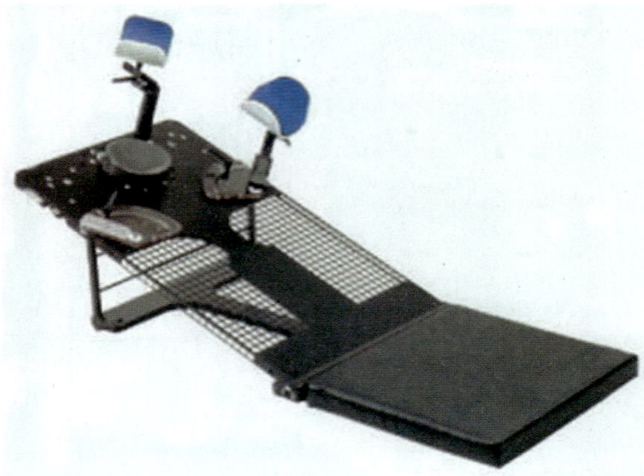

영상 59

【문제 127】 영상 59의 치료자세 고정기구를 사용한 방사선치료와 관계가 <u>먼 것은</u> ?

①

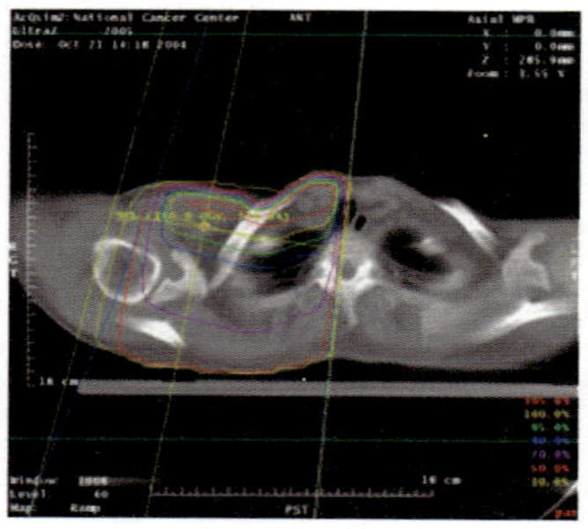

②

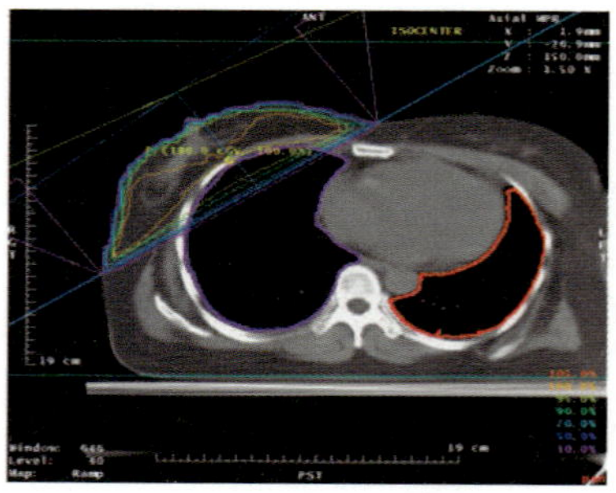

③

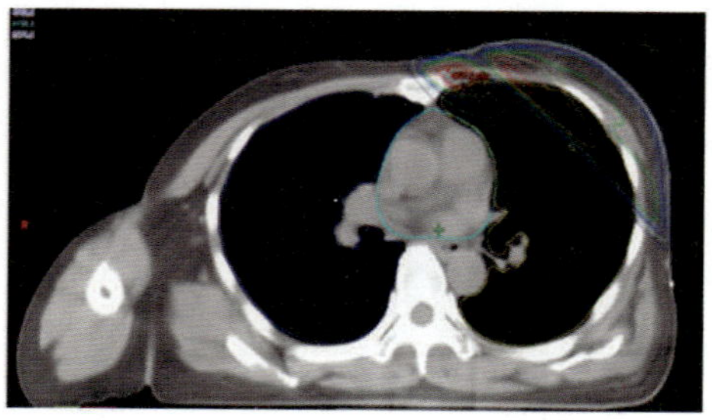

④

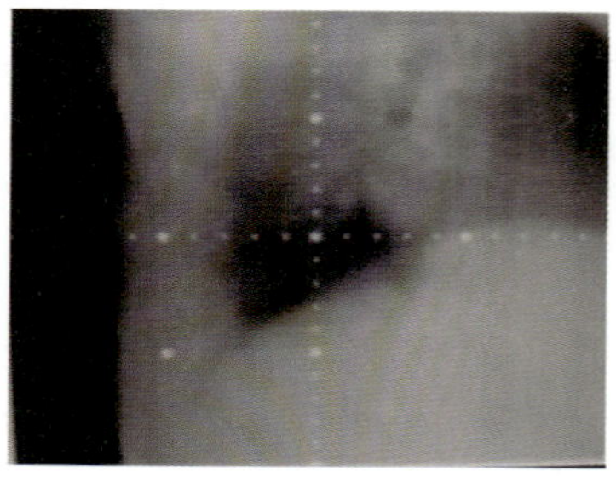

⑤

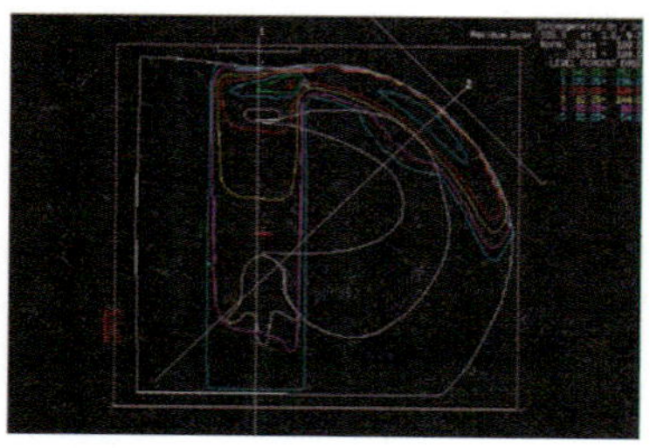

해 설

문제의 영상은 breast board로 유방암 치료 전용 자세유지 및 고정기구이다.
① supraclaviclular(빗장위) lymph node 엑스선 치료 ② right breast의 엑스선 대향2문조사(wedge filter) ③ left breast의 엑스선 치료(유암의 3문조사로 흉벽은 wedge filter를 사용하여 엑스선으로 대향2문조사하였고, internal mammary(내유방) lymph node는 전자선으로 치료한다) ④ lung 치료를 위한 EPID 영상 ⑤ intra mammarry node의 엑스선 치료와 breast tumor bed의 전자선 치료

정답

127. ④

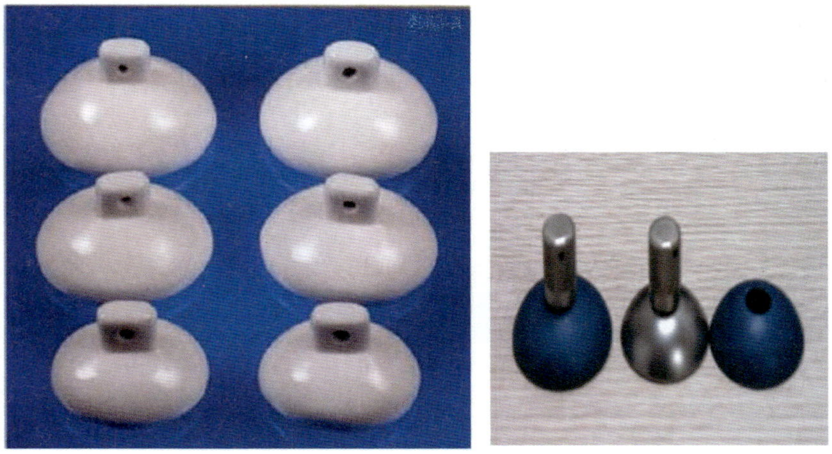

영상 60

【문제 128】 그림 60의 기구를 사용하는 방사선치료의 방사선 종류와 관련된 것은 ?

①

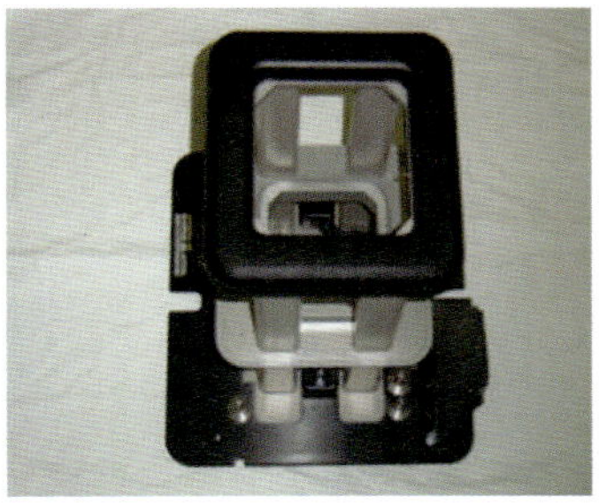

②

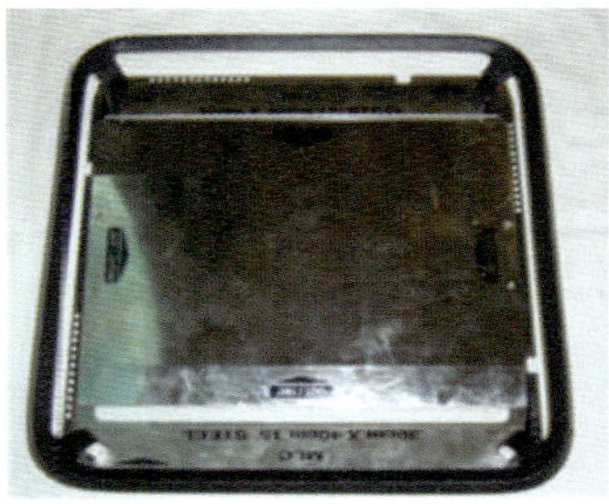

③

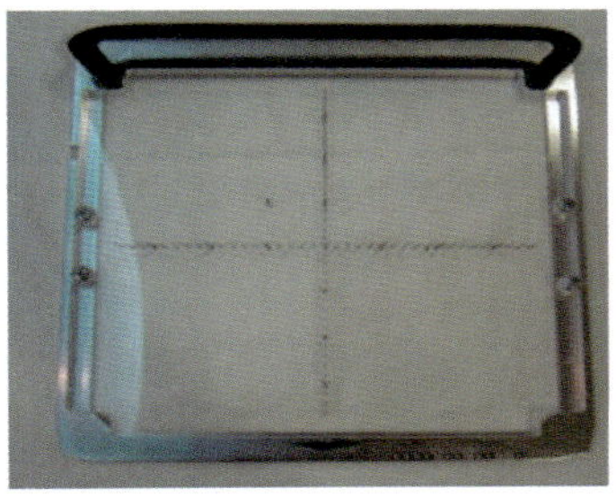

④

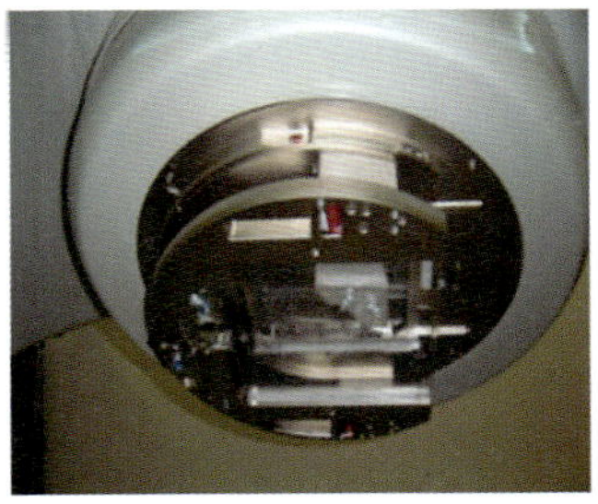

⑤

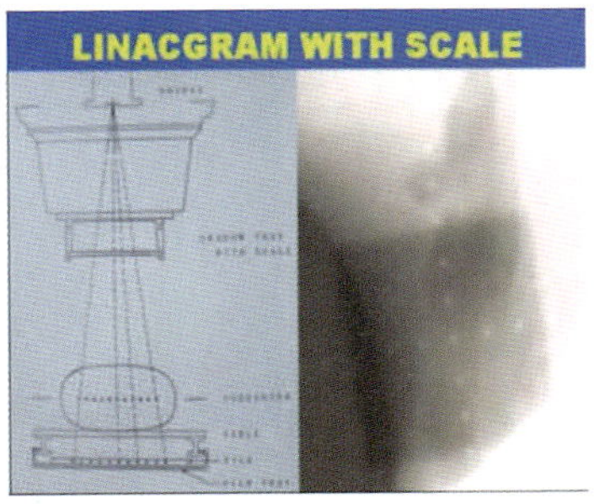

해 설

문제의 영상은 전자선을 이용하여 안구를 치료할 때 lens를 차폐하는 기구

① 전자선 applicator ② wedge filter ③ graticule ④ 선형가속기 mount에 block이 장착된 모습 ⑤ L-gram 모식도와 영상

정답

128. ①

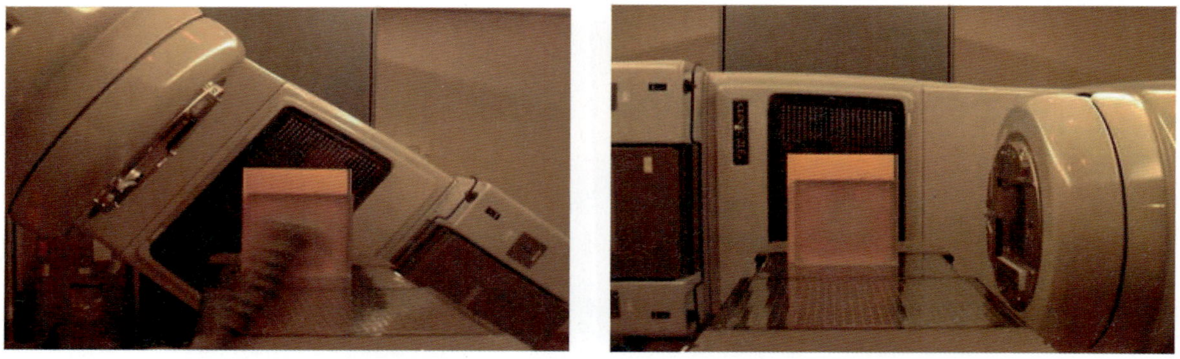

영상 61

【문제 129】 영상 61에서 선형가속기의 성능점검을 시행한 결과를 보여주는 것은 ?

①

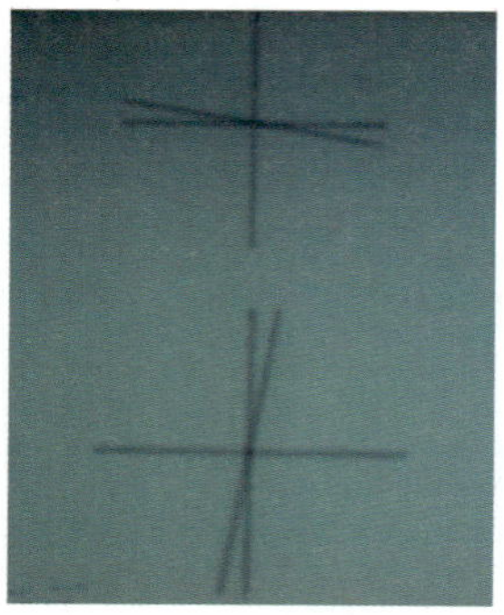

②

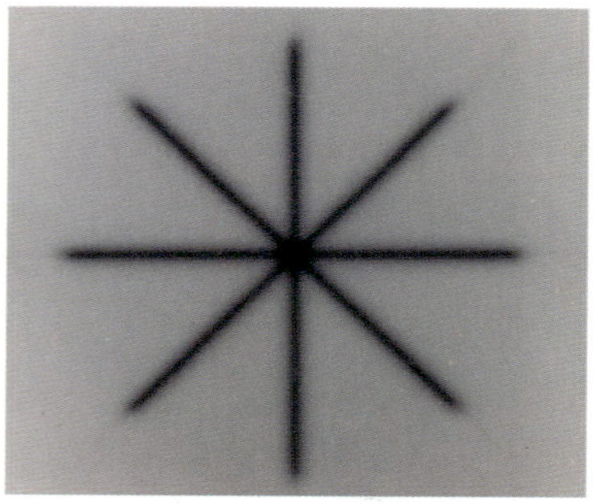

③

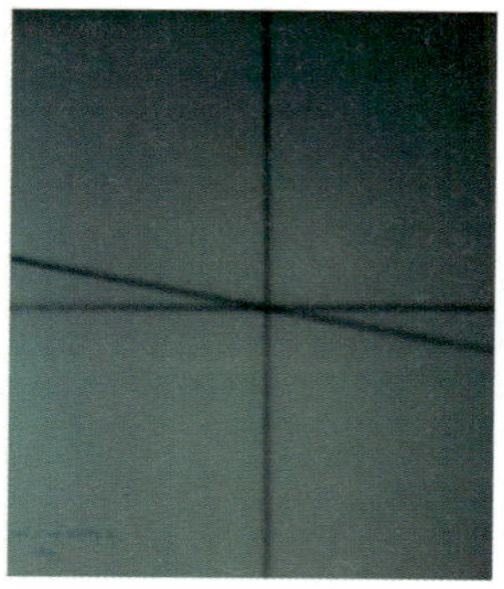

④

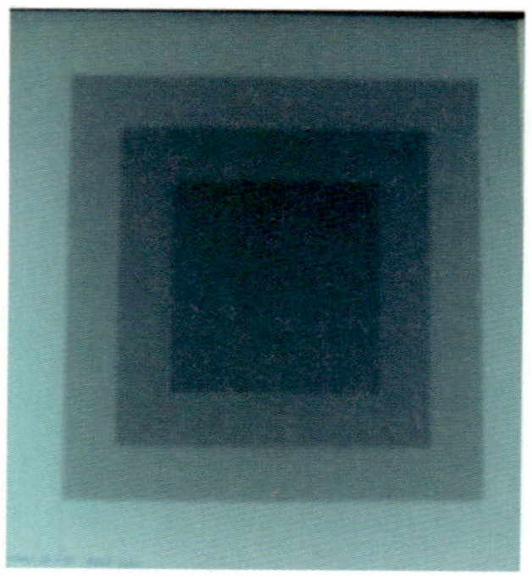

⑤

해 설

① 콜리메이터의 X, Y 축의 회전정확성 점검
② couch(치료대) 회전 정확성 점검
③ 갠트리 회전 정확성 점검
④ 광조사야와 방사선조사야 일치성 점검
⑤ 콜리메이터 정확성 점검

정답

129. ③

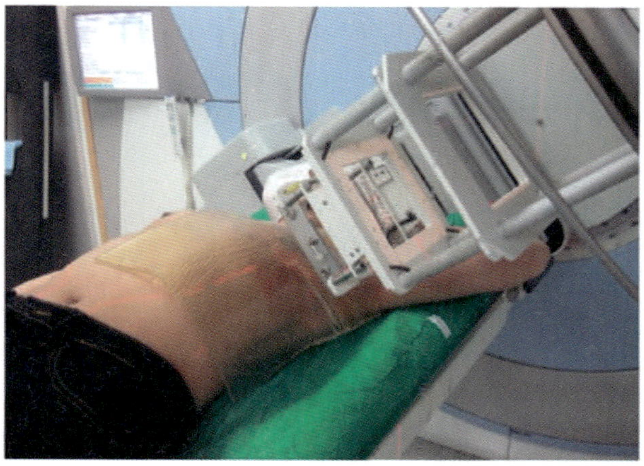

영상 62

【문제 130】 영상 62에서 방사선 치료에 사용하는 방사선의 종류와 관련된 것은 ?

①

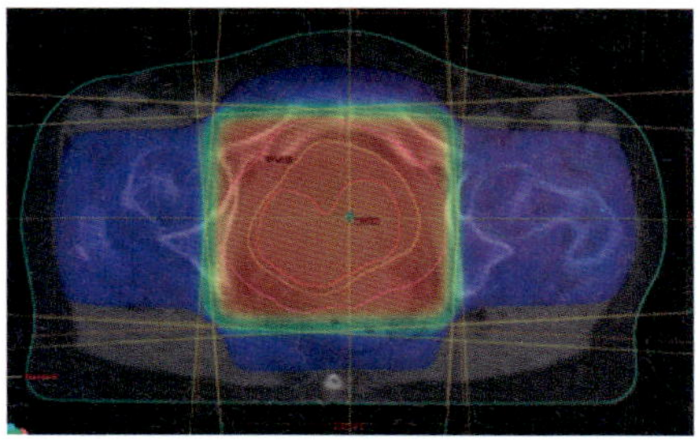

②

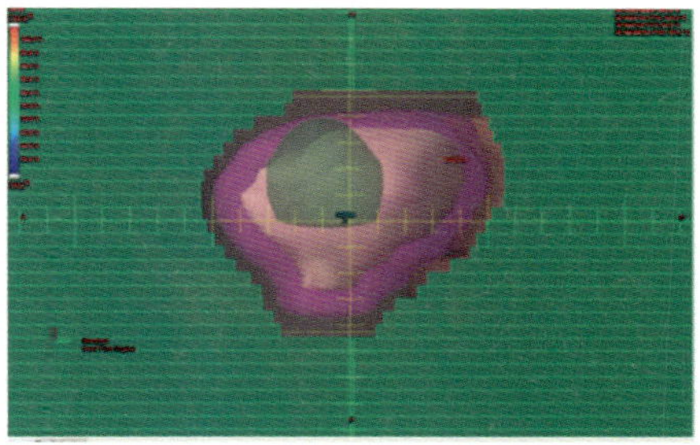

③

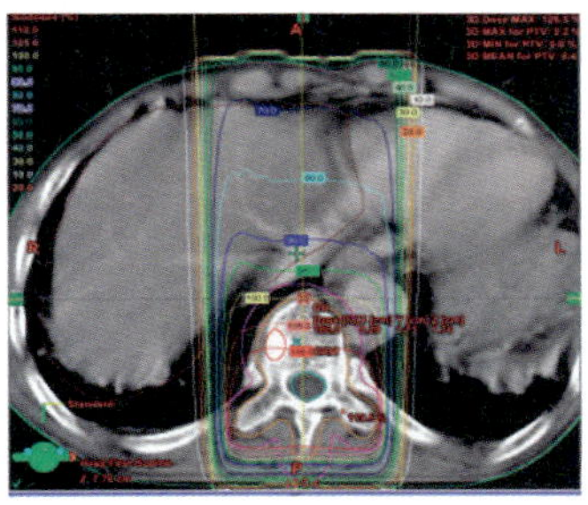

④

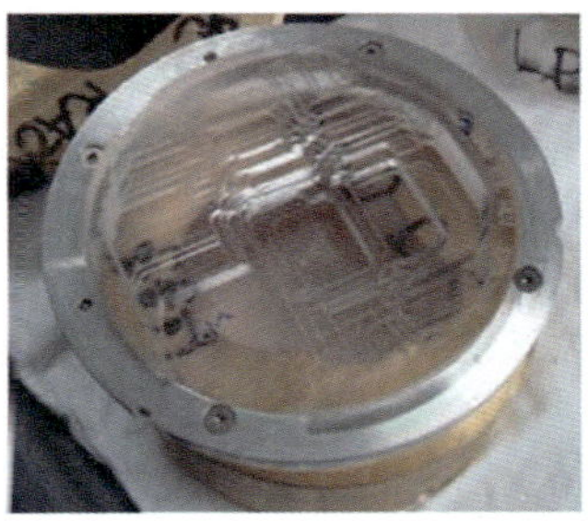

⑤

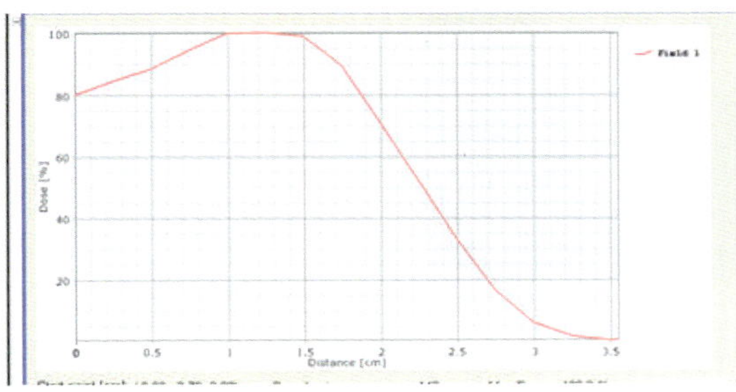

해 설

문제의 그림 62는 유방암 환자 수술 후 보루스(bolus)와 전자선 applicator를 사용하여 전자선치료를 시행하는 모습
① photon beam을 이용하여 SAD기법을 적용한 4문조사 ② MLC를 적용한 BEV이며 엑스선 치료에 적용
③ 15MV photon을 이용한 후전방향 1문조사 ④ 양성자선의 범위 조절용 보상필터로 선속이 나오는 노즐의 끝부분인 스나우트에 장착해 사용한다. ⑤ 6MeV electron의 PDD curve

130. ⑤

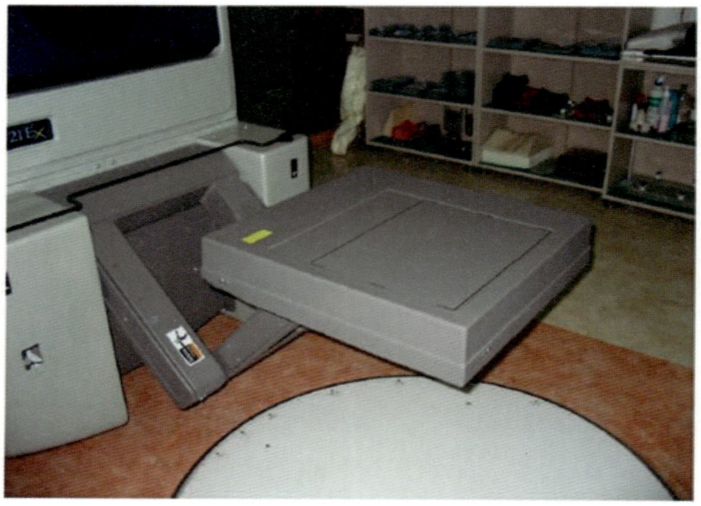

영상 63

【문제 131】 영상 63의 전자포털영상장치(EPID)를 이용한 영상은 ?

①

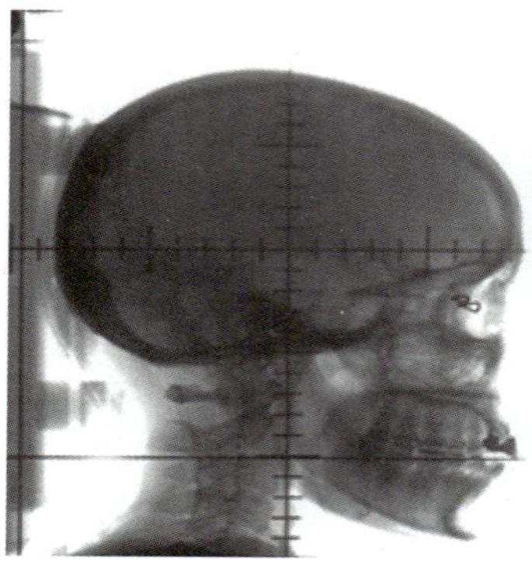

②

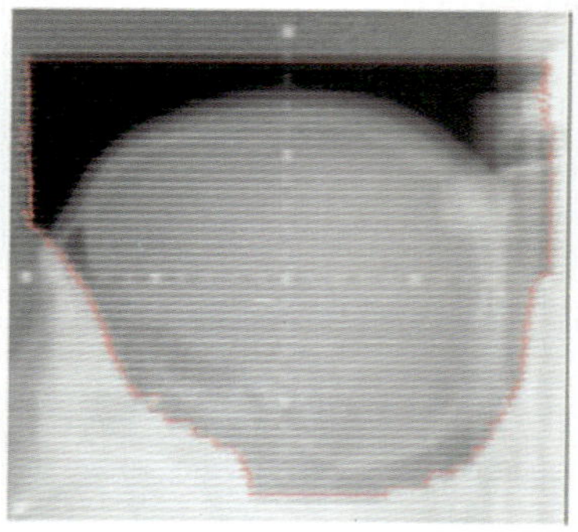

③

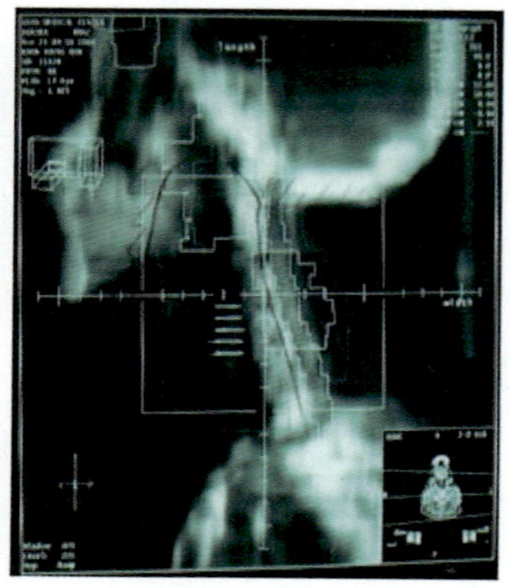

④

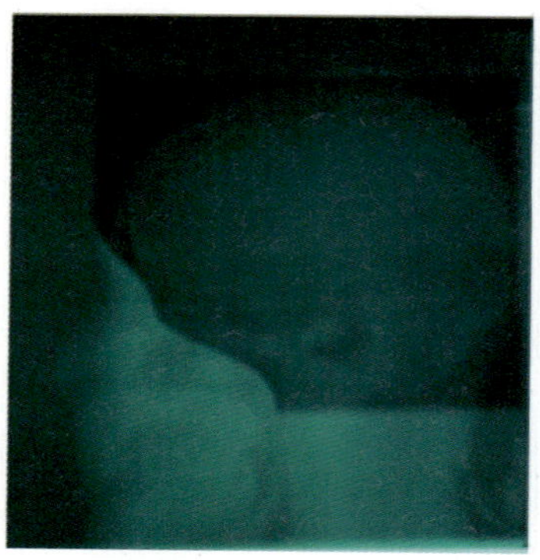

⑤

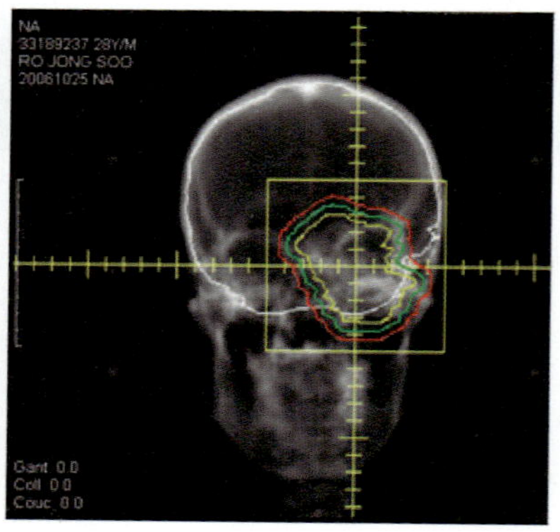

해 설

① 모의치료 영상 ② EPID를 이용하여 double exposure를 시행한 영상 ③,⑤ CT 모의치료 후 RTP를 이용하여 DRR로 생성된 BEV(beam's eye view) ④ film을 이용한 L-gram

131. ②

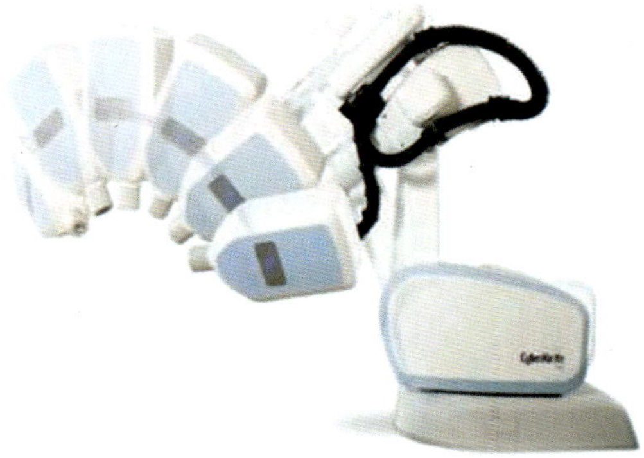

영상 64

【문제 132】 영상 64의 방사선치료 시스템이 node 개념을 이용하여 여러 방향에서 방사선을 조사하는 치료기법과 거리가 **먼 것은** ?

①

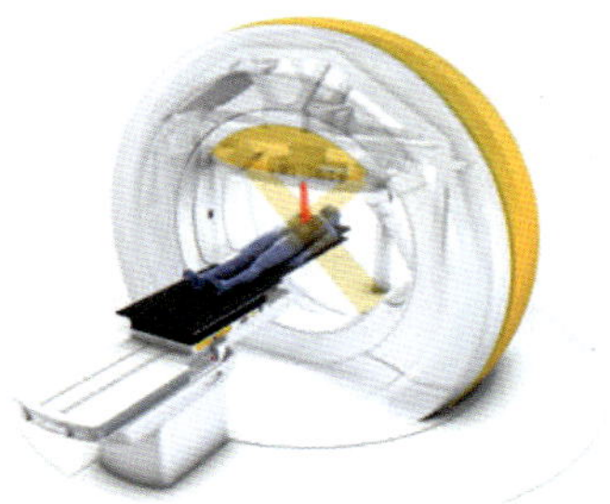

②

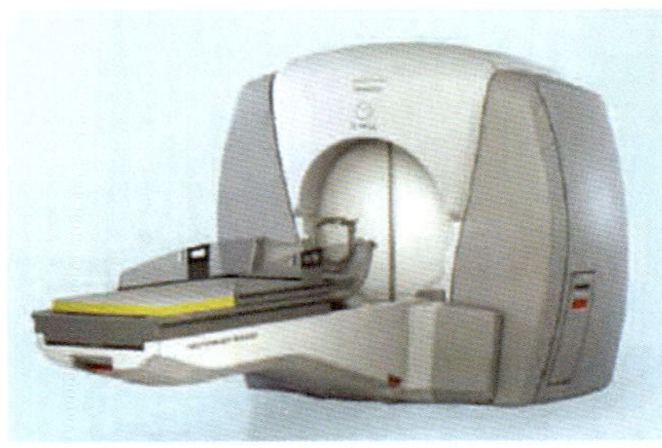

③

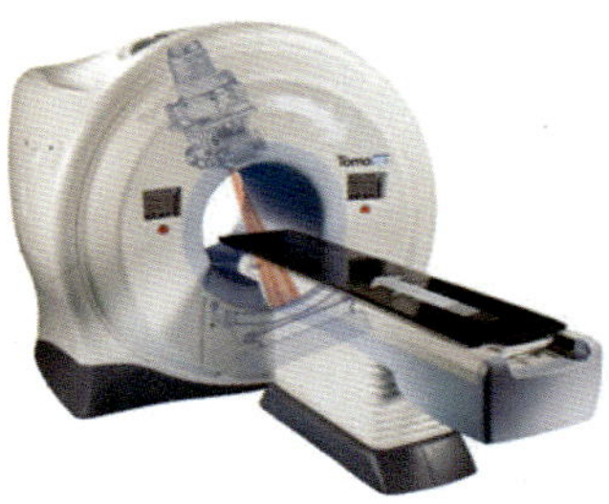

④

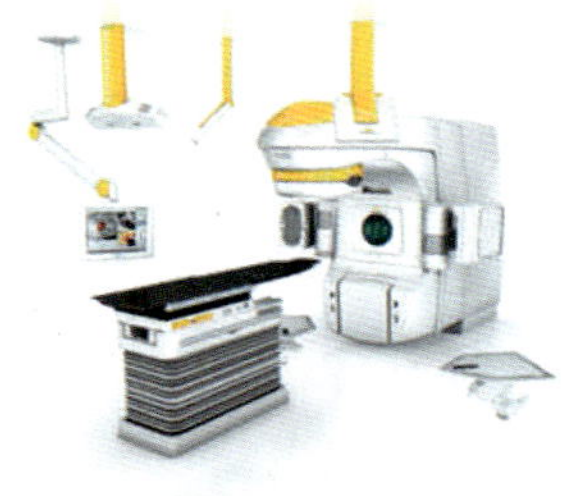

⑤

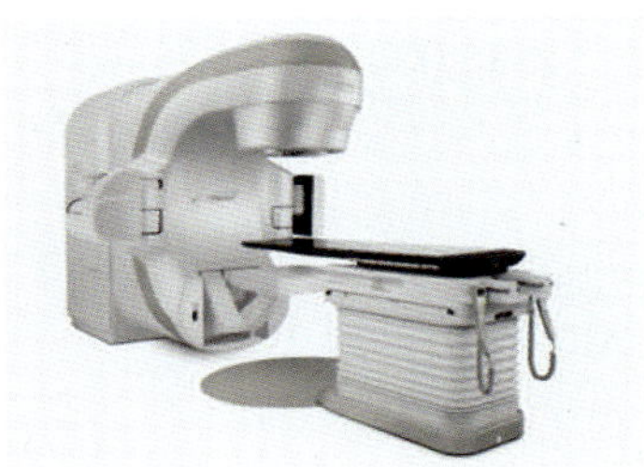

해 설

CyberKnife는 isocenter 개념을 적용하지 않고 node 개념으로 정위적 방사선치료를 시행한다. ① Vero SBRT system (IGRT와 SBRT용 치료장비로, body를 투과되는 2개의 dual source(이중선원)가 보이며 dual source kV CBCT 영상을 이용해 IGRT가 가능하다). ② Gamma Knife Perfexion(Co-60 192개를 사용하며 치료하는 중에 치료대가 자동 조절되어 위치를 맞춘다) ③ Tomo H 시리즈 ④ Novalis Tx system(1,000MU/min의 고선량률 조사, 입체적 강도변조 회전치료(VMAT), 정위적 방사선치료(SBRT), 강도변조방사선치료(IMRT) 및 영상유도방사선치료(IGRT) 및 4차원 치료가 가능하다. ⑤ C128 Tomo H 시리즈 장비를 제외한 나머지는 모두 정위적 치료가 가능하다.

정답

132. ③

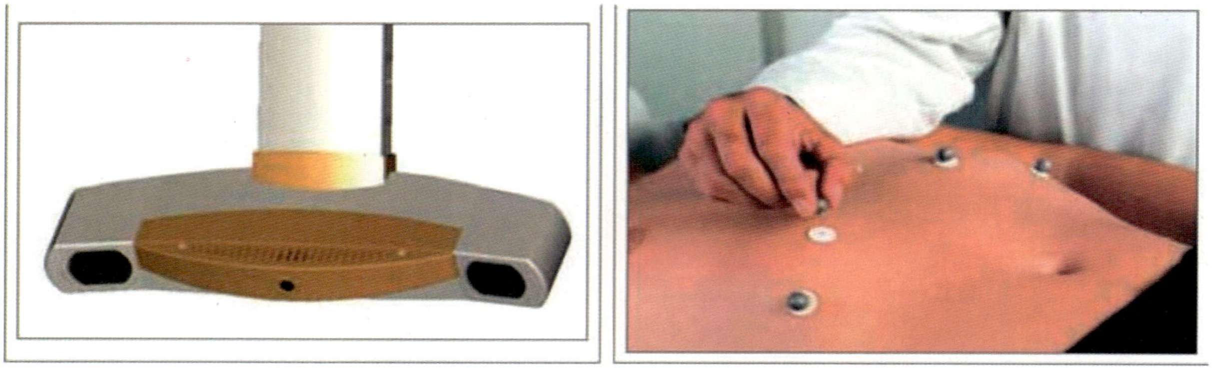

영상 65

【문제 133】 방사선 치료 시에 영상 65의 시스템을 시행하려는 목적과 다른 용도로 사용되는 것은 ?

①

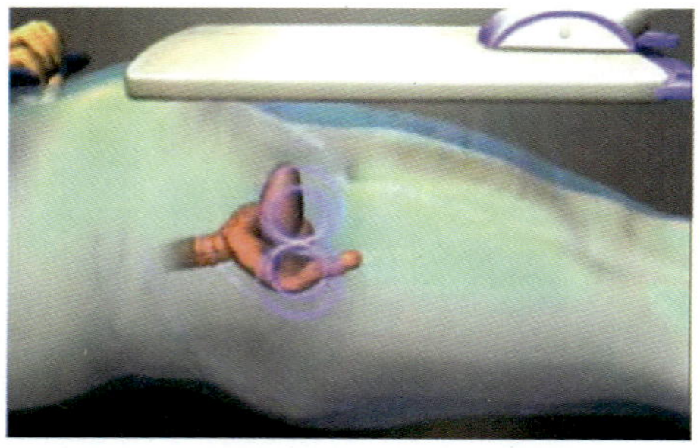

②

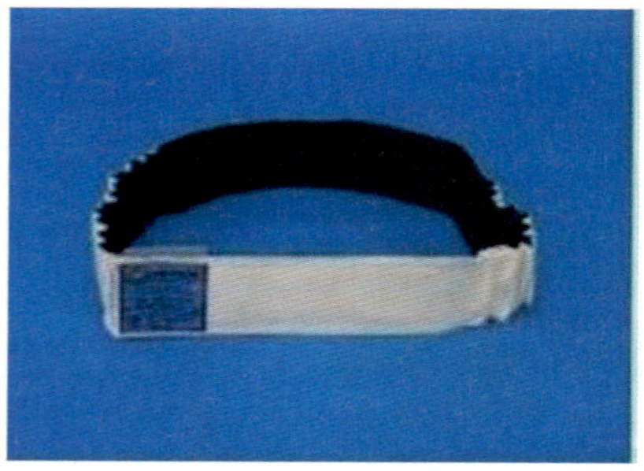

③

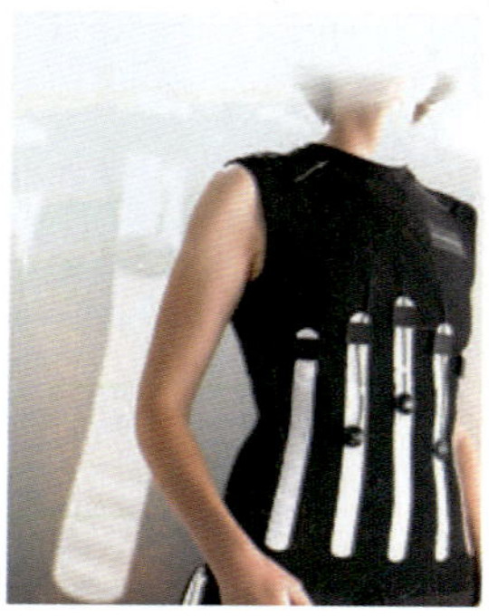

④

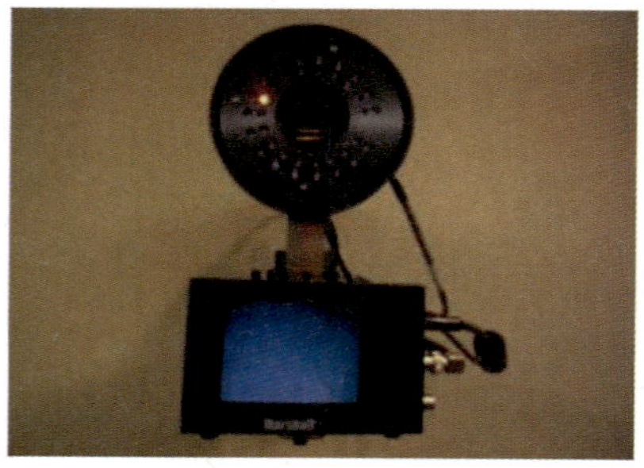

⑤

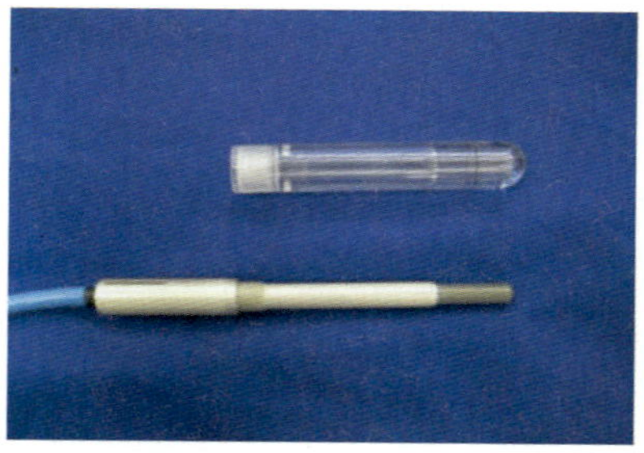

해 설

문제의 영상은 4DRT를 위한 적외선추적 & 엑스선투시시스템(ExacTrac system)으로 여러 개의 작은 반사체를 가슴과 복부 표면에 올려 놓고 적괴선감지 카메라를 이용해 환자의 호흡을 관찰하며 호흡의 경향을 추적한다 ① RF를 이용하여 움직임을 파악하는 Calypso system ② 복부의 움직임을 감지하는 Anzai belt ③ 체표면의 움직임을 반영하는 적외선 방출체를 이용한 Synchrony system ④ 4DRT를 위한 RPM system의 적외선카메라 ⑤ Farmer type 실린더형 전리함과 빌드업 캡

정답

133. ⑤

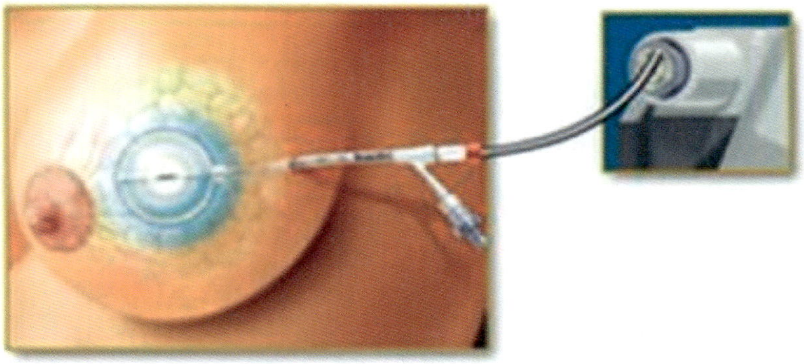

영상 66

【문제 134】 영상 66의 치료에 사용하는 치료장비의 QA와 관련이 **없는 것은** ?

①

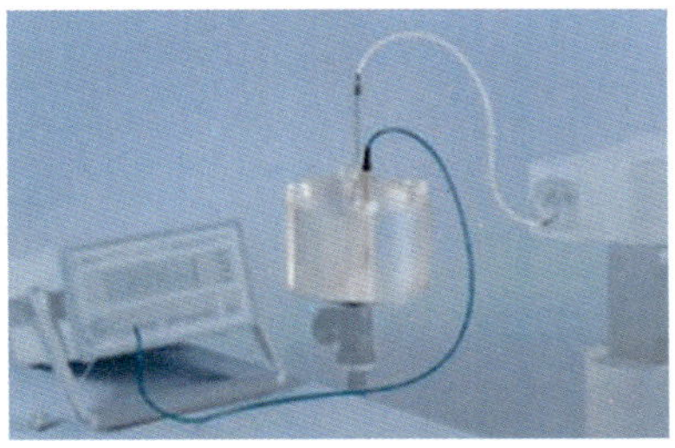

②

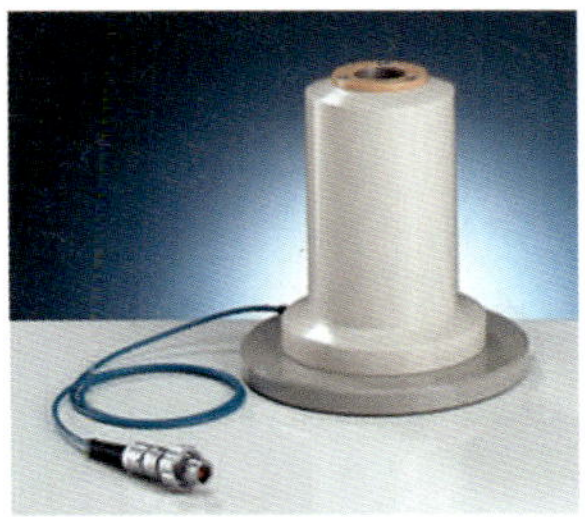

③

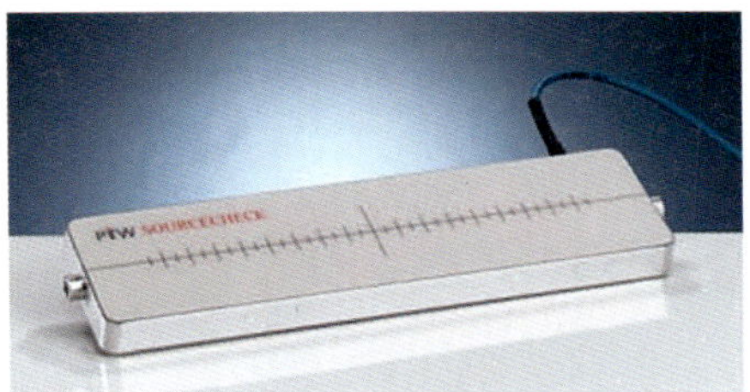

④

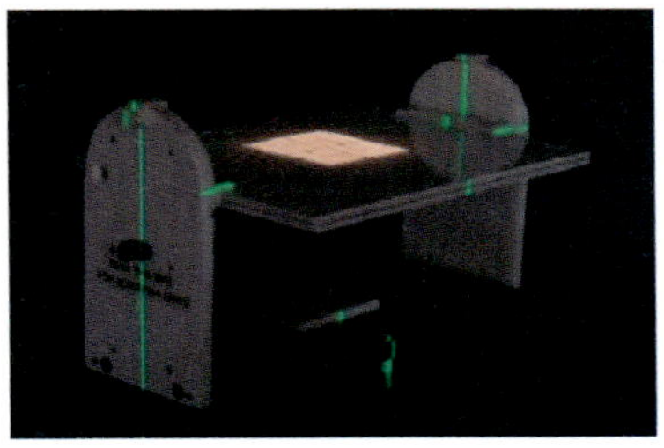

⑤

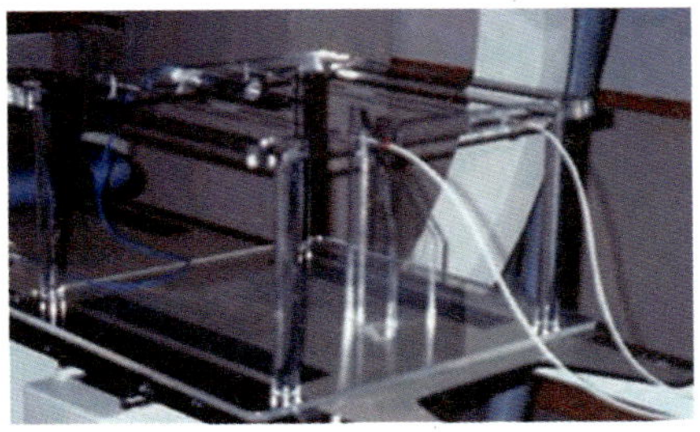

해 설

문제의 영상은 Ir-192를 이용한 근접치료영상이며, 근접치료의 QA와 관련된 영상을 구분하여야 한다.

① 우물형 전리함(well type chamber)이며 electrometer는 방사선측정값을 표시한다.

② 근접치료선원 QA용 우물형 전리함(well-type chamber)은 원격후장전장치에서 관을 통해 방출하는 RI 선량측정을 위해 사용되며 연결된 관을 통해 나온 RI를 이 전리함에 넣어 측정한다.

③ intravascular brachytherapy source와 seed source의 거리에 따른 선량 체크용 측정기

④ 선형가속기의 광조사야와 cross-hair 및 laser 배열 정렬(수평계) QA

⑤ JIG phantom을 이용한 근접치료장비 QA

정답

134. ④

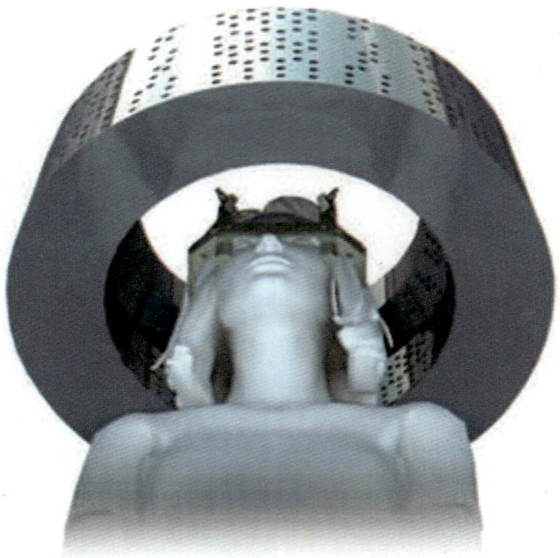

영상 67

【문제 135】 영상 67의 치료와 관련된 치료시스템은 ?

①

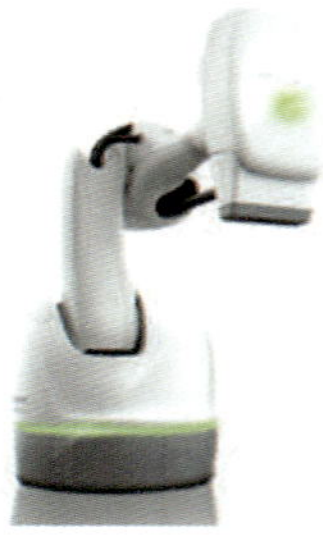

②

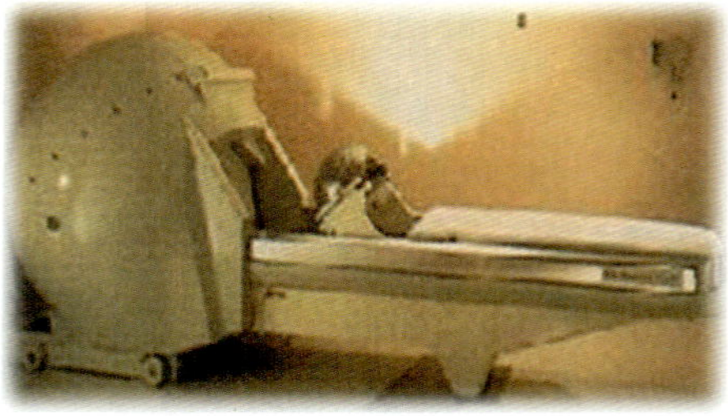

③

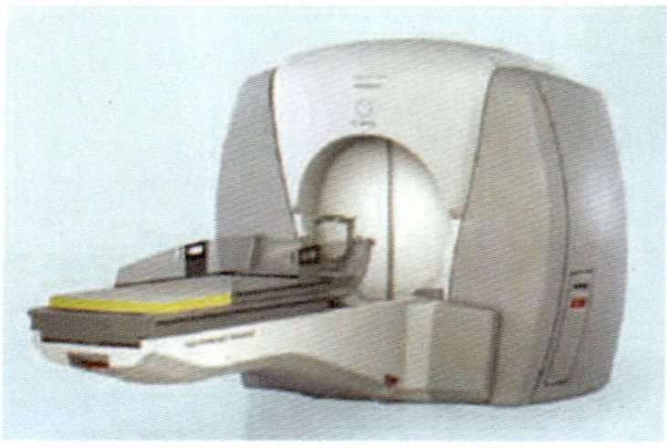

④

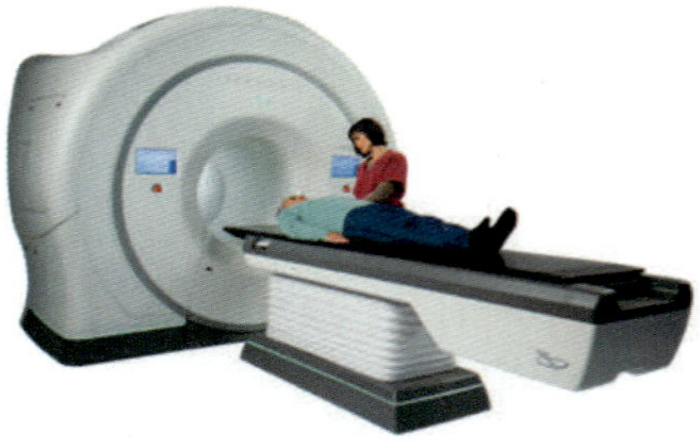

⑤

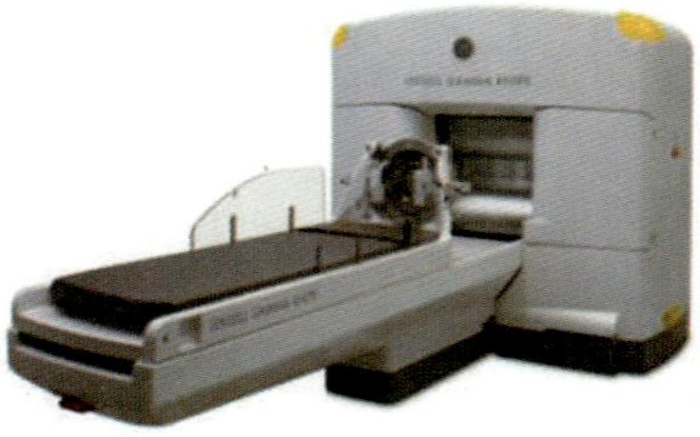

해 설

문제의 영상(문제 영상 번호)은 Leksell Gamma Knife Perfexion 시스템의 치료 이미지이며, ①은 Cyberknife, ②는 초기의 Gamma knife, ③은 최근에 나온 Gamma Knife Perfexion(192개의 Co-60을 환자의 헬멧장착 없이 콜리메이터를 이용하여 조사한다), ⑤는 Gamma Knife 4C의 중간에 나온 모델로 치료를 받은 환자의 위치를 자동으로 조절하여 표적을 조사하는 자동위치시스템이 탑재 되었으나 여전히 헬멧형 콜리메이터를 사용하며, 환자의 set up에 불편함이 많았다.

정답

135. ③

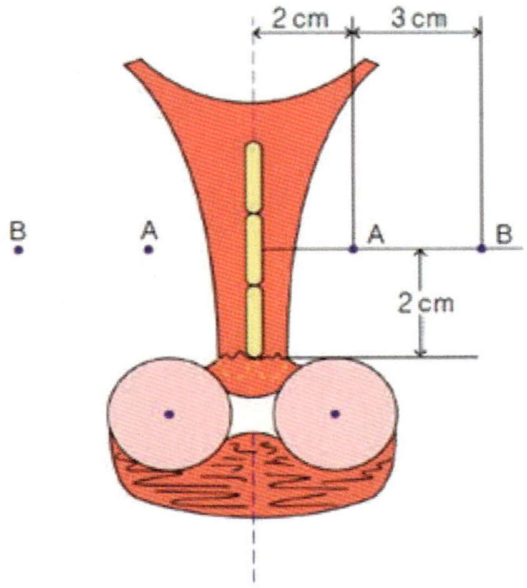

영상 68

【문제 136】 영상 68과 거리가 <u>먼 것은</u> ?

①

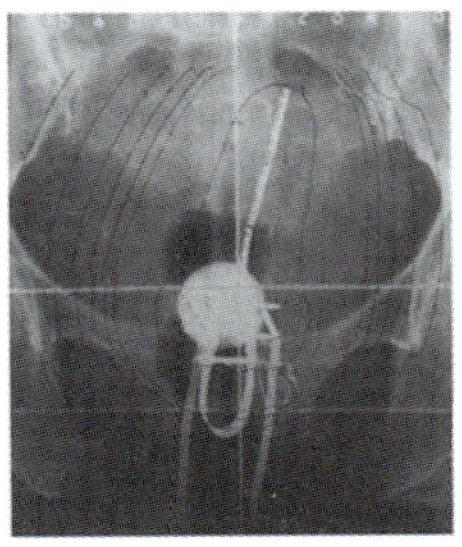

②

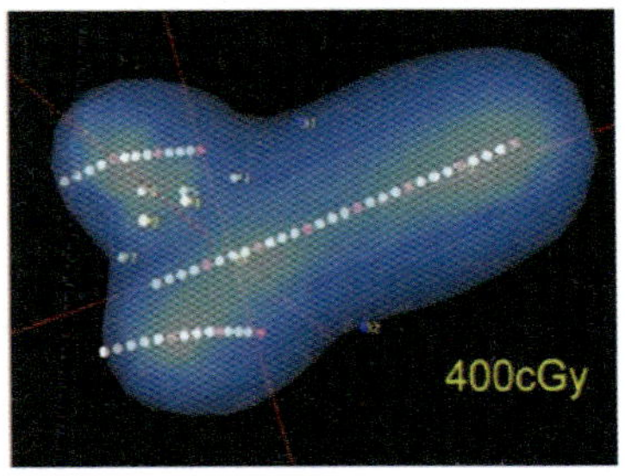

③

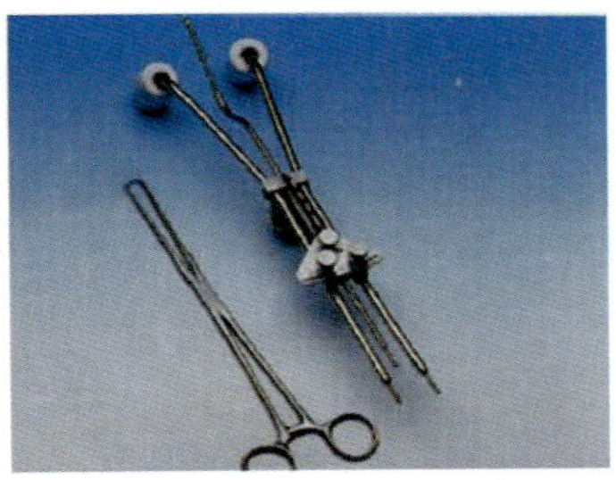

④

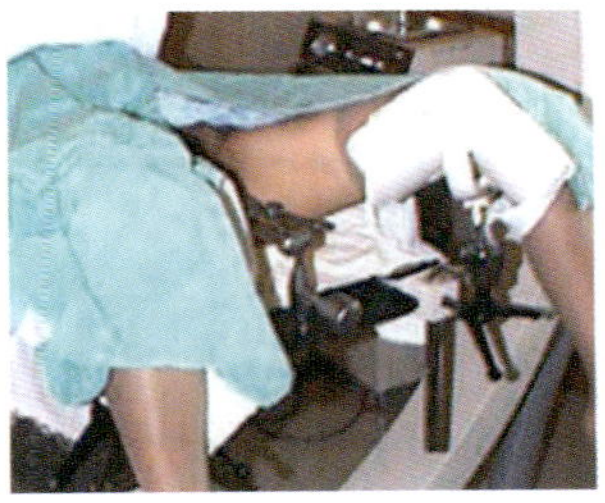

⑤

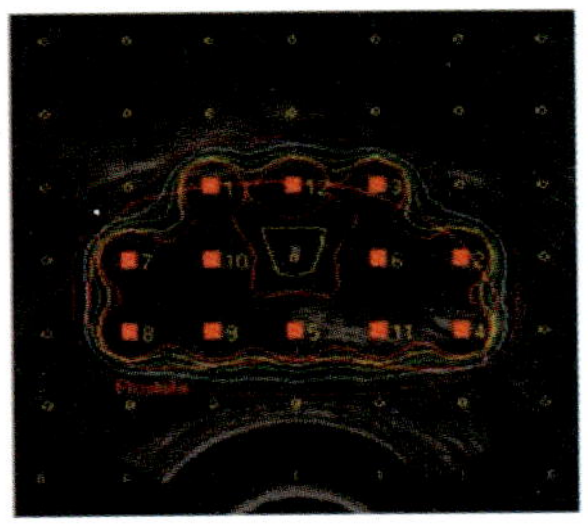

해 설

문제의 영상은 자궁경부암 치료를 위한 멘체스터 시스템의 모식도이다. ① 자궁경부암 치료를 위한 모의치료 영상 ② 자궁경부암의 전산화 치료계획에 의한 선량분포 ③ tandem, ovoid 등 ④ 치료를 위하여 applicator가 삽입된 모습 ⑤ prostate(전립샘)의 brachytherapy를 위한 초음파 영상

136. ⑤

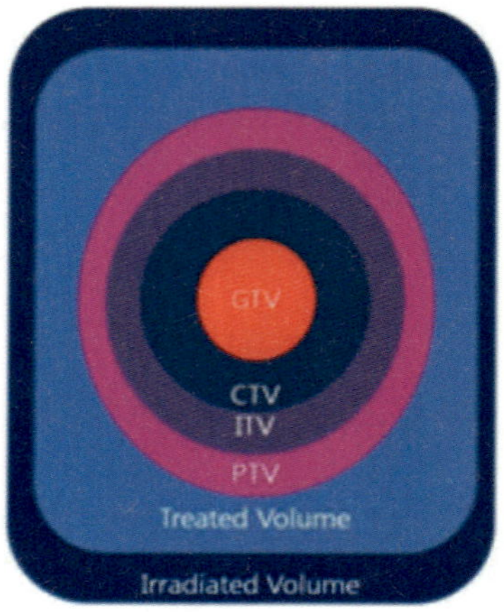

영상 69

【문제 137】 영상 69의 ITV(internal target volume)와 관계 있는 것은 ?

①

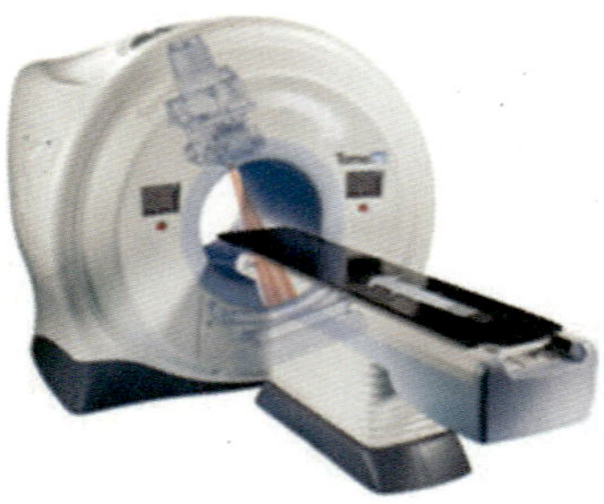

②

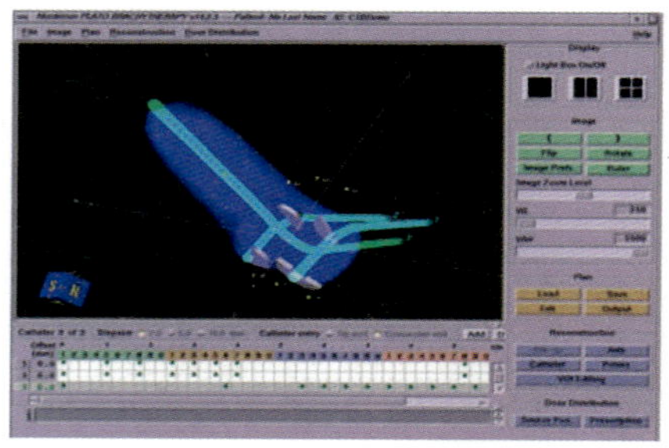

③

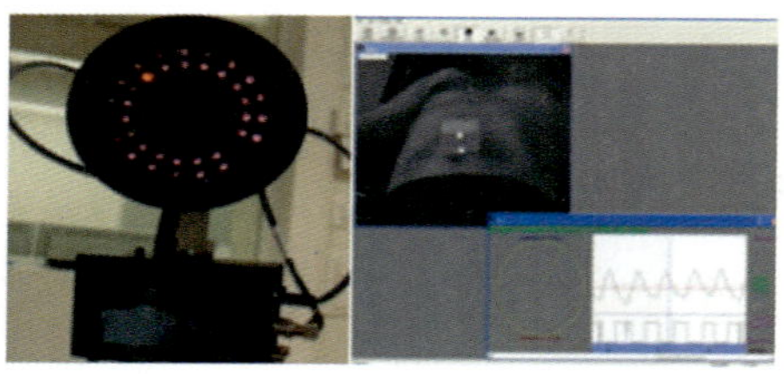

④

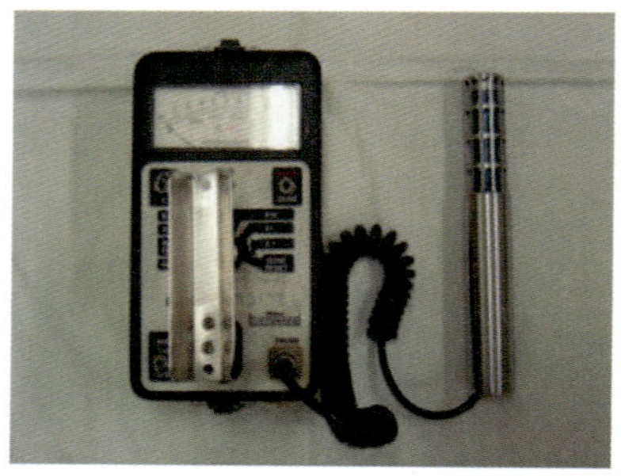

⑤

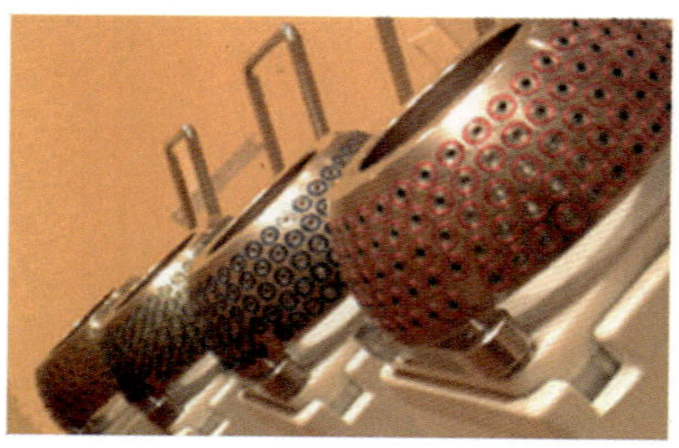

해 설

ITV(internal target volume)은 target의 움직임인 internal margin을 고려한 체적으로 종양의 움직임을 파악하는 내용이 관련

① Tomotherapy system ② ICR의 전산화 치료계획 ③ 4DRT 및 4DCT를 위한 RPM system ④ survey meter ⑤ GammaKnife의 helmet system

정답

137. ③

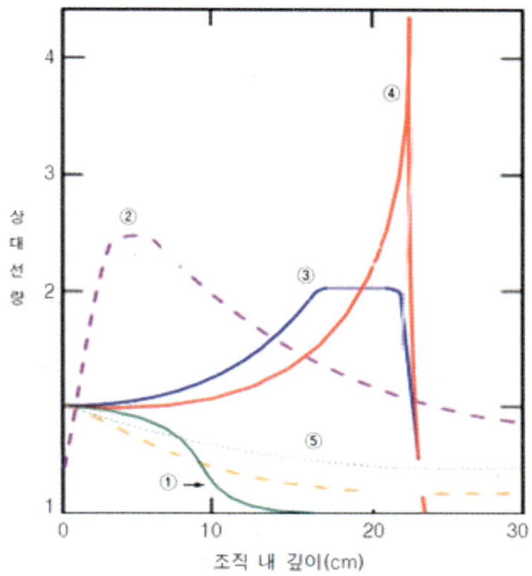

영상 70

【문제 138】 영상 70은 몇 가지 종류의 방사선의 PDD 곡선이다. 1~4번의 방사선과 관련이 **먼 것은** ?

①

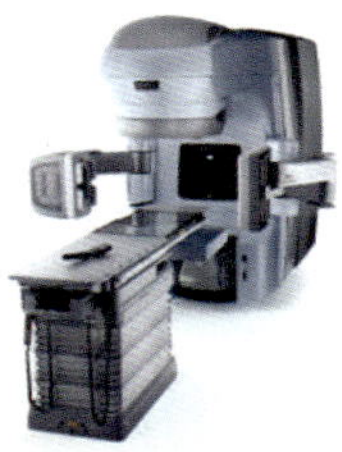

②

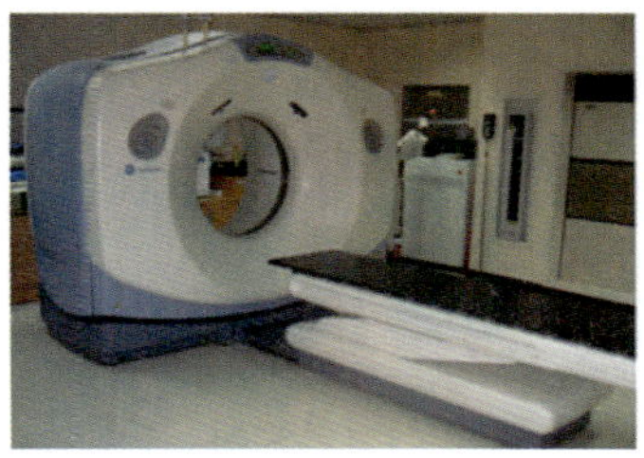

③

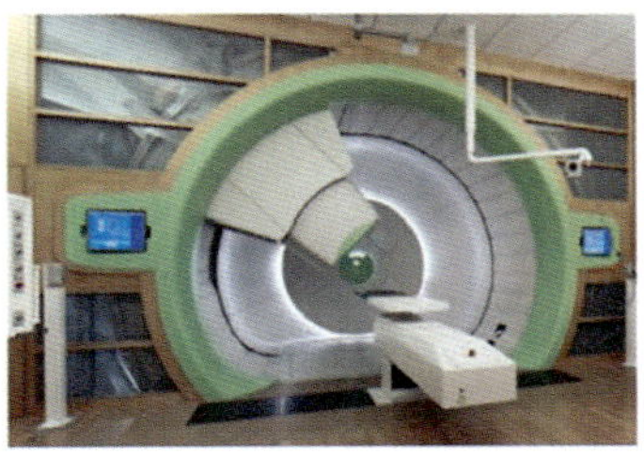

④

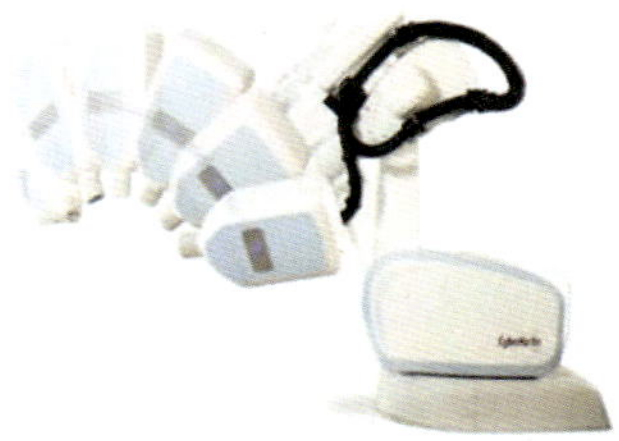

⑤

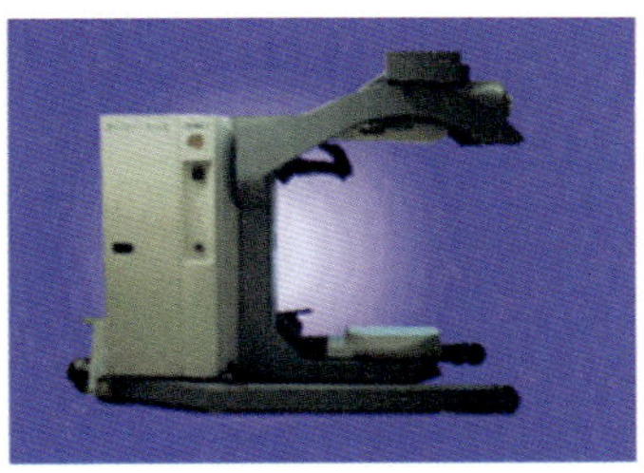

해 설

영상 70에서 ① 진단용 엑스선, ② 치료용 엑스선, ③ SOBP(spread out Bragg peak, 넓은 브래그피크)가 만들어진 양성자선, ④ SOBP 없이 Bragg peak가 보이는 양성자선

보기 ① 치료용 MV 엑스선을 사용하는 선형가속기 ② 진단용 엑스선을 사용하는 CT simulator ③ 양성자 치료장비 ④ 치료용 6MV 엑스선을 사용하는 로봇 팔 장착형 선형가속기 CyberKnife ⑤ 전자선을 사용하는 mobile IORT 장비 Mobetron

정답

138. ⑤

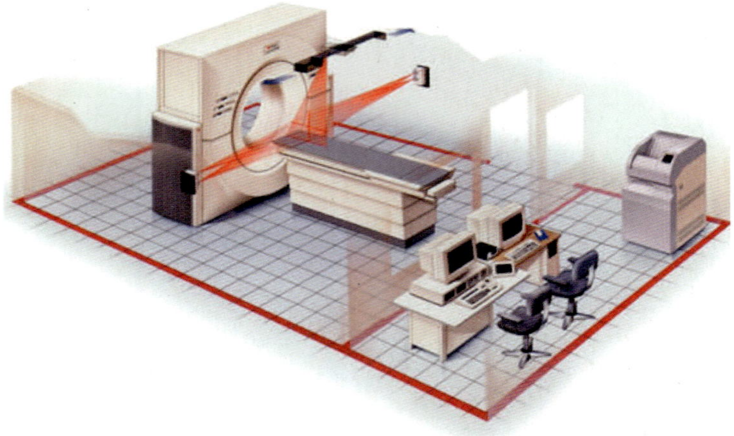

영상 71

【문제 139】 그림 71은 모의치료 시스템 중 한 종류이다. 이와 관련이 **먼 것은** ?

①

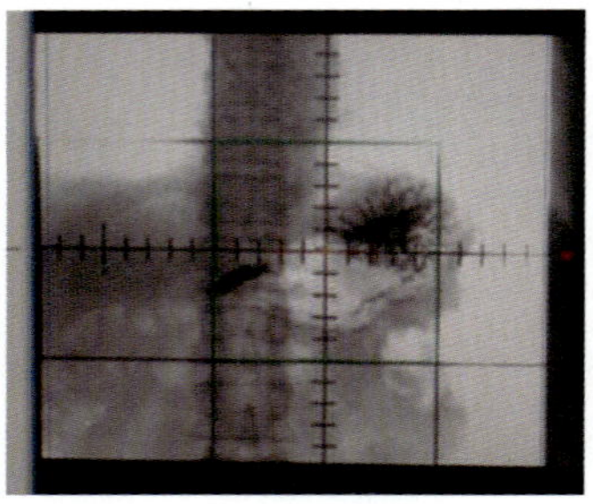

②

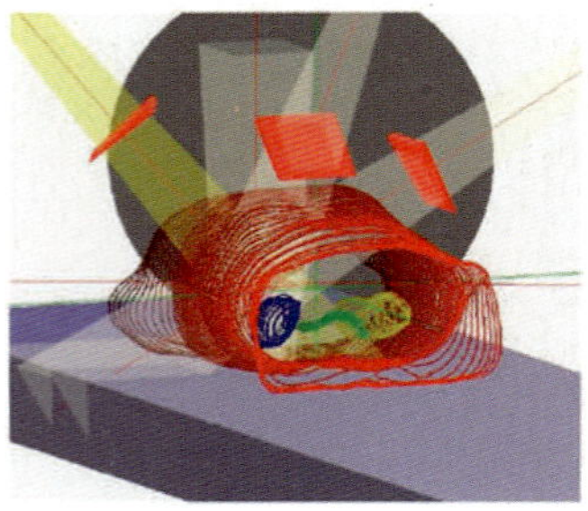

③

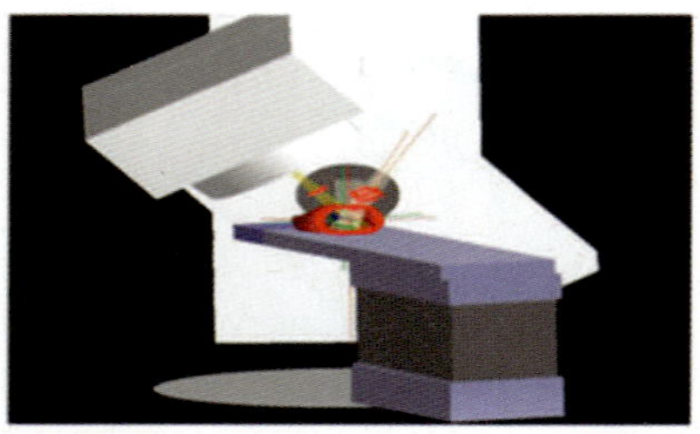

④

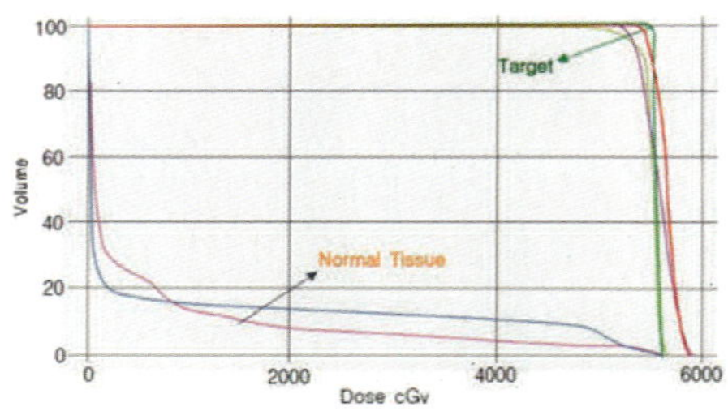

⑤

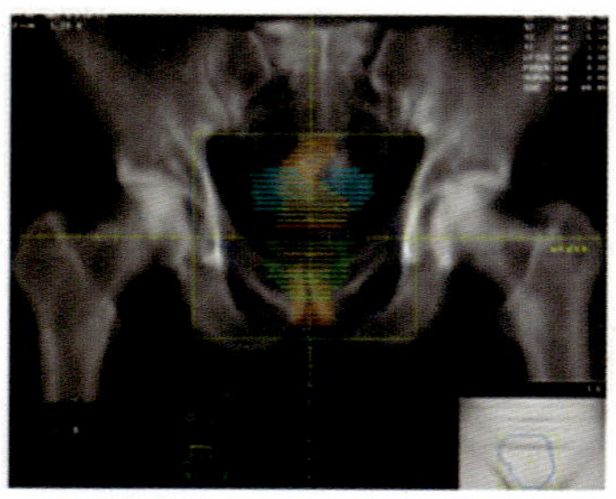

해 설

문제의 영상은 CT 모의치료기로 ① 투시를 시행하는 conventional simulation ② Beam's Eye View, ③은 Room's Eye View ④ DVH ⑤ BEV(Beam's Eye View)로 재구성된 DRR이다. Room's Eye View, Beam's Eye View, DVH는 모두 CT simulation을 시행하여야 RTP에서 생성이 가능하다.

정답

139. ①

【문제 140】 아래 보기의 영상 중 나머지와 관련이 **없는 것은** ?

①

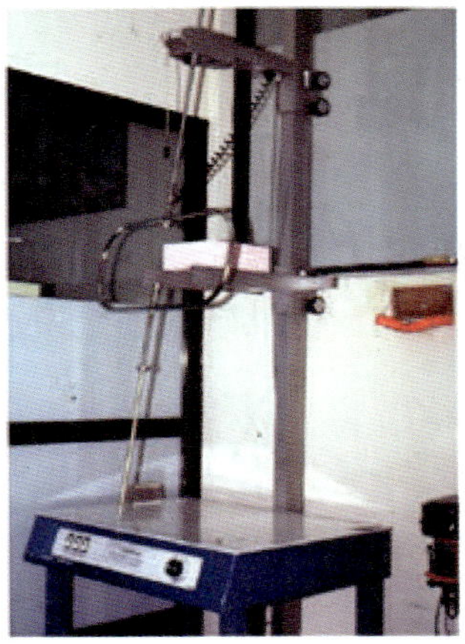

②

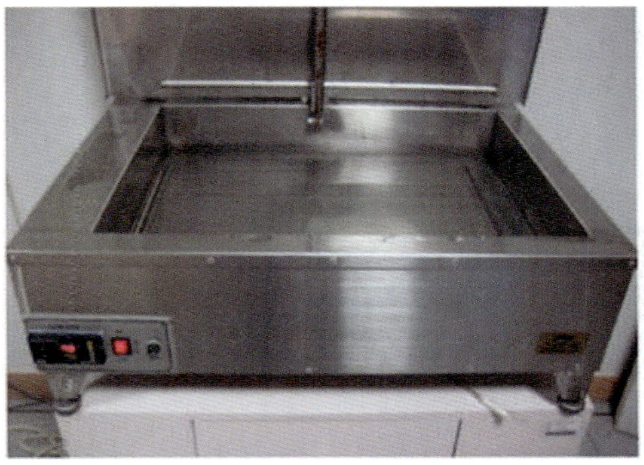

③

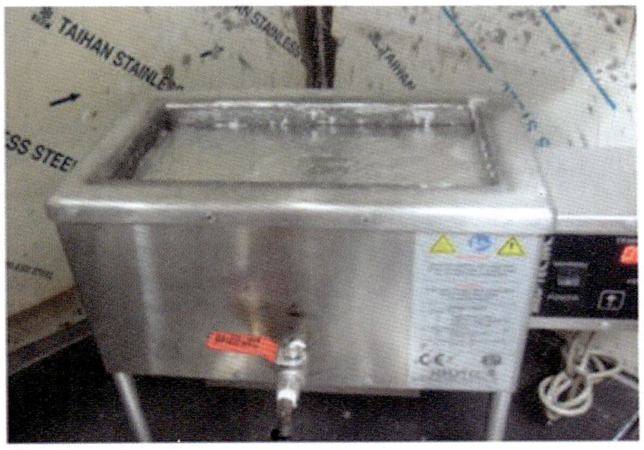

④

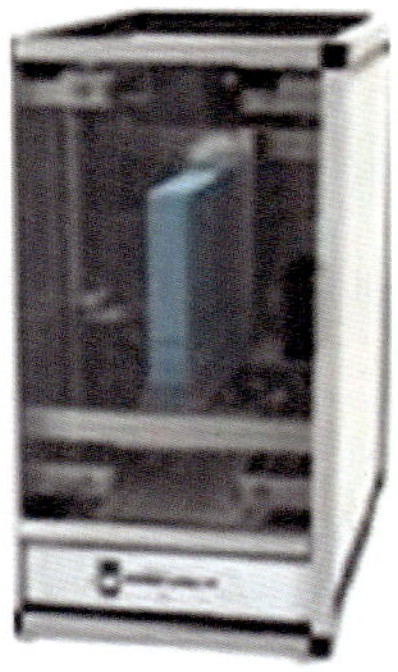

⑤

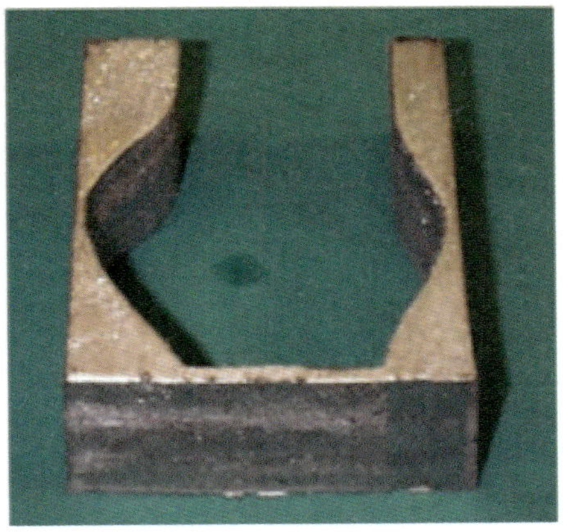

해 설

① 스티로폼 cutter ② 열경화 플라스틱 마스크(Aquaplast) 제작을 위한 물 가열장치 ③ 차폐 블록 제작을 위한 저용융점 납합금을 녹이는 용광로(melting pot) ④ 자동 스티로폼 cutter ⑤ 광자선 차폐 블록(Cerrobend block)

140. ②

【문제 141】 아래 보기의 영상 중 나머지와 사용하는 엑스선의 에너지영역이 크게 **다른 하나는** ?

①

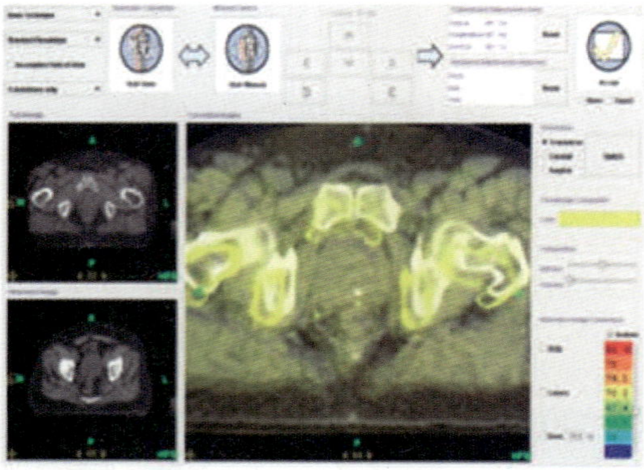

②

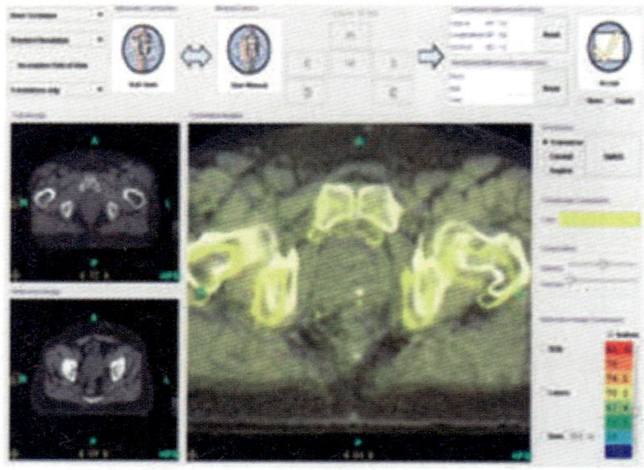

③

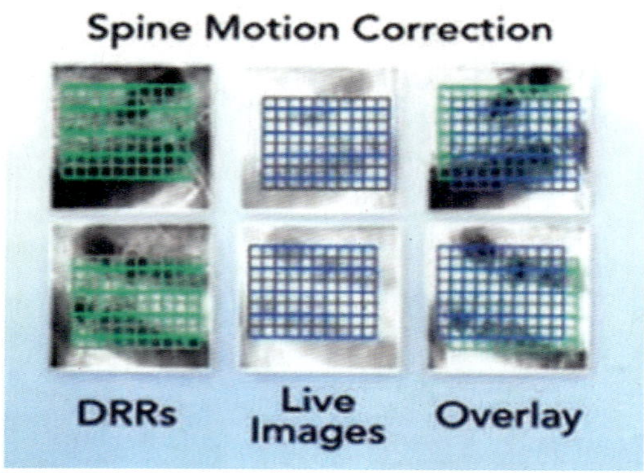

④

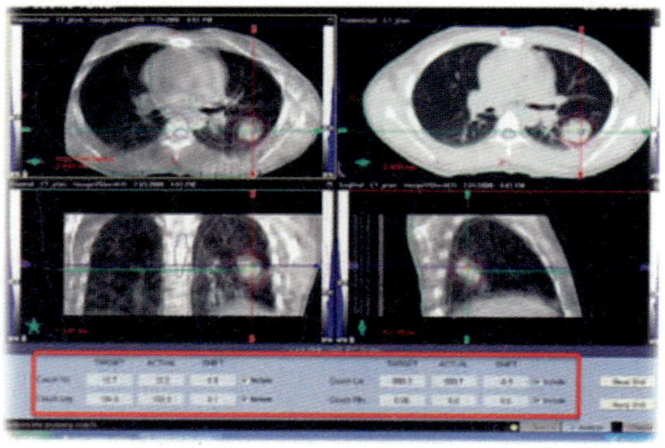

⑤

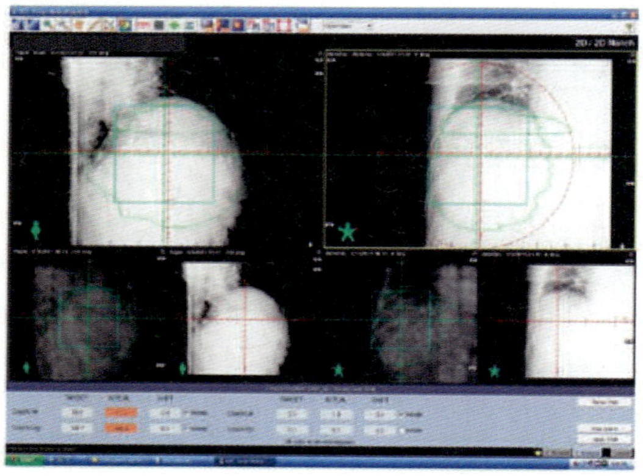

해 설

① Tomotherapy의 MVCT ② ExacTrac의 IGRT ③ CyberKnife의 IGRT ④ OBI를 이용한 CBCT ⑤ OBI를 이용한 직교 평면영상 IGRT

141. ①

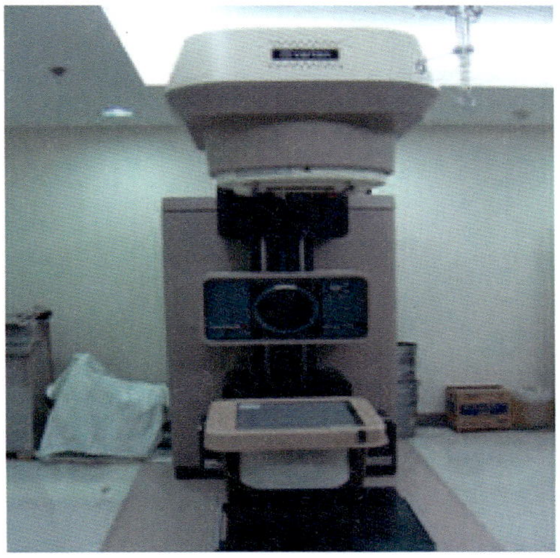

(A)

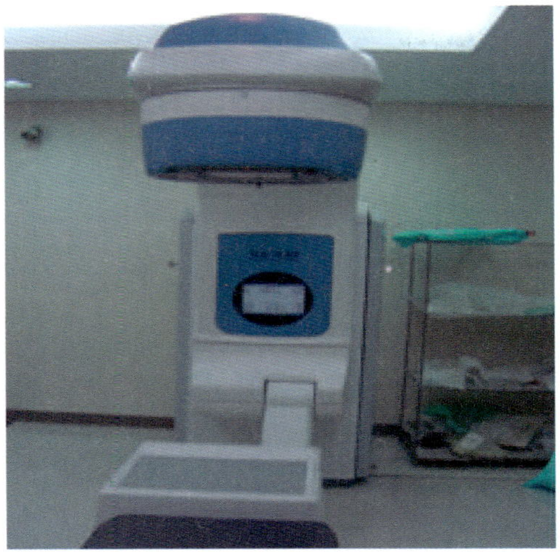

(B)

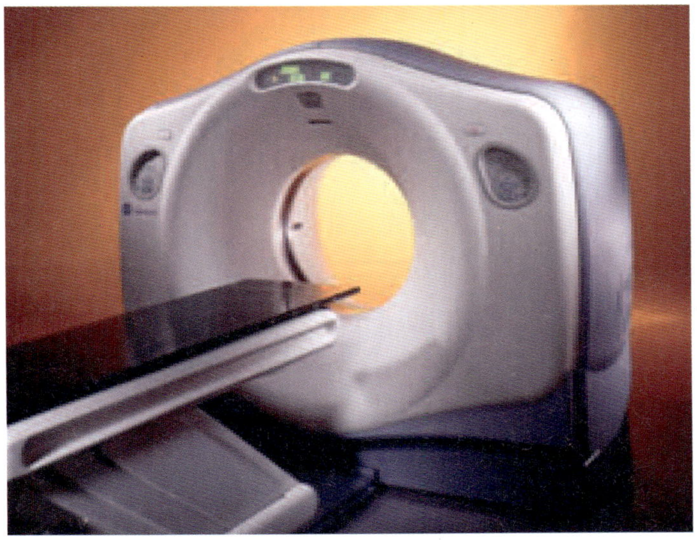

(C)

영상 72

【문제 142】 영상 72에 대한 설명으로 옳지 않은 것은 ?

① (A)는 아날로그(analogue) 방식의 모의치료기(simulator)이다.

② (B)는 디지털(digital) 방식의 모의치료기이다.

③ (C)는 입체 모의치료이다.

④ (A), (B)는 기하학적 조건이 실제 치료기와 동일하나 테이블 회전은 불가능하다.

⑤ (C)는 금식(NPO)은 필요 없다.

해 설

(C)입체모의치료의 경우 특별한 경우를 제외하고는 정상조직과 종양조직을 구별하기 위해 조영증강을 해야 하므로 일반 CT 검사의 경우와 마찬가지 6시간 정도의 금식이 필요하다.

정답

142. ⑤

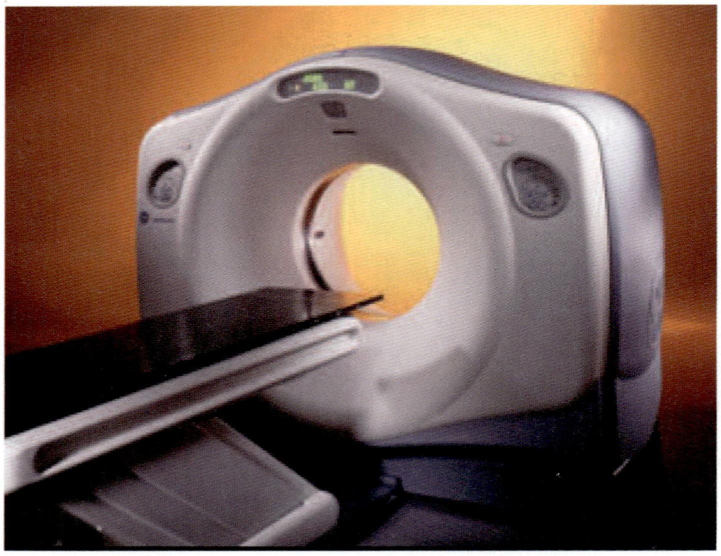

영상 73

【문제 143】 영상 73에 대한 설명으로 옳지 **<u>않은 것은</u>** ?

① 입체 모의치료기(CT simulator) 영상이다.
② 내부장기 묘사가 가능하다.
③ 촬영 시 체표윤곽을 모두 포함하여야 한다.
④ 종양의 위치나 크기를 파악할 수 수 있으나 용적선량 파악은 불가능하다.
⑤ 3차원적인 치료계획이 가능하다.

해 설
영상에 선량분포를 직접 그려 넣을 수 있고 용적선량 파악도 가능한 특성이 있다.

정답
143. ④

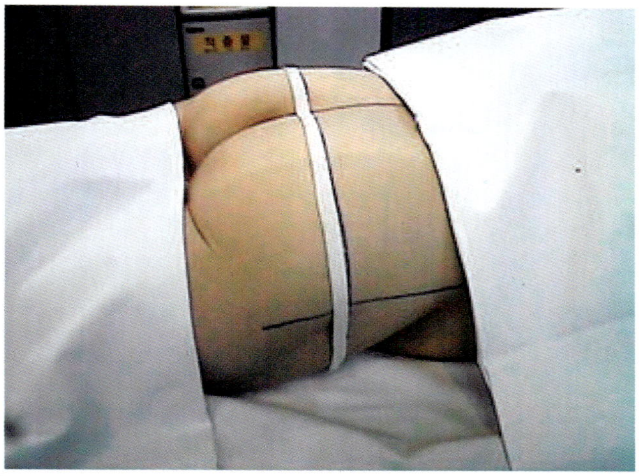

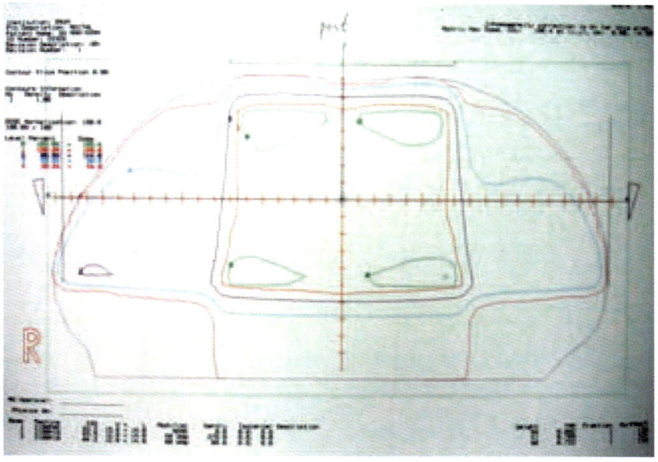

영상 74

【문제 144】 영상 74에 대한 설명으로 옳지 **않은 것은** ?

① 체표윤곽도 제작과정이다.
② 치료부위는 직장이다.
③ 체표윤곽도 제작에는 납줄이 주로 이용된다.
④ 입체 모의치료는 별도의 체표윤곽도가 필요 없다.
⑤ 대향 2문 조사법이다.

해 설
직장암은 일반적으로 전산화 3문조사를 시행한다. (Post. 6MV 1문, Bi Lat. 15MV 2문 엑스선조사)

정답
144. ⑤

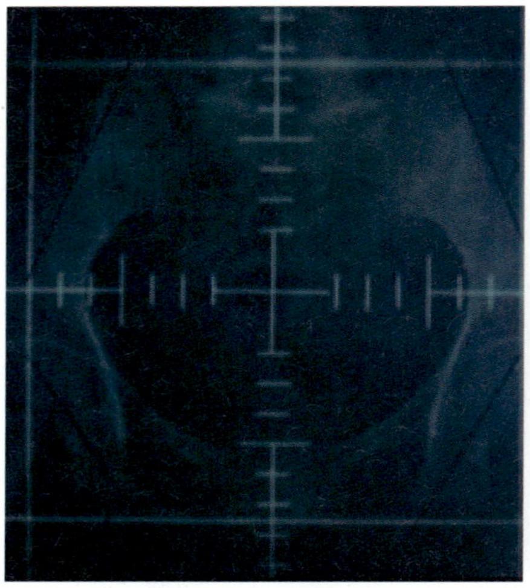

(A)

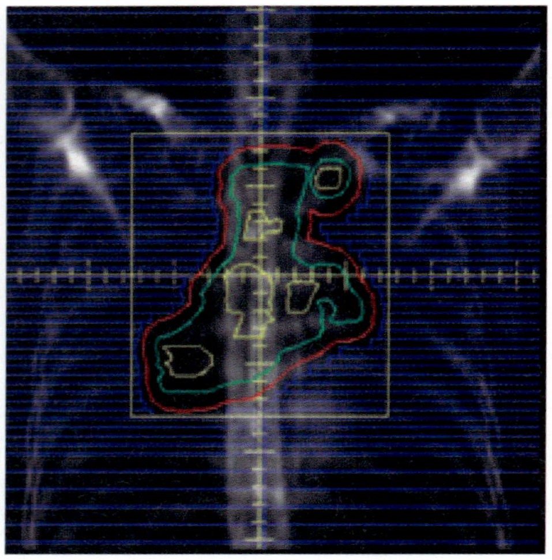

(B)

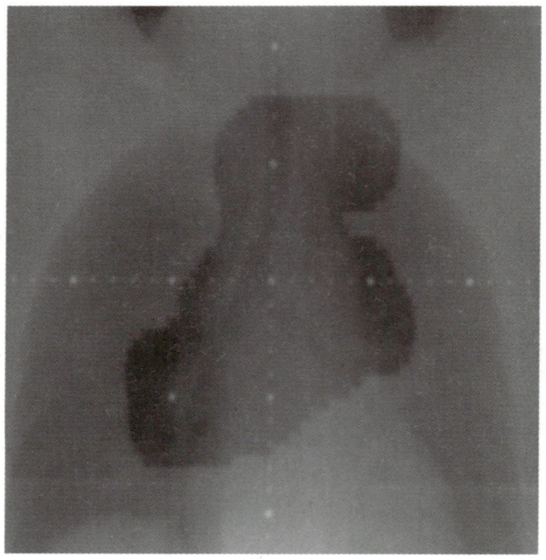

(C)

영상 75

【문제 145】 영상 75에 대한 설명으로 옳지 <u>않은 것은</u> ?

① (A)는 모의치료 영상이며 조사야는 16cm x 15cm 이다.

② (B)는 DRR(디지털재구성영상, digital reconstructive radiography) 영상이며 정확한 조사야를 알 수 있다.

③ (C)는 L-gram 영상이며 이중촬영 영상이다.

④ (B)는 폐암 부위이며 PTV에 맞게 차폐체가 설정되어 있다.

⑤ (C)는 차폐체로 합금납을 사용하였다.

해 설

(B)와 (C)는 계단식으로 차폐체가 설정되어 MLC를 사용하였음을 알 수 있다.

145. ⑤

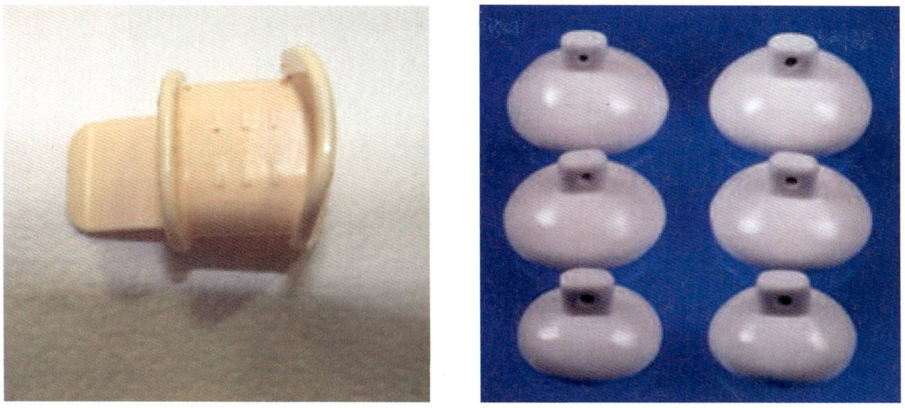

(A)

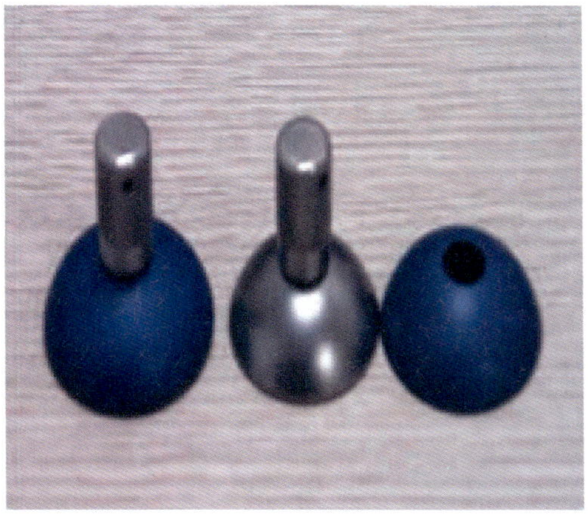

(B)

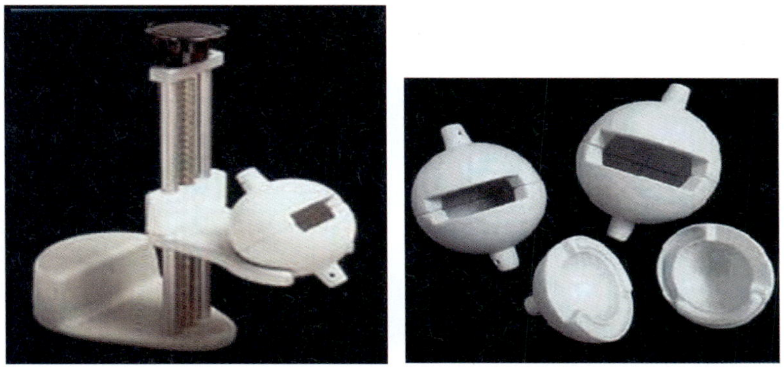

(C)

영상 76

【문제 146】 영상 76에 대한 설명으로 옳지 **<u>않은 것은</u>** ?

① (A)는 식도암 치료를 위해 사용한다.

② (B)는 eye block이며 악성림프종(malignant lymphoma) 치료 시 안구 보호를 위해 사용한다.

③ (C)는 골반부 치료 시 사용되는 고환 차폐기구이다.

④ (B)는 눈확(orbit) 크기를 고려하여 적절한 사이즈의 block을 사용해야 한다.

⑤ (B)는 매 치료 시 사용되며 사용시 마다 멸균, 무균 상태를 유지해야 한다.

해설

(A)는 mouth piece로 두경부 암 중에서도 특히 구강이 프함되는 환자에서 사용되며 혀를 보호하고 정확한 선량분포가 구현되도록 하기위해 사용된다.

정답

146. ①

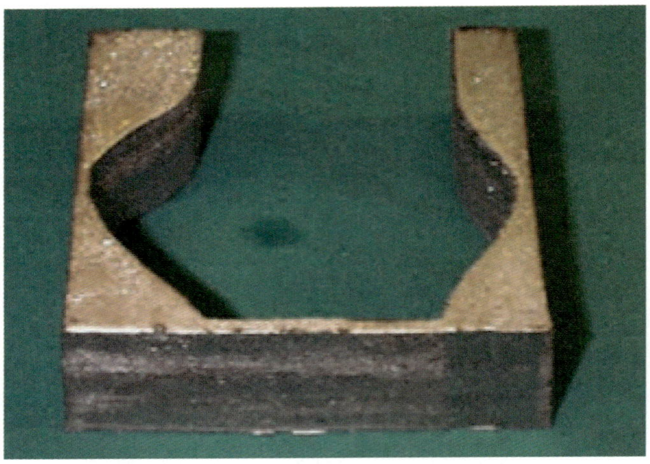

(A)

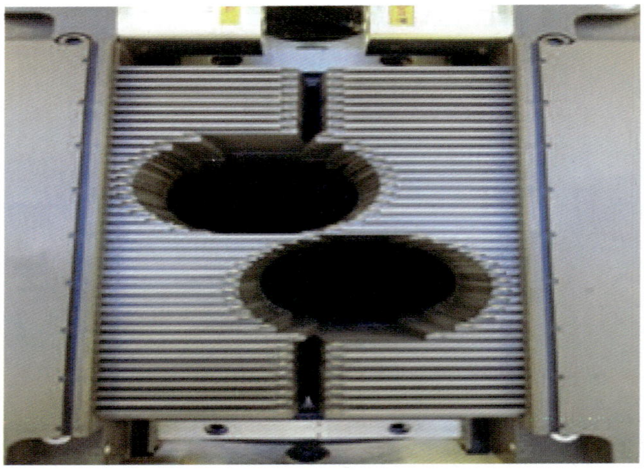

(B)

영상 77

【문제 147】 영상 77에 대한 설명으로 옳지 **<u>않은 것은</u>** ?

① (A)는 (B)에 비해 차폐효율이 뛰어나며, 반음영이 작다.

② (A) 재료 함량은 비스무스(Bi), 납(Pb), 주석(Sn), 카드뮴(Cd) 순으로 적어진다.

③ (B)는 전신조사 치료 시 이용하며, 광자선과 전자선 차폐에 이용한다.

④ (B)는 MLC(다엽콜라메터)로 (A)에 비해 사용하기에 편리하다.

⑤ (B)는 leaf과 leaf 사이에 누설선이 다소 발생하나 IMRT 시 많이 이용을 한다.

해 설

MLC는 빔블록 제작시간과 비용 및 setup 시간이 절약되며, 병소 형태에 따라 조사면을 만들어 입체조형치료가 가능하다. 합금납에 비해 사용하기는 편리하나 누설선이 발생하며 반음영이 큰 단점이 있고, 납블럭에 비해 정밀도가 저하되기 때문에 위험(결정)장기 차폐가 필요할 경우에는 사용이 다소 제한된다. 반음영은 판매용인 Straight block이 가장 크고, MLC가 중간, Styroformer로 만든 합금납 block(divergent block)이 가장 작다.

147. ③

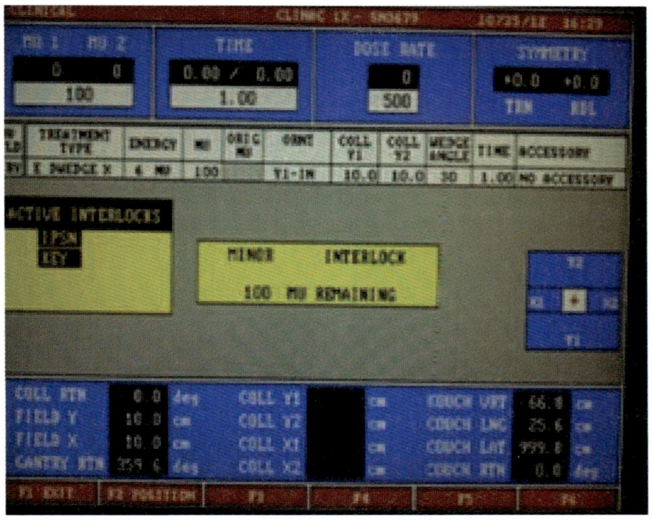

(A)

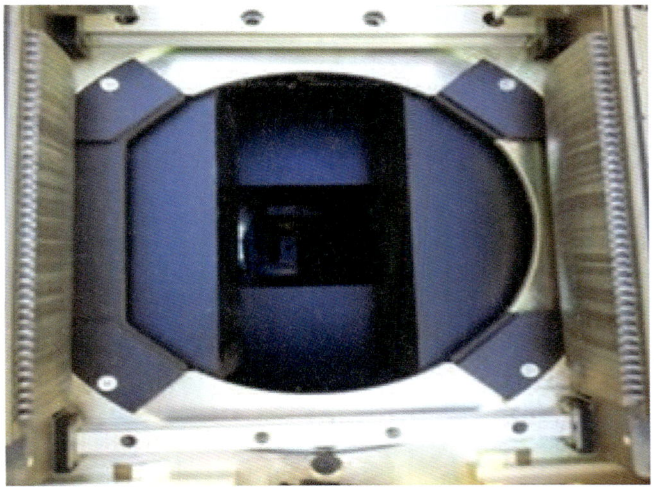

(B)

영상 78

【문제 148】 영상 78에 대한 설명으로 옳지 <u>않은 것은</u> ?

① 단층방사선치료(tomotherapy)에 사용된다.

② 조영증강 동적 쐐기(Enhanced dynamic wedge, EDW) system이다.

③ 기존 hard wedge에 비해 사용이 편리하고 각도 설정의 폭이 크다.

④ jaw를 이용하는 방식이다.

⑤ wedge의 각도가 커질수록 jaw의 이동속도가 느려진다.

해 설

EDW로 기존 hard wedge를 사용하지 않고도 jaw의 움직임을 통해서 wedge 효과를 얻을 수 있고 기존 wedge에 비해 각도 선택의 폭이 커졌고 치료시간 단축에도 영향을 준다.

정답

148. ①

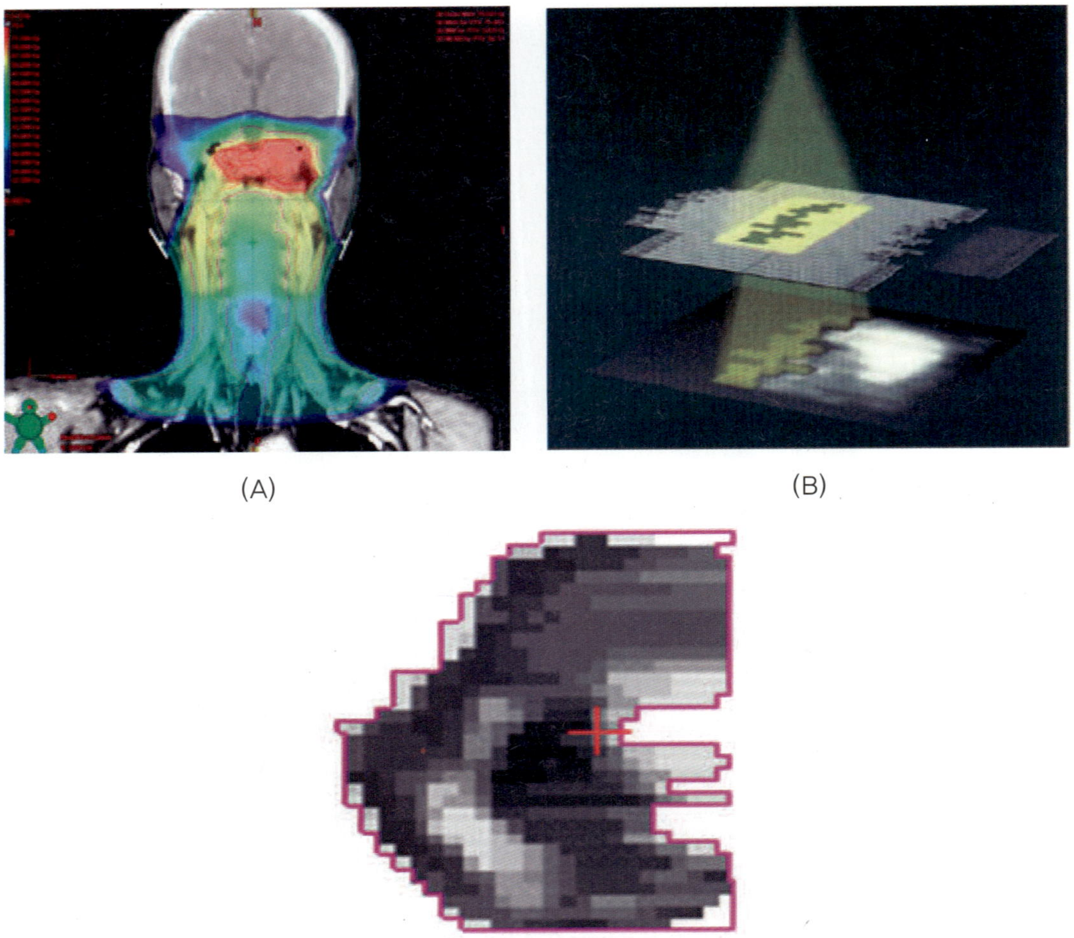

(A) (B)

(C)

영상 79

【문제 149】 영상 79에 대한 설명으로 옳지 않은 것은 ?

① 치료부위는 두경부(비인두) 이다.

② IGRT(영상유도방사선치료) 기법을 이용했다.

③ 순방향 계획기법과 역방향 기법이 있다.

④ 조사야 내 각 pixel(화소) 단위로 세기를 조절할 수 있고 척수의 선량을 감소시켰다.

⑤ 조사야 내 위험(결정)장기인 귀밑샘을 보호하여 구강건조증을 방지한다.

해 설

강도변조방사선치료법(IMRT)으로 알고리듬(연산법, algorithm)과 MLC를 이용하여 조사야 내에서 방사선의 세기를 각 pixel(화소) 단위로 beamlet(소조사야)을 조절이 가능하고 위험(결정)장기 보호에 탁월한 특성이 있어 두경부암(침샘과 spinal cord 보호 등)이나 전립샘암(직장 및 방광 보호) 등에 효율적으로 사용된다. 조사문수는 5문, 7문 또는 9문 중에 주로 7문조사를 많이 이용한다.

정답

149. ②

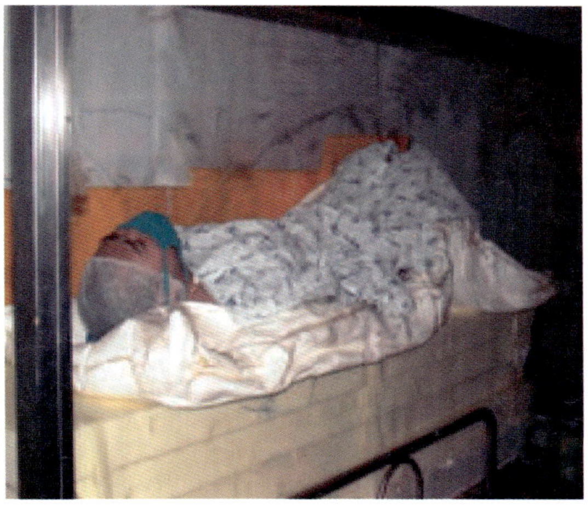

(A)

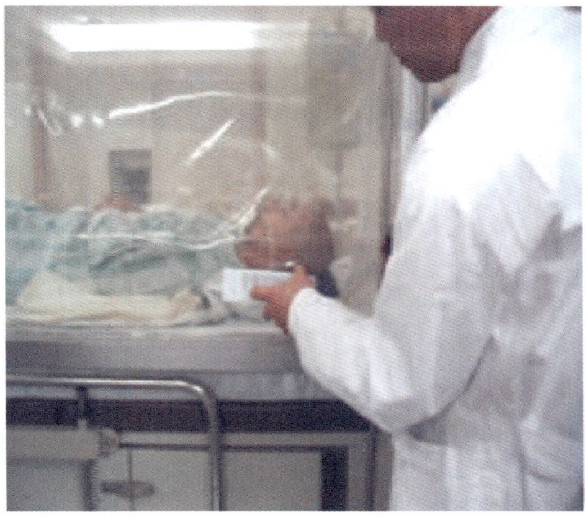

(B)

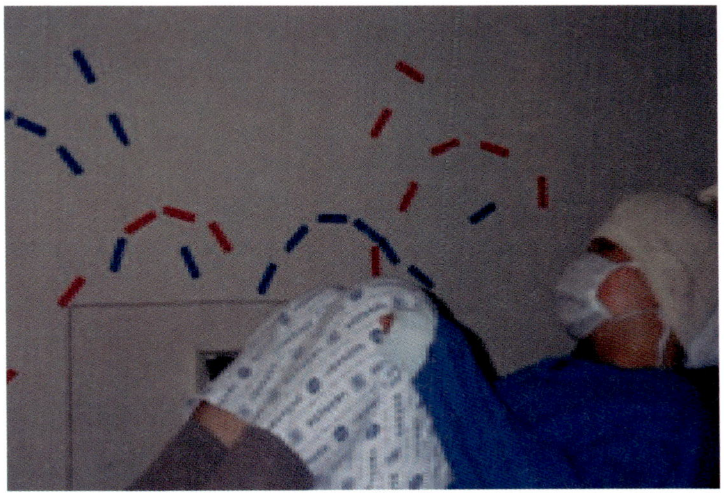

(C)

영상 80

【문제 150】 그림 80에 대한 설명으로 옳지 **않은 것은** ?

① 고에너지 전자선이나 광자선이 사용되는데, 대부분 전자선을 이용한다.
② 환자 감염방지를 위해 멸균, 무균, 청결의 조건이 중요하다.
③ 대향 2문조사를 시행하고 하루 2회 치료를 시행한다.
④ long SAD 기법으로 사용하고 보상체가 사용된다.
⑤ 전신에 조사하고 필요 시 원하는 위치에서 선량평가를 시행한다.

해 설

TBI(전신조사) 기법으로 광자선을 이용하고 저선량률로 하루 2회 시행하며 비정상적인 골수파괴 및 골수이식이 목적이다.

정답

150. ①

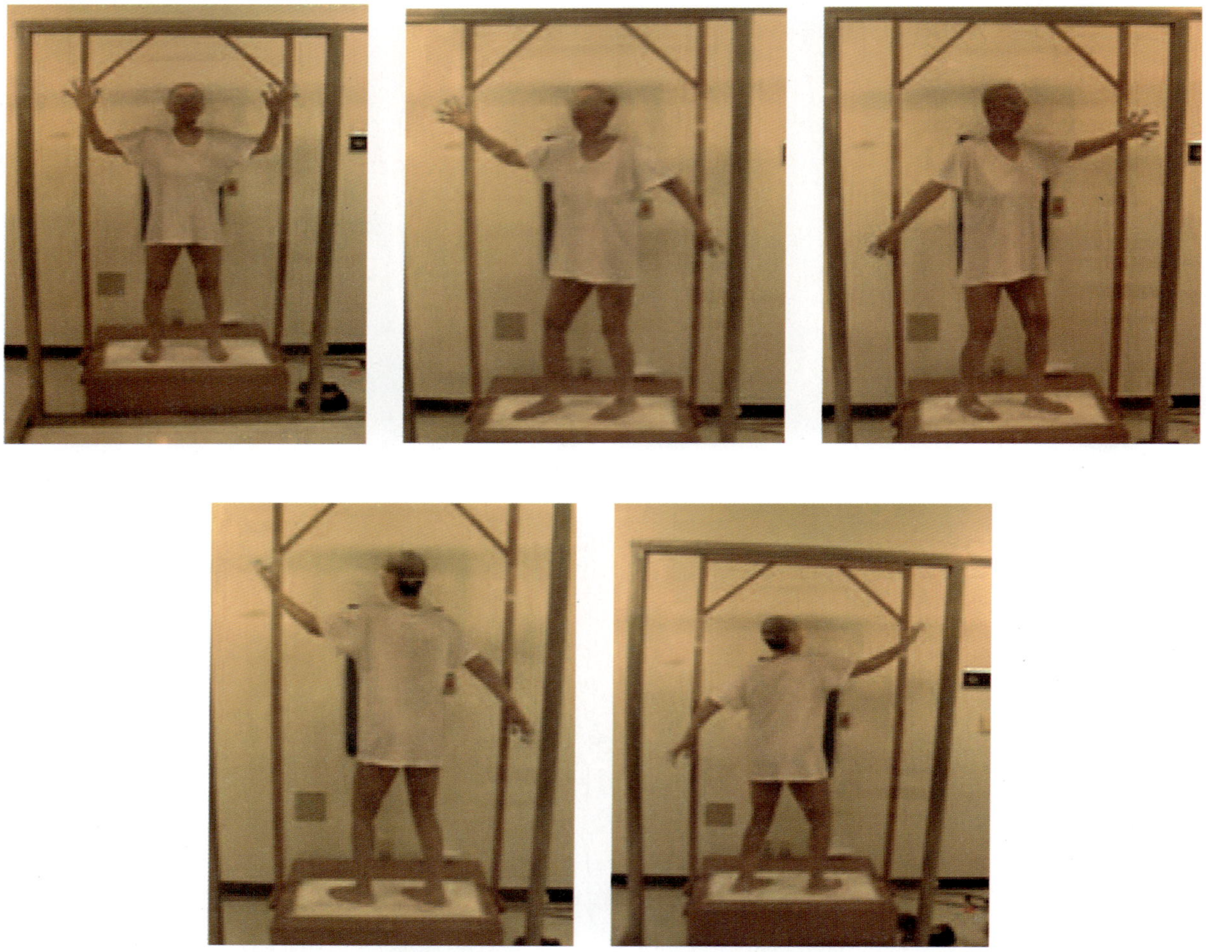

영상 81

【문제 151】 영상 81에 대한 설명으로 옳지 **않은 것은** ?

① 선형가속기의 전자선을 이용한다.
② 방향성을 가지고 격일제로 치료한다.
③ 대부분 전신 조사를 시행하고 불필요한 부위는 고글이나 글러브등을 사용하여 보호한다.
④ 치료시간이 다소 길어 치료 시 재현성을 유지하기 위해 적절한 도구를 사용한다.
⑤ 골수이식(BMT)이 주 목적이다.

해 설

전신전자선 피부조사로 피부암 또는 림프절 종양 치료가 주 목적이다.

151. ⑤

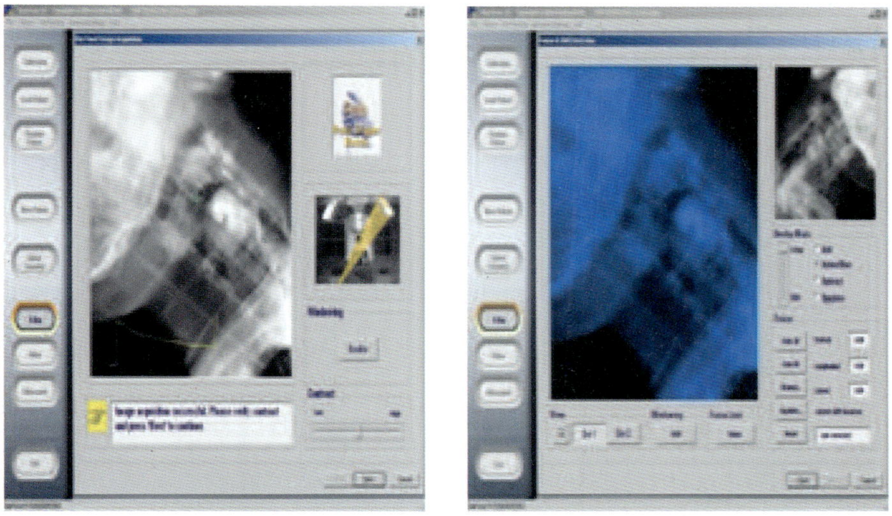

(A)

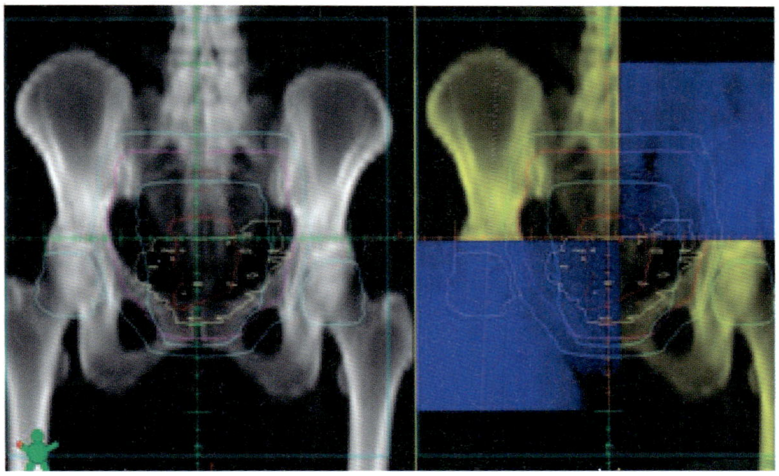

(B)

영상 82

【문제 152】 영상 82에 대한 설명으로 옳지 않은 것은 ?

① 단층방사선장치(tomotherapy)를 이용한 영상유도 방사선치료기법이다.

② 위 치료법은 정밀도를 향상시킬 수 있다.

③ 방사선치료 전에 시행한다.

④ 전립샘암의 경우 금침을 사용하여 영상유도를 시행하기도 한다.

⑤ 영상유도 시 피폭이 발생하므로 이를 고려하여 시행해야 한다.

해 설

영상유도방사선치료(IGRT)로 (A)는 ExacTrac system으로 좌측은 RPO 영상, 우측은 모의치료 후 RTP한 치료계획영상(reference 영상)이고, (B)는 OBI system으로 좌측은 CT scan 후 DRR 영상의 치료계획영상(reference 영상)이며 우측 영상 중 노란색 영상은 reference 영상, 나머지 두 영상(파란색)은 치료실에서 OBI로 2차원으로 A-P 촬영한 영상이다.
IGRT는 방사선치료의 정밀도를 향상시킬 수 있어 PTV(치료계획용적)을 줄여 정상조직 보호에 효과적이다.
다만 다소의 피폭이 발생하므로 치료기간 중 시행횟수를 정함에 있어 반드시 고려되어야 한다.

정답

152. ①

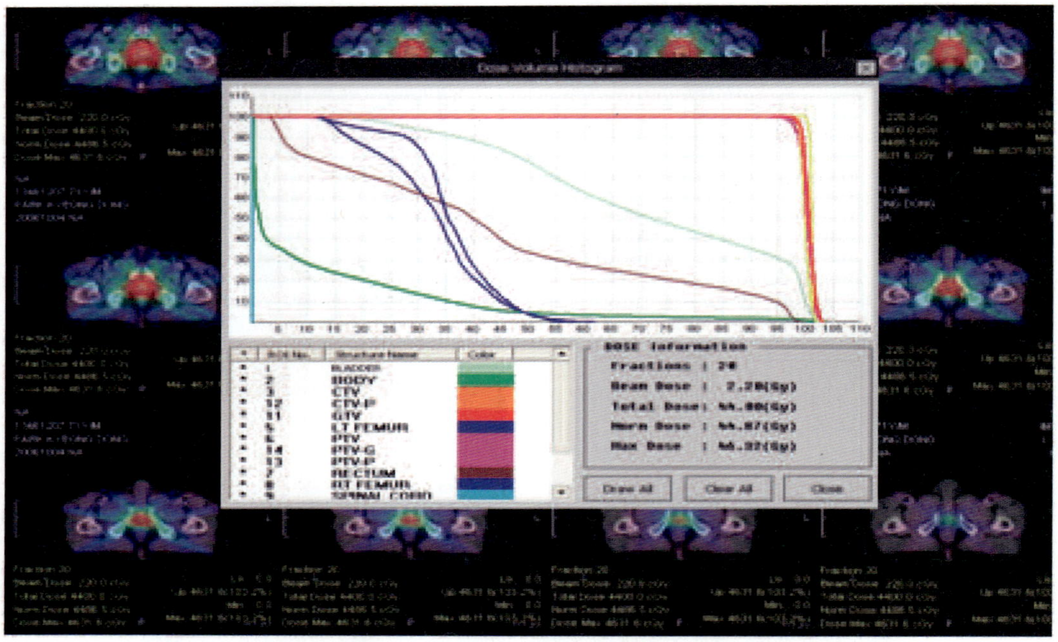

영상 83

【문제 153】 영상 83에 대한 설명으로 옳지 <u>않은 것은</u> ?

① 골반부(전립샘) 치료계획이다.

② 치료계획의 적합성 및 적법성에 대하여 객관적으로 평가할 수 있다.

③ 정상조직과 종양조직의 선량을 평가한다.

④ 우측(적색) 그래프는 종양 체적에 대한 것으로 100%에 근접해야 한다.

⑤ 정상조직은 가능한 좌측(진한 녹색, 청색)에 위치할수록 이상적인 치료계획이다.

해 설

DVH 곡선으로 치료계획의 적합성 여부를 객관적로 평가할 수 있는 도구이며, 정상조직은 가능한 좌측에 종양조직은 100%에 근접하며 수직에 가까울수록 균등도가 양호하다고 할 수 있다.

정답 153. ④

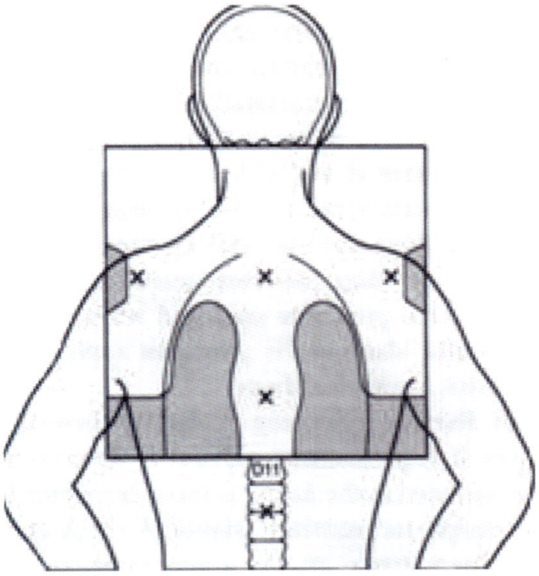

(A)

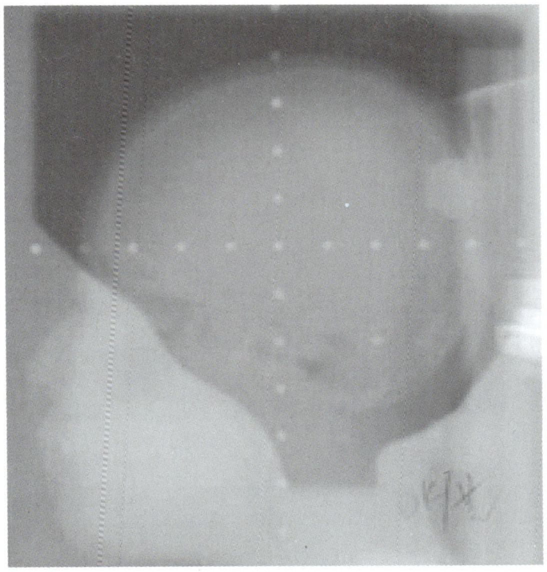

(B)

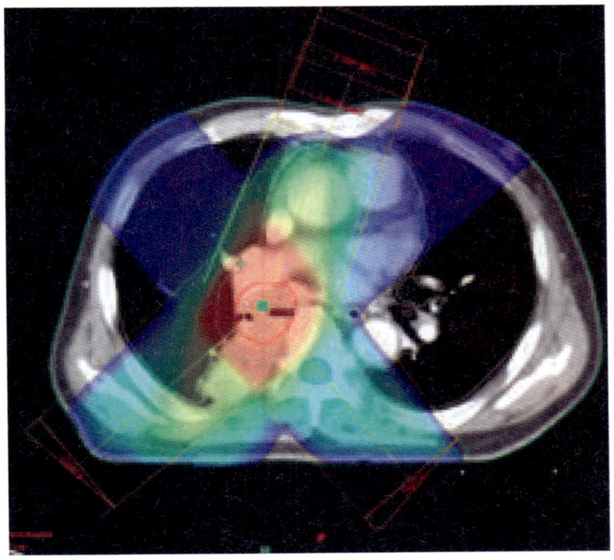

(C)

영상 84

【문제 154】 영상 84에 대한 설명으로 옳지 **않은 것은** ?

① (A)는 상반신 맨틀조사법으로 대향 2문 조사한다.

② (B)는 전뇌조사법으로 대향 2문 조사한다.

③ (C)는 폐암 3문 치료법이다.

④ (A), (B), (C) 모두 광자선을 이용하여 치료한다.

⑤ (B)는 뇌종양 simulation 영상이다.

해 설

(B)는 대향2문 전뇌조사를 위한 L-gram영상이다.

정답

154. ⑤

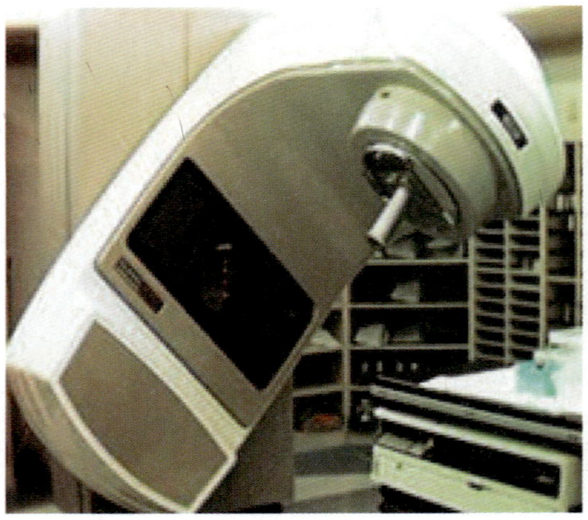

(A)

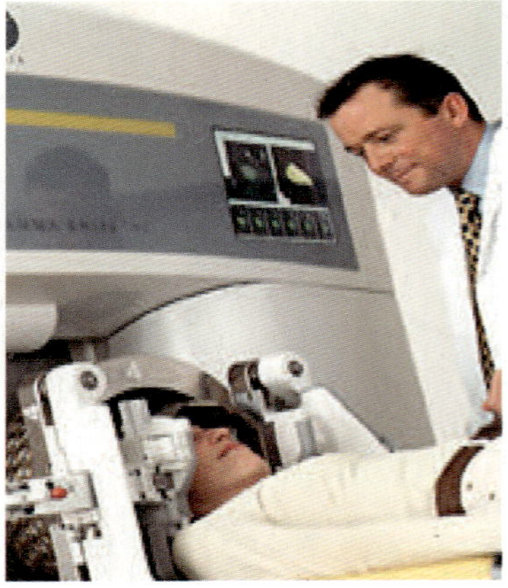

(B)

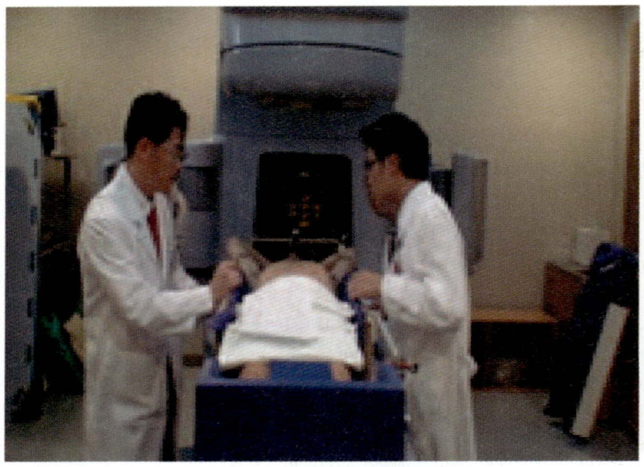

(C)

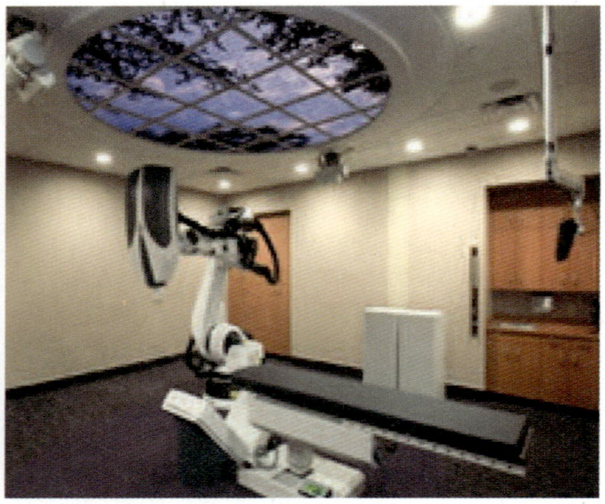

(D)

영상 85

【문제 155】 그림 85에 관한 설명으로 옳지 않은 것은 ?

① 외과적 수술을 하지 않고도 수술적 효과를 얻는다 하여 방사선수술이라 일컫는다.
② 2일 정도 입원중에 치료하며 시술시간 2시간 정도로 치료기간이 짧다.
③ 종양의 크기가 대부분 작은 경우에 적용한다.
④ daily dose가 일반적인 치료법에 비해 높은 특성이 있다.
⑤ 1회 치료시간이 일반적인 치료법에 비해 짧은 특성이 있다.

해설

모두 정위적 방사선수술(SRS)에 해당하는 영상으로 작은 크기의 종양에 적용되며 치료 일수가 짧고 하루 주는 선량이 높아 치료시간이 일반적인 치료법에 비해 많이 소요되는 특성을 가진다.

155. ⑤

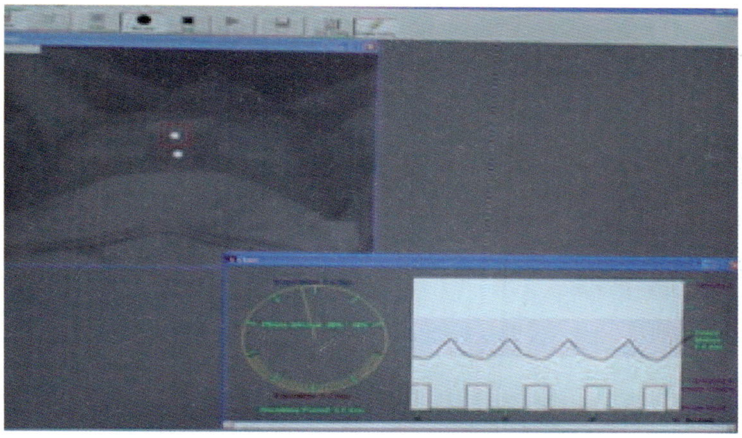

(A)

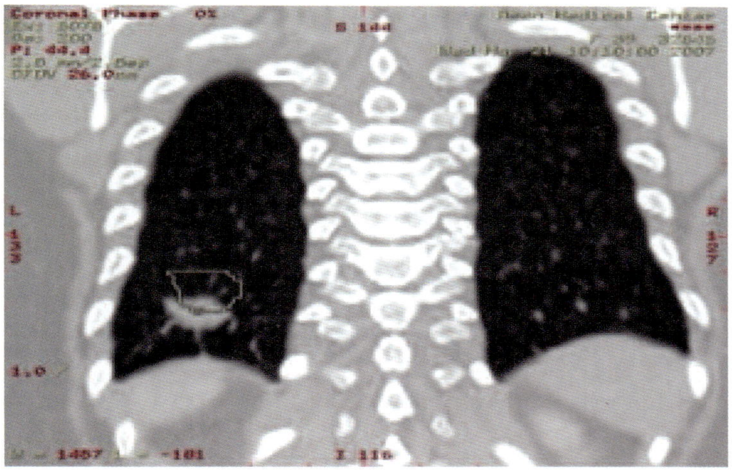

(B)

영상 86

【문제 156】 영상 86에 대한 설명으로 옳지 <u>않은 것은</u> ?

① 치료시간 단축이 가능한 치료법이다.

② 종양의 움직임 계측이 가능하다.

③ cine mode 촬영이 전제가 된다.

④ 일반모드 촬영에 비해 slice(절편)가 많아 촬영 시 환자가 받는 선량도 높다.

⑤ 조사야를 줄여 정상조직 장애를 줄일 수 있다.

해설

호흡동조방사선치료법으로 일정 주기에만 방사선이 조사되므로 치료시간은 늘어나는 특성이 있다.

정답

156. ①

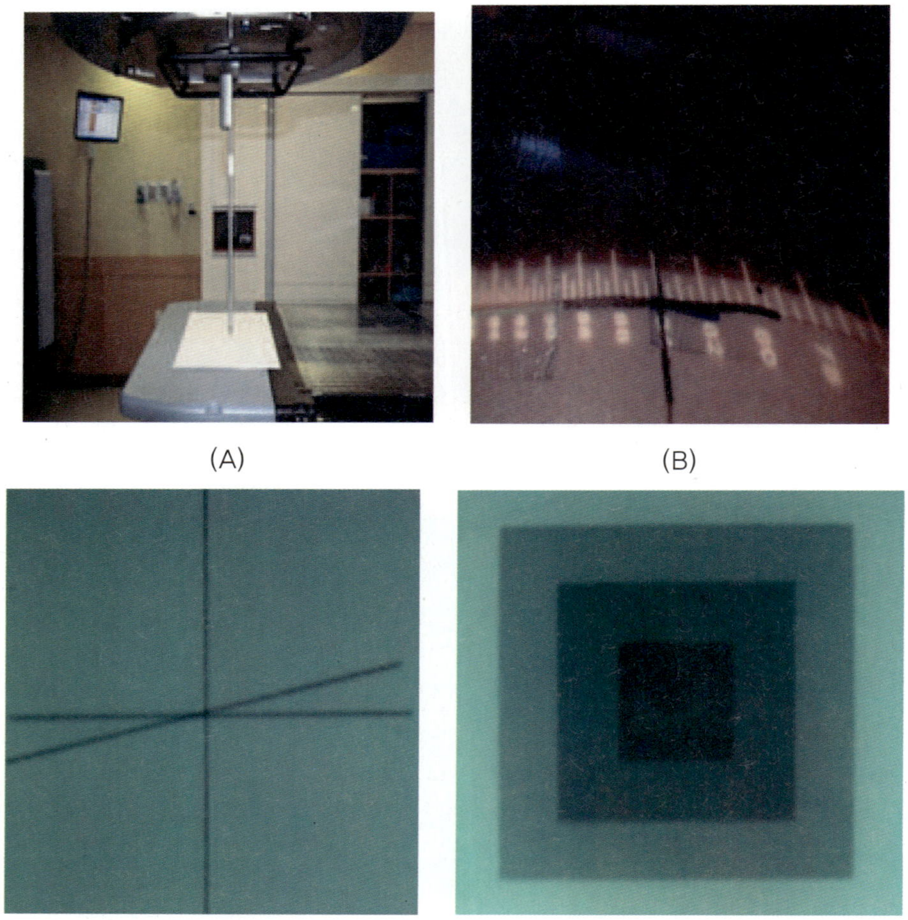

(A) (B) (C) (D)

영상 87

【문제 157】 영상 87에 대한 설명으로 옳지 <u>않은 것은</u> ?

① (A) 중심축을 확인할 수 있다.
② (B) SSD를 평가할 수 있다.
③ (C) 회전중심축을 알 수 있다.
④ (D) 광조사야와 실조사야 일치여부를 알 수 있다.
⑤ (A), (B), (C), (D) 모두 일간 점검항목으로 물팬톰을 사용하여 측정한다.

해설

기계적인 점검항목으로 월간 점검항목이며, 물팬톰은 필요 없고 장비 수리나 필요 시 점검한다.

157. ⑤

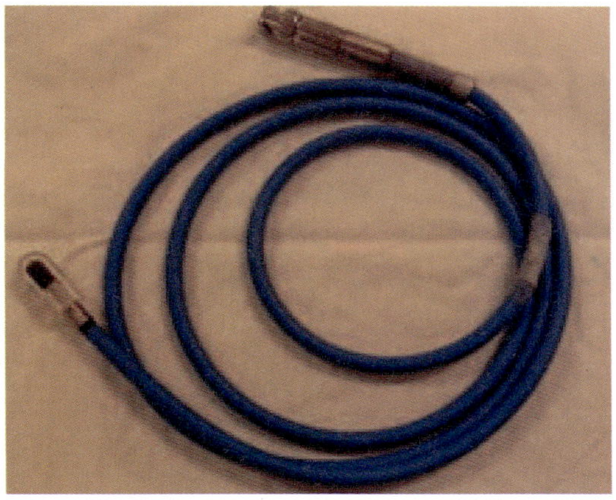

(A)

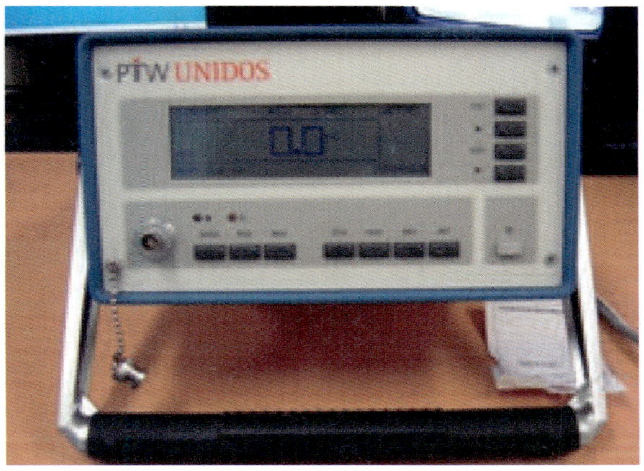

(B)

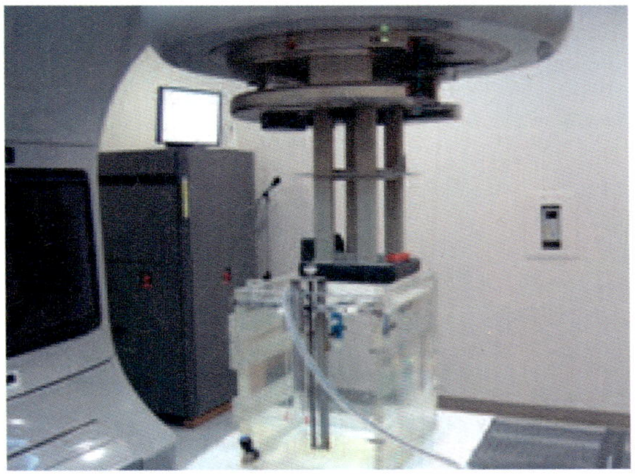

(C)

영상 88

【문제 158】 영상 88에 대한 설명으로 옳지 않은 것은 ?

① 선형가속기 output 측정으로 허용오차는 ±2% 이다.

② 월간점검 항목 이다.

③ (A) build up cap 사용, 정기적인 교정이 필요하다.

④ (B) electrometer(전위계)로, 전리함으로부터의 전류를 측정하는데 사용된다.

⑤ (C) 전자선 측정 장면 이다.

해 설

선량의 정확성 평가 중 출력선량 평가로 주간점검 항목에 해당한다. 물팬톰은 방사선의 대칭도와 평탄도, %DD와 TMR, 출력흡수선량 및 선질 등을 측정한다.

158. ②

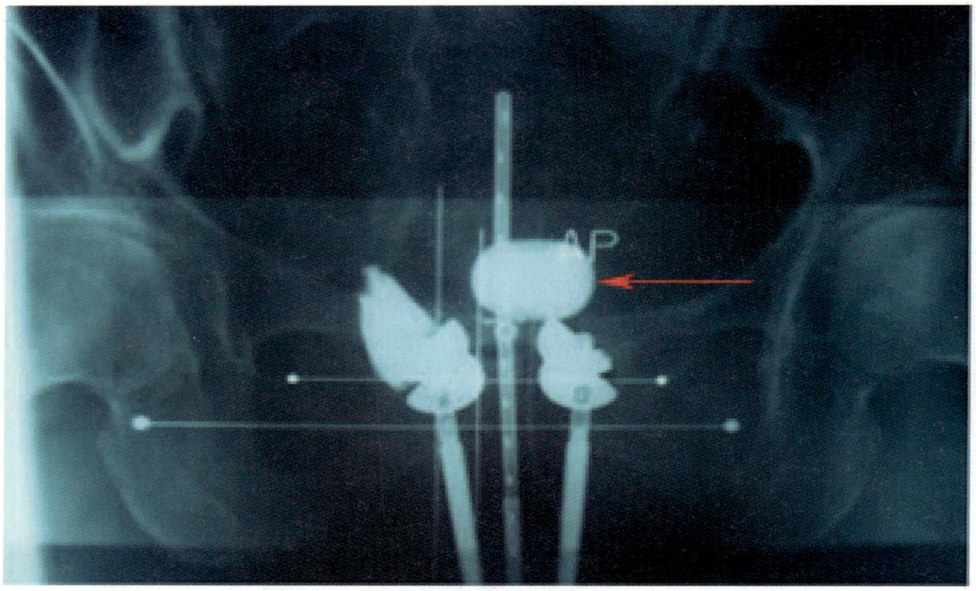

영상 89

【문제 159】 영상 89에 관한 설명으로 옳지 **않은 것은** ?

① 반감기와 에너지가 적절한 Ir-192 선원을 주로 사용한다.
② OS-ring - point A, B
③ cylinder
④ 방광 - 조영제, 직장 - 바륨
⑤ B-Point boost(추가치료) 조사

해 설
자궁경부암 근접치료로 cylinder는 질암에 사용된다.

159. ③

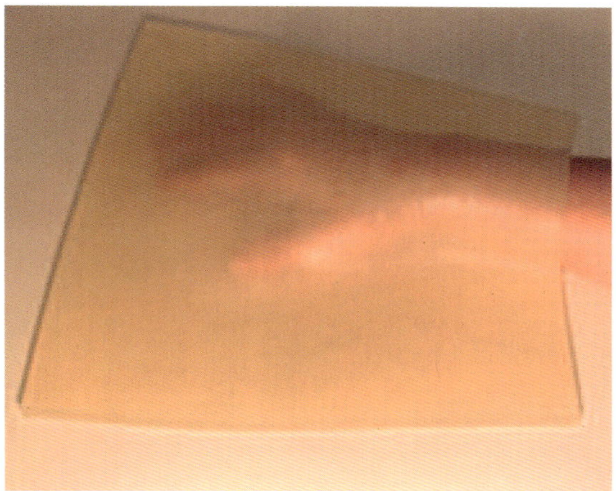

(A)

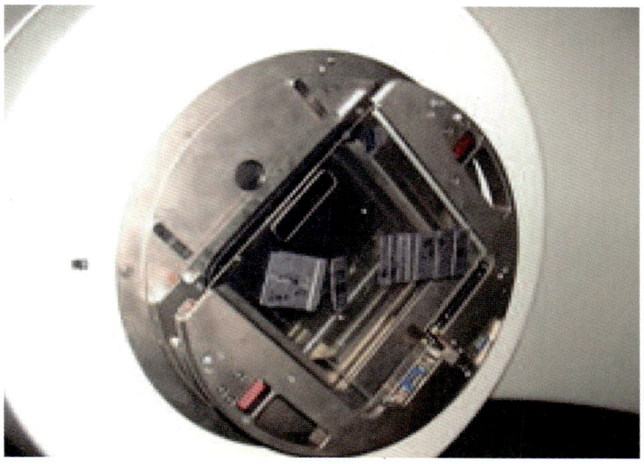

(B)

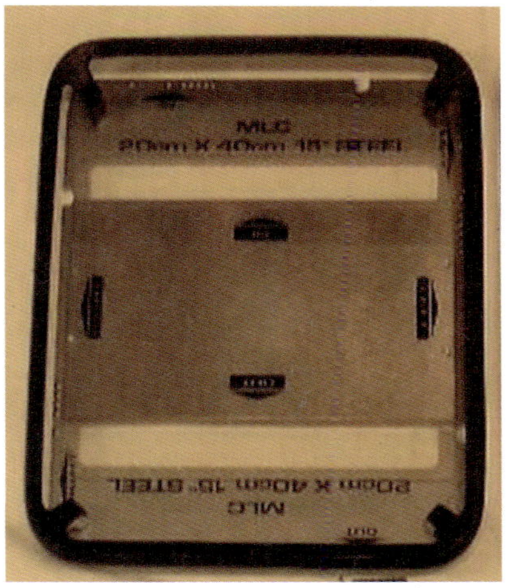

(C)

영상 90

【문제 160】 영상 90에 대한 설명으로 옳지 **않은 것은** ?

① (A) 조직등가물질, 불균질 표면 보상, build up 상승, 표면선량 감소
② (B) 두께보상, 균등한 선량분포, TBI(전신방사선조사), 재질은 납
③ (C) 등선량분포 변화, 네(4) 방향, 위턱굴암 치료
④ (A) 체표면에 최대한 밀착, (B) 체표면에서 이격
⑤ (C) 종류로는 15, 30, 45, 60°

해 설
A는 bolus로 build up이 표면 쪽으로 이동하여 표면선량 증가에 따라 피부에 영향이 커진다. B는 조직보상여과기, C는 범용(universal) wedge 이다.

정답 160. ①

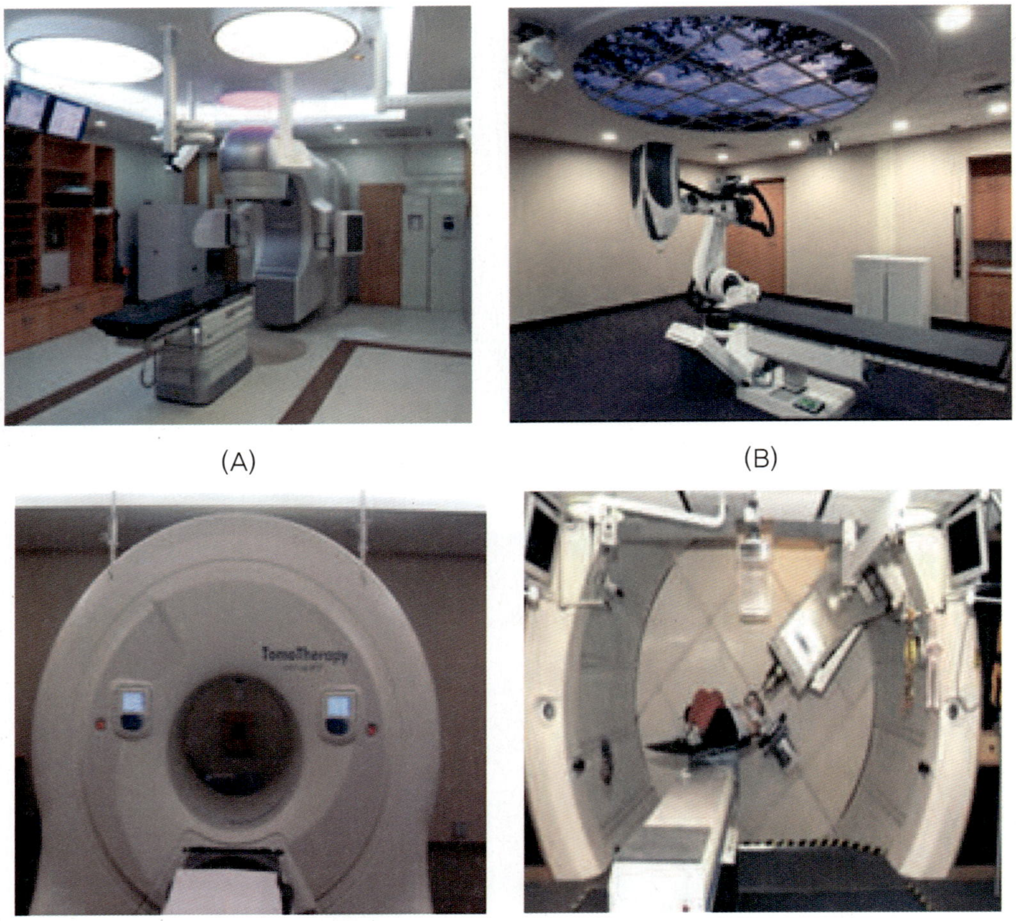

(A) (B)

(C) (D)

영상 91

【문제 161】 영상 91에 대한 설명으로 옳지 **<u>않은 것은</u>** ?

① (A) - 향상된 치료속도, 호흡동조방사선치료 가능하다.
② (B) - 치료기간 짧으며 환자 움직임 추적 가능하고, 영상유도방사선치료 가능하다.
③ (C) - 전이암 등 폭 넓게 분포한 종양치료에 효과적 이다.
④ (D) - 육종들을 포함한 감수성이 낮은 종양과 피부암에 효과적 이다.
⑤ (A), (B), (C), (D) 중 가속에저지는 (D)가 가장 높다.

해 설
양성자 치료기로 높은 에너지를 가속하여 감수성이 낮은 종양과 심부암 치료에 일반적으로 사용된다.

161. ④

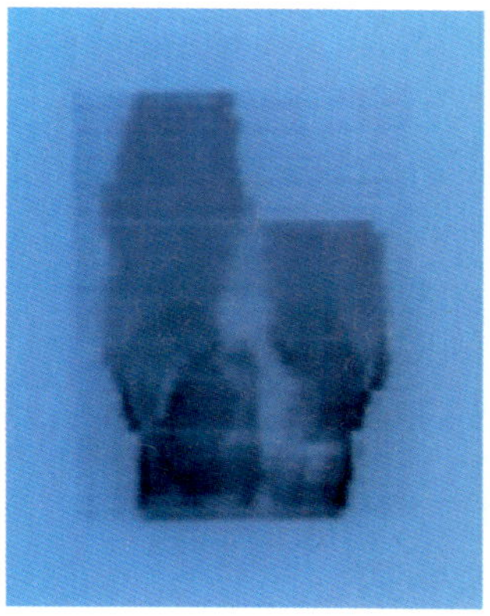

(A)

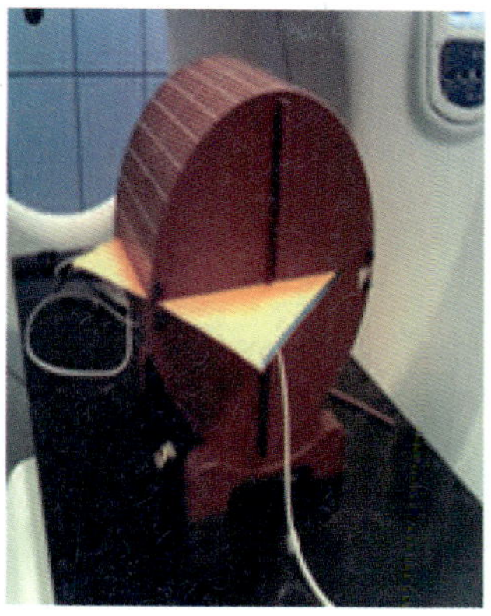

(B)

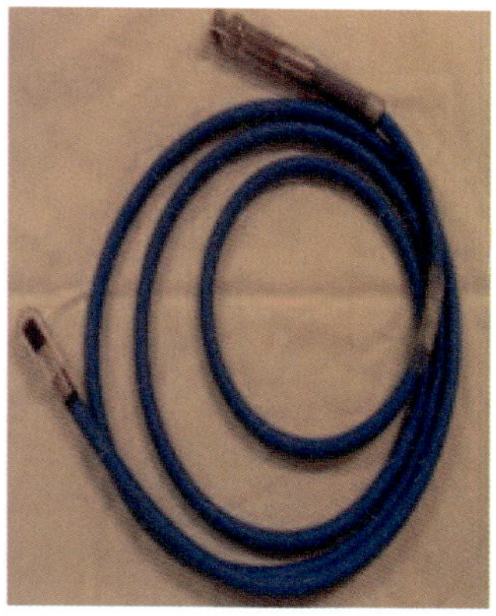

(C)

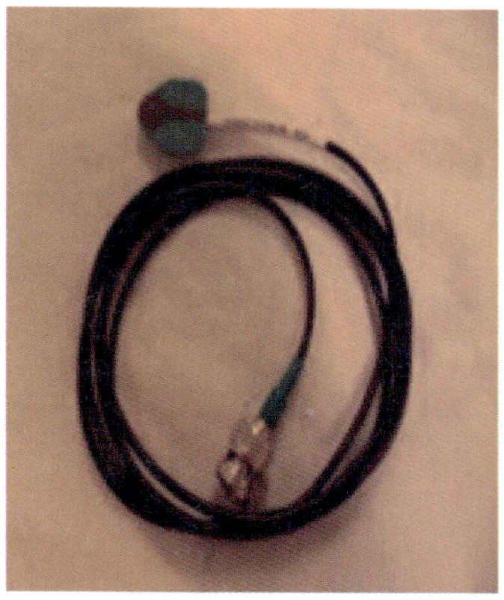

(D)

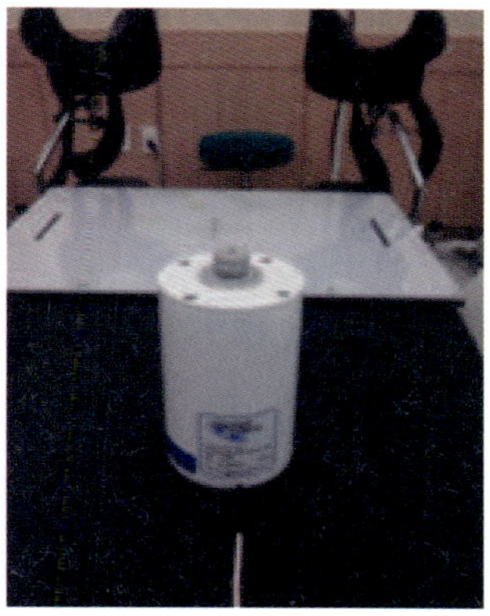

(E)

영상 92

【문제 162】 영상 92에 대한 설명으로 옳은 것은?

① (A) 사이버나이프 QA
② (B) IMRT QA
③ (C) 다이오드 선량계
④ (D) 선형가속기 출력선량 평가
⑤ (E) 우물형전리함-근접치료기 선량평가

해 설
(A) IMRT QA, (B) 토모치료기 QA팬텀, (C) 전리함-선형가속기 출력평가, (D) 다이오드 선량계-표면선량측정

정답
162. ⑤

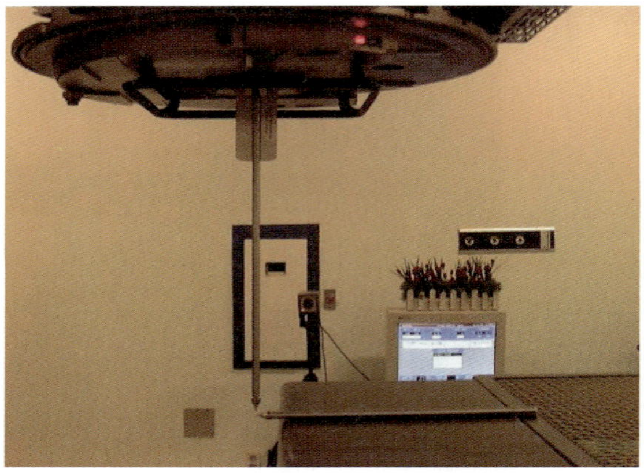

영상 93

【문제 163】 그림 93과 같은 목적으로 점검 시 QA 영상은 ?

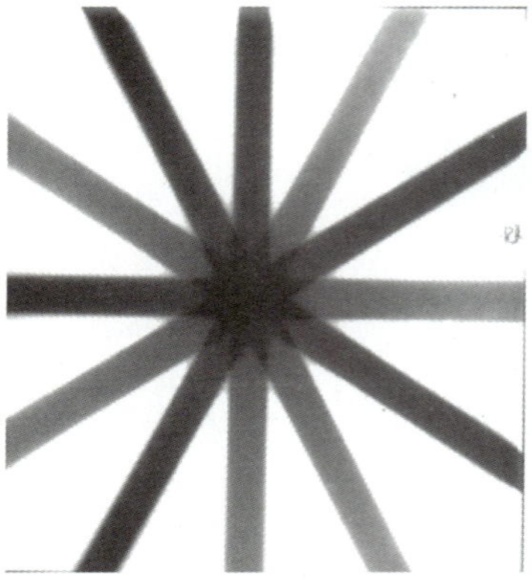

①

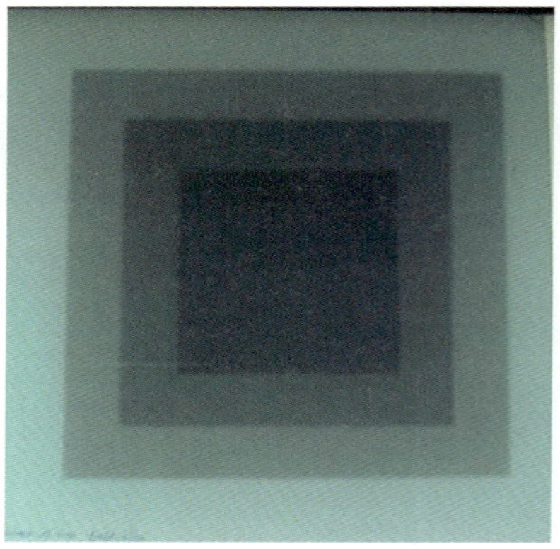

②

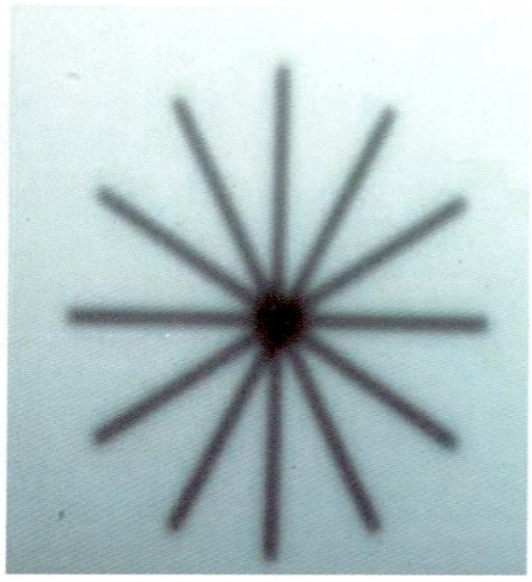

③

④

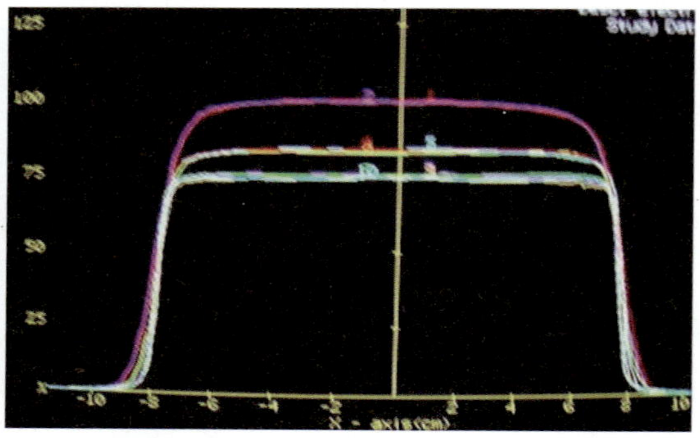

⑤

해 설

정면지시계(front pointer)를 직각으로 일치하여 Gantry 회전축 QA 영상으로 ①은 Gantry 회전축, ②는 광조사야와 엑스선 조사야 일치도, ③은 치료대 회전중심, ④Independent jaw 콜리메터 회전중심, ⑤는 전자선의대칭도와 평탄도 영상이다.

163. ①

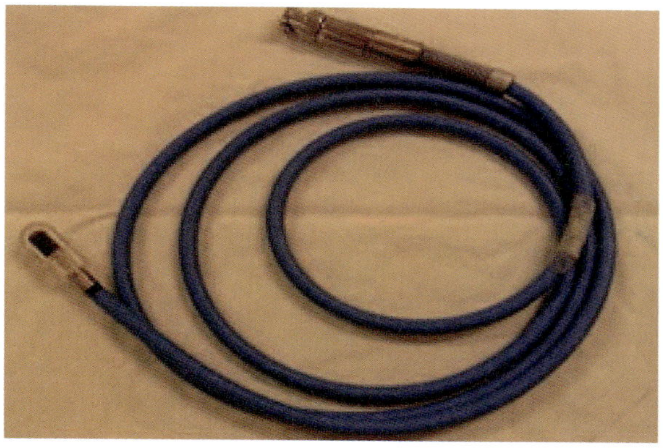

(A)

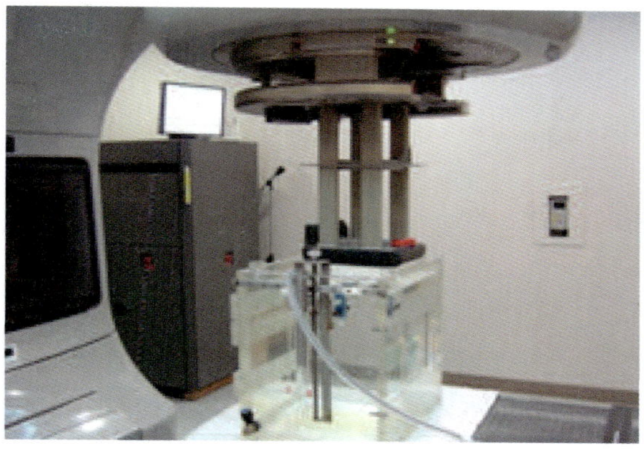

(B)

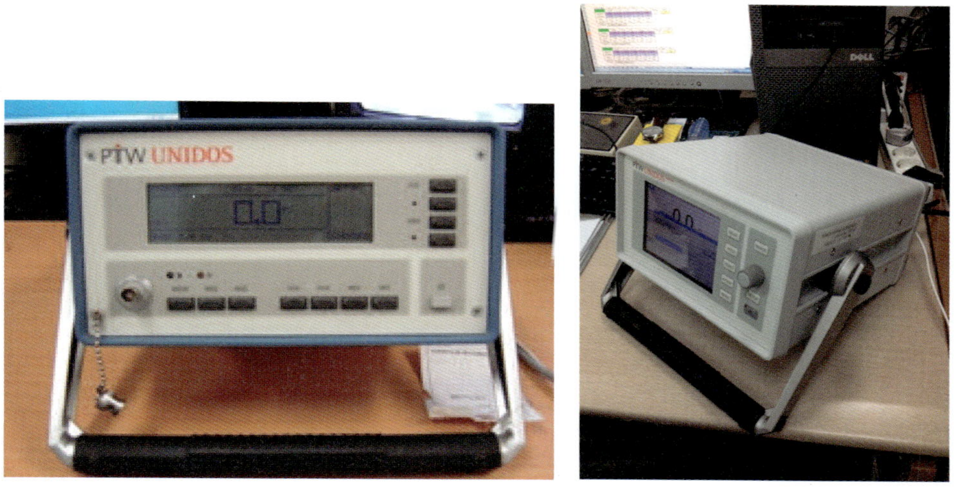

(C)

영상 94

【문제 164】 영상 94에 관한 설명으로 옳은 것은 ?

① 표면선량 측정
② build up cap
③ 대칭도
④ 평탄도
⑤ 허용오차 2mm 이내

해 설

선형가속기 품질관리 중 출력선량 평가에 필요한 도구로써 전리함은 전자평형 유지를 위해 Build up cap을 사용한다. 측정 시 환경을 고려하여 대기보정계수를 적용하고, 허용오차는 2% 이내이며 기준을 벗어날 경우 교정을 해야 한다. (A)는 Farmer chamber, (B)는 Small water phantom, (C)는 (B)에서 연결된 Electrometer로 출력 값을 측정한다.

정답

164. ②

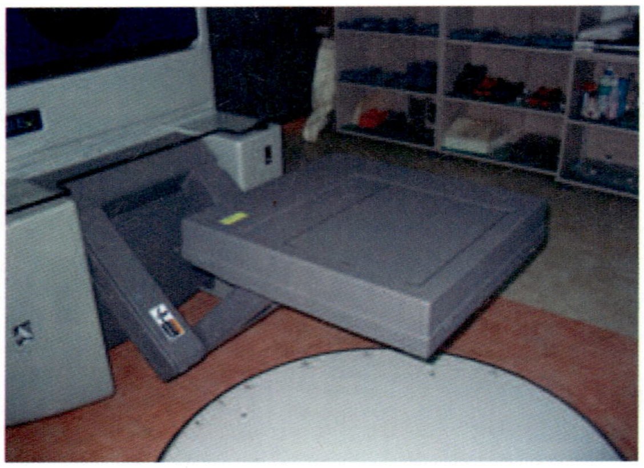

영상 95

【문제 165】 영상 95 장치에 대한 설명으로 옳은 것은?

① kV 영상을 획득할 수 있다.
② output을 측정할 수 있다.
③ 치료 부위를 확인할 수 있다.
④ 실시간 영상을 관찰하기가 어렵다.
⑤ 투시가 가능하나 반복촬영이 어렵다.

해설

EPID로 L-gram 촬영 시 사용되며 정상조직의 차폐 유무나 위치의 정확성 등을 평가하기 위함이며, 수 회 투시를 통해 반복촬영이 가능하며, film cassette 사용 시 보다 쉽고 빠른 평가가 가능한 장치이다. 치료 부위 촬영(MV) 시 조사부위가 모니터에 영상화 되는 실시간 영상 획득 시스템으로 피폭선량이 감소되나 조사면의 제한이 있다.

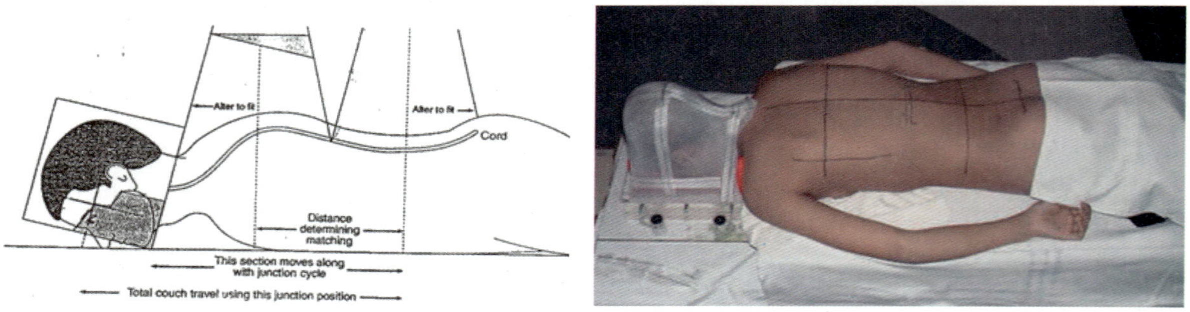

영상 96

【문제 166】 영상 96에 관한 설명으로 옳지 <u>않은 것은</u> ?

① 피부면에 조사면을 붙여 조사한다.
② 주로 전자선으로 1일 2회 조사한다.
③ 대상은 속질(수)모세포종(medulloblastoma) 이다.
④ 척추에 조사 시 두 조사면 크기를 동일하게 조사한다.
⑤ Y축 조사면이 커서 피부면을 간격을 떨어뜨려 매일 1cm씩 이동하며 조사야를 조정한다.

해설

속질(수)모세포종은 뇌에서 척추로 전이하는 질병으로, 뇌에 bilateral 대향2문조사하고, 척추에 prone으로 목뼈~꼬리뼈 2,3번째가 충분히 포함되게 하며, Y축 조사면이 커서 피부면을 약 1.5cm 띄워 조사야 이동하면서 1일 2번 조사한다(종양 junction 부위에 hot, cold 영역으로 인해 매일 2번 조사 - 목뼈~꼬리뼈2,3번째 포함 충분히 조사).

정답

165. ③ 166. ②

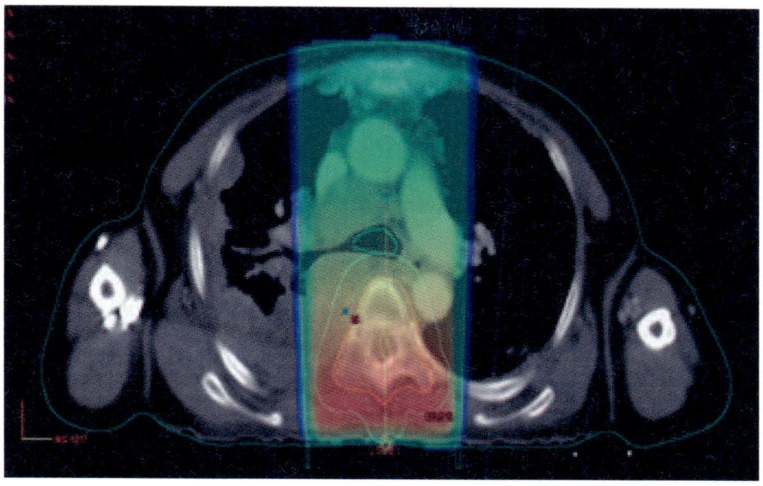

(A)

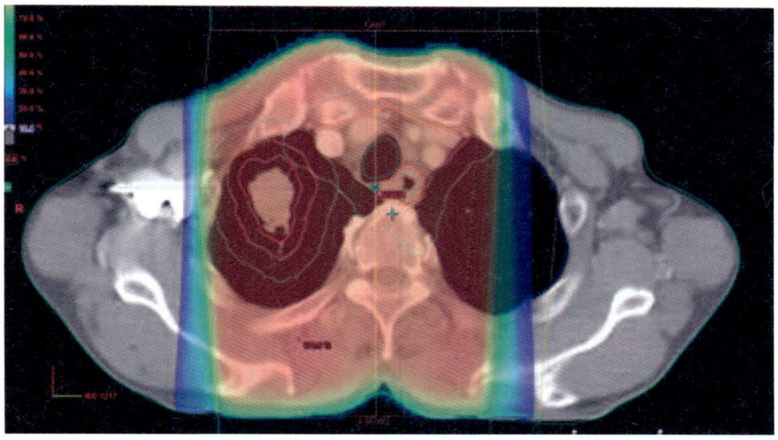

(B)

영상 97

【문제 167】 영상 97의 설명으로 옳은 것은?

① (A) 식도암 조사
② (A) 입사점 영향이 적은 특성이 있다.
③ (B) 폐암 운동조사
④ (B) 종양에 균등한 선량분포가 가능하다.
⑤ (A) 고에너지 전자선 조사, (B) 광자선 조사

해 설
(A)는 척추암 1문조사, (B) 폐암 대향 2문조사로 입사점의 경향은 다소 있으나 중심부 종양에 균등한 선량분포가 가능하다.

정답
167. ④

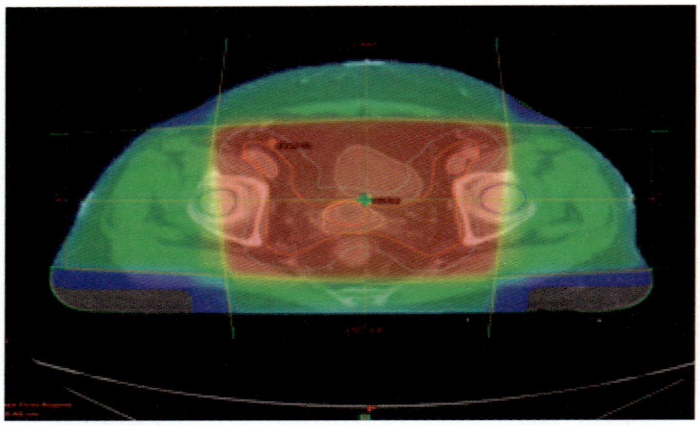

영상 98

【문제 168】 영상 98의 설명으로 옳은 것은?

① 직장암 조사법이다.
② 환자는 엎드린 자세이다.
③ 6MV 광자선을 이용한다.
④ Wedge filter를 사용했다.
⑤ 4문조사를 시행했다.

해 설
자궁경부암 4문조사법으로 주로 15MV 광자선을 사용하며 supine position이다.

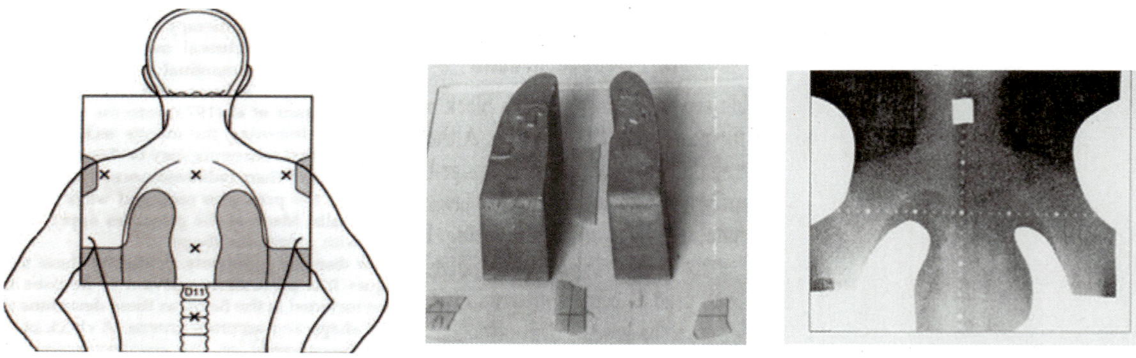

영상 99

【문제 169】 영상 99의 설명으로 옳은 것은?

① 백혈병 환자치료법
② 1문조사법
③ 1회 대선량 조사
④ 폐, 후두, 어깨관절 보호
⑤ 고에너지 전자선 조사

해 설
맨틀조사법으로 대향 2문조사를 시행하며 림프절종양이 주 대상이고 어깨관절, 폐, 후두는 보호해야 한다.

정답 168. ④ 169. ④

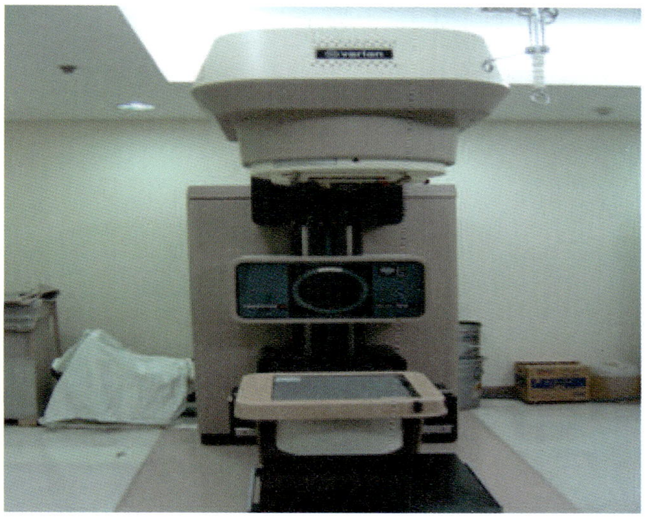

영상 100

【문제 170】 영상 100 장치의 설명으로 옳은 것은?

① 고에너지 전자를 가속한다.
② X선과 전자선을 이용한다.
③ RI 물질을 이용한 치료장비이다.
④ 차폐와 균형 유지를 위해 대향판이 설치되어 있다.
⑤ 기하학적인 조건은 선형가속기와 같다.

해 설
film을 사용하는 아날로그 방식의 모의치료기로(Ximatron) 촬영과 투시가 가능하고 모든 기하학적인 조건은 선형가속기와 같다.

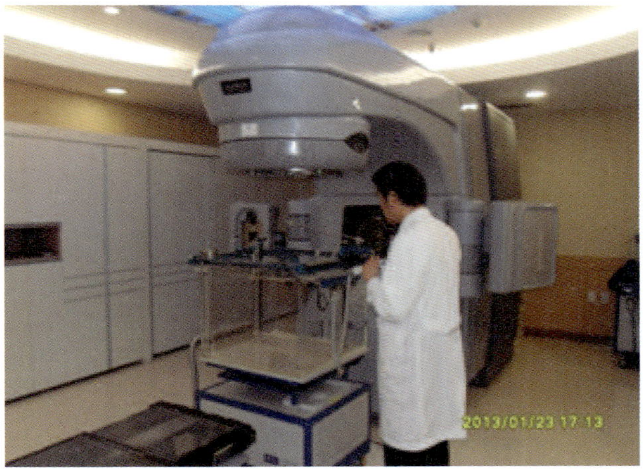

영상 101

【문제 171】 영상 101의 설명으로 옳은 것은 ?

① 겐트리 회전중심축 검사
② 주간점검 항목
③ 월간점검 항목
④ 허용오차 범위 2% 이내
⑤ 고체팬텀의 일종

해 설
큰 물팬텀으로 대칭도, 평탄도 평가에 이용되며 월간 점검항목으로 허용오차는 3% 이내 이다.

정답
170. ⑤ 171. ③

【문제 172】 엑스선의 평탄도 및 대칭도에 관한 영상으로 옳은 것은 ?

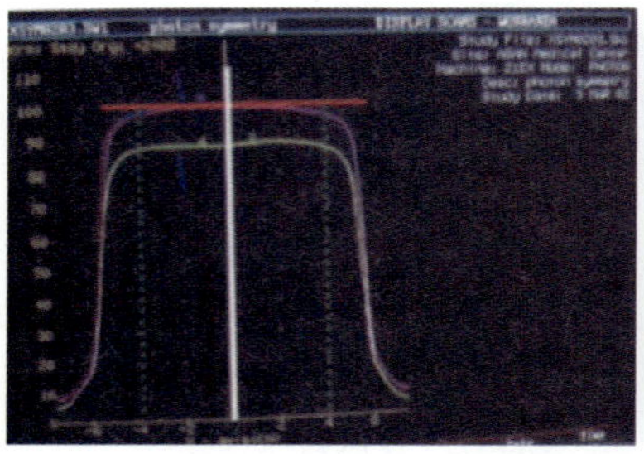

①

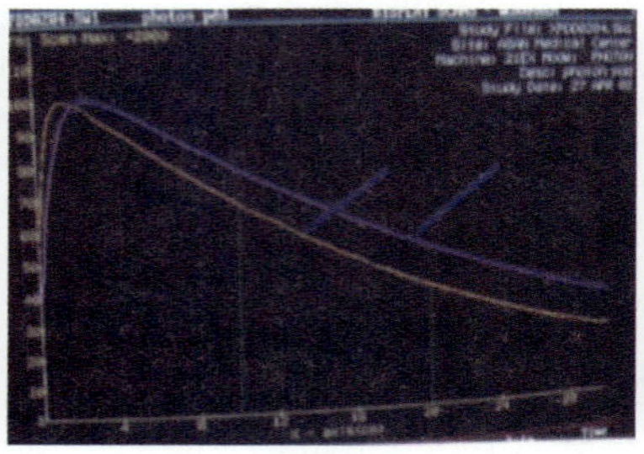

②

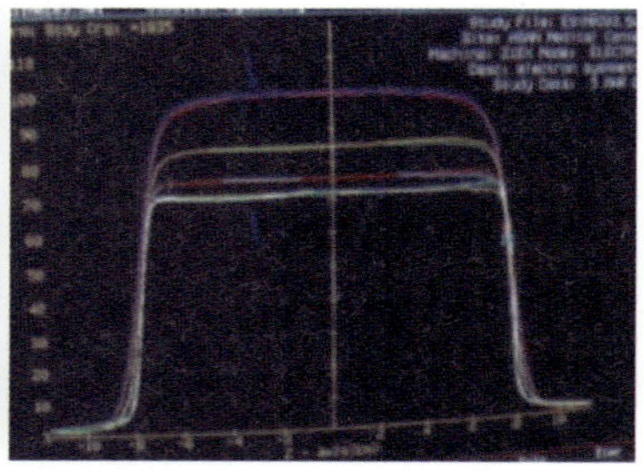

③

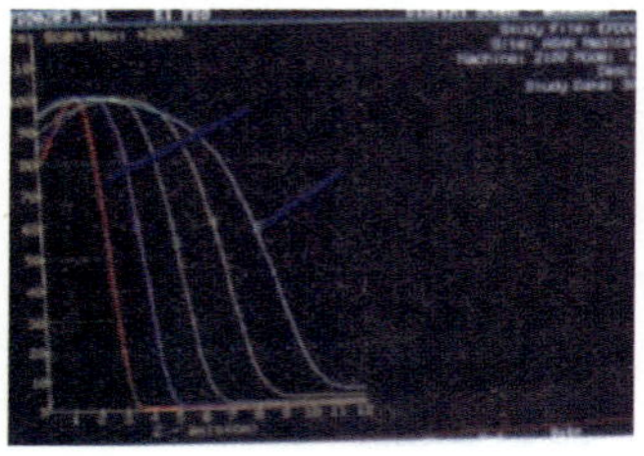

④

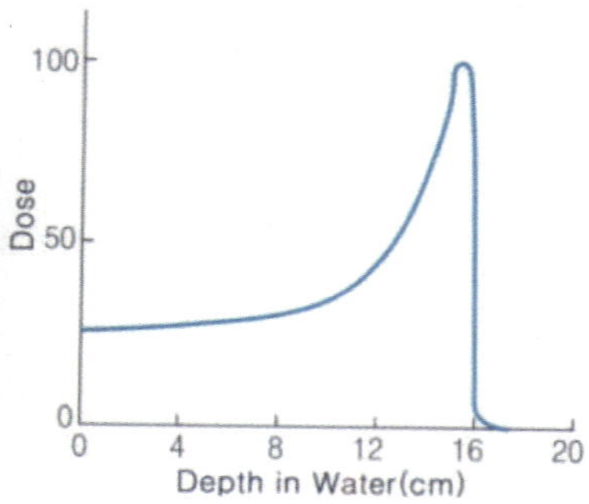

⑤

해 설

②와 ④는 광자선과 전자선의 깊이에 따른 PDD, ③엑스선의 평탄도 및 대칭도, ⑤양자선의 깊이에 따른 PDD이다.

【문제 173】 10MV 엑스선으로 7cm Pb(영상 102)으로 97% 차폐 시 25% 선량을 주기 위한 두께는(Pb) ?

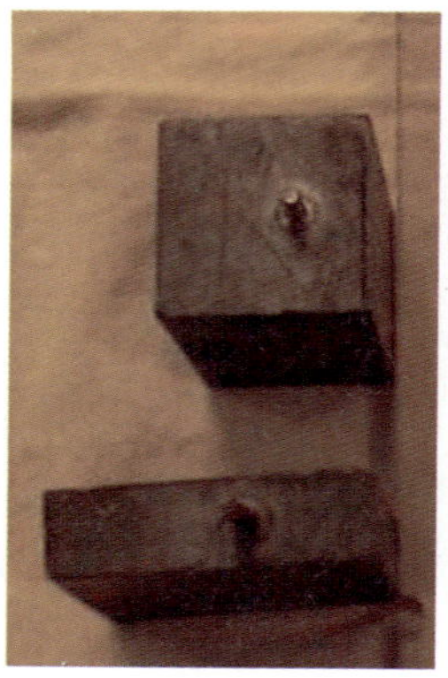

영상 102

① 1.4cm ② 1.8cm ③ 2.4cm ④ 2.8cm ⑤ 3.4cm

해 설

10MV 엑스선의 차폐인 5HVL이 7cm (Pb)이므로, 25% 선량 즉, 2HVL은 2.8cm이다.

정답 172. ① 173. ④

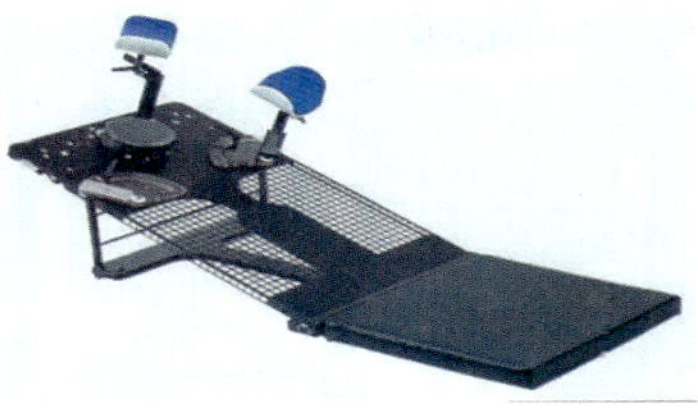

영상 103

【문제 174】 영상 103의 기구를 이용한 치료에 관한 설명으로 옳지 **않은 것은** ?

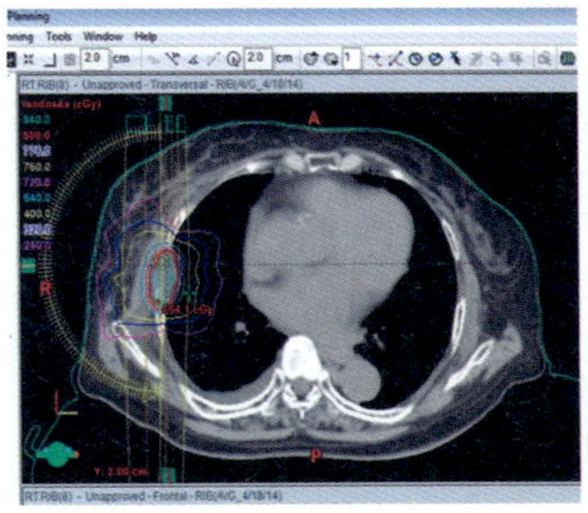

①

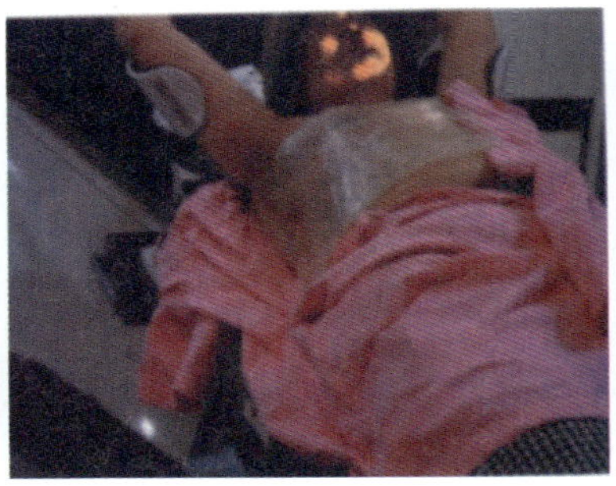

②

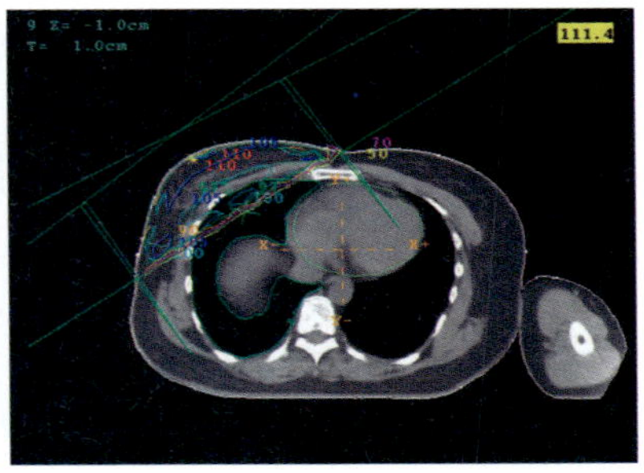

③

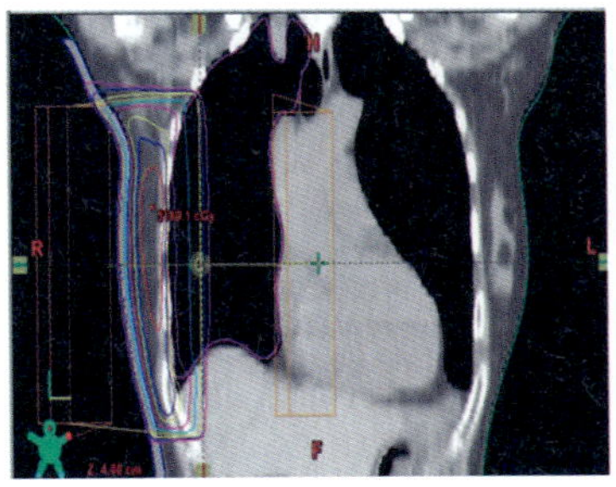

④

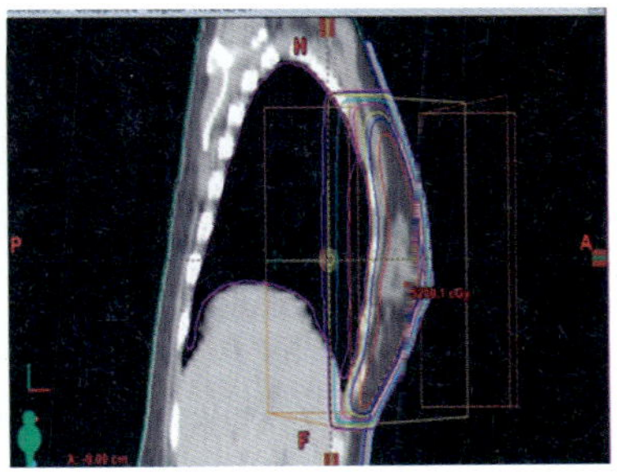

⑤

해 설

접면대향2문조사용 경사판(tilted board)로서, ①은 Rib VMAT 영상, ② 이후는 유방암 치료로 ②는 bolus를, ③은 접면대향 2문조사(Co-plannar) RTP transverse 영상, ④는
RTP frontal 영상으로 엑스선 조사, ⑤는 RTP frontal 영상으로 엑스선 조사하였다.

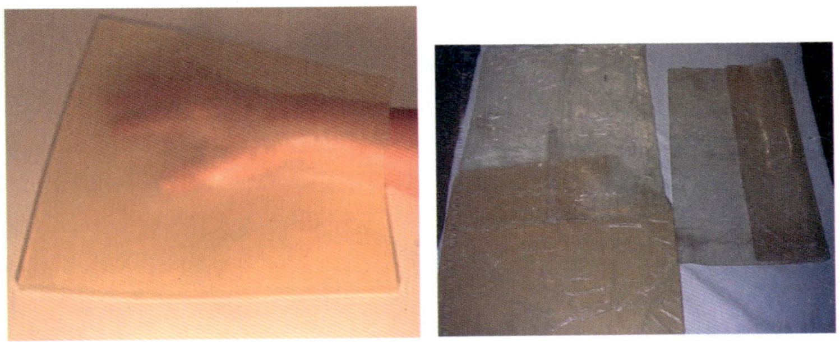

영상 104

【문제 175】 영상 104를 이용한 치료에 관한 설명으로 옳은 것은 ?

① 피부보호 효과가 크다.
② 음영반 아래에 설치한다.
③ 심부의 암에서 많이 이용한다.
④ buildup이 심부 쪽으로 이동한다.
⑤ 피부선량 증가로 홍반이 생긴다.

정답

174. ① 175. ⑤

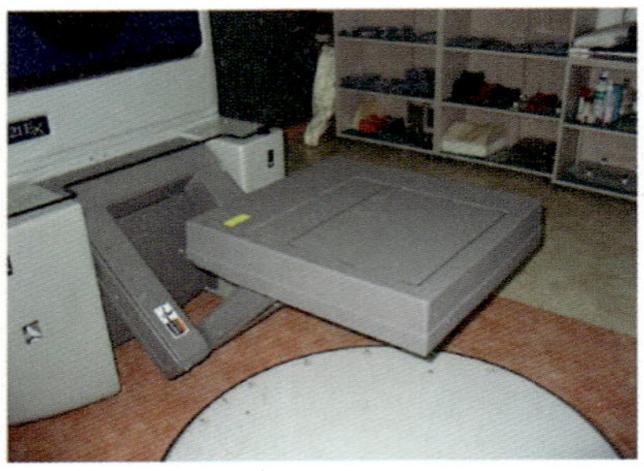

영상 105

【문제 176】 영상 105를 이용 시 사용하는 기구나 영상은 ?

①

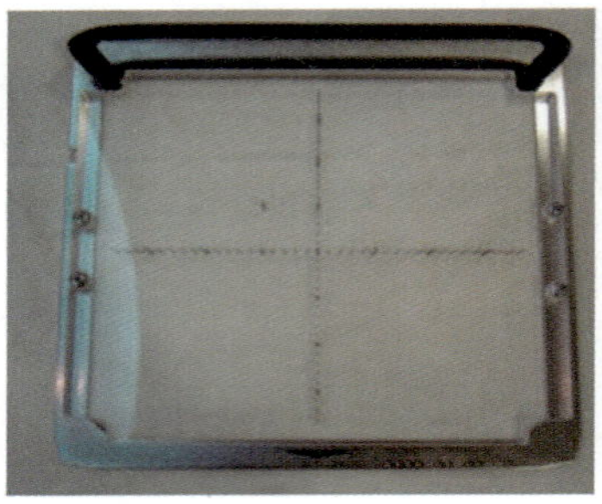

②

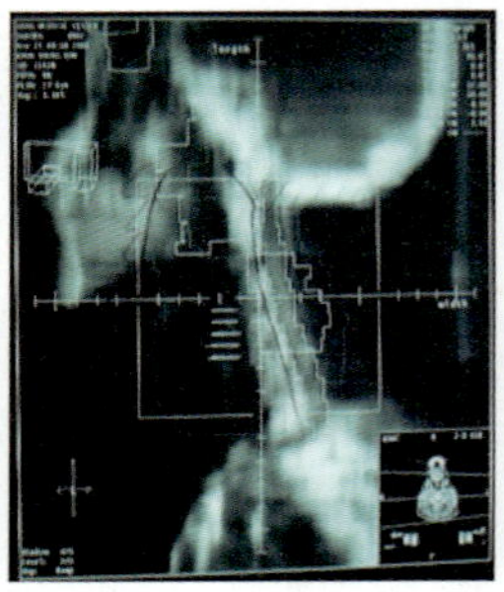

③

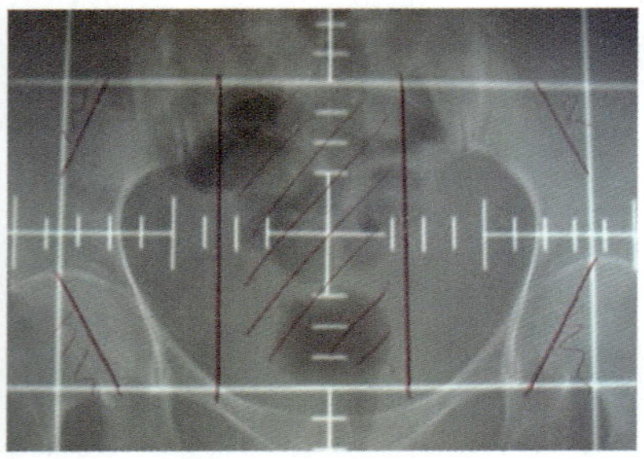

④

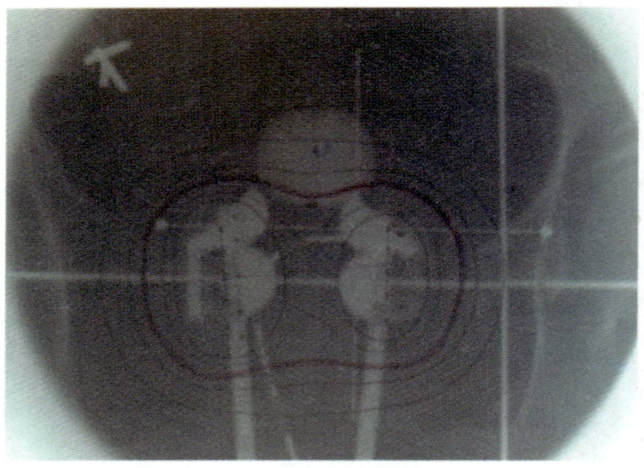

⑤

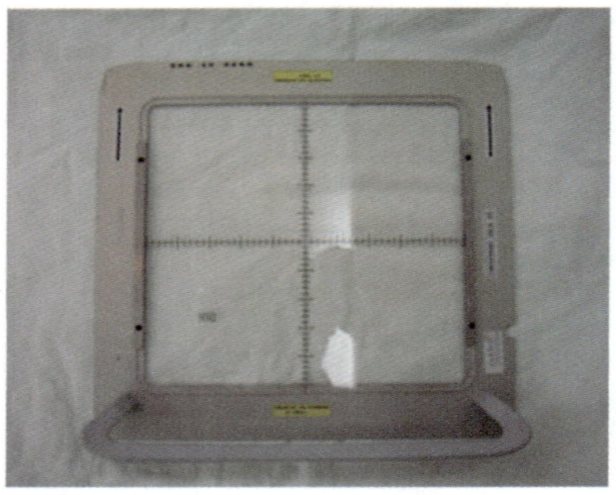

해설

EPID로 치료 부위 확인 시 Graticule을 사용하여 치료부위를 확인하며, ①은 Graticule, ② 는 DRR의 RTP, ③은 자궁경부암의 추가 외부조사 simulation 영상, ④는 근접치료 영상, ⑤는 simualation 시 조사범위 결정에 사용하는 scale board 이다.

정답

176. ①

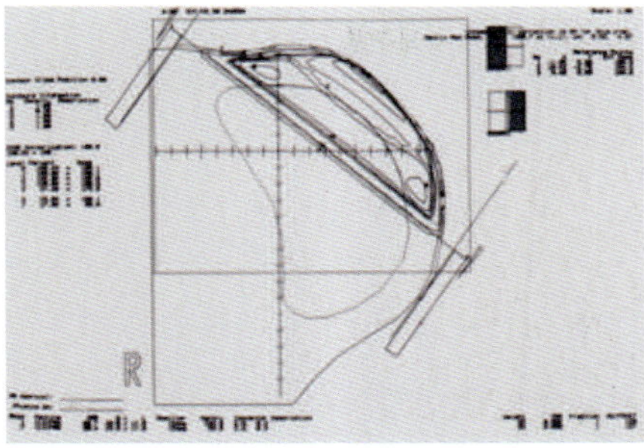

영상 106

【문제 177】 그림 106에 대한 설명으로 옳은 것은?

① 유방암 접면 대향2문조사
② 전후 대향2문조사
③ 폐에 선량이 많이 들어간다.
④ 고에너지 전자선을 사용했다.
⑤ bolus를 사용했다.

해 설
유방암 접면 조사로 2문으로 Half beam으로 계획을 수립하였으며 균등한 선량분포를 위해 wedge filter를 사용한다.

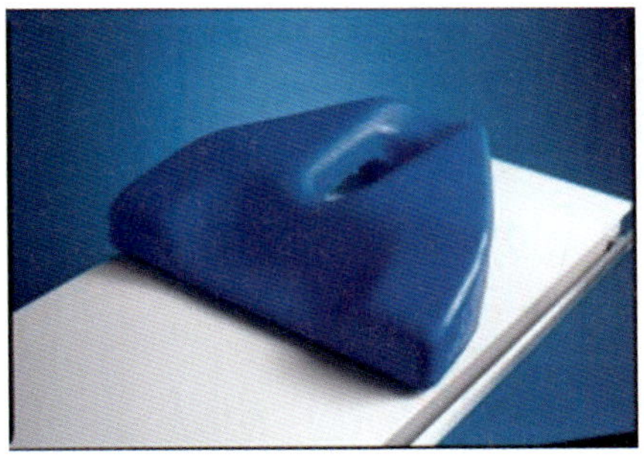

(A)

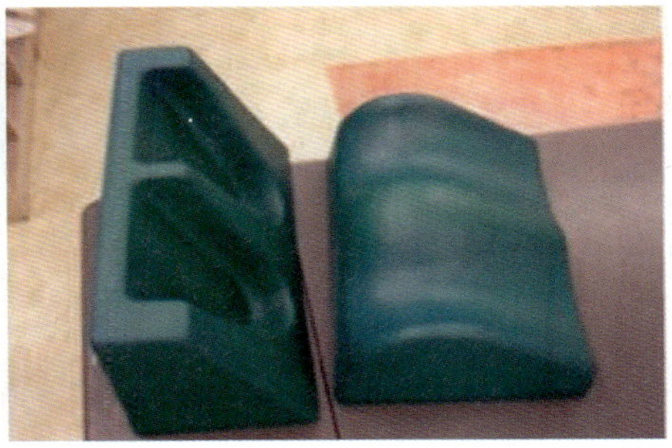

(B)

영상 107

【문제 178】 그림 106의 고정기구에 관한 설명으로 옳은 것은 ?

① A는 선 자세용의 pillow 이다.
② A는 엎드린 자세용의 pillow 이다.
③ B는 엎드린 자세용의 무릎받침(knee lock) 이다.
④ B는 선 자세용의 무릎받침(knee lock) 이다.
⑤ 조직등가물질을 사용한다.

해 설
A는 prone에서 pillow 용, B는 supine에서 무릎받침(knee lock) 이다.

정답
177. ① 178. ②

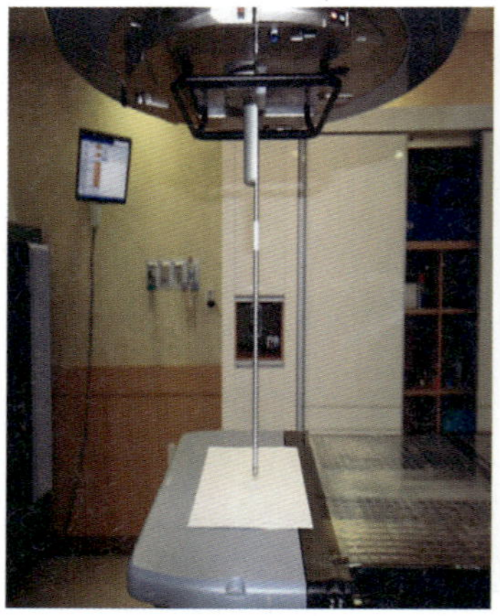

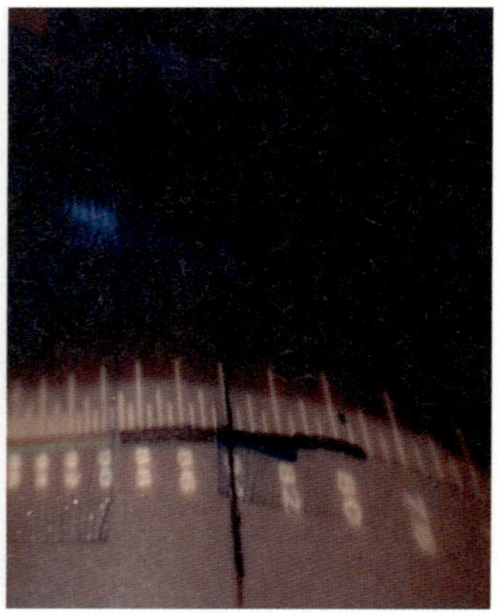

영상 108

【문제 179】 영상 108의 장치를 이용한 측정 내용은 ?

①

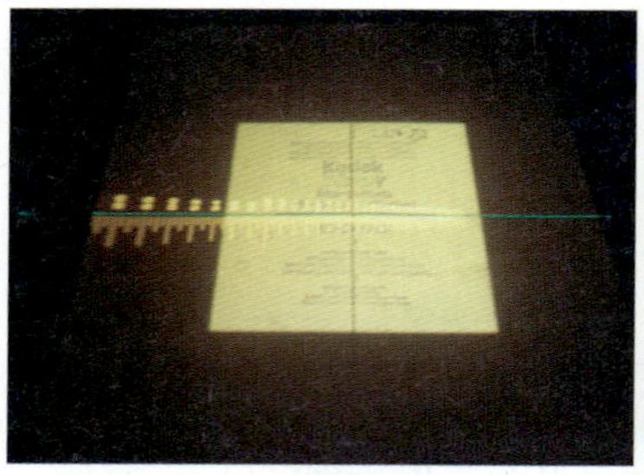

②

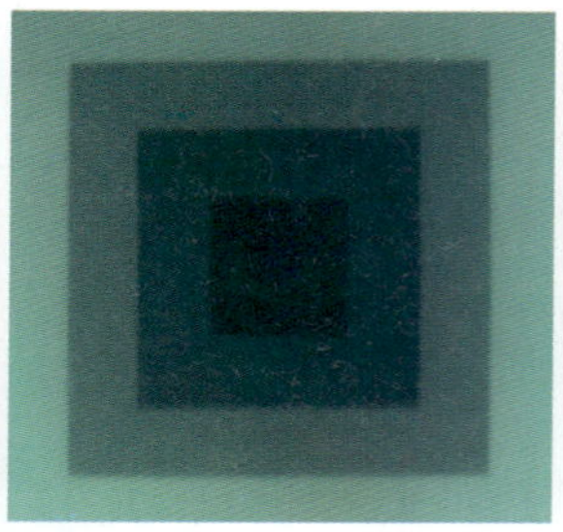

③

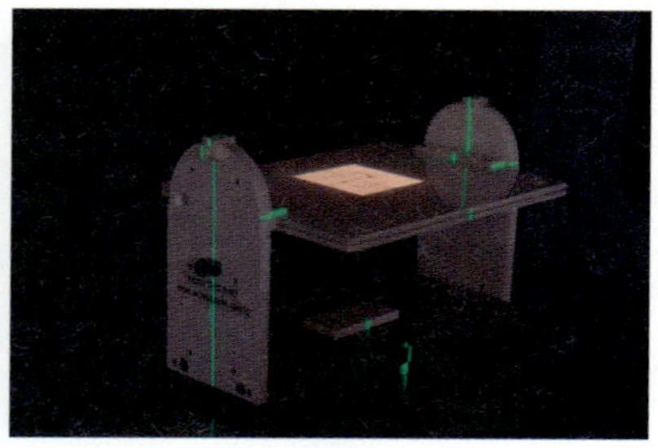

④

⑤

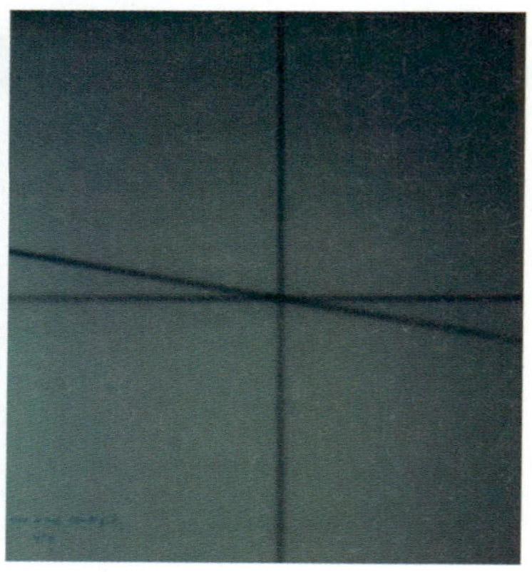

해 설

기계적인(mechanical) 정확성 평가로 광거리지시기(ODI)를 이용하여 QA 한 것으로 ①은 ODI, ②는 광조사야와 엑스선조사야 일치성, ③은 Iso-alignment를 이용한 광조사야와 cross-hair 정렬 확인 검사, ④는 Independent jaw collimator의 회전중심, ⑤는 Gantry 회전중심축 검사의 중심축에서의 일치설 확인 검사이다

정답 179. ①

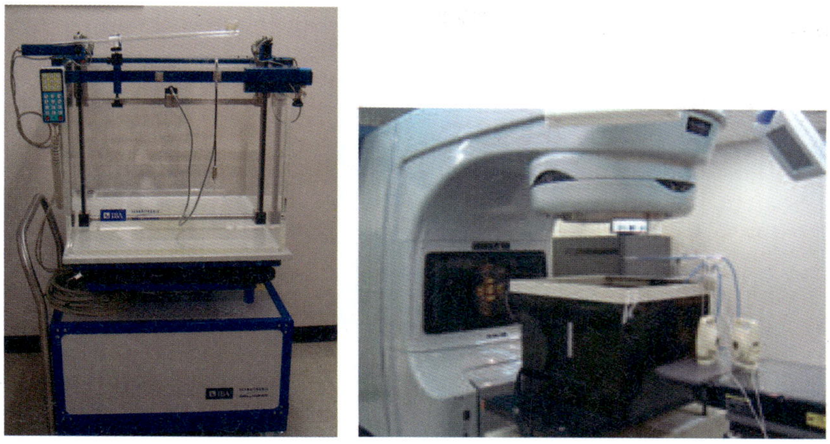

영상 109

【문제 180】 영상 109를 이용한 측정 내용으로 옳지 **않은 것은** ?

①

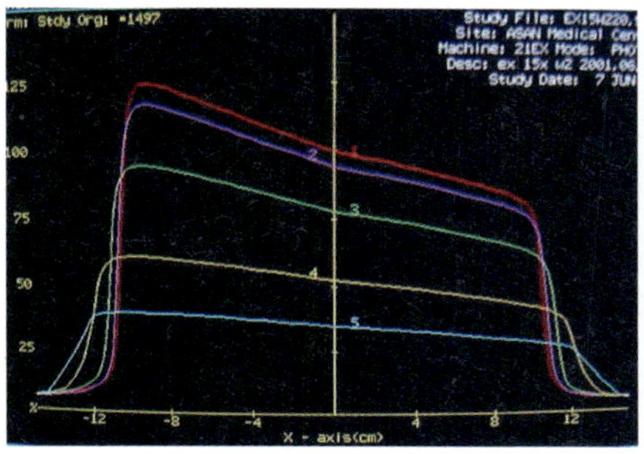

②

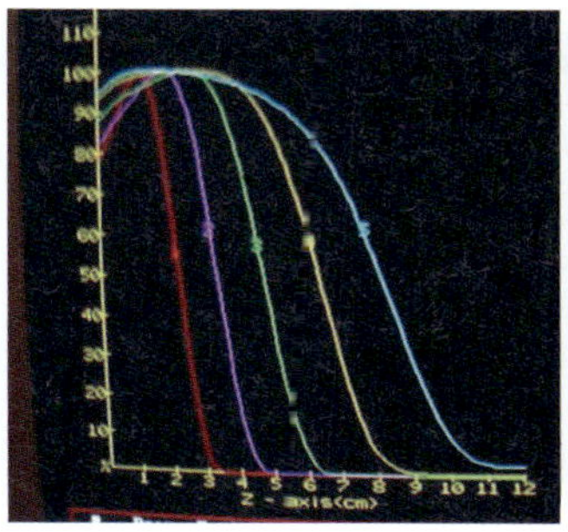

③

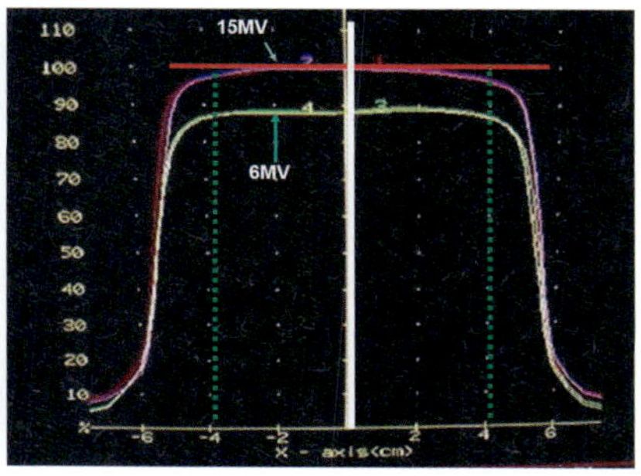

④

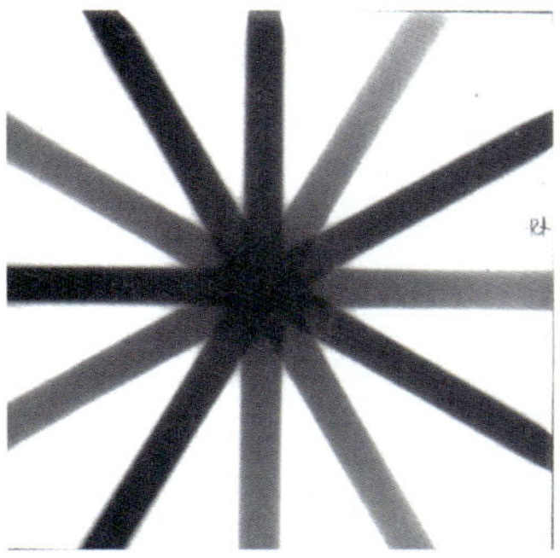

⑤

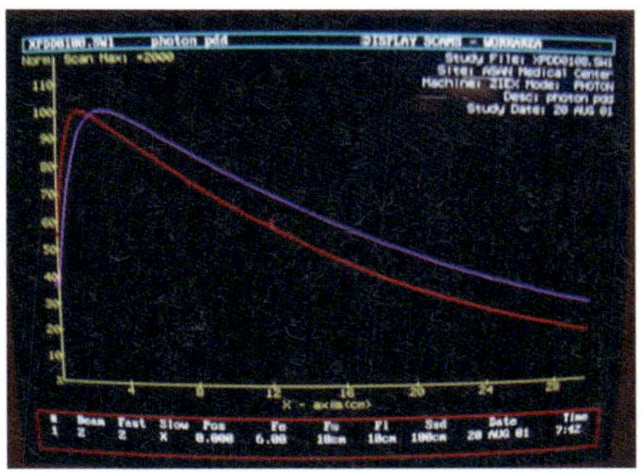

해 설

Large water phantom으로 선량의 정확성을, 즉 심부선량, 출력선량, wedge나 tray profile, 평탄도, 대칭도 등을 측정하는데, ①은 wedge profile, ②는 electron PDD 곡선, ③은 광자선의 평탄도 및 대칭도 측정, ④는 Gantry 회전중심축, ⑤는 광자선 PDD 곡선이다. 이 중 ④만 기계적 정확성에 대한 측정이다.

정답

180. ④

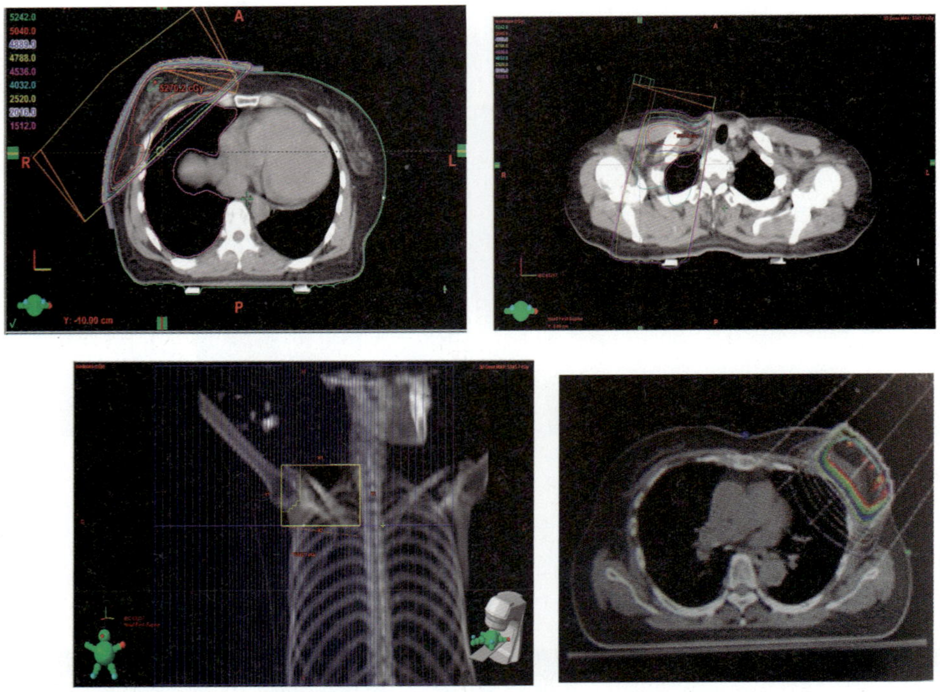

영상 110

【문제 181】 영상 110에서 치료 부위는?

① 폐암 ② 유방암 ③ 세로칸암 ④ 척추암 ⑤ 늑골암

해 설

첫번째 영상은 유방암에 6MV 엑스선으로 접면대향2문조사(유방암+SCL), 두번째 영상은 우측 유방과 SCL에 1문으로 6MV 엑스선조사하며, 부족 시 PAB로 boost 조사한다. 세번째 영상은은 SCL 조사(DRR), 네번째 영상은 전자선치료 이다.

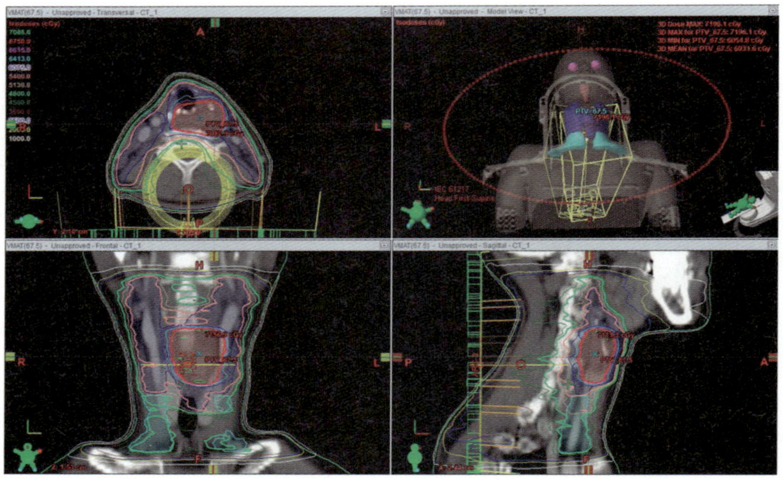

영상 111

【문제 182】 영상 111에 관한 설명으로 옳은 것은 ?

① 코인두암 치료 ② 대향2문조사 ③ VMAT(용적조절회전치료)
④ IGRT 영상 ⑤ 목뼈암 치료

해 설

Rapid arc 장치로 Hypopharyngeal(하인두)암에 IMRT 한 VMAT(Volume modulated arc therapy) 영상이다. 첫 번째 영상에서 red와 green의 2개 target에 고선량율로 동시에 치료하였으며, 척추에는 선량이 들어가지 않았다. VMAT 영상의 특징

정 답 181. ② 182. ③

은 첫 번째나 두 번째 영상에서 보면 노란색과 적색의 원(또는 진자조사의 반 원 등)이 특징이다.

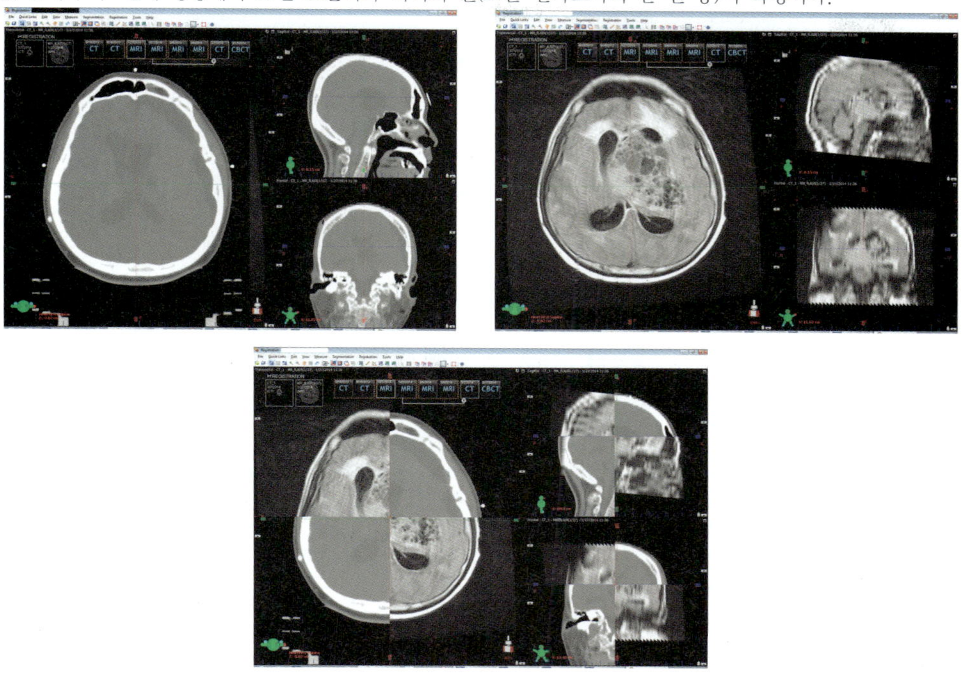

영상 112

【문제 183】 영상 112에 관한 설명으로 옳은 것은 ?

① DRR 영상 ② simulation 영상 ③ EPID 영상 ④ 융합 영상(image fusion) ⑤ MRI 영상

해 설

Brain CT와 MRI를 융합한 영상이다.

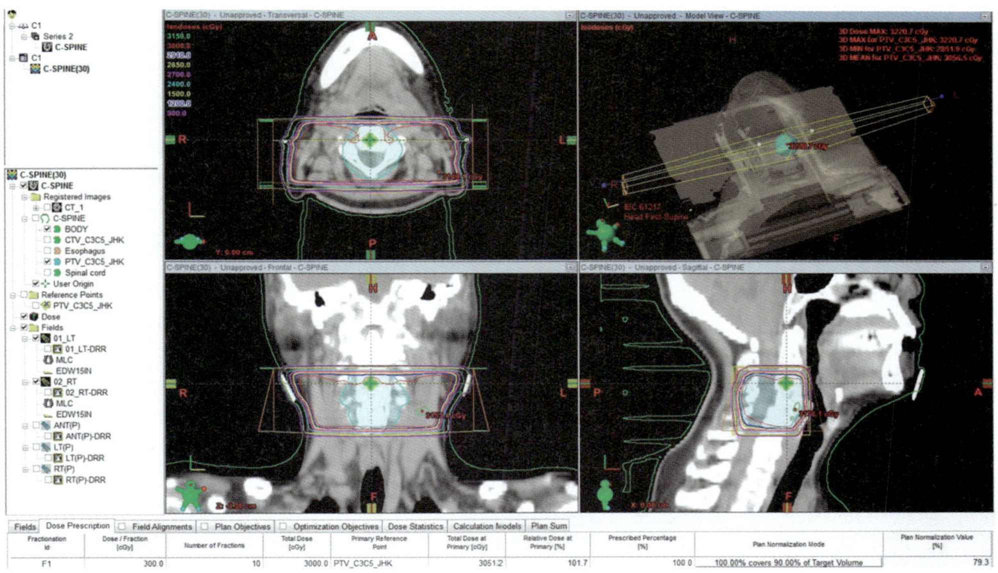

영상 113

【문제 184】 영상 113에 관한 설명으로 옳은 것은 ?

① C-spine의 대향2문조사 ② C-spine의 1문조사 ③ T-spine의 1문조사
④ 갑상샘암의 대향2문조사 ⑤ 하인두암의 대향2문조사

정답

183. ④ 184. ①

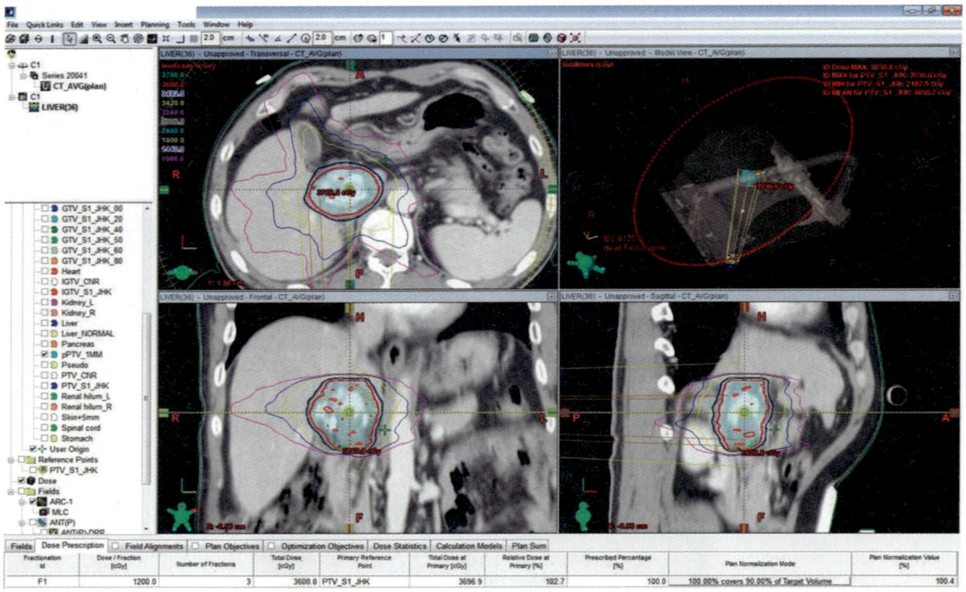

영상 114

【문제 185】 영상 114에 관한 설명으로 옳지 **않은 것은**?

① 간암 치료　② VMAT 치료법　③ SBRT(체부방사선치료) 치료법

④ 1일 1회 1200cGy 조사 후 1일 쉬고 3회 3600cGy 조사　⑤ PTV가 관찰되지 않는다.

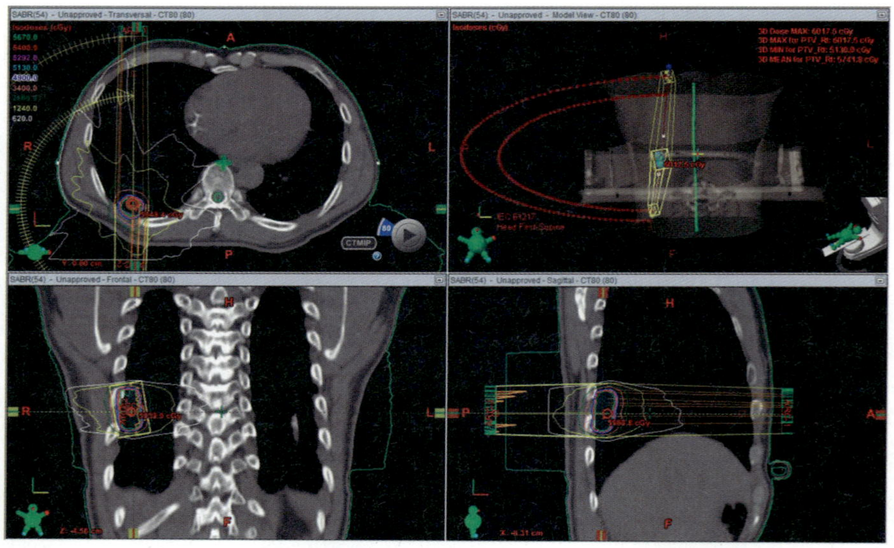

영상 115

【문제 186】 영상 115에 관한 설명으로 옳은 것은?

① 세로칸암 치료　② 대향2문조사

③ SBRT(체부방사선치료) 치료법　④ 1회 저선량으로 조사한다.

⑤ Simulation 영상이다.

해 설

Lung ca.로 늑골로 전이되어 Rapid Arc로 VMAT 하여 SBRT 하였다.

185. ⑤　186. ③

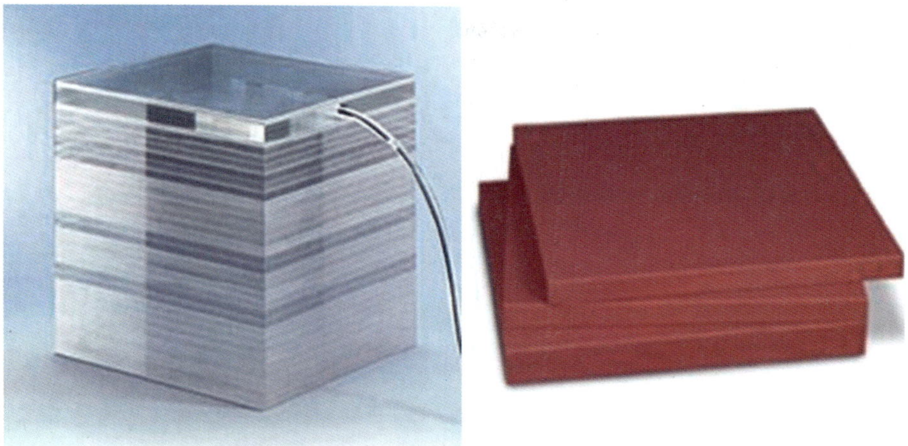

영상 116

【문제 187】 영상 116에 관한 설명으로 옳은 것은 ?

① Mix-Dp　② Output 측정　③ 대칭도 측정
④ Tray 특성에 의한 선량 측정　⑤ Wedge 특성에 의한 선량 측정

해 설
조직등가물질로(폴리스티렌, 아크릴 등) 만든 고체 팬톰으로 Electrometer에 연결하려 출력측정(단순한 선량평가 - D_{max}, D_d, %DD 용으로 Dmax에서 흡수선량만 측정)을 한다.

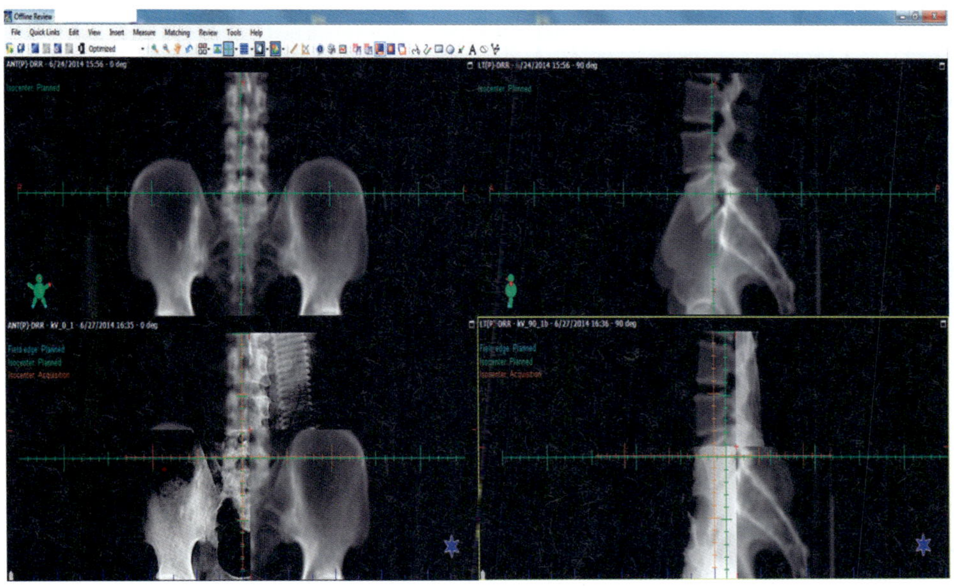

영상 117

【문제 188】 영상 117에 관한 설명으로 옳은 것은 ?

① 위쪽 두 영상은 MVCT 영상이다.　② 위쪽 두 영상은 OBI 영상이다.
③ 아래쪽 두 영상은 MVCT 영상이다.　④ 아래쪽 두 영상은 OBI 영상이다.
⑤ 위쪽 두 영상은 DRR, 아래쪽 두 영상은 DRR과 OBI를 융합(fusion)한 영상이다.

정답
187. ②　188. ⑤

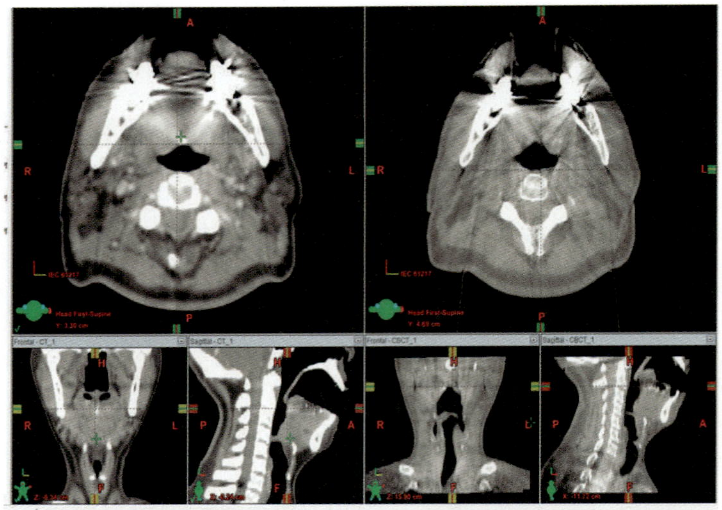

(A) (B)

영상 118

【문제 189】 영상 118에 관한 설명으로 옳은 것은 ?

① (A)는 MVCT 영상이다.
② (A)는 2D-OBI 영상이다.
③ (B)는 2D-OBI 영상이다.
④ (B)는 MVCT 영상이다.
⑤ (A)와 (B) 영상에서 metallic(금속) artifact가 관찰된다.

해설

(A)가 Plan CT, (B)는 CBCT(cone beam CT) 영상이다.

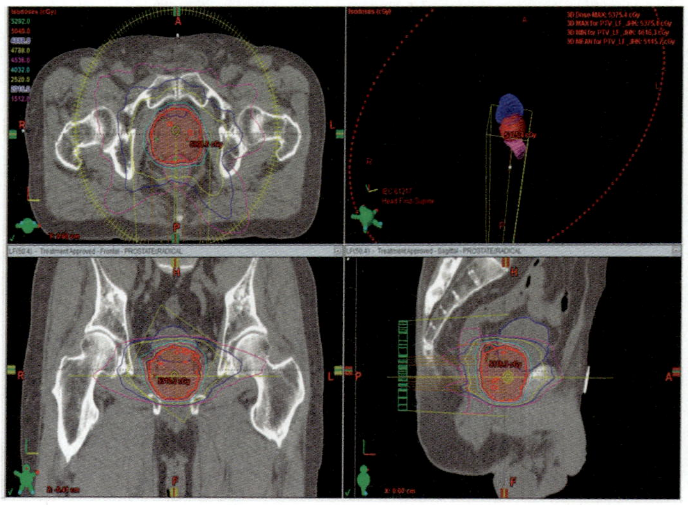

영상 119

【문제 190】 영상 119에 관한 설명으로 옳은 것은 ?

① 방광암 치료
② 직장암 치료
③ 전립샘암 치료
④ 엎드린 자세로 치료
⑤ 첫 번째 그림에서 적색은 방광이며, 3,4번째 그림에서 청색은 전립샘이다.

해설

전립샘암 VMAT RTP영상으로, 첫 번째 그림에서 적색은 전립샘암, 분홍색원은 직장이며, 3,4번째 그림에서 청색은 방광이다.

정답 189. ⑤ 190. ③

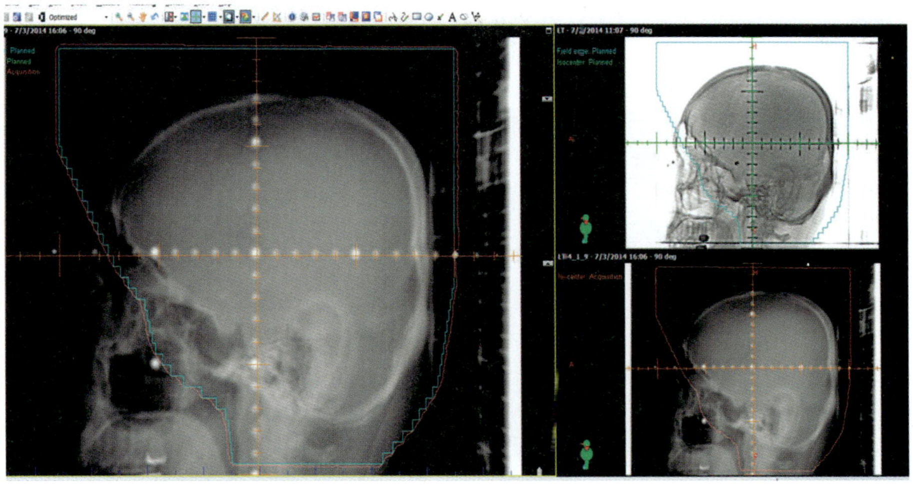

(A) (B)

영상 120

【문제 191】 영상 120에 관한 설명으로 옳은 것은 ?

① (A)는 모의치료실에서 얻은 영상이다.
② (B)에서 위 쪽 그림은 linacgram 영상이다.
③ (B)의 아래쪽은 모의치료실에서 얻은 영상이다.
④ 위턱굴암 조사 이다.
⑤ (B)의 위쪽(모의치료)과 아래쪽(linacgram)을 fusion한 영상이 (A) 영상 이다.

해 설
전뇌조사로서 하늘색선이 조사야, 경계 부분은 MLC로 차폐한다.

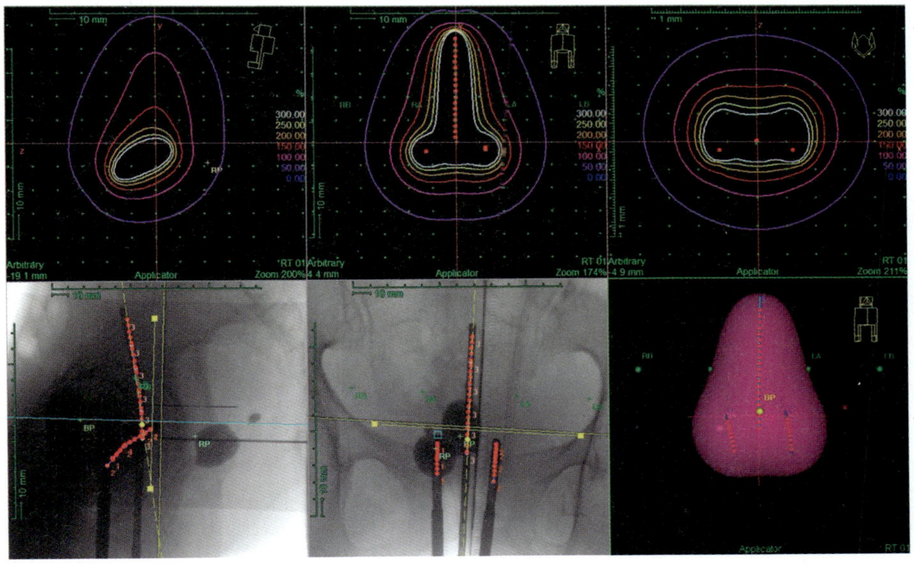

영상 121

【문제 192】 영상 121에 관한 설명으로 옳은 것은 ?

① ICR(강내조사) plan 모습이다.
② 질암에 Cylinder로 치료하는 장면이다.
③ 방광 표시(marking)가 관찰되지 않는다.
④ Ovoid 만 사용하였다.
⑤ 직장 표시(marking)가 관찰되지 않는다.

정답 191. ⑤ 192. ①

【문제 193】 아래 영상 중 방광암 치료 영상은 ?

①

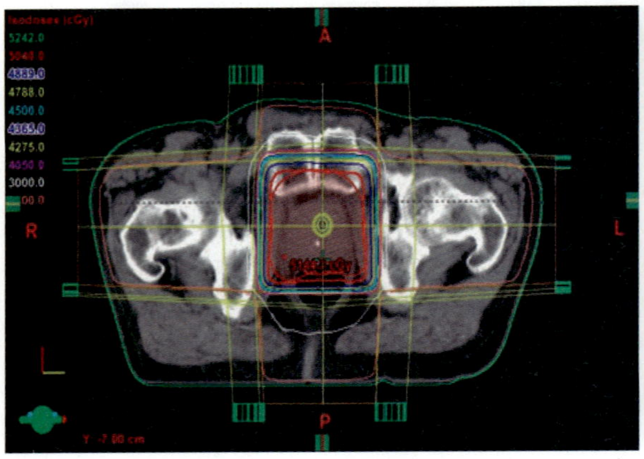

②

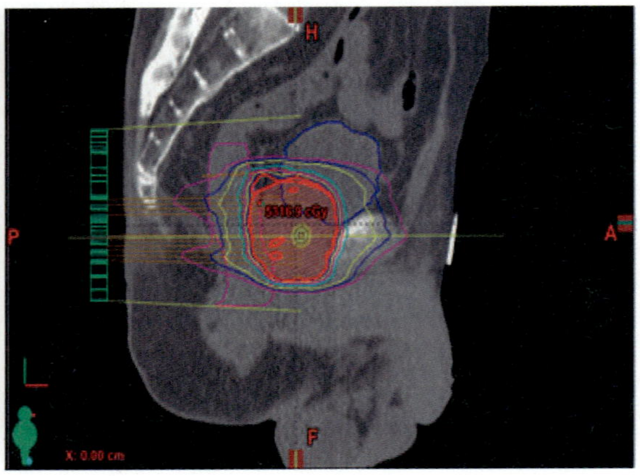

③

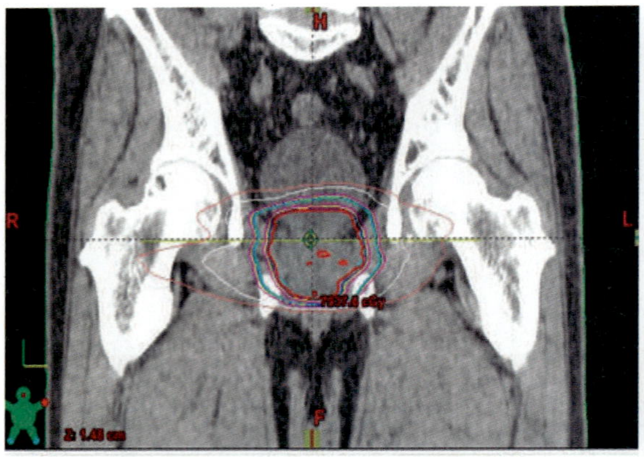

④

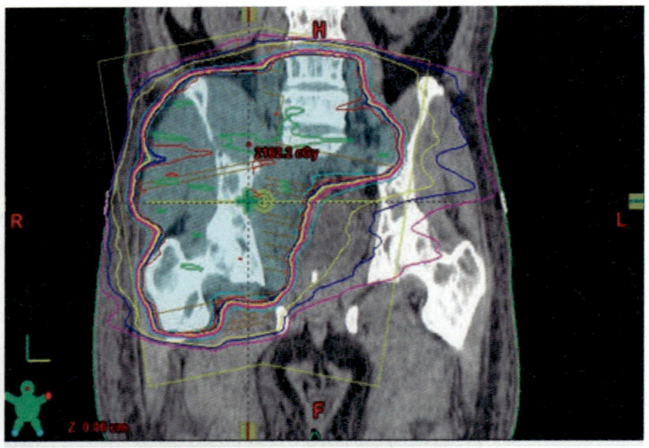

⑤

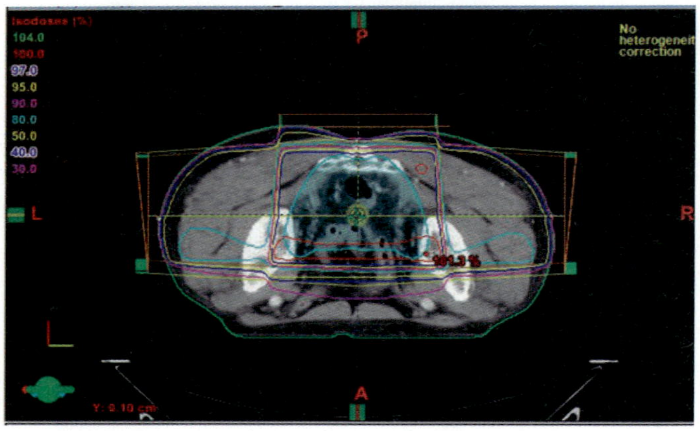

해 설

①은 방광암 4문조사, ②와 ③은 전립샘암 VMAT plan 모습, ④는 Pelvis VMAT plan 모습, ⑤는 직장암 3문조사 이다.

193. ①

【문제 194】 아래 영상 중 이자암의 3D 입체조형(confomal therapy) 영상은 ?

①

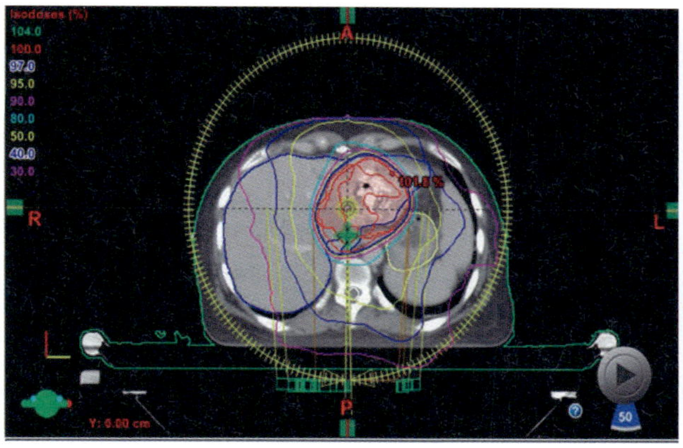

②

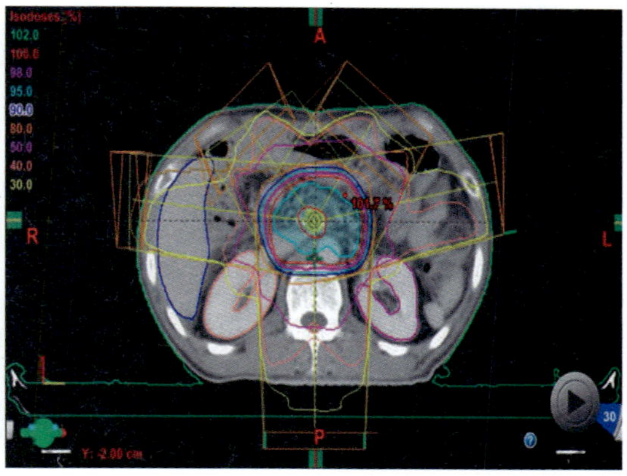

③

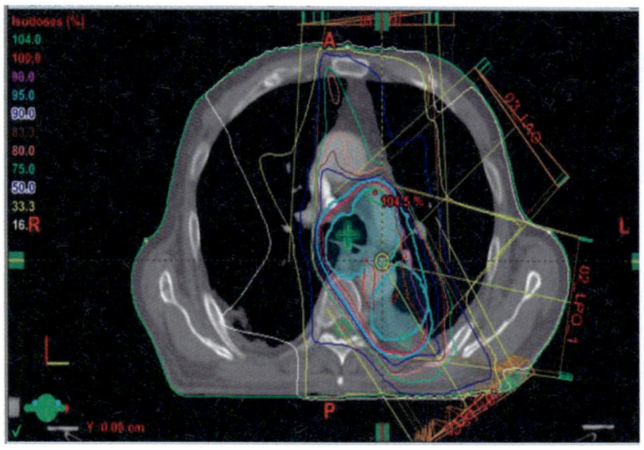

④

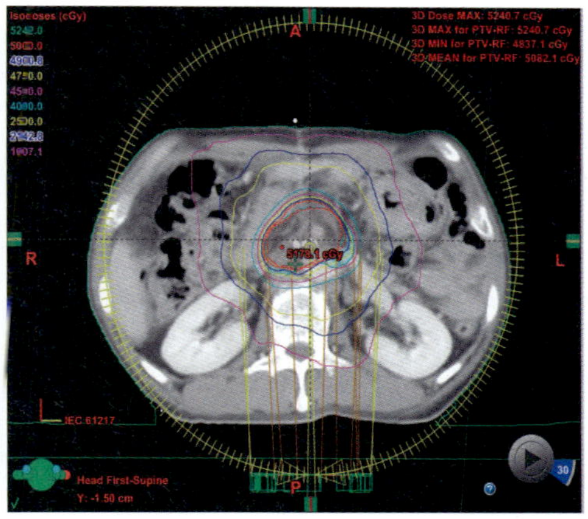

⑤

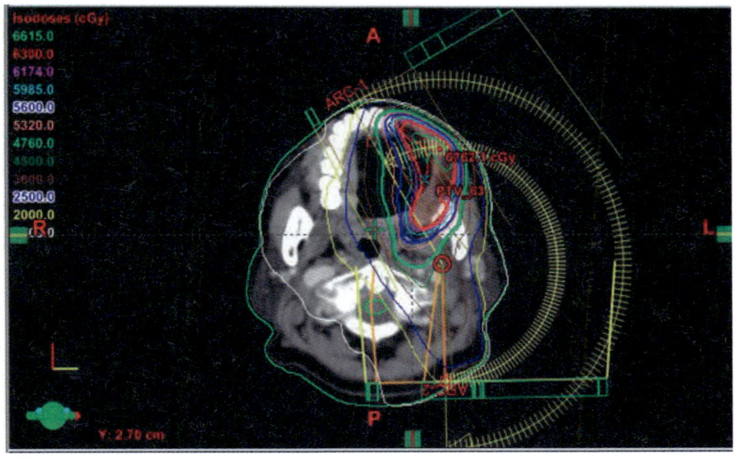

해 설

①은 간암 VMAT, ③은 세로칸(mediastinum) 3D conformal 치료, ④는 이자암의 VMAT plan 모습, ⑤는 구강암 VMAT plan 모습 이다.

194. ②

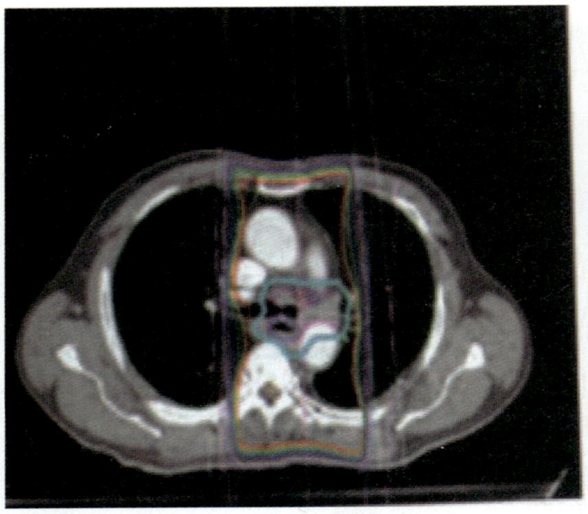
(A)

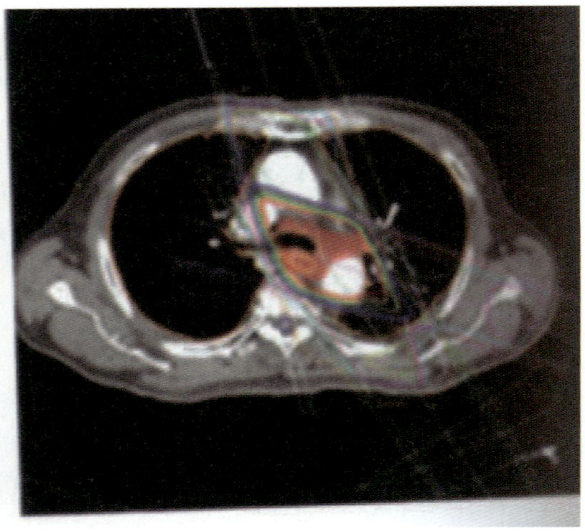
(B)

영상 122

【문제 195】 아래 영상에 관한 설명으로 옳은 것은 ?

① (A)는 3문조사 이다.
② (B)는 2문조사 이다.
③ (A), (B) 모두 폐암 치료 영상 이다.
④ (A)는 Non Co-plannar(비동일면) 조사 이다.
⑤ 식도암 조사 이다.

해 설

(A), (B) 모두 폐암 치료 영상으로, (A)는 대향2문, (B)는 3문조사로 spinal cord를 제외했다.

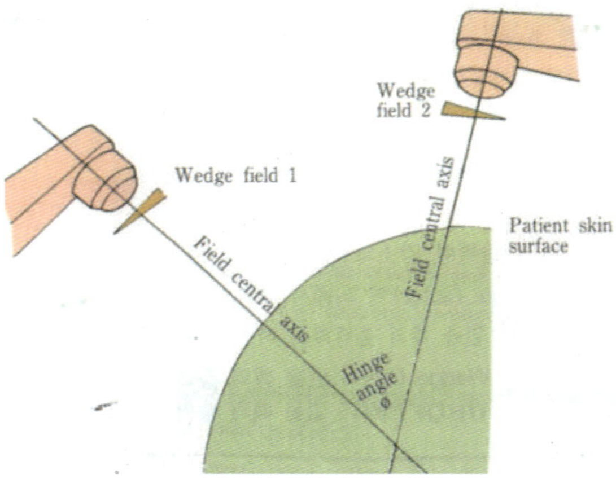

영상 123

【문제 196】 영상 123에 관한 설명으로 옳은 것은 ?

① 직교 2문조사이다.
② Hinge 각이 60도이면 wedge 각도 60도이다.
③ wedge filter는 표면 위에 올려 놓는다.
④ Hinge 각은 두 wedge filter 중심축의 외각 이다.
⑤ wedge filter는 원자번호가 작은 물질을 많이 이용한다.

정답 195. ⑤ 196. ②

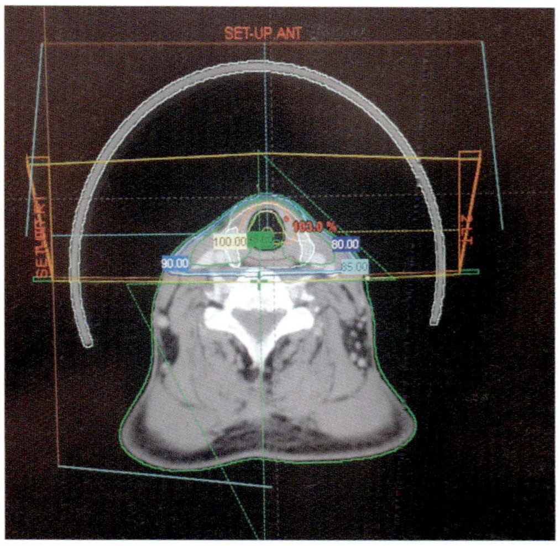

영상 124

【문제 197】 영상 124에서 사용하는 기구나 장치는 ?

①

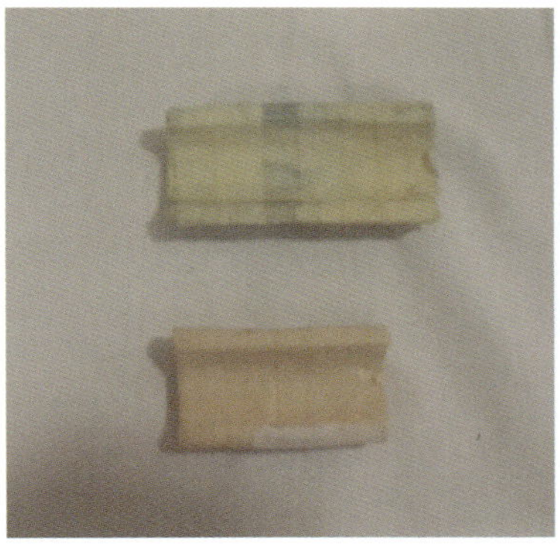

②

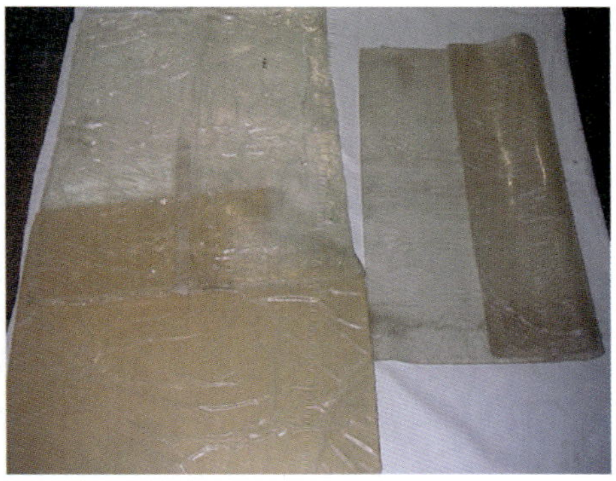

③

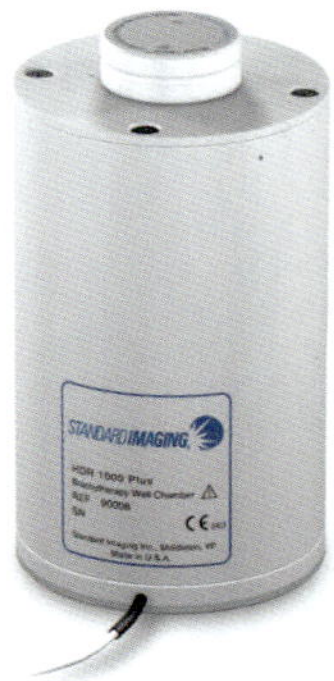

④

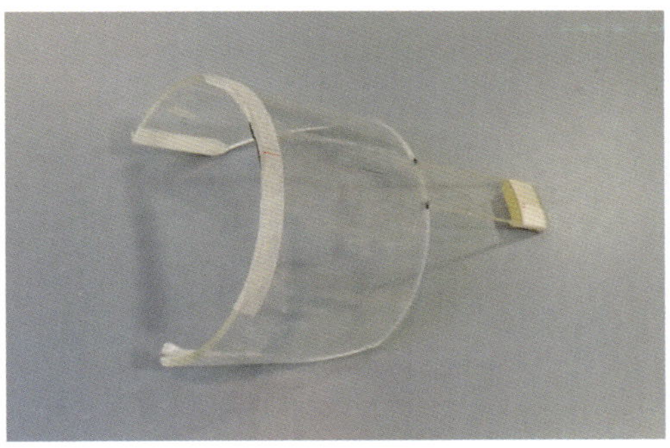

⑤

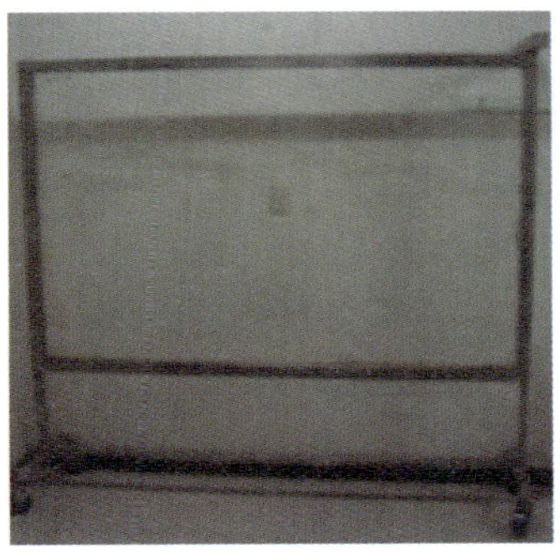

해 설

①은 질 내에 실린더 넣고, 실린더 아래에 반달 모양의 차폐체를 질에 넣어 치료한 장면으로, 질을 치료하는데, 직장을 차폐하며, 영상에는 직장에 공기가 팽창되어 있다. ②는 bolus, ③은 Well chamber, ④는 beam spoiler로 glottic ca.(성문암) 치료에서 고에너지 엑스선치료(6MV 엑스선) 시 wedge filter로 종양에 균등한 선량을 들어가게 하며, bolus를 사용하지 않고 beam spoiler를 사용해 피부에 선량을 줄이게 한다. ⑤는 beam spoiler로 TBI 등 전신조사 시 피부선량 증가를 위해 사용하는 기구이다.

정답 197. ④

【문제 198】 아래 영상 중에서 용적선량이 가장 많은 치료법은 ?

①

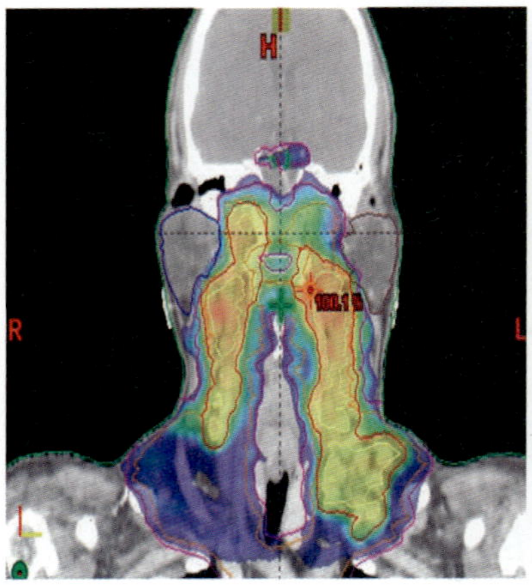

②

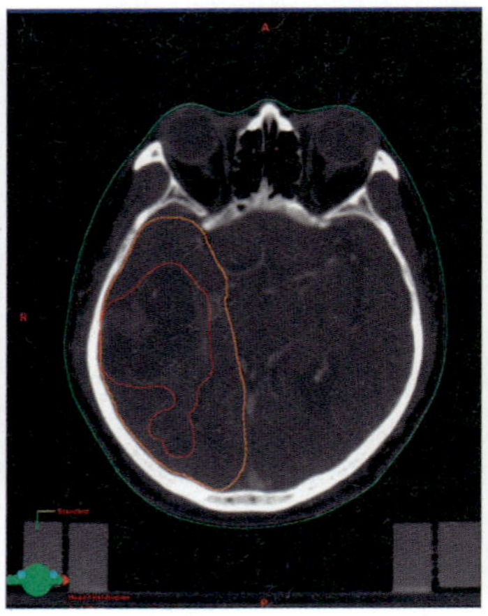

③

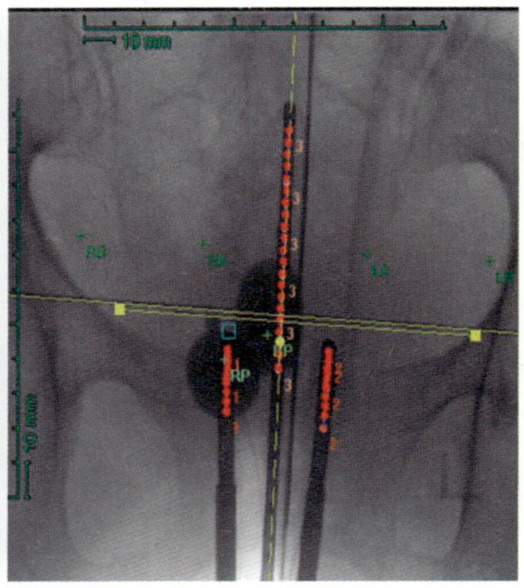

④

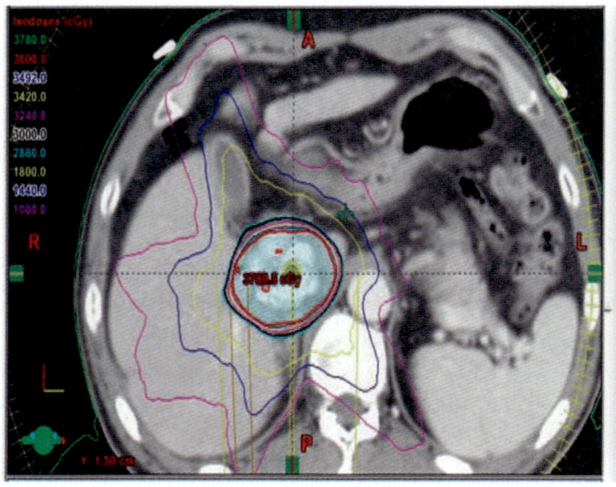

⑤

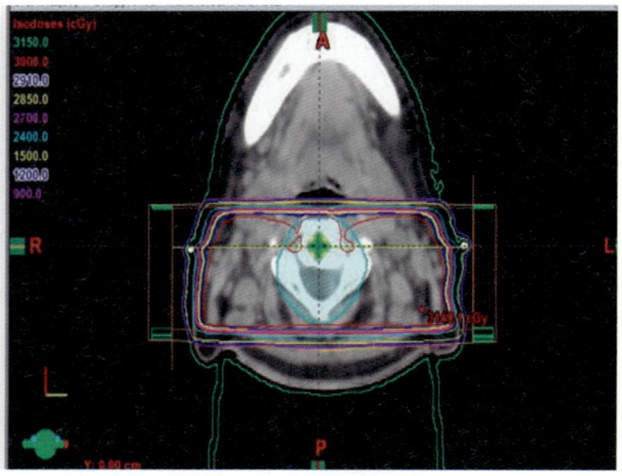

해 설

RTP 영상 중 ①은 귀밑샘(parotid gland cancer에 IMRT, ②는 brain tumor에, ③은 자궁경부암에 ICR 근접치료 plan 모습, ④는 간암에 VMAT 로 SBRT를 1200cGy로 3회 조사 중 1회로, ⑤는 C-spine을 대향2문조사 한 것이다.

198. ④

【문제 199】 고에너지 linac 장치로 10MV 이상 엑스선치료 시 콜리메터 등 원자번호가 큰 물질과 상호작용 시 발생하는 환경방사선을 측정하는 장비는 ?

①

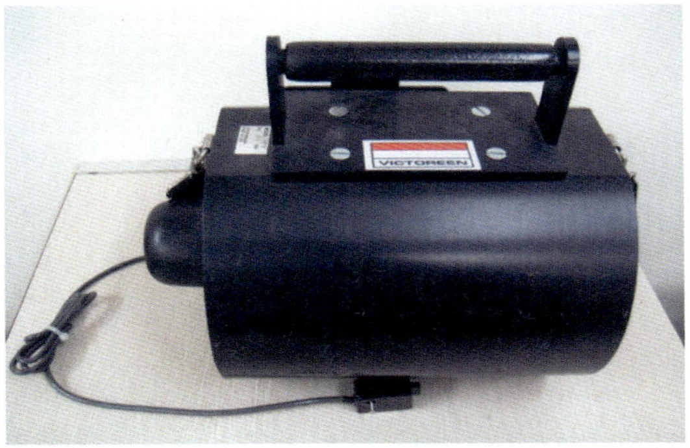

②

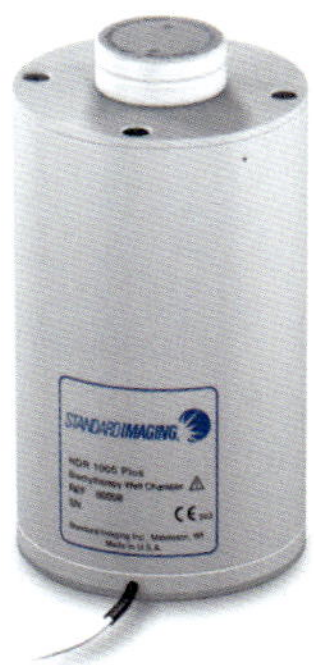

③

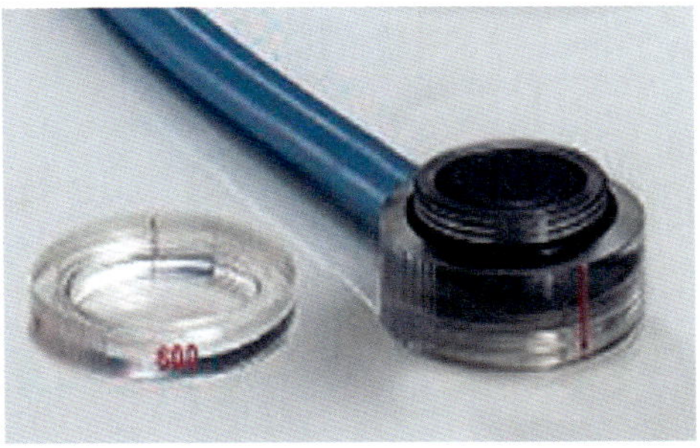

전면

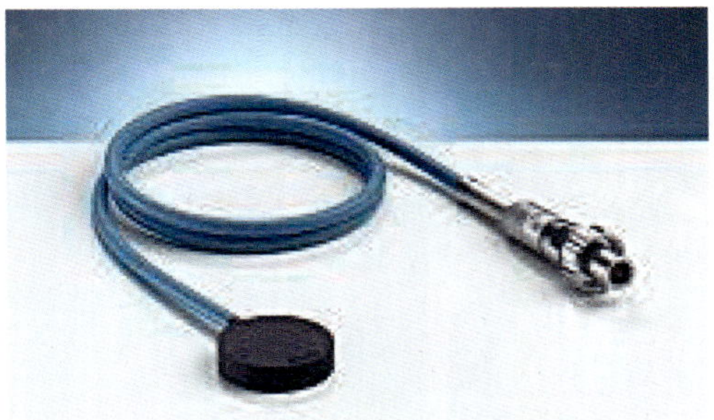

후면

④

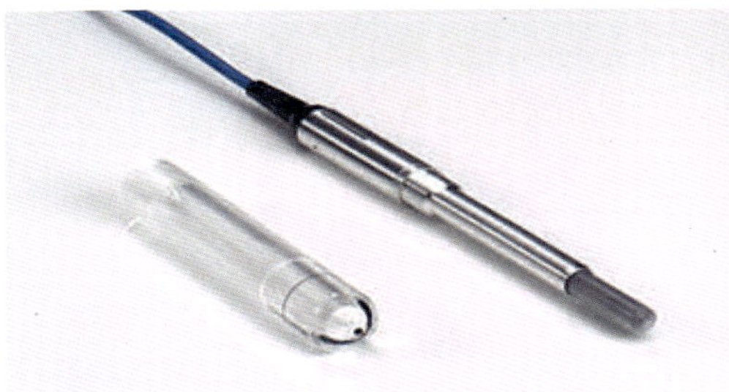

⑤

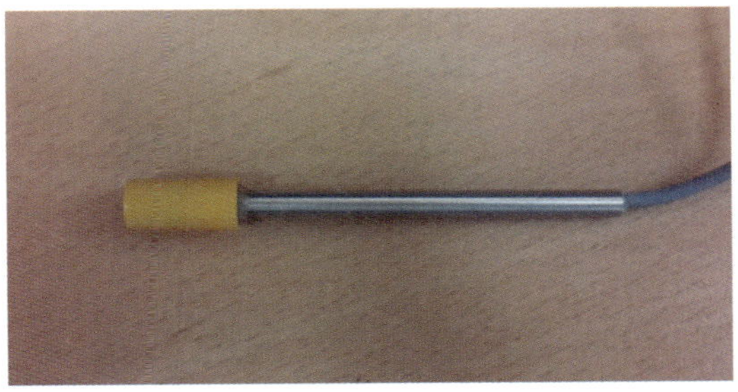

③ Farmer chamber

④ Plane parallel chamber

⑤ TLD(열형광선량계)

해 설

①은 BF_3 비례계수관으로 중성자를 검출하며, ②는 Well chamber로 근접치료용이며, ③은 평행평판형 전리함(Plane parallel chamber)으로 표면선량을 측정하는 Roos 전리함, ④는 Farmer chamber, ⑤는 photon용 field diode로 output factor 등을 측정한다.

정답

199. ①

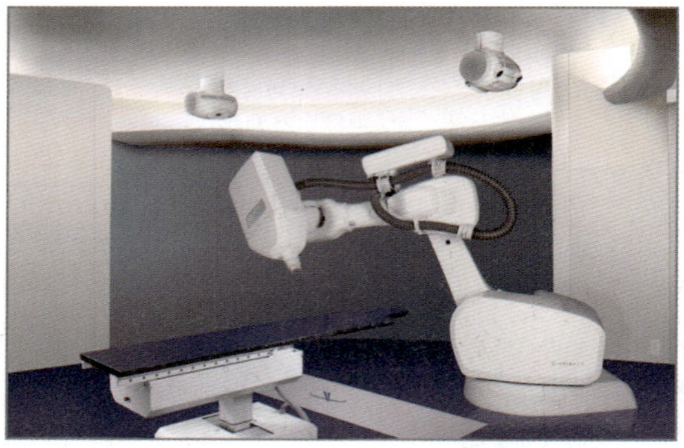

영상 125

【문제 200】 영상 125의 장치를 이용한 영상은 ?

①

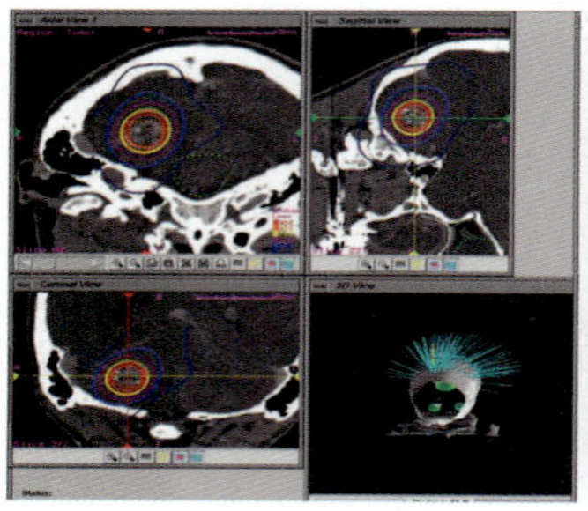

②

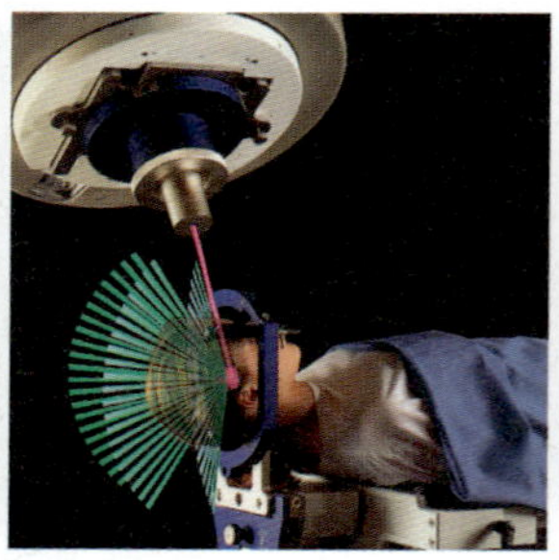

③

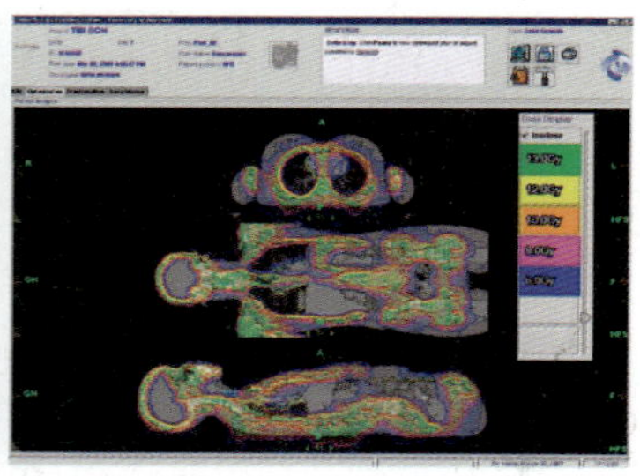

그림 5-22. 넓은 부위 치료(total marrow irradiation, 전신골수조사)

④

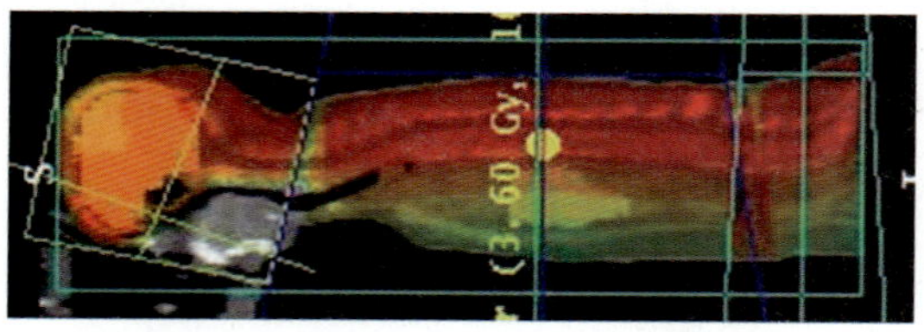

⑤

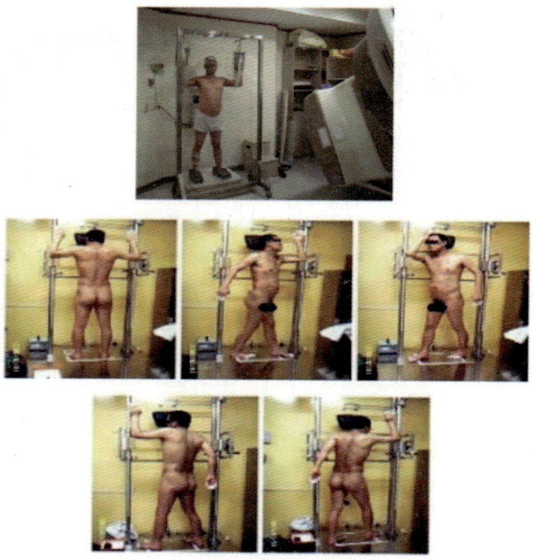

그림 108

해 설

②는 Gamma-knife, ③은 Tomotherapy 선량분포도, ④는 3D-conformal 치료, ⑤는 전신피부방사선치료 치료 장면으로 Cyberknife 장치로는 전신방사선조사를 할 수 없다.

정답

200. ①

【문제 201】 좁은 선속으로 SRS를 할 수 있으며, 실시간으로 위치를 추적하면서 엑스선으로 치료하는 장치는?

①

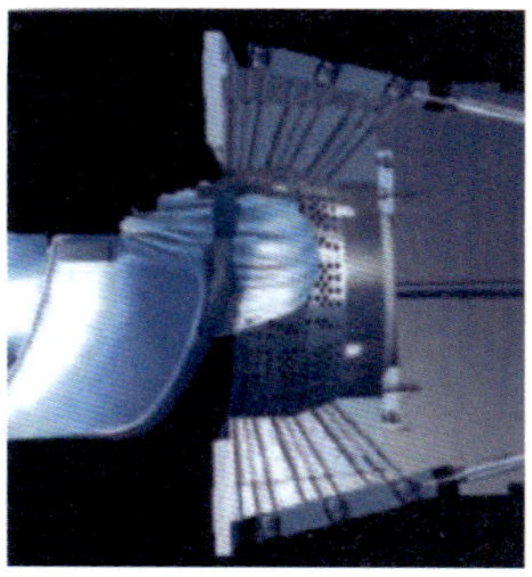

②

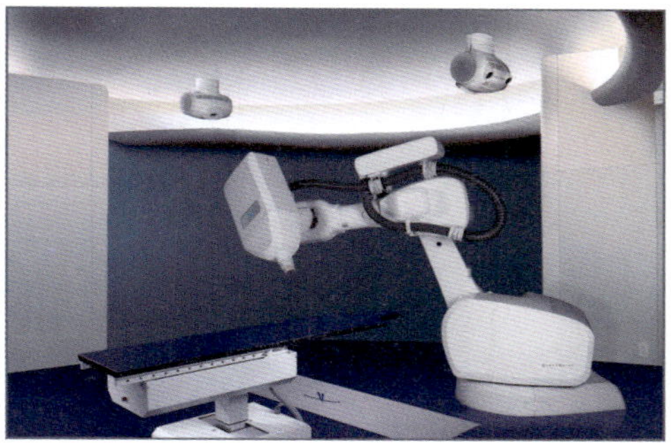

③

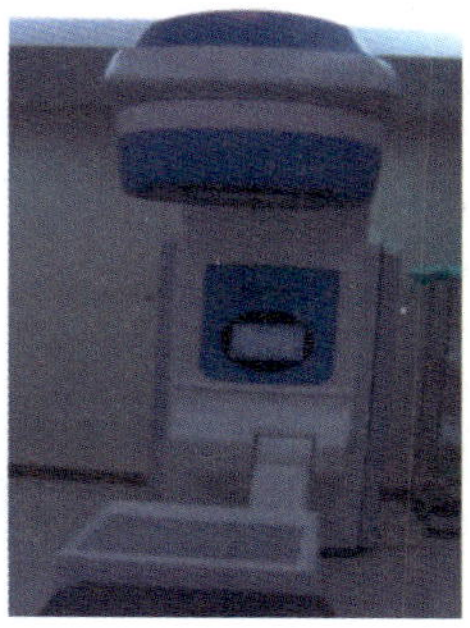

④

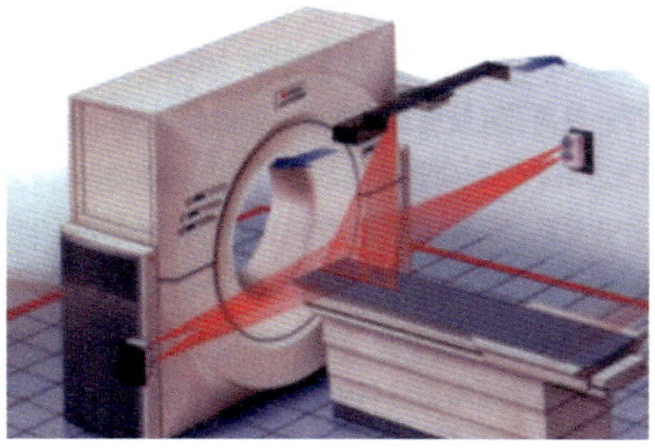

⑤

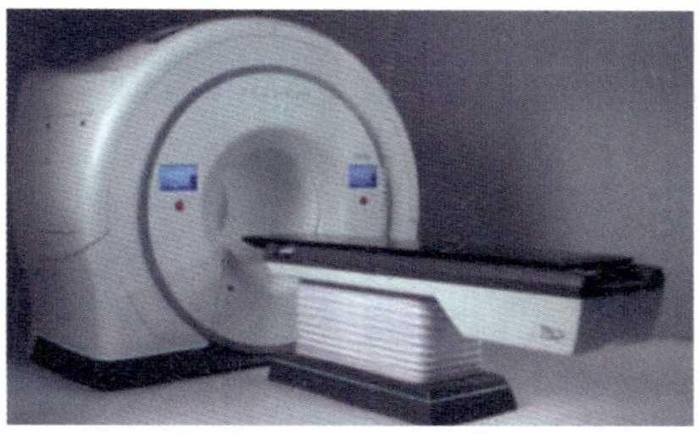

해 설

①은 Gamma-knife, ②는 Cyber knife, ③은 Conventional simulator, ④는 CT simulator, ⑤는 Tomotherapy 장치 이다.

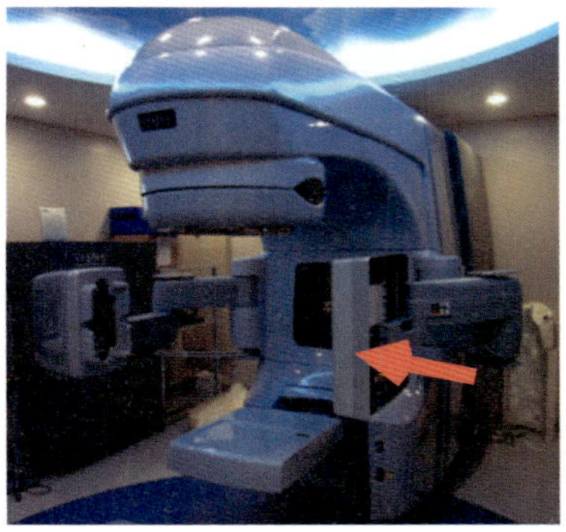

영상 126

【문제 202】 영상 126에 관한 설명으로 옳은 것은 ?

① 화살표는 엑스선관이다.
② 3D 영상 관찰을 할 수 없다.
③ kV 영상을 관찰할 수 있다.
④ 화살표 장치로 MV 영상을 관찰할 수 있다.
⑤ bow-tie filter를 화살표 장치에 부착한다.

해 설

탑재영상장치(OBI)를 이용하여 투시가 가능하고, 2D 및 3D(Cone beam CT) 촬영을 할 수 있다.

201. ② 202. ③

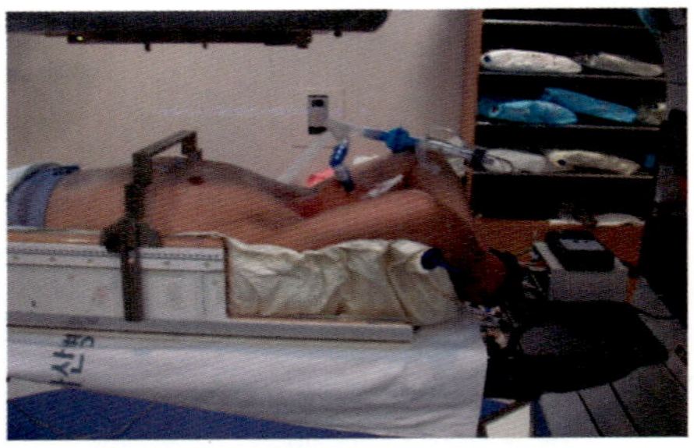

영상 127

【문제 203】 영상 127에 관한 설명으로 옳은 것은 ?

① 비침습적 조사 방식이다.
② 넓은 부위 치료에 이용한다.
③ 폐암에 대해 SRS 조사를 하였다.
④ 전신조사를 하기 위해 frame을 사용하였다.
⑤ gold marker를 삽입해 영상유도로 확인 후 로봇팔을 이용해 치료하였다.

해 설
폐암 환자에 frame 중앙에서 위쪽으로 종양 target 위치에 pointer를 놓는다. 머리 위에 호흡감지 시스템이 보이며, 입에 초기의 호흡동조 system이 보이고, 호흡 cycle을 평가한다. 치료대 위에 U 자형 틀(frame)은 SRS 치료방식이며 아래에 Vacuum mold가 관찰된다.

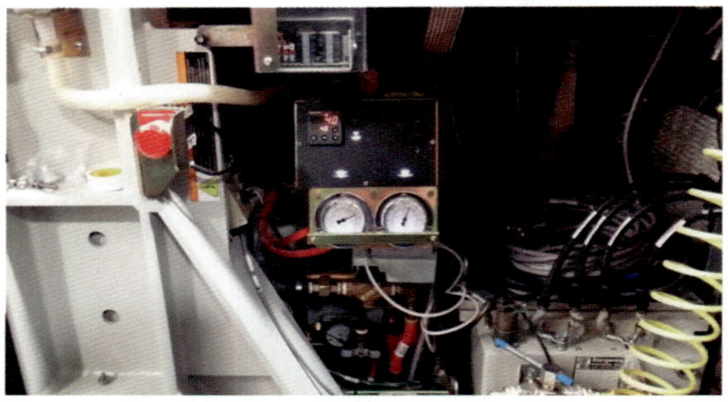

영상 128

【문제 204】 영상 128에 관한 설명으로 옳은 것은 ?

① SF_6 gas gauge 이다.
② 발진관에 고주파를 발생하는 게이지 이다.
③ 발진관에 들어가는 개스 압력을 조절한다.
④ 가속관 내 진공도를 점검하는 게이지 이다.
⑤ 가속관내 물 속도(유속)와 압력을 조절해 냉각용으로 사용한다.

해 설
이 장치 이외에 Klystorn 옆 쪽에 SF_6 gas gauge가 있어 Klystron과 Wave guide에 들어가는 압력을 조절해 준다.

정답
203. ③ 204. ⑤

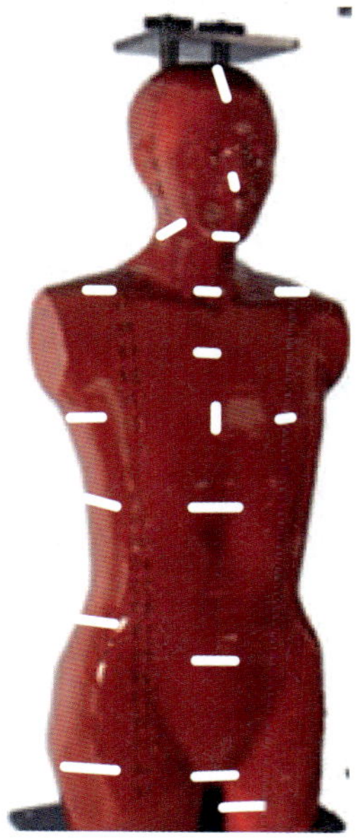

영상 129

【문제 205】 영상 129을 이용하여 치료 시 사용하는 선량계는 ?

①

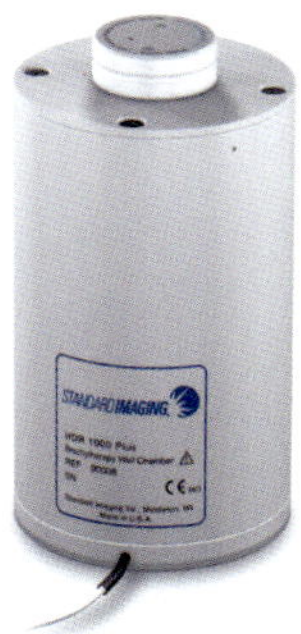

②

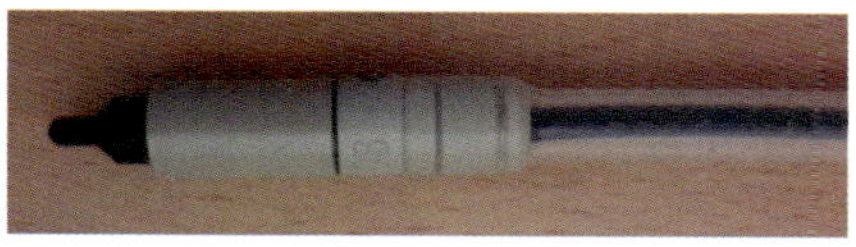

③

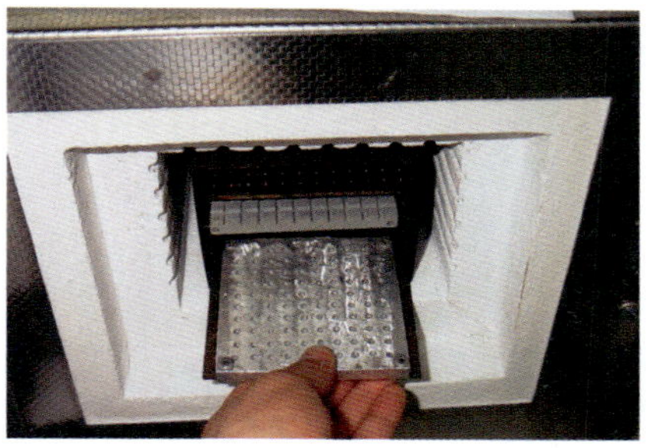

④

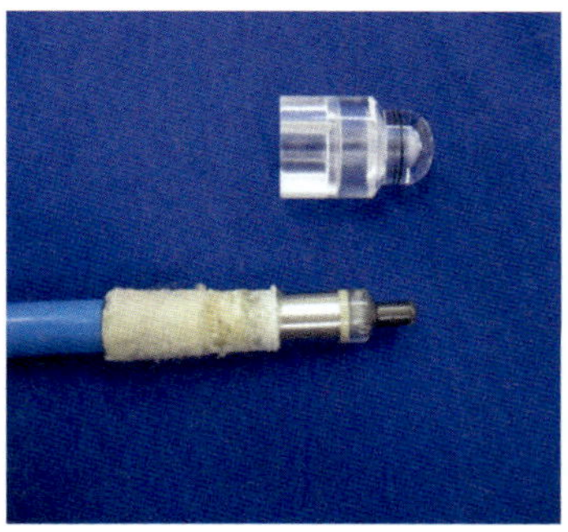

⑤

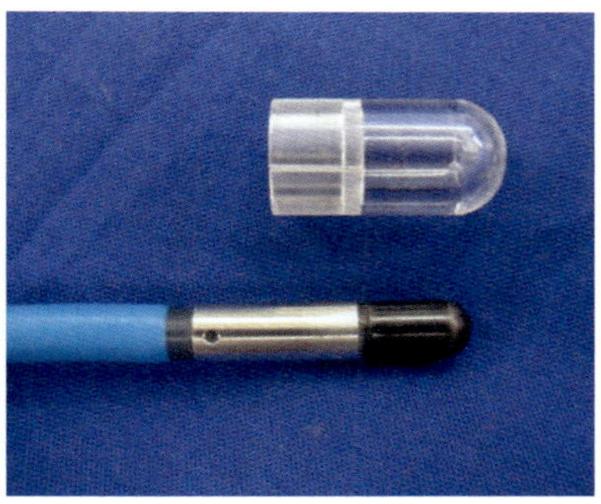

205. ③

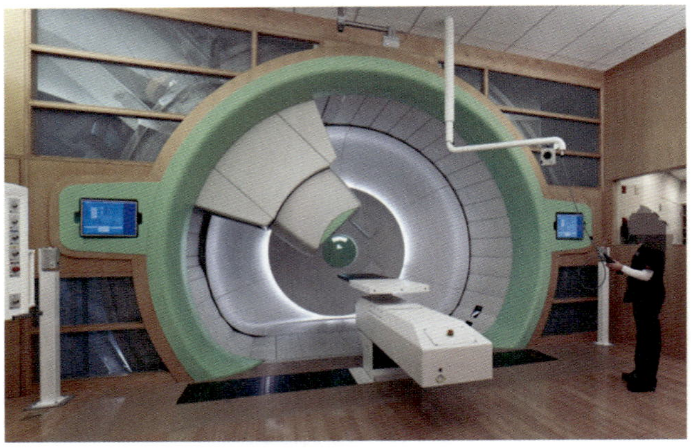

영상 130

【문제 206】 영상 130 장치를 이용하여 치료 시 영상은 ?

①

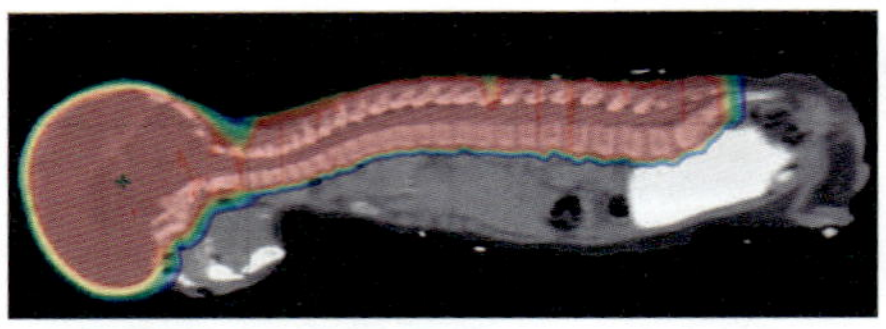

②

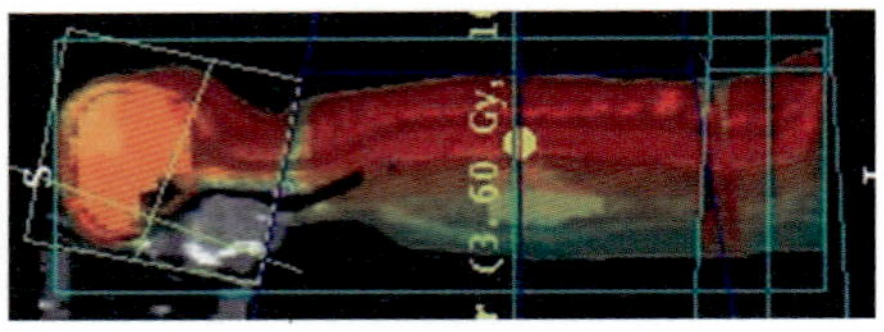

③

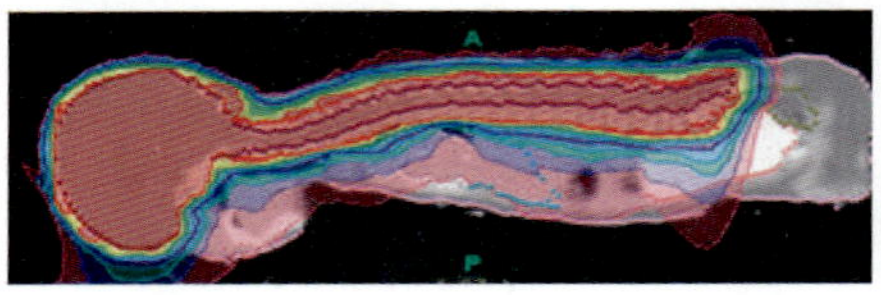

④

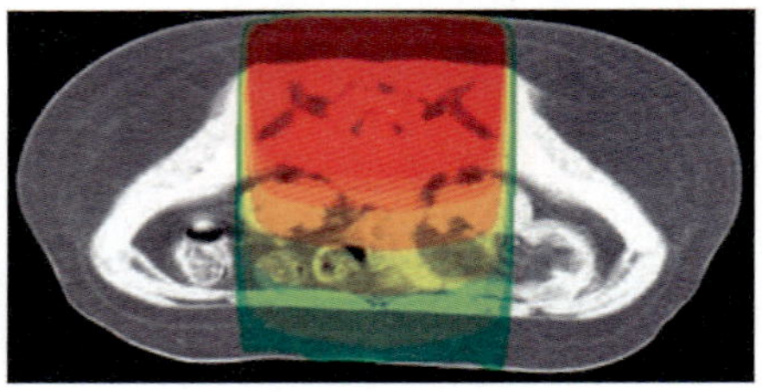

⑤

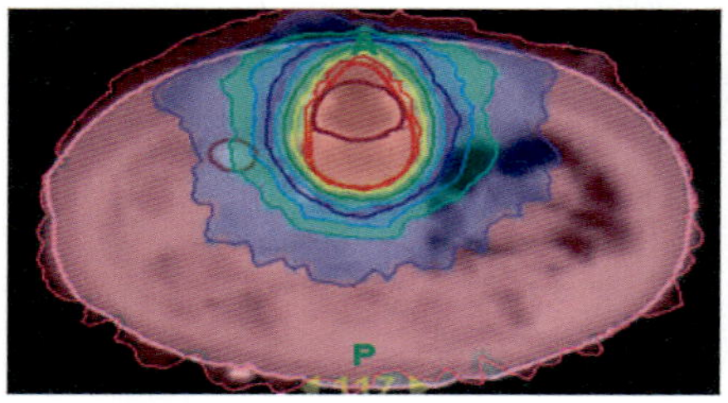

206. ①

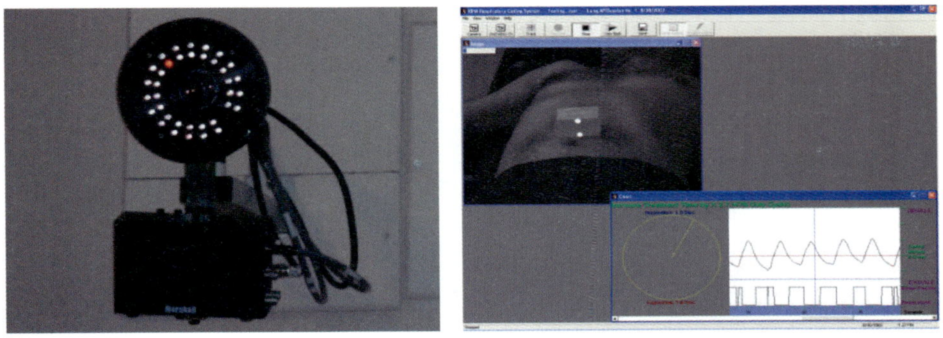

영상 131

【문제 207】 영상 131에 관한 설명으로 옳지 <u>않은 것은</u> ?

① 간암 치료에 주로 이용한다.
② 실시간호흡위치관리 시스템 이다.
③ 압력센서에 의한 belt 시스템 이다.
④ 3C~70% 사이에 호흡의 위상 시 조사한다.
⑤ marker block의 움직임을 감지하여 호흡을 모니터링 한다.

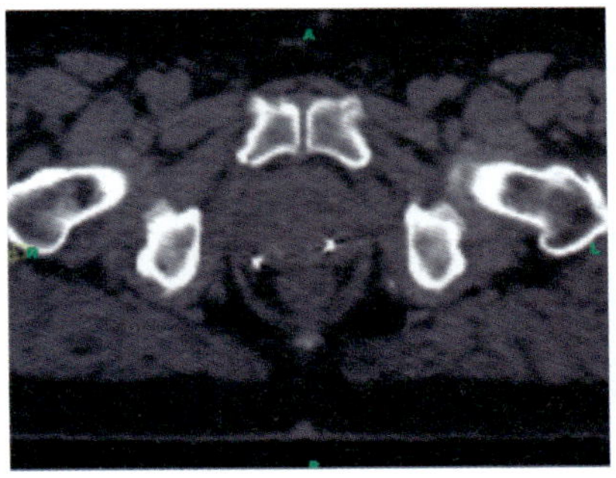

(A)

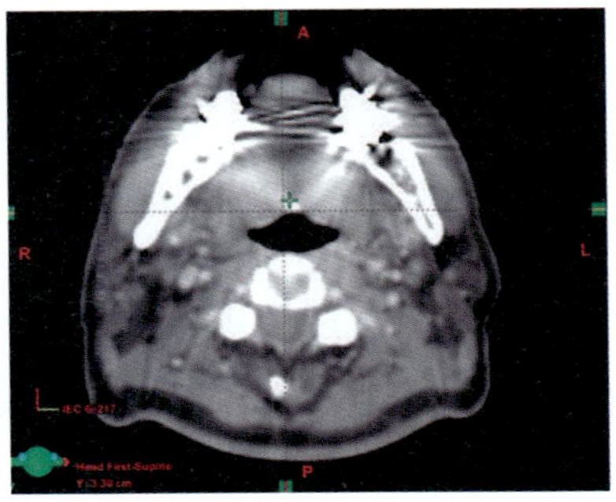

(B)

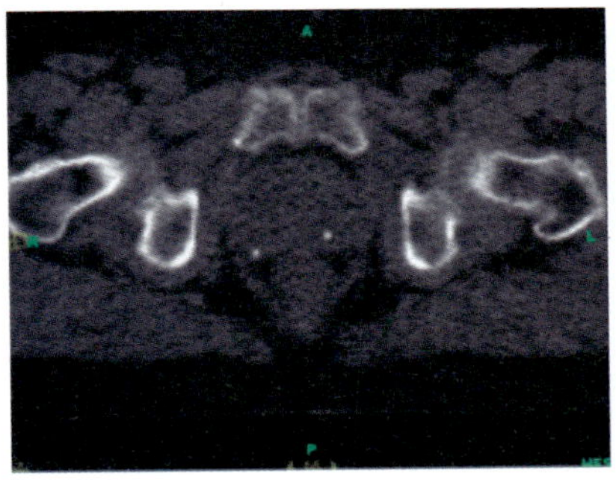

(C)

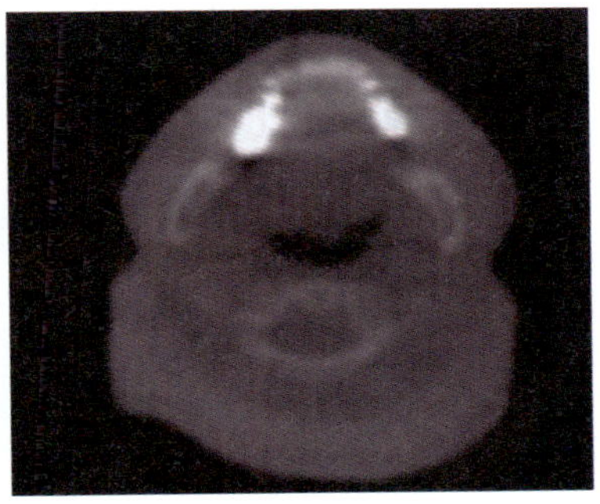

(D)

영상 132

【문제 208】 영상 132에 관한 설명으로 옳은 것은 ?

① (A)와 (B)는 MVCT 영상 이다.
② (C)와 (D)는 kVCT 영상 이다.
③ (B)는 호흡에 의한 artifact 이다.
④ (B)는 금속에 의한 artifact 이다.
⑤ (B)는 단층방사선치료의 MVCT 영상 이다.

해 설

(A)와 (B)는 kVCT, (C)와 (D)는 MVCT 영상으로, MVCT는 kVCT에 비하여 화질이 좋지 못한 단점이 있으나 인체 내의 고밀도물질로 인하여 발생하는 선질경화 허상 (beam hardening artifact)의 발생이 매우 낮다. (B)에서 보면 금속에 의한 artifact가 관찰된다.

정답

207. ③ 208. ④

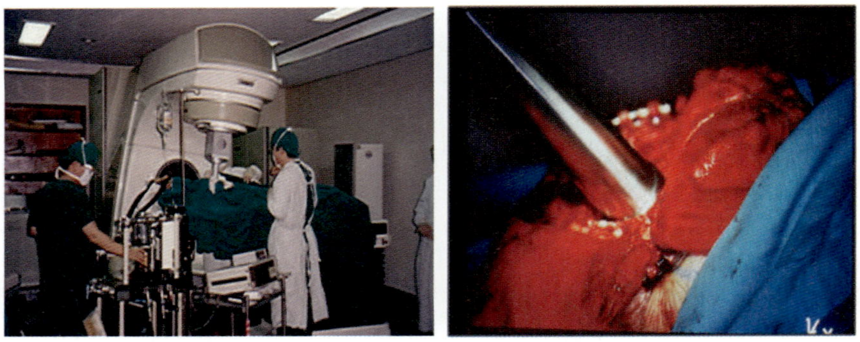

영상 133

【문제 209】 영상 133는 종래 치료 장면이다. 현재 많이 이용하는 장치는 ?

①

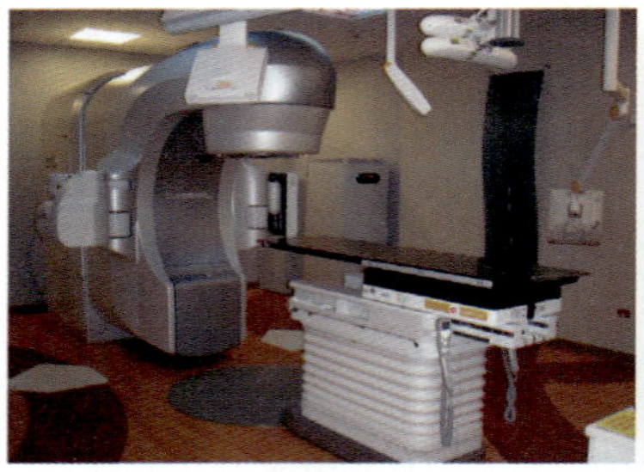

②

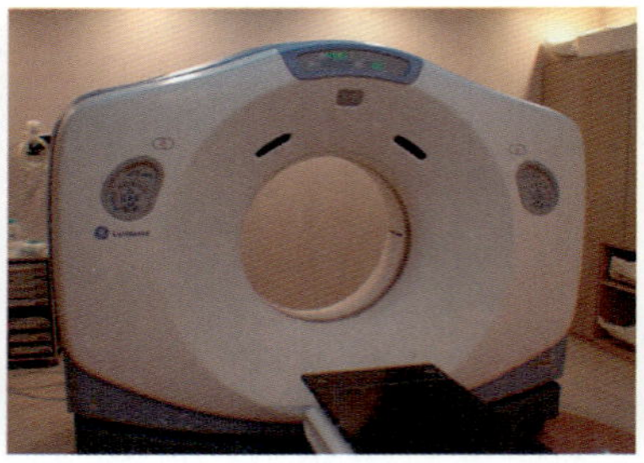

③

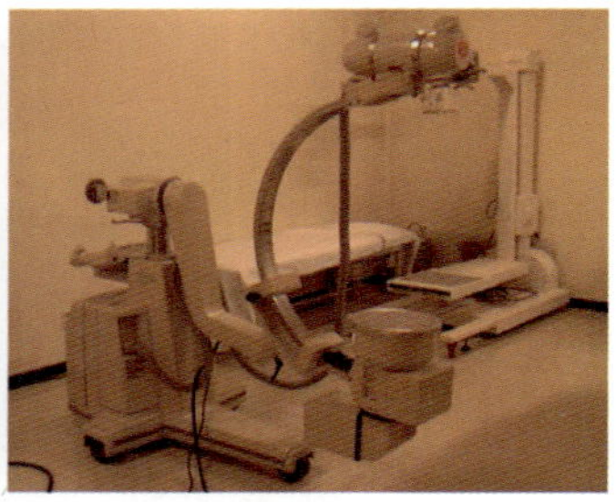

④

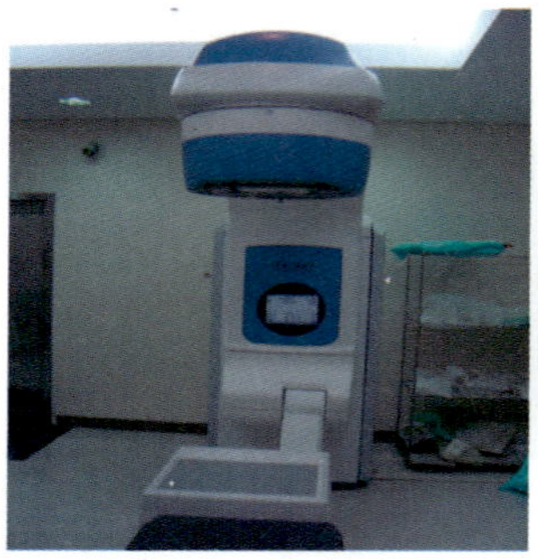

⑤

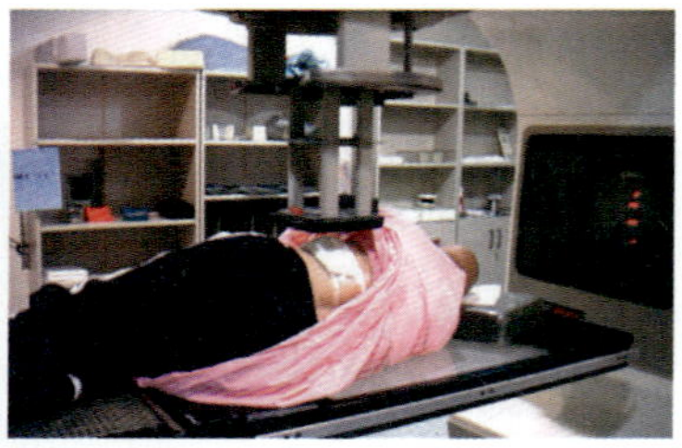

해 설

(A)는 TrueBeam, (B)는 CT scanner, (C)는 C-arm의 투시가 가능한 장치, (D)는 Conventional simulator, (E)는 선형가속기의 전자선 치료 장면 이다.

정답

209. ⑤

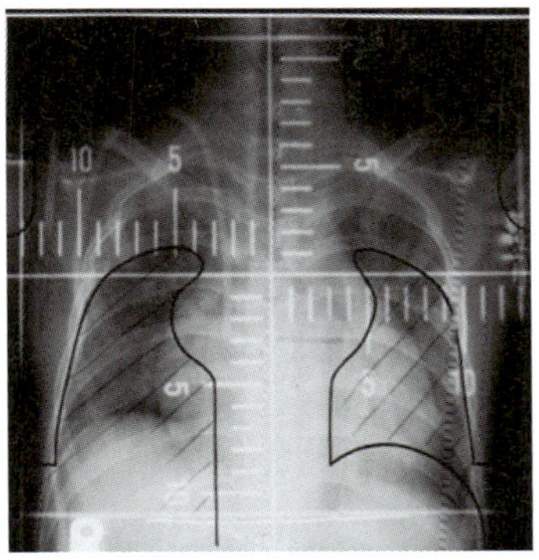

영상 134

【문제 210】 영상 134의 치료 부위는 ?

① 폐암 ② 후두암 ③ Hodgkin's 병 ④ 인두암 ⑤ 간암

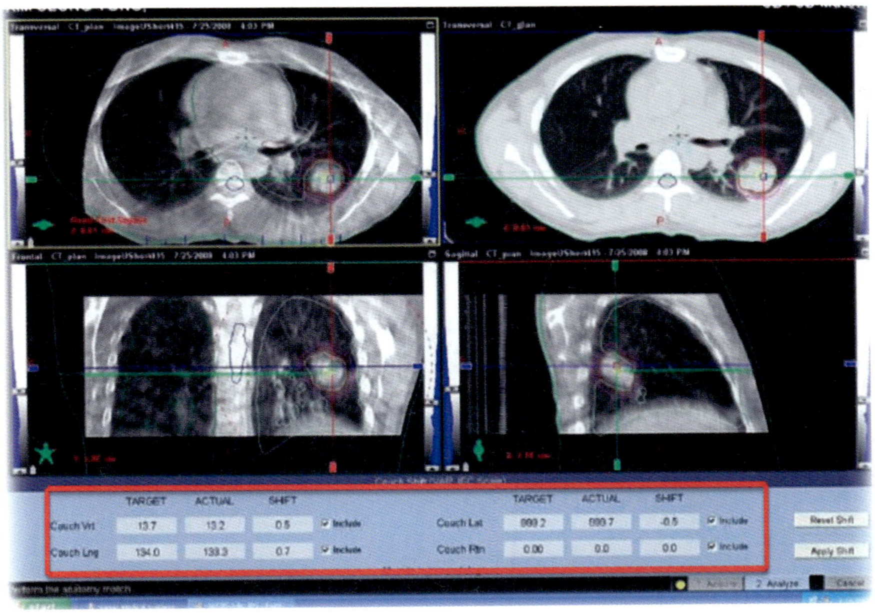

영상 135

【문제 211】 영상 135에 관한 설명으로 옳은 것은 ?

① 유방암 치료
② Gamma knife SRS 영상이다.
③ Tomotherapy 영상으로 화질이 선명하다.
④ MVCT 영상으로 좌측 폐암을 관찰 할 수 있다.
⑤ kV CBCT 영상으로, OBI로 치료부위를 확인 할 수 있다.

해설
kV Cone Beam CT 영상로 3차원 체적영상을 이용한 IGRT(3D/3D match) 영상이다.

정답
210. ③ 211. ⑤

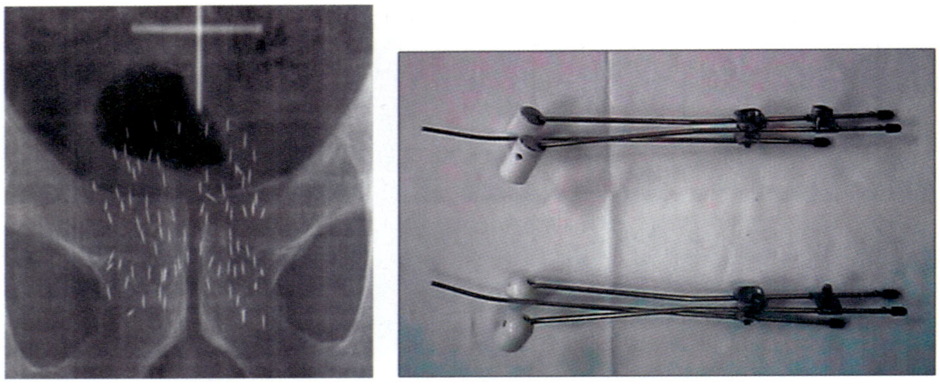

(A) (B)

영상 136

【문제 212】 영상 136에 관한 설명으로 옳은 것은 ?

① (A)는 Ra-226을 이용한 조직내 조사 이다.
② (A)는 I-125 seed를 이용한 조직내 조사 이다.
③ (A)는 일시자입으로 Rn-222 선원을 사용하였다.
④ (B)는 조직내조사용 applicator 이다.
⑤ (B)는 주로 Cs-137의 저선량율 선원을 많이 이용한다.

해 설

(A)는 I-125 seed를 이용한 조직내 조사로 영구자입용이다. 설(혀)암 조직내 조사는 Co-60, Ir-198을, 표면 mold 피부암은 Ra-226을, (B)는 자궁암 강내조사용 applicator(Tandem, Ovoid)로, Co-60, Ir-198을 주로 이용한다.

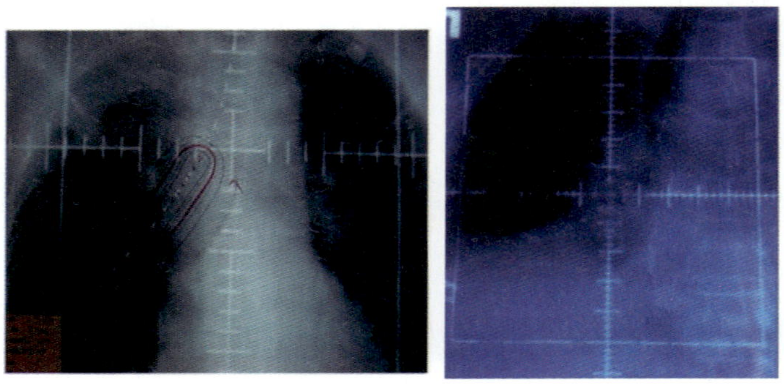

영상 137

【문제 213】 영상 137에 관한 설명으로 옳은 것은 ?

① 강내 조사를 한 simulation 영상 이다.
② Mold 치료한 영상으로 폐암에 많이 이용한다.
③ 영상은 (체)관내조사로 추가로 외부조사를 병행해 치료할 수 있다.
④ 실제 Ir-226 선원을 폐암에 삽입해 직내 조사하였다.
⑤ 조직내 조사로 가상 선원(dummy source)이 관찰된다.

해 설

기관지암 체관내치료로 치료계획 위해 가상선원을 관 내에 넣고 촬영하였으며, 암이 심한 경우 외부조사를 병행해 치료할 수 있다.

정답

212. ② 213. ③

【문제 214】 아래 QA에 관한 영상에서 근접치료에 관한 내용이 **아닌 것은** ?

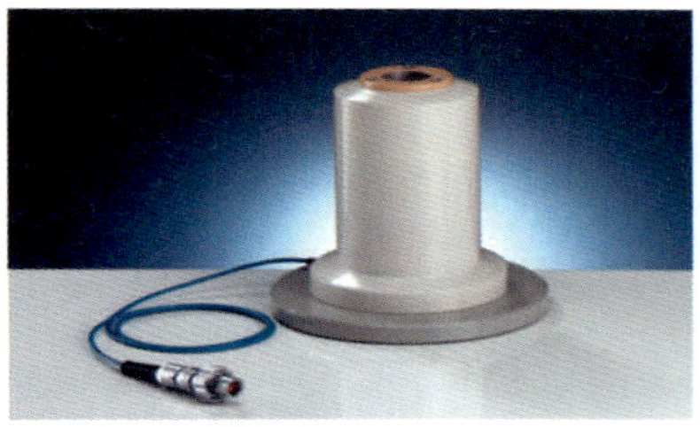

①

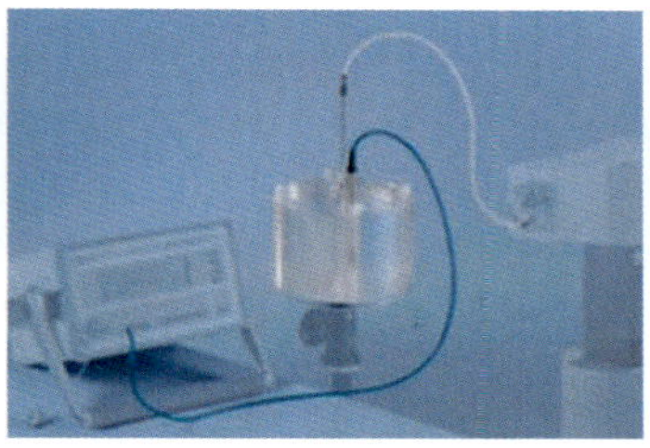

②

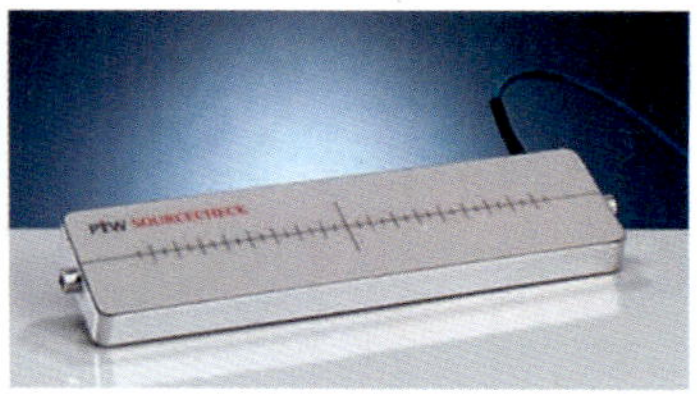

③

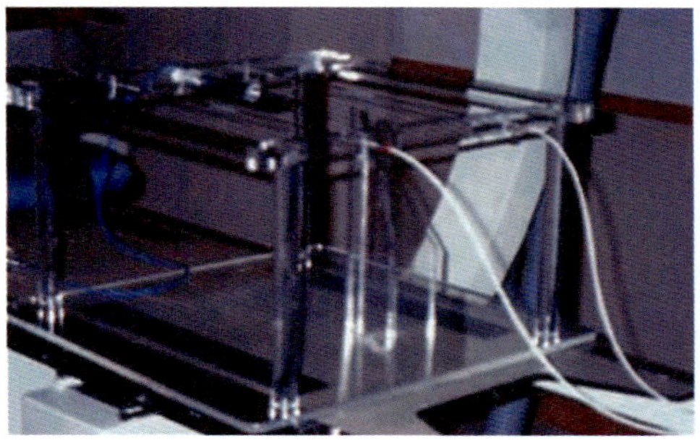

④

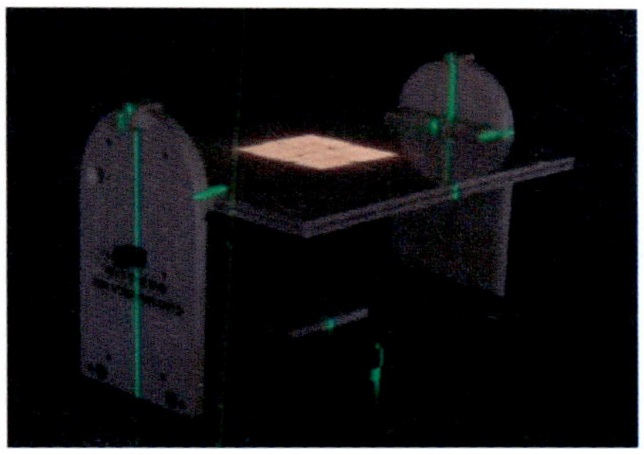

⑤

해 설

① 근접치료선원 QA용 우물형 전리함(well-type chamber)으로, 원격후장전장치에서 관을 통해 방출하는 RI 선량측정을 위해 사용되며 연결된 관을 통해 나온 RI를 이 전리함에 넣어 측정한다. ② well type chamber이며, electrometer는 방사선측정값을 표시한다. ③ intravascular brachytherapy source와 seed source의 거리에 따른 선량 체크용 측정기 이다. ④ JIG phantom을 이용한 근접치료장비이며, ⑤ 선형가속기의 광조사야와 cross-hair 및 laser 배열 정렬(수평계) QA 기구이다.

【문제 215】 아래 영상 중 서로 연관관계가 **없는 영상은** ?

①

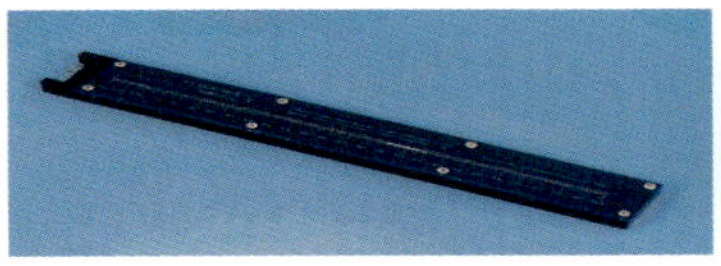

②

③

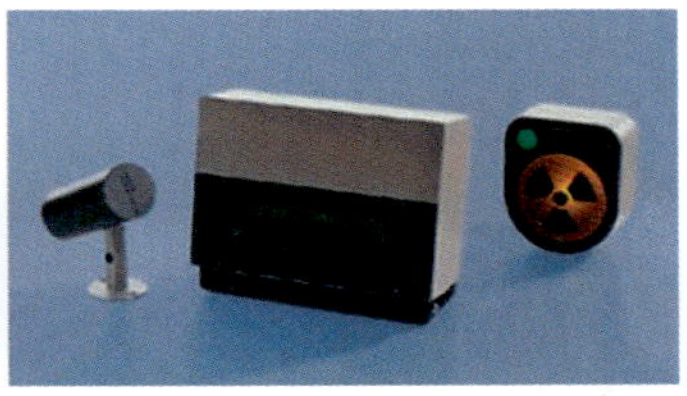

④

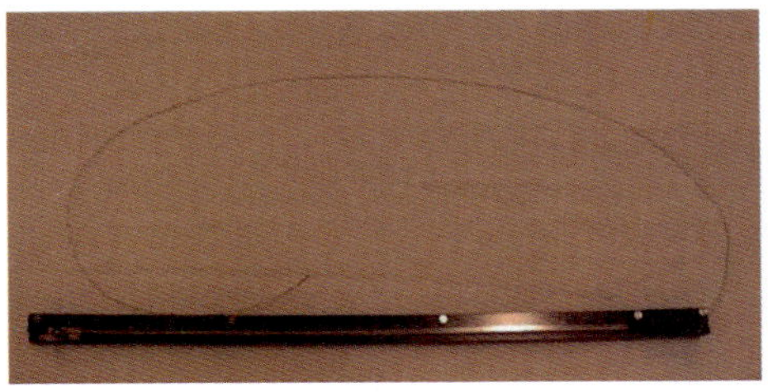

⑤

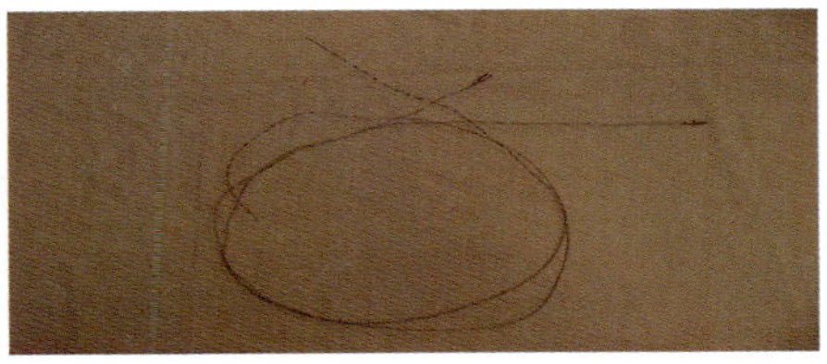

해 설

근접치료선원 위치 정확성 검사는 종양 내에 적절한 선량을 조사하기 위한 정확한 기하학적인 위치판단이 요구된다는 점에서 외부치료와 차이가 있다. ①은 선원 위치 점검용 ruler(자), ②는 선원 위치 check 필름으로, Gafchromic 필림 위에 ①, ④의 ruler를 놓고 촬영하였는데, 큰 검은 점은 실제 선원을 놓고 조사하였으며, ④는 ①의 끝(ruler)에 가상(dummy) 선원이 달려 있어 깊이 측정이 가능하다. ⑤는 가상(dummy) 선원 이다. ③은 Room surveymeter로 선원에서 1m 떨어진 거리에서 측정한다.

정답

214. ⑤ 215. ③

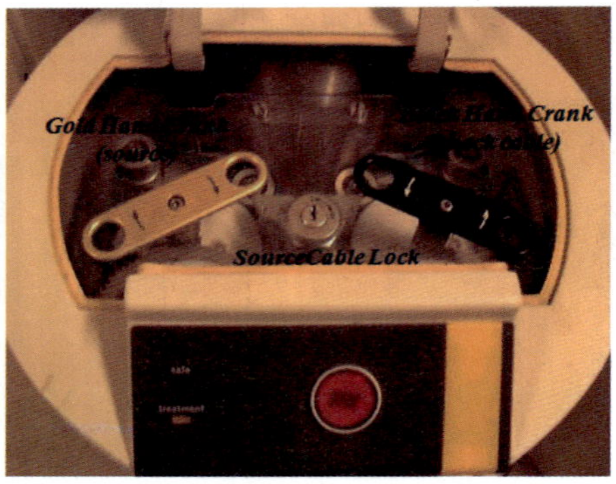

영상 138

【문제 216】 영상 138에 관한 사항으로 옳은 것은 ?

① 좌측의 화살표는 Gold hand crank로 실제 선원을 이동할 수 있다.
② 우측의 화살표는 Black hand crank로 실제 선원을 정지할 수 있다.
③ 선원이동감시창에는 가상선원(dummy source)만 이동할 수 있다.
④ 원격치료에서 이용하는 장치이다.
⑤ 주로 Cs-137이나 Ra-226의 선원이 내장되어 있다.

해 설

근접치료실의 선원보관용기 중 가장 위에 위치한 선원이동감시창으로, 응급 상황(정전 등) 시 이 부분을 열고 좌측의 Gold hand crank는 실제 선원을 이동하며, 우측의 Black hand crank는 가상(dummy)선원을 이동하는데 쓰는 조절기 이다.

【문제 217】 Iso-alignment 중 광조사야와 cross-hair의 정렬 확인에 관한 영상은 ?

①
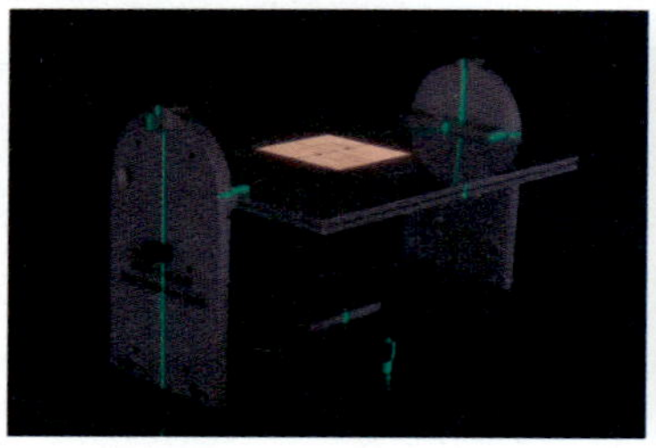

②
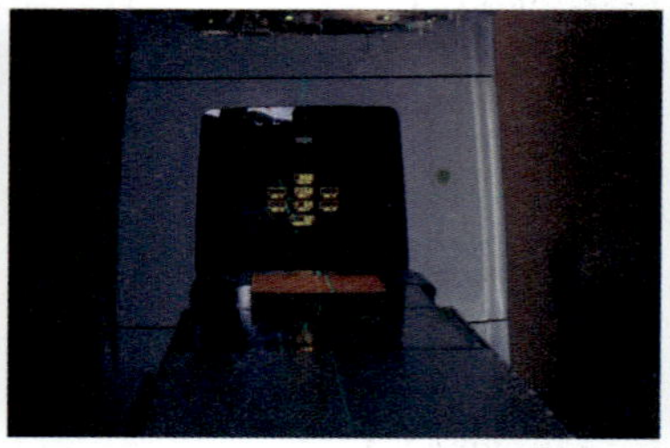

③
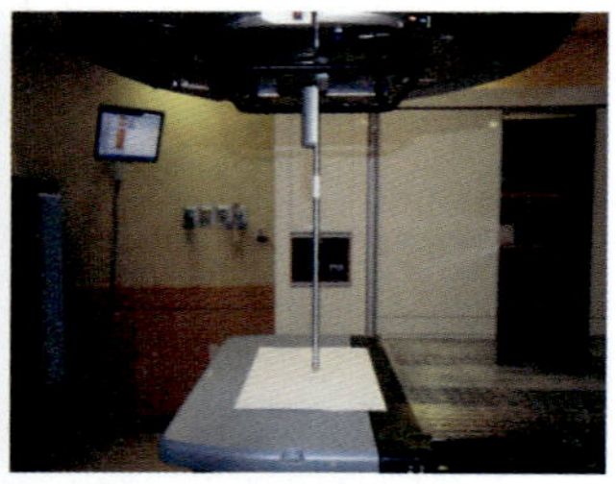

④
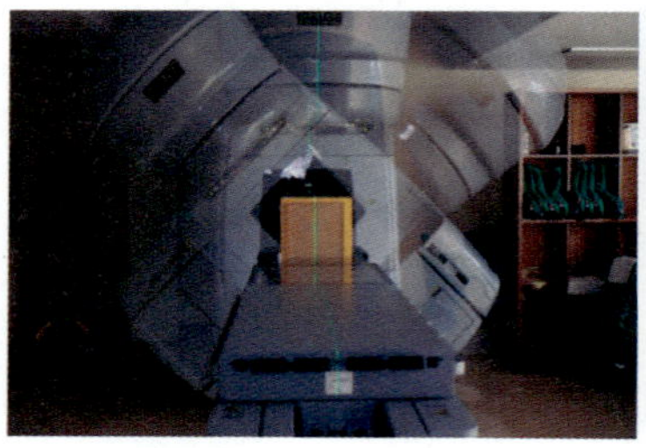

⑤
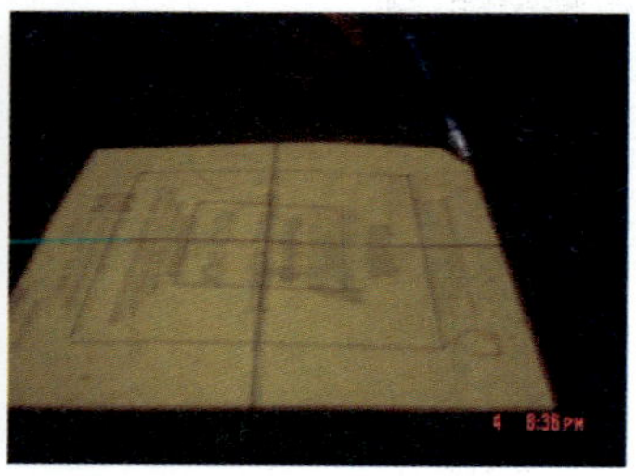

216. ① 217. ①

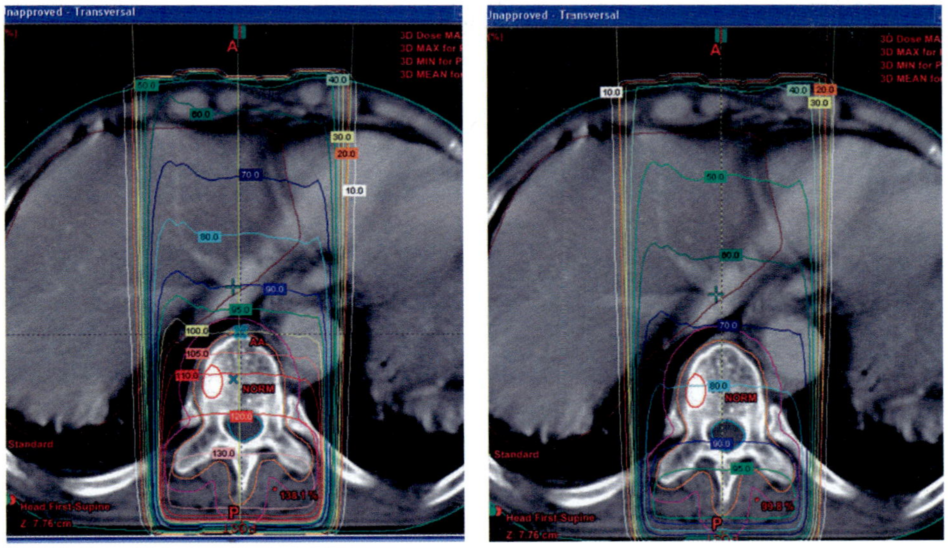

(A) (B)

영상 139

【문제 218】 영상 139에 관한 사항으로 옳은 것은 ?

① A는 폐암 치료법이다.
② A는 대향 2문조사 이다.
③ A는 SSD법을 이용한 치료법이다.
④ B는 SAD법을 이용한 치료법이다.
⑤ B는 1문조사로 척추암을 치료하였다.

해 설

A와 B는 척추암 치료로, A는 SAD법, B는 SSD법을 이용한 치료법이다.

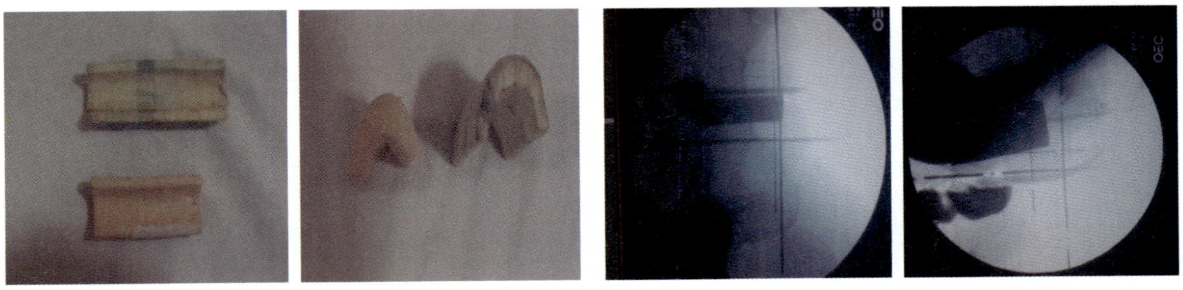

(A) (B) (C)

영상 140

【문제 219】 영상 140에 관한 설명으로 옳은 것은 ?

① A는 직장암 치료 기구이다.
② 3는 방광암 치료 장면이다.
③ C는 직장암 치료 장면이다.
④ A의 차폐체는 자궁을 보호하기 위함 이다.
⑤ A는 질암 치료(B, C) 시 반대측을 차폐하는 기구이다.

해 설

질 내에 실린더(선원 포함)를 넣고 질암 치료 시 반대측 정상조직인 질을 보호하기 위해 실린더 옆에 반달 모양의 차폐체(A)를 삽입하는데, (B)와 (C)는 확인 영상이다.

정답

218. ⑤ 219. ⑤

방사선영상학총론 II

2014년 8월 20일 초판인쇄
2014년 8월 30일 초판발행

지은이 : 대한의료영상연구회
펴낸이 : 이상태
펴낸곳 : 청구문화사
120-831 서울특별시 서대문구 성산로 11길 15
전 화 : 02) 332-0541(代) FAX : 02) 337-9577
등 록 : 1990년 11월 2일 제9-247호

정가 35,000원

ISBN 978-89-5616-615-5 93510